第3版

乳腺疾病诊治

Diagnosis and Treatment of Breast Diseases

主　编　董守义　耿翠芝

主　审　吴祥德

人民卫生出版社

图书在版编目（CIP）数据

乳腺疾病诊治/董守义,耿翠芝主编. —3 版. —北京：
人民卫生出版社,2017

ISBN 978-7-117-24040-6

Ⅰ.①乳…　Ⅱ.①董…②耿…　Ⅲ.①乳房疾病-
诊疗　Ⅳ.①R655.8

中国版本图书馆 CIP 数据核字(2017)第 012208 号

| 人卫智网 | www. ipmph. com | 医学教育、学术、考试、健康，购书智慧智能综合服务平台 |
| 人卫官网 | www. pmph. com | 人卫官方资讯发布平台 |

乳腺疾病诊治

第 3 版

主　　编：董守义　耿翠芝
出版发行：人民卫生出版社（中继线 010-59780011）
地　　址：北京市朝阳区潘家园南里 19 号
邮　　编：100021
E - mail：pmph @ pmph. com
购书热线：010-59787592　010-59787584　010-65264830
印　　刷：北京盛通印刷股份有限公司
经　　销：新华书店
开　　本：889×1194　1/16　印张：38
字　　数：1204 千字
版　　次：2000 年 4 月第 1 版　　2017 年 3 月第 3 版
　　　　　2022 年 11 月第 3 版第 4 次印刷(总第 7 次印刷)
标准书号：ISBN 978-7-117-24040-6/R·24041
定　　价：225.00 元

打击盗版举报电话：010-59787491　E-mail：WQ @ pmph. com
（凡属印装质量问题请与本社市场营销中心联系退换）

作者名单（以姓氏笔画为序）

丁小红	河南省洛阳乳腺病医院
于世英	华中科技大学同济医学院附属同济医院
于素香	北京黄寺美容外科医院
马　力	河北医科大学第四医院
马新普	河南省洛阳乳腺病医院
王丕琳	首都医科大学附属天坛医院
王先明	深圳大学第一附属医院
王建方	河北医科大学第四医院
王振豫	河南省人民医院
牛立志	暨南大学医学院附属复大肿瘤医院
方彰林	北京黄寺美容外科医院
叶兆祥	天津医科大学附属肿瘤医院
宁连胜	天津医科大学附属肿瘤医院
冯　锐	天津市中心妇产科医院
司徒红林	广东省中医院
乔　群	中国协和医科大学北京协和医院
刘　胜	上海中医药大学附属龙华医院
刘运江	河北医科大学第四医院
刘江波	河南科技大学第一附属医院
刘丽华	河北医科大学第四医院
刘佩芳	天津医科大学附属肿瘤医院
齐义新	河北医科大学第四医院
许俊业	河南省洛阳乳腺病医院
纪晓惠	河北医科大学第四医院
李　洁	河南省洛阳乳腺病医院
李　晶	河北医科大学第四医院
李云涛	河北医科大学第四医院
李文涛	河南省人民医院
李志宇	浙江大学医学院第二附属医院
李宏江	四川大学华西医院
李海平	河北医科大学第四医院
吴祥德	河北医科大学第四医院
何之彦	上海交通大学附属第一人民医院
宋振川	河北医科大学第四医院
宋淑芬	深圳大学第一附属医院
陈　元	华中科技大学同济医学院附属同济医院
陈　洁	四川大学华西医院
陈玉华	河南省洛阳乳腺病医院
张　庄	河南大学第一附属医院
张亚玺	北京理工大学生命学院
张建兴	广东省中医院
张董晓	北京中医院
林　毅	广东省中医院
金先景	河南省洛阳乳腺病医院
周　涛	河北医科大学第四医院
郑太厚	河南省洛阳乳腺病医院
宛春甫	河北医科大学第四医院
赵扬冰	四川大学华西医院
赵新明	河北医科大学第四医院
胡永升	北京大学临床肿瘤学院
钟少文	广东省中医院
姜　达	河北医科大学第四医院
姜　军	第三军医大学西南医院
骆成玉	首都医科大学附属复兴医院
耿翠芝	河北医科大学第四医院
徐　青	中国康复研究中心北京博爱医院
高　威	河北医科大学第四医院
唐　磊	天津医科大学附属肿瘤医院
崔公让	河南中医药大学第一附属医院
董守义	河南省洛阳乳腺病医院
敬　静	四川大学华西医院
蒋　奕	广西医科大学附属肿瘤医院
蒋宏传	首都医科大学附属朝阳医院
韩宝三	上海交通大学附属新华医院
鲍润贤	天津医科大学附属肿瘤医院
阚　秀	北京大学人民医院

其他参编人员

于　飞　王　玉　王　敏　王　瑞　王新乐　马益国　史学莲　远　丽　李　青　李　颖　回天力
吕春阳　许建霞　宋向阳　张彦武　肖　瑜　周　颖　武　彪　郭美琴　郝　炜　胡啸明　胡婧伊
赵伟鹏　唐甜甜　徐　云　贾云泷　龚益平　熊慧华

前　言

　　《乳腺疾病诊治》(第2版)出版已逾六年,承蒙读者厚爱,该书以广域的乳腺疾病知识、扎实的临床诊治功底和内容丰富、图文并茂、易懂实用、便于掌握的特点,受到了乳腺肿瘤专科医师、基层普外科医师、整形科医师以及医学院校师生的欢迎和好评,成为临床医师手中不可或缺的参考书。

　　然而,随着大数据时代的到来,乳腺疾病研究成果的日新月异,社会-生物-心理医学模式日趋成熟,精准医学理念的不断深入,祖国医学在乳腺疾病诊疗中的整体观点、辨证论治的进一步完善,以及大量临床经验的积累,《乳腺疾病诊治》(第2版)的内容已经不能满足医务人员的临床需求,为此,我们第三次组织国内工作在临床一线的乳腺疾病相关专业的专家,对第2版进行修订、删补和完善。在本版书中,除了第2版的专题讨论之外,吸纳了近年来乳腺疾病诊治的新理论和新技术,增加了中西医结合在乳腺疾病诊治中的应用、乳腺疾病的微创治疗、乳腺癌术后康复和院外管理,乳腺少见和疑难疾病的诊治,如浆细胞性乳腺炎、晚期乳腺癌复发转移后的中西医结合治疗等。

　　本书的重点仍然为乳腺良性疾病和恶性肿瘤的病理、诊断和治疗,并将基础理论与临床实践密切结合,将科学性、实用性和先进性融为一体,为临床一线医务工作者提供可靠的参考数据和工具。

　　本书引用国内外文献较多,因篇幅所限,不一一列举,文字能叙述清楚的章节不再配图,敬请各位读者谅解。

　　在本书的编写过程中,承蒙各位专家的积极努力和忘我的工作,河北医科大学第四医院和洛阳乳腺病医院在人力、物力上给予的鼎力支持,在此一并表示感谢。需要说明的是,由于编者水平有限,疏漏及错误之处在所难免,恳请广大读者提出宝贵意见,使本书得到进一步完善和提高。

董守义　耿翠芝

2016 年 12 月

第1版前言

乳腺疾病是发病率较高的一类疾病,但就其病理种类而言,也和其他器官的病变一样,包括先天性畸形、发育结构异常、增生性病症、炎症、外伤和肿瘤。近年来,随着医学科学的发展,在乳腺疾病的研究和临床诊断技术方面有很大进步,既往的参考书已不能满足临床的需要。为此,我们邀请了国内多位专家,参考国内外文献,结合各位作者的临床实际经验,编写了这本《乳腺疾病诊治》。

全书共14章,包括乳腺的解剖与生理,各种乳腺疾病的病因、病理、诊断与治疗。乳腺疾病中最重要的是乳腺癌,它是威胁妇女健康较大的一种疾病,本书重点介绍了乳腺癌的病理、诊断方法和治疗手段的进展。力求基础理论与临床实践相结合,突出实用,便于掌握。

本书共引用国内外文献千篇以上,经过作者认真浏览,无法查阅的文献为间接引用,因为篇幅所限,不能全部列出。本书所涉及的学科较多,参加的作者也多,每位作者尽力搜集国内外最新的文献,结合临床经验进行编写,力求文字通顺,凡文字能叙述清楚的不再插图,以期图表少而精。

本书的编写工作得到了各位作者所在单位,尤其是洛阳乳腺病医院的大力支持,还得到了有关专家和同道们的关心与帮助,在此表示衷心感谢。由于主编水平有限,疏漏、错误之处在所难免,真诚希望广大读者提出宝贵意见,并给予批评指正。

吴祥德　董守义

2000 年 1 月

第 2 版前言

《乳腺疾病诊治》第 1 版于 2000 年由人民卫生出版社出版发行,受到广大读者和许多兄弟单位的关注,提出了不少宝贵意见,给予我们极大的鼓舞和激励。近年来,乳腺疾病的研究有了很大进展,新的诊治方法不断涌现。为此我们再次组织国内多位著名专家对第 1 版进行修订,有些内容予以删除、修改,并增加一些内容,如乳腺癌的诊断方法、病理检查、前哨淋巴结和微转移的检测与临床意义。乳腺癌的治疗方面修改较多,重点介绍了保留乳房的乳腺癌切除术、微创外科、放射治疗、化疗、内分泌治疗的进展以及靶向治疗等。对乳腺癌术后乳房再造整形也进行了重新编写。

本书重点介绍乳腺癌的病理、诊断方法和治疗手段的进展。力求基础理论与临床实践相结合,突出实用,便于掌握。

本书共引用国内外文献千篇以上,因为篇幅有限,不能全部列出,敬请原作者谅解。每位作者在查阅文献的基础上结合临床经验进行编写,力求文字通顺,凡文字能叙述清楚的不再配插图,以期图表少而精。

本书的编写工作得到了各位作者所在单位,尤其是洛阳乳腺病医院的大力支持,还得到了有关专家和同道们的关心和帮助,在此表示衷心的感谢。由于主编水平有限,疏漏、错误之处在所难免,真诚希望广大读者提出宝贵意见,并给予批评指正。

吴祥德　董守义

2008 年 8 月

目　录

第一章 乳房的解剖与生理

第一节 乳房的发育

乳房是人类和哺乳动物的特有结构,是一个外胚层器官。它起源于皮肤,由表皮局部增厚而成。其结构近似皮脂腺,功能活动近似于汗腺,是一种变异的汗腺。女性乳房的发育历经胚胎期、婴幼儿期、青春期、月经期、妊娠期、哺乳期、断乳期、绝经期、老年期等不同阶段。作为内分泌激素的靶器官,乳房在各个时期,均处于机体内分泌激素特别是性激素的影响下,由于不同时期机体内分泌激素对乳腺的影响不同,故各时期乳房的表现也各有其特点,随着卵巢的周期性变化而发生相应的变化。人的胚胎发育过程,经历了一个从低等动物向高等动物演化的过程,乳房的发生、发育过程就是最好的说明。人类的乳腺在胚胎期第 6 周时,沿躯干、胸腹两侧腹面从腋窝到腹股沟的连线(乳腺发生线)上,由外胚叶细胞局部增殖变厚形成 6~8 对乳腺始基(图 1-1),一般情况下,在胚胎第 9 周时,这些乳腺始基当中只有位于锁骨中线第 5 肋间的一对乳腺始基能保留并得到发展,形成后来的人类乳房,其余均退化。乳房在发生与发育的过程中,可因多种因素而致发育异常甚至畸形,在内外因的作用下,不同的生理阶段均可发生相关疾病,所以认识掌握乳房发生、发育演变规律十分必要。

(一)胚胎期

乳房的胚胎发育过程大致可分为以下 4 个阶段。

1. 第 1 阶段 在胚胎 6 周长约 11.5mm 时,胚胎腹面两侧,自腋下至腹股沟,原始表皮局部增厚,形成两条对称的"乳线","乳线"上有多处对称的外胚叶细胞局部增殖,形成 4~5 层移行上皮细胞的乳腺始基,此种发育直到胚胎长达 21mm 为止。在乳腺始基下面,中胚叶细胞同时增殖。曾有人观察到在胚胎 5 周、长约 6mm 时即可探及乳腺的发生。

2. 第 2 阶段 在胚胎 9 周长约 26mm 时,仅胸

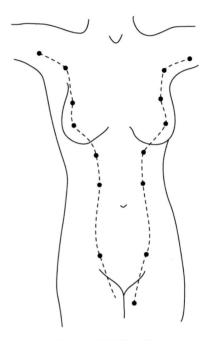

图 1-1 乳腺发生线

前区的一对乳腺始基继续发育,而"乳线"上多余的乳腺始基逐渐消退。胸前区一对乳腺始基的外胚叶呈基底细胞状,增殖成团,形成乳头芽。当胚胎长 32~36mm 时,乳头芽表面的上皮细胞逐渐分化成鳞状细胞样,其表面细胞开始脱落。乳头芽周围的胚胎细胞继续增殖,并将乳头芽四周的上皮向外推移,乳头凹初步形成。

3. 第 3 阶段 在胚胎 3 个月长 54~78mm 时,乳头芽增大。当胚胎长 78~98mm 时,乳头芽基部的基底细胞向下生长,形成乳腺芽。乳腺芽进一步延伸形成索状输乳管原基,日后演变成永久性乳腺管。此种变化一直持续到胚胎长达 270mm,乳头凹的鳞状上皮逐渐角化、脱落,形成孔洞。乳腺芽继续向下生长。侵入结缔组织中,并形成管腔,遂成乳腺管,开口于乳头凹的乳洞部。

4. 第 4 阶段 在胚胎 6 个月长约 335mm 时,输

乳管原基进一步分支,形成15～20个实性上皮索,伸入表皮内;胚胎9个月时,实性的上皮索有管腔形成,衬以2～3层细胞,乳腺管末端有小团的基底细胞,形成腺小叶的始基,即日后乳腺小叶的前身。与此同时,乳头下的结缔组织不断增殖,使乳头逐渐外突,至此,胚胎期乳腺基本发育。乳腺小叶芽仅在出生后青春期时,在雌激素作用下,才进一步发育逐步形成末端乳管和腺泡。

胚胎期和出生后皆可出现乳腺的异常发育,胚胎期的乳腺发育异常原因不明。出生后的乳腺发育异常多是在性激素的影响下发生的,如体外性激素的摄入过多,或体内产生过多及体内对性激素的灭活能力下降,皆可引起。临床上表现为多余乳房即副乳腺。笔者曾遇一例38岁女性,因双乳慢性囊性乳腺病,经内科保守治疗无效行双乳房单纯切除术,1年后近腋窝腋前线上又生长出两个对称的乳房,这是由于该女性体内性激素水平高,同时原本不发育的隐性副乳腺对性激素刺激敏感所造成的。副乳腺在临床上常见,男女均可发生,发病率为1%～5%,发生部位多在双侧乳线上,好见于腋窝和胸前部。副乳腺可以乳头和腺体俱全或仅有腺体或仅有乳头,但均小于正常乳腺。副乳腺位于胸部者常见完整的乳腺或乳腺体较大,月经来潮前可有胀痛甚至放射痛,妊娠期、哺乳期可见泌乳。也有在双侧乳线上出现多个乳头,身体其他部位如耳、面、颈、上臂、背部、肩胛区、大腿、臀部、外阴等,也有发生副乳腺的报道,又可称为"迷走乳腺",临床上极易误诊。无论何种副乳腺,皆可发生肿瘤,与正常乳腺或乳头发生的肿瘤相似。副乳腺良性与恶性导管内乳头状瘤、癌,可由残存性乳腺芽细胞发展而来,乳腺部位的大汗腺细胞亦可能与此种残存有关。另外单侧或双侧无乳头无乳房畸形发生率极低。

(二)婴幼儿期

婴幼儿期包括新生儿期和婴幼儿期,新生儿乳腺极不发达,仅有几根主要的腺管,无性别差异。但有资料表明,由于母体激素进入新生儿体内,两性新生儿出生后两周,约60%的新生儿期乳腺可有某种程度的生理活动;一般出生后第3～4天,可出现乳头分泌物或乳头下出现1～3cm的硬结,局部呈现肿胀、发红,1～3周后逐渐消失,称为生理性乳腺肥大。镜下可见乳腺中含有中度分支的导管,管腔明显扩大,内含粉红色的分泌物,末梢部上皮细胞呈柱状,管周绕有疏松的结缔组织,含有充血的毛细血管。上述改变在1～3周时开始消退,4～8个月后完全消失,乳腺即进入婴幼儿期的静止状态,表现为

乳腺的退行性变化。只是女性的静止状态较男性不完全,女性偶可见乳管上皮增生的残余改变,此时乳管上皮逐渐萎缩,呈排列整齐的单层柱状及立方细胞,管腔狭窄或完全闭塞,乳管周围的结缔组织呈玻璃样变。笔者临床曾遇见2例,分别为1例4个月和1例10个月的女婴,双乳房分别为直径4cm、5cm,单纯乳房增大,临床表现及化验检查不支持真假性早熟症。经对症应用男性激素后治愈。考虑病因可能为从母体获得性激素过多,同时患儿对性激素刺激特别敏感。临床上外源性激素引起者,追问病史多有雌激素药物服用或接触史,人参蜂王浆、花粉蜂王浆等蜂王浆滋补品经测定,其中雌二醇(E2)的含量很高,部分滋补品中其含量超过340pg/ml,服用后可使女婴产生性早熟,表现为乳房增大、乳头乳晕着色、白带增多、阴道出血,一般停药后会自然消退,恢复正常,当引起临床医生注意。

(三)青春期

青春期亦称青春发动期,为性变化的开始到成熟阶段,历时约4年,这个阶段开始早晚在一定程度上与种族、生活条件及营养状况等因素有关。白种女性一般9～13岁开始发育,黑种人迟1～2年,我国女孩乳房开始发育的时间为12～15岁。乳房发育的表现为乳晕颜色变深、乳头变大、乳腺组织增厚、外凸,双侧乳房可同时发育,亦可一侧先发育,少部分女孩可伴有乳房疼痛,但随着年龄增长疼痛可缓解、消失。乳房有随月经周期性变化而变化的特点,随着物质生活和文化水平的提高,月经初潮有逐渐提前的趋势,所以乳房的发育也可相应提前,特别是对双侧乳房发育不均衡的情况,临床医生万万不可误将单侧先发育的乳腺当作肿瘤而切除。需要注意的是,一般在乳腺发育成熟时尚有1/3的人无月经来潮,月经来潮才是性器官和性腺完全成熟的标志。

1. **女性乳腺** 青春期乳腺在卵巢性激素的作用下,生长加速,整个乳房、乳晕、乳头相继增大,乳晕和乳头色泽逐渐加重,乳头下可触及盘状结块、不伴疼痛,少数先由一侧开始。临床医生要了解这一点,不然易误认为是肿瘤。以后乳腺逐渐发育成均匀的圆锥形,乳腺增大的主要原因是纤维组织和皮下脂肪的增多,乳晕的发育与乳腺关系密切,乳头的大小与乳腺的发育程度关系较小。乳腺组织形态改变与婴幼儿期类似,只是范围甚广,乳管中度延展,管腔稍加宽,上皮呈柱状,同时有分支出现,较大的乳管内可见少量的分泌物,乳管周围结缔组织增多而疏松,血管也增多,但此时末端导管及腺小叶尚未形成;至月经来潮时,小导管末端的基底细胞增殖,形成乳腺小叶

芽,生出腺泡芽,在卵巢雌激素的作用下,实体的小腺管中心自溶形成衬有上皮的腺管,逐渐形成导管腺泡而具有小叶雏形,最终形成乳腺小叶结构。到性成熟期,受脑垂体、肾上腺和卵巢正常生理活动的影响,在雌激素和孕激素的作用下,乳腺也和子宫内膜一样呈现相应的周期性变化,到妊娠、哺乳期,乳腺才充分发育。一般16～18岁乳房发育成熟,逐渐丰满,隆起成为均匀的圆锥形或半球形,乳头成形,乳头乳晕着色基本完成,皮肤较白的女子呈粉红色。青春期乳腺若受到雌激素过度刺激,同时乳腺组织反应特别敏感,产生异常的靶器官效应,就可能引起乳腺的全面肥大,称为青春期乳腺肥大症(巨乳症)(图1-2)。若刺激和反应仅限于乳腺的一部分组织,则可引起乳腺纤维瘤。乳房大小受两个因素影响:①乳腺细胞对激素的反应能力;②乳房始基细胞的数量。乳腺细胞对激素的反应能力不同可造成双侧乳腺大小不同;乳房始基细胞数量的多少,可直接影响乳腺发育的大小,所以临床上可见同一个体双侧乳房出现明显差异,大小不对称,给患者社交带来不便(图1-3)。

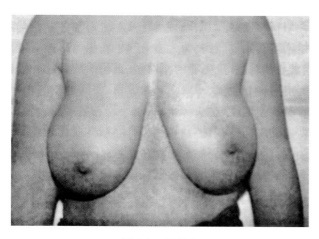

图1-2 巨乳症

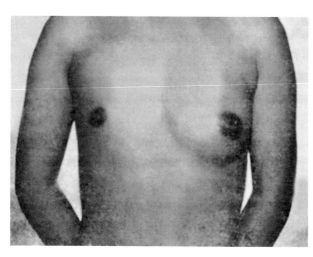

图1-3 乳房发育不对称

2. 男性乳腺 发育较晚,乳腺变化较轻微且不规律。发育的期限也较短,大约70%的男孩在青春期内乳房稍突出,在乳头下可触及纽扣大小的硬结,有轻微触痛,往往一侧较为明显,可仅限于一侧,也有双侧发育者。一般1～2年后逐渐消退,若此种变化继续存在并发展,则属于一种病理性改变,双侧乳房外形可有类似青春期女性乳房一样丰满,称之为男性乳房肥大症,即男性乳房发育症(男性女乳)(图1-4)。组织学变化可见乳管延展,管腔加宽,上皮呈柱状,大导管内可见少量分泌物,管周结缔组织增多且疏松,血管丰富等。组织学变化与初生儿期乳腺增生表现相似。16～17岁开始退化,乳管上皮萎缩,管腔缩小或闭塞。管周结缔组织呈胶原变性。但乳房已增大者,口服或肌内注射男性激素不易恢复原状,而且还有副作用,往往需要作保留乳头乳晕的肥大乳房单切术。

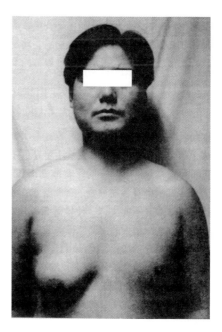

图1-4 男性乳房发育症

(四)月经期

月经期亦称性成熟期。月经初潮标志着性及乳腺的成熟。经过青春期乳腺的发育,乳腺组织结构已近完善。作为内分泌激素的靶器官,当卵巢发育成熟时,其内分泌激素水平呈周期性变化,乳腺的形态、组织学结构和子宫内膜一样随月经呈周期性变化。经前增生期体内雌激素和孕激素水平明显增高达峰值,在激素作用下,乳腺组织表现为增生性改变。经后复原期,伴随着体内卵巢内分泌激素水平的降低,乳腺则呈退行性变化。

1. 经前增生期 自月经干净数日开始至下次

月经来潮为止，此时乳管系统膨胀，表现为乳管上皮细胞增生、变大、管腔扩大，新腺泡形成至增生末期，乳管和乳腺小叶内可见分泌物积存，小叶内导管上皮细胞肥大，有的呈空泡状。管周基质水肿、苍白，结缔组织增生，并可见淋巴细胞浸润。腺小叶的出现是此期的特征。此过程在月经来潮前达高峰。增生期的末期，乳房体积膨大，有发胀感，可有轻度胀痛。触之质韧，可有结节状感或触痛，经期后疼痛减轻、消失。

2. 经后复原期 在月经来潮后，一般为月经开始日至月经后 7～8 天为止，乳腺呈退行性变化，此期末端乳管和腺小叶的退化最为显著，腺泡上皮可以消失、分泌物不见，末端乳管及小乳管萎缩，上皮细胞萎缩、脱落，管周结缔组织紧缩呈玻璃样变，淋巴细胞浸润减少，可见少许游走的吞噬细胞。对于同一个乳腺，此期的变化也不均匀，有的区域乳腺组织此种变化并不明显。此期乳腺组织中的水分被吸收，乳房体积变小、变软，胀疼或触痛减轻或消失，乳腺趋向复原。数日后乳腺又重新进入增生期变化。

乳腺由增生到复原的周期性变化因人而异。有的乳腺小叶在月经周期中，仍保持静止状态，有的增生后不能完全复原，较严重者形成乳腺增生症。临床上还可见少数妇女，因内分泌紊乱，致使乳腺的周期性变化（特别是腺小叶的变化）与月经周期的改变不能协调一致，表现为经前增生期乳房胀疼、乳房增大，而经后复原期乳房症状如故，临床上称为乳腺增生病，其发病主要是由于内分泌激素失调，即雌激素与孕激素平衡失调。Warer 研究表明，黄体期雌二醇（E2）水平显著高于正常妇女，而孕激素（P）水平偏低，黄体期 P 与雌激素（E）的水平比率值明显低于正常妇女，因此认为雌孕激素平衡失调，使 E 长期刺激乳腺组织，而无孕激素的节制和保护作用，是导致乳腺增生的主要原因。黄体期 P 与 E 的水平比率值是一个反映黄体期 P 与 E 水平平衡的较好的客观分析指标。Martin 等的研究也得出相同的结论，体外实验也表明，患者的乳腺组织中雌激素受体（ER）浓度也相对增高。也有作者观察到乳腺增生患者有黄体期 P 分泌偏低的黄体功能不足的特征。因为正常情况下，孕激素可以通过加速 E 的代谢而降低 E 的水平，另外孕激素也可减少雄激素向 E 的转化。因此，孕激素正常水平能起到对抗 E 对乳腺过度刺激的保护作用，而黄体功能不足或孕激素分泌减退，可导致不能对抗 E 的作用，所以就引起了乳腺组织的增生。《克氏外科学》中描述，囊性增生是乳腺随着经期的正常周期性变化的变异。当体内激

素平衡失常达到一定程度，可能 E 产生过多和黄体激素活性不足，导致乳腺增生。

Walsh 等研究表明，催乳素（PRL）升高在乳腺增生病的发生中也起着重要作用。在乳腺增生病患者的黄体期，不但 E 水平升高，而且进一步抑制黄体期 P 的分泌，还能刺激 E 的合成，有助于 E 作用的 E/P 比例失调，导致 E 对乳腺组织的产生持续刺激，从而加重乳腺增生。PRL 也可增加黄体细胞生成素（LH）受体含量，通过 LH 的作用使黄体分泌更多的雌激素；相反，E 也能刺激 PRL 的合成和释放。临床资料也证实，无论内源性或外源性 E 都能使妇女血中 PRL 水平增高。因此，Walsh 等认为已观察到的本病患者中 PRL 的分泌反应因 E 的刺激而提高，乳腺增生病的 PRL 浓度升高可能只是在 E 活性增加基础上的一个指标，而 E 的代谢异常才是形成本病的主要原因。

国内有学者研究认为，周期性的激素分泌失调是乳腺增生的主要原因，而排卵前期黄体生成素（LH）和雌二醇（E2）分泌不足是导致本病的关键。由于此期 E2 的分泌水平低下，不能引起垂体的反馈作用，使乳腺组织不断地处于 E2 的刺激之中，不能由增殖转入复原，久而久之引起了乳腺组织的增生。产生持续性乳房疼痛的原因是由于乳导管及腺泡的上皮增生和脱落，堵塞了乳腺导管，而其远端的小导管及腺泡继续增生、膨胀，从而导致乳房疼痛。乳腺增生的疼痛常在月经前发生，呈周期性变化，但随着病程日久，发展到腺病、囊性增生阶段时，疼痛可稍减轻，但周期性逐渐变为无规律性持续疼痛，这提示乳腺增生病病情加重，而不是好转的征兆，应引起重视。

（五）妊娠期

妊娠对乳房发育影响最大，在妊娠期乳房才最后发育成熟。在妊娠第 5～6 周后，乳房开始增大，在妊娠中期增大最明显。乳房皮肤可出现白纹，乳头增大、乳晕扩大，着色加深，此种色素日后常不能完全消失，乳晕表皮增厚，在圆形的乳晕内可见 5～12 个凸起，这是乳晕腺的增生，它类似于皮脂腺，分泌皮脂以滑润乳头，为婴儿吸吮乳汁做准备。

1. 妊娠早期改变 指妊娠最初 3 个月，在雌激素和黄体素的作用下，末端导管明显增生并新生萌芽性小管，形成新的小叶，小管增加，管腔扩大，因而乳腺腺叶增大。有些新生的小管尚可伸入到脂肪结缔组织中，小叶间质水肿，小叶得到完好发育，体积变大、乳房饱满。

2. 妊娠中期 乳房增大更为明显。腺体末端

导管明显增生,小管扩张,形成腺泡,腺泡上皮开始有分泌活动,变成内含脂肪小滴的立方细胞,腺泡腔内含有少量分泌物,管周纤维组织疏松,可见淋巴细胞浸润,水肿样的间质内毛细血管扩张充血。

3. 妊娠后期　常在妊娠后 3 个月,腺泡扩张更明显,腺泡上皮细胞内含有分泌空泡,腔内分泌物增多,腺泡互相靠紧。小叶间质因受压减少或消失,毛细血管逐渐增多扩张充血,全乳管系统继续增大,腺泡上皮排列整齐,可呈矮立方形,常见分泌颗粒,某些腺泡高度扩张,呈现泌乳状态,此时乳房高度增加,表面可见因血流循环增加的浅静脉扩张,乳头变硬增大、凸起挺立,挤压乳房可见珍贵的初乳流出,乳头、乳晕色素沉着更加显著,此时的乳房已为即将分娩的婴儿做好了充分的物质准备和良好的哺乳准备工作。

妊娠期乳腺的改变是受机体内分泌影响最大的时期,乳腺的改变也最明显。但乳腺各部位的改变并非完全相同,双侧乳腺的变化或多或少均有一定的差异,有的甚至未见发展,但也有乳腺末端乳管在月经期未能发展成小叶者,在妊娠期得到了发展,即使同侧乳腺不同部位的改变也可能有差异,这种发展的不平衡,会影响到哺乳期乳汁的分泌不足,甚至可演变为乳腺囊性增生性病变。

（六）哺乳期

初乳虽于妊娠中期即可出现,但正式分泌多在产后 3 ~ 4 日开始。此间乳房明显胀、硬,常伴有不同程度的疼痛,一旦哺乳开始,胀痛即消失。乳汁的分泌量与妊娠期间乳腺小叶发育程度有关,即使同一个人,两侧乳腺的分泌量也不尽相同,哺乳期间乳腺小叶及其分泌管有分泌和储存乳汁的功能。

分娩后,由于雌激素、孕激素水平降低,腺垂体分泌的催乳素相应增加,再经婴儿吸吮刺激产生的反射,催乳素分泌大大增多,在催乳素的作用下,使妊娠期已具备泌乳功能的乳腺进一步发育,腺泡细胞及分泌导管大量分泌,使乳汁源源不断。

在哺乳期腺泡及小叶内导管明显增多、密集,腺泡腔扩张增大。小叶间组织明显减少,形成薄层小叶间隔。有些腺泡细胞呈柱状,腺泡腔较小,内无分泌物,为分泌物排出的表现,为分泌前的腺泡。有些腺泡呈扩张状态,充满乳汁。扩张的腺泡上皮是主要分泌乳汁的细胞,腺叶高度增生、肥大,腺泡上皮细胞呈单行排列在基底膜上。这些细胞呈立方形、扁平或柱状,细胞形态不一,细胞核位于基底或顶部,细胞质苍白色,颗粒状,细胞质内布满乳汁小体。乳腺为顶浆分泌,上皮顶端脱落形成乳汁。乳管周

围的结缔组织极为稀少,内有大量毛细血管。乳腺小叶周围有明显的纤维组织包围。腺泡及乳管普遍扩张,内储乳汁和细胞脱落物。这些不同部位的腺泡具有不同的形态,说明腺泡的分泌活动不是同步进行,而是交替进行,这就是保持乳汁持续不断的原因。

乳腺小叶的发育因人而异,即使同一个人的乳腺不同部位发育也不一致。乳腺小叶的发育良好与否决定着乳腺分泌乳汁的多寡。一般认为妊娠后可使此种发育较差的乳腺小叶得到继续发育,而发育不良的数目大为减少。

哺乳后期乳腺的改变各有差异,如分娩后未能哺乳,乳腺分泌可在数日内迅速退化;如进行哺乳,则乳汁继续分泌,其期限各有不同,但一般在 9 ~ 10 个月时,乳汁分泌量开始减少,趋同于退化,断乳后不久分泌物完全停止,但临床上断乳后乳汁持续几个月仍有泌乳者(病理性泌乳症除外)不乏其例。

（七）断乳期

规则的哺乳可持续数月或数年,但停止哺乳后数日内,乳腺即进入复原期变化,其组织形态学改变特点为:①首先腺泡变空、萎缩,腺上皮崩解,细胞内的分泌颗粒消失,腺泡壁及基底膜破裂,彼此融合成较大的且不规则的腺腔;②末端乳管萎缩变窄小,崩解的上皮细胞分散于其附近;③乳腺小叶内及其周围出现淋巴细胞浸润,亦可见到游走细胞;④淋巴管及淋巴结内可见含有脂肪滴的游走吞噬细胞;⑤腺泡及管周纤维再生,但再生数量远不足以弥补哺乳期中的损失,故断奶后的乳房体积变小,皮肤较松弛,呈下垂状,更甚者乳房可萎缩贴于前胸壁,这往往是哺乳期间乳房腺泡高度扩张,腺管明显增生,乳房体积大,而断乳后萎缩明显所致,但巨大的乳房哺乳后往往较前下垂更甚;⑥最后末端乳管再生并出现乳管幼芽,临床上可见少数妇女历时数月偶可持续数年仍有双乳多孔乳汁分泌,最后乳腺才恢复到非妊娠时乳腺状态。

妊娠和哺乳可促使乳腺囊性增生的消退和好转,但可使乳腺良性、恶性肿瘤生长加速。若乳汁残余,易并发感染。若乳腺复旧不全或不规则,可出现哺乳期乳腺增生结节或导管扩张等病变,所以临床医生要加强妊娠哺乳期、断乳期乳房疾病的预防和乳房保健工作。

（八）绝经期

绝经期乳腺有相应的变化。绝经前期乳腺开始全面萎缩,乳房虽因脂肪沉积而外观肥大,但其腺体普遍萎缩,腺小叶和末端乳管有明显萎缩或消失,分

娩次数少或未分娩妇女,在绝经前约有1/3可发生腺小叶增生、腺泡囊性扩张等。

绝经后期腺小叶结构明显减少,乳管上皮趋于扁平,乳管呈囊状扩张,间质纤维呈玻璃样变性。绝经后有半数的妇女可见到上述变化。各种囊性病变主要发生在绝经期后已有退化改变的乳腺组织中。乳腺癌则好发于脂肪与纤维组织显著增加,而乳腺腺体已明显退化和萎缩的乳腺中。所以,对绝经期的妇女也应定期进行乳腺检查。

(九) 老年期

老年期(50岁以后)乳管周围纤维组织愈来愈多,硬化、钙化,甚至玻璃样变性,小乳管和血管也逐渐硬化和闭塞,偶可见到动脉钙化现象(图1-5)。

综上所述,妇女乳腺发生、发育变化,主要是在性激素的作用下,进行着增生、复原和退化,自幼年开始到老年在各期交替出现(图1-6)。一切增生期和退化复原期的改变大致相仿,但改变的程度可因人而异,甚至同一患者两侧乳腺不同部位的改变也不相同。一般说来,多数乳腺组织的发育异常,是发生在退化复原期中,在35~40岁时主要为小叶的异常,40~50岁时为上皮细胞的萎缩,46~50岁多为

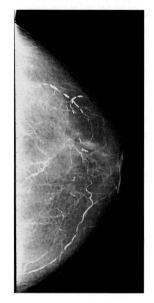

图1-5 老年期乳腺动脉钙化

囊状扩张,50岁以后为小乳管和血管的闭塞。乳腺的囊性病变和乳腺癌也是如此,各种囊性病变主要发生在绝经期后已有退化改变的乳腺组织中,而乳腺癌则好发生于脂肪或纤维组织已显著增加,而乳腺组织已明显退化和萎缩的乳腺中。

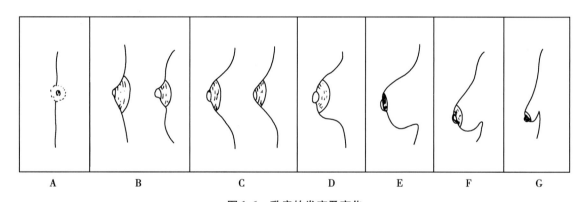

图1-6 乳房的发育及变化
A. 乳头期;B. 乳晕期;C. 乳房期;D. 成熟期;E. 哺乳期;F. 断乳期;G. 老年后

第二节 乳房的范围和结构

一、乳房的局部解剖与形态

(一) 乳房的正常位置与形态

1. 乳房的正常位置　成年女性的乳房一般位于胸前第2~6肋骨之间,内侧缘达胸骨旁,外侧缘达腋前线,内侧2/3位于胸大肌之前,外侧1/3位于前锯肌表面,但有时乳房组织的覆盖范围可能更大,有时薄层的乳腺组织可上达锁骨,下侧可达腹直肌

前鞘,内及胸骨中线,外侧达背阔肌前缘,95%的乳房其外上部分有一狭长的乳腺组织延伸到腋窝,称为乳腺的腋尾部,该部和胸肌的淋巴结相邻近,易误认为淋巴结。腋尾部也可发生癌变,有的腋尾部丰满常被误认为腋窝部副乳。腋尾部是正常乳腺组织向外上的延伸,与正常乳腺组织相连接是其特点,其相对应的外侧皮肤上没有乳头及乳晕。通常人类乳腺始基只有位于第5肋间的一对得到正常发育,如果"乳线"上某一对乳腺始基(多见于腋窝,多对称

分布),没有及时萎缩而继续发育,出生后就形成副乳,男女均可发生,发生率为 1% ~ 5%,男女发生率为 1∶5。副乳可分为完全型与不完全型两类。完全型指乳腺腺体、乳头及乳晕俱全;不完全型指乳头、乳晕、乳腺腺体不完全具备。不完全型副乳可有以下 5 种情况:①仅有腺体及乳头;②仅有腺体;③仅有乳头;④仅有腺体及乳晕;⑤仅有乳头及乳晕。发生在腋部者常为完全型副乳,且体积较大,月经来潮前可膨胀或胀疼,妊娠期明显增大,哺乳期可有泌乳现象。仅有乳头的不完全型副乳为始基性。这些情况有利于副乳与乳腺腋尾部的鉴别。了解乳房的范围,外科医生在临床上作乳房单纯切除术及乳腺癌根治术时,必须将所有的乳房组织包括腋尾部一并切除,以达到根治之目的,以免遗留后患,这点具有极其重要的意义。

2. 乳房的形态　因种族、遗传、年龄、运动、佩戴胸罩、营养状况、胖瘦、乳房内脂肪含量、孕育、哺乳等因素影响,乳房的外部形态差异很大,如有的少女在青春发育期可能体内雌激素特别旺盛,或乳腺组织对雌激素特别敏感,乳房迅速长大,采用束胸法也无济于事,形成乳房肥大,而有的则发育迟缓,双乳房过小,或类似男性乳房,或一侧不发育引起畸形。临床可见哺乳后经产妇的乳房较大并多下垂,有的可下垂至肋缘甚至平脐,外侧可达腋中线,在形态上差异很大。

一般成年未孕妇女,根据乳房基底横径、乳房高度、乳房下垂程度,可将乳房外形分为 6 型(图1-7)。

(1) 扁平形:乳房前突的长度明显小于乳房基底部周围的半径,乳房平坦。

(2) 碗圆形:乳房前突的长度小于乳房基底部周围的半径,乳房稍隆起,形如碗盘状,边界不甚明显,站立与仰卧乳房形态无明显变化,乳房高与半长指数小于 89.99。

(3) 半球形:乳房前突的长度等于乳房基底的半径,形似圆锥形,乳房在胸前壁的隆起较骤然,边界明显,呈浑圆丰满状,卧位时仍能看到明显乳房曲

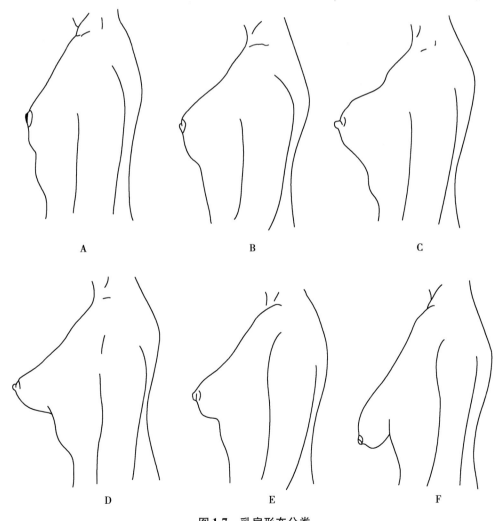

图 1-7　乳房形态分类
A. 扁平形;B. 碗圆形;C. 半球形;D. 圆锥形;E. 下斜形;F. 下垂形

线,乳房高与半长指数 90.00～109.99。

（4）圆锥形:乳房前突的长度大于乳房基底周围的半径,乳房下缘与胸壁形成的角度小于90°,形成明显的乳房下弧线,站立时乳房高耸而微垂。乳房高与半长指数 110.00～129.99。

（5）下斜形:乳房前突的长度更大。乳房下缘与胸壁形成的角度仍小于90°,乳房乳轴稍向下。

（6）下垂形:乳房前突的长度更加大,轴长6cm以上大于乳房基底半径,仰卧时乳房向外侧垂展,站立时下垂呈袋状。

未孕乳房的外观一般多呈圆锥形或半球形,多呈对称,但产妇的乳房往往两侧大小不等,通常右侧大于左侧,是因右侧乳房授乳机会多,受吸吮刺激多,而常较左侧更为肥大,而断奶后反而右侧乳腺更易萎缩退化,所以显得左乳较右乳房大,因而在检查左右乳房是否因病而不对称时应考虑这个因素。正常情况双乳外上部位乳腺组织通常较其他部位厚大,因而乳腺肿瘤发生在乳腺上外侧的机会也较多,一般认为约1/3以上乳腺癌发生在乳腺外上方,最高达48%。

3. 乳房下垂　临床比较常见,而判断乳房下垂的标准较多,比较有临床指导意义的有以下3条。

（1）根据乳房下皱襞和乳房下极的关系分型:正常乳房两者相等,乳房下极超过乳房下皱襞1～2cm为轻度下垂;超过2～3cm为中度下垂;超过4～10cm为重度下垂;超过10cm以上为最重度下垂。

（2）根据乳头与乳房下皱襞及乳房下极的关系分型:乳头在乳房下皱襞水平位置为轻度下垂;乳头在乳房下皱襞之下,乳房下极之上为中度下垂;乳头在乳房下极边缘为重度下垂。

（3）根据乳房体积分型:分为正常体积(250～350ml)的乳房下垂,小乳房(低于200ml)下垂,中度肥大(600～800ml)的乳房下垂,巨乳(超过1500ml)下垂等4种类型。

判断乳房下垂,还应注意腺体下垂和皮肤下垂的区别(图1-8)。

4. 乳房体积　因乳房形态和大小的差异很大而体积大小悬殊,给乳房体积的计算带来一定的困难,国内外学者先后研究出了应用阿基米德定律的几种测量方法,即根据该定律任何物体全部或部分浸没在液体中,都会受到向上的浮力,其浮力的大小等于物体排出液体的重量。被排出的液体体积与浸没在液体中物体体积相等;Bouman于1970年曾经记述了该定律在乳房缩小术前和术中的应用;以后根据几何学原理设计的乳房测量器及根据乳罩杯估

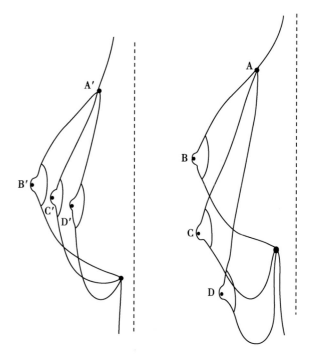

图1-8　腺体下垂和皮肤下垂的区别
左图腺体下垂:A′B′＝A′C′＝A′D′;右图皮肤下垂:
AB<AC<AD

算乳房体积的方法相继问世。1987年,美国学者Loughrg用近焦立体照相机在患者呈俯卧位时拍摄乳房照片,将此照片经过计算机进行图像处理,从而得出受试者的乳房体积,这种应用计算机图像处理的测量方法较之前的方法现代化。1991年,国内乔群在凌诒淳教授的指导下,对中国年轻女性乳房体积及其身体发育情况进行调查,并将测量数据全部输入计算机,应用"生物医学数据处理程序"进行分析,得出了根据乳房体积与身高、体重、胸围差的相关关系计算乳房体积的方程式:

乳房体积＝2145.32－11.41×身高(标准体重)

乳房体积＝1874.27－9.25×身高(超重)

乳房体积＝9.074×体重－134.18

乳房体积＝250+50×胸围差+20×超重体重(标准体重－身高－110)

乔群还根据乳房半径和乳房高度的关系,得出了乳房体积计算表(表1-1),给临床医生带来了很多方便。

5. 乳房重量　正常乳房的重量大约为250～350g,非妊娠期为200g,近妊娠期400～600g,哺乳期600～800g,超过正常乳房的界限和大于这个重量的乳房称为肥大乳房。

（二）乳头

乳房中央的圆形突起称乳头,正常乳头呈圆柱

表1-1 乳房体积计算表(cm³)

乳房半径 (cm)	乳房高度(cm)												
	1.0	1.5	2.0	2.5	3.0	3.5	4.0	4.5	5.0	5.5	6.0	6.5	7.0
10	9	20	34	49	66	83	101	117	131	143	151	155	154
11	10	22	38	56	75	96	117	138	157	174	188	199	205
12	12	25	42	62	85	109	134	159	183	206	226	243	257
13	13	27	46	69	94	122	151	180	209	238	264	288	308

状,也有呈圆锥形,表面似有皱褶和裂陷,内有15~20个输乳管开口(乳孔),为乳汁排泌出口。乳头直径约0.8~1.5cm,高平均约1cm,一般正常位于第4肋间或第5肋骨水平锁骨中线偏外侧,乳头位置不仅与体形胖瘦、乳房发育程度有关,且与年龄、身高有关,正常乳头位置也有许多不同的确定方法,多数学者主张用几个数据共同确定乳头的位置更切合实际,现介绍如下:

(1)胸骨上切迹至乳头的距离一般为18~24cm,平卧位升高2~3cm。

(2)乳头间距平均20~24cm,乳头间距与双乳头至胸骨上切迹的距离构成等边三角形。

(3)胸骨中线距乳头的距离一般为10~12cm。

(4)乳房下皱襞至乳头的距离一般为5.0~7.5cm,平均6.5cm。

Courtiss和Golduyn提出,乳头位于锁骨中线与乳房下皱襞交点上方2cm处,Fredrick提出乳头位于锁骨中线与上臂中点连线交点下方1cm处。

姚榛祥认为,年轻妇女乳头位于第5肋间,锁骨中线外1cm处,中年妇女乳头位于第6肋间,锁骨中线外1~2cm处。

冷永成认为乳头与胸骨切迹间距离=1/10身高(cm)+2(cm)

赵平萍认为,乳头与胸骨切迹间距离与身长有关,约为身长的11.0%~11.5%。

乔群结合对中国未婚年轻女性250个乳房体积的测量,对乳房的体表解剖学进行了较深入的研究,科学地论证了乳头位置受乳房体积影响而与身高无关,即乳头位置受乳房体积影响向外下方移位,乳房体积大约每增大300ml,乳头向外下方移位1.0cm。

反复介绍乳头位置的确定方法对乳房再造、巨乳缩小选择理想乳头位置提供了充分的理论依据,Skoog和Rees根据临床经验指出,乳头位置最好设计在理论位置之下,以避免术后乳头过高,引起不必要纠纷。

双侧乳头通常指向外下方向,乳头除发育不全或先天凹陷外,一般不应有退缩或凹陷,但乳头可因输乳管缩短、炎症及外伤发生继发性乳头回缩、凹陷、抬高、偏斜等指向改变,而且这种乳头凹陷不能用手拉出,指向改变亦非可用外力能纠正;临床上多见于恶性肿瘤引起乳导管缩短或纤维组织受损挛缩牵扯乳头,而出现乳头回缩、凹陷、指向改变,有时乳导管扩张症偶见乳头改变,也应注意。乳头指向改变,常指向病灶一侧,检查时应仔细观察两侧乳房,对比两侧乳头是否在同一水平高度,轻度指向改变只能在对比之下才能发现。

(三)乳晕

乳头周围有色素沉着较深的皮肤环形区称乳晕,多为圆形,直径3.5~5.0cm,乳晕区有许多呈小圆形凸起的乳晕腺(glandulae areolares,GA),亦称蒙古马利(Mont-gomery)腺,人的乳晕腺大约有5~12个,是汗腺与乳腺中间的过渡型,乳晕腺为一种皮质,可分泌脂状物,润滑乳头及乳晕。对乳头及乳晕有保护作用,妊娠及哺乳期乳晕特别发达。乳头、乳晕皮肤薄弱,神经末梢丰富,哺乳期易发生乳晕皲裂,疼痛剧烈。

乳头、乳晕青春期一般为玫瑰红色,皮肤较白者可为粉红色,相对乳晕着色比乳头深,但在妊娠期乳头、乳晕着色逐渐加深,可呈深褐色改变,此种改变以后不易消退。

(四)理想的健美乳房标准

从美学角度来看,波浪起伏的胸峰是构成女性美的主要方面,理想的乳房应该是丰满、匀称、柔韧而富有弹性,乳房位置在第2~6肋间之间,乳头位于第4肋间高度,形状挺拔如珠,两乳头大约间隔20cm;乳房基底面直径为10~12cm,乳轴为5~6cm;整体形状挺拔、半球形或圆锥形为国人最佳的审美标准。

(五)临床实用乳腺区域划分

临床检查时,为记录方便,常将乳房分成6个部分,即4个象限:内上、内下、外上、外下,乳晕(包括乳头)及腋尾部(图1-9)。

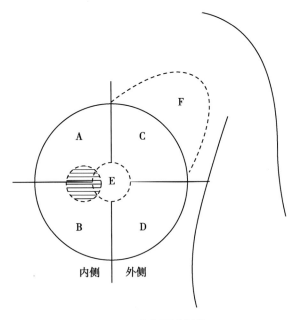

图 1-9　乳房区域划分
A. 内上限；B. 内下限；C. 外上限；D. 外下限；E. 乳晕区；F. 乳腺尾叶
*肿物（阴影部分）占三区域，因此记载为 ABE

二、乳房的主要结构

乳房结构主要为乳头、乳晕、皮肤、皮下组织、乳房悬韧带、乳管系统、乳腺小叶和腺泡，小叶内间质、乳房后间隙（图 1-10）。

（一）乳房的皮肤

乳房的皮肤，又称皮肤乳罩。包括外周皮肤及中央区乳晕，乳房皮肤在腺体周围较厚，弹性较好，在乳头、乳晕附近较薄，但伸展度较大。乳房区域皮肤力线的走行与肋骨的走行方向相同，即内侧呈水平，外侧略向上翘。在进行乳房切口手术设计时，应考虑到皮肤力线的走行方向（图 1-11）。由于乳头、乳晕部皮肤较薄，易损伤，引起感染，形成乳头炎及乳晕下脓肿。

在乳头、乳晕的纵切面上，可以见到在致密的结缔组织内有乳腺导管和血管、淋巴管、平滑肌，另外在乳头、乳晕的皮下组织内有圆锥状的平滑肌格子网，其顶尖细、底部宽，以弹性腱固着于结缔组织内。在乳头尖的格子较均匀、致密，当此格子状的平滑肌束收缩时，可使乳头勃起、变硬，并排出大乳管和乳窦内的乳汁，有利于婴儿吸吮。

乳房皮肤是乳腺的保护罩。当乳腺癌组织阻塞乳房淋巴引流时，可发生相应区域的皮肤水肿，而毛囊和皮脂腺的皮肤与皮肤下组织紧密相连，使该处水肿不明显，皮肤出现点状凹陷，临床上称为"橘皮

样变"，为乳腺癌的晚期征象。当癌肿侵犯周围组织时，乳腺韧带不能随病变组织增大而延长，呈相对缩短状态，牵拉肿瘤表面皮肤，形成以一个点为中心的皮肤凹陷，称为"酒窝征"，为乳腺癌的早期征象。"橘皮征""酒窝征"及"乳头凹陷"是乳腺癌三大特有体征，三者发生机制及诊断意义各不相同，不能混淆。在乳腺钼靶 X 线片上可见到乳腺癌病变处乳腺皮肤增厚，皮下血管增多，结构紊乱等乳腺癌间接征象。

（二）皮下组织

乳腺位于皮下浅筋膜的浅层与深层之间，浅筋膜位于真皮层深面，含有丰富的脂肪和结缔组织，此层厚薄差异较大，乳头、乳晕下无皮下组织而有许多螺旋走行和放射状排列的平滑肌纤维。乳晕皮肤与乳头肌紧密相连，乳头肌被一层脂肪组织与腺体分开，这层脂肪组织在乳头基底较厚，在乳头、乳晕移植时：乳头肌成分必须包括在移植体内，要特别注意勿损伤乳晕真皮下血管网及其与周围皮肤血管的关系，否则会在巨乳缩小及进行乳头、乳晕移位时导致乳头、乳晕坏死。在锁骨下此层较薄，与胸大肌筋膜紧密相连；向下、向外分别延续为腹壁及胸壁的皮下脂肪结缔组织，向内与对侧浅筋膜浅层相延续。因为乳房皮下有丰富的脂肪组织，才使乳房有丰满的外貌，而且富有弹性，对乳腺起到很好的保护作用。皮下脂肪的多寡与乳房的大小有密切关系，但同时因其位于胸壁前面，易于受到外伤引起乳房脂肪坏死。乳房脂肪坏死约占同期乳腺肿块的 14.7%，待坏死脂肪组织完全呈纤维化时可与周围组织粘连，导致局部皮肤凹陷，同样可出现"酒窝征"，加上肿块质地坚硬，有一定固定性，有时可有乳头退缩和方向改变，很难与乳腺癌鉴别，活体组织病理检查可明确诊断。

乳头含有丰富的神经末梢，乳晕下血管丰富，又是输乳管最集中区。因此，乳晕下脓肿时应当在乳晕与皮肤交界处作环形切口，避免直接在乳晕上作切口，防止切断平滑肌和输乳管。由于输乳管沿乳头呈放射状排列，乳腺脓肿时应做放射状切口，避免损伤输乳管。

乳头、乳晕处的乳管壁在静止期有很多皱襞，而在哺乳期皱襞平展，在断乳后逐渐复原，但乳管复原往往不全而呈弯曲状，故老年妇女的大乳管常迂曲，在乳晕处可触及弯曲结节，不可误认为肿瘤。

乳腺皮下脂肪丰富，乳腺良性疾病而需保留乳房外形，行保留乳头、乳晕皮下乳腺单纯切除时，可适当多保留一些脂肪组织。但做乳腺癌切除手术

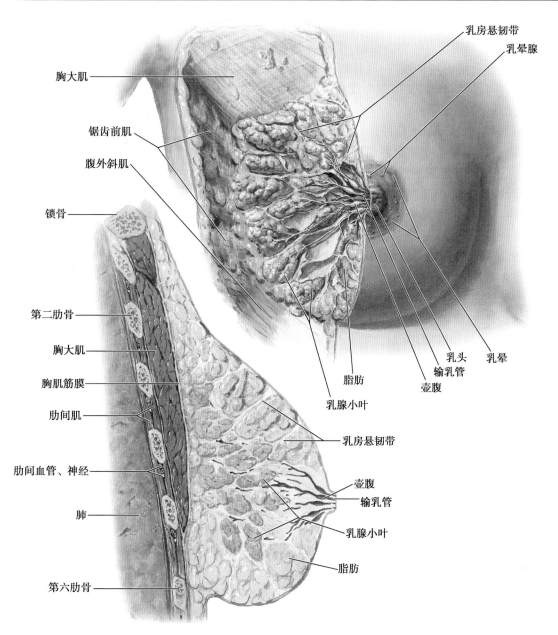

胸大肌
锯齿前肌
腹外斜肌
锁骨
第二肋骨
胸大肌
胸肌筋膜
肋间肌
肋间血管、神经
肺
第六肋骨

乳房悬韧带
乳晕腺
乳头
输乳管
乳晕
壶腹
脂肪
乳腺小叶
乳房悬韧带
壶腹
输乳管
乳腺小叶
脂肪

图 1-10 乳房断面图
上为冠状面，下为矢状切面

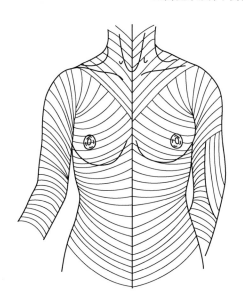

图 1-11 乳房区域皮肤力线的走行方向

11

时,分离皮瓣应在皮下浅筋膜的浅面与真皮层的深面之间进行,皮肤上只能带点状脂肪组织,使分离平面位于浅筋膜血管及淋巴网的浅面,这样既不损伤真皮层的小血管网,减少出血,又可避免浅筋膜淋巴网内可能存在的癌细胞残留。

（三）乳腺悬韧带（Cooper 韧带）

乳房的每一腺叶、腺小叶和脂肪组织都有纤维组织包围,使乳腺位于浅筋膜的浅深两层之间,上连皮肤与浅筋膜浅层,下连浅筋膜深层。在乳腺小叶间垂直走行并互相连成网状的纤维组织束称为乳腺悬韧带。乳腺悬韧带在解剖上起着固定乳腺于皮肤上的作用,使乳腺既在皮下有一定的活动度,于直立时乳房又不致明显下垂。皮肤上的"酒窝征"是由于肿瘤组织侵及此韧带,韧带相对缩短,牵拉皮肤向内凹陷形成。经产妇或老年妇女因其悬韧带较肥厚,其间的脂肪组织被包围成团,触之有如肿物,易与肿瘤混淆。

（四）乳腺导管系统

乳腺导管系统为一由输乳管反复分支而呈现树状分支的结构单位,90%以上为 2 分支型,多分支型最多可达 6 分支,导管直径一般 2.0～4.5mm,随导管分支逐渐变细,但导管分叉处直径略增大,95%以上的分支导管与上一级导管主轴延长线的夹角小于 90°,随分支变细则夹角增大,很细时可与上一级导管主轴线呈直角相交,这些结构特点适应了乳汁流动的流体力学需要,均有利于泌乳、排乳过程。每个乳腺由 15～20 个腺小叶导管系统构成,每个系统组成一个乳腺叶,每一腺叶有其相应的导管系统,每个腺叶以乳头为中心呈轮辐样放射状排列,各有一导管向乳头引流,称输乳管,自乳头呈放射状排列,乳管系统内乳头皮肤开口部起始向内行近开口处有 2～3 个皮脂腺。在乳头的基底部,距乳头开口约 0.5cm 呈壶腹样膨大口径约 5～6mm,充满乳汁直径可达 6～8mm,供暂时储存乳汁,该膨大区称为乳窦。窦外末段输入管口径又缩小,并开口于乳头。有人亦将乳窦称为壶腹部,其后为大乳管,再分支为中小乳管,最后为末端乳管,遂与腺泡相通(图 1-12),从乳管开口到壶腹部下 1cm 的一段大导管内衬以多层鳞状上皮细胞,以下的中小导管及腺泡内衬单层柱状细胞。若单个导管内的上皮细胞增殖呈乳头状突入管腔,称为导管内乳头状瘤,尤其以大导管乳头状瘤较常见。大导管内的乳头状瘤癌变率为 6%～8%。若乳腺内许多部位的导管扩张而囊性变,及囊内上皮细胞增生形成乳头状突起,称为乳腺囊性疾病,也有癌变的可能。乳腺癌主要来源于腺管的柱

状上皮细胞,发生于腺泡的癌仅占 5%。

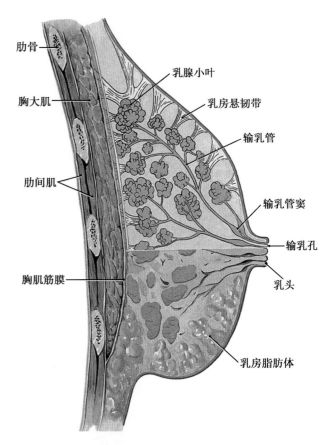

图 1-12　乳腺导管系统

乳管和腺泡周围组织大致分为几个层次,最内层衬里为单层柱状上皮和立方状上皮,其外基底膜为单层平滑肌纤维,再外层为上皮下结缔组织,再外层为弹力纤维和平滑肌层,最外层为乳管周围结缔组织。末端乳管和腺泡的基底膜或单层平滑肌纤维,实际上是一层肌上皮细胞,此种细胞在末端乳管最为明显,在末端乳管处呈螺旋状排列,有收缩功能,可使乳管缩小并排空其内容。上皮下结缔组织包绕末端乳管及腺泡,此层若过度增生,即为管内型腺纤维瘤。弹力纤维和平滑肌层一般仅围绕乳管周围而终止于腺泡起始部。因此,其分布情况可作为终末乳管和腺泡的鉴别。乳管周围结缔组织和腺泡周围结缔组织层,在生理和病理上都有重要意义。

（1）生理意义:40 岁以上的处女和老年妇女乳腺以及功能不活跃的乳腺,主要表现为最外层的乳管周围结缔组织的明显萎缩或缺少,而在正常乳腺的活跃期,则此层组织明显增生,且伴有淋巴细胞浸润。

（2）病理意义:乳腺肉瘤主要发生于最外层的乳管周围结缔组织,此层的过度增殖可形成管周型腺纤维瘤,与管内型腺纤维瘤区别可借助于弹力纤

维染色法。一切乳腺组织的增生性病变均可见于此层组织。近年研究证明,此层组织上皮细胞异常增殖即可发展为管内癌,也可发展为小叶癌,是乳腺癌发生的结构基础。

多个末端导管汇集成小叶间导管,向乳头集中,形成大导管(输乳管),一般互不吻合,直接开口于乳头,所以当恶性肿瘤侵犯大导管或周围淋巴管时,使大导管硬化、挛缩、牵引乳头,形成乳头退缩、内陷,在乳腺片上可出现"漏斗征",均为乳腺癌的典型特征。

(五)乳腺小叶

乳腺小叶为构成乳腺的基本单位,由乳腺末梢导管、腺泡和小叶内间质组成。此单位是乳腺功能的基础,每个乳腺由 15～20 个腺小叶导管系统组成,即 15～20 个乳腺叶组成。一个乳房所含乳腺叶数目是固定不变的,而乳腺小叶的数目和大小可以有很大变化。一般说来青年妇女乳腺小叶数目多而体积大,绝经后妇女乳腺小叶明显萎缩,往往一个乳腺小叶仅有 3～4 个腺泡。每个腺叶由 20～40 个乳腺小叶组成,每一小叶具有 10～100 个腺泡(图 1-13)。

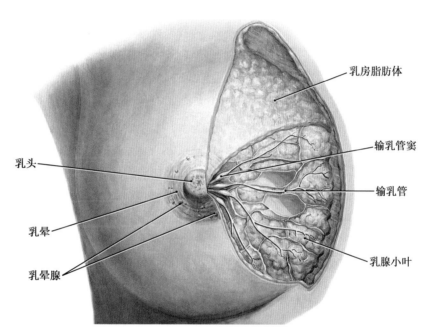

图 1-13　乳腺小叶

1. 腺泡　腺泡平均直径为(44.8±8.2)μm。每一个小叶约有 10～100 个腺泡,为乳腺的分泌部,显示剧烈的生理变化,处女期不发达。到妊娠哺乳期,腺泡组成的小叶发展成为有泌乳功能的活性部分,腺泡细胞不断分泌物质,暂时贮存于泡腔。成人时静止期被覆腺上皮为单层立方上皮细胞,围成圆形腺腔,腺泡周围包括一层基底膜,镀银染色时清晰可见。在上皮与基底膜之间嵌有一些狭长的卵圆形细胞。其长轴与基底膜平行,细胞核小而染色深,细胞质染色浅含有纤细的胶原纤维,酷似平滑肌细胞,称为肌上皮细胞,又名篮状细胞。当其收缩时,可将乳汁由腺泡驱出,经导管排出。腺泡只有在授乳期发育完成,可见乳汁分泌。

2. 小叶内乳腺导管　即终末导管,其结构与腺泡相似,该部双层细胞结构最为典型,即内层为立方上皮细胞;外层为肌上皮细胞,数量较多;外围为基底膜,此末梢导管行出小叶后,称为小叶间导管。

3. 小叶内间质　小叶内导管及腺泡周围结缔组织成分较多,胶原纤维纤细,排列疏松,此小叶内间质,因可随着卵巢的内分泌功能状态而变化,故可将其视为小叶实质的一部分。小叶周围胶原纤维呈轮状包绕,称小叶间结缔组织。通常情况下,小叶内与小叶间结缔组织界限清楚。当患乳腺增生症时,小叶内间质硬化,与周围间质连成一片。

(六)乳房后间隙

整个乳房的后面有浅筋膜的深层组织包围,与胸大肌前面的深筋膜之间有明显的间隙,亦称为乳房后滑囊,可使乳房在胸壁上有一定的移动性。因有疏松的结缔组织,偶尔乳腺组织穿过浅筋膜的深层及胸大肌筋膜,深入到胸大肌肌内,因此在行乳腺癌改良根治术时,应切除胸大肌筋膜,甚至薄层胸大肌。由于乳房后有疏松的间隙,有时乳腺肿瘤可向后生长,在阅读乳腺 X 线片时不要遗忘观察乳房后间隙,以防漏诊。

三、与乳腺手术相关的应用解剖

乳房位于前胸壁,除含有丰富的腺体外,尚含有丰富的血管、神经及淋巴管,这些组成结构与乳腺相毗邻的肌肉、筋膜、腋窝等关系密切,详细了解它们的解剖关系,有利于乳房相关手术的顺利进行,同时可避免发生副损伤,给患者带来不良后果。

(一) 胸大肌及胸小肌

1. 位置与形态　胸大肌位于胸前外侧壁,呈扇形,起自锁骨内侧半、胸骨和第1~6肋软骨、腹直肌鞘前层,三部分肌纤维向外聚合,止于肱骨结节嵴。大部分肌纤维方向,由内下斜向外上,表面有一层浅筋膜,深面为胸小肌,两肌层之间为疏松的间隙,有利于隆胸假体植入分离腔穴。胸大肌能使肱骨内收内旋。胸大肌的厚薄因性别、职业及体育锻炼程度等不同而差异较大,但很少见变异。胸大肌的深面,锁骨起点的下方有头静脉通过,根治术中切断胸大肌时应距锁骨下1横指开始,避免造成头静脉的损伤、误扎,造成术后同侧永久性的上肢水肿。胸小肌位于胸大肌深面,亦呈扇形,起自第3~5肋骨的前面及肋间肌表面的筋膜,斜向外上,止于肩胛骨喙突。胸小肌拉肩胛骨向前下方,偶有缺如现象。

2. 血液供应　胸大肌、胸小肌血液供应主要来自胸廓内动脉的穿支、胸肩峰动脉的胸肌支、肋间动脉的分支及胸外侧动脉的胸肌支。

(1) 胸廓内动脉的穿支:有5~6支,伴肋间神经的前后支穿过胸廓前第5~6个肋间隙,向前外分布于胸大肌。在女性2~4穿支较粗大,血管直径平均为0.7mm,因供应乳房血液,穿支发出乳房支分布于乳房,保障乳房内侧缘血运,在乳房单纯切除或乳腺癌根治术时应扎牢该血管,而在隆乳术中应避免在该处锐性分离,一旦切断穿支,止血困难。

(2) 胸肩峰动脉的胸肌支:从腋动脉第1或第2段发出后,穿过喙锁胸筋膜,发出分支走行于胸大肌、胸小肌之间,营养两肌,在切断胸小肌时,其内侧缘即见该动脉,此动脉多有分支,如仅有一支,行Patey改良根治术时,不应切断此动脉。

(3) 肋间动脉的分支:肋间动脉的前支走行过程中,沿途发出分支营养胸大肌、胸小肌,行乳腺癌根治术时注意结扎该分支。

(4) 胸外侧动脉的胸肌支:胸外侧动脉自腋静脉深面发出,经腋窝沿胸大肌的外侧缘向下,分支营养胸大肌、胸小肌。

胸大肌、胸小肌的静脉回流一般与同名动脉伴行,回流到胸廓内静脉及肋间静脉。

3. 神经支配　胸大肌、胸小肌神经支配主要来自胸前神经,随着各种乳腺癌改良根治术和乳房重建术的开展,胸前神经的解剖越来越受到重视。如果术中切断了胸大肌、胸小肌的支配神经,则可导致胸大肌、胸小肌萎缩,失去了保留胸大肌、胸小肌的意义。胸前神经起源于臂丛的内侧束和外侧束,按其实际位置和其起源的部位,分为胸内侧神经和胸外侧神经。

(1) 胸外侧神经:起源于臂丛外侧束,长5~6cm,直径0.8~2.0mm,跨过腋静脉前方后,99%的胸外侧神经在胸小肌内侧缘沿胸肩峰动脉的胸肌支进入胸大肌深面。其中的一小分支支配胸大肌锁骨部,其余分支支配胸大肌胸肌部的内1/3。该神经在乳腺癌改良根治术清除胸肌间淋巴结时容易保护,但在清除尖群淋巴结时易从根部将其损伤。

(2) 胸内侧神经:起源于臂丛内侧束,起源位置较胸外侧神经低0.8~1.5cm,长8~9cm,直径0.8~2.0mm。因该神经起始部位于腋静脉内侧,因此走行过程中不跨越腋静脉,沿胸小肌深面向前下方走行,其中有1~3个小分支支配胸小肌,另外1~4个分支穿过胸小肌至胸大肌,胸内侧神经分支与胸小肌的关系可有3种情况:①18%绕过胸小肌外缘至胸大肌;②66%穿过胸小肌中份至胸大肌;③26%以1~2支穿过胸小肌,另1~2支绕过胸小肌外缘。胸内侧神经35%与胸外侧动脉伴行,穿过胸小肌后多从胸大肌上方进入肌内,主要支配胸大肌的外侧份。据Moosman尸体解剖发现62%的胸内侧神经分布于胸大肌外半部或外1/3,胸外侧神经随胸肩峰动脉胸肌支进入胸大肌深面,支配胸大肌内半部或内1/3。而Hoffman认为胸外侧神经支配胸大肌内侧1/2乃至整个胸大肌。损伤了胸外侧神经,胸肌萎缩,同样失去了保留意义。Patey式乳腺癌改良根治术需切除胸小肌,胸外侧神经沿该肌内侧缘下行,很容易在切除胸小肌时受损伤。Auchincloss式不切除胸大肌、胸小肌,不易损伤胸外侧神经,但有62%的胸内侧神经是经胸小肌外侧部分穿出分布于胸大肌,要注意保护。

(3) 淋巴引流:胸大肌上部和胸小肌发出的集合淋巴管,经胸肌间淋巴结或直接注入腋窝尖群淋巴结;胸大肌下部的集合淋巴管沿胸外侧动静脉注入腋窝前群和中央群淋巴结;胸大肌内侧部的集合淋巴管向内走行注入胸骨旁淋巴结。另外胸大肌胸骨和锁骨起始部的一部分集合淋巴管直接注入锁骨上淋巴结。

（二）背阔肌

1. 位置与形态　背阔肌是三角形的阔肌，以腱膜起于下6个胸椎、全部腰椎及骶椎的棘突和棘上韧带及髂嵴的后部，其纤维止于肱骨结节间沟。主要功能是使上臂内收、内旋和后伸。背阔肌与乳房手术的关系主要是利用背阔肌肌皮瓣行乳房重建术或利用其肌皮瓣修补乳腺术后胸壁的缺损，因此与乳房手术相关的主要是背阔肌上前部分的解剖。

2. 血液供应　背阔肌为多源性血供，主要血管是胸背动脉，此外，尚有腰动脉、肋间动脉和颈横动脉的降支等。胸背动脉起源于肩胛下动脉。肩胛下动脉，自腋动脉第3段或第2段发出，多于肩胛下肌下缘附近发出，其起源多从腋动脉第3段单干发出，但变异较多。自腋动脉发出后，走向后下方，除发出小分支至肩胛肌，距根部0.5~1.5cm处发出旋肩胛动脉，迂曲向后穿三边孔，营养肩部诸肌。其主干直接延续即为胸背动脉，胸背动脉沿背阔肌深面下行，入肌前分为内侧支和外侧支。胸背动脉长约8cm，外径约2.5mm，同名静脉外径为4mm，与相应动脉伴行。行背阔肌肌皮瓣乳房重建时，应仔细保护该动脉，否则会造成肌皮瓣的血运障碍。

3. 神经支配　胸背神经为背阔肌的主要支配神经，胸背神经起自臂丛的背侧束，沿腋静脉内下方向外走行，然后与肩胛血管及胸背血管伴行至背阔肌。该神经长9.5cm，横径2.5mm，与胸背动、静脉三者构成血管神经束。胸背神经变异较少，沿途多无分支，进入背阔肌前分3~4支，支配背阔肌。取背阔肌肌皮瓣时，不可损伤胸背神经。

4. 淋巴引流　背阔肌的集合淋巴管沿肌束方向向腋窝淋巴结后群及中央群引流，作者在进行乳腺癌手术时经常发现于背阔肌前缘上部外侧方脂肪层内有肿大淋巴结，术前只检查腋窝淋巴结有无肿大，而往往忽略此处，加上女性患者较胖，淋巴结相对比较隐蔽，术前确实难以触清，提醒术者在术中清扫淋巴结时，仔细查看此处，以免留下隐患。

（三）腹直肌

1. 位置与形态　腹直肌位于腹前正中线两侧，前后均被腹直肌鞘所包裹。正中线又称腹白线，是由两侧腹直肌鞘纤维于腹正中线彼此交织而成，脐以上的腹白线宽约1cm，脐以下因两侧腹直肌相互靠近而致腹白线不甚明显。此肌起自耻骨联合和耻骨嵴，纤维向上止于第5~7肋软骨和胸骨剑突。该肌长约35cm，脐以上部分较宽，平均6cm，肌厚分别为上部2.5cm，中、下部2.6cm，脐以下部分渐窄，至

耻骨联合处肌宽约2.5cm，脐以上腹直肌有3个腱划，第3个腱划平脐。

腹直肌鞘包裹腹直肌，分为前层和后层。前层由腹外斜肌腱膜和腹内斜肌的前层组成，后层由腹内斜肌腱膜的后层及腹横肌腱膜组成。在脐下4~5cm处3层扁肌的腱膜均移行于腹直肌鞘前层，鞘后层缺如，形成一弓状游离缘，称弓状线，距脐5.8cm，距耻骨联合9.5cm，线以下部分腹直肌的后面仅有增厚的腹横筋膜。

2. 血液供应　腹直肌的主要供应动脉是腹壁上、下动脉。腹壁上动脉是胸廓内动脉的终末支，穿过胸肋三角至腹直肌鞘后叶前面，沿腹直肌后面下降，至脐部与腹壁下动脉吻合。该动脉长12~17cm，起始部外径约1.5mm（右侧较左侧稍粗）。向下走行途中发出许多小支，穿过肌层、腹直肌鞘前叶至皮下皮肤。腹壁下动脉起自髂外动脉，在腹股沟韧带中内1/3交界处上方、斜向内上行走于腹横筋膜与腹膜壁层之间，经内环的内侧斜向上内穿腹横筋膜，上行于腹直肌与腹直肌鞘后叶之间，至入肌点全长10~12cm，起点处外径2.5~3.0mm。

腹直肌的静脉回流主要为腹壁上、下静脉，与同名动脉伴行。腹壁上静脉外径约1.5mm，与胸廓内静脉相续；腹壁下静脉初为两支，终止时合成一支（77%）或两支皆存（23%），注入髂外静脉。腹壁下静脉注入部外径为4mm。腹壁上动脉、静脉在行腹直肌肌皮瓣乳房重建时要妥加保护，否则会造成转移肌皮瓣坏死，导致手术失败。

3. 神经支配　腹直肌受下6对肋间神经支配，因呈节段性分布，故取腹直肌肌皮瓣时无法保留完整的神经支配。

4. 淋巴引流　腹前壁脐平面以上浅淋巴管归入腋淋巴结群，深淋巴管伴腹壁血管上行于胸骨淋巴结；腹壁下部浅淋巴管终于腹股沟浅淋巴结，下部深淋巴管伴腹壁下血管和旋髂深血管向下汇至髂外淋巴结。

（四）腋窝的应用解剖

腋窝是身体浅组淋巴结群聚处，整个胸部前侧面及脐平面以上腹壁的淋巴管都是向腋窝淋巴结引流的，即是位置很低的乳腺癌，甚至已侵犯乳房下皮肤者，其淋巴转移也都首先汇入腋窝淋巴结。腋窝位于肩关节下方，上臂和胸上部之间，当上肢外展时，上肢与胸上部交汇处形成的向上呈窟窿状的凹陷即是。腋窝皮肤多皱褶，长有腋毛，有的有特殊大汗腺存在（腋臭），含丰富的皮下脂肪、血管、神经、淋巴结，特别是晚期乳腺癌淋巴结转移时往往融合

成团,与血管神经粘连紧密,给各类乳腺癌根治手术清除腋窝部淋巴结带来困难,在改良根治术或行乳房重建术时,更需保留必要的血管和神经,防止损伤,以保手术成功。所以了解腋窝的局部解剖十分重要。

1. 腋窝的构成　腋窝(图1-14)的四壁、顶部和底部之间形成一个四棱锥形的腔隙,称为腋腔,又是颈、胸部与上肢血管、神经的通路。

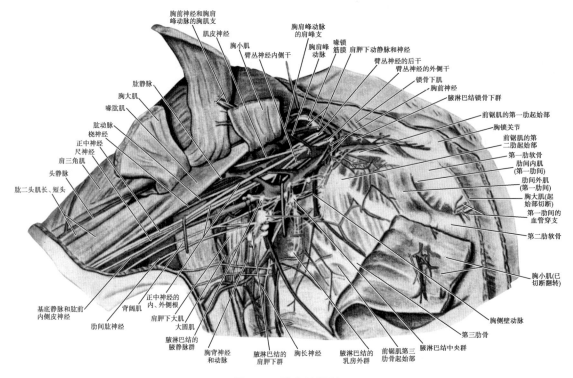

图1-14　腋窝的解剖

腋腔的顶由锁骨中1/3,第1肋外缘和肩胛骨上缘围成,是腋腔的上口,与颈根部相交通。行乳腺癌根治术时,应彻底清除顶部臂丛前方及锁骨后方淋巴结及脂肪结缔组织。腋腔的底由腋窝的皮肤、浅筋膜及腋筋膜构成。浅筋膜内有数个腋浅淋巴结,收纳上肢、胸壁及乳腺的淋巴回流,其输出管穿腋筋膜,注入腋深淋巴结。

腋腔的前壁由胸大肌、胸小肌、锁骨下肌及筋膜构成。外侧壁为肱骨结节间沟,其前内侧有肱二头肌和喙肱肌。内侧壁由前锯肌深面的上4个肋间隙构成。后壁由肩胛下肌、大圆肌、背阔肌及肩胛骨构成。肱三头肌长头穿过大圆肌和肩胛下肌、小圆肌之间,肱三头肌长头与肱骨外科颈之间为四边孔,有腋神经及旋肱后血管通过。三边孔及四边孔使腋窝与肩胛区相通。

2. 臂丛神经　臂丛神经(图1-15)分5根、3干、6股、3束和5大支,根、干、股位于锁骨上部,至腋腔后3个束包夹着腋动脉,并分别位于腋动脉外、内和后侧,分别称为臂丛的外、内和后束,至腋动脉的第3段分为5个终末支。胸长神经发自臂丛锁骨上部;胸背神经、肌皮神经、胸前神经及正中神经、尺神经、桡神经均起自臂丛锁骨下部。

（1）胸长神经:起自臂丛锁骨上部,颈5~7神经根,于胸廓侧方沿前锯肌表面下降,并支配此肌。此神经损伤后前锯肌瘫痪,表现患侧上肢不能高度过举,肩胛骨不能紧贴胸廓,称为"翼状肩"。胸长神经与胸外侧动脉伴行,前群淋巴结位于其周围,清除淋巴结时应予以保护。

（2）胸背神经:发自锁骨以下臂丛后束,循肩胛骨腋缘腋动脉后内侧下行,与肩胛下血管和胸背血管伴行至背阔肌,在清除腋淋巴结后群时,应避免损伤此神经。

（3）胸前神经:由颈5~胸1神经根组成,发自臂丛的内、外侧束,有2~3个分支,穿喙锁胸筋膜,支配胸大肌、胸小肌,如术中切断该神经,将导致胸大肌、胸小肌萎缩,失去了保留胸大肌、胸小肌的意义,所以应妥加保护,避免损伤。

尺、正中、桡神经等臂丛重要分支与上肢功能有关,行乳腺癌腋淋巴结清除术时,应仔细辨认并予以保护。

3. 腋动脉　发自第1肋外缘处锁骨下动脉,行腋窝内,至大、小圆肌和背阔肌下缘移行为肱动脉。

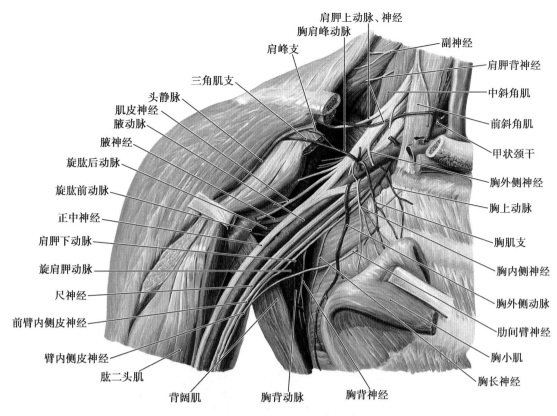

图 1-15 腋窝的肌肉、血管和神经

腋动脉被臂丛的各束及其主要分支所包裹,其内侧有腋静脉相伴行,在腋动、静脉和神经干的周围裹以腋鞘,此鞘由椎前筋膜延续而来。腋动脉前方部分为胸小肌所覆盖,以此肌为依据,通常将其行程分为 3 段,从起点至胸小肌上缘为第 1 段,被胸小肌遮盖的部分为第 2 段,由胸小肌至背阔肌前缘为第 3 段。

（1）第 1 段:该段位置最深,前方有胸大肌及其筋膜,锁骨下肌及喙锁胸筋膜,以及出入此筋膜的头静脉,胸肩峰动、静脉及胸内外侧神经等,后方有臂丛内侧支及胸长神经、前锯肌、第 1 肋间隙等,外侧为臂丛外侧束及后束。内侧有腋静脉及从该段发出的胸背上动脉。尖群淋巴结位于该段腋血管周围。

（2）第 2 段:该段前方有胸大肌、胸小肌及其筋膜,后方为臂丛神经后束及肩胛下肌,外侧为臂丛外侧束,腋静脉与臂丛内侧束伴行于动脉内侧。该段腋动脉主要分支为胸外侧动脉,与伴行静脉沿胸小肌下缘、前锯肌表面走行,分支至胸大肌、前锯肌及乳腺。

（3）第 3 段:该段前方有正中神经内侧根及旋肱前血管越过,后方有桡神经及旋肱后血管。该段动脉的主要分支为肩胛下血管,起自腋动脉后内侧,绕过腋静脉的后方,分为旋肩胛动脉及胸背动脉,胸背动脉与胸背神经伴行,分布于背阔肌和前锯肌。外侧群淋巴结位于肩胛下血管以外,沿腋静脉排列。在不切除肩胛下血管及胸背神经时,清除外侧淋巴结较为困难。

4. 腋静脉 腋静脉位于腋动脉前内侧,是收集乳房深部组织、胸肌、胸壁及上肢浅深静脉的全部血流,引流静脉较多,变异较大。手术时必须认清头静脉和胸肩峰静脉的位置,不使受伤。腋静脉本身的变异也较多,主要是贵要静脉和肱静脉汇合点颇不一致,做位置较高的手术时,有可能将其分支之一误认为是来自胸侧壁的大分支的腋静脉而予以结扎。有时在腋窝解剖时初见腋静脉全段似乎很粗,但经过解剖,内侧段仍然很粗,而外侧段可以收缩得较细,应仔细辨认。乳房的静脉汇入腋静脉后也是直接进入肺毛细血管,所以腋静脉也是乳腺癌肺转移的另一主要径路。

（五）锁骨上窝的应用解剖

乳腺癌经淋巴途径在锁骨上窝形成淋巴结转移灶,临床上并非少见,有资料显示在施行乳腺切除术的患者中约 8% 发现有锁骨上淋巴结转移,另一组 356 例乳房切除患者中 8.7% 在 5 年内有锁骨上淋巴结的转移;Fentiman 等乳房切除后锁骨上淋巴结单独有转移的 35 例报道中,5、10 年的生存率分别为 30%、20%,说明乳腺癌术后锁骨上淋巴结转移病例经治疗后仍有 1/5 患者存活 10 年以上。锁骨上淋巴结转移按美国癌症联合委员会（AJCC）第 6 版分期将锁骨上淋巴结转移确定为 N_3 而不是 M_1。锁骨上淋巴结转移（SCLN）在乳房切除术中追加锁骨上窝淋巴结清扫，也不能改善患者生存率，所以在乳腺癌根治术时几乎没有必要再行锁骨上淋巴结廓清术。但是怀疑锁骨上淋巴结有复发的时候，以诊断或姑息切除为目的，而进行锁骨上淋巴结手术切除的机会也不少。因此掌握锁骨上窝的解剖手术，锁骨上淋巴结转移的频率，治疗效果，从原发灶向锁骨上淋巴结的浸润、转移途径非常重要。

1. 锁骨上窝　主要指锁骨上大窝亦称锁骨上三角（图 1-16），是相当于锁骨中 1/3 上方三角形凹陷，位于胸锁乳突肌后缘、肩胛舌骨肌下腹和锁骨中 1/3 上缘，围成狭小的三角形区域。窝底可扪到锁骨下动脉的搏动、臂丛和第 1 肋。臂丛自内上向外下经过此窝的上外侧部，在瘦体形者可以摸到，锁骨上臂丛阻滞麻醉术，通常在锁骨中点上方 1.0 ～ 1.5cm 处进行。吸气时、呼吸困难时此窝加深，是三凹征之一。

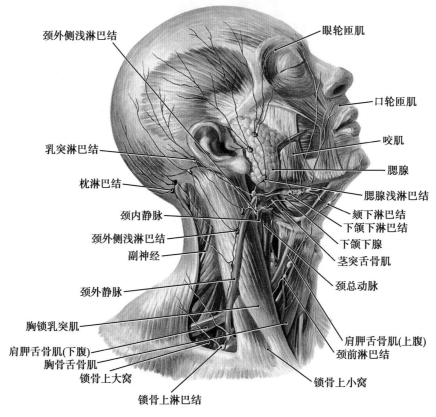

图 1-16　头颈的淋巴管和淋巴结

2. 锁骨上小窝　是胸锁乳突肌起端两头之间的三角形间隙，胸锁乳突肌的胸骨头端起自胸骨柄前面，锁骨头端起自锁骨内 1/3 上缘，两头之间的间隙位于胸锁关节上方，其深面左侧有颈总动脉，右侧为头臂干分叉处（图 1-16）。

3. 锁骨上淋巴结　沿颈横血管排列，位置恰好在锁骨上大窝内，其中位于左静脉角处的淋巴结又称 Virchow 淋巴结，患胸、腹、盆部的肿瘤，尤其是胃食管下部癌转移时，癌细胞栓子可经胸导管转移至此群淋巴结，临床检查时，可在胸锁乳突肌后缘和锁骨上缘交角处触到肿大的淋巴结。沿颈内静脉排列的为颈深淋巴结，以肩胛舌骨肌为界分为颈深上淋巴结和颈深下淋巴结两群，颈深下淋巴结群中的外侧群相当于锁骨上淋巴结。颈外侧淋巴结直接或间接收纳头部淋巴结、颈外侧浅淋巴结和颈前淋巴结的输出管，以及胸上部及乳房上部的淋巴结（图 1-17）。

4. 从乳腺癌原发灶至锁骨上淋巴结的转移途径　从乳腺癌原发灶经淋巴管转移途径有 3 条（图 1-18）：主要途径是从乳腺到腋窝淋巴结，再到锁骨下淋巴结，从锁骨下向上到达锁骨上淋巴结，最后到达颈内静脉与锁骨下静脉的汇合处（静脉角）；第二条途径是从乳腺到腋窝淋巴结，或经胸肌间淋巴结再到锁骨下淋巴结，或直接到达锁骨下淋巴结、锁骨上淋巴结，最后到达静脉角的途径；第三条途径是从乳腺内侧病变，经由胸骨旁淋巴结，沿

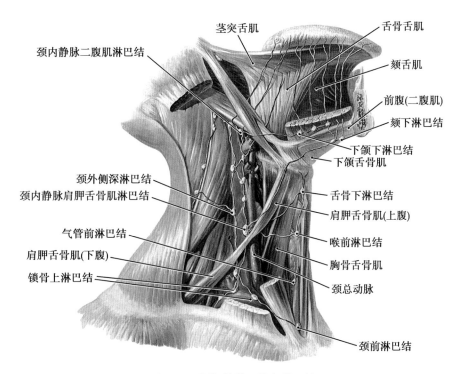

图 1-17 颈部的淋巴管和淋巴结

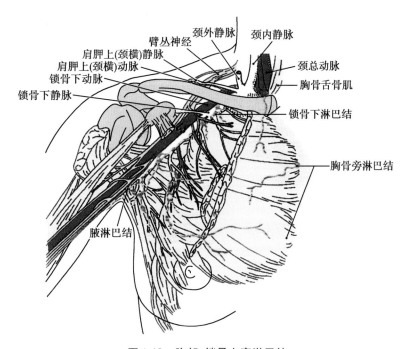

图 1-18 胸部、锁骨上窝淋巴结

胸廓内动静脉到达静脉角,最后行至锁骨上淋巴结(图 1-19)。

任何一条途径中,如果静脉角处被肿瘤细胞侵占,附近的淋巴回流受阻,通常沿着颈横静脉分布的淋巴发生逆流,锁骨上淋巴结转移进一步向外侧进展。随着疾病的进一步发展,沿着颈内静脉分布的淋巴结以及沿着副神经分布的淋巴管发生逆流,淋巴结转移向头侧扩散(见图 1-19)。

5. 锁骨上淋巴结清除术 显露锁骨上窝,首先在锁骨上 1～2 横指处与锁骨平行切开皮肤,再切开颈阔肌。内层有丰富的脂肪组织,还有颈内静脉、锁骨下动脉、颈外静脉、肩胛上(颈横)动静脉、臂丛神经等重要的血管、神经以及胸导管和淋巴结存在(见图 1-18,图 1-19)。在深部,前斜角肌、中斜角肌等构成后壁(图 1-20)。特别在左锁骨上窝手术时,探查发现,肿大淋巴结位于深处,且形成串珠状,不勉强做乳腺癌根治术。如果处理得过深,可损伤胸导管等,应高度重视。

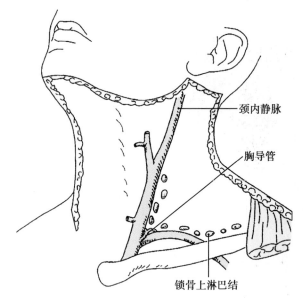

图 1-19　锁骨上淋巴结及胸导管

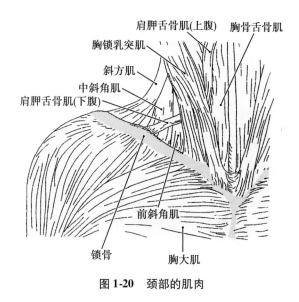

图 1-20　颈部的肌肉

四、与乳腺有关的筋膜

乳腺发生于皮肤腺体,因此整个乳腺位于皮肤浅筋膜浅层和深层之间,浅筋膜的浅层组织位于皮下脂肪组织中,锁骨下区的浅层筋膜极薄,与胸大肌筋膜紧密相连,向下、向外分别延续为腹壁及胸壁皮下脂肪结缔组织;向内与对侧浅筋膜浅层相延续。乳腺尾端的筋膜比较发达,做乳腺癌根治术的皮瓣分离时,解剖面应在浅筋膜的浅面,分离最好从切口的下部开始,大面积分离皮肤是乳腺癌手术的基本功之一,要求分离层次正确、厚薄均匀,理论上讲分离面应该在真皮层内小血管网的深面与浅筋膜下较大血管、淋巴管的前面,皮瓣不带任何脂肪组织,临床实践证明这种不带一点脂肪的厚皮瓣术后表皮血

运欠佳,影响伤口愈合,作者同意分离的皮瓣恰到好处,即真皮层深面带点状脂肪结缔组织或皮瓣上仅附薄薄一层脂肪组织,从外可见手术刀在皮下潜行分离的动作。这样术中出血最少,且肿瘤细胞扩散的机会也可减少到最低限度,术后切口愈合好,几乎未见皮肤上肿瘤复发。浅筋膜不仅形成乳腺包裹,而且还伸向乳腺组织内形成小叶间隔,对乳腺组织和脂肪组织起一定的支持作用,并保持其一定的弹性、硬度及外形。间隔的一端连于胸肌筋膜,另一端连于皮肤,这种纤维间隔(乳腺悬韧带)在上部发育较好,此韧带有固定乳腺于皮肤上的作用,使乳腺既在皮下有一定的活动度,在直立时又不至于明显下垂,外形健美。在病理上,凡乳腺癌病变一旦侵犯此韧带,因韧带之相对缩短,可引起皮肤局部凹陷(酒窝征),是乳腺癌早期特征之一。

在整个乳腺的后面即浅筋膜的深层与胸大肌筋膜之间,组织疏松呈空隙状,称为乳腺后间隙,亦称乳腺下滑囊,它可使乳房在胸壁上有一定的活动度,然而有时乳腺组织穿过浅筋膜深层和胸大肌筋膜而深入到胸大肌中。所以要完全切除乳腺时,要连同胸大肌筋膜一并切除,最好将胸大肌也切去一薄层。当乳腺癌侵犯胸大肌时,乳房的移动度将明显减小,甚至固定,当属晚期,手术时需将胸壁肌肉完全切除。此外前锯肌、腹外斜肌和腹直肌这些前面有深筋膜掩盖的肌肉,因此在乳腺癌根治术时,有关筋膜都要一并切除。

胸固有筋膜浅层(胸大肌筋膜)遮盖于胸大肌的表面,包围在胸大肌周围,深层称为肋骨喙突筋膜。包围在胸小肌四周,胸大肌、胸小肌筋膜之间有疏松组织间隔,两者之间极易分离。浅层向上附着于锁骨骨膜,向内与胸骨骨膜结合,外侧移行于覆盖前锯肌的筋膜,向下移行于腹直肌筋膜,该筋膜在三角肌、胸大肌三角处及胸大肌下缘处均与胸固有筋膜深层结合,向后越过腋窝的底部,在背阔肌下缘处,移行于背部筋膜在腋窝部形成腋筋膜。腋筋膜内侧与前锯肌相连,外侧与臂筋膜延续。腋筋膜中央部分较薄,周缘部分较厚,中央部分有许多血管、神经及淋巴管穿过,因此腋筋膜又称为筛状筋膜。实际上腋筋膜为充满于腋腔的脂肪结缔组织,较疏松,其内包含着腋窝多群淋巴结及纵横交错的各级淋巴管,而脂肪与淋巴结较紧密黏着在一起,因此,行乳腺癌手术时应彻底切除腋淋巴结及其所有脂肪结缔组织,且容易整块切除。

胸固有筋膜深层较浅层发达,居于胸大肌深处,在腋窝则有保护血管、神经及淋巴组织的作用。深筋膜向上分为两层,包绕锁骨下肌形成锁骨下肌鞘,然后附着于锁骨骨膜,向下也分为两层,从前后两面包绕胸小肌,形成胸小肌鞘,此筋膜在胸小肌以上部分称为喙锁胸筋膜,在胸小肌内侧缘部有一个圆形空隙,胸肩峰动脉的胸肌支和胸前神经的分支由此穿出至胸大肌,头静脉和淋巴管则由此进入腋腔。

此筋膜内侧缘纤维粗厚如镰状韧带,即为自锁骨跨过第1肋间分布到第2肋间的筋膜。欲充分显露腋顶部,必须将筋膜的起点切断,然后才能显露腋静脉及与之伴行的淋巴管。胸小肌外缘的筋膜极厚密,在喙突下沿腋血管平行切开,即能充分显露腋窝的动脉、静脉和神经。

第三节 乳房的血液供应

一、动脉血运

乳房的血液循环十分丰富(图1-21),最近的研究表明,乳房的动脉血供包括皮肤真皮下血管网、腺体前面血管网和腺体后面血管网3部分。皮肤真皮下血管网超越中线,为乳房的皮肤提供了相当广泛的血供,同时又与胸肩峰动脉、肩胛下动脉都有吻合。腺体前血管网由乳房外侧动脉和乳房内侧动脉共同组成,乳房外侧动脉又名胸外侧动脉、外乳动脉、胸侧壁动脉、胸长动脉,发自腋动脉第2段,从腋静脉的深面穿出,经过腋窝沿胸小肌下缘行走,负责胸大小肌、前锯肌及乳腺外侧部血供;乳房内侧动脉,又名胸廓内动脉,起源于锁骨下动脉下壁,紧贴胸膜顶前面进入胸腔,沿胸骨旁乳内动脉(距胸骨缘0.80~1.25cm)在第1~6肋软骨、肋间内肌和肋间外韧带的后面、胸横肌的前面下行,达第6肋间隙,

分为两终末支,移行为腹壁上动脉。该动脉在相应肋间胸骨旁发出分支穿过胸大肌,分布于乳腺内侧部,负责其血供,主要分支位于第1~4肋间,其中位于第1、2肋间的分支分别从第2肋软骨上下缘穿出,较为粗大,手术时应结扎止血,不宜电灼止血,以免血管回缩后引起出血,遇此情况应钳夹后缝扎,多可奏效。进入腺体基底的血供来自4个方向,即外侧的胸外侧动脉分支;内侧的乳房内动脉分支;上方和中央的胸肩峰动脉胸肌支,该动脉也发自腋动脉,进入胸大、小肌之间下行并营养该肌,穿出胸大肌后,有若干分支达乳腺深面,主要供应乳房上内侧部血运;下方的肋间动脉分支,前肋间动脉来源于胸主动脉,在腋中线处从胸廓肌内穿出,经第2、第3和第4肋间进入乳腺的深面,与胸肩胛动脉的胸支、胸外侧动脉及乳内动脉相应的分支吻合,保障乳腺外1/4及下部的血供,乳腺的动脉穿支,对应于乳房的浅层动脉,统称为乳房深部动脉。穿支主要来自胸廓内

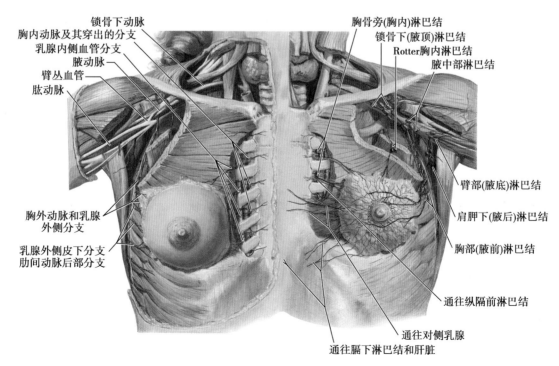

图1-21 乳房循环、淋巴系统

动脉(73.9%)、胸外侧动脉(15.8%)和第5、第6肋间动脉(8.7%)。穿出点的分布密度以内下象限为大(图1-22),乳房深部动脉穿支穿出胸肌筋膜后,每发生1~2支细小分支行走于乳腺的后面,并互相吻合构成乳腺的血管网,其主干在乳腺后水平走行1~2cm后以1~3支穿入乳腺实质,沿乳腺小叶行走,大部分呈向心趋势,在不同水平发生细小分支供应乳腺组织血运,其终末支多穿出乳腺组织与浅层动脉吻合(52.2%),或穿出乳腺组织在浅层继续走行(26.6%),部分与穿入乳腺组织内的浅层动脉干吻合(12%),少数终止于乳腺组织内部(9.2%)。

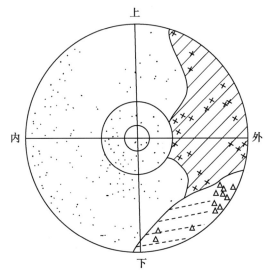

图1-22 乳房深部动脉穿支密度及分布范围

乳头、乳晕的血供也由3组细小血管网组成,即乳晕深面的真皮下血管网、乳腺导管周围和乳头下方的毛细血管网、乳晕周围动脉环上的辐射状分支,这3组血管亦互相吻合。进一步研究发现在乳房深部动脉穿支中,有一支相对较粗,自乳腺中心附近穿入乳腺到达乳头乳晕的动脉,其起源、走行和分布均相对恒定,称为乳头、乳晕深动脉(图1-23)。其发生率为93%,均发自胸廓内动脉,自第4肋间穿出,少数自第3肋间穿出,主干平均直径为(0.470 + 0.206)mm,乳头、乳晕深动脉自胸肌筋膜穿出后,常于乳腺后发出1~2支细小分支参与构成乳腺后动

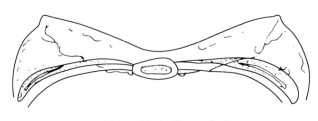

图1-23 乳头、乳晕深动脉

脉网或穿入乳腺组织。其主干沿乳腺后表面水平走行约1~2cm后,于乳腺中心附近穿入乳腺腺体,在其内向心走行,在不同水平发出细小分支,终支至乳头、乳晕。

研究表明,乳房的血供源于浅、深动脉两个系统,乳头、乳晕深动脉是乳头、乳晕的主要血供,因此,单纯依靠乳房深部血供完全可以保证乳头、乳晕存活。乳腺整形术中只有真皮腺体蒂,才能为乳头、乳晕的转移提供确切足够的血运。由于乳房深部动脉穿支及乳头、乳晕深动脉主要分布于乳房的内下象限,因此,乳腺整形术中的乳腺实质蒂,应尽可能设计在这一区域。乳房血供丰富,来自多个方面,术中只要保留任何一个方向的血管蒂,剩余腺体蒂血供即有保障;腺体前存在血管网,在皮下脂肪与腺体包膜之间进行剥离既安全又出血少;研究乳房血运为保证乳腺手术设计合理、出血较少、效果理想、成功率高奠定了可靠基础。

二、静脉回流

乳房的静脉与淋巴管紧密伴行,恶性肿瘤细胞常循乳房的静脉转移到区域淋巴结。恶性肿瘤细胞也可能直接通过静脉途径播散发生远处转移。乳房的静脉可分为浅、深两组。乳腺浅层静脉位于浅筋膜浅层的深面,横向的静脉多汇集到胸骨边缘,中线两侧吻合穿过胸肌注入内乳静脉;纵向的静脉向锁骨上窝走行注入颈根部的浅静脉。浅静脉在皮下形成浅静脉网,乳晕部围绕乳头组成乳晕环(Haller环)。

乳房深静脉流向有3条途径:

1. 胸廓内静脉穿支(即乳内静脉穿支)是乳房的最大静脉,它汇入同侧无名静脉后,通过右半心直接进入肺毛细血管网,这是乳腺癌转移至肺的主要径路。

2. 腋静脉属支引流乳房深部组织、胸肌和胸壁血液,汇入锁骨下静脉和无名静脉,然后经右半心直接进入肺毛细血管网,也是乳腺癌肺转移的重要径路。

3. 肋间静脉是乳房最重要的引流静脉,肋间静脉与脊椎静脉相通,然后注入奇静脉,再经上腔静脉入肺,是乳腺癌肺转移的第3条径路。脊椎静脉与每一个肋间静脉相交通,且脊椎静脉丛无静脉瓣,静脉压力低,因此静脉内血液极易逆流,只要腹压略有变化,脊椎静脉系腔间的血液可来回流动,故恶性肿瘤在未出现腔静脉系转移前即可出现脊椎骨转移。

另外椎静脉系统上穿硬脊膜经枕骨大孔与硬脑膜窦相沟通,下与盆底静脉丛广泛交通,所以,当腹压略有变化时,恶性肿瘤可通过椎、腔静脉系之间交通来回流动的血液,发生腔静脉系转移,亦可直接发生骨盆、股骨上段、颅骨、肩胛骨及脑等部位的转移,所以脊椎静脉系是恶性肿瘤沿身体长轴转移的一条重要

途径,这也是目前乳腺癌患者发生早期远处转移,预后较差的一个重要原因。另外,肿瘤细胞经淋巴系统进入血液循环亦为乳腺癌血行转移的一个重要途径,主要有胸导管、右淋巴导管和静脉淋巴交通等。当恶性肿瘤侵犯浅筋膜或皮肤时肿瘤细胞或癌栓亦可经浅组皮下静脉而发生远处转移。

第四节 乳房的神经分布

乳房由第2~6肋间神经皮肤侧支及颈丛第3~4支支配。乳房上部皮肤感觉来源于颈丛的第3~4支支配,下部的皮肤感觉来源于肋间神经的皮肤侧支,分内侧支和外侧支。内侧支在胸骨旁穿出胸大肌支配乳腺内侧皮肤,外侧支在腋前线前锯肌的部位穿出,支配乳腺外侧皮肤。

肋间臂神经绝大多数起源于第2肋间神经的皮肤侧支,最粗大,在腋窝与臂内侧皮神经和第3肋间神经的皮肤侧支的外侧支组成肋间臂神经,横过腋窝,穿过背阔肌的白色肌膜,而进入上臂内侧及背部皮肤,属于感觉神经,主司上臂内侧和腋窝皮肤的感觉。多数肋间臂神经从第2肋间穿出后,有1~3个分支,走向腋窝脂肪组织、侧胸壁乳腺腺体和副乳腺。在解剖腋窝时,常在腋静脉的下缘遇到臂内侧皮神经,切断腋静脉的各分支时,若损伤了臂内侧皮神经,会导致上臂后内侧部位及肘关节有麻木感。乳腺癌根治术中自胸壁分离胸小肌时,应确认臂内侧皮神经与胸小肌分离,避免与血管一起结扎,否则术后常引起患者上臂疼痛。

近十余年来,随着外科手术技术的熟练和早期病例比例的明显增加,为防止术中损伤神经,导致患者术后感觉障碍,期待保障术后功能正常,提高生活质量,肋间臂神经变异分型研究文献逐年增多。综合文献,根据肋间臂神经外侧皮支穿出于胸壁外分支的情况,目前国内应用最多的是五型分类法。

(一)五型分类法

1. 单干型 自第2肋间发出后行走于腋窝脂肪淋巴组织中,越过背阔肌前缘支配上臂内侧和腋窝感觉,中途无分支。

2. 单干分支型 在主干发出1~2cm后,分为2~3支与上臂内侧皮神经或第3肋间神经分支融合,支配前臂内侧和侧胸壁皮肤感觉。

3. Ⅱ干型 指肋间臂神经穿出胸壁时即分为Ⅱ支。

4. Ⅲ干型 指肋间臂神经穿出胸壁时即分为Ⅲ支。

5. 缺失型 指肋间臂神经缺如。

(二)六型分类法

国外 Cunnick 等于2000年首次阐述了肋间臂神经的解剖学分型,将其分为六型。

1. 单独起源于第2肋间,单干无分支,占42%。

2. 单独起源于第2肋间,分为一支粗的主干和一支细的分支,占22%。

3. 单独起源于第2肋间,平均分为两条分支,占11%。

4. 双干型:分别起源于第1、第2肋间直径相仿的两根神经,无明显分支,占9%。

5. 分别起源于第2肋间的两根神经,组合成一根神经,无明显分支,占9%。

6. 单独起源于第2肋间,分为一条主干和至少2~5条分支,占7%。

上海交通大学医学院附属新华医院韩宝三教授团队的临床观察发现,肋间臂神经变异远远多于上述分型。所谓"干"和"支"的涵义是有所差异的,通常"干"指主干和主流,"支"指分支和末节,尽管多数肋间臂神经来源于第2肋间,但是部分可以起源于第1肋间和第3肋间,上述两种分型中均未对来源于第3肋间的变异进行描述,罕见有来源于第4肋间的分支合并入第2肋间主干。为了更好地记忆和便于手术中理解肋间臂神经的变异,我们提倡根据肋间的穿出部位和数目的多少可以初步分为单干交通型、双干型、双干Ⅴ型、双干H交通型、胸肌分支型和缺失型等,但是每一种类型都有不同的变异,不同干之间常常有分支交通,我们称之为交通型,即使是同一种型其交通型的分支并不完全一致(图1-24~图1-27)。另外,肋间臂神经也不完全是感觉神经,个别会含有运动神经纤维,总之肋间臂神经变异较多,目前还缺少详细的文献研究和描述,需要多中心、大数据重新分型,尽可能的描述和涵盖其变异(图1-24~图1-27)。

肋间臂神经也不完全是感觉神经,个别会含有运动神经纤维(图1-28),可以看到第2肋间神经自

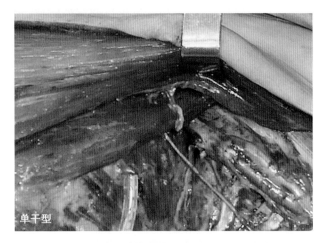

图 1-24　肋间臂神经的手术解剖学（单干型）

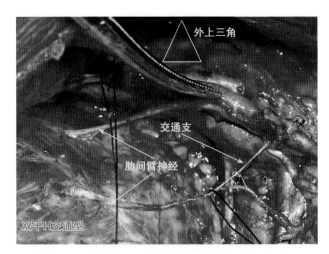

图 1-27　肋间臂神经的手术解剖学（双干 H 交通型）

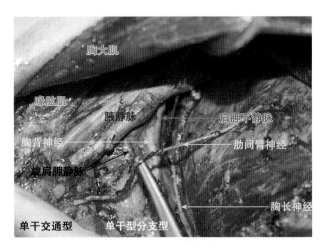

图 1-25　肋间臂神经的手术解剖学（单干交通型）

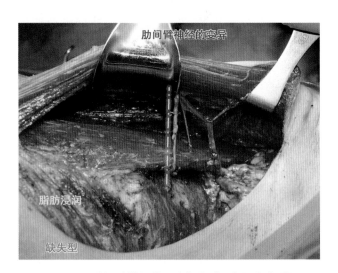

图 1-28　肋间臂神经的手术解剖学（胸肌分支型）

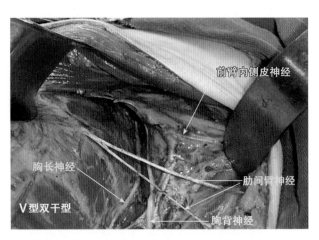

图 1-26　肋间臂神经的手术解剖学（双干 V 型）

胸壁穿出后分布于胸肌，关于这部分的变异，目前还缺少详细的文献研究和描述。

乳头、乳晕的神经支配：由第 3、第 4、第 5 肋间神经外侧皮支、前皮支支配，第 4 肋间神经皮支的前支，在腋中线平第 4 肋间隙的高度进入前锯肌，在其筋膜深面穿约 3mm 厚的肌纤维达胸大肌外侧缘，然后绕过肌缘以直角转向前，经胸大肌外侧缘，距乳房外侧缘 1.5～2.0cm 处，从其基底面进入乳房。其定位点是胸大肌外侧缘与第 4 肋间隙的交叉点。第 4 肋间神经的外侧皮支在浅筋膜内行走，于左乳 4 点，右乳 8 点位置，均与乳头垂直线约成 60° 进入乳房后，行至乳房外侧缘与乳头连线的中点，神经分出浅支到达乳晕和乳头。其分支一般有 5 支，其中央支到达乳头，2 条上支到达乳晕上半，2 条下支到达乳晕下半。下方那条进入乳晕的位置：左侧在乳房的 5 点钟处，右侧在乳房的 7 点钟处。在 2 条上支中，上方的那条终止于乳房的实质内。其他分布于乳房的肋间神经通常不分支进入乳头和乳晕。

第 4 肋间神经外侧皮支是支配乳头的主要神经。第 3、第 5 肋间神经外侧皮支、前皮支，也有部分参与、支配乳头。

乳头、乳晕区外下象限，较其他 3 个象限神经分布密集，且神经纤维束数目呈向心性递增，所以乳头、乳晕区较乳房其他部位更敏感，尤其是乳头神经分布丰富,感觉更敏锐。鉴于此,在行乳房整形或乳晕区手术采用切口时,左侧者宜在乳晕周缘的 10 点、11 点至 5 点处;右侧者宜在 7 点、6 点到 2 点处。乳晕切口不宜选在:左乳晕 3~6 点处,右乳晕 6~9 点处,即双侧外下象限(图 1-29)。同时避免乳头、

乳晕外下象限内过多的操作损伤。保护好第 3~5 肋间神经及其分支,也就避免因这一区域神经损伤所导致的乳头、乳晕区感觉障碍或乳头的勃起障碍发生,取得更为理想的手术效果,有重要的临床意义。

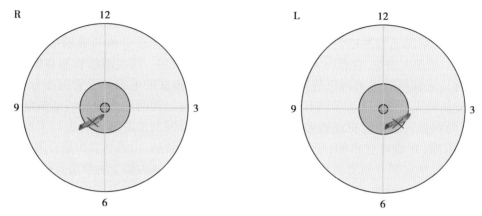

图 1-29　乳晕区切口:左侧不宜在 3~6 点钟,右侧不宜在 6~9 点钟

第五节　乳房的淋巴引流

乳房内含有丰富的淋巴管网,并互相吻合成丛,并同整个胸部、颈部、腋下、腹部、脊椎等处之淋巴网相连通,且左右两侧乳房内之淋巴管亦相互沟通,甚至跨越中线,注入对侧腋下淋巴结群。了解乳腺淋巴系统构成及淋巴引流的方向,对了解乳腺癌的临

床表现及治疗方法都是非常重要的,对研究乳腺癌的淋巴转移也有重要意义,淋巴转移途径是乳腺癌远处转移的主要途径之一。

乳房淋巴系统由乳腺内的淋巴管、向外引流的淋巴管及区域淋巴结组成(图 1-30)。

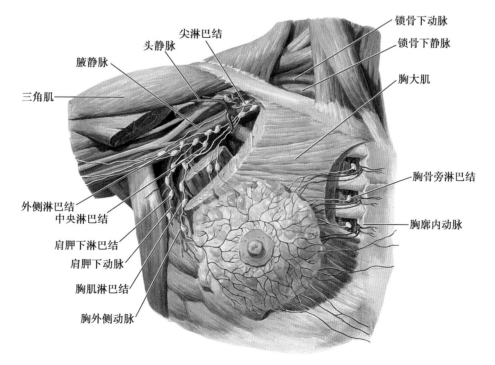

图 1-30　乳腺的淋巴管和腋淋巴结

一、乳房内淋巴管及相关淋巴管

（一）乳房皮肤的淋巴管

乳房是由皮肤组织衍生的复管泡状腺，因此与其他皮肤的淋巴引流相似，在乳房皮肤的表皮内无淋巴管，在乳头、乳晕和乳晕周围皮肤真皮内有浅、深两层毛细淋巴网，浅层的毛细淋巴管网位于真皮的乳头下层，网眼小，较细而密集，管腔内无瓣膜，浅层的毛细淋巴管网注入深层的毛细淋巴管网，浅层淋巴管网与周围皮肤的浅层淋巴毛细管网有广泛的交通，当浅层淋巴管网被乳腺癌侵犯或被癌细胞栓塞时，可引起淋巴阻滞，导致皮肤水肿，呈现"橘皮征"。当乳腺癌侵犯乳腺实质并阻塞乳腺皮肤内淋巴管与乳腺实质内淋巴管交通时，就产生淋巴逆流，肿瘤细胞可随乳腺皮肤淋巴管内的逆流淋巴液，经周围皮肤四通八达的淋巴管转移到对侧乳腺、对侧腋窝淋巴结或胸腹部皮肤。乳腺癌术后局部皮瓣复发，除种植性转移的可能性外，皮肤淋巴管网肿瘤细胞的浸润为重要原因。

皮肤深层淋巴管网位于真皮与皮下组织交界处，较粗且稀疏，管腔有瓣膜，自皮肤深层淋巴管网发出的淋巴管深入皮下吻合成丛，并向乳头方向集中，在乳晕下形成特别发达的乳晕下淋巴管丛，乳腺周围皮肤深层淋巴管网在皮下组织浅层形成乳晕周围淋巴管丛，此二丛汇集成较大的集合淋巴管，与血管伴行于皮下，最后回流到局部淋巴结。一般认为乳晕下淋巴管丛丰富，且与乳腺实质内淋巴管相交通，对皮肤淋巴液回流起重要作用，但 Turner 认为并无重要意义。

（二）乳腺实质的淋巴管

乳腺实质的淋巴管始于小叶周围结缔组织内的毛细淋巴管网，网眼较小但较密集，非常丰富，该网发出的淋巴管在乳腺小叶周围结缔组织的血管和输乳管周围吻合成淋巴管丛，沿输乳管向乳头聚集，汇入乳晕下淋巴管丛，一般认为乳房皮肤及乳头、乳晕的淋巴管向深注入乳晕下淋巴管丛，而乳腺实质淋巴管向浅汇入乳晕下淋巴管丛，互相吻合沟通，当乳腺实质被恶性肿瘤浸润，淋巴由此通道回流受阻时，肿瘤细胞随淋巴液逆流，经皮肤毛细淋巴管网转移到对侧乳腺、对侧腋窝淋巴结及胸腹部皮肤、皮下。但 Turner 在研究乳腺癌病理切片时发现乳晕下淋巴管丛不明显，且很少见到肿瘤细胞，不支持前文的说法。他认为乳腺实质的集合淋巴管主要是伴随营养乳腺的血管走行，乳晕下淋巴管丛对乳腺实质的淋

巴引流无关紧要。

乳腺后面浅筋膜深层的毛细淋巴管较粗，网眼大而稀疏，其淋巴管汇入胸肌筋膜的淋巴管丛，或向前汇入乳晕下淋巴管丛。乳腺前面（浅筋膜浅层）的淋巴管较细，网眼小而密集，由该网发出的淋巴管汇入乳晕下淋巴管丛或直接注入局部淋巴结。

（三）胸前外侧壁的浅组淋巴管

胸壁的淋巴引流与乳腺癌的淋巴转移关系密切，一并叙述。浅组淋巴管起自胸壁皮肤的毛细淋巴管网，皮肤的毛细淋巴管网亦分为浅深两层。浅层毛细淋巴管网注入深层的毛细淋巴管网，深层毛细淋巴管网发出的淋巴管走行于皮下组织，互相吻合成淋巴管丛，由该丛发出集合淋巴管，走向局部淋巴结。一般认为整个胸壁前外侧及脐以上腹壁的淋巴管都是向腋窝淋巴结引流的，即使位置很低的乳腺癌，如已侵及乳房下方的皮肤，其淋巴转移也首先汇入腋窝淋巴结。而脐平面以下的腹壁淋巴液则是向腹股沟淋巴结引流。

起自锁骨下方的一部分集合淋巴管向上越过锁骨，可直接注入锁骨上淋巴结；起自胸骨柄前方的 1～2 条集合淋巴管向上注入位于颈静脉切迹上方的颈前浅淋巴结。

另外胸壁浅组的集合淋巴管有时可越过正中线，而汇入对侧的集合淋巴管或注入对侧的局部淋巴结，而上腹部的部分集合淋巴管可沿肝镰状韧带向肝被膜引流。这是乳腺癌发生对侧乳腺、腋窝、肝脏、腹腔转移的途径之一。

（四）胸前外侧壁深组淋巴管

胸前外侧壁深组淋巴管包括胸大小肌、前锯肌、背阔肌及肋间肌的淋巴管。胸大肌上部和胸小肌发出的集合淋巴管，经过腋淋巴结的胸肌间群直接注入腋窝淋巴结的尖群。胸大肌的下部和前锯肌浅侧的集合淋巴管沿胸外侧动脉、静脉走向外上方，注入腋窝淋巴结前群或中央群。背阔肌前部的集合淋巴管沿肩胛下血管注入腋淋巴结的后群。胸大肌的锁骨及胸骨起始部的一部分集合淋巴管向上注入锁骨上淋巴结和颈前淋巴结。肋间肌前部的集合淋巴管与胸大肌内侧部的集合淋巴管向内侧走行，注入胸骨旁淋巴结；肋间肌中后部集合淋巴管与背部深层肌肉的集合淋巴管则可经肋间中间淋巴结或直接注入肋间后淋巴结。

二、乳房淋巴的流向

乳房的皮肤、皮下结缔组织及乳腺实质的淋巴

管丛汇合为集合淋巴管,最后汇合为较粗的输入淋巴管。乳腺的淋巴管主要流入腋窝淋巴结,约占引流的75%,约20%～25%引流到胸骨旁淋巴结,少数可注入锁骨上淋巴结,此外部分可引流到膈下、腹壁和对侧腋窝等。所以乳腺癌发生淋巴结转移时腋窝淋巴结为最重要的第一站,研究表明乳腺内原发肿瘤愈大,腋窝淋巴结转移愈严重,可见早诊之重要。腋淋巴结有无转移,对指导预后有重要意义。另外淋巴管之间尚有一些互相交通的管道,进入输乳管的淋巴液有时可循短路绕过前面的淋巴结而进入下一站淋巴结。在淋巴管和小静脉之间亦有许多吻合存在,淋巴液可不经局部淋巴结而直接进入血流,在临床上有少数乳腺癌腋窝淋巴结未发现转移时,已发生了远处转移,即使早期乳腺癌也如此。

1. 主要引流途径　①乳腺外侧部及中央的集合淋巴管,向外上方走行,经过胸大肌外缘,沿胸外侧动脉、静脉向上,注入腋淋巴结的前群及中央群。②乳腺内侧部的集合淋巴管,向内侧走行,穿过胸大肌和第1～5肋间隙,注入胸骨旁淋巴结。③乳腺底部的集合淋巴管,穿过胸大肌,经胸肌间淋巴结或直接沿胸小肌上缘,注入腋淋巴结尖群和前群。亦可沿胸小肌下缘注入腋淋巴结中央群和前群。另一少部分集合淋巴管向后注入肋间淋巴结。④乳腺内上部的部分集合淋巴管有时可穿过胸大肌,向上直接注入锁骨上淋巴结。

乳腺各部淋巴引流方向并无恒定的界限,乳腺任何部位的淋巴液均可引流到腋窝淋巴结,亦可回流到胸骨旁淋巴结。换言之,腋窝淋巴结既可接受来自乳腺外侧的淋巴液,亦可接受来自乳腺内侧的淋巴液。胸骨旁淋巴结则亦可接受来自乳腺外侧的

淋巴液。

2. 其他或病理性引流途径　①当肿瘤较大,阻塞乳腺实质的淋巴液按正常通路汇流时,产生淋巴逆流,肿瘤细胞可随乳腺皮肤淋巴管内的逆流淋巴液转移到对侧乳腺、对侧腋窝、胸腹壁皮肤,或沿腹直肌前鞘转移到肝脏。②当恶性肿瘤侵犯胸大肌、胸小肌时,可循胸大肌、胸小肌的淋巴引流,转移到腋窝淋巴结或锁骨上淋巴结及胸骨旁淋巴结。胸大肌后面的深部淋巴管也可能越过中线到达对侧乳腺,但这种癌转移途径很少见。③恶性肿瘤侵及肋间肌时,则可随肋间集合淋巴管转移到胸骨旁淋巴结及肋间后淋巴结,肋间后淋巴结可收纳胸膜及脊椎的淋巴回流,肿瘤细胞可沿肋间淋巴结转移到胸膜和脊椎,临床上可见胸腔血性胸水、X线片可见椎体骨破坏等转移征象。④胸骨旁淋巴结逆流:由于胸骨旁淋巴结收纳上腹壁及肝脏淋巴回流,发生淋巴逆流时,肿瘤细胞可转移到腹腔及肝脏等,胸骨旁淋巴结与纵隔淋巴结有广泛的交通,则可引起纵隔淋巴结转移及胸膜转移。⑤引流到膈下淋巴结,有时乳腺的淋巴也可能从乳腺的内下部沿着皮肤深筋膜淋巴管,经过上腹部穿透腹壁到达膈下淋巴结,引起腹腔内转移。

三、与乳房有关的区域淋巴结

(一) 腋淋巴结

一般认为腋淋巴结总数在30～60个之间,腋巴结沿腋窝神经血管排列,根据其位置和收纳淋巴的范围及临床需要,腋窝淋巴结有解剖学分组(表1-2)与临床分组两种分组方法。

表1-2　按照解剖学分组各组腋淋巴结的位置与数目

名　　称	位　　置	数目(平均数目)
外侧淋巴结(外侧群)	位于腋窝外侧壁,沿腋静脉远侧端排列	1～7个(2～3个)
胸肌淋巴结(前群)	位于腋窝内侧壁,沿胸外侧动、静脉分布	1～6个(2个)
肩胛下淋巴结(后群)	位于腋窝后壁,沿肩胛下动、静脉分布	1～8个(3～4个)
中央淋巴结(中央群)	位于腋窝中央,埋于腋动、静脉后下方脂肪组织内	2～9个(3～5个)
尖淋巴结(尖群)	位于腋窝尖部,沿腋静脉近侧段的前面和下面分布	1～8个(2～4个)

1. 解剖学分组

(1) 前群:又称胸肌间淋巴结或乳房外侧群淋巴结,1～7个,沿胸外侧动脉、静脉排列,位于腋窝内侧壁,第2～4肋浅面,接受脐以上的腹前侧壁和胸前外侧壁及乳腺中央部和外侧部的集合淋巴管,

乳腺癌时常可累及该组淋巴结,在腋前皱襞深面可触及,但需与Spence腋尾部鉴别。该组淋巴结的输出淋巴管注入中央群和尖群淋巴结。

(2) 外侧群:又称外侧群淋巴结或腋静脉群淋巴结,在肩胛下静脉的远侧端沿腋静脉排列,位于腋

窝外侧壁,接受上肢的淋巴回流,此组淋巴结一旦出现转移,易和腋静脉粘连,难以清除。

(3)后群:又称肩胛下淋巴结,1~8个,位于腋窝的后壁,沿肩胛下动脉、静脉排列,自胸侧壁直到腋静脉,肩胛下血管根部淋巴结亦归该群。接受腹后壁及胸后壁浅层的集合淋巴管,其输出淋巴管注入中央群淋巴结和尖群淋巴结,在乳腺癌腋窝淋巴结转移中居第4位,如被累及,在腋后皱襞的深面可触到肿大的淋巴结。胸背神经穿过该组淋巴结,术中应保护。

(4)中央群:位于腋窝中央,埋于腋动脉、静脉后下方的脂肪组织内,为腋窝中最大的淋巴结群,接受腋窝淋巴结前群、外侧群和后群的输出淋巴管并直接收纳乳腺一部分集合淋巴管,输出管注入尖群淋巴结,乳腺癌时中央群的转移率最高。累及该组淋巴结,可在腋前后皱襞间触到肿大的淋巴结。

(5)尖群:称为锁骨下淋巴结或尖群淋巴结,位于腋窝尖顶部,在胸小肌和锁骨下肌之间,沿腋静脉的近端排列,接受腋窝淋巴结的前、外侧、后、中央群及胸肌间淋巴结的输出淋巴管,输出淋巴管组成锁骨下淋巴干,左侧锁骨下淋巴干注入胸导管或直接注入左锁骨下静脉,右侧锁骨下淋巴干注入右淋巴导管或直接注入右颈静脉角。尖群是腋窝淋巴结最后的过滤站,左侧尖群淋巴结输出管的92%与锁骨上淋巴结相通,右侧80%与锁骨上淋巴结相通,因此该群淋巴结转移时已提示锁骨上淋巴结可能有转移,表明乳腺癌已属晚期,手术根治为时已晚。该组淋巴结位置较深,在行保留胸大肌、胸小肌乳腺癌改良根治术时,清除比较困难。

2.临床分组 腋窝淋巴结 Berg(1955)按其淋巴结所在部位与胸小肌边缘的关系,分为胸小肌外侧(Ⅰ级,Level Ⅰ)、胸小肌深面(Ⅱ级,Level Ⅱ)、胸小肌内侧(Ⅲ级,Level Ⅲ)3组。并发现乳腺癌仅有Ⅰ级淋巴结转移时,5年生存率为62%;Ⅱ级淋巴结转移时,5年生存率为47%;Ⅲ级淋巴结转移时,5年生存率仅为31%。即转移的位置愈高,预后愈差。该分组方法对治疗方法的选择,预后估计均有一定指导意义,便于临床应用。

(二)胸肌间淋巴结

又称 Rotter 淋巴结,在胸大肌、胸小肌之间,沿胸肩峰动脉的胸肌支排列,此淋巴结较少,约1~4个,平均1.7个,接纳胸大肌、胸小肌及乳腺后面的淋巴回流,输出管进入尖群(锁骨下)淋巴结,手术时切除胸大肌才能找到并清除彻底。

(三)胸骨旁淋巴结

又称内乳淋巴结、乳内淋巴结、胸廓内淋巴结或胸骨后淋巴结,一般3~7个,平均4个。位于胸骨两旁,沿胸廓内动静脉排列,分布于第1~6肋间隙近胸骨侧深处(即胸骨后面),以第1~3肋间最为多见,每侧每肋间可有1个,典型分布每侧4~5个。一般长度约2~4mm,形扁质软。恶性肿瘤累及时变大变硬,常呈圆形。接受胸前壁、肋胸膜前部、乳腺内侧部和上腹前壁的集合淋巴管,此外还接纳上纵隔、胸膜、肝脏等部位的淋巴回流,因此乳腺癌可经此途径逆行转移至上述部位。左右两侧乳内淋巴干(纵形),在第1肋间水平有交通。肿瘤细胞可以由此转移到对侧乳房或腋窝淋巴结。左右两侧纵行的乳内淋巴干伴胸廓内动、静脉上行。通常将胸骨旁淋巴结及其淋巴管合称为内乳淋巴结链,该链位于胸廓内动脉内侧或外侧,距胸骨缘约0.80~1.25cm。胸骨旁淋巴结的输出淋巴管注入锁骨上淋巴结,或左侧注入胸导管,右侧注入右淋巴导管,少数还可直接注入颈内静脉与锁骨下静脉汇合处静脉角,故乳腺癌一旦转移到内乳淋巴结,也就有了一条血行播散的捷径。研究证明,任何部位的乳腺癌均可发生胸骨旁淋巴结转移。本组淋巴结乳腺癌的转移率占17.6%,但腋窝淋巴结无转移时,胸骨旁淋巴结转移不超过10%,已有淋巴结转移时,胸骨旁淋巴结转移率为20%~40%,说明胸骨旁淋巴结转移率与腋窝淋巴结转移呈正相关关系。当恶性肿瘤越位于乳腺内侧或中央部,其胸骨旁淋巴结转移的概率越高。天津市肿瘤医院统计,乳腺癌位于乳腺内侧时其阳性率为45.0%,位于中部时为39.0%,位于外侧时仅为29.3%。

(四)肋间淋巴结

肋间淋巴结可分为前、中、后3群。一般所谓肋间淋巴结,仅指肋间后淋巴结。

1.肋间前淋巴结 位于腋前线之前,肋骨与肋软骨交界处附近的肋间隙内,埋于胸内筋膜浅侧的疏松结缔组织中,在各个肋间隙有1~2个,多为圆形,收纳胸前壁的集合淋巴管,向前注入胸骨旁淋巴结。

2.肋间中间淋巴结 位于肋角至腋前线之间的肋间隙内,沿肋间血管和神经分布,多为圆形,每肋间可见1~2个,但常缺如,收纳胸侧壁的集合淋巴管,其输出淋巴管注入肋间后淋巴结或椎前淋巴结,第2、3肋间隙淋巴结的输出管,注入腋窝淋巴结。

3.肋间后淋巴结(肋间淋巴结) 位于肋骨小

头和椎体联结处附近,每个肋间隙有 1~3 个,恶性肿瘤一旦侵犯肋间肌,则可随着肋间的集合淋巴管引流到肋间后淋巴结,其输出淋巴管注入胸导管和锁骨上淋巴结。肋间后淋巴结还可收纳胸膜及脊椎的淋巴回流,肿瘤细胞可沿肋间淋巴结转移到胸膜和脊椎。

(五)锁骨上淋巴结

锁骨上淋巴结为颈深淋巴结的最下群,位于锁骨内 1/3 的后方,沿锁骨下动脉和臂丛排列,收纳腋尖群淋巴结和胸骨旁淋巴结大部分的淋巴回流,其输出管与颈深淋巴结输出管合成颈干,汇入胸导管或右淋巴导管,或直接注入静脉角,锁骨上淋巴结一般为 10 个左右,乳腺癌伴有锁骨上淋巴结转移时,很有可能进入静脉,造成血道全身转移,根据美国癌症联合委员会(AJCC)第 6 版 TNM 分期,重新将锁骨上淋巴结转移分为 N_3,而不是 M_1。

第六节 乳腺与内分泌的关系

乳腺是多种激素的靶器官。正常乳房的生长、发育和分泌功能都是在大脑皮质和丘脑下部的调节下进行的,多种内分泌激素发挥着重要作用,以卵巢激素和腺垂体激素对乳腺的影响最大,其次肾上腺皮质激素、甲状腺素、睾丸素、胰岛素等也有一定的影响,熟悉乳腺与内分泌的关系,对研究乳腺各种疾病的发生、发展、预防和治疗,有十分重要的意义。

(一)乳腺与卵巢激素的关系

卵巢分泌雌激素和孕激素,两者都能促进乳腺组织的发育,雌激素促进乳腺导管生长,孕激素刺激腺泡发育,促进腺小叶形成,但必须有腺垂体激素的参与,共同作用下,才能使乳房完全发育。实验证明,如果切除脑垂体,雌、孕激素即不能引起乳房的发育,因此,对乳腺癌患者施行垂体切除术或用大量雌激素抑制垂体功能以治疗乳腺癌。临床上常常遇到新生儿在出生后 3~4 天,乳腺有增生和分泌现象,见乳房稍胀大,有时有少量乳汁从乳头泌出,这是母体内的雌激素和催乳素在分娩前进入婴儿的体内所致。约 5~7 天后,随着婴儿血液循环内来自母体激素的耗竭,上述现象逐渐消失,此称为新生儿乳房生理性肥大。无需治疗,其乳房可恢复到一般婴儿的静止状态。

女孩 10 岁左右,青春发育期开始,卵巢的卵泡成熟,分泌大量雌激素,与儿童期相比可增长 20 倍以上。随着雌激素周期性变化,出现了周期性月经来潮,乳腺发育成熟。现已证明,乳腺小叶的形成和乳腺的成熟,则需雌激素和月经前分泌的黄体素适当比例的联合作用下才能开始,到妊娠后才得到充分发育,正常情况下卵巢与垂体处于功能平衡或相互代替的状态,卵巢功能不足时,腺垂体功能亢进;而卵巢功能亢进或长期使用大量雌激素时,可抑制腺垂体的分泌。一般认为,体内的黄体素和雌激素比例失调,即黄体素分泌减少,雌激素的分泌呈相对增多时,可引起乳腺增生病。

性成熟后受卵巢激素的影响,乳房也和子宫内膜一样发生周期性的变化,卵巢从卵巢发育—排卵—黄体形成—退化,子宫内膜相应出现增生—分泌—月经。卵巢的卵泡发育过程的整个周期中每天都有雌激素分泌,使子宫内膜和乳腺均出现增生性变化,卵泡发育成熟,卵细胞排出。排卵期雌激素分泌最为显著,黄体逐渐形成,黄体中期雌激素分泌也较多,乳腺和子宫同样由增生期转入分泌期。于月经前 4~6 天,黄体发育到极盛期,黄体分泌大量的孕激素和雌激素,如卵细胞未受精,黄体即开始退化,渐成为白体,孕激素、雌激素分泌随之下降,子宫内膜得不到性激素的支持,就发生坏死、脱落、月经来潮,月经期雌激素排出量降至最低。乳腺出现萎陷及退行性变化。性激素的下降解除了对丘脑下部"持续中枢"的抑制,促性腺激素释放激素又开始分泌,脑垂体重新分泌促卵泡素及少量黄体生成素,新的卵泡又在发育,并逐步分泌雌激素,子宫内膜修复增生,乳腺也随着雌激素的变化而变化,转入下一个月经周期。

(二)垂体解剖学

垂体位于蝶骨的垂体窝中,经垂体柄与下丘脑相连,垂体与颅腔之间,隔有一层结缔组织所形成的厚膜,称为鞍膈。正常时,硬膜在蝶鞍缘上分为两层:深层紧贴垂体窝底,浅层形成鞍膈。鞍膈起自鞍前壁骨缘,即鞍结节下约 3mm 处,后方抵达鞍背上缘,正常向上略呈凹形。鞍膈中央有一小孔,称为漏斗孔,其直径通常小于 3mm,垂体柄由此通过。垂体表面覆有一层紧密的囊,鞍膈和垂体囊皆起于硬脑膜,所以垂体在鞍内被包有双层硬膜。垂体包膜与颅内蛛网膜亦具有一定的连续性。

鞍之两侧为海绵窦,受纳眼静脉,并含有 Ⅲ、Ⅳ、V_1、V_2、Ⅵ 颅神经,垂体瘤向海绵窦内扩展时会因压迫而出现诸颅神经受累海绵窦综合征。视神经由前床突侧面的一个切迹穿过。

视交叉与垂体窝关系密切,故垂体瘤鞍上扩展时易引起视交叉压迫症。

人类垂体的体积约一粒黄豆的大小,其横径为10～16mm,前后径为8～11mm,高度为5～6mm。垂体重量正常不超过500mg,妊娠期垂体增大可超过1g。垂体分前后两叶,最大部分为前端部,约占其重量70%。

蝶骨联嵴与鞍前壁组成鞍结节角,正常时为110°左右,当鞍内容物扩张时,鞍大小仍在正常范围时,此角已开始缩小,初呈90°,以后呈锐角。为0级和Ⅰ级微腺瘤的特征,是垂体微腺瘤的早期X线征象之一。蝶鞍正常标准:前后径小于16mm,深径小于13mm,横径10～15mm,面积小于208mm^2,体积小于1092mm^3。当垂体瘤Ⅱ级(大于10mm)鞍扩大,鞍结节角≤90°,鞍底局限性变化比较明显,半侧鞍底下沉,出现双鞍底征,也是垂体腺瘤典型X线征象之一。

临床上经常碰到乳头溢液患者,特别是垂体催乳素腺瘤可表现为典型闭经-乳溢-不孕三联症,多见于20～30岁青年。较详细介绍垂体的解剖,对临床医生观看蝶鞍X线片做出正确的诊断,除外垂体瘤引起溢乳是必要的。

(三) 腺垂体细胞生理学

腺垂体内存在5种具有分泌功能的细胞,各自产生相应的激素:GH、PRL、ACTH、TSH、GNH,其中ACTH细胞同时产生ACTH和促脂激素(β-LPH),GNH细胞同时产生PSH和LH。这些细胞在垂体内的分布位置具有一定的规律性:GE和PRL细胞一般位于前叶的两侧,ACTH细胞位于前叶中央区,TSH细胞在正前方。

(四) 乳腺与催乳素(PRL)的关系

催乳素是腺垂体的一种蛋白激素,深入研究发现,催乳素最重要的作用是促进乳房生长发育,发动和维持泌乳。

催乳素直接作用于乳腺腺泡细胞膜上特异性受体,通过腺苷酸环化酶与cAMP-PK系统,使与乳液生成有关的酶经磷酸化而激活,促进乳汁形成。近年来还发现催乳素可能进入细胞发挥作用。催乳素直接作用于乳腺的依据有:①将PRL直接注入经雌激素与孕激素激发后的母兔乳腺内,可引起催乳效应;②PRL对体外培养的妊娠小鼠乳腺组织也有同样效果;③将PRL直接注入鸽子的嗉囊,可使上皮细胞增生。

对人类而言,催乳素在雌激素、孕激素、胎盘生乳素及其他激素的协同作用下,能促进乳腺发育,尤其是妊娠期的乳腺充分发育,为分泌乳汁、哺乳婴儿做好准备。

催乳素的分泌,受到下丘脑催乳素抑制因子(PIF)和催乳素释放因子(PRF)及其他激素的调节。实验证明,腺垂体PRL的分泌,主要受下丘脑抑制作用的调节,多巴胺与PIF很可能是同一种物质,能抑制垂体分泌PRL。而PRL亦可经短路反馈作用使下丘脑多巴胺或PIF活性增高而抑制PRL的分泌。PRF能增加PRL的释放,其具体结构尚不清楚。雌激素促使PRL的分泌已为实验及临床观察所证实,其可能机制为:①通过对下丘脑的抑制,使PIF分泌减少,导致PRL分泌增多;②直接兴奋垂体PRL分泌细胞的功能,从而使PRL的分泌增加;③阻断多巴胺激动剂对PRL分泌的抑制效应。但大量雌激素可能抑制PRL充分发挥作用,其机制是雌激素与PRL竞争PRL受体。小量孕酮植入下丘脑可使PIF减少,则垂体分泌PRL增加。但血中高浓度孕酮可抑制PRL分泌,抑制雌激素对PRL分泌的促进作用。另外促甲状腺释放激素、5-羟色胺及其他某些药物(如利血平、氯丙嗪等)促进PRL的释放,高级神经中枢也可通过条件反射(如看到婴儿、听到啼哭等)促进PRL的分泌。而溴隐亭、阿扑吗啡可直接作用于垂体分泌PRL的细胞,从而抑制PRL分泌。

(五) 乳腺与肾上腺皮质激素的关系

肾上腺皮质激素对乳腺的发育有重要作用,肾上腺和性腺有相当的重叠作用,肾上腺是雌激素、雄激素和孕酮的来源,后者的功能和结构最接近肾上腺皮质激素,绝经后体内雌激素的来源主要在肾上腺。肾上腺皮质分泌多种激素,男性有肾上腺固酮和雄酮,女性有孕酮和雌酮,因此,当肾上腺皮质增生或发生肿瘤时,可激发幼年期男女乳腺的发育。乳腺癌患者经去势治疗后仍有复发,一般认为系去势治疗后引起肾上腺皮质的代偿性肥大。因而产生较多量的性激素,从而激发恶性肿瘤的发展,因此可大量使用可的松来抑制垂体,使腺垂体促肾上腺皮质激素分泌减少,造成肾上腺皮质萎缩,从而减少雌激素的来源。

(六) 其他激素

甲状腺素对乳腺的作用是间接的,当甲状腺功能减退时,基础代谢率降低,全身发育不良,乳腺也不发育,当腺垂体分泌促甲状腺素减少时,甲状腺素分泌减少,乳腺发育也受影响。

胰岛素参与了雌激素促使乳腺上皮杆状细胞的分裂,对乳腺生长发育也不可缺少。

胎盘生乳素,有助于妊娠期乳腺充分发育,并有催乳作用,有许多证据认为胎盘分泌雌激素、孕酮和一种高效促乳样激素。

雄激素在女性系由肾上腺皮质分泌而来,微量时能促进乳腺发育,而大量可能起抑制作用。

第七节 乳汁的分泌

(一) 乳汁的产生

乳汁是由乳腺腺细胞产生。乳腺腺细胞吸收血液中的葡萄糖、乳酸、氨基酸,以及在肝脏中制造的"半成品",将它们转变为乳糖、乳球蛋白、乳白蛋白、酪蛋白等;吸收血液中的中性脂肪酸,制造成乳汁的脂肪,分散成极细的小滴;再吸收多种无机盐、维生素与其他物质及水分一起制造成乳汁。乳汁在腺细胞内是很小的颗粒,乳腺为顶浆分泌,上皮顶端脱落形成乳汁,在腺泡内聚积起来,在泌乳素作用下,腺泡及末梢导管周围的肌上皮细胞收缩,使乳汁经分支交叉处增大部分而均匀进入上一级导管及乳窦,经乳头排出乳汁。

(二) 乳汁产生的调节

乳汁的分泌受多种因素的影响和调节。

1. 内分泌因素 乳腺细胞膜上有垂体生乳素受体,在细胞质及细胞核内有雌激素及黄体素的受体。在妊娠前期,在卵巢雌激素及黄体素的作用下,乳腺实质(主要是乳腺小叶)得以充分发育;妊娠中期黄体素相对增多,乳腺进一步发育,导管末端形成一些腺泡;妊娠末期,胎盘形成,并分泌雌激素、黄体素,使乳腺腺泡逐渐膨大最终发育完全,为泌乳做好准备工作。但由于大量的雌、孕激素的抑制作用,故除有少量的初乳外,并未开始真正的泌乳。分娩后随着雌、孕激素水平迅速下降,对催乳素抑制作用被解除,催乳素开始分泌和维持泌乳作用。

2. 婴儿吮吸 婴儿吮吸乳头的刺激反射地引起催乳素的分泌和释放,以维持乳汁的形成,该反射传入下丘脑,与室旁核及视上核发生联系,可引起神经垂体分泌缩宫素,缩宫素则作用于腺泡的肌上皮细胞和乳管周围肌细胞,使其收缩而排出乳汁,乳汁的排空又有利于刺激乳汁的继续分泌。停止哺乳后因没有吮吸乳头的刺激,则反射性地刺激催乳素释放中止,乳汁不能排出,乳汁潴留使局部压力增高,而导致乳汁分泌减少;同时没有吮吸刺激对下丘脑催乳素抑制因子(PIF)的抑制作用也被解除,催乳素的分泌因此减少,乳汁形成就减少,乃至停止。可见按时哺乳、吸吮、刺激乳头何等重要。

3. 催乳素 催乳素促使乳腺腺泡分泌乳汁的作用至关重要,肾上腺皮质激素有加强催乳素的作用,也参加了泌乳过程,但刺激泌乳的多少可决定乳房发育的程度。催乳素可使发育已经成熟的乳腺分泌乳汁,并维持其分泌活动,对乳腺导管和腺泡不发育或萎缩的乳腺催乳素根本不起作用。

4. 影响泌乳的各种因素 影响催乳素分泌及其发挥泌乳作用的各种因素均可能影响到乳汁的正常分泌,如精神创伤、焦虑、烦恼、恐惧不安、暴怒、忧郁等情绪变化,可能由于到达神经垂体并释放催乳素的神经刺激受到阻止所致,也可能是交感神经兴奋,释放肾上腺素,使乳房血管收缩的缘故。临床上见到肾上腺素可阻断乳汁排出,但不能抑制催乳素对离体乳腺的影响。

5. 其他因素 如产妇生活环境及规律的改变,突然过于劳累或进行长途跋涉、产前乳房发育差,或乳房既往患过严重疾病,乳腺组织受到过破坏,产妇食欲缺乏或营养饮食差等均可对乳汁的分泌有一定影响。

6. 肾上腺和甲状腺激素 哺乳动物切除肾上腺泌乳立即停止,再注射皮质激素后又可能恢复泌乳。甲状腺功能不足者,产后乳汁分泌往往减少,胸腰间脊髓横断以后,或乳腺区的脊髓神经被切断以后,也会使乳腺泌乳停止。

(三) 乳汁分泌的维持

产后 2~3 天乳汁开始大量分泌,大小腺管都充满了乳汁,乳房明显胀大、发硬或疼痛,乳房的静脉、淋巴管也发生暂时性淤滞,这种现象称为乳房充盈。随着乳汁的排出,乳房充盈很快缓解。产后 1 周,一般产妇每日可泌乳 250~300ml,6 个月时每日泌乳可达 1000ml 以上,产后 9 个月乳汁开始减少,上述时期中产妇所吃的食物,除供自身代谢消耗外,约有 50%~70% 转变为乳汁。因此哺乳的妇女应该在保证有丰富的饮食和营养外,同时要注意哺乳期卫生,以正确的哺乳姿势授乳,按时哺乳,防止哺乳期乳腺炎等疾病的发生。

(四) 珍贵的初乳

在产后 4 日之内分泌的乳汁称为初乳,初乳对新生儿获得高活性免疫力以及促进母体的泌乳能力,都具有重要的作用,研究证明,初乳中含有大量能提高新生儿抵抗力的物质。在一滴初乳中有 0.5~2.5mg 的免疫球蛋白,这个数量是成熟乳的 20~50 倍。所含的免疫球蛋白 A 最多,它不仅有很强的抗肠道病原菌的能力,而且能耐受胃酸及消化道酶类的侵蚀和水解,在消化道中不被破坏,继续保持活性。经吸收可提高血液循环中的抗体浓度,增加新生儿的全身免疫力。产后2天,它主要在肠道局部发挥作用,它可黏附于胃肠道黏膜表面,使病原菌不能侵入人体而发病,同时这种免疫球蛋白,又能把停留在肠道内的病原菌凝集成团,由大便排出。在一滴初乳中还有几千个能发挥免疫作用的T和B淋巴细胞,协同巨噬细胞围歼病菌,一滴初乳中有数万个巨噬细胞,含量是成熟乳两倍以上,能及时把侵入新生儿体内的病菌清除干净。

新生儿自身许多器官尚未发育健全,免疫器官仅发育在幼稚阶段,所以应改掉不哺初乳的陋习,珍惜初乳。

(五)母乳喂养,母婴健康

母乳是婴儿无可替代的天然最佳食品,研究证实,母乳无论在营养学方面,还是在免疫学和心理学方面,都具有得天独厚的功能,对婴儿茁壮成长、母亲的健康都有极为重要的作用。

母乳中含有丰富的蛋白质以及大量生长发育所必需的氨基酸,母乳中的蛋白质在婴儿胃内形成较小的凝块,容易被消化吸收。母乳中的脂肪含有脂肪酸多,脂肪颗粒也较小,婴儿对母乳的吸收率及利用率比牛奶高一倍,母乳中还有一种糖类是促进脑神经发育的主要成分,而这种糖在牛奶中也是没有的;母乳中含有一种智力发育的必需物质——表皮生长因子(ECF),它是引起DNA合成的原因,母乳中ECF的浓度为50ng/ml,母乳中含有水溶性维生素D以及钙、磷等无机盐,对预防佝偻病有一定作用。母乳中含有很

多抗体,如乳铁蛋白、免疫球蛋白、巨噬细胞、溶酶菌等,母乳中的糖在肠道中能促进双歧杆菌生长,而双歧杆菌可以抑制大肠杆菌的生长,因此可以预防因大肠杆菌感染引起的婴儿腹泻。母乳中还含有微量元素锌、铜等,母乳还有催眠作用。正因为母乳有上述特殊的营养价值,所以母乳喂养的婴儿的发病率和死亡率都比人工喂养婴儿明显降低。

通过哺乳可使母婴心心相印,资料表明授乳对乳腺增生病的缓解、对乳腺癌的预防都有重要意义,应大力推广母乳喂养。

(董守义　丁小红　陈玉华　韩宝三)

参 考 文 献

[1] 梁鲁强,林雍熙.术中淋巴显影和前哨淋巴结概念在乳腺癌手术中的研究.岭南现代临床外科,2008,8(2):123-125.

[2] 林舜国.乳腺癌术中保留功能神经的策略与思考.中华普通外科学文献:电子版.2009,3(4):6-8.

[3] Osborne M, Boolbol S. breast anatomy and development// Harris JR, Lippman ME, Morow M, et al. Diseases of the Breast. 4th ed. Philadelphia: Lippincott Williams & Wilkins, 2009:1-11.

[4] 邵志敏,沈镇宙,徐兵河.乳腺肿瘤学.上海:复旦大学出版社,2013.

[5] 阚秀.乳腺肿瘤临床病理学.北京:北京大学医学出版社,2014.

[6] 张天赐,赵卫国.神经外科学.上海:上海交通大学出版社,2014.

[7] 李树玲.乳腺肿瘤学.2版.北京:科学技术文献出版社,2007.

第二章 乳腺疾病的检查方法

乳腺疾病早期正确的诊断是及时治疗的基础，而准确的诊断则完全取决于正确的检查方法。乳腺检查的重点是早期发现乳腺癌，乳腺癌若能早期被诊断，其治愈的可能性极大。因此，乳腺检查的主要问题是乳腺肿块的有无及肿块性质的鉴别。

第一节 乳腺的自我检查方法

乳腺疾病的早期往往是患者自己发现问题而求治于医生的，这引起了专家们的注意，并加以肯定，主张提倡这种乳房自查的习惯。

自查的关键是发现乳房的变化。因此，为了掌握自己的乳房是否正常，必须进行有规律的自查。自查乳房以每月 1 次最为适宜，因乳房状态是随月经周期变化的。每月月经后 1 周内相同时间检查最好，因此时乳房已恢复到最佳状态，随月经变化的肿胀几乎消失。如已处在闭经期以后，自检可按日历表在每月同日进行。自查前医生应指导每一位参加普查的妇女，学会乳房自我检查的方法。首先要教会她们熟悉乳房正常解剖学标志，逐一说明肋骨端、乳房的腺体组织、乳房的下界隆起线和腋部的腺尾、乳房 4 个象限的分界及乳晕区，其次还应细心地在受检者的乳房上示范，教她们如何做好自查，避免因手法错误而把正常腺体组织误认为肿块而引起不必要的恐慌。

乳房自查适用于 20 岁以上所有女性，检查方法包括视诊和触诊两个内容。

（一）乳房视诊

检查时应选择光线充足的场所，充分暴露双乳，以便对比及发现细微变化。注意观察双乳大小、形态是否对称；皮肤有无炎症、水肿、橘皮征或其他改变；乳腺区的静脉是否怒张。乳头的位置两侧是否等高，有无乳头回缩、皲裂、溃烂，有无乳头溢液等。乳晕色泽的深浅及是否均匀，外形是否圆整。在进行完上述项目的观察后即可进行乳房触诊。

（二）乳房触诊

触诊可取坐位或卧位进行。检查时五指并拢用手指掌面及手掌前半部分平放于乳房上触摸。查左侧时用右手，查右侧时用左手，不可抓捏乳房，以免将正常乳腺组织误以为乳腺肿块。触摸顺序是逆时针由内上始，依次为内下、外下、外上象限、乳晕区，最后触摸腺尾，以免遗漏。为了分清皮下组织内不正常结构的边界，手掌需要用一定的压力。

触摸时应注意乳房的活动度，是否有压痛，有无肿块。如发现肿块应注意其部位、大小、形状、质地、表面状态、活动度以及和周围组织有无粘连，边界是否清楚，有无波动感或囊性感等情况。同时向医师询问，并进行进一步检查。

（董守义 丁小红 陈玉华）

第二节 乳腺病的规范检查方法

随着科学技术日新月异的发展，各种高精尖技术不断问世，大大地提高了乳腺疾病诊断的准确率。但绝大部分乳腺疾病仍是妇女们自己首先发现的，而且首次诊断几乎百分之百是依靠医师的视诊和触诊来进行。因此，规范的乳腺检查方法是每一个医生必须熟练掌握的。

乳腺检查应选择乳腺相对静止状态时进行。检查时室内应光线充足，冬季应注意保温，便于充分暴露，以免因暴露不充分而遗漏微小病变。因此，检查前医生应向患者做充分说明，在检查中有可能出现哪些不适,消除她们的心理障碍,配合医生查体。

乳腺检查的最佳时间是月经正常的妇女在月经来潮后第9～11天。因为此时雌激素对乳腺的影响最小,乳腺处于相对静止状态,容易发现病变。检查时的体位一般取坐位,两臂自然下垂或置于膝上。对于肥胖或乳房较大的患者在坐位检查后还应取卧位检查,并在肩下垫一枕头使胸部隆起,这样乳房较为平坦,不易漏掉较小的肿块。

乳腺的检查方法主要包括视诊、触诊及腋窝淋巴结的检查3个方面。

(一)视诊

1. 外形轮廓　在充分暴露双乳后首先观察乳房的发育情况,两侧乳房是否对称,大小是否相似,如大小明显异常应排除是否是先天性原因所致。因疾病所致的乳房大小不一,多数是疾患一侧乳房较大。每人各时期的正常乳房外形虽然形态多样,但其外形轮廓都应始终浑圆,在任何角度观察外缘曲线应光滑平整。所以这种外形轮廓和几何曲线一样任何一处的隆起或凹陷都说明该处乳房内有病变的可能。

2. 乳房皮肤　乳房皮肤的红、肿、热、痛多见于急性炎症。双侧浅静脉扩张可见于妊娠后期和哺乳期,局部深静脉扩张多见于炎症、外伤、肉瘤或癌症。如乳房表面浅静脉广泛扩张而不成放射状排列且延及胸壁,多数应为上、下腔静脉或门脉阻塞后侧支循环形成所致。如皮肤出现橘皮征而表面无炎症现象则为乳房癌的特征之一。乳房局部皮肤出现小酒窝征,说明该处皮下结缔组织纤维束缩短,可见于乳腺癌、结核或术后瘢痕挛缩及外伤性局部脂肪萎缩。

3. 乳晕　正常乳晕虽大小不一,但两侧均应为相等的正圆形。如呈现椭圆或肾形即为乳晕外形异常,说明缺损处或其附近或该方向范围内的乳房有病变,造成该处乳晕外形改变。乳晕的改变常伴有乳头的改变。妊娠妇女乳晕乳头颜色可变深,全身性疾病的色素沉着,如Addison病、腺垂体功能亢进症、多发性神经纤维瘤、黑棘皮病等。红外线或放射线局部照射及局部用药等因素亦可致局部色素沉着。

4. 乳头　正常乳头应位于乳房圆顶中央的最高点。正面观乳头尖端与乳晕四周的距离皆相等;侧面观其中轴线的延长线应穿过乳房半球的中心。一侧乳头抬高是该侧乳腺癌的一个特征,病理性的乳头抬高多伴有乳头偏斜或回缩,乳房外形改变等。

乳头抬高的观测方法:用一条无伸缩性的软尺,一头固定于胸骨上切迹中点,另一头分别测其至两

乳尖的距离(图2-1)。也可用两侧乳房下半圆的最低点连线为标准来衡量两侧乳头是否等高。

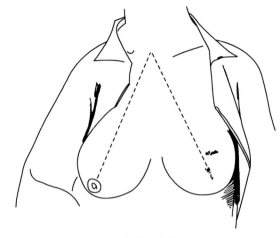

图2-1　乳头抬高的测量法
(左乳头回缩与上方凹窝)

一侧乳头偏斜亦是乳腺癌之特征。乳头显著偏斜时,乳头根部与乳晕交界处可显一凹沟,其位置与乳头偏斜方向一致。

乳头回缩可见于乳腺癌、结核等,但皆不是早期特征,当病理变化已引起乳房明显变形时才见乳头回缩。

多乳头或多乳房是先天性遗传性畸形。多余的乳头或乳房可在乳线全程任何一处出现,其多余的乳头和乳房易癌变,检查时切忌遗漏。

(二)触诊

乳房触诊是为了明确肿块的有无及发现肿块后了解肿块的情况,其次是为了明确乳房的移动度及发现有无溢液及溢液的性质等问题。

1. 乳房一般触诊法　一般触诊的目的主要是判断有无肿块,如发现肿块则了解其数目、大小、位置等一般情况。患者仰卧,肩部垫一软枕使胸部挺起,这样乳房平摊于胸壁上,可以消除坐位时乳房下垂的影响,易于发现小的肿块。

检查者五指并拢用指腹及掌的前部按压于乳房上,按顺序检查乳房的4个象限及尾部。检查内侧象限时患者双手应上举过头顶,使胸大肌紧张再行触诊。在检查中不可用手抓捏乳房,以免将正常乳腺组织误认为肿块。

2. 乳房小肿块的触诊法　一般触诊对较大肿块易于发现,但对于小于1cm的肿块则易于遗漏。因其肿块较小如卡在指缝中则不易触摸,因此对小肿块一经发现则应以一手示指加以固定,再用另一手的示指末节指腹触诊,或用两手示指轮换固定和触诊。但乳头和乳晕下的小肿块因有乳头阻碍有时

亦难发现,故在触诊时应仔细加以辨别。

对小肿块的活动度检查,可用左手示指按在肿块的一侧,右手示指压在其对侧,然后稍用力向左示指

方向挤压,如受压后肿块滑到左示指指腹下说明其移动度大,如有粘连则无移动。此时亦可如法反向挤压,也可用单手示、中二指如上法检查(图2-2)。

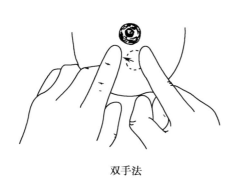

双手法　　　　　单手法

图2-2　乳房小肿块移动度检查法

3. 乳房肿块与局部皮肤有无粘连检查法　一手固定乳房,另一手拇、示二指捏起肿块部位皮肤,如能捏起皮肤,肿块仍在深部证明无粘连,如不能捏起证明与皮肤有粘连。也可单手或双手将整个乳房推挤向肿块部位,如肿块处出现凹陷说明已与皮肤粘连,无凹陷证明无粘连。乳头、乳晕下的肿块有乳腺管穿过故与皮肤无法分开(图2-3)。

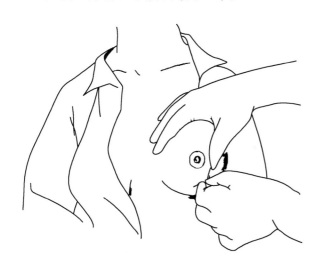

图2-3　乳房肿块与局部皮肤是否粘连检查法

4. 肿块大小的测量及波动感检查法　触到肿块后用一手固定,固定时尽量避开周围软组织,然后用一硬尺水平测量肿块最大径,再垂直水平线测量最大径,即为肿块大小范围。因受周围皮肤和软组织影响,此法测得肿块大小比实际肿块略大些。

波动感的检查是用一手固定在乳房肿块两侧,另一手示指在肿块中央反复按压数次,如有波动冲击感,则说明肿块有波动,为囊性或脓肿。应注意按压时手指不能离开皮肤,否则成为叩诊而产生假性波动感。对较大肿块可用两指按压。

5. 乳头区肿块检查法　乳头区肿块检查应设法避开乳头。方法是患者坐位前倾或膝胸卧位使乳房下垂,检查者一手托住乳房下或对侧,另一手在对侧相对挤压,如有肿块双手皆有感觉,且不受乳头影响(图2-4)。

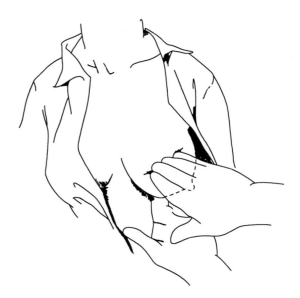

图2-4　乳晕与乳头下肿块触诊法

6. 乳房移动度检查法　其方法有坐位单手和卧位双手检查两种方法,其目的是检查乳房深部和胸壁间的移动度是否因粘连而减弱或消失。

(1)坐位法:患者坐位,两手叉腰或两臂夹紧侧胸壁。检查者用一手握住其整个乳房向上下左右方向推动。正常乳房两臂夹紧侧胸壁时活动度比两手叉腰小(图2-5),但当乳腺癌侵及胸大肌时活动度明显减小。

(2)卧位法:患者仰卧,双肩下垫一软枕使胸部挺起,双臂自然平放身旁。检查者先用一手推乳

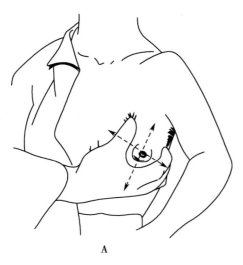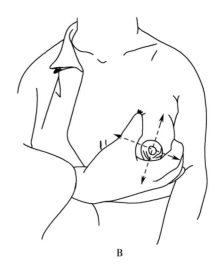

图 2-5　乳房移动度坐位检查法
A. 手叉腰,放松胸大肌时检查;B. 手夹紧胸壁,使胸大肌紧张时检查

房的一侧向上下左右活动,观察其移动度;再用双手捧起整个乳房如上法测试(图2-6)。测试完毕再嘱患者双手上举过头顶,依上法测试,并比较两种体位检查结果的差别。卧位法可消除坐位时乳房下坠的影响,因此比坐位法更准确。

正常乳房其边缘尤其是内和下缘移动度最小,双臂上举体位时尤为明显。乳房外上区移动度最大。

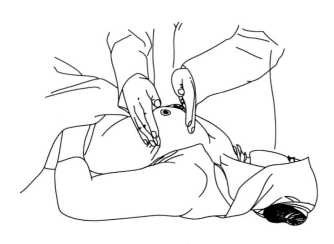

图 2-6　乳房移动度双手检查法

7. 乳头溢液检查法　主要是确定非哺乳期乳头有无自发溢液或挤压出"乳汁"及其溢液的性质。首先应检查患者胸前内衣上有无"乳汁"沾染的痕迹,如有说明为自溢。再用单手五指并拢由乳晕一侧向乳头方向挤压,如有肿块则从非肿块侧挤压,或用拇、示二指放在乳晕的两侧撑开皮肤同时向下压,并观察有无"乳汁"自乳腺导管口溢出。切忌一手抓住乳房的前半部挤压,因为此法挤压了乳腺导管,有溢液亦不能挤出,同时若有恶性肿瘤还有造成扩

散的危险(图2-7)。

如发现溢液应注意观察其颜色、性状、挤出还是自溢,是单个导管还是多个导管,是单侧还是双侧等,必要时还应做实验室检查。浆液性、浆液血性或血性溢液多见于乳腺良性病变,但亦可见于乳腺癌,因后者以乳头溢液为唯一表现者极少,绝大多数伴有乳房肿块。

(三) 腋淋巴结及锁骨上淋巴结检查法

腋淋巴结数目较多,根据其位置可分为5组:前侧组、内侧组、外侧组、后侧组、中央组5组(图2-8)。

1. 检查前侧组和内侧组　检查者坐于患者对面,左手检查右侧,右手检查左侧。检查者手指尽量伸入患者腋顶部,被检侧上肢自然置放于检查者前臂上。检查者即可自上而下沿侧胸壁滑动检查内侧组,沿胸大肌外下缘检查前侧组。

2. 检查外侧组　检查者可一手托起被检侧上肢,另一手由同侧腋顶部沿上臂向下滑动检查。在进行上述3组检查时均可同时在腋顶部触摸中央组。

3. 检查后侧组　检查者应位于被检者背后,被检查者前臂平举稍外展或坐位置前臂于桌上即可。检查者手指沿肩胛下肌表面滑动触诊。

4. 锁骨上淋巴结检查　检查者立于被检者身后,拇指放在患者肩上,用示指、中指和无名指深入锁骨上窝进行触摸。亦可立于被检者对面,4指放在患者肩上用拇指伸入锁骨上窝进行触摸。

淋巴结检查主要是注意有无肿大之淋巴结,如有应注意数目、位置、大小、质地、表面状况及移动度等。

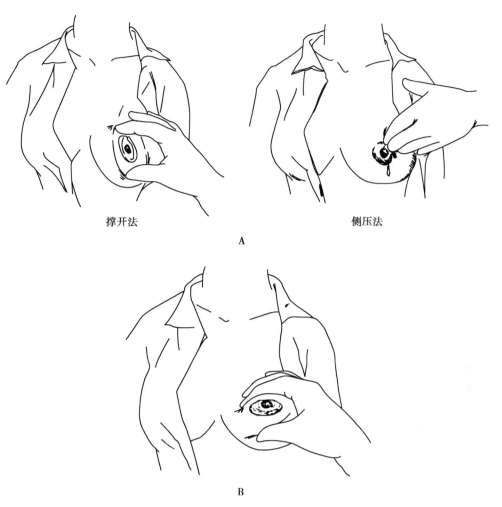

撑开法   侧压法

A

B

图 2-7 乳腺分泌液挤压法
A. 正确挤压法；B. 错误挤压法

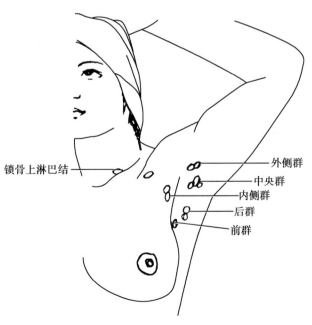

锁骨上淋巴结 ————————

———— 外侧群

———— 中央群

———— 内侧群

———— 后群

———— 前群

图 2-8 腋淋巴结分布

（丁小红 蒋奕 张庄）

第三节　乳腺病的病理学检查

一、概述

（一）乳腺病的病理检查基本方法

病理学检查应当注意做到以下几点：密切结合临床所见；密切结合相关 X 线及其他影像特征；熟悉认识各种病变的肉眼和镜下组织形态；认识有些乳腺良性病变的特殊形态以及与乳腺癌鉴别的困难之处。乳腺病理学检查常用方法如下（表 2-1）。

表 2-1　乳腺病理的检查方法

A	传统活体组织病理检查（活检）
	切除活检——最常用，将肿物完全切除送检
	切取活检——少用，肿物过大时切取部分肿物送检诊断，为放化疗做准备
	快速冰冻活检——较常用
B	新兴病理活检技术
	穿刺针芯组织活检（needle core biopsy）（粗针）（常用）
	真空辅助穿刺系统 Mammotome（Biopsy）
	乳腺导管内镜细胞学涂片
C	细胞学检查（简便易行）
	细针吸取细胞学检查（FNA）（常用）
	乳头溢液细胞学检查
	印片细胞学检查
	涂片细胞学检查
	乳腺导管内镜细胞学涂片

病理学发展未来越来越微妙，病理学检查特点如下：①标本越来越小；②专科化越来越专；③病种越来越多；④外科治疗方法越来越细；⑤分子遗传学的应用越来越复杂。每一位病理工作者都必须做好心理准备，去迎接新的挑战。

（二）传统乳腺病理活检模式的新变化

大家非常熟悉传统乳腺病理活检模式，当患者来到医院就诊时，医生常规处理方式首先是触诊，如果发现明确的肿块，医生就会劝告患者门诊或住院手术切除。手术过程中，将切除肿物送至病理室，进行快速冰冻病理检查。如果发现肿瘤为恶性，通常手术会继续进行，将肿物进行较彻底的切除或行根治术，然后再进行传统的辅助治疗。如果病理证实为良性，手术缝合。如需要也可进一步观察。

当代，乳腺检查技术、治疗方法发展迅速，许多新技术、新方法应用于临床。患者发现乳腺肿物后，不一定都需要手术，可以于手术前应用钼靶 X 线检查，B 型超声波检查，磁共振（MRI）检查。为了确诊，可行非手术病理活检，包括细针吸取细胞学检查（FNA）、粗针活检（core biopsy）、Mammotone 检查、乳管镜检查等。病变确诊后，再决定是否行手术或采用其他治疗方法。这就使乳腺病的检查模式路线发生了重大改变。

目前，在国内外大多较先进的乳腺治疗中心，特别是由于乳腺新辅助治疗的要求，手术切除活检已经不再为首选的确诊手段，大多为非手术活检方法所取代。据"圣安东尼奥乳腺癌论坛"2006 年资料，在欧美主要乳腺癌治疗中心，其乳腺癌治疗病例中，有 50% ~90% 的病例是采用非手术活检方法确诊的。这就是为什么在国外传统的乳腺冰冻切片诊断大大减少的原因。

二、切除标本的病理学检查

（一）什么情况下需做乳腺肿物切除活检

1. 发现肿块，性质不明确，需要通过活检明确是良性还是恶性。

2. 高度怀疑是乳腺癌，准备做新辅助化学治疗的治疗前，需活检送病理检查证实是乳腺癌，同时做乳腺癌的生物学指标检查，即雌激素受体、孕激素受体、c-erbB-2 癌基因、Ki-67 等，指导选用化学治疗药物。

开放式活检可采取两种方式：①切取活检，即切取部分病变组织检查，只有在肿瘤巨大，又必需进行放射治疗或化学治疗时有用，目前已很少应用；②切除活检，即将病变组织全部切除，为肿块切除术。取材组织的数量差异相当大，可达整个乳腺 1 个象限。

（二）乳腺癌切除术送检标本的种类

1. 肿块切除术　包括切除整个肿块及数量不等的周围乳腺组织。

2. 乳腺象限切除术　大约切除相当于乳腺 4 个解剖学象限中的 1 个象限的乳腺组织。

3. 单纯性乳腺切除术　包括大部分乳腺组织，不切除其上的皮肤或乳头，并且常常也不切除尾叶。

4. 乳腺改良根治术　切除一侧乳腺的所有乳腺组织，包括乳腺尾叶连同乳头、周围皮肤，以及腋窝下部不同数量的带有淋巴结的脂肪组织；特点是保留胸肌。为目前最为常用的乳腺癌治疗手术方式。

5. Halsted 型根治性乳腺切除术　当初是经典的乳腺癌治疗手术形式。需切除整个乳腺实质、其下及周围的脂肪组织、胸大肌和胸小肌，以及与之延续到腋窝内容和整块切除。该手术方式当前几乎已被废弃，为改良根治术所代替。

三、乳腺冰冻切片病理活检

长期以来，冰冻切片病理组织学检查（以下简称冰冻诊断），是乳腺癌术中快速诊断的常规方法，在各医院冰冻切片诊断中，乳腺所占比例最大。近年来，由于临床常规的变化，冰冻切片在乳腺癌病理诊断中的实用性一直在降低。恶性病变的诊断大都靠细针吸取活检或粗针针芯活检。新辅助化学治疗的开展也限制了冰冻切片诊断的应用。但是，目前在国内许多地方仍然依靠它在术中快速诊断，以确定手术方式。病灶的性质直接决定着手术方式的选择；冰冻切片可适用于确认恶性肿瘤的细胞学诊断；冰冻切片也常用来评估外科手术的边缘。

（一）冰冻切片诊断用途
1. 决定病变性质，以确定手术方案。
2. 确定切除肿瘤的边缘是否残存肿瘤（目前乳腺常用）。
3. 确定有无淋巴结转移（特别是前哨淋巴结，常用），以决定手术范围。
4. 辨认组织，如血管、神经、淋巴结，或者转移癌等。
5. Ackerman 称冰冻切片是外科医生确定治疗决心的依据。

（二）冰冻切片检查的局限性
1. 冰冻切片质量较差，给病理诊断带来一定困难，特别是导管内乳头状瘤制作冰冻切片非常困难。
2. 取标本受限制，通常取一小块组织，不能代替整个标本。
3. 冰冻切片病理诊断要求有经验的医生才能承担。
4. 冰冻切片要求短时间内做出诊断，不能借助于辅助诊断手段，制片质量不及石蜡切片。
5. 冰冻切片不适于骨组织及脂肪组织。

（三）乳腺冰冻切片诊断准确性
目前认为这一方法具有高度的准确性，假阳性率几乎等于0，假阴性率低于1%，延期诊断（等石蜡切片）不超过5%。此概率对一般医院是适用的。Ackermen 外科病理学（2004 年）结论（Ackermen，2004）如下：

1. 乳腺冰冻切片占全部冰冻切片的第一位。
2. 即刻诊断率约为95%。
3. 延期诊断率约为5%。
4. 假阴性约为1%。
5. 假阳性几乎等于0。

（四）快速石蜡切片诊断
有些医院尚无冰冻切片设备，可以采用快速石蜡切片诊断，其方法并不复杂，只是将脱蜡和脱水过程改用丙酮，并在加温条件下进行。全过程可在30分钟内完成，如果技术熟练、切片质量也可，完全满足诊断需要。在没有冰冻切片设备条件的病理科，不失为一种可供选择的方法。

四、非手术病理活检三种形式

术前病理诊断行非手术病理活检常用三种方法：粗针针芯活检、真空辅助穿刺系统（亦称 Mammotome）以及细针吸取细胞学检查。

（一）穿刺活检针的要求
非手术病理活检，无需手术切开，通常采用粗针或细针进行穿刺取材。不同检查法应用不同型号针头，各种穿刺活检针规格如下（表2-2）。

表 2-2　穿刺活检针规格

型号	国际针号（G）	外径（mm）	用途及国产针号
粗针	10	4.0	BACORA
	11	3.0	Mammoton
	12~14	2.6~2.0	Magnum
	15~19	1.8~1.0	10~18
中针	18	1.2	12
	19	1.0	10
细针	20	0.9	9
	21	0.8	8（用于细胞学活检）
	22	0.7	7
	23	0.6	6.5

（二）粗针针芯活检
针芯活检（needle core biopsy，NCB）又称粗针穿刺活检，或称"Core 活检"。活检使用自动活检枪（已商品化），采用 18~12G 针头，通常用14G 针头（针头外径为2.0mm）。为保证穿刺部位的准确性，需在影像学（X 线或 B 超）引导下进行。活检需做皮肤麻醉，肿块需取材3~5 条，微小钙化取10 条。

该技术采集很小体积标本,供组织学分析用。

针芯活检已被认为是可靠的,这一技术可以显示病变特征,大部分患者可以得到明确诊断。与开放活检具有极高符合率,其敏感性达97%以上,与术后病理或随访结果的符合率为94%,可以提供术前乳腺癌新辅助疗法所要求的分型、分级、浸润以及各种免疫组化指标,从而替代了大部分开放性手术冰冻活检及细针吸取细胞学活检。

其局限性在于适应证的选择,对可触及或不可触及的肿物均适用,但对微小钙化欠佳。

需要注意的是,由于受到取材的限制,NCB诊断尚存在一定缺陷。有大约10%的病例针芯活检病理诊断不够准确;对于诊断为导管原位癌的病例,约有20%术后证实有浸润癌;Core活检诊断非典型导管增生(ADH)者,大约30%~50%病例后续切除可找到原位癌或浸润癌。

乳腺针芯活检技术较复杂,标本组织条很小,病理切片较为困难,需特别熟练的切片技术;诊断必须由具有对复杂的乳腺病变知识和有经验的医生担当,并能完成免疫组化用于鉴别诊断。针芯活检可有过诊断和低诊断情况发生,所以也必须结合多项检查决定治疗方案。一个成功的NCB检查,必须要有外科医生、影像科医生与病理医生的密切合作。

(三) 真空辅助针芯活检

真空辅助针芯活检(vacuum assisted systems,VANCB),通常称Mammotome(麦默通)。某些病例显示异常,特别是怀疑乳腺癌的病例,此时就特别需要取较大体积的组织进行正确的诊断,在此VANCB正适合应用。VANCB需在影像引导下定位,一般是在特定的数字X线影像引导下完成,自动操作,也可超声引导。利用负压将组织吸入至活检针内,旋转切割成柱状标本。可在不同部位钻取多块标本。

局部皮肤麻醉,做5mm切口。用8G或11G针(针头外径大于3.0mm)。VANCB可取5~25块组织芯。较小的病变可以大部分或完全被切除,体积小的良性肿物可以达到完全切除的目的,很实用。也可对病变部位进行小的金属丝定位标记。

该检查法的优点,能够获得较大体积的组织,便于病理组织学检查,并能迅速排除穿刺部位的血肿,这就保障了标本的高质量。据公布的资料显示,VANCB检查的模糊诊断率是较低的,增加了乳腺导管内原位癌(ductal carcinoma in situ,DCIS)病变区域的小的浸润癌的发现率。这一诊断技术花费较贵,对不可触及病变,特别是微型钙化病例,应用也

有所保留。

总之,当通过影像诊断不同的病变时,应根据其病变组织学性质,考虑决定采用何种标本采集方法。

(四) 细针吸取细胞学活检

细针吸取细胞学活检(fine needle aspiration cytology,FNAC),即针吸细胞学检查(详见后面"五、乳腺肿物针吸细胞学检查"相关内容)。

(五) NCB、VANCB、FNAC的继发改变

FNAC、NCB、VANCB没有明显的并发症,但也应考虑到某些可能出现的问题,如疼痛、血肿、气胸、病变梗死、间质反应性变化等。NCB、VANCB检查病变完全梗死时有发生,特别是纤维腺瘤、囊内乳头状癌等。

至于是否可能出现肿瘤细胞沿针道种植或向远处扩散的问题,一直为人们所关注,也确有个别种植转移的报告。但大量材料表明,不会增加肿瘤转移的风险,不影响患者的预后。特别是穿刺后紧接着进行化学治疗,更加保证了其安全性。

五、乳腺肿物针吸细胞学检查

(一) 针吸细胞学的应用

1. 大部分医院正在应用,或正在开展细针吸取细胞学检查。
2. 适用于良性可能性大的病例(普查及门诊)。
3. 特别适用于淋巴结转移癌诊断,效果最佳。
4. 开展乳腺癌新辅助治疗的单位已全部改为粗针。
5. 粗针、细针各有其优势,各有其用途。
6. 敏感度70%~90%,特异性好,接近100%。
7. 细胞学诊断存在一定假阳性和假阴性,不能代替组织学诊断。
8. 安全性较好,无损伤穿刺,无扩散之虞。

(二) 乳腺病理细胞一般形态学特征

乳腺病变最常见的三种病变的细胞形态鉴别要点见表2-3。

六、关于乳腺印片细胞学检查

1. 术中快速印片细胞学检查诊断,辅助冰冻切片诊断,作用明显。
2. Core活检,穿刺组织芯滚动涂抹印片细胞学诊断,作用明显。
3. 前哨淋巴结活检,冰冻切片检查加上印片细胞学检查,可提高准确性。

表 2-3　乳腺病变细胞形态鉴别要点

细胞学	乳腺增生	乳腺纤维腺瘤	乳腺癌
涂片细胞量	+	+ ~ ++	++ ~ +++
细胞分布	散在或小团	多团分枝鹿角	成团,弥散
细胞排列	均一	平铺砖状	杂乱,重叠
细胞异型性	- ~ +	+ ~ ++	++ ~ +++
细胞核大小(μm)	一般(<12)	稍大(<15)	大(>20)
核仁数	0 ~ 2 个	<5 个	>5 个
核仁大小(μm)	小	<3	>5
染色质	细而均	细或稍粗	凝集块状,或浓染
核分裂	无	无或偶见	可见
双极裸核细胞	+	++ ~ +++	+-

4. 乳头派杰病(Paget 病),乳头印片抹片均可用。

5. 个别地区无冰冻切片设备者,可试用印片细胞学检查代替必要的冰冻切片检查。

6. 具有细胞学检查的优越性

(1) 简便:可用 Wright 或 Giemsa 染色法。

(2) 快速:5 ~ 10 分钟可出报告(不封片,看水湿片)。

(3) 方便:凡掌握 FNAC 细胞形态学者都可应用。

(4) 节省:细胞涂片收费低,较组织切片节省。

(5) 诊断准确性较高:因为取材面积大,可以补助部分冰冻切片诊断的不足。

(6) 可增加 Core 活检的阳性率。

7. 注意事项

(1) 术中快速印片细胞学检查诊断,最好与冰冻切片联合使用。

(2) 穿刺活检印片,取材应尽量全面,最好滚动印片。

(3) 乳腺 Paget 病进行乳头印片抹片时,需事先揭去结痂,擦去渗液再涂片,可找到派杰细胞。

(4) 行印片细胞学检查诊断的医师,应当熟悉针吸细胞学形态,因为二者基本相同。

(5) 印片细胞学检查诊断价值很高,特异性强,应尽量防止假阳性。

七、乳头溢液及其细胞学检查

1. 乳头溢液细胞学检查的意义　近年来,临床统计乳头溢液病例越来越多。乳头溢液细胞学检查对于导管内乳头状瘤具有特殊意义:80% 乳头溢液由导管内乳头状瘤引起,80% 导管内乳头状瘤发生乳头溢液。导管内乳头状瘤细胞学诊断,其良恶性很难明确,只能报告可见"乳头状肿瘤细胞"(因为组织学鉴别也十分困难)。乳头溢液细胞学检查对于乳腺癌诊断意义不大:因为乳腺癌患者乳头溢液发生率低,不足 5% ;细胞学诊断阳性率也不高,平均不足 70% 。因此,不适用于乳腺癌普查。

2. 乳头溢液的性状及临床表现　乳头溢液的性状及临床表现很重要。许多中年妇女乳头有灰白色渗出滴状物,常无病理意义。恶性肿瘤多见单管口溢液,血性(鲜红色或暗红色)溢液,清水样溢液也需特别注意。良性肿瘤可多管口溢液,多为乳白色(稀乳汁样)、草绿色(浆液样)溢液。导管内乳头状瘤多为褐色(铁锈色或咖啡样)溢液。其他疾病多为脓样、黏液样、水样等溢液。

3. 乳头溢液细胞学检查注意事项

(1) 乳头溢液量较多时,先弃去,其后稍用力按挤,取最后一滴。此步骤很重要,常为乳头溢液细胞学检查成败的关键。

(2) 乳头溢液涂片可用玻片直接涂抹,也可用棉棒或其他器械帮助。

(3) 涂片背景常见多量炎症细胞,泡沫细胞(导管上皮脱落细胞),无诊断意义。

(4) 乳头溢液涂片,与 FNA 细胞比较,细胞更容易变性,细胞也变大,注意防止假阳性。

(5) 乳头状排列的细胞团对乳头状肿瘤诊断很有意义。但只能报告乳头状肿瘤细胞,常不能确定其良恶性。

(6) 一般浸润性导管癌的肿瘤细胞很少出现

在乳头溢液中,细胞学诊断阳性需特慎重。

4. 细胞形态学特点(与前述针吸细胞特点相近似)(略)

(阚 秀)

八、乳腺肿瘤粗针穿刺标本病理学检查

随着临床医学、医学影像学的发展和新辅助化学治疗技术在乳腺癌诊疗中的应用,粗针穿刺活检(CNB)已经成为大多数医院术前诊断乳腺肿瘤的常规方法,术中快速冰冻切片逐渐成为观察手术切缘,判断肿瘤是否完整切除的主要手段。由于粗针穿刺活检标本较小,按照病理诊断的客观要求,适应证的选择、准确定位、标本的采集、病理医师的诊断经验等,都将成为影响正确诊断的重要因素。具有挑战性的问题是粗针活检标本的不完整性会因某些肿瘤的异质性而复杂化,如乳头状病变、纤维上皮性病变以及癌;切除标本中能够见到的某些情况下具有重要意义的病变周围组织;在粗针标本中大多看不到,特别是一些无法触及的微小病变,即使是完全切除活检也难以诊断的病例;原来仅在切除活检中遇到的某些特殊肿瘤,如假血管瘤样间质增生,化生性癌及血管病变等,都将成为粗针穿刺活检的常见病例。

从病理组织学的观念出发,不同病变切除活检与粗针穿刺活检组织的基本病理改变应该是一致的,区别之处是粗针活检组织较少,难免出现一定的困难和误区,需要我们更加密切地结合临床病史、影像学检查,抓住重点,去伪存真,综合分析,积累经验做出科学合理的诊断。

本部分就乳腺常见疾病的粗针活检和注意事项概述如下。

(一)钙化灶

微小钙化灶是在影像学引导下粗针活检的一个优势和重点。有研究显示,临床不易触摸,影像学发现异常和可疑癌性钙化时,25%～30%活检证实是恶性肿瘤。约70%的导管内癌影像学可以检测到钙化,这也可能是<50岁女性导管内癌的影像学指征,通常呈线性"管型"或颗粒状,主要见于粉刺癌和筛状癌。线性钙化是坏死的标志,而实性斑点或颗粒状钙化常与不伴坏死的导管内癌有关。表达 HER-2/neu 癌基因的导管癌比阴性者更常出现钙化。当然钙化也可出现在许多良性病变中。有统计报告显示,柱状细胞病变中常伴腺腔内多灶性钙化,约占影像学检查钙化病例的21%,其钙化可分结晶型和骨化型两类。其中,结晶型发生腺腔内,呈强嗜碱性,不透明,圆形或尖角形,制片中易碎折。骨化型通常呈圆形,界限清楚,内部结构似骨化结节,其中的嗜碱性颗粒状钙化包埋在橙色或红色基质中,可发生在增生的上皮中。

如影像学检查发现钙化,组织学未能查见,需检测草酸钙双折光结晶(Weddellite 结晶),这些结晶在苏木精-伊红(HE)染色时不着色,在偏振光下呈双折光,通常位于大汗腺囊肿内,有时间质伴有巨细胞反应。

(二)腺病和微腺型腺病

腺病常伴有不典型增生和原位癌、浸润性癌。浸润性癌的腺体不伴有肌上皮,基膜几乎全部消失,可以通过网状纤维染色或基膜、肌上皮免疫组织化学染色予以排除。诊断浸润性癌的重要证据是浸润灶扩展到腺病区之外。如果影像学怀疑恶性钙化,具有毛刺状轮廓,伴有复杂的放射状硬化性病变或伴有明显的上皮不典型增生时,应建议手术切除进行病理检查。

微腺型腺病是一种临床和病理学上均类似于癌的腺体增生性病变,尤其需要与小管癌相鉴别。小管癌通常由大小不等的棱角型腺体构成,病灶呈星芒状或放射状外观,伴有中心硬化和弹力纤维变性,这些都有别于微腺型腺病。另外微腺型腺病上皮细胞常表达 CK、S-100 蛋白及组织蛋白酶 D,不表达大囊肿病囊液蛋白和 EMA。无论何种情况,粗针活检为微腺型腺病者,切除活检都是必要的。

(三)柱状细胞病变

柱状细胞增生往往呈多灶性,常见于35～50岁女性,Guerra-Wallace 统计有不典型柱状细胞增生的病例,18.3% 并发癌,所以粗针活检发现柱状细胞明显增生时需建议切除活检。

(四)导管上皮不典型增生与原位癌

导管上皮增生可见于任何年龄组,但超过60岁者发病减少,程度较轻。钙化常常是导管上皮非典型增生最常见的影像学特征,可以作为粗针活检的重要线索。不典型增生是指导管上皮增生达到导管原位癌的部分特征,尚未达到原位癌的程度。具体界定时有两种标准:一个是病变范围仅累及一个导管(横切面)为不典型增生,如达到两个导管或两个导管以上,即为原位癌;一个是不管累及几个导管,病变累及范围<2mm 者均为导管上皮不典型增生,>2mm 者则为原位癌。粗针活检组织太少,采用这些标准具有一定困难,鉴于这些情况,有些研究建议尽可能连续切片,并与以往活检进行对比。如果与以往的标本一样存在难以鉴别的病理改变时,最好诊断为交界性导

管上皮不典型增生;如果一个病灶的非典型增生较为严重,明显不同于周围导管增生的程度,倾向于诊断导管内癌;如果病灶只是整个病变的一部分,缺少明显差异,倾向于诊断导管上皮不典型增生。

研究发现,约60%的粗针活检诊断为导管上皮不典型增生的病例,切除活检存在癌变组织,80%的病例在随后的活检中伴有其他增生性病变,说明粗针活检在导管增生性病变中确有一定的局限性,故建议导管上皮不典型增生的病例有必要行手术切除活检。

(五) 小叶原位癌和小叶不典型增生

小叶原位癌是一种显微镜下的变化,不形成临床可以触及的肿块,也很少由影像学检出,通常见于其他乳腺病变活检的病例中。在已确诊的病例中,绝经后的患者约为25%,单侧多见,40%对侧乳腺同时存在。组织学中小叶轮廓多存在,小叶终末导管上皮异常增生充满腺腔,受累达75%以上腺泡者为小叶原位癌,否则为小叶不典型增生。增生的小叶终末导管可扩张,上皮细胞质少,核圆,无核仁,细胞缺乏黏附力,分布松散,形态上类似良性细胞,称之为A型或经典型。当细胞多形性明显,称之为B型或多形性。有时原位癌与非典型增生不易区分,有学者将其统称为小叶瘤变。如果单纯小叶不典型增生不伴导管上皮不典型增生,并非外科活检指征,如确有不能与导管原位癌区别,或者组织学与影像学不符时,一般建议切除活检。

(六) 放射状硬化与小管癌

放射状硬化性病变又称放射状瘢痕,常见于40~60岁女性,病灶一般较小,常多发。约10%的病例在增生的导管上皮中可见灶性坏死和核分裂象,是不典型增生的依据,粗针活检时分散在多条组织碎片中,易误诊为导管内癌或浸润癌。

本病亦应注意与小管癌相鉴别,两者增生的腺体均可浸润到纤维间质外的脂肪组织中,同时,放射状硬化性病变常并发乳腺癌,所以对病灶>2cm,年龄>50岁的患者,还需完整切除进行病理检查。若影像学检查阳性而触诊为阴性,粗针活检无异常改变者,可以建议影像学随访而不需手术,但若触诊为阳性者,切除活检较为稳妥。

(七) 乳头状病变

某些良性导管内乳头状瘤可以出现较复杂的乳头状结构,由于间质过度增生,上皮增生或两者兼有造成乳头状结构的融合,纤维血管间质中的上皮增生形成硬化性腺瘤病样结构,在增生的上皮中还可形成次级微腺腔。乳头间质中组织细胞的出现,细

胞温和或轻度非典型增生的大汗腺细胞的出现,均提示为良性乳头状瘤。

当间质硬化局限于乳头结构内部时,乳头状结构仍然很明显,若纤维硬化明显扩大,间质胶原化,乳头结构可变形消失,陷入间质的上皮类似于浸润性癌。部分乳头状瘤可以发生梗死,梗死灶周围的细胞核深染,出现核分裂象和多形性,粗针活检易误为恶性肿瘤,此时若在病变中检测出肌上皮细胞,p63呈阳性反应,则可证实为良性乳头状瘤。

良性导管内乳头状瘤一个重要的特征是上皮外侧具有较完整的肌上皮层,肌上皮细胞可以分布不均甚至局部缺失,增生活跃的肌上皮细胞可呈柱状、立方形、细胞质透明、功能不活跃的肌上皮细胞在HE染时不易区别,可以标记CD10,SMA、Calponin、myosin和CK5/6予以识别。

起源于乳头状瘤的乳头状癌诊断较为困难,乳头状病变中同时含有一定量的良性乳头状瘤区和细胞丰富、异性明显的区域,应归之为"交界性"或"乳头状瘤伴导管上皮非典型增生"。细胞丰富,细胞核明显异型,免疫组织化学染色肌上皮细胞缺失应考虑乳头状癌。另外上皮细胞质内出现黏液亦提示为恶性肿瘤。

浸润性乳头状癌光镜诊断可能比较困难,很多乳头状癌边缘常出现纤维化、新鲜或陈旧性出血,慢性炎症细胞浸润,其内的乳头或上皮细胞簇很难鉴别出良恶性,最可靠的依据是恶性肿瘤的蔓延超出了肿瘤的边界及病灶附近的间质反应范围。

(八) 纤维腺瘤与叶状肿瘤

两种肿瘤的生物学特性截然不同,但并没有明确的临床特征可以鉴别。粗针活检病变边界不清,间质细胞丰富并有非典型性改变,特别是管内型者;肿块>4cm,年龄45岁左右,生长迅速的病例,应考虑叶状肿瘤。发现非典型性或恶性梭形细胞,即是未见到上皮成分,也应考虑叶状肿瘤可能。如果不能明确诊断,可谨慎报告为纤维上皮病变伴间质细胞丰富。

纤维腺瘤间质常发生黏液变性,易误诊为黏液癌。伴有腺病、乳头状大汗腺化生、囊肿或上皮钙化时,称之为复杂性纤维腺瘤,此类患者一般年龄偏大,可有明显的上皮增生,甚至伴有小叶原位癌或导管癌。对难定性的病例,间质细胞增生活性标记可以协助诊断,常用Ki67标记,p53表达亦可增加,有报道CD10阳性更常见于高度恶性的叶状肿瘤。

(九) 肌上皮肿瘤

由肌上皮细胞形成的肿瘤较少见。良性肿瘤有

腺肌上皮瘤、肌上皮瘤;恶性肿瘤可以有上皮样表型的肌上皮癌,肌样表型的平滑肌肉瘤,或者二者兼备称之为恶性腺肌上皮瘤。

肌上皮肿瘤的粗针活检非常具有挑战性,尤其是那些以上皮形态为主的良性肌上皮瘤。当腺体成分和梭形肌上皮细胞掺杂,类似多形性腺瘤时,如果缺少周围组织,极易诊断为浸润性癌,适合的免疫组化染色有助于鉴别。

多数腺肌上皮瘤实际上是导管内乳头状瘤的变型,少数来自小叶增生,并常常与导管腺瘤和多形性腺瘤密切相关。镜下肌上皮瘤界限清楚,由立方上皮细胞围绕的小腺腔组成,主要的特点是围绕腺体的多角形、梭形、胞质嗜碱或透明的肌上皮细胞,称之为小管型肌上皮瘤。部分病变肌上皮细胞可在腺体间呈梁索或宽带状增生,被基底膜和梭形间质分隔开,腺上皮细胞深染的胞质与肌上皮细胞浅染的胞质形成鲜明的对比。腺体可有 PAS 或黏液卡红染色的阳性分泌物。如肌上皮细胞过度增生,伴大的泡状核或核的多形性,发现核分裂象或坏死,均提示为恶性肌上皮瘤。

完全由肌上皮细胞形成的肿瘤十分罕见,有时出现于硬化性腺病中,偶尔占优势形成平滑肌瘤形态。

(十)梭形细胞肿瘤

本组肿瘤少见,主要为从形态学方面呈梭形细胞结构的一组肿瘤,如化生性癌的梭形细胞型、化生性癌伴骨肉瘤分化、纤维肉瘤、平滑肌肉瘤、纤维瘤病、纤维组织细胞瘤、肌纤维母细胞瘤等。

化生性癌一般指那些显示有别于腺样分化形态的癌,习惯上将其分为两种亚型:鳞状和异源性(假肉瘤样),有时可混合存在。其中梭形细胞型可以是一种低级别的癌,也可来源于肌上皮。肿瘤大部分呈假肉瘤样生长,似纤维肉瘤或纤维瘤病,亦可出现瘢痕瘤样纤维化区,细胞呈编织样结构,亦可出现炎症反应。梭形细胞可能与乳腺原发性肉瘤难以区别,需要多处取材以辨认鳞状化生,寻找导管内癌或浸润性腺癌病灶,此时做 p63 标志染色为阳性。如高度可疑为化生性癌,有关证据不足,应在报告中提示切除肿瘤后进一步检查明确,因为不同结果将对治疗产生重要影响。

纤维瘤病是一种浸润性生长,组织学上低级别的梭形细胞肿瘤,光镜下主要为梭形细胞和胶原,胶原成分较多的区域呈瘢痕疙瘩样结构,核分裂象少见,细胞异型性很小,但切除后易复发。

(十一)血管及血管样病变

本组病变中最常见的是假血管瘤样间质增生,其本质是肌纤维母细胞的瘤样增生,并非血管来源。因其有时伴有腺体的增生,曾被误认为错构瘤。肿瘤由间质和上皮性成分构成,其中小叶和导管结构被增生的纤维间质分开,最具特征的是纤维间质中互相吻合的裂缝状腔隙形成复杂结构,似血管腔。肌纤维母细胞呈单个或间断衬复于腔缘,似内皮细胞。细胞核扁平,无异型,无核裂,偶尔可见部分细胞核深染,间质中散布腔圆或卵圆的真性小血管。肌纤维母细胞可以聚集呈成束状或丛状,出现一定的非典型性,容易被误诊为血管肉瘤。

血管肉瘤在乳腺比其他部位要常见,患者相对较年轻,文献报道相当多发生于乳腺癌行保乳手术加放射治疗的患者,常见于乳腺皮肤。肿瘤一般呈 3 种组织学类型。低级别(Ⅰ型)由开放的、互相吻合的血管腔构成,小叶内浸润的特点是血管腔在小叶间质中蔓延,导致小叶逐渐分离和萎缩。血管内皮细胞可见到一些显著而深染的核,核分裂象少见,偶尔病变充血,红细胞数量一般较少。平均 Ki67 标记指数为 30%。中级别(Ⅱ型)的特点是出现散在、灶状内皮细胞增生区,形成小簇或乳头,可见核分裂象。细胞密集区 Ki67 标记约为 40%。高级别(Ⅲ型)可以含有部分中、低级别成分,但 50% 以上区域的内皮细胞核形成细胞团和实性乳头,或者为完全缺乏血管成分的实性梭形细胞区,可见核分裂象和坏死灶,Ki67 标记近 50%。血管肉瘤的分级与肿瘤的预后密切相关。

乳腺的小叶周血管瘤、海绵状血管瘤、复合型血管瘤、非实质性血管瘤、静脉性血管瘤、血管瘤病在活检中也常见到,诊断标准与常规活检相同,部分病例因标本局限,需切除活检才能确诊。

(十二)炎症性和反应性肿块

本组疾病常见的有积乳囊肿、浆细胞乳腺炎、肉芽肿性乳腺炎、糖尿病性乳腺病、乳腺脂肪坏死、梗死等。本组病变有较多相同之处,常见导管扩张,分泌物潴留,腺上皮细胞变性、坏死或增生,间质纤维细胞反应性增生,瘢痕组织或肉芽肿形成,不同程度的炎症细胞浸润或巨细胞反应等,根据不同病变的主要特征,充分结合临床病史及体格检查,影像学检查,均易得到较为正确的诊断。

(十三)穿刺引起的组织病理学改变

部分可触及或不易触及的乳腺病变,常常具有曾经穿刺活检的病史,这些病变的发生与穿刺引起的组织病理学改变有关,常见以下几种情况。

1. 出血和坏死　几乎所有穿刺活检后的标本中,均可发现乳腺间的出血灶,病变组织和周围组织的变性,这对部分病变如旺炽型导管增生、导管内乳头状瘤、复杂硬化性增生等均可增加其诊断的难度,甚至误认为是肿瘤性坏死而考虑恶性病变。

2. 反应性炎症细胞　穿刺可引起病灶内不同程度的炎症反应,随着时间的变化,可先后出现中性粒细胞,嗜酸性粒细胞、单核细胞、淋巴细胞和浆细胞的浸润,并先后慢慢减少或消失,进而出现纤维化、胶原化、瘢痕组织形成。

3. 纤维母-肌纤维母细胞增生　在穿刺组织的损伤修复过程中,会有不同程度的纤维母-肌纤维母细胞增生,形成炎性假瘤或梭形细胞结节,血管及血管内皮细胞增生,甚至出现核分裂,需与肿瘤性病变相鉴别。

4. 上皮移位和埋陷　粗针活检可以引起乳腺皮肤、腺上皮移位,埋陷在针道和间质中,形成类似浸润性癌的现象。在 HE 切片中,无法与真正的腺体、脉管的癌侵犯相区分。近年来,有报道某些病变存在针道种植造成癌复发的报告,甚至有人认为即使查不到典型的间质浸润,如发现淋巴管、血管癌栓也应看作是原位癌复发浸润的证据。淋巴结被膜或被膜下皮窦中的癌细胞团亦应看作是转移性癌。这些病灶易被误诊为异位的良性乳腺组织,这些都给此种病理现象的诊断提出了新的挑战,正确鉴别需要详细了解患者有无穿刺病史,原发病灶的性质和镜下形态,如在乳腺间质人工裂缝中出现散在、孤立的上皮碎片,在腺管内上皮团周边出现肌上皮细胞标记 p63 阳性,提示为上皮异位。

(十四) 粗针活检的相关问题

因为冰冻切片的人工假象易增加诊断的困难,部分有诊断价值的组织在制片过程中可能被废弃,原则上粗针活检不适应作冷冻切片检查,尤其是考虑非手术治疗或新辅助化学治疗的患者,因为残留病变在治疗后可能彻底改变,更不适宜做冰冻切片,只有 HE 染色、石蜡切片被确认为治疗前的诊断。在紧急情况下,可触及包块的粗针活检标本可做冰冻切片检查,作为临床治疗的参考。

利用粗针活检标本同时做印片细胞学检查,有助于快速判断标本是否充足及其性质,对组织学诊断是一种直接的补充和印证,其敏感性是 74% ~ 91%,特异性是 89% ~97%。当然这种方法也存在一般细胞学检查的局限性,特别是对低级别的恶性肿瘤和纤维腺瘤的识别。

如果粗针活检标本是治疗前仅有的肿瘤标本,根据治疗的需要,还可进行免疫组织化学检查。一项报告显示,粗针活检标本雌激素受体检测与活检标本检测符合率为 73%,孕激素受体符合率为 69%,HER-2 的符合率为 92%,如果粗针活检标本中肿瘤组织太少,免疫组织化学标记不能作为应用指标。

粗针活检报告较为慎重,应遵循以下原则:

1. 对于病变典型,诊断明确的病例,可以做肯定性诊断予以报告,不必进行具体的显微镜下描述,如乳腺纤维瘤等。偶尔诊断中加入显微镜下某些特殊情况描写,是为了传递一些有临床意义的附加信息,供诊疗参考,如纤维腺瘤,间质细胞丰富,建议手术切除除外叶状肿瘤。

2. 恶性肿瘤的诊断一定要描述有无浸润,原位癌要说明类型(导管癌或小叶癌等),细胞学分级,管腔内有无坏死与钙化。对于导管原位癌还应说明结构形态(实性、筛状或乳头状等)。

3. 浸润性癌要描述肿瘤亚型,有无原位癌存在,有无侵犯淋巴管、血管。特殊的良性增生性病变及钙化分布。原位癌的存在支持浸润癌原发于乳腺,具有临床意义。

4. 粗针活检标本往往难以准确计数核分裂象。如果组织少于 4 条,核分裂象通常被低估。组织学分级在粗针活检中通常偏低,但对于低分化癌一致性可达到 84%,这类患者最后可能从新辅助化学治疗中获益。

5. 粗针活检标本不能判断肿瘤的大小和淋巴结受累的情况,对淋巴管、血管的评估不可靠,原因是取材有限和存在人工假象,在没有明确诊断依据时,不应直接报告微小浸润癌和淋巴管、血管侵犯。交界性导管上皮增生也不应过诊为原位癌。在伴有导管原位癌时应注意核的级别,结构类型和是否有粉刺样坏死,是否有钙化及钙化的部位。

文献报告粗针活检恶性病变的敏感度为 85% ~ 100%,特异性为 99% ~ 100%,假阳性为 0.3% ~ 8.2%,但在报告导管上皮不典型增生、放射状瘢痕等高危病变时,低估率很高,有报告 483 例中假阳性仅 1.2%,但导管上皮不典型增生达 58%,放射状瘢痕达 40%,如果将这些低估患者(术后证实为癌)计算在内,真正的假阳性应为 11.2%。

粗针活检标本能够非常准确地诊断大多数乳腺病变,然而不能期盼它能够像切除活检标本一样提供全面、完整的信息。有关研究显示粗针活检与切除活检的符合率为83%,所以在制订治疗方案时要考虑到粗针活检的局限性,与临床病史、体检和影像学检查相结合,制定较为恰当的治疗方案。

(许俊业)

九、乳腺肿物微创旋切标本病理学检查

在粗针活检应用的基础上,1994年美国强生公司推出了真空辅助乳腺微创旋切系统(Mammotome,麦默通)。与粗针活检相比较,麦默通一次可以采取更多的组织样本,在影像学的引导下不但可以准确地切掉微小病灶,而且可以完整地切除3cm以下的良性肿瘤和病变,使粗针活检的功能由单一活检扩展到微创治疗,开启了乳腺微创治疗的新时代。

由于微创旋切的组织标本较多较完整,在一定程度上可以等同于手术切除标本的病理学检查,其诊断标准与常规组织学检查标准相同。麦默通除了具备粗针活检的所有优点之外,主要在以下几个方面有了长足的进步。

首先是能够获得足够的可供病理学检查的组织学标本,使各种病变特别是ADH和DCIS,DCIS和浸润性癌得以鉴别,从而大大减少了漏诊、低诊和过诊,降低了假阳性率,避免了许多不必要的手术。其次,在影像学的引导下一次进针,多处反复取材,可以较完整地切除临床上难以触及,传统手术难以准确切除的病变组织以及一定大小的、多发性的良性肿瘤,对钙化移除率高,使患者既得到了明确的诊断,又进行了有效的治疗,实现了既提高患者生活质量,又保持乳房完整外观的效果。同时,足够的组织标本还可提供术中快速冰冻切片,肿瘤标志物检测,提高诊断质量,及时为临床治疗提供可靠的参考依据。值得肯定的是,由于旋切标本是通过内套针的移动送达体外,最大限度地避免了针道种植。由于麦默通刀头及主机设计特殊,还可以通过监视屏清楚看到病灶被完整切除的过程,通过对病理标本的观察亦可见到病变组织与正常组织的分界,较准确地判断病变是否完整切除。以上诸多优点使麦默通在临床上的应用不断得到扩展,目前已应用到副乳、男子乳腺发育症等疾病的诊疗。

近年来较多的研究注重了麦默通在乳腺癌早期诊断中的应用价值。有资料显示手术活检时恶性肿瘤周围2cm范围内切除会有43%的肿瘤细胞残存率,国内资料显示3cm范围内切除有41%的残存率,3cm以外切除的乳腺组织癌细胞残存率仍达18%。由于麦默通特殊的标本采取方式,在早期乳腺癌影像学检测到的可疑癌性钙化灶的诊疗中具有更多的优越性。张彦武等报告32例患者,麦默通报告乳腺癌22例(浸润性导管癌20例,导管原位癌2例),ADH 2例,硬化性腺病1例,纤维腺瘤2例,导管内乳头状瘤1例,小叶增生4例,术后常规病检报告乳腺癌24例,其中1例ADH为浸润性导管癌,属低估。1例小叶增生为浸润性导管癌,为漏诊,与众多研究结果相近。统计结果显示旋切刀诊断乳腺癌的精确性为91%,敏感性为95.8%(23/24),特异性为100%(7/7),漏诊率4.2%(1/24),低估率为3.1%(1/32)。而粗针活检诊断乳腺癌的敏感性为91.4%,特异性为100%,低估率为6.5%,前者明显优于后者。

有关报道指出,乳腺恶性肿瘤旋切技术针道种植虽然少有发生,但为了安全起见,无论后续行根治术或保乳术,穿刺点和针道均应包含在切除范围内,且活检后应尽快手术,时间最好不要超过2周。也有报道指出,粗针活检和旋切活检都存在有一定的低估和漏诊,均不能完全替代切除活检。临床上确有不少高危病灶如导管上皮不典型增生,小叶原位癌,放射状瘢痕等在粗针或旋切活检后仍需切除活检。补充切除活检的指征为:①穿刺、旋切活检提示为高危病灶或DCIS;②标本量不足或提示为正常乳腺组织、皮肤、脂肪组织等;③穿刺旋切结果与影像学检查不符;④随访过程中X线检查提示病灶扩大或钙化点增多等。

麦默通常见的并发症主要是取材部位出血及术后血肿,压迫及包扎可以减少发生。血肿形成多发生在术后24小时拆除绷带者,主要原因为局部压迫时间不够,压迫点不准确或绷带移位,凝血功能障碍等,这种并发症若及时处理多数在几天到数周后吸收,一般不会发生严重后果。不必因此而影响微创旋切技术的应用。

和任何诊治方法一样,麦默通也有一定的适应证和局限性,临床上乳房太小、肿块>3cm、肿块靠近乳头及乳晕区、腋窝或胸壁、囊性病变、有凝血功能障碍者、各类型血管瘤、月经期、妊娠期、哺乳期等,最好勿进行微创旋切诊疗。

(许俊业)

第四节　乳腺病的其他检查方法

一、乳腺X线检查

乳腺X线检查是目前诊断乳腺癌的最佳方法。尤其在乳腺癌发病率上升的今天，研究探讨乳腺癌早期诊断是医学影像诊断学的重要课题。1913年德国一位外科医生为提高手术活检的阳性率，采用X线定位方法，共拍摄了3000余例乳腺X线片，发现在100例术后病理诊断乳腺癌的病例中，有85%～95%术前可在X线片中显示肿块，从而启示人们采用X线检查取得乳腺癌的术前诊断。1964年X线检查诊断乳腺肿瘤的价值已被人们所公认，并开始有专著发表。Esauk首先采用了低电压、大MAS、近距离、纸板夹的照相方法，共拍了3000余例乳腺X线片，其中728例乳腺癌得到手术证实。1965年中国医学科学院肿瘤医院在国内首先总结了142例乳腺X线检查经验，在《中华放射学杂志》发表，引起我国放射学界的关注。

乳腺X线检查虽然经历了半个世纪，但由于所采用的X线球管是普通钨靶阳极投照，软组织分辨率差，早期乳腺癌确诊率比较低，所以在20世纪60年代以前此项工作进展缓慢。1967年意大利学者专门设计一种用钼做焦点的软线摄影装置，球管电压25～35kV、射线波长6.0～6.9nm，适于对原子序数低的软组织投照。而且这种球管的焦点（F）值小，照片清晰，相应的又有专供乳腺拍片的高对比胶片问世，为开展乳腺X线检查的临床应用提供了物质基础，使乳腺癌的诊断水平得到提高。Ⅰ期乳腺癌术后10年生存率90%左右，微小癌20年生存率可达95%以上。因此，目前世界各技术发达国家都在探索诊断率高、可以发现小癌和微小癌，对人体无害以及效率高、价钱便宜的乳腺癌普查新方法，如B型超声断层检查、液晶、微波、红外线、近红外线、针吸细胞学检查等，但诊断率最高尚属X线干板照相。此法早在1937年由美国物理学者C.F卡尔逊所发明，1949年初步形成干印术。鉴于当时半导体技术尚居初期阶段，所以只能满足简单的文字复印，1952年以后医学界为开辟干板照相在临床应用的新领域与工业界密切合作取得了进展，20世纪70年代初医用板机相继问世，中国、英国、美国、前苏联等不同类型的干板机开始用于临床，并在乳腺癌早诊方面也取得比较满意的效果。

1970年中国举办了全国干板新技术推广学习班，在各省市进行推广工作，北京、上海、杭州、天津等在乳腺干板照相的临床应用方面都取得了不少经验，充分利用干板照相对软组织的边缘效应，乳腺癌的间接征象的研究取得了一些成绩，为乳腺癌早期诊断提供了物质基础。北京市肿瘤防治研究所通过705例手术病例（其中癌块直径1cm以下者235例，1cm以上者235例，良性肿瘤和其他疾患235例）进行对照研究，发现有10种X线干板征象在病理大切片上证实是乳腺癌的重要指标，其中直接显示肿瘤的（下称直接征象）只有4种，而在癌旁发生的间接征象则有7种之多，并研制成功以干板照相和计算机为主要诊断手段的乳腺癌普查车，为开展乳腺癌普查和早期诊断工作开辟了一条新路。1972年英美合资的兰克西洛公司，首先向国际市场提供了质量稳定、照相清晰的兰克西洛RAHK、XEROX、SYS-FEM125型自动干板系统，并先后在英国、美国、德国、日本等二十几个国家开展使用。

1973年美国Horston报道，检查1535名妇女乳腺，开始时为了观察干板和软片的诊断质量，采用两种方法同时对照，当进行到100例以后发现干板效果突出而取消了软片对照。

应着重提出，美国底特律乳腺癌检查中心J. N. Wolfe于1977年来我国讲学时所发表的有关干板照相对乳腺疾病诊断的临床研究报道，在乳腺癌早诊工作方面是有建树的。例如J. N. Wolfe的N_1、P_1、P_2、DY、QDY的X线乳腺分型以及他对乳腺良恶性钙化灶的研究和论述，都是该领域中发表最早的论文。

乳腺疾患的X线检查经历了钨靶、钼靶、干板等3个阶段，由于钨靶软片远不如钼靶软片和干板，所以至今已很少有人继续使用。20世纪90年代X线干板照相逐步被X线钼靶软片照相所替代。

在这段时间里，钼靶软片照相发展到一个新水平。首先将X线球管进一步缩小，发明了微焦点照相，使照片的清晰度大幅度提高，可以清楚地显示出微小肿块和细小的钙化点，为乳腺癌的早期诊断提供了一个很好的基础。由于X线可以发现极微小的病灶，使得临床组织学检查出现新的问题，就是对恶性肿瘤组织的取材问题。因此，又发明了电脑定位针吸组织检查技术。近几年来由于乳腺癌发病率逐年上升，很多国家投入大量财力研究多种诊断的早诊方法。

乳导管造影对乳腺疾病的诊断不应忽视。尤其是对导管内病变的诊断有重要价值,据美国斯底芬报道,每15例导管溢液通过造影可能被最后证实有1例是乳腺癌。笔者十几年来从数千例乳导管造影的手术结果统计乳腺癌占导管溢液的1/12.5,而且可能是小癌、微小癌,足以提醒人们注意导管造影的重要性。

对乳腺疾病诊断,X线检查只是许多方法之一,在任何时候都不能忽略与其他检查的相互配合,因为任何一种检查方法既有特异性,同时也有一定局限性,所以只有开展综合性诊断才能真正提高乳腺癌的早诊率。

X线检查可以发现病变、明确部位、确定性质,还可以通过X线照片对妇女的乳腺实质类型进行分析,判断不同乳腺实质类型的癌发生情况。这已是当今国际上从事乳腺癌研究的课题。我们对中国妇女的乳腺实质类型进行了数万例的临床统计分析,发现有些乳腺类型恶性肿瘤发生率明显偏高。这些研究报道对测算和估计人群的恶性肿瘤发生情况,预测和筛选出危险人群,做重点监测或提前做些干预性治疗,可能会对控制晚期乳腺癌和减少恶性肿瘤发生率有一定意义。

(一) 正常乳房的 X 线表现

乳腺是一个终身变化着的器官,故乳房组织解剖与X线片所见在不同时间有所不同。这一点必须掌握以免造成误诊。

1. 乳头 X 线片所见 乳房组织中密度最高的,常常以此作为密度的对照标准,乳头后方透亮,先天性乳头内陷时乳晕部位形态一般不改变。

2. 乳晕 X 线片所见 呈盘状,近乳头部稍较周围部厚,下部较上部厚,稍向外膨出。

3. 皮肤 X 线片所见 皮肤厚约 1～2mm,乳头以下厚约 2～3mm,甚至厚 1 倍,Egan 报道有 10mm 厚的,但内缘光滑。国内报道不一,自 0.5～3.0mm 不等,一般大乳房的皮肤较厚,小乳房较薄。

4. 皮下脂肪 X 线片所见 皮下的脂肪层呈透亮带,宽窄个体差异较大,青春期妇女较窄,乳晕部脂肪带薄,有时看不见。脂肪透亮带内有交错的细纤维结缔组织、Cooper 韧带及静脉血管等。乳腺后缘的脂肪组织为 1 条与胸壁平行的透亮线,约0.1～0.5cm 宽。

5. 悬韧带(Cooper 韧带) X 线片所见 显示在皮肤与腺体之间呈细条状结构。

6. 腺体组织 X 线片所见 随着年龄的增长,乳腺组织在 X 线上所见区别较大。青年妇女因腺体丰富,周围结缔组织致密,而脂肪组织少,显示"实性"结构,为致密腺体型。中年妇女腺体组织逐渐萎缩,

脂肪组织增加,X 线片所见,有不规则透亮区,为中间混合型。老年妇女腺体完全萎缩,被周围脂肪组织取代,密度普遍降低,为透亮脂肪型。若腺管系统增生,周围结缔组织增厚,X 线可见乳腺内索条状结构形成导管型乳腺。

7. 乳腺血管 X 线片所见 血管影一般两侧对称,血管一侧增粗应先除外摄片加压的因素,动脉钙化呈双轨样或柱状(图 2-9)。

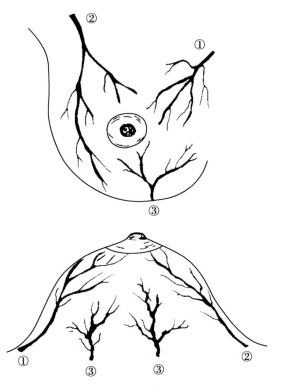

图 2-9 乳腺静脉血管图
①侧支血管;②外侧支血管;③肋间支血管

8. 乳腺淋巴组织丰富,对乳腺癌诊断有重要价值,包括腺泡周围的毛细淋巴间隙,乳晕下淋巴网,胸骨旁淋巴结,腋窝淋巴结,腹壁、肋下淋巴结。X线片所见:乳腺淋巴引流方向不一,各象限都可引至腋窝淋巴结和胸骨旁淋巴结。

乳内淋巴结一般不显影,偶尔在乳房内可见小卵圆形乳内淋巴结直径 5～6mm,良性淋巴结门部位有脂肪组织透亮压迹便于辨认。如果在乳尾部出现增粗的淋巴管及致密的淋巴结显示,应提示乳腺癌发生的可能。

(二) 乳腺实质 X 线分型

女性乳腺伴随年龄增长,乳腺组织结构也在不断变化,各种相关因素也造成乳腺变异,致个体乳腺实质类型产生差异。临床研究表明,乳腺癌发生与乳腺类型有关,所以通过 X 线表现,区别其乳腺与癌变风险进行评估,对预防乳腺癌的发生有一定意义。

通过 X 线表现与组织病理大切片对照研究，认为乳腺可分为四种类型，分别以组织成分和 X 线表现命名为：①致密腺体型；②透亮脂肪型；③索带导管型；④中间混合型。上述四种类型，其组织改变程度不同，又分出几种亚型，并可以亚型为标准，做出风险排序（图 2-10、图 2-11）。

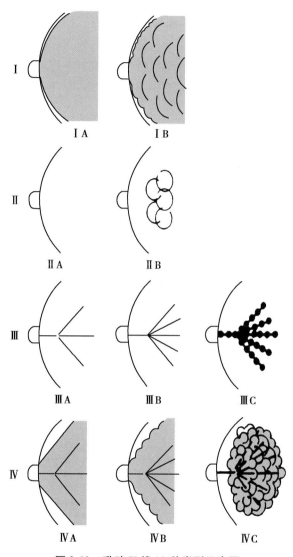

图 2-10　乳腺 X 线 10 种类型示意图
Ⅰ致密腺体型
ⅠA：正常腺体
ⅠA：增生等腺体异常
Ⅱ透亮脂肪型
ⅡA：腺实质退化脂肪组织取代
ⅡB：退化不良，残留少量实质成分
Ⅲ索带导管型
ⅢA：正常导管或轻度增生
ⅢB：导管中度增生，扩张型
ⅢC：导管重度增生，扩张成大导管，末端导管，和小叶球样变，呈串珠状
Ⅳ中间混合型
ⅣA：腺体正常退化过渡型
ⅣB：退化不良，结节变，实质膨突
ⅣC：结构不良，末端导管小叶单位呈瘤样改变，残留腺实质存留在银河带或拱桥外

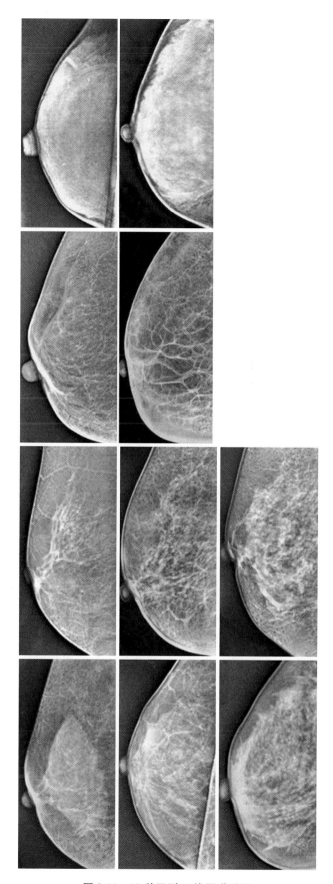

图 2-11　10 种亚型 X 线图谱说明

49

乳腺 X 线四种类型,十种亚型分型标准如下:

1. 致密腺体型 乳腺实质以腺体和导管为主,占居整个乳房90%以上,X线表现致密度较高,脂肪和纤维组织等间质成分所占比例<10%;仅皮肤与腺体之间可见低致密度弧形透亮带。因组织病理结构与 X 线表现不同分为两个亚型。

ⅠA 致密腺体型——乳腺发育正常,腺体与导管布满整个乳房。X 线表现腺体致密而均匀,腺体前缘与皮肤之间呈半圆弧线透亮带,腺体表面光滑、锐利,与皮肤境界清楚,癌变风险最低。

ⅠB 致密腺体型——乳腺实质布满大部分乳房,腺体增生或呈瘤样改变,导管上皮增生呈复层。X 线表现致密影中见高致密结节,腺体前缘凹凸不平,腺体与皮肤之间境界欠分明,或压迫皮肤,呈波浪形或狼牙状。癌变风险略高于ⅠA 型,属低风险型。

2. 透亮脂肪型 乳腺导管、腺体等实质已大部退化,被脂肪、结缔组织等间质替代,或残存少量导管或腺体实质。分两种亚型。

ⅡA 透亮脂肪型——脂肪组织充填整个乳房,伴少量纤维条索,此型乳腺实质已消退。X 线表现致密度最低,呈透亮型,其中可见细条状纤维致密影——乳腺小梁。此型癌变风险最低。

ⅡB 透亮脂肪型——残余的乳腺实质呈散在或聚结于脂肪组织中,组织病理大切片可见腺体或导管增生、非典型增生、瘤样增生等。X 线表现在透亮区内见致密结节影或肿块;可能分布在银河带、拱桥线外,若伴肿块或微小钙化时风险增高。

3. 索带导管型 导管增生、扩张、扭曲、变形。共分三型。

ⅢA 索带导管型——部分导管轻度增生,不同水平级导管,分布均匀或轻度扩张。X 线表现导管呈树枝状,中致密度。癌变风险低。

ⅢB 索带导管型——大部分导管上皮增生明显,呈复层或形成柱状改变,呈柱状扩张或少量囊样扩张。X 线表现导管普遍显影,部分呈柱状或囊样。癌变风险略高于ⅢA 型。

ⅢC 索带导管型——导管重度增生,呈柱状或囊样扩张,严重变形、扭曲,几支导管粘连形成粗大柱状改变。X 线表现导管径>1cm 以上,称大导管相。大部分导管受累,末支导管与腺泡汇合形成葡萄状。病理所见:非典型增生Ⅱ、Ⅲ级以上,或呈癌前病变。X 线显示小杆状或小叉状微钙化,癌变风险较高。

4. 中间混合型 乳腺实质退化为脂肪型的过渡型。实质开始萎缩,皮下脂肪层逐渐增厚超过1cm。腺体前缘光滑,与皮肤之间境界清楚,或腺体边缘凹凸不平,与皮肤境界不清。实质分布均匀或不均匀;呈半圆形、三角形或不规则,银河带、拱桥线后有退化不全的残留腺体。未退化腺体组织正常或增生、非典型增生、导管扩张、扭曲、结构不良,形成片状、块状、囊样结节灶。若合并三微钙化,癌变风险最高。X 线与组织切片对照,分为三种亚型。

ⅣA 中间混合型——腺体分布均匀,脂肪与实质境界清楚,伴随腺体逐步减少,脂肪渐增,属于腺体正常退化型。X 线表现实质与间质参半,密度均匀。该型癌变风险最低。

ⅣB 中间混合型——腺体分布密度不均,与间质脂肪组织混合,腺体增生,瘤样改变,或囊性变(慢性囊性乳腺病等)。导管增生明显。X 线表现,乳腺实质与间质混合分布,境界尚清或不清。部分实质残留在银河带或拱桥线后方。此型癌变风险明显高于ⅣA 型。

ⅣC 中间混合型——腺实质结构不良、重度增生、非典型增生、间实质融合,造成小叶与导管形态变异,末端导管小叶单位瘤样改变明显。多处可见囊样变。部分导管极度扩张、粘连、融合成柱状。X 线表现腺实质结节状(鱼鳞样)、球形、团块等改变。鱼鳞样结节可能伴有三微钙化,形似卷积云,"鱼鳞天,不雨也风颠",预示癌变信号。该型癌变风险居十种亚型之首,1/3 乳腺癌发生在此型。

(三)各型乳腺癌变风险

乳腺各型癌变风险差异明显,各亚型间风险排序,不仅可作为复诊和监测之参考,也可借此对高风险类型进行治疗干预的疗效观察。现将经手术病理证实的785 例乳腺癌进行分型统计的结果列于表2-4。

785 例乳腺癌,在 10 种亚型中ⅣC 型排在风险第一位,211 例占总数26.9%,平均每 4 例乳腺癌有 1 例分布在此型。居第二位 181 例占总数 23% 为ⅢC 型。上述两项合计 392 例占50%,半数乳腺癌患者分布在ⅢC 和ⅣC 两亚型。其次排序分别为ⅣB 型 108 例,占 13.8% 位居第三位。ⅢB 型 95 例占 12% 位居第四位。第五位 93 例占 11.8% 为ⅡB 型。其他均不超过 5%,依次为ⅢA 3.7%、ⅣA 3.4%、ⅠB 2.4%、ⅡA 1.5%、ⅠA 1.3%。

(四)乳腺良性疾病的 X 线检查

乳腺实质和间质内发生赘生性或假赘生性改变等,属 X 线检查的适应证。乳腺分布于体表,在病变明显时,如肿瘤等通过触检应当能被发现。提高乳腺癌疗效之关键在于早发现、早诊断、早治疗。对于1cm以下的小癌、导管内原位癌以及无肿块亚临床癌等靠触诊比较困难,X线检查是早期诊断的重要环节。

表2-4　785例乳腺癌分型分析

乳腺类型	亚型	乳腺癌例数	分型所占比例(%)	亚型所占比例(%)	排序
致密腺体型	ⅠA	10〜29	3.7	1.3	10
	ⅠB	19		2.4	8
透亮脂肪型	ⅡA	12〜105	13.3	1.5	9
	ⅡB	93		11.8	5
索带导管型	ⅢA	29	38.8	3.7	6
	ⅢB	95〜305		12	4
	ⅢC	181		23	2
中间混合型	ⅣA	27	44.1	3.4	7
	ⅣB	108〜346		13.8	3
	ⅣC	211		26.9	1
合计		785	99.9	99.8	

X线检查目的是发现病变,明确部位、确定性质。可以早期发现微小肿块、恶性钙化灶、淋巴管癌栓等,不仅对手术前诊断极为重要,术后病检亦往往需要借助于X线定位取材方得成功。

1. 乳腺肥大——巨乳症　对巨乳症的检查,X线并非特异性,只要详细询问病史,通过临床检查即可确诊。但临床往往需要与恶性肿瘤加以鉴别,尤其在单侧发生,或巨乳症的初期,如果乳房增长快、患者自觉疼痛、有时触及肿块,则需要进行X线检查进行确诊。

X线片所见:①乳腺外形增大,丰满的腺体占据整个乳房,皮下脂肪几乎完全消失,呈致密腺体型;②皮肤正常,乳晕区扩大并增厚,尤以乳晕下方皮肤增厚最为明显,但乳头并非成倍增大,以扁平形居多;③少数病例乳房中下带有囊样透亮区,是由于间质脂肪团所致;④血管丰富,异常扩张血管增多。

2. 炎症性疾病　乳腺炎症性疾病一般根据临床症状确诊,但某些肿块型乳腺炎、慢性乳腺炎、亚急性乳腺炎或乳腺炎后遗症等,需要X线检查与肿瘤鉴别,尤其需要与炎性乳腺癌加以鉴别。另外,化脓性乳腺炎形成水肿时,可能出现皮肤粘连和厚皮征,亦必须采用X线检查加以鉴别。

(1) 乳头、乳晕炎:局限于乳头和乳晕部位,为大部分暴露在体表的炎症,常见于授乳期或擦伤、湿疹、疥癣、乳头先天内陷长期糜烂所引起,细菌由伤口直接侵入或导管内分泌物所引起的乳头肿大,于乳晕附近发生脓肿,又称乳腺前脓肿,临床体征酷似乳腺癌。

X线片所见:①乳头增大或致密或变成扁平状,有时可见乳头内的小囊肿;②乳晕皮肤表面粗糙,乳晕后缘增厚,一般比较光滑,此特点可与恶性肿瘤鉴别;③有脓肿或钙化出现时,呈球形致密团,往往由乳头根部向内突出,这时乳头会更加隆起以区别于恶性肿瘤(图2-12)。

(2) 急性乳腺炎:乳腺的急性炎症多发生于分泌性乳房,病原体大多为金黄色葡萄球菌,经由乳头破裂处或逆导管而入。另外也可能发生在任何不泌乳年龄的妇女或初生儿。

X线片所见:肿块部位密度减低,乳腺小梁结构紊乱,出现少量的纤维索条影。有脓肿时呈球形或椭圆形,边界锐利,密度均匀。与恶性肿瘤的主要鉴别点是后者所触及的肿块与皮肤粘连,皮肤后缘不光滑,出现淋巴和血管与皮肤垂直成条索状影,可能伴有泥砂样钙化灶等。

(3) 慢性乳腺炎:好发于绝经前后,或有授乳困难史的妇女,部分由于内分泌失调而引起导管上皮增生、间质细胞浸润和结缔组织增生。由于分泌功能失常,导管内往往积聚大量的脂质分泌物,因此引起导管扩张或乳头溢液,刺激导管周围组织引起脂肪坏死及炎症变化,病程较长,可反复发作,由于导管壁纤维化,使导管缩短,乳头内陷或外形发生改变,乳晕可触及坚实的肿块,临床易误为恶性肿瘤,

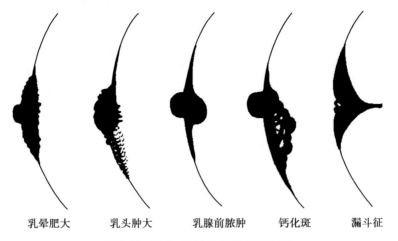

乳晕肥大　　乳头肿大　　乳腺前脓肿　　钙化斑　　漏斗征

图 2-12　乳头、乳晕炎 X 线片示意图
窦道与皮肤粘连,X 线片可见厚皮征及窦道内钙化

早期组织学变化可见扩张的导管上皮增生,腔内有脱落的上皮细胞和含脂质分泌物,所以需行导管造影确诊。

乳导管造影 X 线片所见:①溢液导管扩张扭曲变形;②导管腔内可能充盈不全;③部分分支导管不显示,出现假性堵塞。

此症后期可使导管周围及间质受累,在导管周围出现脂肪组织坏死称为脂肪坏死性乳腺炎。末支导管及小叶结构被破坏形成囊腔,X 线下可能看不到异常改变,但脂肪坏死 X 线改变则与恶性肿瘤的毛刺状肿块相类似,在组织学上细胞改变与恶性肿瘤细胞也不大容易区别。

(4)结核性乳腺炎:此病较少见,发生在中青年妇女,原发者更少见,多发于身体其他部位结核病,临床可触及坚硬的肿块,与皮肤粘连,很容易触及腋窝巨大之淋巴,易误为乳腺癌淋巴转移。

X 线片所见:①圆形或椭圆形肿块,边界整齐,密度均匀,常可见肿物尾部有淋巴管显示;②结节型,多为结核性肉芽肿,密度不均,肿块尾部有淋巴管增粗影和层叠结构,形态比较特殊,有些结核灶向周围浸润形成毛刺,可与皮肤粘连,形成厚皮征;③腋下淋巴结易呈分叶状肿大,密度较高,大部分有钙化,干板相上容易显示;④乳腺结核形成。

(5)脂肪坏死:此病前已述及,是发生在皮下或乳腺组织之间的脂肪组织内,由于炎症、手术或外伤等原因引起的脂肪坏死,好发于中年妇女,不论临床触检或 X 线片所见都与乳腺癌相像。

X 线片所见:毛刺状肿块,一般被认为是乳腺癌的特征,同时脂肪坏死症也可能出现。笔者在几十年里发现有几十例是因为脂肪坏死后产生毛刺,通过大切片做组织学分析,毛刺状肿块主要是在坏死组织的周围有明显的纤维组织增生,呈放射状的瘢痕样组织,瘢痕内可有含铁血黄素及钙盐沉积,X 线片所见可能有小钙化点,因此,更难与乳腺癌鉴别。通过回顾复习上述病例唯一可以与癌性毛刺状肿块区别的是前者毛刺数量少,呈短毛刺,粗细均匀,边界清楚显锐,与周围组织界限清楚,周围无透亮区,无异常血管;而乳腺癌毛刺表现很不规则,周围易受波及,且容易伴有透亮环,异常血管增多。毛刺形态以根部粗尖端细、长短不齐等特点(图 2-13)。

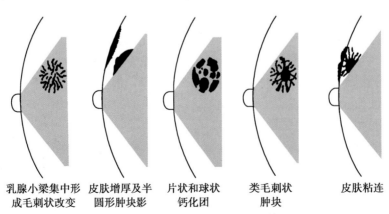

乳腺小梁集中形　皮肤增厚及半　片状和球状　类毛刺状　皮肤粘连
成毛刺状改变　　圆形肿块影　　钙化团　　　肿块

图 2-13　乳腺脂肪坏死 X 线示意图

（6）乳腺梅毒：此病甚罕见，发生在梅毒各期。①初期硬下疳：主要表现乳头部位的变化，乳头增大、变厚、乳晕肿大等，类似于乳头湿疹改变。②第二期：乳晕周围出现丘疹，或出现皱襞呈叠垒状凸起。③第三期：乳腺实质开始出现橡胶样肿，形成硬块，皮肤亦可受侵。乳腺梅毒诊断应结合病史，X线检查可与癌及佩吉特病鉴别。前者一般无实性肿块，表现慢性炎症或乳腺内结构紊乱，更可通过临床病史予以鉴别。

（7）外生性肉芽肿：常见于成年妇女，为乳腺成型注射增脂肪刺激素或石蜡等药物引起的间质大量肉芽生长，年久逐渐形成圆形肿块，部分周壁形成钙化，临床触检容易误认恶性肿瘤。

X线片所见：①双侧性，多处圆形或椭圆形致密团形似卵石，边界锐利，密度均匀，最大直径4～5cm，亦有不规则形、索条状、结节形等；②年久者可见周壁钙化，可压迫乳腺及皮肤，出现厚皮或漏斗征，严重者造成乳头回缩等类似乳腺癌某些间接征象。

3. 乳腺增生性疾病

（1）乳腺增生症：增生性疾病是妇女最常见的非炎性乳腺疾患，包括多种既有联系又各有特征的病变。其共同特点是乳腺组织实质成分的细胞在数量上增多，在组织形态上发生变异，由此而产生了乳腺结构紊乱，表现出组织学方面的一系列改变以及临床上患者可产生胀痛等各种自觉症状，有更多的人从组织学观点出发，称此病为乳腺结构不良，也是因为乳腺增生症过于复杂而寻找的一个概括的通称。此病在命名和分类上还不太统一，有些问题尚需进一步探讨。认为阚氏的乳腺增生分类观点较为合理，其特点：①系统化；②注意到对不同增生症性质的分析，尤其与癌变的关系加以分析；③与X线片所见容易对照。

阚氏把乳腺增生分为5种类型：小叶增生、导管增生、纤维组织增生，其他大汗腺化生、肌上皮细胞增生症等。

此病首先波及乳腺小叶，其次是导管的改变，按病理发展过程可分为三期：小叶增生期、纤维腺病期、纤维化期。增生初期小叶腺泡和导管上皮细胞增生成复层，小囊状扩张，腺泡增大，数目增多，月经前排卵期可能有胀痛感或触到肿块，经后上述症状会逐渐消失。如果增生组织继续发展，将累及小叶纤维组织与其融成团块状结节，逐渐扩大形成大片状，造成乳腺严重的结构不良，临床检查似触及肿瘤，需加以鉴别。

导管增生是乳腺增生症另一种表现，此征主要表现在大导管和主要的支导管上皮增生成复层，可部分出现，亦可累及整个乳腺导管，据JN Wolfe分型，增生的导管占全部乳腺的1/4以下者称P_1组，超过1/4者称P_2组，据沃氏报道P_2组恶性肿瘤发生率高于P_1组的37倍，可能与恶性肿瘤发生率有一定关系。

虽然乳腺增生症主要表现在实质部分，但增生后期亦会使间质受累，如悬韧带（Cooper韧带）、血管和乳晕的变化等，在X线片皆有所表现。乳腺增生症的X线片所见大致可分以下几种（图2-14）。

斑点状：乳腺部分或全部呈斑点状致密结节，直径平均0.5～1.0cm，边界不清，形态不规则，似雪片样或结节状。此类多居于小叶增生，或小叶与周围纤维组织融为一团，形成密度很高的增生结节，这种增生结节重叠在一起，在侧位片可以看到片状的致密影。

条索状：大多是导管增生的表现，以乳头向内呈放射形的条索状致密影，有脂肪衬托则反差明显，导管径可增加到3～5mm。

膨突型：腺体前缘凹凸不平，呈弧形或结节状向皮下脂肪突起，悬韧带（Cooper韧带）增厚或形成尖角，腺体后缘模糊，密度降低。

肿块型：形状不规则，其大小和数目每例患者也很不一致，有片状、球形、不规则形等各种形态，有些边界不清而大部分边缘比较模糊。此型以腺瘤样增生较常见，有单发或多发性。

致密型：乳腺广泛增生，细胞变异使整个乳腺呈一非常致密的大团状影，JN Wolfe定为DY组。另外男性乳腺增生大部分累及全乳，形成半球形致密肿块，临床诊断为男性乳腺女性化，与肿瘤较容易鉴别，增生的腺体前缘与皮肤界线分明，边缘非常光滑、清楚，或较模糊。

（2）纤维囊性乳腺病：此病是退化性囊肿性病变，临床常见于40～50岁绝经期前后的妇女，单发或多发，囊肿直径平均在2～3cm，分布乳腺的中下带或后缘。此病是增殖性病变，也是乳腺退化过程中的一种乳腺变异。从组织学分析不论肉眼或镜下观察，皆与增生症相近似，囊肿切开后可看到绿色或透明的黏稠液体，当手术切开囊肿时外观奇特，呈暗蓝色，因此Bloodgeod将其命名为蓝顶囊（blue dome cyst）。一般囊腔内积满了特殊化的脂肪球，就其本身来说很少癌变，但囊壁肿瘤则时有发生，故X线检查常常需要仔细观察囊壁的变化。此病X线片所见（图2-15）有多种表现。

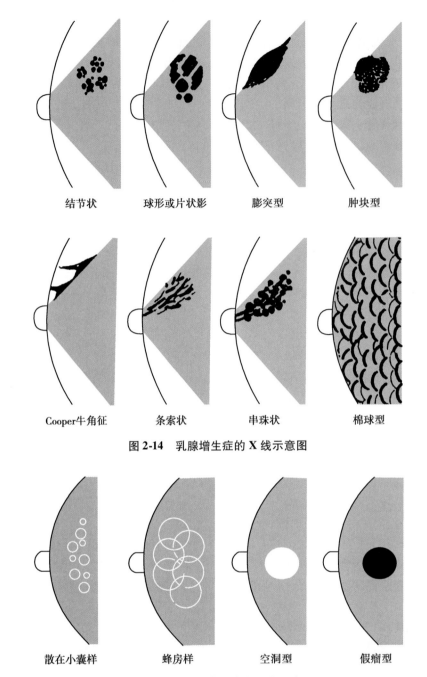

图 2-14 乳腺增生症的 X 线示意图

图 2-15 纤维囊性乳腺病 X 线示意图

空洞型:呈球形透明区,可以看到完整的囊壁,在腺体较丰满的乳腺时会出现一个圆形的密度减低区,形态如肺结核空洞,故此命名。

蜂房样:好发于中下带,呈蜂房样多囊性透亮区,囊壁致密,能随体位变形,例如采用牵拉位投照,囊腔会被拉成长圆形。此型为多囊性纤维囊性乳腺病。

囊壁增厚:纤维囊性乳腺瘤的囊壁厚度一般平均在 1mm 左右,如果发现局部囊壁有增厚现象,应注意是否有新生物出现。

(3)囊肿:哺乳期和分泌性乳腺,因乳汁潴留或导管梗阻后潴留形成囊肿,常见的有积乳囊肿、单纯囊肿等。X 线片所见多种表现(图 2-16)。

空洞型:环形致密的囊壁中间密度减低,一般直径平均在 1~2cm,X 线片所见如肺结核纤维空洞,故此命名。

乳石症:囊肿钙化型,或囊肿内有油样填充物日久潴留,钙化后密度很高,其间可能见到有不规则的透亮区。

卵石样:这是扩张的大导管内多发性积乳囊肿的特殊型 X 线表现。大导管管腔极度扩张,于管腔内堆积着大小不一、形态各异的小卵石样囊肿。

乳腺囊肿病的 X 线片所见比较典型,大多数边界光滑、锐利,密度减低或呈中等度,绝大部分是圆形和卵圆形。乳腺囊肿还有其他种类,如外伤后血

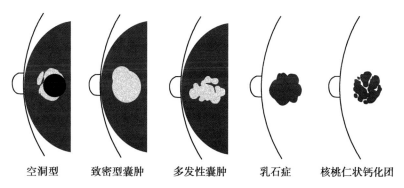

| 空洞型 | 致密型囊肿 | 多发性囊肿 | 乳石症 | 核桃仁状钙化团 |

图 2-16　乳腺囊肿 X 线示意图

肿、慢性炎症等引起的囊性肿瘤,此症亦可采用 B 型超声断层检查。

4. 乳腺良性肿瘤　乳腺腺病和囊性增生的发展过程,由于管泡和纤维组织的增生,可同时伴有纤维腺瘤形成。导管上皮高度增生亦可形成管内乳头状瘤和乳头内乳头状瘤病等。乳腺良性肿瘤最常见的是纤维腺瘤,其次是导管内乳头状癌,另外还有腺瘤、脂肪瘤及其他少见肿瘤等。导管内乳头状瘤必须施行导管造影方能确诊,本节着重对 X 线平片诊断良性肿瘤加以论述。

(1) 纤维腺瘤:单发为圆形或椭圆形,肿块密度均匀、致密、边界锐利,可发生在乳腺内的各个部位。多发者好发于中、青年妇女,亦常见于纤维腺瘤手术后继发为多发性纤维腺瘤。密度中等度,大小不同,在第一次手术附近原位生长或在其他部位长出新的病灶。笔者曾发现在切除部位继发 19 个大小不等的肿瘤,直径最大 3cm,直径最小 0.5cm。青

春型纤维腺瘤发生在青春期妇女,肿物增长较快,质地较硬,但密度并不太高,X 线可显示肿瘤的增长轮。花瓣状肿瘤呈花瓣状分叶,边界光滑,境界清楚。钙化型纤维腺瘤其中纤维成分容易发生钙化和骨化,一般钙化点数量少,密度高,圆形或斑片状,可与恶性钙化鉴别。巨大纤维腺瘤(分叶型纤维腺瘤)一般认为肿瘤直径 7cm 以上为巨大纤维腺瘤,好发于 45～58 岁妇女,文献报道最大重量达 18kg,形状不尽圆形,一般边界清楚、锐利与皮肤界线清楚,腺体和导管可能被推移,但一般不发生粘连。瘤中心或其任何部位皆可能出现钙化灶,此病与叶状囊肉瘤难以区别,后者的形态学表现宛如低度恶性纤维肉瘤(图 2-17)。

(2) 乳头内乳头状瘤(乳晕下导管乳头状瘤病):发生在乳头内,一般不超过 0.5cm,见于 40～50 岁妇女,或伴乳头肿大、糜烂、溃疡、湿疹、乳头稍突出,触诊能摸到小豆粒大硬结。组织形态与管内乳

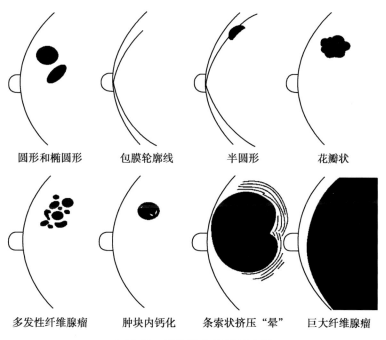

| 圆形和椭圆形 | 包膜轮廓线 | 半圆形 | 花瓣状 |

| 多发性纤维腺瘤 | 肿块内钙化 | 条索状挤压"晕" | 巨大纤维腺瘤 |

图 2-17　纤维腺瘤 X 线示意图

头状瘤不同,后者近似于汗腺瘤,主要是导管上皮增生。X线片所见:①乳头内圆形肿物,密度均匀,边界清楚;②乳头可有增大、膨突。

(3) 导管内乳头状瘤(见乳腺导管造影)。

(4) 脂肪瘤:可分腺内脂肪瘤和间质性脂肪瘤两种,后者好发于乳腺后贴胸处,亦称乳腺后脂肪瘤。此病常发生在单侧,形态和大小不同,生长缓慢,触诊质软,边界清楚但容易移动,组织学无特殊所见,主要是特殊化的脂肪组织。

X线片所见(图2-18):①好发于乳房下方或后方;②呈圆形、椭圆形或分叶状透亮区,大小皆有似囊样改变。薄薄的纤维包膜构成清晰的瘤壁;③瘤体易受外力影响而变形;④一般X线片所见远大于触诊时肿块的直径。

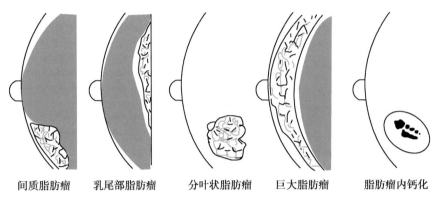

| 间质脂肪瘤 | 乳尾部脂肪瘤 | 分叶状脂肪瘤 | 巨大脂肪瘤 | 脂肪瘤内钙化 |

图2-18 乳腺脂肪瘤X线示意图

(5) 乳腺错构瘤

【概述】乳腺错构瘤是良性肿瘤,一般是由脂肪组织、纤维组织、乳腺导管和乳腺小叶多种组织成分混合生长而成。根据肿瘤内成分也称为纤维腺脂肪瘤、纤维脂肪腺瘤、腺脂肪纤维瘤、腺纤维脂肪瘤、脂肪腺纤维瘤或脂肪纤维腺瘤。1971年由Arrigoni首次报告10例。Helvie报告14年间(1975—1988年)在45 000例乳腺X线摄影中仅查见17例。国内贾振英1981年报告在3000例乳腺X线摄影中发现4例。

与身体其他组织器官的错构瘤相似,乳腺错构瘤是乳腺管胚芽及纤维、脂肪组织异常发育而形成瘤样畸形生长,肿物混合不同数量的纤维、成熟的脂肪、乳腺导管、小叶组织,有完整的被膜,往往长到一定程度会明显减慢生长或自行停止生长。瘤体内的腺体成分在哺乳期可保持分泌乳汁的功能,在妊娠、哺乳期可迅速增大。乳腺错构瘤通常不恶变,但偶有合并乳腺癌的报道。

【病理】肿瘤所含脂肪组织、纤维组织及腺体组织比例的不同使肿瘤巨检所见有很大差异,若含大量脂肪组织,脂肪组织可伸入乳腺实质内,切面呈黄色或灰黄色颗粒状。若含少量脂肪组织,其切面似纤维腺瘤状。若为多量纤维组织者,其切面呈白色或灰白色,如坚实的橡皮样结构。乳腺错构瘤周围边界清楚,然而未有真正的被膜,邻近组织的胶原可形成假性被膜。有些乳腺错构瘤在周围常包有一定厚度的脂肪。病理检查镜下表现:许多小叶分散或融合组成均匀的肿块,其中主要有纤维结缔组织、脂肪组织和腺体。乳腺错构瘤最常见的类型是透明变性的纤维结缔组织分隔导管和小叶,而且混有不同数量的脂肪。

【临床表现】乳腺错构瘤可发生在任何年龄,包括青春期和绝经后妇女,绝经前后年龄组最多见。较大错构瘤直径可达20cm。多数患者自己发现乳腺肿块多年并逐渐长大。触诊:一般单发,边缘光整,可活动,质地较软,与周围无粘连,由于瘤体质地较软,直径小于2cm的乳腺错构瘤触诊不易被发现。

【影像诊断】乳腺错构瘤为局限性肿块,大小不等,直径在3～20cm之间,呈圆形或椭圆形,内部密度不均,边缘光整且常伴有透明晕圈(脂肪晕),可见有假被膜(图2-19、图2-20)。较大的错构瘤可以推压周围组织使之移位。皮肤、乳头无受累。随着肿瘤不断增大可以伸至皮下,推挤皮下脂肪组织。典型的错构瘤X线表现呈"湖中岛"征象,透亮的脂肪和中等密度的纤维腺体组织形成鲜明的对比,根据各种组织成分所含比例的不同错构瘤分为3种类型:①脂肪为主型:即以低密度脂肪影为主,其内散在斑片及点状中等密度影,当中等密度的纤维腺体量很少时,乳腺X线可能会诊断为脂肪瘤,只有病理能见到少量纤维腺体组织;②纤维腺体型:即以纤维腺体组织的中等密度为主体,其间夹杂少量低密度脂肪组织影,当低密度脂肪量很少时乳腺X线摄影可能会误诊为纤维腺瘤,只有病理能够明确诊断;③混合型:是指病变中低密度脂肪组织影与中等密度的纤维腺体组织影比例相当,有蜂窝状改变。

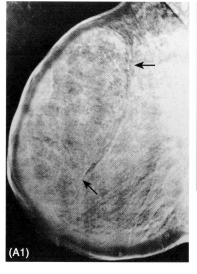
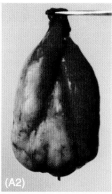

图 2-19　乳腺错构瘤 X 线与标本对照
女性,46 岁。(A1)右侧乳腺上方 7cm×5cm 椭圆形肿块(↑),肿瘤密度不均匀,上方有钙化。(A2)切下病理标本有完整的包膜。病理结果:乳腺错构瘤

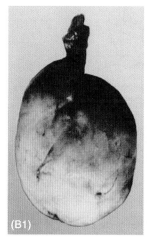
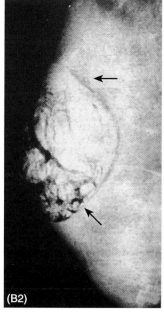

图 2-20　乳腺错构瘤 X 线与标本对照
女性,39 岁。右侧乳腺肿物,质韧,易变性,可及完整包膜。(B1)病理标本。(B2)X 线示:6cm×5cm 椭圆形肿块,边界清楚,内有分隔。病理结果:乳腺错构瘤

乳腺超声显示乳腺组织内界限较清楚的类圆形肿物,有包膜,内部回声不均。

乳腺 MRI 显示错构瘤为边界清楚的肿块,内部信号不均,脂肪分散存在于肿块内,T_1WI 信号很高,T_2WI 信号较高,脂肪抑制序列信号可降低为低信号。其他纤维腺体成分和正常纤维腺体组织信号相似。错构瘤在扩散加权像无扩散受限征象,难与乳腺正常纤维腺体组织区分。增强扫描,错构瘤边缘可见薄层强化,内部可有斑点状强化,时间信号强度曲线呈持续缓升型。

【鉴别诊断】错构瘤瘤体内密度不均匀是本病的特征,乳腺 X 线检查与病理检查所见有相关关系。镜检主要为纤维腺体组织时 X 线影像较致密;镜检主要为脂肪组织,则 X 线肿块显示较透亮。错构瘤需与以下疾病鉴别:①纤维腺瘤:病理检查错构瘤既有导管成分又有小叶成分,且腺管不受压,纤维腺瘤则小叶成分很少或几乎没有,其间质内未有明显的脂肪组织。②男性乳腺发育症:发生于男性的错构瘤的乳腺小叶比较少,且导管上皮有增生时可类似男性乳腺发育症,但错构瘤有假被膜。③乳腺腺病:腺病一般没有被膜及大量脂肪组织。④错构瘤与脂肪瘤、积乳囊肿不难鉴别,脂肪瘤常位于乳腺脂肪丰富的皮下、乳后区等处,呈低密度且密度均匀;积乳囊肿有哺乳期乳汁不通郁积病史,X 线摄影可见蛋壳样钙化。炎症期的积乳囊肿密度显著增高。⑤乳腺癌密度可以不均匀,尤其是分叶状肿块,需注意鉴别,乳腺癌的密度不均匀是密度增高的背景上出现因叠加而密度更高的小斑块,故称为“块中之块”,错构瘤是在低密度中出现密度增高的肿块,如“湖中之岛”。

【治疗及预后】错构瘤切除后通常不影响乳腺功能,乳腺结构可恢复正常,一般不复发。

(6)其他良性肿瘤:乳房还分布有其他良性肿瘤,如血管瘤、淋巴管瘤、肌瘤、软骨瘤、骨瘤、粉瘤、寄生虫性囊瘤等临床不多见,应注意与乳腺癌鉴别。

(金先景　郑太厚　何之彦)

(五)乳腺恶性肿瘤的 X 线诊断

X 线检查除对临床发现的异常以 X 线片予以诊断、判别其性质外,更可借此发现临床无明显异常的乳腺早期微小病灶——原位癌三微钙化灶、微小癌、微小浸润癌、小癌,以及临床无法触及的隐性癌,达到乳腺癌早诊目的。

1. 乳腺癌 X 线诊断的依据　乳腺癌发生源于末端导管小叶单位(TDLU),体积 2mm³,是影像诊断的靶点。如何鉴别微小病灶性质,皆依据病灶形态和致密度及其周围组织反应。这些征象的产生是由于组织学和病理学改变,最终导致解剖学变化才会产生各种 X 线征象。通过 X 线与组织标本大切片对照,得到证实的肿瘤形态共有 8 种:毛刺型肿块、分叶型肿块、透亮环肿块、钙化型肿块、模糊型肿块、

囊型肿块、花瓣型和圆形肿块,称为 X 线直接征象。X 线与组织标本大切片对照还发现 7 种非肿块的异常改变:钙化——三微钙化灶、导管扩张——大导管相、乳头乳晕收缩——漏斗征、皮肤异常——厚皮征、异常血管——新生血管、悬韧带扭曲——牛角征及淋巴管浸润——塔尖征。以上 7 种虽不直接表现

肿瘤形态,但可以间接提示病灶的发生,是鉴别肿块性质或诊断肿瘤的重要特征,通称 X 线间接征象。

当乳腺肿块很小或不典型时,更需要间接征象帮助确诊。所以对于乳腺癌 X 线检查,准确掌握上述 15 种征象,是发现和诊断早期癌的基础(图 2-21、图 2-22)。

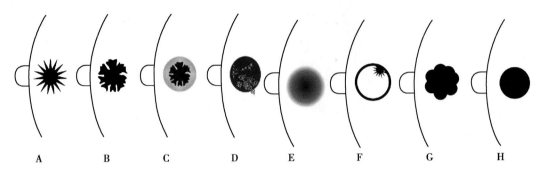

图 2-21　乳腺癌 X 线直接征象示意图
A. 毛刺型;B. 肿块分叶型;C. 肿块透亮环;D. 肿块钙化型;E. 肿块模糊型;F. 肿块囊型;G. 肿块花瓣型;H. 肿块圆形

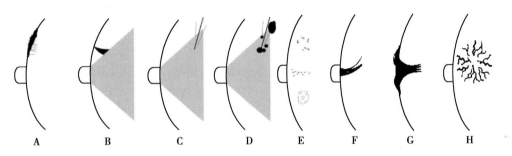

图 2-22　乳腺癌 X 线间接征象示意图
A. 厚皮征;B. 牛角征;C. 塔尖征;D. 钙化;E. 三微钙化;F. 大导管;G. 粗漏斗征;H. 异常血管

2. 乳腺癌 X 线诊断的 7 种直接征象(7 型肿块)

(1) 毛刺型肿块:X 线表现,以肿块为中心,向周围呈放射状分布着粗细不同、长短不齐的刺样致密影。通过 X 线与大切片对照比较,共有 6 种不同组织,形成 6 种不同的 X 线特征:浸润型、导管型、血管型、淋巴管型、悬韧带型和纤维型毛刺。以下分别述之。

1) 浸润型毛刺:由肿瘤直接浸润向外延伸,形成根粗尖细三角形状。病理切片可见由三带不同组织结构:内带——毛刺根部,掩埋在癌灶内,由癌细胞构成;中带——炎细胞与癌细胞混合带;外带——炎细胞与纤维组织增生或少量癌细胞混合构成。毛刺长度基本代表浸润范围,若毛刺尖端粘连皮肤,将形成乳房外观"酒窝征"(图 2-23)。

2) 导管型毛刺:癌原发在导管内或瘤细胞沿导管扩散,引起导管扩张、增生或与周围组织粘连。X 线表现导管致密度增高,管径扩大、扭曲,与肿块连

接形成"毛刺"。导管内癌细胞钙含量高或因坏死致含铁血黄素聚集,干涸矿化成"石",X 线所见,似针尖样钙化灶,是导管癌特征(图 2-24)。

3) 血管型毛刺:恶性肿瘤血管改变有两类,一类属于癌灶内新生血管,毛细管扩张,形成网状或排笔状毛刺;另一类属于肿瘤周围静脉血管扩张,以肿块为原迁回向外沿伸呈索带状或有分叉(图 2-25)。

4) 淋巴管型毛刺:乳腺淋巴系统分布密集,最容易受到癌浸润。原位癌基底细胞一旦消失,最先受累的即是周围淋巴管,癌细胞沿淋巴管向外扩散,并形成癌栓。X 线表现,以肿瘤为中心向外辐射的淋巴管型毛刺。形似绒毛,纤细而密集,是淋巴管型毛刺特征(图 2-26)。

5) 悬韧带型毛刺:Cooper 韧带受到附近肿瘤的浸润,形成狼牙状或牛角形,根宽尖细的毛刺,特征明显,容易被发现。尤其在肿块 X 线表现不太明显时可作为重要参考特征(图 2-27)。

6) 纤维型毛刺:肿瘤粘连周围纤维组织,向心

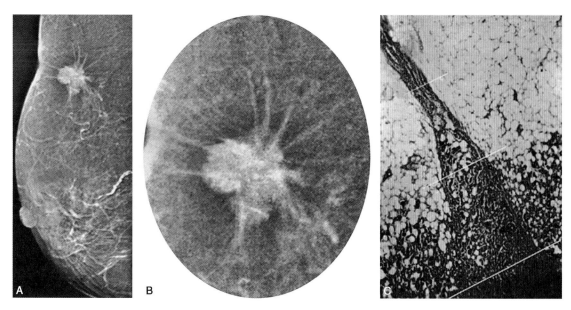

图 2-23 浸润型毛刺 X 线与组织大切片对照

A. X 线所见:浸润型毛刺肿块(箭头示)长角形毛刺;B. X 线局部放大相:显示毛刺根粗尖细,形似牛角状(箭头示);C. 病理组织大切片:毛刺由癌灶内向外生长,形成癌床带、癌细胞与炎细胞混合带和纤维组织增生带

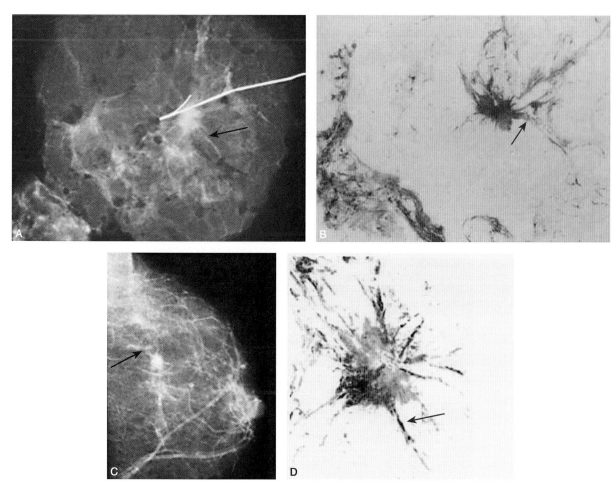

图 2-24 导管型毛刺 X 线与组织大切片对照

A. X 线所见:导管型毛刺(箭头示);B. 组织标本大切片:导管内癌栓(箭头示);C. X 线所见:导管型毛刺(箭头示);D. 组织标本大切片:导管扩张,癌栓形成(箭头示)

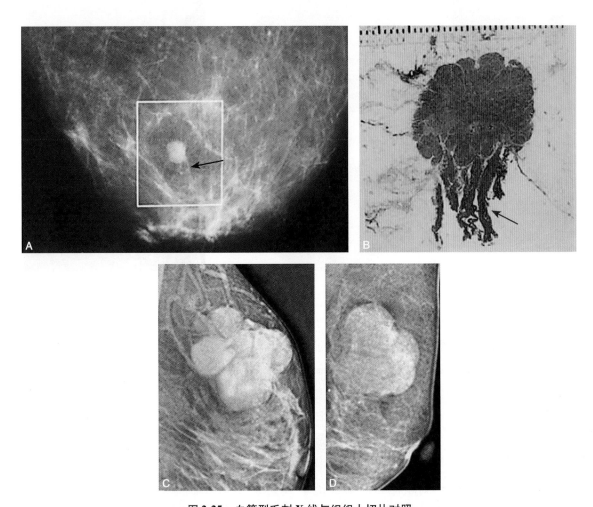

图 2-25　血管型毛刺 X 线与组织大切片对照
A. X 线血管型毛刺肿块(箭头示);B. 组织大切片:新生排笔状血管(箭头示);C. 花瓣型肿块,供静脉扩张,实性癌;D. 花瓣型肿块,无血管扩张,纤维腺瘤

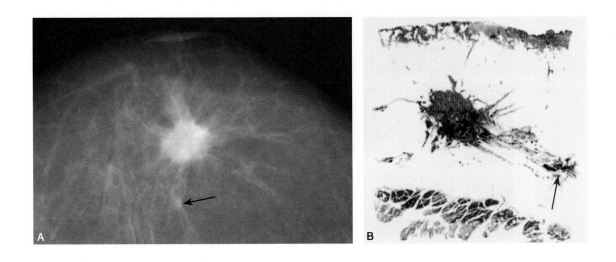

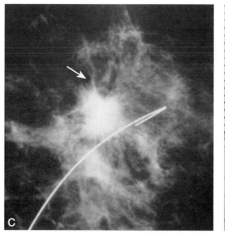
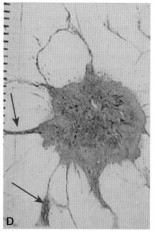

图 2-26　淋巴管型毛刺 X 线与组织标本大切片对照

A. X 线:淋巴管型毛刺肿块,纤细而密,淋巴管段端可见癌转移结节(箭头示);
B. 组织大切片:癌灶周围密集淋巴管,段端转移微小癌灶(箭头示);C. X 线:淋巴管型毛刺肿块(箭头示);D. 病理大切片:A 箭头浸润型毛刺,B 箭头淋巴管型毛刺

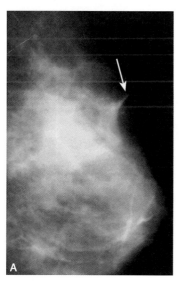
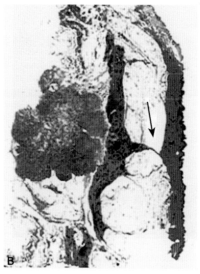

图 2-27　悬韧带型毛刺肿块 X 线与组织切片对照

A. X 线:分叶状肿块前方 Cooper 韧带扭曲形成牛角形毛刺(箭头示);
B. 组织大切片:肿瘤侵犯 Cooper 韧带变形(箭头示)

性牵拉。X 线表现以肿块为中心,向外围放射状毛刺,其特点是纤细且长、数量多、容易牵拉皮肤,临床可看到橘皮样改变。但纤维毛刺并不完全代表癌浸润范围,病理切片纤维条索远端很少有癌浸润,以纤维增生为主。常发生在乳腺退化以后,乳腺纤维组织——小梁与肿块粘连所致(图 2-28、图 2-29)。

(2)分叶型肿块:主要特点是几个或多个小叶融合而成。缺乏向心性生长,所以肿块形成不对称性,周边不规则,呈浅或深的沟陷。通过大切片发现,除多叶生长外,与周边组织影响肿瘤发育有关,例如较粗大血管、韧带或导管皆可以影响肿瘤外扩时,受挤压形成分叶。另外与肿瘤性质和生长速度有关。偏良性、高分化以及惰性癌其分叶不明显,比

较对称,表面沟陷较浅,反之,呈深沟型分叶,不对称性表现更加明显。

1)深沟型分叶肿块:恶性肿瘤多见。周边可能衍生各种间接征象,可以与良性肿瘤鉴别(图 2-30)。

2)浅沟型分叶肿块:恶性和良性肿瘤皆有分叶肿块外形,恶性肿块多伴癌周边浸润衍生的间接征象,良性浅沟型叶肿块很少伴间接征象。另外,以致密度比较,良性肿瘤密度均匀,边缘较光滑;恶性肿块致密度不均匀,周边不规则(图 2-31)。

(3)透亮环肿块:肿块周围呈圆环状,半圆或不规则透亮环。组织大切片,构成的透亮环为脂肪组织,或炎性浸润形成水肿等,或因癌浸润引起肿块

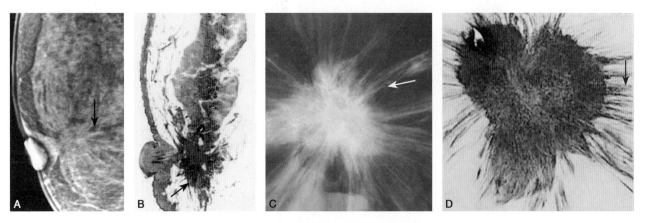

图 2-28　纤维型毛刺肿块 X 线与组织大切片对照

A. X 线:纤维型毛刺肿块、细长、密集分布(箭头示);B. 组织大切片:肿瘤周围纤维组织(箭头示);C. X 线:纤维毛刺(箭头示);D. 病理大切片:肿瘤周围纤维条索(箭头示)

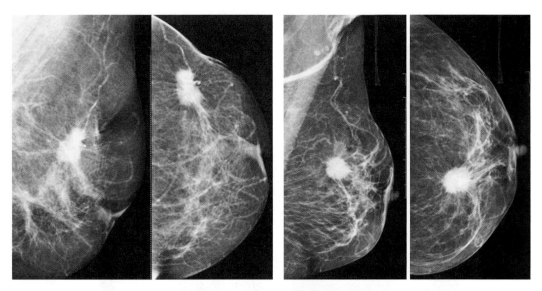

图 2-29　纤维型毛刺肿块典型 X 线表现

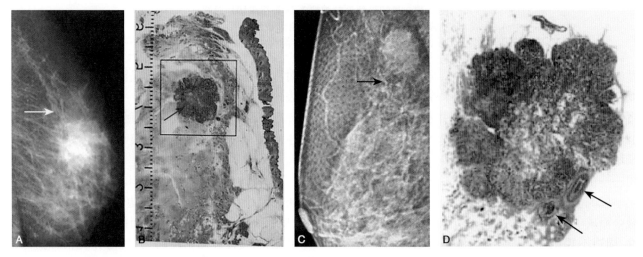

图 2-30　深沟型分叶肿块 X 线与组织大切片对照

A. X 线:浅沟型分叶型肿块,伴血管型毛刺分布(箭头示);B. 组织大切片:多小叶癌合成肿瘤。对间隔形成沟陷(箭头示);C. X 线:深沟型分叶型肿块,伴血管型毛刺(箭头示);D. 病理大切片:多小叶癌灶合成肿块,叶间隔形成深沟(箭头示)

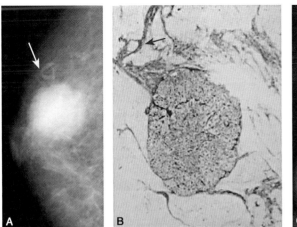
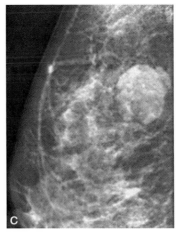
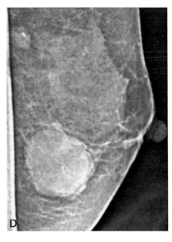

图 2-31　浅沟型分叶肿块 X 线与大切片对照

A．X 线：浅沟型分叶肿块，周边血管影（箭头示）；B．大切片，单纯癌，周边血管内癌栓（箭头示）；C．X 线：浅沟分叶型肿块，周边未见间接征象（纤维腺瘤）；D．X 线：浅沟型分叶肿块，致密度均匀，周边未见间接征象（纤维腺瘤）

外周反应。透亮环宽度不定，0.5～3cm 较多见，内圆与肿块外周平行或不平行。肿块呈圆形、分叶状或毛刺状等不定，但临床触及肿块外周尺寸大于 X 线显示的肿块，为透亮环型肿块共同特征，且大部分属恶性肿瘤所特有。良性肿瘤外围"透亮环"，狭窄与环内肿块周边平行，且触及肿块大小与 X 线显示肿块大致相同。透亮环亦称"晕轮征象"，多发生在炎性乳腺癌、髓样癌或肿瘤炎性改变等，镜下所见为血性和浆液性液体、脂肪组织、淋巴细胞或坏死组织等。图 2-32～图 2-34。

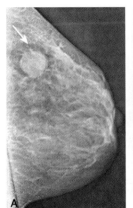
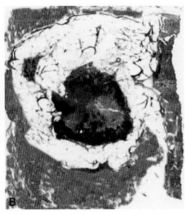
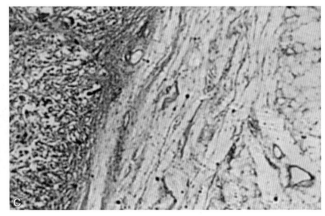

图 2-32　深沟型分叶肿块 X 线与大切片对照

A．X 线：透亮环肿块（箭头示）；B．大切片：癌周组织形成环状脂肪带；C．镜下观察透亮环组织（髓样癌）炎性反应液体潴留

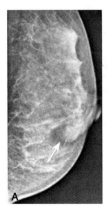
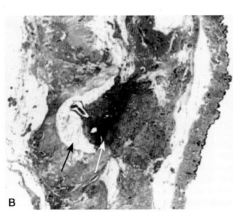
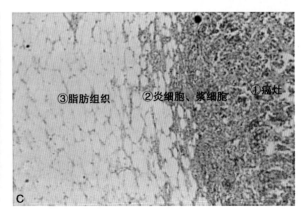

图 2-33　恶性肿瘤透亮环 X 线与大切片对照

A．X 线：透亮环肿块（箭头示）；B．大切片：肿瘤外周脂肪包膜（箭头示）；C．镜下所见

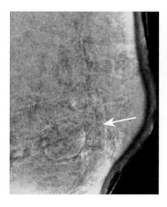
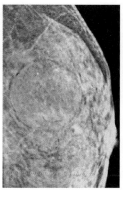
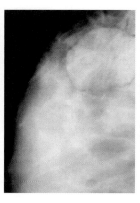
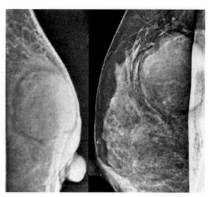

图 2-34 良性肿瘤包膜形成透明线
良性肿瘤外包膜形成透明线;窄细光滑、平行;外周血管扩张(箭头示),但很少有新生血管群

（4）模糊型肿块:X 线表现,单个或多处致密区,结节状、片状,似肿块,但无明确边缘,其外廓呈磨玻璃样,除致密度高于周围组织外,肿瘤轮廓模糊不清。影像学表现与乳腺腺病、增生症、炎症等类同。发现模糊型肿瘤均凭周围衍生间接征象诊断。造成肿块模糊的原因,一方面与肿瘤组织类型有关,如富脂质癌、分泌性癌、富糖原癌、原位癌、多中心或炎性癌等;另一方面与乳腺实质类型有关,致密乳腺、乳腺结构紊乱缺乏组织对比亦影响肿瘤外形辨别。见图 2-35。

（5）囊性肿块:乳腺囊性肿物比较常见,包括囊性或囊实性两大类,根据统计 500 份 X 线显示囊肿中,有 208 例囊实性肿物,经穿刺活检或手术病理证实,其中 176 例属良性,包括囊肿、乳头状瘤和其

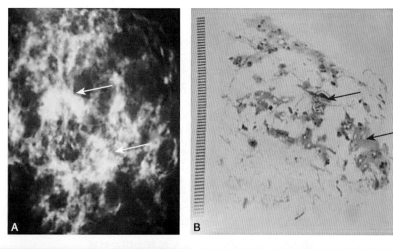

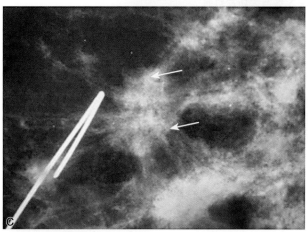
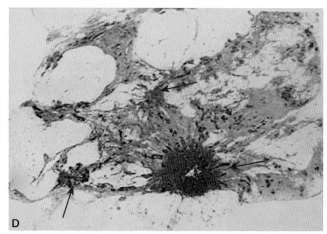

图 2-35 多中心模糊肿块与大切片对照
A. X 线:多中心模糊肿块(箭头示);B. 大切片:多中心原位癌、微小浸润癌(箭头示);C. X 线:多中心模糊肿块(箭头示);D. 大切片对照:多灶型浸润癌(箭头示)

他良性肿物,占该组 84.6%。32 例为恶性,占该组 15.4%;其中 7 例伴有三微钙化灶;其余肿块呈分叶状、毛刺状或不规则型。良性肿瘤以圆形、半圆或分叶状为主。囊性肿物中除空洞型或液化型外,囊实性肿物皆应作为手术适应证。

1)恶性囊型肿物典型病例:肿块生长在囊内或由囊壁向外生长。肿块形状:毛刺型或分叶型肿块最为常见,偶见乳头状或不规则型。另外,恶性囊性肿块常伴三微钙化等间接征象,诸囊间容易互相粘连或与周围组织粘连。见图 2-36。

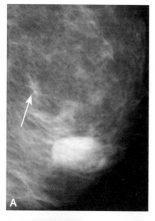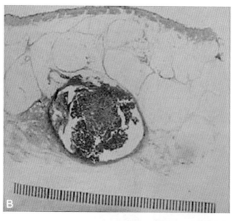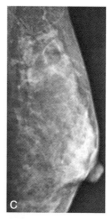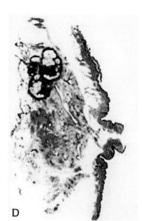
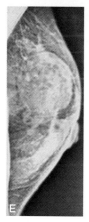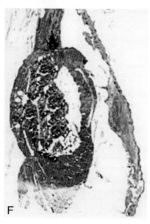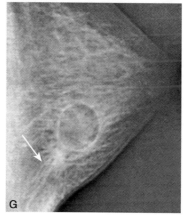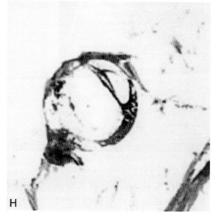

图 2-36 恶性囊型肿物 X 线与大切片对照

A. X 线:圆形,表面光滑及血管型毛刺(箭头示),可疑恶性肿瘤;B. 大切片对照:囊内分叶肿块,单纯癌;C. X 线:多囊型,相互粘连,中间可疑肿块(箭头示),可疑恶性肿瘤;D. 大切片对照:囊壁肿瘤,导管浸润癌;E. X 线:巨大囊肿顶部毛刺肿块(箭头示),可疑癌;F. 大切片对照:淋巴水瘤囊壁顶尖部微小肿瘤—单纯癌伴淋巴管型毛刺;G. X 线:囊肿伴血管型毛刺(箭头示),可疑恶性;H. 大切片对照:积乳囊肿壁肿物,单纯癌部分实性癌

2)良性囊性肿物典型病例:乳腺囊性肿物种类繁多,如单纯性囊肿(囊腔内液体或脂肪组织充填物)、积乳囊肿、囊肿钙化、多发性囊肿及囊实性肿物(肿块呈乳头状、圆形或不规则形等)。X 线表现,良性囊肿以圆形或椭圆形居多,边缘光滑,境界清楚,不伴有间接征象等特征可与恶性囊型肿物鉴别。见图 2-37。

(6)花瓣型肿块:形似花朵,对称或不全对称花瓣,周边弧线光滑、清晰,与相邻组织间境界分明,实为分叶型肿块之一,但其组织类型又以乳头状瘤、纤维腺瘤、良性叶状囊瘤、淋巴水瘤等良性肿瘤为主。为与恶性分叶肿块予以区别,减少过诊断,特立此型。该型少数恶性变者,多伴有衍生之间接征象:

三微钙化、异常血管、透亮环等,可以作出鉴别诊断。组织标本切片所见,由于多叶、多中心生长而致。统计表明深沟型分叶肿块者 80% 以上为恶性肿瘤,而花瓣型肿块的恶性比例不到 15%。

良性花瓣型肿块见图 2-38。

恶性花瓣型肿块见图 2-39。

(7)圆形肿块:圆形、半圆形或椭圆形肿块,呈向心性生长表现。肿块密度均匀、边缘清楚,与周围组织境界分明,不伴有任何间接征象,是乳腺良性肿瘤特征。统计 90 例 X 线表现圆形肿块,其中 75 例(83.3%)是良性肿瘤、纤维瘤、瘤样增生、纤维腺瘤、乳头状瘤或良性囊性肿物等(图 2-40)。恶性肿瘤占 16.6%(15 例)。仔细分析 15 例恶性肿块不同

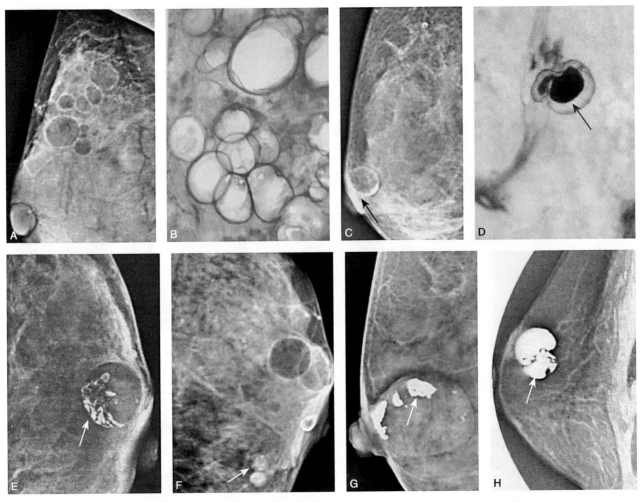

图 2-37　良性囊肿 X 线与大切片对照

A、B. X 线：多发性囊性肿物，圆形或椭圆形边缘光滑，境界清楚，呈蜂房样。囊腔内液体潴留或少量脂质充填；C. X 线：囊性肿物外廓清楚（箭头示）；囊实性肿物外周不清或部分显示（上箭头）；D. 囊实性大切片显示囊腔内血液潴留（箭头示）；E. X 线：积乳囊肿，部分钙化（箭头示）；F. X 线：多发性囊肿部分开始钙化（箭头示）；G. X 线：囊壁呈蛋壳样钙化（箭头示）；H. X 线：囊腔内潴留物，干涸硫化成石"乳石症"（箭头示），形似米花样、核仁状

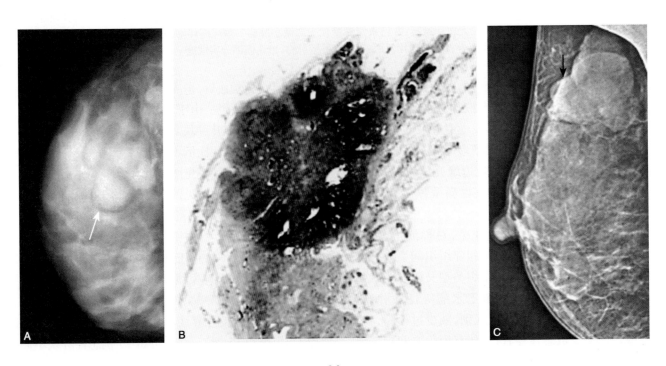

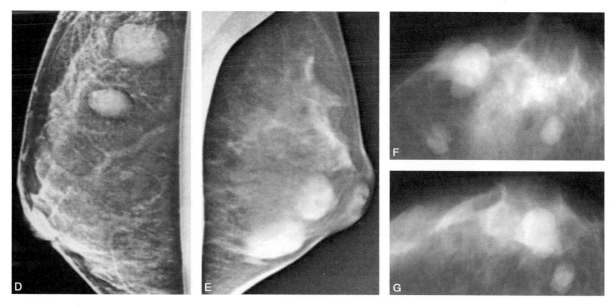

图 2-38 良性花瓣型肿块

A. X线:花瓣型肿块,边缘光滑、境界分明(箭头示);B. 组织大切片:良性叶状囊瘤;C. X线:花瓣型肿块纤维腺瘤(箭头示);D、E、F、G. X线:花瓣型肿块,纤维腺瘤

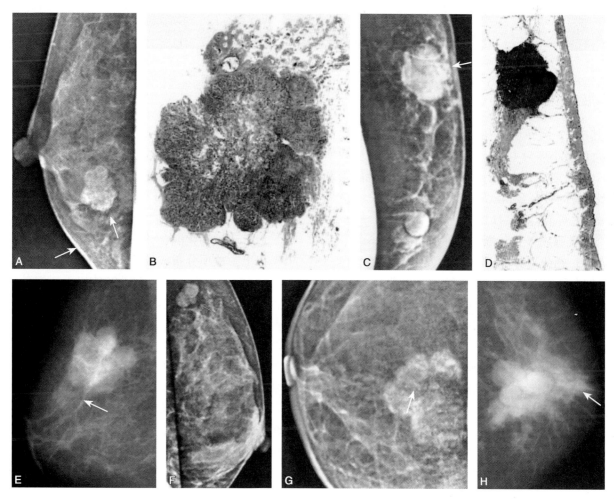

图 2-39 恶性花瓣型肿块

A. X线:花瓣型肿块,伴透亮环、厚皮征等间接征象(箭头示),可疑恶性肿瘤(单纯癌);B. 大切片:单纯癌呈多叶联合生长,形成花瓣型肿块(叶状囊肉瘤);C. X线:花瓣型肿块,异常血管、皮肤粘连(箭头示),可疑恶性肿瘤(导管癌);D. 大切片:实性癌,肿瘤多叶生长,形成花瓣状;E. 花瓣型肿块伴导管型毛刺(箭头示);F. 花瓣型肿块伴透亮环(箭头示);G. 花瓣型肿块伴三微钙化灶(箭头示);H. 花瓣型肿块伴浸润型、血管型毛刺(箭头示)

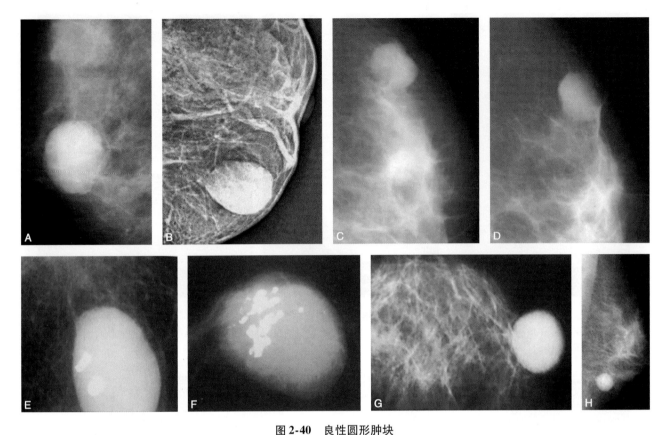

图 2-40　良性圆形肿块

A. 纤维腺瘤；B. 囊肿；C. 纤维腺瘤；D. 纤维腺瘤；E. 纤维腺瘤钙化；F. 纤维腺瘤蛋壳样钙化；G. 皮脂腺囊肿；H. 皮脂腺囊肿

点，其中 12 例肿块直径<1cm，占恶性圆形肿块的80%，以微小癌为主。经过放大观察，小圆形肿块实际不全圆，或某处边缘有残缺。另外，凡恶性圆形肿块多伴有间接征象，巨大圆形肿块直径>5cm，应考虑恶性之可能（图 2-41）

3. 乳腺癌 X 线诊断的 8 种辅助征象

（1）钙化型肿块：乳腺钙化发生率很高，约 1/3 成年妇女乳腺 X 线片显示有钙化。以性质划分，钙化分良、恶性两大类。恶性钙化主要分布在小叶腺泡和导管内，颗粒纤细微小，致密度为中、低度，形态主要有三种：小叉状、小杆状和泥砂样，平均直径<0.5mm，长度 1~2mm，分布密集，数量多，或少量、散在。兼于良恶性之间的钙化还有砂石样、碎石样和团簇状（图 2-42、图 2-43）。良性钙化主要分布在乳腺间质，少部分在实质内。良性钙化特点：颗粒大、致密度高、数量少、散在。形态：圆点状、片状、条柱状。良性肿瘤钙化：蛋壳样、米花状、核仁样、棉球样等种类繁多（图 2-44）。关于钙化产生基因、化学成分将在下一节阐述，本节重点分析肿块合伴钙化的鉴别诊断。

（2）钙化——三微钙化灶：肿块合并钙化的鉴别诊断前已述及，无肿块凭借钙化诊断乳癌只有 3

种：①小叉状钙化（直径<0.5mm，长 5~10mm），呈V、X、Y、U 字型，中、低致密度；②小杆状钙化（直径<0.7mm，长 8~12mm），呈针尖样、细条状，中、高致密度；③泥砂样钙化（直径 0.2~2mm），微小颗粒，中、低致密度。

以上 3 种钙化混合、密集出现，恶性可能性高达95%以上。单项分布或较分散，恶性可能亦在 85% 左右，其中小叉状 1 项可达到 90% 以上。泥砂样钙化假阳性率略高，表现散在或数量稀少、颗粒偏大，应与腺病钙化等鉴别。

三微钙化灶，是唯一术前可以在无肿块情况下，通过 Mammography 影片可能发现原位癌或超小癌的方法。

三微钙化均发生在乳腺实质，源于末端导管小叶单位（TDLU）或不同水平级的导管内。所谓钙化，实际是上皮细胞癌变过程，糖酵解代谢沉积物。生化分析，首先腺泡浆核成分发生改变，上皮细胞产生反应抗体、α-乳白蛋白、酪蛋白和乳铁素，高原子系数物质增加，上述钙含量较高的高脂物质的聚集物，沉淀在 TDLU 或导管内。在低氧状态下，糖酵解代谢旺盛，衍生 CO_2、H_2O、钙盐元素和热。当这些元素沉积在腺泡或导管里，久积干涸演化成石，X 线

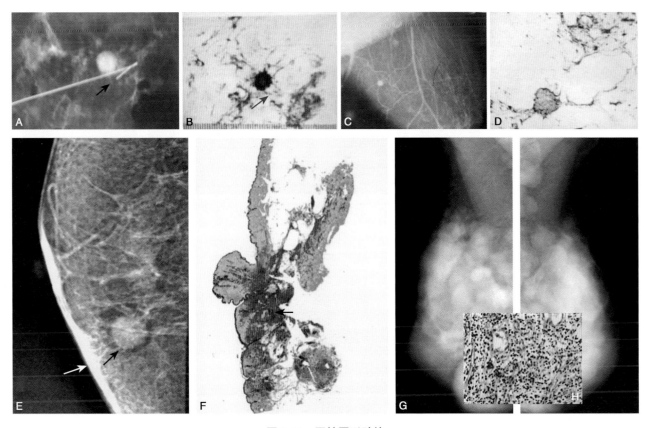

图 2-41　恶性圆形肿块

A. X 线:圆形肿块伴血管型毛刺(箭头示),可疑恶性;B. 大切片对照:单纯癌,病灶周围新生血管(箭头示);C. X 线:
微小圆形肿块,周围血管丰富;D. 大切片对照:腺癌,伴有新生血管;E. X 线:圆形肿块伴透亮环及厚皮征(箭头示),
可疑恶性;F. 大切片对照:髓样癌,伴淋巴管浸润累及皮肤(箭头示);G. X 线:双侧乳腺多发圆形肿块,手术切除肿瘤
43 个;H. 病理结果:双侧乳腺非霍奇金淋巴瘤

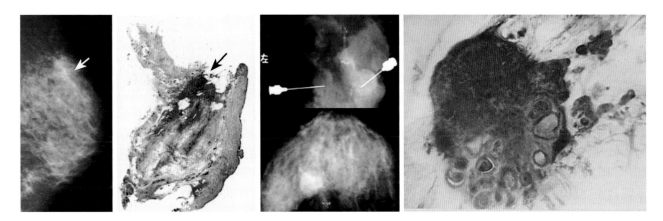

图 2-42　恶性钙化型肿块 X 线与组织大切片对照

A. X 线:恶性钙化型肿块,可见三微钙化灶(箭头示);B. 大切片对照:局部有钙化点(箭头示);C. X 线:活检定位,病
理标本 X 线片,以钙化为中心取病理;D. 大切片对照:可见腺泡内多处钙化点

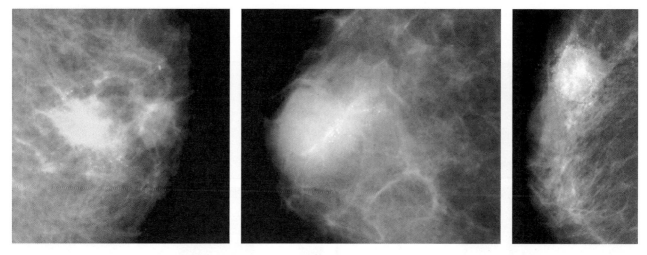

图 2-43　恶性钙化型肿块 X 线表现

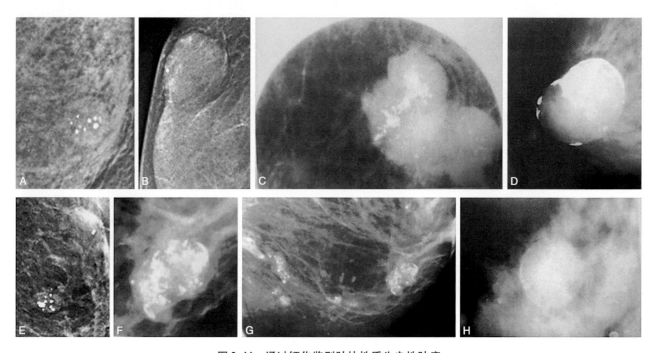

图 2-44　通过钙化鉴别肿块性质为良性肿瘤

表现形似小叶腺泡和分支导管的致密影,其中以含钙为著,故称钙化。已查明其化学成分,$Ca_3(PO_4)_2$含量最高达 55%,以下依次排序:蛋白质约占 20%,$MgCO_3$ 与 H_2O 占 13.3%,CoC_3 约占 9%。这种现象只有在癌变和硬化腺病时容易发生。前者钙化纤细微小,后者略见粗大。三微钙化由液态—半液态—固体,其含水量不同,可能在 X 线片上表示低、中、高不同致密度,但其形态特征完全可与良性钙化加以区别。后者皆为固体状态,所以致密度高,并且大都发生在间质或少量实质内,所以一般良性钙化颗粒粗大,形态多样:大点状、小球形、片状、条柱状。有些形态怪异似核仁样、米花样、棉球样等钙化形态,皆容易与恶性三微钙化鉴别。在以上两种不同性质的钙化中,另有碎石样和簇状钙化、砂砾样钙化三种

类型是介于良恶性之间的,容易造成过诊断。通过X 线所见与病理大切片对照,凡出血性病变容易产生以上三种钙化,可能与含铁血黄素比例相关。值得注意的是,癌瘤本身出血或坏死也会产生上述三种钙化。但后者含三微钙化所占比例较高。论述乳腺钙化的文献资料很多,通过钙化形态分析进行鉴别诊断已经广为重视。如何掌握标准,减少过诊断。本章对钙化分类以及提出“三微钙化灶”概念标准、形态及产生过程作出粗浅分析(图 2-45、图2-46)。

(3)导管扩张——大导管相:正常乳腺导管,由主导管—分支导管—末支导管组成,由粗渐细。主导管直径不超过 5mm,末支管径 2mm 左右,不同水平级导管以正常解剖分布的树枝样自然排列。导

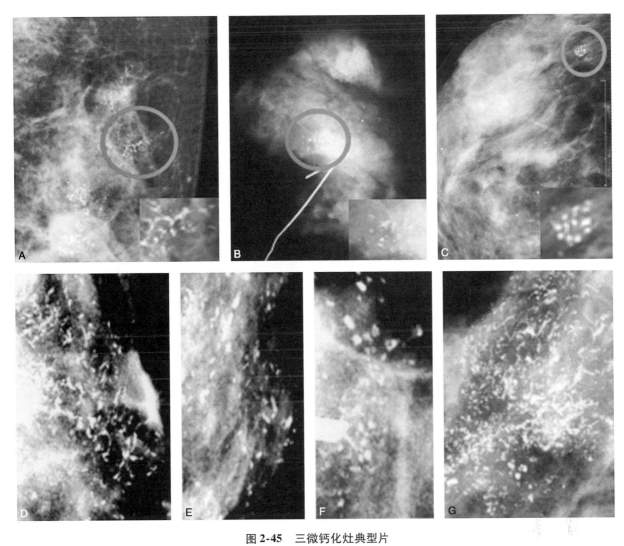

图 2-45 三微钙化灶典型片

A. 小叉状钙化灶；B. 小杆状钙化灶；C. 泥砂样钙化灶；D. 小叉状与小杆状混合钙化；E. 小杆状钙化；F. 泥砂样与碎石样混合钙化；G. 泥砂样小杆状、小叉状、碎石样和团簇状混合钙化

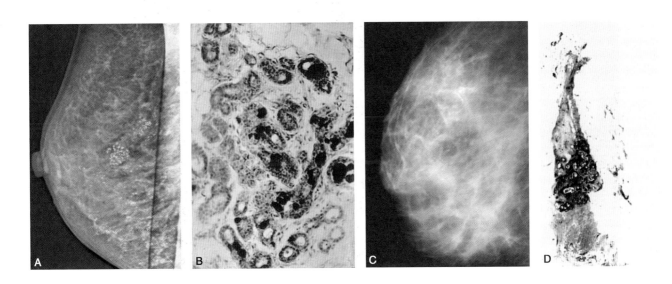

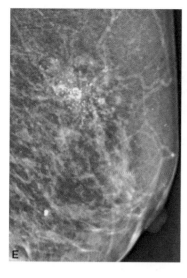
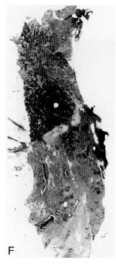
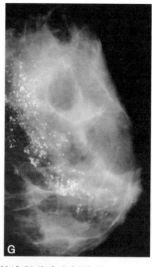
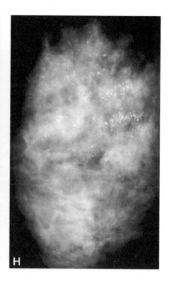

图 2-46 三微钙化灶诊断乳癌实例分析

A. 女,42 岁,无临床体征,乳腺筛查,X 线片发现三微钙化灶(箭头示)。小叉状与小杆状混合钙化,X 线诊断 5 级。B. 病理亚大切片:导管原位癌,腺泡内及导管内钙化。C. 女,54 岁,无临床体征,X 线发现小叉状钙化灶,X 线诊断 4C 级。D. 病理大切片,导管浸润癌,导管内钙化。E. 女,57 岁,临床未及肿块。X 线:三微钙化灶与碎石样钙化混合分布。X 线诊断 5 级。F. 组织大切片对照:导管浸润癌部分单纯癌。肿瘤内见坏死组织可见钙斑。G. 女,47 岁,常规检查发现小叉状、小杆状钙化。H. 放大相:小叉状钙化、小杆状钙化、泥砂样钙化,X 线诊断 5 级

管退化以后,管腔闭合、萎缩,X 线投照不显影(图 2-47)。导管内癌或肿瘤通过导管向外扩散时,导管出现癌栓而扩张,或浸润邻近导管,造成导管扭曲(图 2-49)。X 线表现呈高致密度大导管相,直径超过 10mm 以上,或合并有三微钙化或其他间接征象。导管扩张和扭曲可能牵拉乳头内陷,形成漏斗征(图 2-48)。另有导管良性扩张(图 2-50)。

(4) 乳头乳晕病变——漏斗征:乳头和乳晕是疾病多发的敏感部位,由于乳晕淋巴系统丰富,容易发生淋巴回流障碍,大量胶原质沉积形成漏斗征。

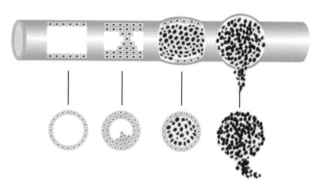

图 2-47 导管扩张示意图

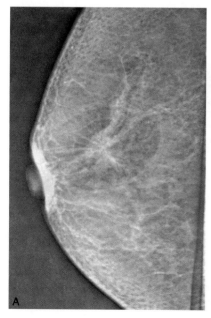
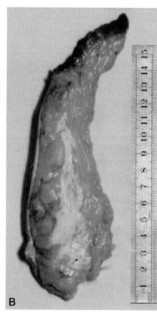
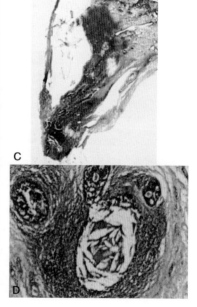

图 2-48 乳腺癌大导管相与大切片对照

A. X 线:大导管相,伴少量小杆状钙化,诊断 5 级;B. 手术标本:导管扩张粘连;C. 组织大切片:导管浸润癌,导管内癌栓;D. 病理标本:横切面 4 支主导管内癌栓、粘连

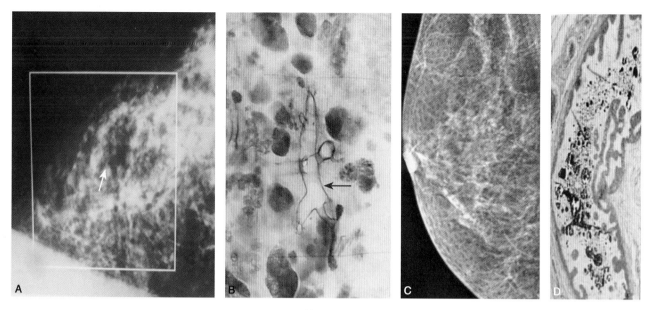

图 2-49　大导管相与病理大切片对照

A. X 线:末端导管扭曲,囊样扩张(箭头示);B. 大切片对照,导管内癌,柱状扩张(箭头示);C. X 线:大导管相伴小杆状钙化,可疑癌,诊断 4C 级;D. 病理大切片:导管内癌伴钙化

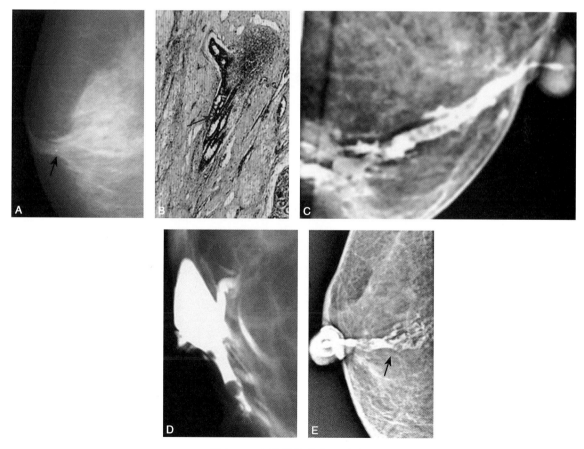

图 2-50　良性导管扩张 X 线表现

A. X 线:大导管相伴点状良性钙化(箭头示);B. 病理切片:导管非典型增生(箭头示);C、D. X 线造影,大导管相、导管内圆形缺损,导管乳头状瘤;E. X 线:大导管相多发性乳头状病(箭头示)

73

选择 X 线摄片帮助鉴别诊断。良性漏斗征,乳头向外膨突;恶性漏斗征乳头内收,同时乳头、乳晕和大导管三者融合形成漏斗征;良性病变则不会牵扯大导管,另外乳晕病变亦称腺前病变,病灶范围局限在乳晕区(图 2-51、图 2-52);但恶性肿瘤则会累及整个乳腺(图 2-53)。

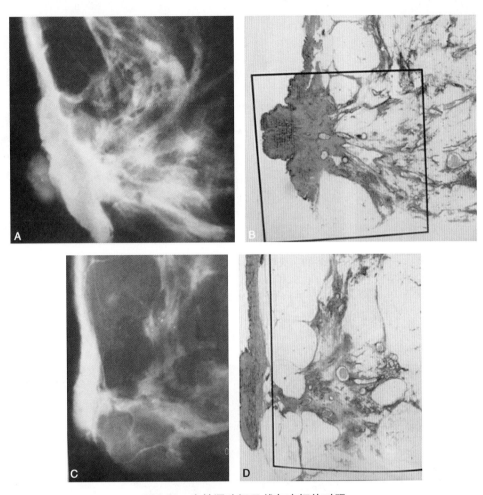

图 2-51 良性漏斗征 X 线与大切片对照
A. X 线:漏斗征,乳头向外突出,无大导管相显示;B. 大切片对照:乳晕炎,伴胶元质沉积,周围纤维化呈索条状(箭头示),未见癌细胞;C. X 线:漏斗征,乳头偏平突起,未见大导管相;D. 大切片对照:乳晕慢性炎症,未见癌细胞

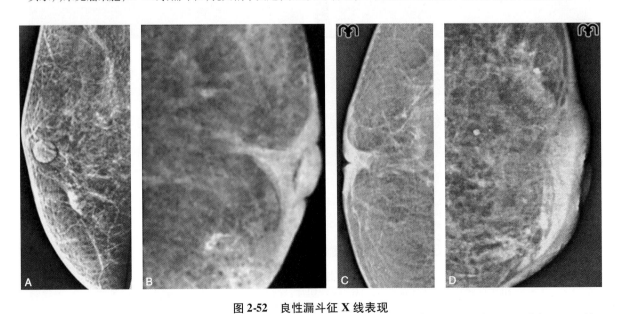

图 2-52 良性漏斗征 X 线表现
A. X 线:漏斗征,乳头向外突出,未见大导管相;B. X 线:漏斗征,乳头向外突出,皮肤增厚,未见大导管相;C. X 线:漏斗征,乳头偏平,未见大导管相;D. X 线:漏斗征,分裂乳头,导管增生

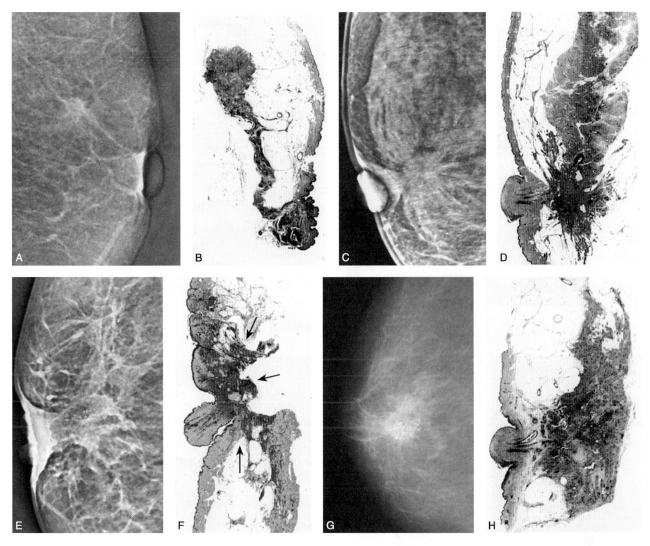

图 2-53 漏斗征 X 线与大切片对照

A. X 线:左乳上方肿块(箭头示),沿导管向乳头浸润,并牵拉乳头,形成早期漏斗征;B. 大切片对照:单纯癌浸润导管(箭头示),并牵引到乳头开始内陷;C. X 线:腺前肿物(箭头示),导管毛刺牵拉乳头,已形成漏斗征;D. 大切片对照:硬癌,导管浸润与乳头融合,局部水肿,并有胶元质沉积及炎细胞;E. X 线:漏斗征伴三微钙化灶(箭头示),乳头陷入与乳晕融合;F. 大切片对照:导管浸润癌,乳导管内癌栓伴钙化(箭头示);G. X 线:漏斗征,腺前模糊肿块伴三微钙化灶(箭头示);H. 大切片对照:腺前乳导管内癌,伴钙化(箭头示),乳头内乳孔可见癌浸润

(5)异常血管——新生血管:乳腺出现异常血管,可能由于肿瘤所致。瘤细胞产生促血管生长因子,致肿瘤周围毛细血管丛生,原来供血动脉和静脉血管迂回扩张(图 2-54、图 2-55)。区别异

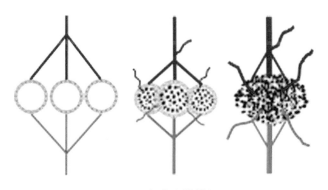

图 2-54 新生血管模拟图

常血管要点:①血管密集,呈网状,排笔状和放射状分布;②血管扩张、增粗、迂曲;③癌栓残段血管致密度增高。在肿块尚未形成或显示不清时,凭借血管判断局部可能发生肿瘤。良、恶性肿瘤异常血管表现有所不同。良性肿瘤以原供血静脉血管扩张、迂回曲张为主要特征。癌发生后异常血管以新生血管为主要特征,合并静脉血管扩张(图 2-56)。

(6)皮肤异常——厚皮征:乳腺皮肤呈光滑弧线,平均厚度 3mm 左右,乳晕厚度可达 6～7mm。皮肤发生疾病或肿瘤时,局部皮肤会突起、增厚。另外,乳腺癌也可能沿淋巴管或纤维组织向皮肤播散,致皮肤隆起,形成厚皮征。皮肤肿瘤分良、恶性两种,包括平滑肌肉瘤、色素瘤、汗腺瘤、皮肤上皮瘤、

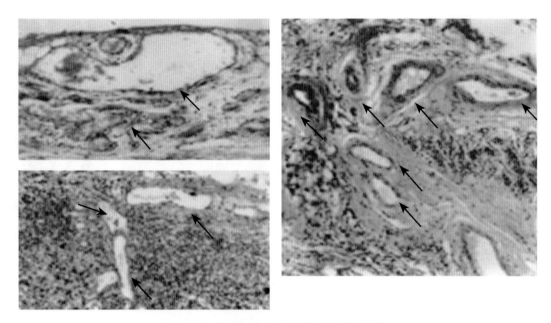

图2-55　病理切片:新生血管丛生(箭头示)

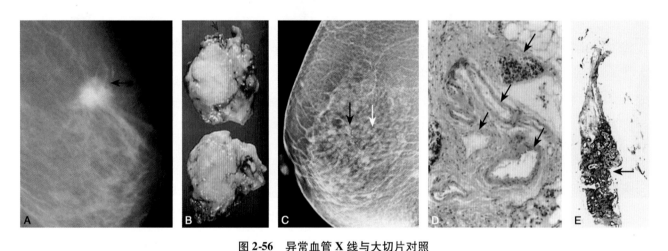

图2-56　异常血管X线与大切片对照

A. X线:肿块周围血管(箭头示);B. 标本对照:边缘静脉血管聚结(箭头示);C. X线:异常血管密集呈放射状伴钙化灶(箭头示);D. 大切片对照毛细血管丛生(箭头示);E. 镜下观毛细血管丛(箭头示)

硬皮病、脂溢性角化病、囊肿(图2-57)。少见肿瘤有隆突性皮肤纤维肉瘤(dermatofibro sarcoma protuberance)、颗粒细胞瘤(granular cell tumor)。由乳腺癌浸润皮肤首先从内皮基底层真皮乳头层开始,内牵造成局部厚皮征(图2-58)。

(7) 悬韧带增厚——牛角征:Cooper韧带是乳腺大叶与皮肤连接的悬韧带。很多乳腺实质病变,会通过大叶纤维包膜受累于悬韧带。尤其乳腺癌沿悬韧带浸润或悬韧带根部出现肿瘤,皆会导致悬韧带增厚、肥大、扭曲变形,形成狼牙状或牛角样致密影,与正常韧带形成明显对比(图2-59)。悬韧带浸润也会牵连皮肤,向内收缩或形成厚皮征(图2-60)。另外悬韧带增生、炎性病变也会造成其角化、增厚,但大多仅限于悬韧带本身,没有更多其他征象出现。

(8) 淋巴管浸润——塔尖征:乳腺淋巴管密集,呈网状分布,所以容易受到不同方位疾病的累及,更是乳腺癌扩散的主要趋道。Fiesner通过病理切片发现33%浸润癌周围淋巴管内有癌栓形成。肿瘤逆行造影显示淋巴管扩张或癌栓充盈缺损。数字影像高空间分辨率和对比度,可以显示直径0.5mm以上淋巴管癌浸润表现。尤其乳腺顶端,靠近腋窝的淋巴管,不仅可以看到淋巴结转移,淋巴管也可能显像,于腺体顶端形成塔尖样的线状致密影,故名塔尖征(图2-61~图2-63);可以帮助发现肿瘤。

乳腺X线摄影发现三微钙化灶,如何才能得到病理证实,活检取材为重要环节。一方面,钙化颗粒微小纤细容易漏掉;另一方面,不同形状三微钙化灶中如何选择定位靶点,应在术前读片确认。由于超声对三微钙化灶敏感性差,目前临床大都采用X线

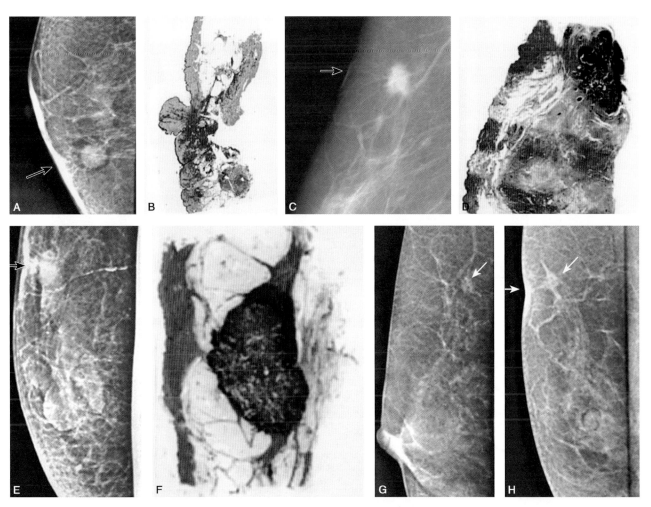

图 2-57　恶性厚皮征 X 线与大切片对照

A. X线:毛刺肿块伴厚皮征(箭头示);B. 大切片对照:单纯癌浸润皮肤,局部皮下水肿,大量炎细胞、淋巴细胞;C. X线:透亮环肿块沿毛刺浸润皮肤形成厚皮征(箭头示);D. 大切片对照:髓样癌,沿淋巴管浸润皮肤,局部水肿(箭头示);E. X线:毛刺肿块、浸润皮肤形成厚皮征(箭头示);F. 大切片对照:导管浸润癌向皮肤浸润,皮肤增厚,胶原质沉积,未见癌细胞;G. X线:常规侧位只显示模糊肿块(箭头示);H. X线切线位:肿块伴厚皮征(箭头示),显示更加清楚,显示皮肤增厚应与X线呈切线位投照为最佳角度

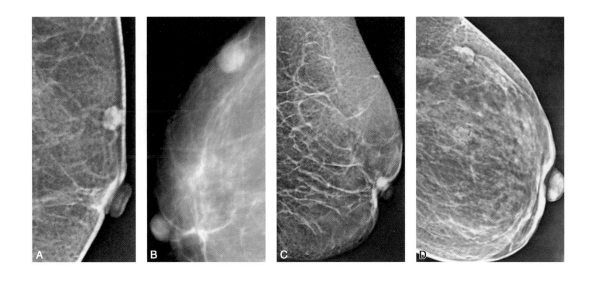

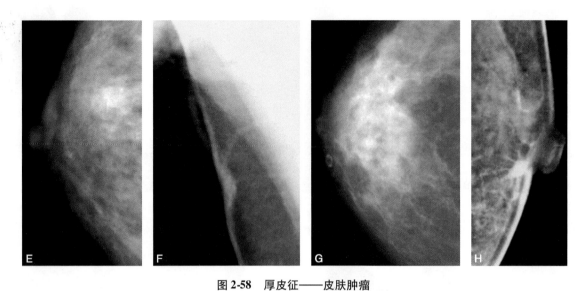

图 2-58　厚皮征——皮肤肿瘤

A. 神经纤维瘤；B. 神经纤维瘤；C. 神经纤维瘤；D. 皮肤纤维瘤；E. 汗腺囊肿；F. 皮脂腺囊肿；G. 汗腺内钙化；H. 瘢痕瘤

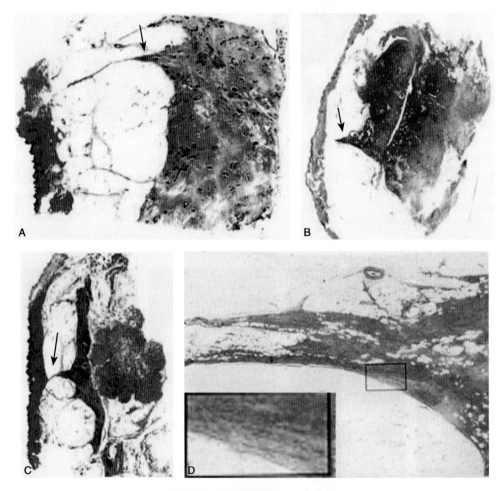

图 2-59　悬韧带增厚——牛角征

A. 正常悬韧带（箭头示）；B. 悬韧带增生（箭头示）；C. 肿瘤浸润悬韧带形成牛角征（箭头示）；
D. 悬韧带浸润镜下观察，少量癌细胞多为炎细胞浸润

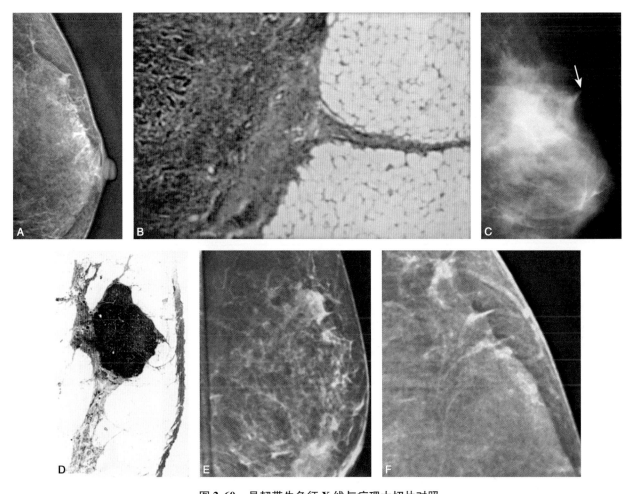

图 2-60　悬韧带牛角征 X 线与病理大切片对照
A. X 线:牛角征根部肿瘤;B. 大切片:癌浸润悬韧带;C. X 线:牛角征后部肿瘤(箭头示);D. 大切片:肿瘤浸润悬韧带;E. 乳头状癌;F. 乳腺增生

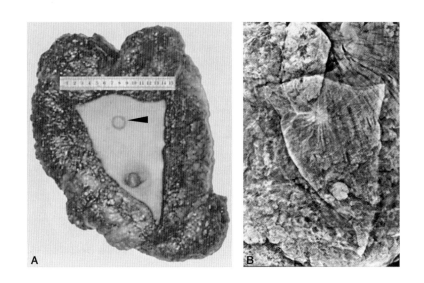

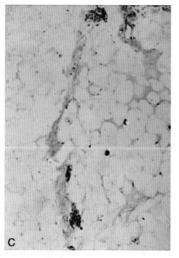
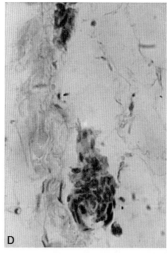

图 2-61 癌灶周围淋巴管浸润 X 线与病理组织大切片对比
A. 乳腺标本:乳头上方 φ1.5cm 肿块;
B. X 线标本像:显示淋巴管;C、D. 病理切片淋巴管纵向可看到大量癌栓和癌细胞(箭头示)

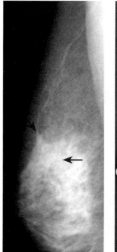
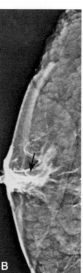
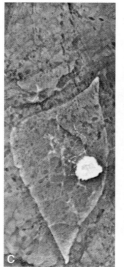
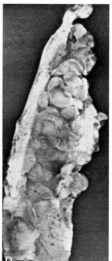
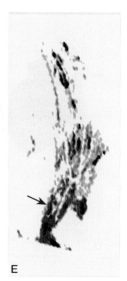

图 2-62 X 线平片和造影——淋巴管对照
A. X 线平片:腺体顶端"塔尖征"伴泥砂样钙化(箭头示);B ~ D. 标本乳晕区逆行造影显示断续状淋巴管癌栓形成(箭头示);E. 病理大切片:淋巴扩张,管内癌栓形成(箭头示)

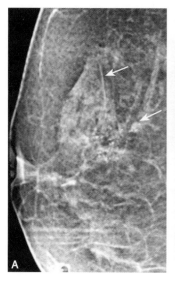
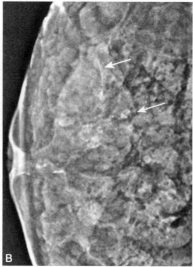
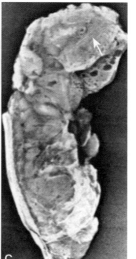
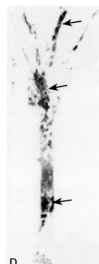

图 2-63 淋巴管癌栓——X 线与标本对照
A. X 线平片:三微钙化灶伴淋巴管癌栓(箭头示);B. 标本 X 线片:三微钙化灶伴淋巴管癌栓(箭头示);C. 标本定位 X 线片:淋巴管癌栓条索影(箭头示);D. 病理切片:淋巴管内多处癌细胞浸入(箭头示)

三维或二维定位法,以确保取材成功。由于三种钙化的特异性有所差异,所以在确定穿刺时,按顺序选择不同钙化灶,应首选小叉状集中区作为靶点,其次为小杆状钙化,若仅能看到泥砂样钙化,其靶点应选择在向心性集结的稠密区。三微钙化灶定位穿刺选择靶点如图2-64。原位癌、微小癌、微小浸润癌等因穿刺定位不当,取材不到位出现假阴性率占6% ~ 7%,值得注意。

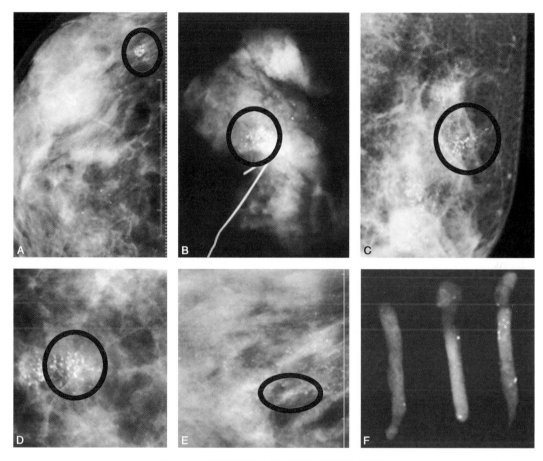

图 2-64　三微钙化灶 X 线定位穿刺靶点选择
A. 泥砂样钙化灶;B. 泥砂样和小杆状混合;C. 小叉状钙化灶;D. 小叉、小杆、泥砂三微混合灶;E. 小杆状和微小肿块;F. 穿刺取三点以上

乳腺 X 线间接征象取活检。泥砂样钙化大部分发生在肿瘤外围的腺泡内,镜下所见粉刺样分泌物堆积现象,此种钙化数量多、分布广泛、颗粒细小而均匀,形态如纤细的泥砂状,与肿瘤引起的乳腺异常代谢有关,因而它虽不是肿瘤处的钙化,但与肿瘤的发生有密切关系。某些良性肿物亦可能出现类似情况,但后者钙化点数量稀少,颗粒分散,大小不尽一致,密度也较高,X 线下可以作出鉴别。团簇状钙化的颗粒较大,形态不规则,发生在肿瘤坏死区才有诊断价值,所以 X 线片所见钙化灶在肿块未长成之前先从 X 线片上看到钙化点。我们分析的乳腺癌钙化病例中有 1/3 的病例钙化点在 10 颗以下,有些仅 3 ~ 5 颗。但是泥砂样钙化点必须数量多、密集、颗粒细小、分布均匀才有诊断价值,这种钙化在镜下观察,大部分沉积在正常腺泡,也有些在间质里,所以用泥砂样钙化点定位取样不一定能找到癌细胞,但它是乳腺癌发生后重要的间接征象。团簇状钙化与肿块同时出现才有诊断价值,往往出现在坏死的肿瘤部位。乳腺良性钙化种类繁多,如圆点状、圆圈状、双轨样和柱状(大杆状)等不同形态。良性钙化灶密度较高,颗粒大小和形态不一,大部分混合出现,松散分布,与恶性钙化灶可以区别。

(9)乳腺良、恶性肿瘤的 X 线鉴别诊断:影像学诊断对特异性较强的病例容易确诊,但对于非特异性或早期乳腺癌与良性肿瘤鉴别则较难。现将 X 线可显示的几项重要特征列于表2-5。

(六)乳腺造影

利用具有与乳腺组织有明显对比的造影剂,通过各种渠道进入乳腺显示乳腺疾患的形态、性质的方法称乳腺造影,包括有乳导管造影、囊肿内注气造影、肿物周围注气造影、淋巴管造影、乳腺血管造影等。

表 2-5　乳腺良、恶性病变的 X 线鉴别诊断

项目	良　性	恶　性
皮肤	表面光滑,呈弧形,厚度 2~3mm	增厚、凹陷成角、厚皮征、橘皮征
皮下脂肪	光滑整齐,与皮肤平行,界限清	粘连,与皮肤之间界限消失
悬韧带	细锯齿样或不显影	粗钝、牛角样改变
乳头	正常突起略向外向下	扁平、内陷或出现漏斗征
肿块成像比例	触诊与 X 线显示肿块等大	X 线显示较触诊测量小 1~4 倍
肿块形状	圆形或椭圆形,少数有分叶状	分叶状,不规则形
肿块边界	光滑锐利,清楚整齐	模糊不光滑,有水肿环或毛刺
肿块密度	均匀一致	不均匀,中间或边缘可能出现坏死透亮区
肿块与周围组织的关系	境界清楚,一般不发生粘连,肿块较大时有推压现象	容易粘连,乳腺纹理紊乱,导管与小梁向肿物集中,出现引流血管塔尖样改变较固定,位置变化不明显
肿块移动性	牵拉位容易移动和变性	较固定,位置变化不明显
肿块增长速度	复照(相隔 2~3 个月)增长不明显	较明显
钙化灶	圆形、双轨样或斑片、无定形游离、散在、一般数量比较少,珍珠样小颗粒状	小杆状(针尖样)、泥沙样或团簇状聚集成堆量多、密度均匀分布于实质内等三个特点
血管	呈镜面相,哺乳期静脉增粗,老年人动脉容易发生钙化	与肿物连接的血管增粗、增多、迂曲与肿块呈放射状
淋巴结	分散、数量少、不易显示	集中、量多、易显像
淋巴管	淋巴管不显像	有癌栓形成时可以出现塔尖征

1. 乳导管造影　乳导管造影是一种简便易行,对乳腺导管内的病变具有特殊诊断价值。

(1) 适应证:凡有乳头病理性溢液的患者,其诊断不明确均应做乳导管造影,对 X 线片上良恶性肿瘤不易做出鉴别的或 X 线片上无肿瘤组织而有某些恶性肿瘤的间接征象时,即使无乳头溢液也可做乳导管造影帮助明确诊断。乳头溢液患者特别是有血性溢液,必须提高警惕,据统计约1/10 的血性溢液患者为乳腺癌所致,一般乳腺癌患者 2%~7% 有乳头溢液,34% 的导管内癌则有乳头溢液。

(2) 造影方法:事先做好碘剂过敏试验。患者仰卧,常规消毒皮肤,术者需戴消毒手套,小心挤压乳头,观察溢液导管开口,只有在少量溢液涌出时才能清楚辨认。随后把经加工、尖端磨钝而光滑的注射针头(也可用鼻泪管冲洗针)缓缓送入导管,此时患者应无痛苦感觉,针头粗细以 5~6 号为佳,皮试针头过细易插入,但易使造影剂溢出,深度约 2~3cm,先抽吸有无液体,尽量抽出液体后再注射造影剂。造影剂采用 30%~60% 的泛影葡胺,适用于干板照相,而一般 X 线胶片则需浓度较高的造影剂,以60% 的泛影葡胺为宜,碘水刺激性大,造成患者痛苦,乳管痉挛而致使造影失败。一般注射 1~2ml,个别可至 5~6ml,应根据溢液量的多少,注射时阻力大小而定,注射不能过于缓慢,因导管壁还有吸收药物功能,1 分钟内完成。注射完毕后,乳头用棉球稍加压迫,或用封闭剂封口,外加乳腺压迫器摄取侧位和轴位 X 线片,必要时加拍斜位及乳头牵引位,还可以投照穿胸前后位等。

(3) X 线导管分型(图 2-65):导管造影由于先天变异或病理原因大致可分为干型、支干型、支叶型等三型。

干型:主导管显影,支导管及腺小叶均不充盈造

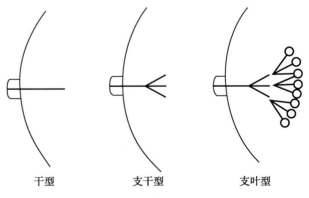

干型　　　支干型　　　支叶型

图 2-65　乳腺导管造影 X 线分型示意图

82

影剂。

支干型:主导管和分支导管显影。

支叶型:主导管、分支导管、末支导管包括腺小叶都有造影剂充盈。

3种导管形态与乳导管病变分布有一定关系,如导管内乳头状瘤多分布在干型内,而支干型更多的属于导管扩张。导管内发生癌变时以支叶型和支干型兼有之。

(4) X线片所见

1)导管内癌:常发生在第二级导管,不仅局部破坏且可向周围或延管腔蔓延,X线片所见以下各种改变(图2-66)。

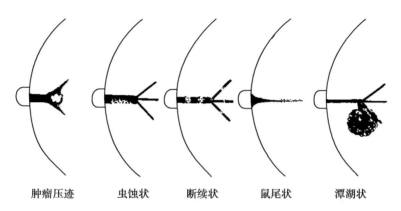

| 肿瘤压迹 | 虫蚀状 | 断续状 | 鼠尾状 | 潭湖状 |

图2-66 乳腺导管造影恶性病变示意图

虫蚀状:造影剂分布于病变局部,呈虫蚀状改变,鼠尾状狭窄,不规则充盈缺损,管壁阻塞,管腔阻塞等改变,这是由于局部管壁破坏和肿瘤占位所致。断续状:造影剂沿管腔呈断续状分布,因肿瘤沿管壁或向管腔内不规则生长,阻塞不全,造影剂部分渗入所致。

潭湖状:病变导管周围造影剂外溢形成大小不等之斑片状影,这是因病变区导管破坏造影剂由该处溢出至间质,此时淋巴管易显影。

其他类型:造影剂于肿瘤局部可见鼠尾状狭窄、虫蚀状改变,突然中断,一侧管壁僵直等改变,北京市肿瘤研究所在1981年6月前所做200例资料齐全的乳导管造影,其中20例为乳腺癌,其临床所见15例有溢液,8例有肿块触及,X线平片阳性所见较少而导管造影的乳腺癌征象有52项,平均每人2项(表2-6)。

表2-6 20例乳腺癌乳导管造影所见

项目	征象	例数
临床所见	溢液	15例
	触及肿块	8例
X线平片	显示肿块	1例
	小杆状钙化灶	5例
乳导管造影所见	鼠尾征、虫蚀征	15例
	不规则充盈缺损	18例
	断续征	13例
	潭湖征	11例

2)导管内乳头瘤:该类肿瘤导管造影所见大致分3种(图2-67):

杯口状充盈缺损:导管因局部发生乳头状瘤常导致管腔阻塞;阻塞端造影剂在肿瘤周围充盈形成

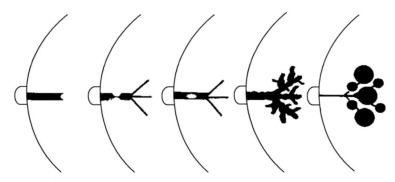

| 杯口状充盈缺损 | 沙钟状导管狭窄 | 管内圆形充盈缺损 | 柱状扩张 | 囊状扩张 |

图2-67 导管良性病X线示意图

83

杯口状压迹,近端导管常因肿瘤生长而扩大,较大的杯口状边缘常呈桑葚状。

沙钟状导管狭窄:乳头状瘤沿管壁环形生长,管腔中心部分尚能有少量造影剂通过,形成似沙钟状改变,近端或远端导管均明显扩张。

管内充盈缺损:肿瘤沿管壁一侧生长,造影时可见管腔内有充盈缺损,切线位时可见充盈缺损来自于侧壁,据统计有 50% 乳头溢液患者为乳头状瘤,其中一半为血性溢液。

3)慢性导管炎:各级导管有程度不等之囊状或柱状扩张,以后者多见,化脓性导管炎尤为明显,约有 50% 乳头溢液患者有慢性导管炎之改变。

4)乳腺增生:导管造影时见导管排列紊乱,有时可见导管聚焦,无导管破坏扩张征象。

5)乳腺良性肿瘤:导管除受压变形移位,仍保持导管的正常分支结构(图 2-67)。

2. 乳腺囊肿注气造影

适应证:囊性肿瘤或疑有囊壁肿瘤时可做囊肿注气造影。

造影剂:一般用空气或碘剂,亦可用碘气双重造影,碘剂常用 30% ~60% 的泛影葡胺。

造影方法:常规皮肤消毒,皮下注射麻醉药,应尽可能避开乳晕部位较敏感区,术者一手固定肿块,一手将针头刺入,抽吸囊内容物,有时内容物黏稠,所用穿刺针可用粗针,同时应改变位置尽量抽尽内容物,取部分送病理化验,然后原针注入滤过空气、肿块恢复原形即可,也可同时注入碘剂,剂量以肿块复原为准,也可注入碘剂转动体位后再注入空气,使有双重对比效果。

摄片:正侧位、各方向切线位观察囊壁。X 线片所见:良性肿瘤囊壁薄而光滑。积乳囊肿囊壁可能不光滑,但改变体位后囊壁无明显占位性改变。恶性肿瘤囊壁边缘不整,有分叶状、毛刺状等肿块向囊腔内或外突出。

3. 乳腺淋巴系统造影 乳腺的淋巴组织极为丰富,与乳腺癌的关系密切,但目前尚无法使乳腺的淋巴组织全部显影,现用的方法仅使部分淋巴管及淋巴结显影。

(1)乳头内注射法:乳头内淋巴组织丰富,局部麻醉后注入 1ml Myodil 能使乳外侧淋巴及部分腋淋巴结显影。

(2)乳晕下注射法:从乳晕下淋巴内注入造影剂如 30% ~60% 的泛影葡胺 5 ~10ml,可使引向腋窝淋巴管显影。

(3)乳腺实质内注射法:用 30% ~60% 的泛影葡胺直接注入瘤周围的乳腺实质内,可使病灶周围淋巴管显影,可观察到病灶引流淋巴管的异常改变。

4. 乳腺其他造影

(1)乳腺血管造影:为鉴别恶性肿瘤及其他良性肿瘤,应用血管造影有较大的价值,一般采用动脉高压注入 60% Conray 40ml,注射 10 秒后连续拍片约 10 余张。内乳动脉插管法,该法较复杂。血管造影必须消毒严格,以防感染,对患者也有一定的损害,建议应尽量采取其他诊断方法进行确诊。

(2)肿物周围注气造影使肿物边缘衬托得比较清晰,对乳腺疾病的鉴别诊断有一定的帮助,一般采用空气或二氧化碳,注气量 20 ~30ml,为一种简便的辅助诊断方法。

(胡永升　张亚玺)

(七)数字化乳腺摄影及其在微小乳腺癌的诊断运用

在伦琴发现 X 线之后 18 年,即 1913 年,德国外科医生 Salomon 首先获得世界上第一幅乳腺 X 线影像,这是乳腺 X 线摄影(mammography,可直译成乳腺摄影)的最早尝试。再经过 56 年后,1969 年法国人 Charles Gros 首创适合软组织成像的钼靶乳腺 X 线摄影机。美国最早用乳腺 X 线检查进行乳腺癌普查,如 HIP(1963 年始,随访 20 年)、BCDDP(1973 至 1981 年)等。在 BCDDP 中,59% 的非浸润性乳腺癌仅用乳腺 X 线摄影发现,单凭乳腺临床检查发现的非浸润性癌仅为 6%。Tabár 等报道 X 线摄影可在乳腺癌发展成为触诊阳性的肿块之前两年加以显示。因此,乳腺摄影已成为乳腺疾病的常规检查方法。随着时代的进步,乳腺 X 线摄影技术日臻成熟,尤其是 2000 年前后,逐渐出现从传统的模拟成像向数字化成像转变的趋势。目前,以使用碘化铯-非晶硅平板、非晶硒平板为代表的数字化乳腺摄影机具有低曝光剂量、全视野成像、优化的像素尺寸、高抑制噪声能力和宽广的对比度动态范围等优良性能,又称为全视野数字化乳腺 X 线摄影(full field digital mammography,FFDM),可以获得优质的乳腺 X 线图像。近年来,乳腺癌发病率持续升高,早期发现乳腺癌,不但挽救患者生命,而且能够提高患者生存质量。数字化乳腺 X 线摄影在此方面发挥着重要作用。

1. 数字化乳腺摄影

(1)数字化乳腺摄影设备的发展:数字化摄影最重要的部件是数据采集装置,即所谓的数据探测板。根据其探测范围和工作原理的不同有以下分类。

1) 小视野探测板:1995 年 Parker 等论述了电荷耦合器件(charge coupled device, CCD)作为探测板的优点和缺点。其线对可以达到 10 线对/毫米,可作为探测板快速成像。但是其面积较小,约 5cm×5cm,因此,常常只能在采用乳腺摄影引导穿刺乳腺时使用。其原理是:将 X 线信号通过影响增强器在荧光屏上转换成可见光信号,通过 CCD 作为探测器采集荧光影像,并转换成电信号,经模/数转换,计算机处理得到数字化图像。

2) 全视野探测板:第一代全视野乳腺摄影:计算机 X 线摄影(computed radiography, CR)产生于 1980 年,在 1994 年首次应用于乳腺检查。CR 采用一种具有特殊辉烬性荧光物质的影像板(IP 板)取代传统 X 线胶片接受 X 线照射,影像板感光后在荧光物质中形成潜影,将带有潜影的 IP 板插入读出器中用激光束扫描,再经光电转换最终得到数字化图像。CR 缺点是操作复杂,空间分辨力较差,获得优质乳腺图像常常需要增加 X 线照射剂量。因此,普通 CR 在乳腺摄影方面受到一定的限制。直到 2006 年,有厂家推出乳腺专用的双面读取技术 IP 板的乳腺专用 CR,X 线曝光量有所减少,且像素仅为 50mm,CR 才为其在乳腺摄影方面开拓了新的应用前景。乳腺专用 CR 的一个重要优点是对已经购有常规模拟式乳腺摄影机的医院可以利用既有设备使乳腺摄影数字化,而不需要立刻购买更为昂贵的全视野数字化乳腺摄影机。

第二代全视野乳腺摄影:目前所谓的全视野数字化乳腺 X 线摄影(FFDM)就是指第二代全视野乳腺摄影。即采用数字化大平板技术的乳腺摄影,包括嵌合的 CCD 和数字化 X 线摄影(digital radiography, DR)。使用特制的整块数字化平板取代传统 X 线胶片接受 X 线照射。不像 CR 那样需要将影像板取下到另外的设备上进行扫描获取图像,FFDM 不需拆卸平板就可在显示器屏幕上直接快速观察图像,也可激光打印胶片。

1995 年多个小块(可达 12 块)的 CCD 通过特殊工艺嵌合成 18cm×24cm 的 CCD 面世,但是其嵌合边缘的像素需要结合数学算法及计算机技术进行整合弥补。因此,在 2000 年真正意义上的平板技术——乳腺 DR 投入使用,首先是碘化铯-非晶硅平板,其后是非晶硒平板。DR 的成像物质采用电子成像板(平板)。电子成像板有大量微小的带有薄膜晶体管(TFT)的探测器。由于光与电的转换模式不同,又分为间接 DR 和直接 DR。间接 DR 使用碘化铯-非晶硅平板,X 线经过碘化铯闪烁屏转变成可见光,通过光电转换再被探测器接收。直接 DR 使用非晶硒平板,X 线经非晶硒直接释放电子被探测器接收。从物理学理论上说,直接 DR 板的空间分辨力应比间接 DR 板的要高,但是,由于前者的背景电子噪声比后者要高,前者受温度、电流等环境因素的影响较后者为大,所以,直接 DR 板的实际量子检出效率(detective quantum efficiency, DQE)并不比间接 DR 的高。

FFDM 动态范围宽,具有多种后处理功能,放射剂量低于常规的乳腺屏片系统(screen film mammography, SFM)约 40%,其图像清晰,对于检测乳腺疾病的有效性已得到认同,甚至对年轻女性、致密乳腺、绝经前期和刚绝经的女性发现肿瘤 FFDM 更优于 SFM。

(2) 数字化乳腺摄影的要求:注意数字化成像的像素和空间分辨力;量子检出效率对于描述数字化图像是重要的依据;放射曝光剂量应降低;注意符合 DICON3 的要求,便于图像重建、传输及后处理;强调在后处理工作站上进行软阅读。

(3) 数字化乳腺摄影的优点:①数字化图像,层次和对比度均可调节,动态范围宽,与模拟图像比较,密度分辨力更优;②根据需要,适时放大图像,显示细节清晰,测量病灶大小更便利、准确;③可应用软件,进行计算机辅助诊断(CAD);④影像数字化传输、贮存;⑤通常配合使用钼铑或钼钨双靶自动选择技术,适合检查不同厚度、密度的乳腺,对患者放射剂量较低而合理;⑥出图较快,可更快速适时地对乳线微小病灶进行乳腺摄影引导下的二维或三维穿刺定位。

2. 微小乳腺癌的诊断运用

(1) 微小乳腺癌的定义:关于微小乳腺癌,文献上各家定义不同。Gallager 和 Martin 等认为所有的原位癌、非浸润性管内癌及不大于 5mm 的浸润性乳腺癌均属于微小癌,他们发现此类病例 93% 生存率在 20 年以上。Wanebo 等称所有不超过 10mm 的肿瘤,且无淋巴结受累而位于乳腺外周象限者为微小癌,与原位癌合并在一起,其 5 年生存率为 98%。Beljan 等将所有临床不超过 20mm,且无淋巴结转移的乳腺癌定位"早期癌"。Otto 和 Karhoff 将在标本上小于 20mm 的乳腺癌定义为微小乳腺癌,并报道 43% 小于 20mm 的微小乳腺癌临床不能扪及,其中,60% 小于 10mm 的病例和 30% 大于 10mm 的病例临床不能扪及。我们将 X 线片所见小于 15mm 的乳腺癌及 15~25mm 直径范围的临床不能扪及肿块的以单纯钙化为表现的乳腺癌定义为微小乳腺癌。我们一组 158 例微小乳腺癌中,67.32% 的病例临床未扪及到肿块。

在概念上值得注意的是,微小乳腺癌与早期乳腺癌和隐匿性乳腺癌不同。Suzuki 等指出,早期乳腺癌是指临床 TNM 分期中的 I 期或更早的病例,换言之,早期乳腺癌是指没有淋巴结肿大和没有转移,临床触诊病变不大于 2cm 直径的病例,无论肿瘤是浸润性还是非浸润性。微小乳腺癌仅指恶性肿瘤较小,并不能表明其他部位有否转移。由于行乳腺 X 线摄影时尚不能确定全身其他部位有否肿瘤转移,故在首次 X 线诊断时只能使用微小乳腺癌这一提法而不是使用早期乳腺癌这一称谓。微小乳腺癌亦不能与隐匿性乳腺癌混为一谈。隐匿性乳腺癌是指临床不能扪及乳腺肿块,但首先表现为其他部位的转移症状和体征的乳腺癌,显然与微小乳腺癌有差异。

(2) 微小乳腺癌的 X 线征象:采用全乳数字化乳腺 X 线摄影机对微小乳腺癌的检出率非常高,通过仔细观察可以发现乳腺癌的直接与间接征象。

1) X 线直接征象:微小钙化是微小乳腺癌最易察觉的征象,可以单独出现,也可以合并存在于其他征象。恶性钙化主要分为两种类型:边缘模糊的铸型钙化和不定形点状钙化,可以散在分布,也可以成簇分布。结合病理改变,铸型钙化首先发生在导管内,病变沿导管方向排列,可以范围较大而临床不能触及肿块(图 2-68);不定形点状钙化首先于终末导管小叶单位内,成簇分布(图 2-69)。钙化几乎是小于 5mm 的微小乳腺癌的唯一征象。然而,随着病灶

的增大,其他征象的比例增多。小结节影有一定轮廓,常有分叶,通常在内外斜位和头尾位两个方位上均可显示,边缘大多比较模糊(图 2-70)。

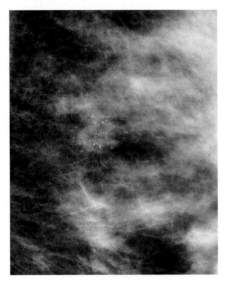

图 2-69　常规内外斜位显示内份点状成簇钙化,约 7mm 直径范围,手术病理证实左乳浸润性导管癌,临床不能扪及肿块

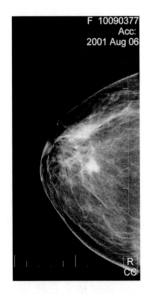

图 2-70　头尾位显示右乳中央区分叶状结节,约 8mm 直径大小,右乳非浸润性导管癌,临床不能扪及肿块

毛刺可合并出现在致密病变边缘部,向四周放射状伸出,此种具有致密星核,周围多数毛刺的病灶即为星状影,与结节影最大不同是其耀眼的毛刺(图 2-71)。最易忽略及漏诊的征象表现为局部结构紊乱的致密片影,其边缘往往模糊不清,可合并钙化、毛刺影,本组发现此种征象多数病例体积较大(图 2-72)。凡出现双乳不对称性改变均应仔细观察,如局

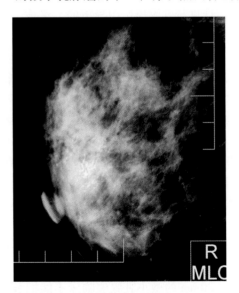

图 2-68　内外斜位显示右乳中央区铸型成簇钙化,约 17mm 范围,呈条状、分枝状,沿导管方向排列,不伴有肿块等征象。手术病理证实右乳导管内癌伴微浸润,临床不能扪及肿块

部出现结构紊乱的致密片影应引起高度重视,伴有其他直接或间接征象则更有力证明乳腺癌可能。

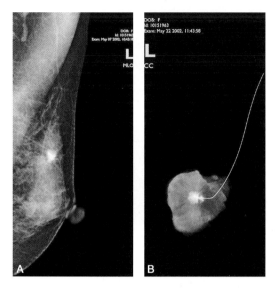

图2-71 左乳浸润性小叶癌,临床不能扪及肿块
A. 内外斜位显示左乳上份白星状影,周边有多数毛刺影,星核约7mm直径大小;B. 在乳腺X线机引导下,行乳腺二维穿刺钩丝定位,切除标本摄影显示星状影更清晰,病理证实左乳浸润性小叶癌,临床不能扪及肿块

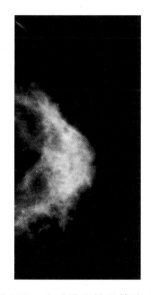

图2-72 左乳浸润性导管癌,临床不能扪及肿块
头尾位显示左乳外份局部结构紊乱,约13mm直径范围,前后缘伴有少许短细毛刺影

2)X线间接征象:与临床能扪及的较大乳腺癌不同,微小乳腺癌间接X线征象出现较少,应与乳腺癌本身较小向周围浸润轻微有关。这些征象包括皮肤乳晕增厚(图2-73),浅筋膜浅层局限增厚或帐篷征,癌周透明脂肪组织增生带。

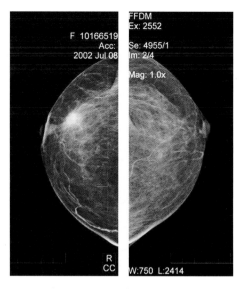

图2-73 右乳浸润性导管癌,临床不能扪及肿块
双侧头尾位对照,显示右乳中央区结节,右侧乳晕皮肤增厚;左乳未见异常

(3)微小乳腺癌的X线检查方法:常规拍摄方法:乳腺头尾位(CC)、内外斜位(MLO)。乳腺压迫板压力为12daN(120N)左右,应用自动参数选择(AOP)技术根据乳腺厚度、密度自动确定阳极靶面、滤波片、kV和mAs。发现微小病灶应加作采用1mm微焦点的点压放大摄影(spot compression and magnification)(图2-74)。使用医生工作站高分辨竖屏显示器观察图像。在工作站自动给出的标准数字化图像基础上,利用窗技术调整影像的亮度,使原本较暗的乳腺外周脂肪组织、皮肤及淡薄实质组织等亮度增加,以显示乳腺外周微小病变,或调整影像的对比度,使原本较灰的乳腺实质对比增加,以显示细节,发现乳腺实质中的异常影像(图2-75)。利用工作站放大镜技术观察乳腺微细结构。

(4)微小乳腺癌的显示技术:乳腺癌的征象显示除与病变大小相关以外,还与乳腺实质背景相关。在所有乳腺实质类型中均能很好显示的征象是钙化。以Wolfe分型为例,结节影在乳腺实质丰富的DY、P_2型乳腺中发现较少,而在乳腺实质稀疏甚至缺乏的P_1、N_1型乳腺中,乳腺癌能被发现较多的征象为结节影。在乳腺实质丰富的DY、P_2型乳腺中,仔细分辨可以发现较多的结构紊乱致密片影和星状影等乳腺癌征象。显然,乳腺癌的显示技术非常重要。

规范的投照方位、适当的乳腺压迫、自动参数选择技术的运用,均可提高乳腺照片质量,有利于微小乳腺癌的发现。此外,在实际工作中,尤其应注重乳腺影像的软阅读和点压放大技术。

全视野数字化乳腺X线摄影机提供了两种影像

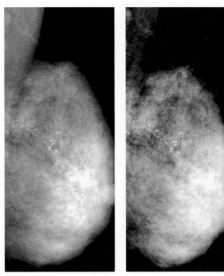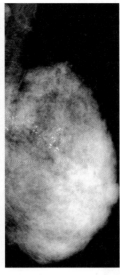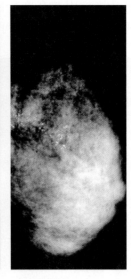

图 2-74　左乳浸润性导管癌,临床不能扪及肿块
内外斜位显示左乳致密,在后处理工作站调节图像灰阶和对比度,清楚
显示乳腺上份铸型钙化病灶

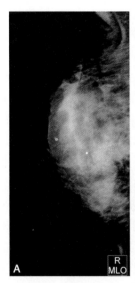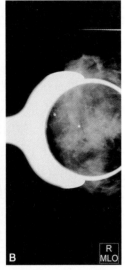

图 2-75　右乳浸润性导管癌,临床不能扪及肿块
A. 常规内外斜位隐约显示右乳下份点状成簇钙化;
B. 点压放大摄影显示病灶更清晰

阅读方式:常规胶片阅读和后处理工作站屏幕阅读,后者又称为软阅读。软阅读是全数字化乳腺成像的另一主要优势,它能充分体现该机的对比度动态范围宽的优点。调节图像的窗宽窗位,可以显示不同密度的生理性或病理性乳腺组织,做到动态的组织均衡,使乳腺实质的类型对征象的显示率的影响降到最低。同时,软阅读还可在屏幕上放大图像,显示病变细节。与 PACS 联网可以读取患者既往乳腺 X 线图像,进行对照分析,发现微小乳腺癌。软阅读改变了传统阅读时图像不能调节,乳腺组织结构黑白对比不能兼顾,不能放大,导致细微病变显示不清,甚至遗漏病变的情况,最大限度地满足了临床诊断的需求。

作为常规投照技术的补充,发现微小病灶应加作点压放大摄影。点压放大是使用微焦点、特殊的小的乳腺压迫板和放大台板,对常规图像所显示的可疑区域进行局部摄影并放大的技术。微焦点使得 X 线散射减少,局部压迫使兴趣区乳腺组织变薄更甚,充分而有效利用数字化图像的像素矩阵,使图像质量进一步提高,显示微小病变更加清晰,增加了微小乳腺癌的检出率。

(5) 不能扪及的微小乳腺癌或其他微小病变钩丝定位技术:乳腺 X 线检查发现的微小病变,通常面临两种选择:随访观察或手术切除。随访观察一般需要较长时间(6 个月或更长),如为恶性病变则不能除外在观察期间发生转移的可能,从而贻误最佳手术治疗时机。即使诊断为良性病变,医师也面临来自患者尽快要求定性或局部手术切除的压力。但是,若选择手术切除,常因病灶不能扪及,常规定位困难,致手术创面过大或漏切病灶。穿刺钻取活检术(core biopsy)虽可以帮助定性,但是,穿刺活检后外科性肿瘤切除仍然需要。因此,在 X 线引导下采用钩丝定位(hook wire localization)技术对临床不能扪及的乳腺微小病变进行手术活检前或手术切除前定位很有必要。

对 X 线检查设备的要求:除常规乳腺压迫板外,并备二维穿刺引导专用的有孔乳腺压迫板或三维立体定位附件。

定位程序(以二维定位为例)具体如下:

1) 定位前准备:在常规的头尾位和内外斜位两

个投照方位图像上确定乳腺内有临床不能扪及的病灶(如结节、钙化),且高度怀疑为恶性,临床欲作切除活检,或虽疑为良性,但临床欲作手术切除的病例。术前患者没有手术禁忌证。准备材料:乳腺定位钩丝、清洁的医用橡皮手套、酒精棉球或苯扎溴铵棉球、纱布敷料及医用胶布。

2)定位步骤:对患侧乳腺首先拍摄头尾位和侧位,观察病变,确定穿刺进针方向和深度,以病灶距离皮肤最近选择穿刺点为原则。如病变位置在乳腺外上象限、内上象限,则采用头尾位从上向下进针;如在外下象限则采用从外向内(LM)自外向内进针;如在内下象限则采用内外位(ML)从内向外进针。对X线检查台、有孔压迫板消毒。患者取坐位,常规皮肤消毒,在选定的方位上用有孔压迫板压迫乳腺后摄影(注意压力不能太大,以能固定乳腺为原则,通常采用6~10daN),确定穿刺点。注意应调节控制台有关程序,使拍摄后压迫板不要自动松开。

放射科医师戴消毒手套,垂直进针,进针深度根据穿刺前的测量初步确定:结合病变位置和乳腺厚度来确定,如病灶在厚度的1/3处,则穿刺进针深度则适当超过1/3乳腺厚度的尺寸,超过多少尚需要根据乳腺内脂肪和实质的多寡而灵活选择,脂肪成分多则穿刺针针尖超过略多,实质成分多则超过略少,这样松开压迫板后乳腺组织回弹,穿刺针可能恰在穿刺目标区。穿刺针预计到达目标区后,拍摄图像,观察针尖与病灶的位置关系,可作适当调整,确认针尖正对病灶后,松开压迫板。

小心翼翼地将乳腺连接穿刺针(注意穿刺针不能移动)退出投照区,换上常规压迫板,改为与刚才投照位置垂直的方位压迫乳腺、投照,核定穿刺针针尖的位置,使针尖在病灶内。(以上步骤可在带有三维立体定位系统的乳腺X线摄影机上进行,对病灶行左右分别倾角15°的投照后自动计算进针深度后将穿刺针插入预定位置。)

将前述带有可弹开金属钩丝内芯的穿刺针穿刺至病灶,定位准确后释放钩丝,摄片确认。钩丝露出皮肤部分使用清洁敷料覆盖,并用胶布固定,避免钩丝移动。送外科行乳腺局部手术。

3)定位后处理:应向外科手术医生描述定位深度、方位,便于后者确定最短捷的活检手术入路。外科所切除标本(连金属钩丝)在送病理科行快速切片组织学检查之前,常规行标本X线摄片,目的是观察外科是否切除图像所见病灶,可向手术医师提出相关建议。同时,向病理科医师提出标本病灶所在,便于准确切取组织显微镜观察,避免遗漏病变。

4)钩丝定位成功与否的技术细节:①病例的选择,强调X线诊断基本功;②进针方位的确定;③进针深度的掌握;④导丝与穿刺针的分离;⑤穿刺后为外科医师测量;⑥手术标本的检测及为病理科医师的定位。

(何之彦)

(八) 数字化乳腺X线摄影技术新进展

乳腺X线摄影是探测乳腺癌的一种成熟而性价比高的影像学技术。但是,常规乳腺X线摄影(包括传统平片系统和整版数字化摄影系统)有一定的局限性,尤其是对致密乳腺和经过手术或放疗后的乳腺,缺乏自然对比,难以显示某些病变。针对常规乳腺X线摄影的不足,近年,出现了数字化乳腺断层合成技术(digital breast tomosynthesis,DBT)和对比增强双能数字化乳腺摄影(contrast-enhanced dual-energy digital mammography,CEDM),其中,CEDM又称作对比增强能谱乳腺摄影(contrast-enhanced spectral mammography,CESM)。现将二者描述于下。

1. DBT

(1) DBT技术:1921年,Bocage提出了移动型X射线断层摄影术(motion tomography),X射线源与成像物质往相反方向移动,使目标层面前后的图像模糊,避免了结构重叠,使目标层面的图像显示,有利于观察目标层面解剖复杂、结构重叠区域的疾病,此法在CT问世之前曾应用于支气管、内听道等部位的疾病检查。1971年,Miller等发展了X线断层摄影术,获取不同投影角度的单次投影影像之后,直接处理这些数据,利用这些投影影像的不同位移,重构任意深度的断层像。1972年Grant把这种方法命名为"tomosynthesis"(断层合成)。1997年,Niklason等提出了应用于数字化乳腺X射线摄影(digital mammography,DM)的DBT,其与传统断层摄影不同,仅仅X射线源及其组件做弧形运动(角度为20°~30°),而成像物质(数字化影像探测器)不动,对乳腺采集多幅图像,通过数据重建技术获得每一层面的图像,每一层面约5~8mm厚,同时可以采用三维重建技术,获得感兴趣区的三维图像。由于曝光时间延长,对阳极靶面的热熔点要求更高,故DBT通常使用钨靶球管。

由于乳腺是对放射线敏感的器官,任何技术上的革新,都应该引起关注。DBT获得多幅图像,乳腺平均腺体剂量是否会增加?Hendrick等采用腺体占50%、厚度为5cm的乳腺体模,在钨靶数字化乳腺摄影机下进行DBT和常规DM对照分析,曝光的管电压和管电流时间使用自动曝光控制自动选择,结果表明,DBT 的平均腺体剂量仅比常规 DM 的平均腺体剂量增加 8%,其原因是管电压适当提高,降低了光电效应,组织对 X 线的吸收适当减少,虽然曝光时间延长,但乳腺放射线吸收剂量增加不多,仍然在安全范围之内。

(2) DBT 的临床应用:Niklason 等最早应用 DBT,观察到除脂肪型乳房中较大肿块之外,DBT 图像探及病变均优于常规 DM 图像,可改善可见边缘病变的诊断特异性,并且对 X 射线显示致密的乳腺,可提高其中早期乳腺癌的检出率。Andersson 等对照分析了在 DBT 和常规 DM 对乳腺癌的检出率和乳腺影像报告数据系统(BI-RADS)分类,根据常规 DM 图像中乳腺癌的微小征象选择了 36 例患者,并在与常规 DM 相同压迫方位下投照得到 DBT 图像,结果在 37 例乳腺癌患者中有 40 个乳腺癌病灶通过 DBT 单幅图像被发现;作为对照,在 DM 单个投照方位可观察到 22 个乳腺癌病灶,内外斜位和头尾位两个方位的 DM 图像均能观察到的乳腺癌病灶则减少到 11 个($P<0.01$);对比单幅图像的常规 DM 和单幅图像的 DBT 后,有 21 例 BI-RADS 分类被调高($P<0.01$);对比两幅图像的常规 DM 和单幅图像的 DBT 后,有 12 例 BI-RADS 分类被调高($P<0.01$)。结果提示,DBT 较常规 DM 对乳腺癌具有更优的可视性,提示 DBT 较常规 DM 对乳腺癌具有更高的敏感性。DBT 不仅仅能用于诊断性乳腺摄影,亦可应用于乳腺癌筛查。Skaane 等将 DBT 应用到对超过 12 000 名妇女的乳腺癌筛查,较常规 DM 增加了 40% 的浸润性乳腺癌的检出率,同时,降低了假阳性率。

2. CEDM

(1) CEDM 的技术及设备:CEDM 是近年来全视野 DM 技术的新进展之一,从临床可行性研究和初步应用的报道中看,CEDM 主要涉及两方面的技术原理:双能量摄影和适时减影技术。双能量摄影技术需要图像后处理软件并结合高、低能量图像而得到包含造影剂摄取的信息的最终图像;适时减影技术包含在注射造影剂前的基础曝光和注射造影剂后的曝光。重点是进行相关的计算机图像后处理,涉及特殊算法,最后获得 CEDM 图像。

CEDM 所使用的造影剂碘在 33.2keV 时因边缘效应而出现明显的吸收衰减。因此,X 射线能谱除使用常规较低的由钼或铑滤波片滤过的能量外,还必须加装铜滤波片或银滤波片以便传递碘边缘效应(33.2keV)以上的能量。常规 DM 的管电压范围为 26 ~ 32kVp,CEDM 额外使用更高的管电压,其范围为 45 ~ 49kVp。由于 CEDM 检查过程中需要快速高、低能量的转换,故需要采用双阳极靶的设计来应对管电压高低大幅变化的情形,平板刷新率要求亦较高,以便适应增强后快速摄影的需要。如果原有设备具有以上能力,那么,CEDM 技术并不需要硬件的大幅改动,只需要利用原有的探测器及压迫装置,在现有设备上进行较简单的安装调试,增加更高电压滤波片以适应 X 射线能谱大幅增高的情形和安装相应的后处理软件,并添置高压注射器后即可投入临床使用,无需更新设备,投入成本较低。

(2) CEDM 的方法:Dromain 等对 CEDM 的方法描述具有代表性,即使用普通增强 CT 所使用的碘造影剂,其浓度为碘 300 ~ 350mg/ml,剂量为 1.5ml/kg 体重,造影剂以 3ml/s 的速度经高压注射器团注入上臂静脉内,首次注射造影剂约 2 分钟后,压迫一侧乳腺拍摄内外斜位,进行高低能量曝光。目前高低能量摄影之间的间隔时间短至 20 ~ 30 秒,未来应力求减少到几秒或亚秒级别;然后再以相同方法拍摄对侧乳腺内外斜位及双侧乳腺头尾位。注意,一次注射后可拍摄双乳内外斜位和头尾位高低能量的图像。为避免过度压迫影响乳腺内病灶血供,高能量曝光时乳腺压迫力可适当减低。但是,新的观点认为压迫力不需要改变,注射 2 分钟后开始压迫乳腺即可。

双能量摄影检查时间约持续 5 ~ 10 分钟,一对高低能量摄片的剂量约为 0.7 ~ 3.6mGy,取决于乳腺的厚度(30 ~ 80mm)和组织的成分(0 ~ 100% 纤维腺体组织),这大约相当于常规 DM 检查剂量的 1.2 倍。低能量曝光的平均腺体剂量与常规 DM 检查相当,而高能量曝光的平均腺体剂量仅相当于常规 DM 检查的 20%。

单纯时间减影技术是增强后的图像与增强前的图像相减并经后处理得到的数字化影像,而 CEDM 的适时减影技术是将增强后低能和高能图像相减而获得双能减影影像。因所有图像必须在一次压迫中完成,患者必须摆位舒适以防止移动。单纯时间减影技术通常采用头尾位,最大 3daN(daN = 10N)的轻度压迫即可,既起到制动作用,又不会减少乳腺组织的供血。单纯时间减影技术强化前、后需运用图像配准误差软件以补偿患者的运动,否则会在减影的图像上出现伪影,后处理时可把感兴趣区放置于早期强化的病灶中以了解病变强化特征,比如造影剂有无流出现象。与此不同,目前 CEDM 采用注射造影剂后再压迫乳腺,压迫力适当增加,检查中不需要变换压迫板压力,即完成时间减影和双能量摄影,双乳检查约持续 15 分钟,总射线剂量因乳腺厚度、组织成分及摄片的数量而异,一次高能量摄影的剂量约相当于 1/5 次常规 DM 的水平。

(3) CEDM 的临床应用:早在 2003 年,Jong 等和 Lewin 等在小样本研究中发现,CEDM 能成功显示恶性病变的异常强化,但没有统计其检查效能。近年 CEDM 的临床应用在不断探索之中,与其他检查方法比较,CEDM 可被运用在非普查的情况下,特别是在致密乳腺、乳腺纤维囊性变或保乳治疗后的随访中。虽然不能替代常规 DM,但可以提高肿瘤的发现率,改进分期,为挑选合适的活检者提供信息。CEDM 潜在的临床应用为了解恶性肿瘤的范围,评价病变有无复发,用于对常规 DM 和(或)超声定性困难的病变,特别是只在一个体位发现的异常改变;用以发现常规 DM 上阴性表现的病灶,特别是在致密乳腺或小叶性病变中,后者虽不常引起乳腺结构的改变,但其病变血供已发生异常。CEDM 将成为诊断性乳腺 X 射线摄影的有力辅助手段,以及协助诊断疑难病症及肿瘤分期的检查方法。

(4) CEDM 与常规 DM 的比较:Dromain 等使用同一乳腺 X 射线摄影机,发现常规 DM 结合 CEDM 比单用常规 DM 对可疑恶性病变的敏感性要高(93% vs.80%,$P<0.01$),常规 DM 结合 CEDM 也使 BI-RADS 分类较单用常规 DM 调高(93% vs.78%,$P<0.01$);CEDM 的诊断特异性提高,与单用常规 DM 检查相比,CEDM 可以确定 26% 的良性病灶,使未患乳腺癌的受检者排除乳腺癌安全地回家,解除受检者的焦虑,避免进一步检查,使阴性预测值显著提高。Dromain 等与 Diekmann 等的研究结果显示,CEDM 诊断准确性较常规 DM 及常规 DM 联合超声检查高,所测病变大小更接近于病理所见。

分析 CEDM 图像必须结合常规 DM 检查的图像,两者的相对应性也是该检查方法的优点之一。双能量摄影技术使每个体位得到两个图像,一个类似常规 DM 的低能量摄影,对微小钙化有较高的信噪比;另一个为高能量摄影,对碘剂有较高的信噪比。前者分析可类似于常规 DM 图像,但因其为增强后图像,可提供更多诊断信息。

DBT 和 CEDM 是目前整版 DM 的两个最新技术,通过乳腺 X 射线摄影机硬件的改进及计算机技术获得 DBT 图像,使传统的二维乳腺摄影图像转变成三维图像,从而引领了乳腺癌筛查领域的革命性突破。作为二维数字化乳腺摄影的补充,DBT 提高了病变部位的可视度,能更好地观察到病灶和准确定位,提高乳腺癌诊断准确率,并降低召回率,未来

必定有更多的研究和发展。借助 CEDM 可以在乳腺 X 射线摄影室内完成对病变血供情况的分析,更加快速、简单、直接,相对价廉,其观察血供可与磁共振成像相仿,可为不具备磁共振成像设备的医院提供一种可能具有与磁共振成像相似效能的乳腺影像检查技术。DBT 和 CEDM 显示病变位置可以与常规 DM 病变直接相关,分析方法亦有相同之处,诊断医生在经过短暂培训后即可从事相关图像分析工作,同时也利于外科及肿瘤科医生的理解和对比。

(何之彦)

（九）规范化的乳腺 X 线摄影检查技术及诊断方略

1. 概述 乳腺 X 线摄影(mammography)* 是检测乳腺疾病的重要影像学手段。乳腺 X 线摄影装置分为平片 X 线摄影系统和平板数字化 X 线摄影系统。平片摄影是传统的模拟式乳腺成像,胶片是其成像载体。平板数字化摄影又称作整板(或全野)数字化乳腺摄影机(full field digital mammography,FFDM)。计算机放射摄影(computer radiology,CR)的放射剂量较高,且图像分辨率较低,故不推荐乳腺 X 线摄影采用普通 CR。

乳腺 X 线摄影根据其用途又分为诊断性乳腺摄影和筛查性乳腺摄影。诊断性乳腺摄影是为了给具有乳腺疾病临床表现的病例提供更多信息的检查。可看作是乳腺影像会诊,可能还涉及超声、MRI 等,还包括在 X 线引导下进行病灶穿刺定位。筛查性乳腺摄影是对健康人群定期进行的以发现乳腺癌为目的的检查。

根据乳腺 X 线摄影检查的性能特点,对被检查者的适用年龄及检查频次有以下建议:25 岁以下,一般不推荐做乳腺 X 线摄影检查。25～35 岁临床怀疑乳腺恶性病变或 35 岁以上临床检查无论怀疑是良性还是恶性病变,均可做乳腺 X 线摄影检查。正常人群普查:35～40 岁及 55 岁以上妇女每 1.5～2 年、40～55 岁妇女每年建议进行乳腺 X 线摄影 1 次,高危人群检查周期可缩短为每年 1 次。

为了避免与性激素相关的生理性增生复旧对病变检出的干扰,在病情允许的情况下,建议乳腺 X 线

---

* 注:中国大陆自 20 世纪 70 年代开始称作钼靶乳腺 X 线检查(简称钼靶检查),系因当时的乳腺摄影机的 X 线球管的阳极采用的是钼靶。但进入 21 世纪后,随着技术的进展,阳极材料已不限于钼,目前更有钼铑双靶、钼钨双靶、钼铑合金靶,甚至还有单独使用钨靶的乳腺 X 线摄影机,继续称作钼靶检查已经不合时宜。而且,仅仅使用设备的一个部件来称谓整台机器或检查方法也是不妥当的。因此,应该恢复使用根据"mammography"原意翻译的"乳腺 X 线摄影"(简称"乳腺摄影")这一规范命名。

摄影检查尽量避开经前期,最佳检查时间是月经来潮后 7~10 天。绝经期妇女生理周期减弱或消失,检查时间不做特殊要求。

乳腺 X 线摄影一般禁忌证:虽然每次检查放射剂量低,但是,如果不是因为怀疑恶性钙化等特殊情形且不能使用其他检查替代,孕妇通常不做乳腺 X 线摄影检查。6 个月内准备怀孕的妇女也不宜行此检查。

2. 乳腺 X 线摄影技术

(1)检查前的常规准备及投照方位命名原则:为了获得一幅质量优良的乳腺 X 线摄影图像,投照技师与被检查者间的沟通非常重要,投照技师耐心地给被检查者解释拍摄过程和拍摄时压迫乳腺的必要性及可能给被检查者带来的不适,使被检查者理解并予以合作。每位受检者双乳常规投照 4 个位置,除机器能够自动打印的外,投照技术员均应对受检者检查号码、日期、左右、投照方位做好标记,避免错误。注意调整乳腺摄影室内温度,夏季适当降温,冬季要注意保暖,避免被检者着凉。机房和乳腺机应保持清洁,接触被检者身体的压迫板等不应留有汗渍污垢,最好能每检查一人即清洁一次。注意保护受检者的隐私,关好门窗,同时注意通风。

乳腺 X 线摄影投照方位的命名原则与全身其他系统 X 线摄影的命名原则相同,都是根据 X 线自球管到成像物质的方向,结合人体解剖方位来确定,应避免使用不规范的译名或概念含混的名称。

(2)常规投照:常规投照体位包括头尾位(cranio-caudal,CC)和内外斜位(medio-lateral oblique,MLO)。视情况也使用侧位(lateral view)替代内外斜位。投照技师站位应在被检测乳腺的对侧。

1)头尾位

摄影体位:受检者面对乳腺机,身体外转 5°~10°,被检乳腺下缘置于检查台之上。检查台高度应调节至乳腺下缘转角处平面。乳腺放置在检查台中央后用压迫板压迫。

中心线:X 线自头端投射向尾端。中心线在乳头的正后方(乳头与胸壁的垂直连线上)。

机架 C 臂角度为 0°。

用途:头尾位是乳腺常规投照位置之一,可以确定局限性病变的内外空间位置。

标准的头尾位图像显示如下:内外侧乳腺组织均绝大部分显示(通常外侧乳腺组织可能有少部分不能包括在图像中)。胸壁肌前缘尽可能有少部分显示在乳后区域。乳头居中且位于乳腺前缘切线前方。双乳图像配对放置时,乳腺在图像中央,内外剩余空间宽度双侧应基本一致。

2)内外斜位

摄影体位:受检者面对乳腺机,稍微外转,被检乳腺和同侧腋前皱襞(包括胸大肌外上部分)置于检查台上。检查台外上转角顶点正对受检者被检侧腋窝尖,使检查台边缘贴近被检侧腋中线,保持乳腺外缘及腋前皱襞(胸大肌外缘)与检查台边缘平行,压迫固定投照。

中心线:X 线白内上向外下投射,中心线在乳头稍上平面。

机架 C 臂角度为 45°(约 30°~60°范围),原则上使同时旋转的检查台与受检者的胸大肌平行。为保证图像解剖位置评判的一致性,推荐内外斜位投照机架旋转角度为 45°。

用途:内外斜位是乳腺常规投照位置之一,可以大致确定局限性病变的上下空间位置。除能观察乳腺大部分区域外,还能观察外上方的乳腺腋尾部、胸大肌、腋前淋巴结等。

标准的内外斜位图像显示如下:乳腺被推向前上,乳腺实质充分展开,乳后脂肪间隙和绝大部分乳腺实质显示在图像中。乳头在乳腺前缘切线前方。胸大肌上宽下窄投影于图像内,胸大肌下端引出与胸大肌前缘垂直的直线,该线向前能与乳头重叠或在乳头下水平。乳腺下缘应包入图像内,图像后下部并能显示 1~2cm 上腹壁。双乳图像配对放置时,乳腺上下高度双侧应对称。

3)侧位:侧位不是乳腺摄影的常规位置。但是,为了结合头尾位精准定位,在乳腺二维穿刺定位、导管造影需要确定病变准确位置时可以不使用内外斜位而采用侧位投照。侧位分为内外位(medial lateral,ML)和外内位(lateral medial,LM),机架转角为 ±90°。侧位的缺点是腋前胸大肌区域显示不足。

(3)补充投照:对于内外斜位及头尾位未能满意显示乳腺解剖结构时,可以根据需要选择以下投照体位。

1)扩展头尾位:常规头尾位不能完全将乳腺内份或外份投射入图像内,根据需要可以加做内侧扩展头尾位或外侧扩展头尾位,分别显示乳腺内侧份或乳腺外侧份的结构及病变。

2)腋尾位:乳腺实质组织可延伸至腋前下区域,该处可有副乳或腋前组淋巴结,为了使 X 线中心线接近该区域,更好地显示腋前下区域情况,可使用专门的小压迫板拍摄腋尾位,投照时机架转角与内外斜位相似。

3）乳沟位:如果乳腺局限性病变极端靠近乳腺内侧份深面,且患者乳腺较大,其双侧乳腺内侧缘较近,形成明显乳沟,可作乳沟区投照。乳沟位投照方位似头尾位,但X线中心线移至乳腺内侧乳沟区。

4）尾头位:当怀疑乳腺上份病变时,为了避免物片距过长图像失真模糊,或避免常规头尾位压迫板下降过程中乳腺上部病变滑脱,可以采用尾头位。对胸椎后弓畸形(驼背)的患者也可以使用尾头位来代替头尾位摄影。尾头位投照机架旋转角度为180°。

5）切线位:部分乳腺皮肤或皮下组织的钙化、肿块等病变可投影于乳腺内,造成误诊,可采用切线位鉴别。切线位投照机架旋转角度可以灵活掌握。

6）旋转位投照:常规摄影之后,需要排除投射路径上致密乳腺组织重叠掩盖病变时,可以加摄旋转头尾位或旋转内外斜位加以观察,即顺时针或逆时针旋转乳房,改变乳房内部乳腺组织的投射角度,保持旋转状态进行压迫后摄影。旋转方向应标记在图像上。

(4)点压放大:为了评价在常规乳腺摄影中显示出的一些局灶性微小改变,可进一步作特殊摄影检查,包括点压摄影、放大摄影或两者的结合:点压放大摄影。点压摄影使用专用的点压迫板压迫乳腺局部,放大摄影使用如常规摄影一样的整块压迫板和专用放大台,点压放大摄影使用点压迫板和放大台。点压可使局部乳腺组织比常规整板压迫更薄,减少病灶前后乳腺组织的重叠。投照方位常取内外斜位和头尾位,也可视情况使用其他任意角度投照。阳极靶面焦点取0.1mm。目的是更清楚地显示病灶细节而明确病变性质。

(5)假体植入后的乳腺X线摄影:假体植入隆乳术后的乳腺摄影除常规头尾位和内外斜位投照之外,Eklund方法摄影不可缺少,其方法是将假体尽量向胸壁方向挤推,同时向外牵拉乳腺,使乳腺实质组织尽量充分显示于曝光野内,有利于显示其中的病灶。如果目的是为了观察假体本身,则假体植入后的乳腺不必采用Eklund方法摄影,但乳腺加压应适当降低压力。

(6)导管造影:乳腺导管造影的用途是:病理性乳头溢液(指在非哺乳期非人为挤压而出的乳头溢液,一般呈红色、褐色、淡黄色或清亮)。乳腺导管造影可了解溢液导管管径、腔内占位及管壁破损侵蚀情况,帮助确定导管有否病变及其位置、范围等。

【禁忌证】碘过敏者。患急性乳腺炎的患者慎用。

【乳腺导管造影前准备】照明灯、消毒手套、酒精棉球、4.5~5号钝头注射针或泪管塑料插管,5ml注射器,60%碘水造影剂(如泛影葡胺、Angiografin、优维显等)。碘油作为导管造影剂现已很少使用。

【检查程序】

A. 患者最好坐于有靠背的椅子之上,照明置于检查侧乳腺,常规消毒。操作者应穿戴好消毒手套。

B. 轻轻挤压乳腺,发现乳头溢液孔后,插入钝针头或塑料插管,为避免患者乳头括约肌收缩插管困难,可与患者交谈,分散其注意力,减轻紧张恐惧心理。注意针管内应预先注满造影剂,注射时注射器尾端抬高,避免空气进入。插入不宜过深,以免位置较浅的输乳窦病变遗漏,通常插入1cm即可。

C. 注入60%碘水造影剂。注入造影剂的量以能轻松注入为准,感到注入有阻力或患者有胀感时,应停止注射,通常注入2~3ml左右,偶尔病变在输乳窦仅需注入0.5ml造影剂。然后迅速行头尾位、侧位(内外位或外内位)投照,时间太长水溶性造影剂可进入腺泡并吸收,造成乳腺实质显影,遮掩导管,影响检查效果。注意投照时压迫乳腺的压力不宜太大,大约为60~70牛顿(6~7daN)较适宜,以免注入导管内的造影剂反流。插管后一注造影剂即感阻力,需提防针头扎破导管,不应强制注入造影剂,以免造影剂聚于乳头后导管外乳腺间质内。

D. 观察图像,确定造影成功与否。

E. 造影结束,水溶性造影剂不需要挤压排出,可自行吸收。

(7)乳腺摄影引导定位及活检技术:通过乳腺X线摄影机引导乳腺术前穿刺定位或乳腺穿刺活检,目前主要有两种方式,二维手动定位穿刺和三维立体自动定位穿刺。前者对机器设备要求较低,只要带有专用有孔压迫板即行,但对医生的操作技术要求较高。后者对机器设备及穿刺器械要求较高,价格昂贵。各家可根据实际情况选用。

值得注意的是,乳腺术前穿刺定位或乳腺穿刺活检对乳腺诊断水平要求较高,必须能够较为准确地确定乳腺内局限性病变的存在,尤其是那些临床不能扪及的乳腺微小病变。因此,建议这些操作由有经验的放射诊断医师进行,投照技师直接配合医生的工作。穿刺成功后还需病理科医生进行细胞学和组织学诊断,乳腺外科医生进行必要的手术切除。乳腺术前穿刺定位或乳腺穿刺活检需要放射科、病理科、乳腺外科的密切协作才能取得成功。

1）乳腺术前穿刺定位(preoperative needle localization）：用于在两个投照方位图像上确定乳腺内有临床欲切除又不能用手触及的病灶。在二维手动定位穿刺或三维立体自动定位穿刺下放置带内芯为可弹开金属钩丝（hook wire）的穿刺针。常用的钩丝根据其尖端形态分为2种：单钩型和双分叉型。

【适应证】 在两个投照方位图像上确定乳腺内有临床不能扪及的病灶（如小肿块、钙化），且怀疑为恶性，临床欲作切除活检，或虽疑为良性，但临床欲作手术切除的病例。该方法能帮助外科医生准确定位切除不能扪及的乳腺病灶，并能帮助病理科医师对切除标本定位活检，尤其是对确诊微小乳腺癌并行保乳手术具有重要意义。

【禁忌证】 有出血倾向的患者，穿刺局部区域皮肤感染。

【并发症】 基本无并发症，仅个别患者穿刺针放入过深。

【准备】 照明灯、消毒手套、酒精棉球、敷料、带内芯为可弹开金属钩丝（hook wire）的穿刺针。常用的钩丝根据其尖端形态分为2种：单钩型和双分叉型。

【检查程序】

A. 对患侧乳腺首先拍摄头尾位和侧位，观察病变，确定穿刺进针方向和深度（有经验的施术者可免去再拍摄头尾位和侧位这一步骤，而在已有的近期乳腺摄影头尾位和内外斜位像上确定穿刺进针方向和深度）。如病变位置在乳腺外上象限、内上象限，则采用头尾位从上向下进针；如在外下象限则采用外内位从外向内进针；如在内下象限则采用内外位从内向外进针。

B. 对X线检查台、专用有孔压迫板和常规乳腺压迫板消毒。

C. 患者取坐位（有穿刺专用床也可采用俯卧位），常规皮肤消毒，在选定的方位上用有孔压迫板压迫乳腺后摄影（注意压力不能太大，以能固定乳腺为原则，通常采用80～100牛顿（8～10daN），确定穿刺点。注意应调节控制台有关程序，使拍摄后压迫板不要自动松开。

D. 放射科医师戴消毒手套，将可弹开金属钩丝内芯回抽藏匿于针鞘内，垂直进针，进针深度根据穿刺前的测量初步确定。然后，拍摄图像，观察针尖与病灶的位置关系，可作适当调整，确认针尖正对病灶后，松开压迫板。

E. 小心翼翼地将乳腺连穿刺针（注意穿刺针不能移动）退出投照区，换上常规压迫板，改为与刚才投照位置垂直的方位压迫乳腺、投照，核定穿刺针针尖的位置，使针尖在病灶内。

以上C～E步骤可在带有三维立体定位系统的乳腺X线摄影机上进行，对病灶行左右分别倾角15°的投照后自动计算进针深度后将穿刺针插入预定位置（具体方法可参见以下"核心钻取组织活检"中的描述）。

F. 将穿刺针穿刺至病灶，定位准确后释放钩丝内芯，摄片确认。

三维立体定位皮肤回弹解决办法：如使用三维立体定位系统行金属钩丝定位应注意穿刺区域皮肤张力不能太小，以免穿刺过程中理论上钩丝到达病灶靶点后，由于皮肤回弹使钩丝远端实际不到位。解决办法是：有孔压迫板压迫乳腺压力要适当加大，通常应超过二维穿刺时的压力，使皮肤张力加大，减少组织回弹。必要时，可根据乳腺质地和皮肤弹性，在理论进针深度的基础上继续进针3～10mm，使针尖准确到达病灶靶点。动作宜快，乳房加大压迫时间不能太长。

摄片确定针尖到达病灶靶点后释放钩丝内芯的技巧：单钩型应首先轻轻内送钩丝内芯向针鞘远端，遇阻力时停止推送，然后用一手固定内芯，另一手外拔针鞘，注意内芯不能与针鞘同向或相向移动。针鞘拔出后X线摄影留证。双分叉型首先必须固定针鞘，向内推送钩丝内芯约5mm摄影确认钩丝释放定位准确（如果定位不准可回拉双分叉钩丝内芯入针鞘后，再定位），然后用一手固定内芯，另一手外拔针鞘，注意内芯不能与针鞘同向或相向移动。针鞘拔出后X线摄影留证。

G. 用消毒纱布覆盖露在皮肤上的钩丝尾部并用胶布固定后送外科行乳腺局部手术。

H. 外科所切除标本（连金属钩丝）在送病理科行快速切片组织学检查之前，常规行标本乳腺X线检查，目的是观察外科是否切除图像所见病灶，可向手术医师提出相关建议。同时，也可向病理科医师提出首先检查标本何处最好。

【检查后注意事项】强调钩丝露出皮肤部分应使用清洁敷料覆盖胶布固定，避免钩丝移动。通常放置钩丝后立即外科手术，特殊情况时24小时之内必须手术。放射科定位医生应向外科手术医生描述定位深度、方位，便于后者确定最短捷的活检手术入路。应告诉手术医生使用的钩丝类型，单钩型钩丝不能在术中向里推送，双分叉型钩丝应注意避免外拽，以免定位钩丝移位（过深或滑脱）。

2）乳腺核心钻取组织活检（core biopsy）：在乳腺两个不同投照方位图像上怀疑为恶性肿瘤的病

例,可采用乳腺组织钻取活检。由于精度的关系,不推荐使用乳腺摄影机二维定位方式进行核心钻取组织活检。此外,除非对大乳房活检截取组织区域远离其下方的乳腺机台板,否则,应禁用垂直方向扳机式活检枪穿刺活检,以避免击穿乳房下方的数字化成像板。

【适应证】在乳腺两个不同投照方位图像上怀疑为恶性肿瘤的病例,可采用乳腺组织钻取活检。此方法可以获得乳腺组织,病理报告准确性明显优于细针抽吸细胞学检查。

【禁忌证】有出血倾向的患者。穿刺局部区域皮肤感染。

由于精度的关系,不推荐使用乳腺X线摄影机二维定位方式进行核心钻取组织活检。除非对大乳房活检截取组织区域远离其下方的乳腺机台板,否则,应禁用乳腺X线摄影机手动二维定位方式进行扳机式活检枪穿刺活检(Needle Gun Biopsy),原因是定位精度不够造成漏诊,并且,在机架上垂直活检可击穿乳房导致其下方的数字化成像板损坏。

【并发症】局部出血及血肿形成。

【准备】照明灯、消毒手套、酒精棉球、敷料、乳腺专用活检枪(带有凹槽的穿刺针)、弯盘(盛标本用)。

【检查程序】使用安装三维立体定位系统的乳腺X线摄影机对病灶首先行沿穿刺路径最短方向的投照方位(如头尾位或内外位或外内位)摄影、校正,然后在此方位基础上分别倾角±15°投照选取穿刺目标点(病灶),计算机自动计算进针深度后,机架恢复至穿刺路径最短方向的投照方位状态,对穿刺点皮肤消毒、局部麻醉,皮肤切口5～7mm切口,将乳腺专用的具有钻取或截取组织的活检针安装到穿刺架上,经切开的皮肤切口穿刺至目标病灶,再分别倾角±15°投照确定穿刺针针尖准确到达目标点,获得乳腺病灶组织(真空核心钻取活检至少应向病灶靶点上下左右四个方向取材),对标本按方位编号后送病理科行石蜡切片组织学检查。对于微小病灶,为避免活检去掉了钙化或小结节等病灶标志,活检结束穿刺套针拔出之前,应放入专用的物理化学性质稳定的金属标记物(clip),便于在活检病理报告为乳腺癌时,进一步行乳腺摄影引导下的术前穿刺定位,由外科扩大切除病灶。活检手术结束应对乳房局部加压包扎、卧床观察6小时,无异常24小时后方可解除临床观察。

【检查后注意事项】活检后若确定为乳腺恶性肿瘤,应尽快手术,并进行必要的化学治疗和(或)放射治疗,预防因损伤局部血管、淋巴管造成肿瘤转移的可能性。

(8)乳腺加压技术:乳腺加压的目的是固定乳腺,使乳腺的前后部组织厚度保持一致,以获得优良的图像。厚度变小还可降低放射剂量。常规压迫力约为120牛顿(12daN)。对于小乳房、隆乳术后、局部乳腺皮肤溃破或导管碘剂造影,压力应适当降低。乳腺常规投照压迫时,要注意压迫板边缘应贴着胸壁向下压迫,尽量包全乳腺基底部组织。

(9)曝光参数:通过曝光参数选择控制阳极靶面和滤波片组合、阳极焦点大小、千伏、毫安秒、滤线栅等。自动曝光控制或自动参数选择参数由设备自动选择。曝光时注意按钮分两段按压,首先半按为设备留出测试时间,然后根据指示灯提示将按钮按到底进行曝光。手动调整曝光参数的原则是:对厚度小的乳腺最好用钼靶,对厚度大的乳腺更适宜使用钨靶;千伏随着厚度增加而增加,相应的滤波片亦从钼、铑,上升到银滤波片等。具体曝光数值可根据设备操作手册设置。CR如果使用自动曝光控制必须由生产厂家更改曝光剂量,避免过度放射剂量照射。

(10)图像打印:冲印胶片要注意保证影像背景黑化度、乳腺组织影像的层次和对比度,着重关注乳腺内实质的显示。

格式要求具体如下:

1)常规内外斜位和头尾位图像屏幕显示或胶片打印,应双侧乳腺基底靠近背靠背摆放。内外斜位乳腺上下不能倒置。头尾位要求图像上方为乳腺外侧,下方为乳腺内侧。

2)每一投照方位图像上显示的字符应与乳腺影像一致正放。

3)屏片系统摄片在乳腺图片的外上及外下空白处应标识:医院名称、投照技师代码、患者姓名、影像号、检查年月日、左或右及投照方位。

4)数字化摄影在每一投照方位乳腺图片的外上空白处标识一般信息:医院名称、投照技师代码、患者姓名、出生年月日和(或)年龄、性别、影像号、检查年月日小时分、左或右及投照方位等。在每一投照方位乳房图片的外下空白处标识技术参数:窗宽窗位、图像放大率、机架旋转角度、平均腺体曝光剂量、皮肤曝光剂量、千伏、毫安秒、阳极靶面/滤波片组合、乳腺压迫压力、乳腺厚度等。

5)技术操作无划痕,无水迹,无指纹,无漏光,无静电阴影。数字图像无探测器影像设备原因的伪影。

3. 乳腺 X 线摄影诊断术语

（1）乳腺方位描述

1）病灶的位置描述：面对患者，对乳腺呈钟面观察（1~12 点）并记录相应位置的病变。亦可按乳腺 4 个象限（外上象限、内上象限、外下象限及内下象限）和一个中央区来观察。象限是根据过乳头的垂直线和水平线而划分的，一个象限是一侧乳腺的 1/4 区域。中央区是乳头正后方区域。乳头后方与乳晕相邻区域是乳头后区。内外斜位或侧位片显示胸大肌上部重叠区域为腋尾区。再往上即为腋前区，该区可见部分腋淋巴结，少数女性还可见发育变异的副乳。病灶的深度描述：将乳腺分为前、中、后 3 部分。

2）导管造影病灶的测量：以乳头基底为准向乳腺内测量，报告导管病变的准确位置。

（2）乳腺组织构成分类：乳腺内组织主要由纤维腺体组织（实质）和脂肪构成，其构成比例可有很大差异。根据美国放射学院（American College of Radiology，ACR）的推荐，乳腺组织构成分类为 4 类。

a 类（脂肪类）：双乳几乎都为脂肪。

b 类（散在纤维腺体类）：纤维腺体密度小区域性分散存在。

c 类（不均匀致密类）：双乳不均匀性致密，可遮掩小肿块，可为弥漫和局限两种情况，其中，局限致密可在单侧乳腺。

d 类（极度致密类）：双乳极度致密，使乳腺 X 线摄影敏感性降低。

（3）乳腺 X 线征象术语

1）肿块：肿块是指在两个不同投照位置均可见的占位性病变，其描述包括 3 个方面。

形态：包括圆形、卵圆形、分叶形和不规则形。

边缘：边缘征象对于判断肿块的良恶性最为重要。边缘清晰是指超过 75% 的肿块边界与周围正常组织分界清晰、锐利，剩下的小于 25% 的边缘被周围纤维腺体组织遮盖，常为良性征象。边缘模糊是指肿块轮廓可见但边缘无法准确划分，通常为恶性征象，表明病变向周围侵袭。边缘模糊也可能是由邻近致密的纤维腺体组织遮掩原本边缘清楚的肿块所致。小分叶是指病灶边缘呈小波浪状改变。毛刺边缘是病灶边缘向外发出的放射状线影，长短不一，根部较粗。小分叶、毛刺边缘为常见的恶性征象。良恶性肿块均可出现低密度阴影环绕。良性肿块环绕低密度弧线影厚度通常在 1mm 左右，称之为晕圈征。部分恶性肿块周围出现的低密度环影，完整或不完整，厚度不均匀，超过 2mm，最厚可达

12mm，称之为恶性晕圈征，是恶性病变的较为特征的征象之一。

密度：肿块属于中等密度，与周围的乳腺实质相比，分为密度增高、等密度、密度减低等 3 种描述。大多数乳腺癌呈密度增高影或等密度影。含脂肪的肿块可显示低密度影，多为良性病变。肿块可以合并高密度的钙化影。

2）钙化：钙化表现为高密度影，主要从形态和分布两方面描述。

钙化形态：分为典型的良性钙化、中间性钙化和高度恶性可能的钙化。

【典型良性钙化】

皮肤钙化：典型者呈小环状，中心呈透亮改变；可多个小环成簇分布。不典型者可借助切线投照予以鉴别。

血管钙化：呈断断续续双轨状钙化，与血管走行一致。

粗糙或爆米花样钙化：粗颗粒样或斑块样，钙化直径大于 2~3mm，为纤维腺瘤钙化的特征表现。

粗棒状钙化：直径通常大于 1mm，发生于导管腔内，其形态顺应导管腔，故又称作铸型钙化，可多节段沿导管走行方向排列，边缘清楚，偶可呈分支状，有的可呈中央透亮改变。常见于分泌性病变，如浆细胞性乳腺炎。

圆形钙化：多发者可大小不一，通常小于 1mm 直径，常位于腺泡中。直径 ≥0.5mm 可称作圆点状（Round）钙化，直径 <0.5mm 可称其为针尖状（Punctate）钙化。

蛋壳样或边缘钙化：环壁很薄，直径常小于 2mm，为球形物表面沉积的钙化。脂肪坏死或囊肿壁钙化是常见的边缘钙化。

环形钙化：壁的厚度超过蛋壳样钙化。直径可为 1~10mm 甚至更大。边缘光整呈圆形或卵圆形，中央为低密度或透亮。常见于脂肪坏死、积油囊肿、导管钙化。

钙乳沉积钙化：是 1~3mm 直径的微小囊肿内钙质沉积的表现，常为多发，因重力作用投照方位不同表现形式不同是其特点。在 90° 侧位图像上钙化显示最佳，因重力作用钙质沉积于微囊底部，呈凹面向上凸面向下的新月形或弧形高密度钙化影。这些征象在常规内外斜位上也可显示。在头尾位上表现不典型，常呈圆形外周逐渐变淡边缘模糊的钙化，需仔细分辨。

缝线钙化：钙质沉积在缝线材料上所致。典型者为弧线形、绳结样改变。

营养不良性钙化:常在放疗后或外伤后的乳腺上见到。钙化的形态不规则,粗大,直径多大于 0.5mm,常见中心透亮改变。

【中间性钙化】又称可疑钙化。包括两种:

不定形钙化:形态上常小而模糊无典型特征;弥漫分布常为良性表现;而成簇、区域、线样和叶段分布需活检定性。

粗糙不均质钙化:钙化形态不规则,直径多大于 0.5mm,有聚集趋势,可能为恶性改变,也可出现在纤维化、纤维腺瘤和外伤后的乳腺中,需要结合其分布情况判断其良恶性。

【高度恶性可能的钙化】

细小多形性钙化:形态、大小不一,直径常小于 0.5mm。成簇或叶段分布。

线样或线样分支状钙化(恶性铸型钙化):呈纤细的短线(直线或曲线)断续沿导管走行方向排列的不规则境界模糊的钙化,粗细小于 0.5mm,其中部分钙化可境界清楚。提示导管癌导管内成分的充填。可呈线样、成簇、叶段及区域性分布。主要表现为多发的不规则短曲线状钙化又可称作蠕虫状钙化。

钙化的分布:对于提示乳腺病变的性质有帮助。

散在分布(scattered):点状和多形性钙化散在分布,为良性病变,常为双侧性。散在分布的细线或分支样钙化可为恶性。

区域分布(regional):是指较大范围的分布,常常超过一个象限,又不能用导管样分布来描述,这样分布的钙化需要结合其形态来综合分析。

成簇分布(cluster):是指至少有 5 枚钙化占据在一个较小的空间内($<1cm^2$),更多钙化成堆聚集可超过 $1cm^2$ 范围。良恶性病变都可以有这样的表现。

线样分布(linear):提示钙化沉积于单个导管及其小分支内,如果表现为铸型钙化合并多数不定形点状钙化,多为恶性改变。边缘清楚的短条状或中空的短棒状钙化则可能是良性分泌性钙化。

叶段分布(segmental):呈楔形分布,尖端指向乳头,提示钙化沉积于一个大叶范围内,可能为多灶性乳腺癌。良性分泌性病变也会有叶段分布的钙化,但钙化形状呈良性特点。

3)结构扭曲:结构扭曲是指乳腺纤维腺体组织和纤维小梁结构扭曲、紊乱,密度可有增高,但无明确的肿块。包括从一点发出的放射状条索影、毛刺影或乳腺实质边缘收缩、变形。结构扭曲也可以是一种伴随征象,合并肿块、钙化或非对称性致密影。

如果没有局部手术或外伤史,结构扭曲应考虑恶性病变或放射状瘢痕,建议进一步病理活检。

4)非对称性致密影:非对称性致密影(asymmetry)现用来替换既往使用的致密影(density),致密影易与肿块混淆。非对称致密影缺乏肿块的三维轮廓及清楚的边缘。

宽域性非对称性致密影(global asymmetry)表示乳腺较宽区域(至少一个象限)致密,强调与对侧乳腺相应区域对比,代表了乳腺部分组织量较对侧显著增多,不包括肿块、结构扭曲或可疑钙化。如果扪诊未发现异常的话,宽域性非对称性致密影通常代表正常变异或是受内分泌影响所致的发育性改变。

局灶性非对称性致密影(focal asymmetry)缺乏外突的边缘而与肿块鉴别,与宽域性非对称性致密影鉴别点主要在于乳腺受累的范围。对照先前的影像对于评估局灶非对称性致密至关重要。在局部没有手术、外伤及感染史的逐渐增大的致密影,如缺乏特征性的良性征象,则需要进一步评估是否为恶性。局灶性非对称性致密影也可能是正常乳腺组织的腺体岛。

进展性非对称性致密影(developing asymmetry)表现为局灶性非对称致密,动态观察逐渐增大,其恶性倾向值得重视。

5)偶尔重要征象

乳内淋巴结:典型的乳内淋巴结短径常小于 10mm,正常呈肾形或中央透明的肿块状影。即便淋巴结短径大于 10mm,如果内部由明显的脂肪组织占据,仍可属正常。淋巴结门缺乏脂肪看上去像实性肿块,则可能系病变所致。乳内淋巴结可以多发多处存在,最常见到的部位是乳腺外侧份或上份。

皮肤改变(见后)。

6)偶尔具有病理意义的征象:乳晕后孤立性扩张导管征:乳晕后方中央区管样或分支状结构可能代表扩张或增宽的导管,单侧性的乳头后方孤立性扩张导管征可以是导管原位癌的一种表现。如果没有伴随其他临床或乳腺 X 线异常表现,这种征象常常没有太大的意义。

7)伴随征象:伴随征象是指与肿块、钙化或非对称性致密影伴随出现的征象,亦可单独作为影像学征象使用。

皮肤回缩:皮肤异常地被牵拉。有时表皮局部凹陷形成酒窝征。

皮肤增厚:可为局灶或弥漫分布,厚度大于 2mm。创伤及炎症均可导致皮肤增厚。癌细胞阻塞皮肤淋巴管,临床可观察到橘皮样皮肤外观,X线可见皮肤局部或弥漫性增厚、水肿,皮下组织密度增高。由于淋巴管扩张迂曲,可出现与皮肤垂直的细线状阴影。心脏功能衰竭患者乳腺水肿,乳腺皮肤亦可呈弥漫性增厚。

乳头回缩:乳头被牵拉下陷。先天发育性原因及后天性原因均可使乳头回缩。如果呈慢性病程,且没有其他可疑表现,则非恶性征象,可由炎性病变纤维收缩所致。乳腺癌所致的乳头回缩发病时间较短,常为单侧,进行性加重,可合并乳头、乳晕红肿、渗出等湿疹样改变。当乳晕皮肤增厚、乳头回缩与其后向深面逐渐变细的增厚浸润的导管纤维结构相连时形如漏斗,故称为"漏斗征",通常是恶性征象。

乳腺小梁结构增粗:是乳腺纤维分隔增厚表现。

浅筋膜浅层、深层改变:Cooper氏悬韧带增粗倒向可为反复增生及炎性反应所致。或者乳腺后脂肪间隙模糊及浅筋膜浅层增厚,或者出现局部浅筋膜浅层因浸润和结缔组织增生牵拉而形成凹陷("帐篷征"),大部分原因是乳腺癌所致。

皮肤隆起性病变:包括皮赘、皮肤瘢痕、痣、疣、皮肤乳头状瘤及皮肤神经纤维瘤病等。当皮肤隆起性病变投影到乳腺两个常规投照体位上时,容易被误认为是乳腺内病变,有时可见病变边缘气体密度环绕形成的晕环。

腋前淋巴结肿大:短径大于20mm。但是,如由脂肪充填的透明中空的淋巴结门存在,即使短径超过20mm,淋巴结也不一定属异常。确定淋巴结有无肿大其内部结构比体积增大更加有判定意义,淋巴结门脂肪消失,即可能代表淋巴结肿大。

结构扭曲:结构扭曲也可作为相关征象,与一个影像学发现相结合使用,提示病变附近的正常乳腺组织变形及回缩。

钙化:也可作为相关征象,与一个影像学发现相结合使用,提示病变内或邻近区域的钙化。

血运增加:患侧乳腺静脉血管增粗增多,无特异性,通常乳腺癌、乳腺感染会出现这些征象。

淋巴组织液淤滞水肿:各种原因(包括转移肿瘤、淋巴瘤等)所致腋窝淋巴结肿大阻塞及全身系统性疾病(如心衰、肾功能不全)均可导致乳腺淋巴液和组织液回流障碍,出现乳腺密度增高、皮下组织呈线网状、皮肤增厚等X线表现。

8)导管造影异常征象

导管内充盈缺损:最常见的原因是大导管乳头状瘤。

导管中断破坏:提示导管被肿瘤侵蚀。

导管扩张:大多出现在1~3级导管,表现为导管柱状或囊状扩大。

导管外造影剂聚集及淋巴管显影:最常见的原因是造影不成功,造影剂外漏入导管周围间质内,并可能出现自乳晕区伸延至腋窝的显影淋巴管。

4.乳腺X线摄影诊断报告分类

(1)报告分类:美国放射学院(American College of Radiology,ACR)在1992年制定了乳腺影像诊断报告和数据系统(Breast Imaging Reporting And Data System,BI-RADS),经过多次修订,至2003年,公布了适用于乳腺X线摄影的第4版,同时公布了适用于乳腺超声和MRI的第1版。经过10年时间的使用,得到了广泛的认同。至2013年,ACR对其进行了适当修订,发布了适用于乳腺X线摄影的第5版,同时分别发布了适用于乳腺超声和MRI的第2版。对乳腺作为一个整体器官的所有影像学正常与异常情况的诊断报告进行规范,使用统一的专业术语、标准的诊断归类及检查程序,使放射科医生的诊断有章可循,同时,也加强了放射科和临床其他有关学科的协调与默契,使临床治疗医师理解放射诊断医师提出的进一步处理建议的含义。

BI-RADS诊断报告分类包括未定类别0类(Category 0)和最终类别1~6类。

1)0类为未定类,需召回旧片对比或进一步影像学检查评价。包括代表正常变异的局灶性非对称性改变或边缘清楚的肿块(肿块边缘清楚并不是排除恶性病变的必然条件)。在我国,一些妇女乳房脂肪较少,属于极度致密类,不能排除其中有病变,也可将其评价为0类。注意,0类特别适合于筛查性乳腺X线摄影和临床初次检查的诊断性乳腺X线摄影。如果影像资料齐全,直接给予最终的分类评价而不需要归入0类。0类的良恶性可能性属于未定。

2)1类表示乳腺结构清楚而没有病变显示。注意,一般的乳腺增生根据BI-RADS的描述均归于此类。但是,如果临床扪及肿块,应首先归入0类,进一步检查综合影像分析后,才可最后定类。乳内淋巴结、腋前淋巴结显示低密度的淋巴结门(侧面观)或者中央低密度(淋巴结门的轴向观)均视为正常淋巴结,属1类。1类恶性可能性为0%。

3)2类是指肯定的乳腺良性钙化和肯定的良性肿块,无恶性的X线征象。2类恶性可能性为0%。

4)3类几乎为肯定良性,恶性可能性≤2%。其表现被逐渐认识,均是基于既往图像资料对照或进行了其他影像学检查评估之后,仍考虑良性可能性大则定为3类。此类型病变包括在常规的X线片上观察到的临床不能触及的边界清楚的肿块(除非是囊肿、乳内淋巴结或者其他肯定的良性病变)、不伴有结构扭曲或在点压放大片上部分变薄的局灶性非对称性改变、成簇分布的针尖状钙化、双乳弥漫不定形模糊钙化或粗糙不均质钙化。对临床扪及肿块的评价用这一分类不合适。

定为3类的病例要求在6个月后采用单侧乳腺摄影短期随访。如果病变没有变化,建议再在6个月后双乳随访(即在最初发现后12个月随访)。如果第2次双乳随访未观察到其他可疑之处,仍应报告为3类,建议12个月后(而不是6个月后)双乳随访(即首次检查后24个月随访)。如果接下来的第24月随访仍然没有发现改变,即病变稳定,最后的评估可能就是2类(良性)。

对可能是良性的病变在随访中出现增大或临床扪及肿块,应建议归入4类进行活检而不是继续随访。

5)4类用来表示可疑恶性,需要组织学诊断。此类病变无特征性的乳腺癌形态学改变,但有恶性的可能性,恶性可能性>2%但<95%。4类再细分为3个亚类,以说明介入处理和恶性危险度的不同。

4A类:低度拟似恶性,恶性可能性>2%但≤10%。包括一些可扪及的X线显示部分边缘清楚而超声提示可能为纤维腺瘤的实体性肿块、可扪及的复杂性囊肿或可扪及的可疑脓肿、未扪及肿块的结构扭曲、未扪及肿块的结构扭曲伴局灶性非对称致密,以及成簇分布、区域性分布、线样或叶段分布的小而模糊无典型特征的不定形钙化或粗糙不均质钙化(中间性钙化)。

4B类:中度拟似恶性,恶性可能性>10%但≤50%。部分边界清楚,部分边界模糊的肿块可能是纤维腺瘤或脂肪坏死是可能的,但是,穿刺活检表明导管乳突状瘤则需要进一步切除活检。扪及肿块的结构扭曲及扪及肿块的结构扭曲伴局灶性非对称致密也归为这一亚类。

4C类:高度拟似恶性,尚不具备象5类那样的典型恶性特点,恶性可能性>50%但<95%。此类中包括边界不清、不规则形的实体性肿块或者新出现的成簇分布微细多形性钙化。

6)5类用来表述几乎肯定是乳腺癌的病变,即高度提示恶性,恶性可能性:≥95%。不规则形密度增高并带毛刺的肿块、叶段或线样分布的细小短条状分支状钙化(即蠕虫状钙化)、不规则形带毛刺的肿块且其伴随不规则形和多形性钙化均归于5类。

3~5类用在完全的影像评价之后,一般不建议用在首次的普查中。

7)6类是用来对已被穿刺活检或局限切除活检病理证实为乳腺癌但还未进行手术切除的影像评价。不像4、5类,6类不再需要介入处理以确定病变是否为恶性。这一分类主要是评价先前活检后的影像改变,或监测手术前新辅助化学治疗的影像改变。

如果仅对对侧乳腺进行了评价,那么,应该适当定类(不限于6类)。6类不适合用来对恶性病灶切除(肿块切除术)后的随访,术后没有肿瘤残留征象,其最终的评估应该是3类(可能良性)或2类(良性)。或许残留有恶性可疑的钙化,那最终的评估则应是4类(可疑恶性)或5类(高度提示恶性),建议活检或手术。

(2)报告书写:乳腺X线诊断报告除姓名、性别、年龄、影像号、住院号、科室、床号和检查报告时间等一般信息外,还应包含:

1)临床诊断。

2)检查方法和投照方位。

3)放射学表现

乳腺组织构成分类。对乳腺实质丰富的c、d类必须予以报告,提醒临床医生,乳腺X线摄影的可信度降低。如果有怀疑,应在放射学诊断中建议进一步采用其他影像学方法检查。

依次观察描述乳头、乳晕、皮肤、皮下组织、乳腺纤维腺体组织、血管纹理及腋前淋巴结。

发现病变应描述其征象,包括描述病变解剖位置、数量、形态、大小、密度、边缘及邻近组织受累情况。

4)放射学诊断:结合临床表现及病史提出放射学诊断。相同性质疾病所出现的征象应归在一个诊断项目下,不同性质的疾病可另列一项诊断。依病情轻重或按处理缓急排列诊断顺序,重要的列前。疾病名前必须标明解剖部位。有既往乳腺X线摄影图像应描述对照结果。应在每一项疾病诊断后使用BI-RADS分类。BI-RADS分类之后必须用括号文字解释其具体含义。

BI-RADS 0类[未定类—需结合旧片或其他影像学检查(乳腺癌可能性:视情况填写)]

BI-RADS 1类[阴性(恶性可能性:0%)]

BI-RADS 2类[良性恶性可能性:0%)]

BI-RADS 3类[可能良性(恶性可能性≤2%,需要随访6个月后复查)]

BI-RADS 4类[拟似恶性——需要组织学诊断(恶性可能性>2%但<95%)]

BI-RADS 4A 类［低度拟似恶性——需要组织学诊断(恶性可能性>2%但≤10%)］

BI-RADS 4B 类［中度拟似恶性——需要组织学诊断(恶性可能性>10%但≤50%)］

BI-RADS 4C 类［高度拟似恶性——需要组织学诊断(恶性可能性>50%但<95%)］

BI-RADS 5 类［高度提示恶性——需要组织学诊断(恶性可能性≥95%)］

BI-RADS 6 类［活检已证实恶性——临床择期手术(恶性可能性视情况填写)］

5. 医师签名　建议采用两级医师书写审核制。

（何之彦）

（十）乳腺癌 X 线图谱

通过 X 线征象与病理组织大切片对照,提出其中 15 种 X 线征象的形成过程得到病理组织学解释,并通过临床诊断与手术证实结果作了符合率统计,对每一种征象的特异性作出评估。其中恶性钙化肿块、透亮环肿块、毛刺肿块、深沟形分叶肿块、恶性钙化灶(小叉状、小杆状)、淋巴管癌栓形成塔尖征等可以单项独立判断。其他征象须配合诊断,即在出现两项以上作联合诊断。通过临床统计,X 线征象在 3 项以上联合出现时,不论单一征象特异性如何,均可诊断阳性。例如:圆形肿块其大多为良性,若附加大导管相和 Cooper 韧带牛角征等 1~2 项间接征象时,其大部分被证实恶性。

为了增加对 15 种 X 线征象的综合分析,提高诊断符合率,将下列手术证实的临床 I~II 期乳腺癌的 X 线片作以示教(图 2-76~图 2-101)。

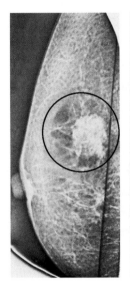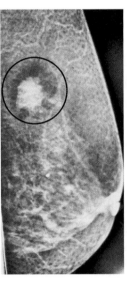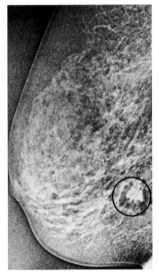

图 2-76　分叶肿块透亮环

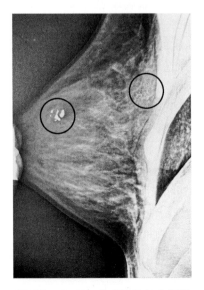

图 2-77　TDLU 内小叉状钙化间质内良性钙化

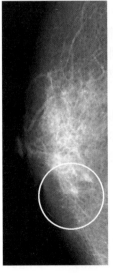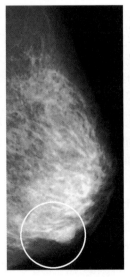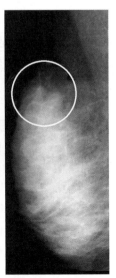

图 2-78　毛刺肿块;血管型毛刺肿块;淋巴管毛刺肿块

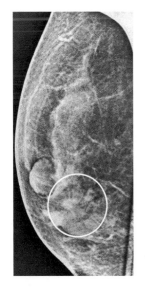

图 2-79　毛刺肿块透亮环

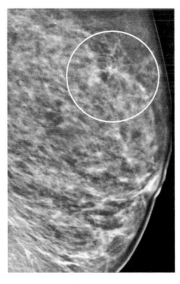

图 2-82　毛刺肿块,透亮环,大导管相

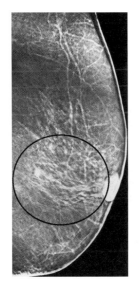

图 2-80　分叶肿块,大导管相,透亮环

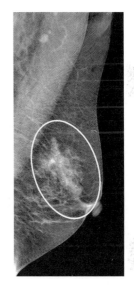

图 2-83　TDLU 小叉状及小杆状钙化混合出现,大导管相

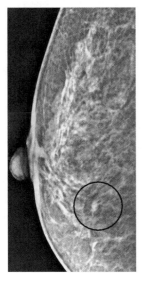

图 2-81　分叶肿块透亮环

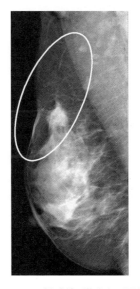

图 2-84　毛刺肿块,塔尖征,厚皮征

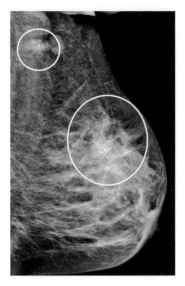

图 2-85　小杆状钙化，牛角征

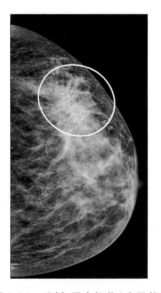

图 2-86　毛刺，混合钙化（小叉状）

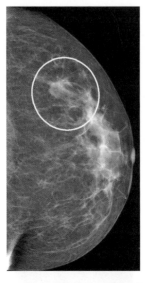

图 2-87　毛刺肿块，透亮环图

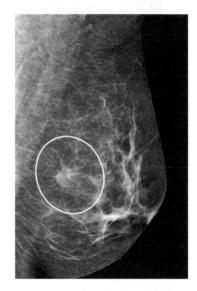

图 2-88　淋巴管型毛刺肿块

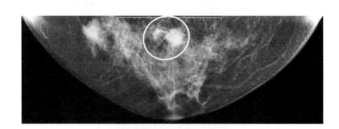

图 2-89　分叶肿块，混合钙化

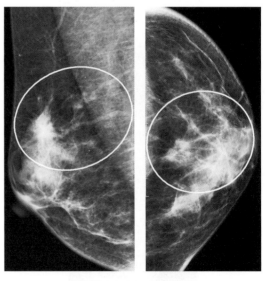

图 2-90　血管型毛刺肿块

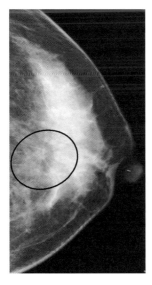

图 2-91　毛刺肿块,透亮环

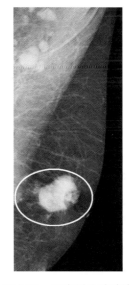

图 2-94　深沟型分叶肿块

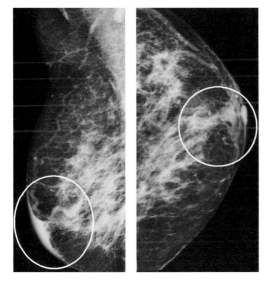

图 2-92　漏斗征,小杆状钙化

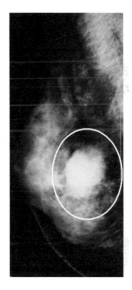

图 2-95　分叶肿块,透亮环

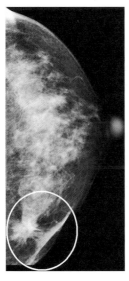

图 2-93　毛刺肿块,牛角征,厚皮征

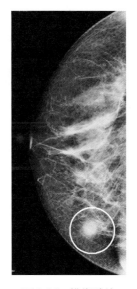

图 2-96　模糊肿块

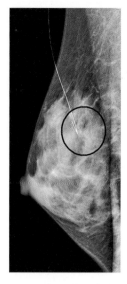

图 2-97　TDLU 内小杆状钙化

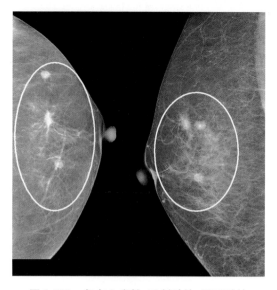

图 2-100　多中心病灶,毛刺肿块,圆形肿块

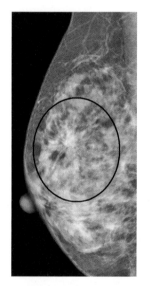

图 2-98　血管型毛刺肿块

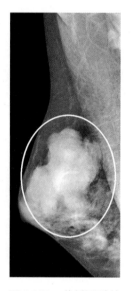

图 2-101　花瓣形肿块

（胡永升　张亚玺）

二、乳腺疾病的 CT 检查

（一）概论

乳腺病变的 CT 检查,无论在国内还是国外,均未被普遍接受和广泛应用。在 CT 问世之初,即 20 世纪 70 年代末和 80 年代初,美国堪萨斯大学医疗中心的 Chang、Sibala 及 Fritz 等发表了一系列 CT 在乳腺病变（主要为乳腺癌）中的诊断价值。但此后,有关这方面的文献寥若晨星,仅有零星报道。20 世纪 70 年代末美国 GE 公司曾推出专门用作乳腺 CT 检查的样机,称之为 CTM,但也很快夭折,未能推广。究其原因,主要是乳腺软组织 X 线摄影简便快捷,费用低,对乳腺病变的诊断正确率高,特别是在脂肪型

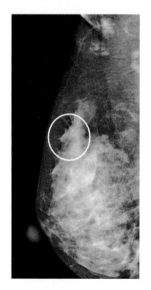

图 2-99　牛角征

乳房中,正确率可达95%以上,如配合立体定位活检,基本可解决所有诊断问题。与之相比,CT的检查费则比较昂贵,虽有较高的密度分辨率,但所获得信息并不比钼靶X线片多出多少,对微小钙化这一重要征象,CT还不如钼靶X线片明确可靠,因而使CT检查未得到广泛重视。

尽管如此,CT在某些方面仍有它一定的优势。例如:对致密型乳腺中病变的检测;通过强化扫描对良、恶性肿块的鉴别;判断有无腋窝、内乳区淋巴结或胸内转移;对乳腺癌术后局部复发的观察;以及对硅酮乳房成形术后的观察等,CT仍有它独到之处,优于其他影像诊断方法。因此,CT不宜作为乳腺病变的首选诊断手段,但可补充乳腺钼靶X线摄影的某些不足之处。

(二) 乳腺的CT检查方法

1. 乳腺CT普通扫描

(1) 患者体位:患者扫描体位可分为仰卧位、俯卧位及侧卧位3种。仰卧位扫描与常规胸部扫描体位相同,被检查者面向上平卧于检查床上,双臂上举,屈曲抱头,扫描范围自双乳下界向上连续扫描至腋窝顶。可以同时显示腋窝、内乳区、纵隔内淋巴结有无转移征象,双肺有无转移及胸壁受侵犯情况。与俯卧位相比更宜于行增强扫描。但仰卧位由于重力作用使得乳房扁平,病灶不如侧卧位暴露得好,同时对乳房后部结构的观察逊于俯卧位。俯卧位扫描时,检查者俯卧于检查床上,双臂上举,身体下方垫放一预先设计好的凸面装置,并在相当于双乳位置开两个窗,内放两支水囊,乳腺悬垂于两囊内,或于乳房上下方各垫一块泡沫,使乳房自然下垂。俯卧位扫描,乳房因重力关系而下垂,有利于显示乳房后部结构、乳后脂肪间隙和胸壁间脂肪间隙。侧卧位扫描一般较少使用,患侧乳房在上,其图像与常规头尾位乳腺X线投照图像相似,受呼吸度影响较小,对乳腺肿瘤的瘤灶显示较好,但不利于定位及双侧乳腺结构对比。目前多数应用仰卧位作为乳腺CT检查的常规扫描体位,尤其是需要行增强扫描时。俯卧位投照对小而松弛的乳房最为合适。

(2) 扫描层面:自双乳下界开始向上连续扫描直至腋窝顶,层厚及层间距均为10mm,需要时插入3mm或5mm层厚及层间距。

(3) 扫描条件:120~180kV,80~180mA,1.8~4.8秒,平静呼吸时,呼气末闭气后扫描。窗宽300~600HU,窗位0~60HU,扫描视野直径为20cm。

2. 乳腺CT增强扫描

(1) 造影剂的选择:常用的造影剂分为离子型及非离子型两种。水溶性离子型造影剂包括60%泛影葡胺及65% Angiografin。该类药物费用较低,但不良反应发生率较高。

对碘剂或药物过敏者,患哮喘、糖尿病及心脏病者应禁用或慎用。非离子型造影剂不良反应发生率较低,但价格较贵,主要有Omnipaque、Ultravist、Iopamiro。

(2) 增强扫描方法

1) 静脉内快速滴注30%造影剂300ml,10分钟内滴完。滴注完毕后扫描。

2) 静脉内团注法注入60%造影剂100ml,造影剂注射完毕后即行CT扫描。

3) 乳腺动态强化扫描:平扫发现乳腺病变后取病灶中心区作同层动态扫描。经肘静脉15秒内注入60%造影剂70ml,时间从注射造影剂开始计算,分别于15、30、60、90、120、180、300、420、480秒进行扫描。完毕后,测量相应层面和相同区域的最高CT值,绘出时间-密度曲线,并根据曲线的上升形态分为3种。

速升-平台-缓降型:为乳腺癌所特有。高峰出现早,在60~180秒之间,高峰出现后肿瘤区CT值略下降,持续至8分钟内,CT值变化范围小,类似平台。8分钟后,CT值逐渐下降。

渐进上升型:多见于腺纤维瘤。CT值呈渐进上升,曲线高峰出现时间在6~8分钟。

曲线起伏较小型:为增生性乳腺病动态曲线类型。不同时间检测CT值,变化较小。

(三) 正常乳腺的CT表现

1. 正常乳腺的一般CT表现　正常乳腺除乳头、皮肤外,主要由乳导管、腺体及间质(包括纤维组织、脂肪、血管及淋巴管等)3部分所组成。判断时除应注意运用双侧对比外,尚需结合年龄、临床情况及体检所见。

(1) 乳头及乳晕:乳头位于乳房顶端和乳晕的中央,在仰卧位CT片上,乳头可能呈扁平形,甚至稍有凹陷,无任何病理意义。而对于因乳腺癌或其他病变引起的乳头回缩可以通过对比双侧乳腺来观察。

乳头周围皮肤有色素沉着部称为乳晕,呈盘状。在CT片上,乳晕区的皮肤厚度约0.06~0.30cm,比乳房其他部分的皮肤厚。乳晕表面因有Montgomery腺,有时看见微小的突起。

(2) 皮肤:皮肤覆盖在整个乳房表面,呈线样阴影,厚度一致。一般正常皮肤的厚度约在0.05~0.10cm之间。在CT诊断中,确定皮肤有无病理性增厚或萎缩,最好是以同侧乳晕处皮肤为基准,或与对侧同部位作比较。即乳晕处皮肤应是最厚的。若其他处皮肤厚于乳晕处,则应视为异常(图2-102)。

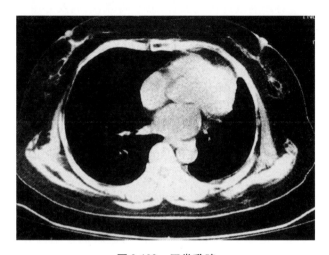

图 2-102　正常乳腺
女,59 岁,CT 平扫示乳头、乳晕、皮肤、残留乳腺小梁及乳后间隙

(3)皮下脂肪层:皮肤与浅筋膜浅层间的脂肪组织构成皮下脂肪层,此层宽度随年龄及胖瘦而异。肥胖者乳房脂肪沉着较多,此层也相应增宽,青春期及处女型乳房此层较薄,但一般平均宽度在1cm以上。CT片上,此层表现为高度透亮阴影,CT值-110~-80HU,在乳房的皮下脂肪层中可以见到静脉阴影,强化后静脉血管影显示更为清楚。此外,在此层中还能见到或粗或细的悬吊韧带阴影,在CT图像上表现为皮下脂肪层内位于浅筋膜浅层,尖端指向皮肤的锯齿状结构,在乳房上半部最易显示。发育良好的悬吊韧带则表现为狭长的三角形阴影,三角形基底位于浅筋膜浅层上,尖指向乳头方向。某一悬吊韧带的增密、增粗或走行方向异常应考虑有病理意义。可能是增生、炎症或恶性肿瘤的侵犯而造成。

浅筋膜浅层在CT图像上表现为一连续而纤细的线样阴影,介于皮下脂肪层与乳腺组织之间。此线样阴影有时呈锯齿状。

(4)乳导管:正常人有15~20支乳导管,开口于乳头,以放射状向乳腺深部走行,最后终止于腺泡。在CT图像上表现为乳晕下方扇形结构,放射状向乳腺深部走行,经2~3cm后即不再见到。在老年脂肪型乳房中显影最为清晰,数目亦最多。

(5)腺体:每一支乳管系统构成乳腺的叶,每一乳叶又分为许多小叶,小叶内含众多的腺泡,在叶与小叶之间则有以纤维组织为主的间质。乳腺实质包括输乳管、乳叶、乳小叶及腺泡,伴有位于它们之间的纤维组织和脂肪组织,在CT图像上表现为浅筋

膜浅、深两层间致密的或多或少含有脂肪岛的软组织影,其边缘多较模糊。其CT值依照生理分期的不同分别为:幼年期(18.22±7.70)HU,青春期(19.8±8.17)HU,哺乳期(14.46±6.38)HU,哺乳后绝经前期(17.09±8.48)HU,绝经期(12.11±9.04)HU。正常乳腺组织增强后增加的CT值为(11.90±6.80)HU,均小于20HU。年轻妇女中因腺体及结缔组织多较丰富,故多数表现为整个乳房呈致密阴影,缺乏层次对比。随着年龄增加,腺体萎缩,纤维组织减少,并由脂肪组织取代,整个乳房显示密度减低,层次及对比亦较为清晰(图2-103,图2-104)。

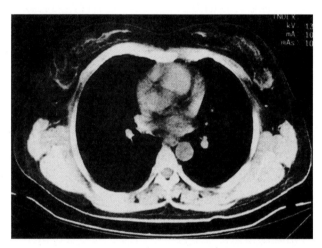

图 2-103　正常乳腺
CT 平扫示皮肤、皮下脂肪层,悬吊韧带、腺体组织

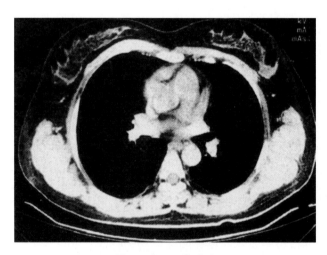

图 2-104　正常乳腺
CT 增强示腺体组织轻度强化,ΔCT 值约 10HU

(6)乳后脂肪间隙:浅筋膜深层与胸大肌筋膜之肌筋膜之间的间隙称乳后间隙,内含疏松结缔组织及脂肪,在CT图像上表现为乳腺实质与胸壁肌肉间的窄带状或线状脂肪密度区,其宽度随年龄及胖瘦而异。乳腺癌患者若肿瘤附近的乳后脂肪间隙混浊或消失,则提示肿瘤可能侵犯胸壁。

（7）血管：CT 图像上在乳腺上部的皮下脂肪层中多能见到静脉阴影。未婚妇女，静脉多较细小，生育及哺乳后，静脉增粗。在老年脂肪型乳腺中，血管影显示最为清晰，有时可见到迂曲走形的动脉阴影，在增强扫描中血管显示更明显。

2. 各种生理因素对乳腺 CT 表现的影响

（1）年龄因素对 CT 表现的影响：青春期的乳房因含有丰富的腺体组织和结缔组织，而脂肪组织却较少，故 CT 片上表现为腺体致密，内有少量脂肪岛，皮下脂肪层较薄，管影较稀少，乳后脂肪间隙较薄。悬吊韧带呈锯齿状，乳导管呈扇形（图 2-105，图 2-106）。

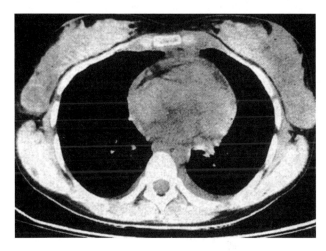

图 2-105　青春期正常乳腺
CT 平扫示腺体致密，脂肪岛稀少，皮下脂肪层及乳后间隙较薄

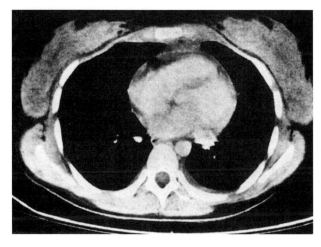

图 2-106　青春期正常乳腺
CT 增强示腺体轻度均匀强化，血管影稀少，ΔCT 值约 15HU

妊娠哺乳期以后，或在绝经期前后，腺体及纤维组织退化，渐被脂肪组织代替，此时乳房大部均为透亮的脂肪成分，并且可以清楚地看到"乳腺小梁"及

血管阴影。若患者终生不育，此种腺体及纤维组织退化、萎缩的过程可能并不完全，因而在 CT 图像上尚可看到散在斑点状致密阴影，系残存的乳管或腺泡以及纤维组织所形成，边缘模糊不清，多局限于乳晕下或外上方，或较弥漫分布于乳房大部。

（2）月经周期对乳腺 CT 表现的影响：尽管月经来潮前，乳房体积可因乳房内水分潴留而有所增大，但月经前后乳腺内脂肪组织与纤维腺体组织之间的组成比例多无明显改变，故月经前后的 CT 表现亦大致相同。但在少数上皮细胞及乳管周围结缔组织显著增生的病例，经潮前 CT 图像上可见乳腺腺体的致密影增多，密度亦增高，并在经后 1 周内又逐渐复原。

（3）妊娠和哺乳对乳腺 CT 表现的影响：在怀孕的第 5、6 周开始，乳管及上皮细胞高度增生，乳房开始逐渐增大。CT 图像上，乳房增大，腺体致密并逐渐占据整个乳房，皮下脂肪层变薄；哺乳期时 CT 表现为乳房增大，有时可见皮下脂肪层内增粗的血管影，腺体致密，腺体与脂肪成分的比例和哺乳时间长短成反比。即哺乳时间越长，腺体越少，脂肪组织越多；皮下脂肪层变薄甚至消失。悬吊韧带观察不清。扩张的乳导管在乳头下方聚集成一个较宽的扇形结构，乳晕皮肤增厚（图 2-107）。

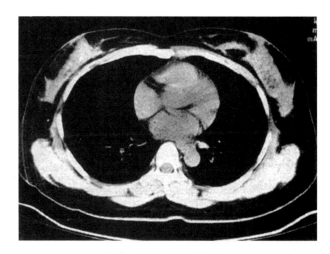

图 2-107　哺乳期乳腺
CT 平扫示双侧乳房增大，腺体致密

3. 正常乳腺的 CT 分型　由于正常乳腺的 CT 表现个体差异很大，故目前尚无统一的分型标准。根据 Wolfe 分型法，将乳腺分 5 型。

（1）N_1 型：CT 图像上乳腺结构几乎全部由脂肪组织组成，只残留致密索条状乳腺小梁，皮下脂肪层和乳后脂肪间隙分界不清，皮下脂肪层内可见血管影，悬吊韧带隐约可见，乳导管呈索条状。随年龄不同，其表现可略有不同。年轻妇女有时可见一些残存的致密区。在 30 岁以上的妇女中,呈此型表现者约占 41.4%（图 2-108）。

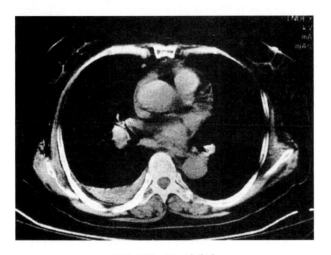

图 2-108　N₁ 型乳腺
CT 平扫示乳腺几乎由脂肪组织组成,仅残留少量乳腺小梁

（2）P₁ 型:CT 图像上乳腺腺体组织大部分或部分被脂肪取代,脂肪在腺体内呈分隔状或蜂窝状,在每个分隔或蜂窝的中央有一点状高密度区,此影像系扩张的乳导管及导管周围增生的胶原组织所形成。残留的腺体多位于外侧,有时乳腺结构紊乱,呈磨砂玻璃样变,边缘较模糊,其范围不超过全乳体积的 1/4。皮下脂肪层和乳后脂肪间隙分界清楚。在 30 岁以上妇女中,约 26% 呈此型表现（图 2-109）。

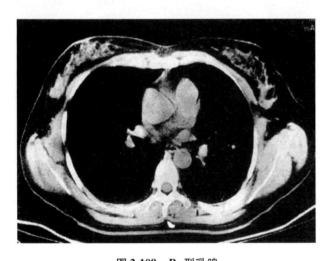

图 2-109　P₁ 型乳腺
CT 平扫示乳腺部分由脂肪组织取代,乳腺结构紊乱,边缘模糊,残留腺体多位于外侧

（3）P₂ 型:与 P₁ 型的表现大致相似,但其累及范围较广,超过全乳 1/4,甚至遍布全乳。在 CT 图像上腺体致密,边缘模糊,仅有少量脂肪浸润,皮下脂肪层和乳后脂肪间隙较薄,悬吊韧带消失,乳导管

呈扇形或索条状。P₂ 型与 P₁ 型一样,在 30 岁以上的妇女中亦占 26%（图 2-110）。未曾生育过的妇女,到老年时常呈 P₁ 或 P₂ 型表现。

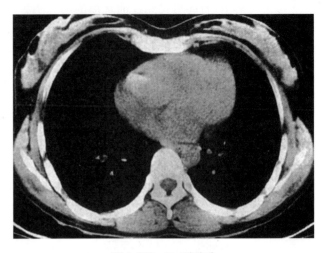

图 2-110　P₂ 型乳腺
CT 平扫示腺体致密,仅少量脂肪浸润,皮下脂肪层及乳后间隙较薄

（4）DY 型:表示乳腺实质的密度普遍增加,CT 表现为腺体致密,占乳腺大部或全部。在致密区之间可有少量脂肪岛,皮下脂肪层和乳后脂肪间隙显示清楚,其厚薄取决于个体胖瘦,纤细的悬吊韧带隐约可见,乳导管呈致密扇形。30 岁以上妇女约 7.0% 呈此型表现。组织学上此型常有韧带样纤维增生（desmoplasia）、腺病及小的囊性增生,某些病例并有上皮的增生或不典型增生（图 2-111）。

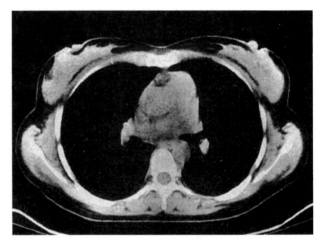

图 2-111　DY 型乳腺
CT 平扫示腺体致密,占乳腺大部

（5）QDY 型:CT 表现与 DY 型相同,但年龄在 40 岁以下。青春期妇女多属此型。随年龄增加,经生育、哺乳后,QDY 型可转变为其他类型。

根据大量资料的长期随访后,Wolfe 认为 P₂ 及

DY 型乳腺属于"癌危险组",恶性肿瘤发生率比 N_1、P_1 组高 37 倍。在随访中并发现乳腺实质类型在妇女一生中可有改变,如 N_1 型变为 P_1 型,DY 型变为 P_2 型、P_1 型或 N_1 型等。随年龄的增加,P_1 及 P_2 型例数有意义地增加,N_1 型例数稍有增加,而 DY 型例数则有意义地减少。50 岁以后,乳腺实质的类型即比较固定,极少再有改变。

(四) 乳腺 CT 检查的适应证与限度

1. 乳腺 CT 检查的适应证 CT 不宜作为乳腺疾患的常规检查方法,但在某些情况下,CT 检查仍有较大的帮助。根据文献及笔者的经验,适应于 CT 检查的情况包括以下几方面。

(1) 对乳腺作动态观察,鉴别良、恶性病变:CT 对乳腺不仅可作静态的解剖学观察,而且通过增强扫描还可作动态观察。乳腺恶性肿瘤组织中不仅有较高的碘浓度,且血运丰富,增强扫描时 CT 值有明显升高。当平片不易鉴别病变的良、恶性且无立体定位穿刺设备时,可行 CT 检查帮助确定良、恶性。

(2) 对致密型乳房的观察:在致密型或有结构不良的乳房中,病变常被掩盖而难以在钼靶 X 线片中显示。通过 CT 分层观察则有利于发现被隐蔽的病灶。

(3) 对特殊部位病灶的诊断:位于乳腺高位、深位或腋尾部的病变,用加压钼靶 X 线摄影常难以使病灶被投照在胶片上,或仅有部分边缘被投影在胶片上,造成诊断上的困难,此时宜行 CT 检查,可使病灶被完整地显露。

(4) 鉴别乳腺囊性和实性肿物:CT 上可根据 CT 值的测量,明确区别乳腺的囊肿性病变和实性肿物。

(5) 检测淋巴结有无转移:乳腺癌易有腋淋巴结转移,而 CT 是发现腋淋巴结增大的最佳手段,优于临床触诊,但假阴性率仍稍高。此外,位于乳腺内侧象限的恶性肿瘤应常规作 CT 检查,因该区肿瘤易有内乳区淋巴结的转移,只有 CT 检查方可确定有无内乳区淋巴结增大(图 2-112 ~ 图 2-114)。

(6) 为了解恶性肿瘤的侵犯深度:当病灶较深,临床上需了解恶性肿瘤是否已侵犯胸壁,CT 亦是可靠的检测手段(图 2-115,图 2-116)。

(7) 乳腺癌术后随访:CT 是观察乳腺癌术后局部复发及发现早期胸部转移(包括纵隔、肺及胸膜)的优选影像学手段,是其他检查方法所无法比拟的。

(8) 对乳房成形术后的观察:CT 上可清晰显示乳房成形术后,无论是用硅酮、可膨胀凝胶或腹部脂肪带腹直肌皮瓣重建术,植入体的位置,有无溢出、

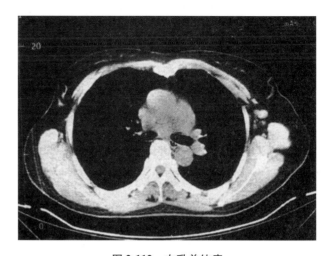

图 2-112 左乳单纯癌
CT 平扫示左腋下多发淋巴结肿大,CT 值 26HU,血管增粗

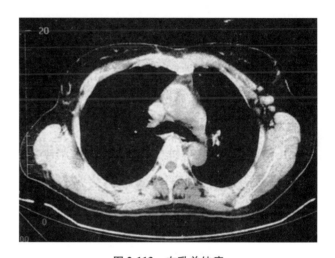

图 2-113 左乳单纯癌
CT 增强示肿大淋巴结及血管明显强化,ΔCT 值约 35HU

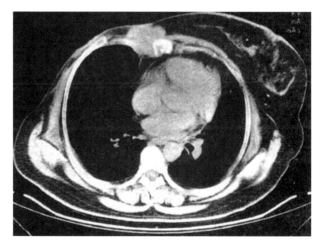

图 2-114 右乳癌术后
CT 平扫示右内乳区肿大淋巴结

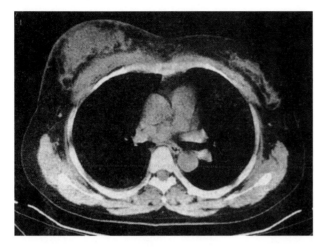

图 2-115　右乳腺癌
CT 平扫示右乳腺不规则肿物,CT 值 25HU,右胸壁
受侵犯

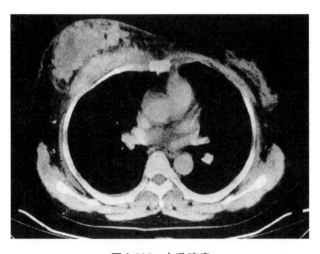

图 2-116　右乳腺癌
CT 增强示右乳腺肿物不均匀强化,ΔCT 值约 25HU,
右胸壁软组织增厚影亦有强化

漏液,以及有无并发症等,同时还可观察前方的乳腺组织内有无恶性肿瘤(图 2-117)。

2. 乳腺 CT 检查的限度　尽管 CT 有较高的密度分辨率及双维成像,但与钼靶 X 线检查相比亦有一定的不足之处。

(1) CT 对微小针尖状钙化的显示率不如钼靶 X 线片上清晰,特别是当钙化数目较少,仅 3～5 枚时。此种微小钙化常是诊断乳腺癌的可靠依据,有些临床"隐性"乳腺癌亦是凭此征得以确诊。CT 在这方面的缺陷在一定程度上限制了它的广泛应用。

(2) CT 检查比较复杂费时,不如钼靶 X 线检查简便易行,因而不能实施大规模的检查。

(3) CT 检查时乳房所接受的放射剂量要高于钼靶摄影,前者的放射剂量约为 1.75mGy,后者仅 0.4mGy。

(4) CT 片上由于图像的缩小,对小的结节病变

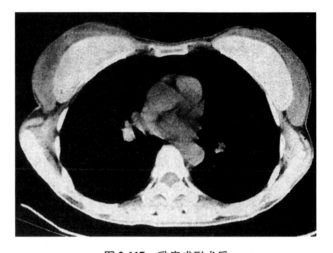

图 2-117　乳房成形术后
CT 平扫示双乳乳后间隙高密度弧形异物影,包膜完整,无逸漏及变形

容易被疏忽。

(5) CT 的检查费用略高,但考虑到近期 CT 检查费的不断下调及 CT 上可同时检查两侧乳房及观察胸部情况,与高频数字钼靶 X 线摄影相比较,两者已相差无几。

(6) CT 对乳腺病灶的定性诊断能力并不比钼靶 X 线高。某些良性病变,如血运较丰富的腺纤维瘤、脓肿或血管脂肪瘤,在强化扫描时亦可呈明显强化,易误诊为恶性。

(7) CT 上虽可发现腋或内乳区淋巴结增大,但淋巴结增大不一定意味转移,反之,正常大小淋巴结亦可能已有转移,最终诊断仍须依赖病理检查。

(五) 乳腺良性疾患的 CT 诊断

1. 乳腺增生病(hyperplasia of breast)　乳腺增生病是一组十分常见的非炎症性、非肿瘤性的,以乳腺主质和间质不同程度增生为主要表现的病变。在增生病的 CT 诊断中,应注意以下几点。

增生病的 CT 诊断应密切结合患者年龄、临床症状及体征、生育史及月经情况等。因为同样的 CT 表现,如为一年轻、临床阴性的女性,则很可能是一正常的致密型乳房;若为中、老年曾生育过的患者,则可能提示有增生。某些妇女经前有生理性的乳房增生改变,即所谓乳痛症,经后可自愈。因此对怀疑为增生病患者,最好在经后 1～2 周行 CT 检查。

囊性增生病易发生癌变,加之致密的增生阴影常可遮蔽癌灶,故阅片时应仔细,必要时需做增强 CT 扫描。

(1) 纤维性病(fibrous disease of the breast):本病罕见,且尚未被公认为一独立病变。它为一良性、局限性、无包膜的乳腺间质增生,形成一肿瘤样块。

CT 图像上显示病变区为一局限致密阴影,界限不清,常易被认为是腺体的一部分或腺体增生,单纯根据 CT 影像无法作出诊断。一种极少见情况是乳腺纤维化,乳房小叶消失,整个乳房呈一均匀致密的肿块,无任何脂肪组织或仅有一薄层的皮下脂肪层。

(2)囊性增生病(cystic hyperplasia):囊性增生病包括囊肿、乳管上皮增生、乳头状瘤或乳头状瘤病、腺管型腺病和大汗腺样变等 5 种病变,它们之间有依存关系,但不一定同时都存在。此外,乳腺间质的纤维组织亦呈增生,且常合并有不同程度的淋巴细胞浸润。

CT 片上,当乳腺小叶增生时,可表现为多数斑片状密度增高影,边缘模糊,边界不清,与 P_2 型乳房表现相似。当末端乳管或腺泡增多,小叶变形,导管扩张,纤维组织亦有明显增生时,CT 图像上表现为弥漫而散在的小片状或大片状不规则密度增高影,边界不清,正常乳导管腺体结构紊乱、变形,甚至消失。病变可为双侧或单侧。某些致密影可互相融合,形成较大片的致密区。少数可形成似肿块样阴影,但边缘模糊。

钙化较常见,散在分布,呈点状或条状。当小乳管高度扩张而形成囊肿时,CI 表现为多发弥漫分布的片状密度增高影与囊状低密度区混合存在,呈蜂窝状改变,囊肿低密度区 CT 值多在 0～25HU 之间,增强扫描强化不明显或有轻度强化,平均仅有 15HU 的增加。囊肿超过 1cm 直径时,CT 表现为孤立低密度区,常呈球形,边缘光滑,可单或多发。若囊肿互相挤压,可使囊肿呈新月状表现或呈弧形缺损。钙化罕见,多位于囊壁呈线样钙化(图 2-118 ～图 2-120)。

鉴别诊断:弥漫性囊性增生病以及有较大型囊

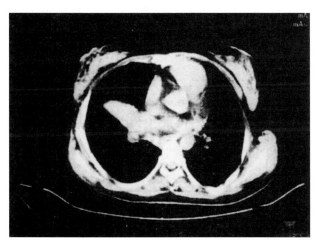

图 2-118　乳腺囊性增生病
CT 平扫示双侧乳腺广泛、弥漫片状密度增高影

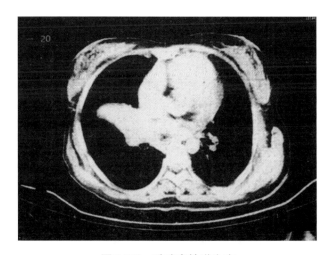

图 2-119　乳腺囊性增生病
CT 增强示双侧乳腺腺体轻度均匀强化,ΔCT 值约 10HU

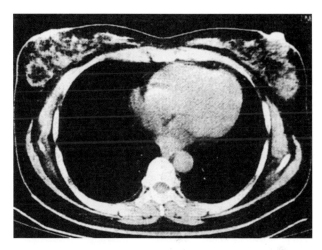

图 2-120　乳腺囊性增生病
CT 平扫示双侧乳腺导管高度扩张呈蜂窝状

肿者,一般诊断不难。少数可形成局限性肿块样阴影且有轻度强化时,与腺纤维瘤难以鉴别。局限性增生须与浸润型乳腺癌鉴别,前者无血运增加、皮肤增厚及毛刺等恶性征象出现,若有钙化多较分散,不像恶性肿瘤那样密集,强化程度低于恶性肿瘤的强化,且增生多为双侧性。最大的困难是致密的增生阴影常可将恶性肿瘤的块影遮蔽,从而造成乳腺癌的假阴性诊断。此外,囊性增生病约有 19% 发生癌变,虽然增强扫描恶性肿瘤的强化一般高于增生区的强化,但要区别出哪一个区域已有癌变也很困难。必要时应行针吸活检。

2. 乳腺炎症疾病

(1)乳腺炎(mastitis):急性乳腺炎 CT 平扫表现为片状不规则高密度影,边缘模糊,密度不均匀,常累及乳腺的某一区段或全乳,正常导管腺体组织分辨不清。CI 值多在 30HU 左右,患处表面的皮下脂肪层可显示模糊、混浊,并出现较粗大的网状索条影,皮肤显示有水肿、增厚。CT增强扫描常可显示患乳血运增加,病变区常稍有强化,但与健侧正常乳腺组织强化程度相似。偶有斑点状不规则强化影。慢性乳腺炎CT表现类似较局限的急性乳腺炎,皮肤增厚则较急性乳腺炎时局限而轻微,随着炎症日趋局限,边缘则渐变清晰。当乳腺脓肿形成时,CT平扫表现为边界清晰或部分清楚的低密度区,CT值平均在10HU左右,呈类圆形,边缘脓肿壁呈高密度影,CT值可达30~40HU。增强扫描示脓肿壁可呈明显双环强化,CT值最多可增加50HU,壁厚薄不一,脓腔强化不明显。若脓腔内有气体出现可见更低密度区或液气平面影。少数慢性乳腺炎无脓肿形成而呈现为慢性肉芽肿改变。CT表现为结节状密度稍高影,强化明显,边缘也可伴有长短不一的纤细索条影,而酷似乳腺癌的表现(图2-121,图2-122)。

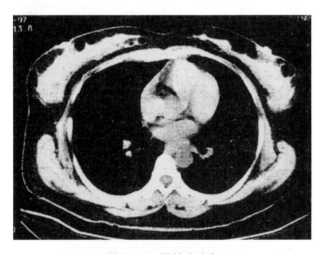

图2-121 慢性乳腺炎
CT平扫示双侧乳腺片状不规则高密度影,部分边缘模糊,皮下脂肪层出现较粗大的网状索条影

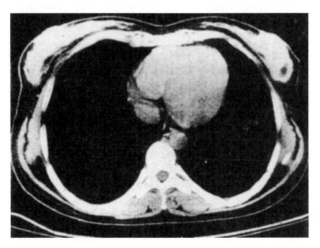

图2-122 慢性乳腺炎合并脓肿形成
CT平扫示左乳外侧部分边缘较清楚的低密度区,边缘呈稍高密度影

鉴别诊断:急性乳腺炎须与炎性乳腺癌鉴别。炎性乳腺癌常为乳腺中央位的肿块影,强化明显,乳晕亦常因水肿而增厚,皮肤增厚则常在乳房的下部最明显,而不像急性炎症那样局限在感染区表面。经1~2周抗生素治疗后,急性炎症可很快消散,而炎性乳腺癌患者CT上无明显变化。

慢性乳腺炎而呈浸润性表现时须与浸润型乳腺结核及炎症性乳腺癌鉴别。一般结核比较局限,临床无皮肤红、肿、热、痛等表现,炎症性乳腺癌则比慢性炎症更广泛,抗生素治疗后短期复查亦无显著效果。慢性乳腺炎有多发脓肿形成后,CT上难与干酪型乳腺结核鉴别,主要须依靠临床上窦道分泌物的性质来加以区别。慢性炎症性肉芽肿无论在临床及CT上均难以与乳腺癌相鉴别。

(2)乳腺结核病(tuberculosis of the breast):乳腺结核少见,据国外资料统计,约占全部乳腺病变的0.6%~1.7%之间。国内发病率稍高,约占2.8%左右。乳腺结核在CT影像上可有3种类型表现:浸润型、结节型及干酪型。浸润型乳腺结核CT表现为片状不规则稍高密度影,边缘模糊,可累及浅筋膜层,造成该处增厚、致密,皮下脂肪层及乳后间隙混浊,病变区可有砂粒样钙化。结节型乳腺结核CT表现为结节状密度增高影,边缘规整,部分病例因有病灶周围纤维组织增生而产生毛刺。增强扫描可见肿块显著增强。约1/3病例在结节内可见钙化。少数可有皮肤增厚、凹陷、乳头内缩等表现。干酪型乳腺结核CT上与慢性乳腺炎、脓肿表现相似(图2-123,图2-124)。

鉴别诊断:浸润型乳腺结核与乳腺炎在CT上不易区别,主要依靠临床病史及体征。一般早期浸润

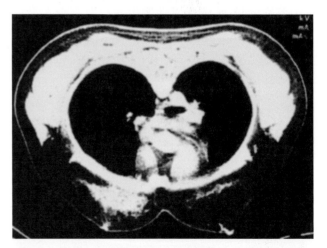

图2-123 乳腺结核
CT平扫示右乳腺片状不规则高密度影,边缘模糊,乳后脂肪间隙浑浊,乳头及皮肤未见异常改变

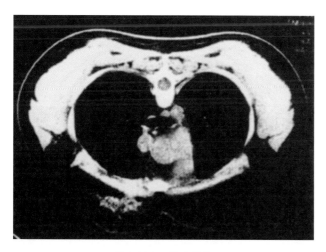

图 2-124　乳腺结核
CT 平扫示右乳腺片状不规则稍高密度,区内见多个
砂粒样钙化点

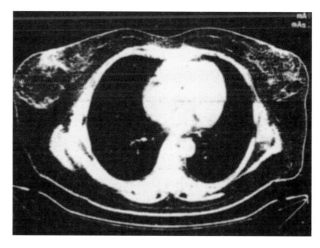

图 2-125　乳管扩张症
CT 平扫示双乳腺区不规则小片状密度增高影,形态
不一,右侧乳晕下方最明显并呈索条状向周围分布

型结核不累及皮肤,而乳腺炎多有皮肤水肿增厚。结节型乳腺结核若边缘规整则难与良性肿瘤特别是腺纤维瘤鉴别,但一般腺纤维瘤多见于年轻妇女。若边缘有毛刺则难与乳腺癌相鉴别。干酪型者从 CT 上很难与乳腺慢性炎症、脓肿相鉴别,主要依靠病史及脓液性质来作鉴别。

3. 乳腺其他良性病变

（1）乳管扩张症（mammary ductal ectasia）：本病有许多名称,如导管曲张性肿瘤、粉刺样乳腺炎、导管周乳腺炎、阻塞性乳腺炎等。多发生在停经前的经产妇,平均年龄 52 岁,并可双侧发病。

肉眼上,在乳头下方可见乳管扩张,呈现似囊状,内含细胞残屑及脂肪组织。当病变进展时,乳导管扩张向远端延伸、扩张,乳管壁逐渐增厚。至后期,萎缩的乳管上皮破裂,具刺激性的脂酸结晶溢出,导致管壁及管周的炎性反应,大量巨噬细胞和浆细胞浸润,故在文献中亦称此病为浆细胞性乳腺炎。

CT 表现为乳腺区不规则小片状密度增高影,形态不一,以乳晕下方最明显,并见增殖的乳导管影向周围放射状分布,呈串珠状或条索状。部分病例可见点状、柱状或环样钙化。当发生浆细胞乳腺炎时,乳晕下可呈现致密肿块影,边缘不规则,与乳晕后相连,乳腺条索状阴影境界不清,病变为双侧性。平扫时病变区 CT 表现与乳腺癌相近,增强后增强程度明显低于癌灶（图 2-125）。

（2）积乳囊肿（galactocele）：又称乳汁潴留囊肿或乳汁淤积症,为乳腺的一个腺叶的导管系统排泄受阻,乳汁排出不畅而淤滞在导管内,致使导管扩张形成囊肿。

CT 平扫时可见乳腺区内类似水样密度的低密度阴影,病灶多在 1～2cm 之间,边缘光滑、锐利,界限清楚。增强扫描显示囊肿本身无强化,而囊肿周围腺体略增强,使病变显示更加清楚。当乳汁潴留导致感染时,可出现急性乳腺炎表现,重则形成乳腺脓肿（图 2-126）。

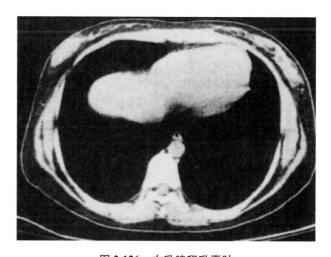

图 2-126　右乳腺积乳囊肿
CT 平扫示右乳外下象限局限水样密度阴影,呈橄榄状,边缘光滑、锐利,界限清楚

（六）乳腺良性肿瘤的 CT 诊断

乳腺良性肿瘤,除腺纤维瘤外,均少见或罕见。经临床和钼靶 X 线片确定为良性肿瘤后,亦很少再进一步行 CT 检查,故文献中很少见到良性肿瘤的 CT 检查资料,但 CT 对某些良性肿瘤可能有独到的定性诊断价值,优于钼靶 X 线片。例如根据 CT 值测量可明确诊断囊性（淋巴管瘤或表皮样囊肿）或脂肪性（脂肪瘤或腺脂肪瘤）良性肿瘤;通过 CT 强化检查可诊断出血管瘤,并对鉴别实性肿物的良、恶性有一定的帮助等。

1. 腺纤维瘤（adenofibroma） 腺纤维瘤 CT 表现为圆或卵圆形肿块，密度与正常腺体相近似，边缘光滑、锐利，大小多在 1~3cm 直径之间，少数肿瘤可较巨大，其内可出现散在低密度囊性变，形态可呈分叶状，肿瘤边缘仍保持光滑、规整。局部血运可较对侧稍有增加。少数增强扫描时肿瘤出现明显均匀强化，CT 值增加值平均在 33HU 以上，最高达 89HU。当肿瘤内部出现囊性变时，囊性低密度区无明显强化。当腺纤维瘤发生在青春期乳腺或致密型乳腺中时，肿瘤密度接近于正常腺体密度，肿瘤边缘常与腺体致密影本身重叠而显示不清，此时，增强扫描可有助于肿瘤的显示。有些腺纤维瘤可见钙化，可位于肿块边缘或中心位，形态可为细沙状、颗粒状、树枝状等，钙化可逐渐发展，互相融合成为大块钙化（图 2-127~图 2-131）。

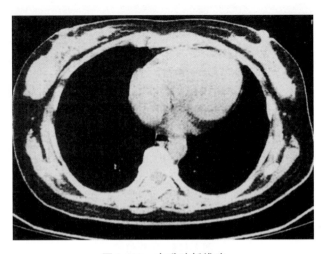

图 2-129 右乳腺纤维瘤
CT 平扫示右乳外侧肿块，边缘规整，内缘与腺体影重叠

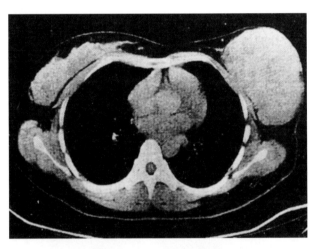

图 2-127 左乳腺纤维瘤
CT 平扫示左乳巨大肿块，密度不均，CT 值 14~37HU，边缘规整，界限清楚，皮下脂肪层及乳后间隙变薄

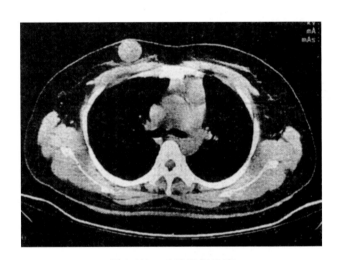

图 2-130 右乳腺纤维瘤
CT 平扫示右乳肿块，周围丰富脂肪组织衬托，肿物边界清楚

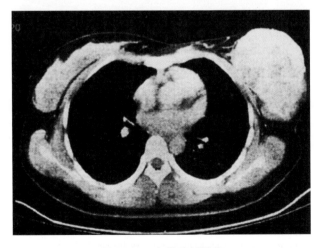

图 2-128 左乳腺纤维瘤
CT 增强示左乳肿块明显强化，ΔCT 值 45HU，其内可见散在低密度囊性变

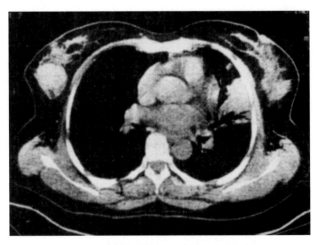

图 2-131 右乳腺纤维瘤伴钙化
CT 平扫示右乳外侧肿块，内含颗粒状钙化

【鉴别诊断】需与腺纤维瘤加以鉴别的有以下几种疾病。

囊肿:腺纤维瘤密度与腺体近似,增强扫描后可出现明显强化。而囊肿多呈水样密度影,增强扫描囊肿本身无强化,而囊肿周围腺体略增强。

大导管乳头状瘤:较少见。病变多在乳晕下或其附近,临床上多有乳头溢液。患者平均年龄较腺纤维瘤大。

乳腺癌:早期乳腺癌,或一生长缓慢的乳腺癌有时可与腺纤维瘤相混,增强扫描时两者 CT 值增加无明显差别。当病变稍晚时,肿瘤形态多不规则,边缘毛糙,密度不均匀。

2. 大导管乳头状瘤(papilloma)　大导管乳头状瘤是指发生在乳导管开口起至壶腹部以下约 1cm 的一段乳导管内的乳头状瘤。可单发或多发。本病较少见。由于肿瘤较小且位于乳晕附近,CT 图像上常难以显示或形成假阴性结果。当乳头状瘤较大或形成较大囊肿后,CT 上可显示出圆形或卵圆形囊性低密度阴影,边缘光滑,多在乳晕下大导管的所在位置。

3. 脂肪瘤(lipoma)　乳腺脂肪瘤不多见,CT 上表现为卵圆形透亮阴影,密度与正常脂肪组织相近,周围围以纤细而致密的包膜,在透亮区内常可见纤细的纤维分隔。肿瘤较大时,周围乳腺组织可被推挤移位。无钙化、皮肤增厚或乳头凹陷等表现(图 2-132,图 2-133)。

【鉴别诊断】

囊肿:通过测量病变区,CT 值可以与积乳囊肿明显区别。

导管扩张症:导管扩张症无纤细而致密的包膜,部位常在乳头或乳晕下,而脂肪瘤可在任何部位。

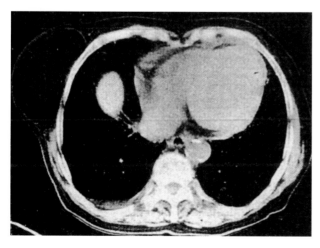

图 2-132　右乳脂肪瘤
CT 平扫示右乳卵圆形脂肪性肿物,包膜纤细而完整,无皮肤增厚

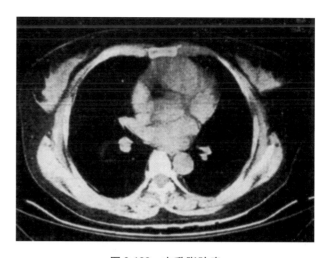

图 2-133　左乳脂肪瘤
CT 平扫示左乳外侧脂肪性肿物,内有纤细的纤维分隔,腺体被推挤移位

(七) 乳腺恶性肿瘤的 CT 诊断

1. 乳腺癌的 CT 表现　乳腺癌的 CT 表现与钼靶 X 线片上表现相同,可分为主要征象和次要征象两大类,前者包括小于临床的肿块、局限致密浸润、钙化和毛刺;后者包括皮肤增厚或合并凹陷(酒窝征)、乳晕下致密和漏斗征、乳头凹陷、血运增加、阳性导管征、肿瘤周围"水肿环""彗星尾"征等。

(1) 肿块:小于临床触诊大小的肿块是诊断乳腺癌的重要直接征象。CT 上肿块的形态可分为类圆形、分叶状或不规则形。肿块的边缘可有长短不等、粗细不均的毛刺,或部分边缘有模糊浸润。少数肿块边缘可光滑锐利而酷似良性肿块。肿块的密度多数均匀,CT 值可差异很大,自 10~90HU 不等,特别当肿块较小明显受部分容积效应影响时。少数肿块可因坏死液化而出现低密度区。如肿块内有多数针尖状钙化,而 CT 上因部分容积效应而未能显示出具体的钙化灶时,则呈现为局部异常高 CT 值区。

一般认为,CT 上能检出的最小癌灶为 2~5mm 直径左右,小于直径 1.5mm 的肿瘤几乎无一例外地被遗漏。在脂肪型乳腺中,钼靶 X 线片上发现微小结节的能力可能更优于 CT;而在致密或有结构不良的乳房中,CT 上发现癌灶的能力则优于钼靶片。

注射造影剂后 CT 强化扫描对肿块的定性诊断和发现癌灶有很大的帮助。由于肿瘤组织内较周围正常组织有较高的碘浓度和较强的摄碘能力,强化扫描时可使肿块的 CT 值有明显的升高,肿块变得更为明显。增强前后 CT 值可增加 25~45HU,或甚至更多。少数癌灶,包括一些隐性乳腺癌,在平扫时不明显,通过增强扫描发现局限高密度区而被诊断出(图 2-134~图 2-138)。

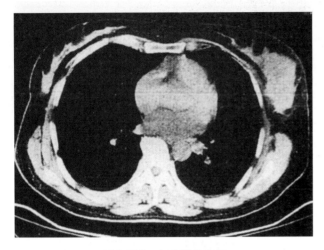

图 2-134　左乳腺单纯癌

CT 平扫示左乳外侧不规则肿块，CT 值 28HU，部分边缘模糊浸润，密度不均，中央见低密度液化、坏死区

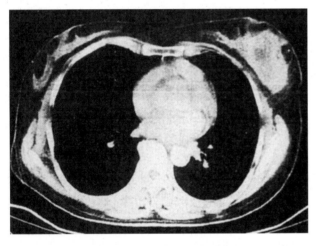

图 2-135　左乳腺单纯癌

CT 增强后 60 秒扫描示左乳肿块有明显强化，ΔCT 值 30HU，中央低密度区强化不明显

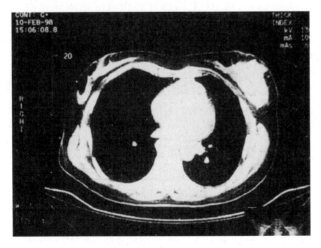

图 2-136　左乳腺单纯癌

CT 增强后 180 秒延迟扫描示左乳肿块强化效果明显减弱 ΔCT 值 20HU

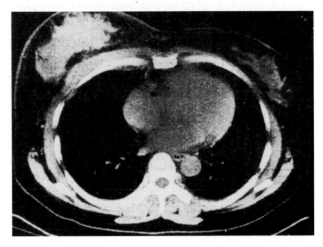

图 2-137　右乳腺癌

CT 平扫示右乳不规则肿块，CT 值 45HU，边缘模糊，皮肤增厚，皮下脂肪层及乳后间隙混浊

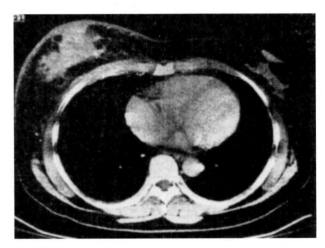

图 2-138　右乳腺癌

CT 增强示右乳肿块不均匀强化，病灶周围见迂曲增粗的血管影明显强化 ΔCT 值 20HU

（2）局限致密浸润：CT 上发现的局限浸润病变多数系增生、慢性炎症或结核等良性病变所致，但少数癌，特别是浸润性小叶癌，可仅见致密浸润而无瘤块。此外，在钼靶 X 线片上诊断乳腺癌的特征性表现——成堆微小钙化，在 CT 上由于部分容积效应的影响而无法辨认，亦只表现为局部致密区。若 CT 上检查出有局限高密度区，必须进一步行增强扫描进行鉴别。如系恶性肿瘤，注射造影剂后扫描可显出局部有明显强化。

（3）钙化：钙化是乳腺癌诊断中一个十分重要的 X 线征象。在钼靶 X 线片上，约 30% 左右乳腺癌可见特征性的钙化。除黏液腺癌偶可发生较粗大颗粒的钙化外，乳腺癌的钙化呈典型的针尖状微小钙化、小杆状钙化或小弧形钙化，常 3～5 枚成堆，或数十枚钙化密集成群（图 2-139）。

116

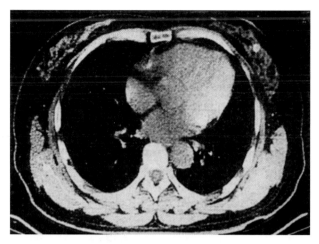

图 2-139 左乳单纯癌伴黏液腺癌
CT 平扫示左乳腺体内见一较粗大的颗粒状钙化

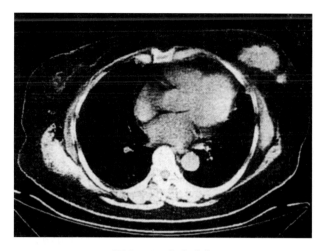

图 2-140 左乳腺癌
CT 平扫示左乳肿块呈多灶性较大肿块,边缘毛糙,
见长短不一毛刺影

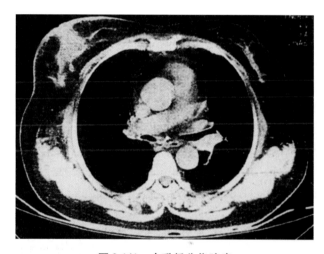

图 2-141 右乳低分化腺癌
CT 平扫示右乳肿块越出浅筋膜浅层而侵及皮下脂
肪层及皮肤,导致皮肤明显增厚

在组织学上,钙化颗粒的沉着多数是在管内癌管腔中癌细胞的变性坏死区,个别为坏死癌细胞本身的钙化,少数钙化亦可发生在浸润性瘤块边缘的坏死残屑内、腺癌的腺腔内或黏液腺癌的黏液基质内,以及癌旁正常乳腺末梢乳管腔内及间质内。因而,从病理学角度,钙化不一定都发生在恶性组织区域,但从影像诊断而言,钙化是诊断某些微小癌、原位癌或"隐性乳腺癌"的重要或有时是唯一的依据。但遗憾的是,CT 虽有较高的密度分辨率,但受部分容积效应的影响,常无法显示出微细的钙化影像而遗漏这一重要征象,或仅表现为一局限高密度区。强化扫描时该区域可有明显强化。

(4)毛刺:毛刺征象亦为乳腺癌诊断中的一个重要征象,约 40% 乳腺癌可见此征。形成毛刺的机制可能是由于癌周间质的纤维增生反应;恶性肿瘤向外浸润扩展;癌细胞沿乳腺小梁或乳管扩展。

CT 上较钼靶片上更易测知毛刺征,并可排除乳腺小梁与肿块重叠所造成的假性毛刺征。毛刺的形态可多种多样,有呈尖角状突起,或呈粗长触须状、细长形、细短形、火焰状或不规则形等等。硬癌因有明显的纤维增生反应,故多有显著毛刺,毛刺的长度可数倍于肿物的直径,有时甚至可掩盖瘤块(图 2-140)。

(5)皮肤增厚和局限凹陷(酒窝征):乳腺癌中的皮肤增厚可能是由于恶性肿瘤越出浅筋膜浅层而侵及皮下脂肪层及皮肤所致,或恶性肿瘤累及 Cooper 韧带而侵及皮肤。某些病例中,皮肤增厚是由于患乳血运增加、静脉淤血和(或)淋巴回流障碍等因素所造成,而并非是肿瘤已直接侵犯皮肤,此时,增厚的范围多较广泛,且不论肿瘤位置如何,增厚区多起始于乳房的下半部(图 2-141)。

在钼靶乳腺 X 线摄影中,轻微的皮肤局限增厚只有处于切线位上才能被显示。而 CT 则比钼靶摄影更敏感、更可靠。呈浸润型表现或有明显粗长毛刺,且接近表面的乳腺癌容易出现皮肤的增厚。在皮肤增厚的同时,常可合并见到皮下脂肪层的混浊、致密,出现粗糙网状交叉的索条阴影,浅筋膜浅层亦增厚、致密,悬吊韧带亦显示增宽、致密。

皮肤局部凹陷(酒窝征)常与皮肤增厚并存,乃由于纤维收缩牵拽所致。常可见一纤维索条影连接酒窝的中心与恶性肿瘤肿块(图 2-142)。

(6)乳头内陷:乳头内陷常与乳晕区皮肤增厚或(和)乳晕下纤维增生反应(漏斗征)并存。乳腺癌患者中约 12% 可见有乳头内陷。乳头内陷并不意味恶性肿瘤已侵犯乳头或乳晕下区。单纯乳头内陷而不合并有其他异常时,常为一非特异性所见,无重大临床意义。此外,在确定有乳头内陷后尚应追

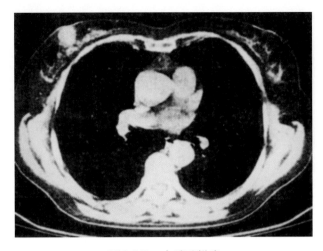

图 2-142　右乳髓样癌
CT 平扫示右乳肿块边缘毛糙,局部皮肤与肿块粘连呈轻度凹陷并稍增厚

询病史,除外有先天性乳头内陷或炎症后乳头内陷的可能性。

(7) 血运增加:乳腺恶性肿瘤常有患乳的血运增加,但多见于中、晚期患者。影像学上可表现有 3 种形式:患乳血管管径(通常为静脉)较健侧明显增粗;病灶周围出现多数细小血管丛;以及病变区出现粗大肿瘤引流静脉。但 CT 上由于图像的缩小,对是否有血运增加的判断不如钼靶 X 线片上明确、可靠。血运丰富的乳腺癌常意味癌细胞分化较差、转移概率较高。

(8) 阳性导管征:乳腺癌常有沿乳导管向乳头方向蔓延、扩展之势,造成乳导管内因充满癌细胞而变得增粗、致密和粗糙;有时系乳导管被癌灶附近纤维增生后牵拽集中;或肿瘤附近乳导管非特异性增殖,管腔内充满脱落上皮细胞残屑而导致增粗、致密。

影像学上可见增粗、致密的索条影自乳头下指向病灶处。在钼靶 X 线片上约 22% 看见此征,但 CT 上出现几率较低。此征有时亦可见于良性病变,如乳导管的乳头状瘤病。

(9) 乳晕下纤维化或"漏斗征":表现为乳晕下近似三角形的致密阴影,底座落在乳晕上,尖指向乳腺深处,形似漏斗状,故亦称"漏斗征"。此征常与乳头内陷或阳性导管征并存。多数系代表乳晕下非特异性的纤维增生反应,少数系恶性肿瘤已侵犯乳晕下区所致。

(10) "彗星尾"征:此征较少见,表现为瘤块的后方或上方一粗大索条影,形似彗星尾,系乳腺实质被恶性肿瘤侵犯及纤维增生牵拽后造成。

(11) 乳后间隙的侵犯:在正常情况下,乳腺后

方浅筋膜深层与胸大肌之间有透亮的脂肪组织间隔,称为乳后间隙。钼靶 X 线摄影中因此间隙太靠后而无法显示。在 CT 上则可清晰辨认。有些深位的乳腺癌可早期侵犯浅筋膜深层而导致此透亮间隔的部分闭塞,甚至更进一步深入侵及胸大肌。术前确定深位肿瘤有无胸大肌的侵犯对选用何种术式有很大帮助(图 2-143,图 2-144)。

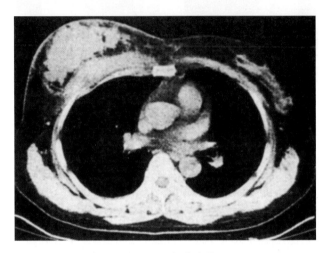

图 2-143　右乳腺癌
CT 平扫示右乳腺不规则肿块,乳厚间隙部分闭塞伴胸大肌受累明显增厚

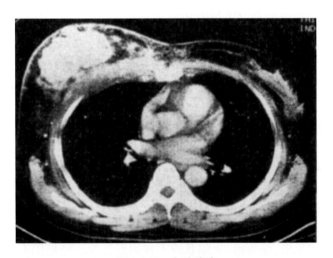

图 2-144　右乳腺癌
CT 增强示右乳肿块及增厚的胸大肌均有强化 ΔCT 值 35HU

(12) 淋巴结转移:CT 对检测乳腺癌有无腋窝淋巴结转移的敏感性稍优于临床触诊,特别是对位于胸小肌后内侧的淋巴结。赵晶等从短径大于 0.5cm 作为腋淋巴结增大的阈值,则 CT 检出腋淋巴结增大的真阳性率为 73%,假阴性率为 27%,亦即无淋巴结增大者并不能排除有显微镜下的淋巴结转移。当肿大淋巴结出现边缘模糊、毛刺和(或)邻近脂肪混浊时,意味转移癌已浸出淋巴结包膜(图 2-145)。

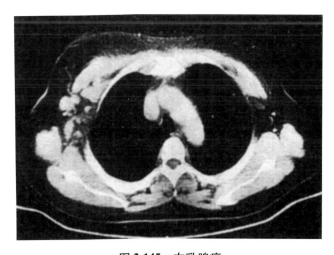

图 2-145　右乳腺癌
CT 增强示右腋下多个肿大淋巴结均有明显强化,部分边缘模糊并可见迂曲增粗的血管影

　　乳腺内侧象限的恶性肿瘤易发生内乳区淋巴结的转移,CT 是检测有无内乳淋巴结增大的唯一有效手段。正常情况下在胸骨两侧内乳区各有 3～5 枚淋巴结,主要集中在第 1～3 肋间隙水平,偶可出现在第 1～6 肋间隙水平。两侧淋巴链在胸骨柄及剑突水平可有潜在交通。内乳区淋巴结因周围缺乏足够的脂肪衬托,观察时必须适当调节窗位和窗高,仔细评估。按 Meyer 意见,凡大于 6mm 的淋巴结即代表恶性的淋巴结增大(图 2-146)。

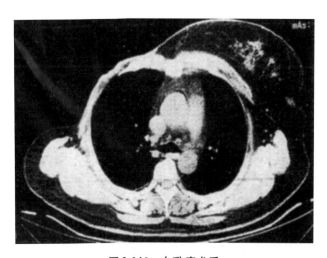

图 2-146　右乳癌术后
CT 平扫示右内乳区见一直径 1.1cm 肿大淋巴结

　　2. 乳腺癌术后复发的 CT 检查　对乳腺癌手术后有区域性或局部复发的患者,CT 检查可有很大帮助。通过 CT 检查可获得更多的信息,以便精确、合理地设计治疗方案。据文献报道,约 50% 患者经 CT 检查后获得更多信息,从而改变了原先的放疗计划。
　　对胸壁的复发,CT 上可精确测定其范围及深度,帮助放射野的设定和剂量的计算。乳腺切除术

后曾行腋部放射治疗的患者,使腋部临床触诊发生困难,CT 检查可帮助确定腋部有无复发性肿块。乳腺术后发生患侧上肢水肿的患者,通过 CT 增强扫描可明确有无腋静脉栓塞或有复发肿物压迫腋静脉。但应注意增强时应在肘内侧注射造影剂,使造影剂能通过腋静脉,若在肘外侧部注射,则造影剂可经头静脉流入到锁骨下静脉而被误诊为有腋静脉血栓。
　　最常见的临床未能检出而由 CT 发现的复发病灶是内乳淋巴结链,胸片上由于结构的重叠很难发现内乳区的病变。上内乳区淋巴结与前纵隔淋巴结有交通,恶性肿瘤可经此途径侵入前纵隔淋巴结(图 2-147)。

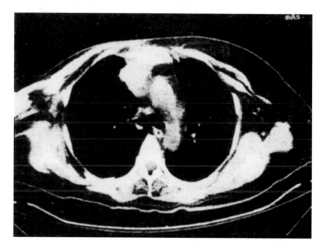

图 2-147　右乳癌术后
CT 平扫示右内乳区及右上纵隔不规则肿大淋巴结

　　除此之外,胸 CT 检查能早期发现心包积液、胸腔积液、肺转移瘤及肋骨胸椎的转移瘤等(图 2-148)。

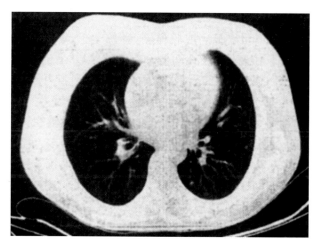

图 2-148　右乳腺癌
CT 平扫示双肺多个粟粒状小结节,光滑,界限清楚

　　3. 几种特殊类型乳腺癌的 CT 表现　影像学上

虽不能判断乳腺癌的病理类型,但某些病理类型的乳腺癌可能有较特殊的影像学表现。

(1)乳头 Paget 病或湿疹样癌:影像学上,早期乳头改变不易被测知,稍晚表现为患侧乳头增大、增密及不规则侵蚀,后期则有乳头内陷、破坏,甚或完全消失。除乳头改变外,患者常合并有中心位的导管癌,典型者表现为乳头下多数细小钙化,并可沿乳导管追踪到乳头(图 2-149)。

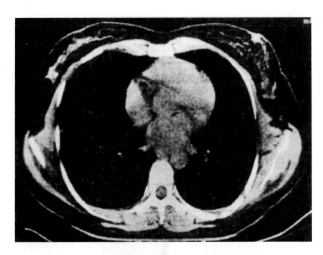

图 2-149　左乳 Paget 病
CT 平扫示左乳头凹陷增大呈不规则结节影,边缘毛糙,乳头下方腺体内见细砂粒样及柱状钙化

(2)乳头状囊腺癌:影像学上肿物常较大,边缘光滑、锐利,酷似良性肿瘤的表现,但仔细观察,部分边缘可有不规则向外浸润的证据。CT 上肿物呈囊性密度,可为单囊或多囊,若囊内有出血及含铁血黄素沉着时,CT 值可增高至软组织程度。囊肿充气造影术是诊断此病的最佳手段,借气体的衬托,在囊肿的内壁上可显出有乳头状或分叶状软组织肿物而予以确诊。

(3)黏液腺癌或胶样癌:影像学上,肿物边缘较光滑,密度低,CT 上可测知有囊性区域,有时可出现一些诸如皮肤局限增厚、血运增加及乳腺小梁扭曲、牵拉、变形等继发恶性征象。黏液腺癌较易发生钙化,且多发生在黏液间质中,钙化颗粒比较粗大,形态不规则。

(4)髓样癌:影像学上,因癌细胞聚集较紧密,且常有出血,故块影密度多较高。当瘤内发生坏死时,则出现不规则低密度区。癌周若有炎性细胞浸润,可使部分块影边缘变模糊,严重者可完全掩盖块影而呈一局限致密浸润表现。皮肤局限增厚及血运增加常见。钙化亦较常见,如发生在癌细胞内,则呈泥砂状;如发生在坏死组织中,则钙化颗粒较粗大(图 2-150)。

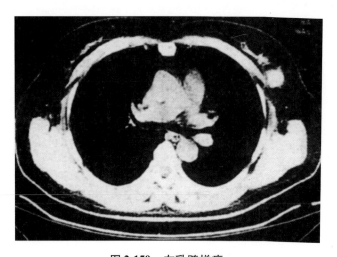

图 2-150　左乳髓样癌
CT 平扫示左乳外上象限肿块影,边缘模糊,密度较高

(5)硬癌:影像学上,肿物多较小,约 2~3cm 直径,因有明显纤维增生,故密度较高。肿物边缘皆有明显长短不等、粗细不均的毛刺影,有的毛刺的长度可数倍于肿物直径。毛刺可直接伸展到皮肤,引起皮肤的增厚和(或)凹陷,亦可伸展到乳头下方,造成乳头凹陷和(或)漏斗征。

(6)急性乳腺癌:影像学上表现为患乳普遍致密。悬吊韧带因有癌细胞浸润而显著增厚。皮肤呈广泛而显著增厚,几乎可累及全乳皮肤。皮下脂肪层显示混浊,并可见与皮肤呈垂直走行的细索条状阴影,系代表癌性淋巴管炎(图 2-151)。

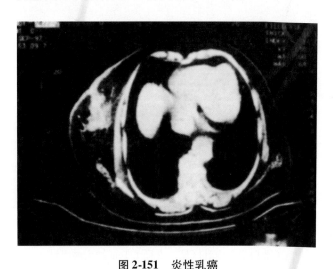

图 2-151　炎性乳癌
CT 平扫示右乳大片状不规则致密影,皮肤广泛而显著增厚,外侧可见与皮肤垂直走行的索条状阴影

(7)小叶癌:影像学上,小叶癌虽使小叶增大,腺管及腺泡增多并充满癌细胞,但基本仍保持其正常的外形,故无论在钼靶 X 线片上还是在 CT 上均难以辨认出有任何异常。若病变较广泛时,可出现绒毛状或结节状稍致密影,颇似小叶增生或导管增

生。有时可见乳腺小梁较广泛的扭曲和变形。当癌突破基底膜后,可呈现与一般乳腺癌相同的CT表现。

钙化为诊断小叶原位癌的一个重要征象。小叶原位癌有较高的钙化出现率,但它与导管内癌不同,钙化常发生在癌旁区域而不是在癌巢内,此点在指导活检时应予注意。CT上对钙化的检测明显不如钼靶X线片。

(8)导管内癌:管内癌在影像学上的特征是钙化出现率较高,特别是粉刺样管内癌(comedo intra-ductal carcinoma),在坏死的细胞残屑内最易发生典型的细砂状钙化。钙化可呈丛状分布,或呈弥漫而密集分布,累及乳腺的大部分。此种微细的钙化灶在CT上常难以辨认,仅反映出局部有高CT衰减值,强化时有明显强化。此外,导管内癌较少有纤维增生反应,故少有乳腺小梁结构紊乱或毛刺等征象(图2-152)。

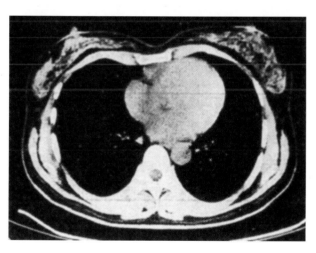

图2-152 左乳导管内癌
CT平扫示左乳外侧数个细砂粒样钙化,呈密集分布

4. 乳腺癌的鉴别诊断 肿块型的乳腺癌主要须与良性肿瘤,特别是腺纤维瘤,以及结核、乳腺脂肪坏死等鉴别。一般良性肿瘤形态规整,呈圆形或类圆形,亦可略呈分叶状,但边缘光滑锐利,无毛刺。较大的良性肿瘤可将周围乳腺小梁推挤移位,但无紊乱、模糊现象。良性肿瘤的钙化少见,若有,也多在块影内,且数目少、颗粒粗大。良、恶性肿块在CT值上无明显差异,但增强扫描时,良性肿瘤常无强化表现,或仅有轻度强化,增强值在25HU以下。

乳腺结核比较少见,但它与乳腺癌无论在钼靶片上还是CT上均难以区别,两者皆可有毛刺、钙化、皮肤增厚、乳头内陷、腋淋巴结增大等改变。但增强扫描时,乳腺结核多无强化表现。

乳腺脂肪坏死在临床检查中可类似恶性肿瘤,但患者常有局部外伤史。CT上见病变特征性地位于乳腺皮下脂肪层内而并非是在腺体组织内。呈浸润型表现的乳腺癌须与乳腺慢性炎症、结核及增生病等鉴别。慢性乳腺炎及浸润性乳腺结核表现为密度不均的致密浸润,内有多发大小不等的囊状透亮的坏死灶,虽可有皮肤增厚、漏斗征及乳头内缩等改变,但一般无血运增加及特征性细沙状钙化。

增生病一般累及双乳,病变较广泛但无各种继发的恶性征象。少数呈局限致密增生的患者与浸润型乳腺癌和小叶癌的鉴别困难,须依赖强化前后CT值的对比。增生病变一般无强化或仅有轻度增强,CT值的增加不超过25HU。

5. 乳腺肉瘤 乳腺肉瘤比较罕见,发病率不足乳腺恶性肿瘤的1%,它包括分叶状肿瘤、恶性淋巴瘤、血管肉瘤、横纹肌肉瘤、纤维肉瘤、软骨肉瘤和骨肉瘤等。我院除叶状囊肉瘤外,其余皆仅有钼靶X线检查而无CT资料,在CT文献中亦未检索到有关肉瘤的报道。

乳腺肉瘤的临床表现与乳腺癌相似。但一般肉瘤多呈缓慢生长,历经数年甚或十余年后突然迅速增大。肿瘤较大时可使表面皮肤紧张、发亮、变色或甚至破溃,但罕见有皮肤增厚和橘皮样改变。乳腺肉瘤,除恶性淋巴瘤外,亦很少有腋淋巴结转移,通常经血运转移至肺及骨骼。

分叶状肿瘤当较小时,表现为一光滑类圆形结节,与腺纤维瘤相同,无法鉴别。肿瘤较大时,出现特征性的分叶状外形,边缘仍光滑锐利,无毛刺或浸润。血运多有明显增加,可见粗大的肿瘤引流静脉,但皮肤常无明显受侵(图2-153,图2-154)。

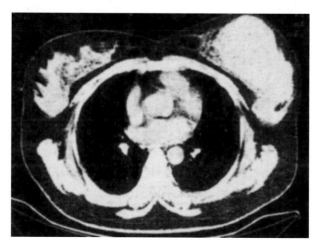

图2-153 右乳分叶状肿瘤
CT平扫示左乳腺分叶状肿物,边缘光滑锐利,无皮肤增厚

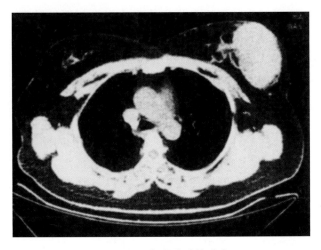

图 2-154　右乳分叶状肿瘤
CT 平扫示左乳肿物光滑锐利,周围见迂曲增粗的血管影

(八) 男性乳腺病变

1. 正常男性乳腺　在 CT 图像上,正常男乳主要表现为均匀一致透亮的脂肪组织影,在乳头下方偶可辨认出少许较致密的索条阴影,代表残余的导管及纤维组织(图 2-155)。

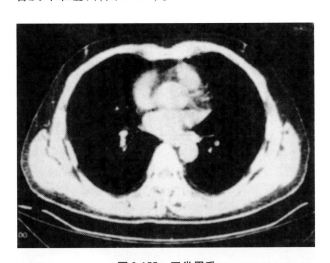

图 2-155　正常男乳
CT 平扫示双侧乳腺区为均匀一致透亮的脂肪组织,乳头下方见少许致密的索条影

2. 男乳肥大(gynecomastia)CT 表现　所有男乳肥大均起源于乳头下方并向乳腺深处伸展,其 CT 表现可分为两种类型:

树枝型:CT 表现为乳头下方致密阴影,伴有明显的树枝状突起浸润至周围脂肪组织。此种突起的长短、粗细、数目可有很大变异(图 2-156)。

非树枝型:CT 表现为乳头下方三角形或锥形或类圆形致密阴影,密度较均匀,边界较清晰,无明显的树枝状突起(图 2-157)。

青春期男乳肥大的 CT 表现主要符合于非树枝

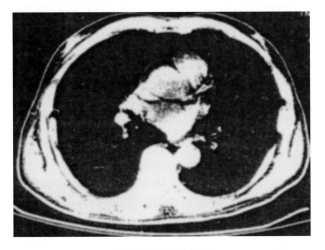

图 2-156　男乳肥大
CT 平扫示右乳头下方致密阴影伴树枝状突起至周围脂肪组织

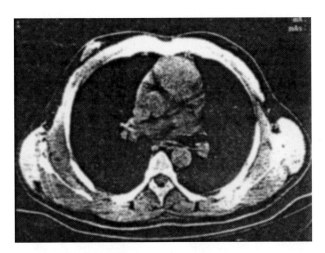

图 2-157　男乳肥大
CT 平扫示右乳头下方近三角形致密阴影,边界较清楚,无明显树枝状突起

型或轻微树枝型表现。

鉴别诊断:男乳肥大首先须与肥胖所致的乳腺增大区别,一般后者并无临床症状。但有时两者在临床触诊上不易鉴别。CT 图像上,肥胖所致者主要为透亮的脂肪组织的积聚,其中并无导管、腺体或间质成分的增加。

与男性乳腺癌的鉴别点是乳腺癌常位于偏心位,外形不规则,可合并有皮肤增厚,乳头内陷等改变。

3. 男性乳腺癌(carcinoma of the male breast)　CT 图像上男性乳腺癌的特征表现为一小型的肿块;肿块界限清楚,个别可因癌周围的间质增生或继发性感染而显示肿块边缘模糊。偏心侧,通常在上、外侧。此外,尚可有皮肤粘连与增厚,乳头凹陷,皮肤溃疡,乳后脂肪间隙消失及胸壁受侵犯等恶性征象(图 2-158,图 2-159)。

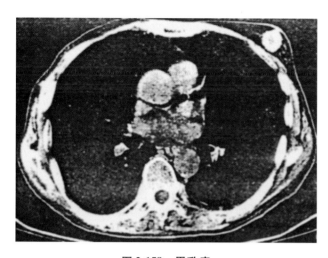

图 2-158　男乳癌
CT 平扫示左乳上方肿物,边缘有长短不一毛刺,局部皮肤增厚

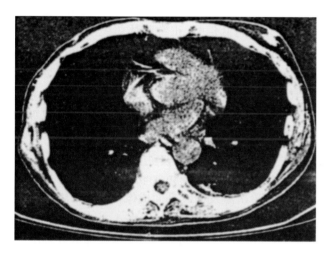

图 2-159　男乳癌
CT 平扫示左乳肿物下缘邻近乳头伴乳头凹陷,乳晕局限增厚

（鲍润贤　叶兆祥）

三、乳腺磁共振成像检查

MRI 成像技术由于具有极好的软组织分辨力和无辐射等特点,非常适合乳腺的影像学检查,并对乳腺检查具有独到的优势,在某些方面能够弥补乳腺 X 线和超声检查的局限性,特别是随着专用乳腺线圈、磁共振对比剂及快速成像序列的开发应用,使乳腺 MR 图像质量及诊断水平有了很大的提高。乳腺 MRI 检查与 X 线和超声检查一样,在欧美国家现已成为乳腺检查的方法之一,并且在某些方面起着后两者不能替代的作用。大量研究已表明乳腺 MRI 检查对于乳腺良、恶性肿瘤的诊断和鉴别诊断、对乳腺癌分期、治疗后随访以及评估肿瘤血管生成和肿瘤生物学行为及预后方面,同其他影像学检查方法

相比可获得更多和更准确的信息。

（一）乳腺 MRI 检查临床适应证

1. 适用于乳腺 X 线和超声检查对病变检出或确诊困难的患者　对致密型乳腺以及乳腺 X 线和超声检查不能明确诊断的病变,MRI 可为检出病变和定性诊断提供有价值的依据,避免漏诊和不必要的活检。

2. 适用于对腋下淋巴结肿大患者评价乳腺内是否存在隐性乳腺癌　约有 0.3% ~0.8% 的乳腺癌仅表现为腋下淋巴结肿大,而临床和 X 线检查阴性,对于仅有腋下淋巴结肿大的患者,MRI 有助于发现乳腺内原发肿瘤,已有研究结果表明,80% 的病例可通过 MRI 检查检出乳腺内原发癌灶。

3. 适用于乳腺癌术前分期　对于已诊断乳腺癌的患者来说,准确确定病变范围和明确有无多灶或多中心癌对于外科医生选择合适的治疗方案至关重要,MRI 可为临床能否行保乳手术提供可靠依据。首先在观察乳腺癌灶范围方面特别对浸润性较强的癌如浸润性小叶癌,文献报道临床触诊和 X 线摄影对病变范围常常低估,乳腺 MRI 检查优于临床触诊和 X 线摄影。另外,多灶或多中心性乳腺癌发生率约为 14% ~47%,在观察多灶或多中心性肿瘤方面,文献报道在拟行保乳手术前行动态增强 MRI 检查的病例中,约有 11.0% ~19.3% 的病例因发现了多灶或多中心病变而改变了原来的治疗方案,由局部切除术改为全乳腺切除术,动态增强 MRI、X 线和超声 3 种影像学检查方法对于多灶、多中心性乳腺癌诊断的准确性分别是 85% ~100%、13% ~66% 和 38% ~79%。此外,对一侧已诊断为乳腺癌的患者,MRI 尚可成为诊断对侧是否存在隐性乳腺癌的一种有效的检查方法。已有研究表明,双侧同时发生乳腺癌的几率为 1% ~3%,而非同时性对侧乳腺癌的发生率更高,随着 MRI 对乳腺癌术前分期应用的增多,在对病侧乳腺检查的同时,对侧乳腺癌 MRI 检出率为 4% ~9%。

4. 适用于乳腺术后或放疗后患者　乳腺肿块切除术后或放疗后常常出现进行性纤维化和瘢痕,引起乳腺正常结构的变形,在以后的随访中可导致临床触诊和 X 线检查的误诊。通常在手术后 6 个月或放疗后 18 个月,MRI 对术后或放疗后的纤维瘢痕与肿瘤复发的鉴别诊断有很大价值。

5. 适用于乳腺癌高危人群普查　乳腺 MRI 检查已被公认为对于乳腺癌检出具有很高的敏感性,因此,可作为乳腺癌高危妇女常规的筛查方法,MRI 检查可以发现临床触诊、X 线或超声检查不能发现

的恶性病变。乳腺癌高危人群包括 *BRCA1* 或 *BRCA2* 基因携带者、乳腺癌家族史、患有对侧乳腺癌或小叶原位癌。

6. 适用于乳房成形术后患者　MRI 能准确分辨乳腺假体与其周围乳腺实质的结构，观察其位置、有无溢漏等并发症以及后方乳腺组织内有无恶性肿瘤等，并被认为是评价乳腺假体植入术后最佳的影像学方法。

7. 适用于对乳腺癌新辅助化学治疗后的评价　对于局部晚期乳腺癌，术前化学治疗可以减小肿瘤负荷，从而使保乳手术成为可能。MRI 可成为监测局部晚期乳腺癌对新辅助化学治疗反应的手段之一，如化学治疗有效可表现为肿瘤体积的缩小和强化程度及速度的下降，表观扩散系数（apparent diffusion coefficient，ADC）值较前升高，总胆碱化合物峰下降。

（二）乳腺 MRI 检查技术

乳腺 MRI 诊断准确性在很大程度上有赖于检查方法是否恰当，所用扫描成像序列及技术参数是否合理。目前，由于各医疗机构所用设备及磁场强度不同，乳腺 MRI 检查方法亦不尽相同，难以制定统一的方法，但在乳腺 MRI 检查中应遵循以下主要原则：①乳腺 MRI 检查应在磁场非常均匀的高场设备上进行；②必须采用乳腺专用线圈；③除常规平扫检查外须采用对比剂行动态增强检查；④采用三维快速梯度回波成像技术尽可能平衡高空间分辨率和高时间分辨率两方面的要求（空间分辨率高以准确描述病变的形态学表现，时间分辨率高以评价病变动态增强后的时间-信号强度变化）；⑤应用 MRI 设备的后处理功能进行多平面重建和容积重建。

乳腺 MRI 检查前应详细向患者解释整个检查过程以消除其恐惧心理，得到患者最好的配合。由于乳腺腺体组织随月经周期变化而有所变化，因此乳腺 MRI 检查最佳时间为月经后 1 周。患者俯卧于检查床上，双乳自然悬垂于专门的乳腺相阵列表面线圈的双孔内。扫描方位可采用横轴位、矢状位或冠状位。在乳腺 MRI 检查中，最常用的成像序列包括自旋回波序列、快速自旋回波序列和梯度回波序列等。乳腺 MRI 平扫检查通常采用 T_1WI、T_2WI 和脂肪抑制 T_2WI，以观察乳腺的解剖情况，T_1WI 可以观察乳腺脂肪和腺体的分布情况，而 T_2WI 能较好的识别液体成分如囊肿和扩张的导管。扫描层厚一般不大于 5mm，无层间距。扫描范围包括全部乳腺，必要时包括腋窝。

单纯乳腺 MRI 平扫检查除能对囊、实性病变做出可靠诊断外，在对病变定性诊断方面与 X 线检查

相比并无显著优势，故应常规行 MRI 动态增强检查。为了满足高的空间分辨率（以准确描述病变的结构，发现小乳腺）和时间分辨率（以评价病变动态增强前后的时间—信号强度曲线）两方面的要求，动态增强检查应采用三维快速成像技术，它可使所有扫描层面同时激励，并在较短时间内对所有层面进行测量，进行薄层（小于 3mm）无间距扫描，行任意角度或方位图像重建，因而不会遗漏病灶，并可获得较高的信噪比。MRI 增强检查常用的对比剂为 Gd-DTPA，所用剂量为 0.1mmol ~ 0.2mmol/kg 体重，采用静脉内团注法，一般在增强后进行快速梯度回波 T_1WI 的不同时相动态扫描。动态扫描一般 1 ~ 2 次/分钟，延迟 7 ~ 10 分钟。此外，为了避免高信号的脂肪组织掩盖强化的病变，脂肪抑制技术在检查中非常必要，应用脂肪抑制成像技术可使脂肪组织在图像上显示为低信号，正常腺体组织显示为中等信号，这对于异常信号病变的检出或增强扫描时强化病灶的显示较为敏感，特别是对较大的脂肪型乳腺更有价值。如所用设备不适合行脂肪抑制成像技术，则需要对增强前后图像进行减影，以使强化病变更加明显。如所用设备条件允许，可加做 MR 扩散加权成像（diffusion weighted imaging，DWI）和 MR 波谱成像（magnetic resonance spectroscopy，MRS）检查。DWI 一般多采用单次激发回波平面成像技术。^1H MRS 多采用点分辨表面波谱（point-resolved surface coil spectroscopy，PRESS）技术进行检查，体素选取要最大范围包含病灶，同时尽可能避免周围脂肪组织。近年来研究已表明应用动态增强 MRI 检查结合 DWI 和 MRS 可明显提高对乳腺癌诊断的特异性。

（三）正常乳腺 MRI 表现

乳腺 MRI 表现因所用脉冲序列不同而有所差别。脂肪组织通常在 T_1WI 及 T_2WI 上均呈高信号，在脂肪抑制序列上呈低信号，增强后几乎无强化。纤维腺体组织通常在 T_1WI 纤维和腺体组织区分不开，纤维腺体组织表现为较低或中等信号，与肌肉组织大致呈等信号。在 T_2WI 腺体组织表现为中等信号（高于肌肉，低于水和脂肪）。在 T_2WI 脂肪抑制序列上腺体组织表现为中等或较高信号。乳腺实质类型不同，MRI 表现亦有所差异：致密型乳腺的腺体组织占乳腺的大部或全部，在 T_1WI 及 T_2WI 上表现为一致性的较低及中等信号，周围是高信号的脂肪层；脂肪型乳腺主要由高信号的脂肪组织构成，残留的部分索条状乳腺小梁在 T_1WI 和 T_2WI 上均表现为低及中等信号；中间混合型乳腺的表现介于脂肪型与致密型之间，在高信号的脂肪组织中夹杂有斑

片状的中等信号腺体组织。动态增强 T_1WI 扫描时，正常乳腺实质表现为弥漫性、局灶性或区域性轻度、渐进性强化，强化程度不超过增强前信号强度的 1/3，如在经期或经前期也可呈中度甚至重度强化表现。增强后乳腺皮肤和乳头可呈程度不一渐进性强化，皮肤厚度大致均匀，双侧乳头大致对称。

（四）乳腺基本病变 MRI 表现及图像分析

通常，MRI 对乳腺病变的分析应包括其形态学表现、信号强度及内部结构，尤其是动态增强后血流动力学表现特征。

1. 形态学表现　对于良、恶性病变的形态学分析，与 X 线平片相似。其中强化后病变的形态学表现能更清楚显示其生长类型、病变范围以及内部结构，且能显示常规方法难以检出的多灶性病变。形态学提示恶性的表现包括形态不规则，呈星芒状或蟹足样，边缘不清或呈毛刺样；反之，形态规则、边缘清晰则多提示为良性。但小的病变和少数病变可有不典型表现。

2. 信号强度及内部结构　平扫 T_1WI 上病变多呈低或中等信号；T_2WI 上病变信号强度则依据其细胞、纤维成分及含水量不同而异，纤维成分含量多的病变信号强度低，细胞及含水量多的病变信号强度高。一般良性病变内部信号强度多较均匀，但约 64% 的纤维腺瘤内可有由胶原纤维形成的分隔，其在 T_2WI 上表现为低或中等信号强度；恶性病变内部可有液化、坏死、囊变或纤维化，甚至出血，可表现为高、中、低混杂信号。动态增强检查，恶性病变强化多不均匀或呈边缘强化，强化方式亦多由边缘环状

强化向中心渗透，呈向心样强化；而良性病变的强化多均匀一致或呈弥漫性斑片样强化，局灶性病变的强化方式多由中心向外围扩散，而呈离心样强化。

3. 动态增强后血流动力学表现　动态增强曲线描述的是注入对比剂后病变信号强度随时间变化的特征。对于异常强化病变时间-信号强度曲线的描述包括两个阶段，第一阶段为初期时相即注药后 2 分钟内或曲线开始变化时，其信号强度分为缓慢、中等或快速增加；第二阶段为延迟时相即注药 2 分钟后或动态曲线开始变化后，其变化决定曲线形态。通常动态增强曲线分为 3 型：①渐增型：在动态观察时间内病变信号强度表现为缓慢持续增加；②平台型：注药于动态增强早期时相信号强度达到最高峰，在延迟期信号强度无明显变化；③流出型：病变于动态增强早期时相信号强度达到最高峰后减低。通常，渐进性曲线多提示良性病变（可能性为 83% ~94%）；流出型曲线提示恶性病变（可能性为 87%）；平台型曲线可为恶性也可为良性病变（恶性可能性为 64%）。

（五）乳腺良性病变及肿瘤 MRI 表现

1. 乳腺增生性疾病　在乳腺增生性疾病的影像学检查中，选择正确的检查时间很重要。由于月经前可能加重增生性改变，所以最好在月经后 1 周行影像学检查。在 MRI 平扫 T_1WI，增生的导管腺体组织表现为低或中等信号，与正常乳腺组织信号相似；在 T_2WI 上，信号强度主要依赖于增生组织内含水量，含水量越高信号强度亦越高。当导管、腺泡扩张严重，分泌物潴留时可形成囊肿，常为多发，T_1WI 上呈低信号，T_2WI 上呈高信号（图 2-160）。少数囊

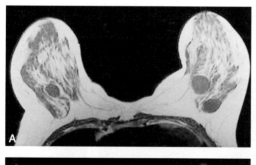
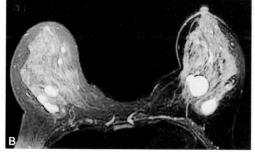
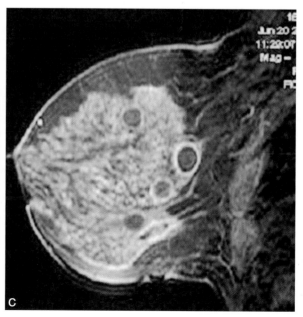

图 2-160　双乳囊性增生 MRI 表现
A. MRI 平扫横断面 T_1WI；B. MRI 平扫横断面 T_2WI；C. MRI 增强后矢状面 T_1WI

肿因液体内蛋白含量较高,T_1WI 上亦可呈高信号。囊肿一般不强化,少数囊肿如有破裂或感染时,其囊壁可有强化。在动态增强扫描时,乳腺增生多数表现为多发或弥漫性小片状或大片状轻至中度的渐进性强化,随时间的延长强化程度和强化范围逐渐增高和扩大(见图 2-161),强化程度通常与增生的严重程度成正比,增生程度越重,强化就越明显,严重时强化表现可类似于乳腺恶性病变。

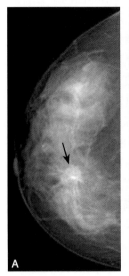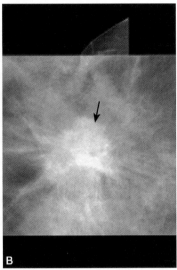

图 2-161 右乳 X 线片
A. 右乳 X 线头尾位片;B. 右乳病变局部放大片

2. 乳腺脓肿 乳腺脓肿在 MRI 上比较具有特征性表现,MRI 平扫 T_1WI 上表现为低信号,T_2WI 呈中等或高信号,边界清晰或部分边界清晰,脓肿壁在 T_1WI 上表现为环状规则或不规则的等或略高信号,在 T_2WI 上表现为等或高信号,且壁较厚。当脓肿形成不成熟时,环状壁可厚薄不均匀或欠完整,外壁边缘较模糊;而脓肿形成成熟后,其壁厚薄均匀完整。

脓肿中心坏死部分在 T_1WI 呈明显低信号,在 T_2WI 呈明显高信号。水肿呈片状或围绕脓肿壁的晕圈,在 T_1WI 上信号较脓肿壁更低、在 T_2WI 上信号较脓肿壁更高。增强 MRI 检查,典型的脓肿壁呈厚薄均匀的环状强化,多数表现为中等程度、均匀、延迟强化(见图 2-160)。当脓肿处于不同时期时,脓肿壁亦可表现为厚薄均匀或不均匀的环状强化,强化程度亦可不同。脓肿中心坏死部分及周围水肿区无强化。部分脓肿内可见分隔状强化。较小的脓肿可呈结节状强化。当慢性脓肿的脓肿壁大部分发生纤维化时,则强化较轻。如在脓肿周围出现子脓肿时对诊断帮助较大。

3. 乳腺手术后瘢痕 乳腺手术后影像学表现随手术时间不同而各异。在手术后的 1~2 周内,术区皮肤可因水肿而显示局限性增厚。术区经路的皮下脂肪层及乳腺实质中,因水肿、出血或血肿而显示异常信号;经 3~4 周后,水肿、出血或血肿消退,但纤维增生可形成永久性瘢痕组织,此时皮肤局限增厚或凹陷,皮下及乳腺实质内出现粗长索条状结构,与硬癌的形态学表现相似。因 MRI 检查一方面可行不同方位断面扫描观察病变形态学微细结构,避免相互重叠,另一方面可行动态增强检查观察病变血流动态学表现,因此有助于两者之间的鉴别诊断。瘢痕组织增强后表现主要取决于手术或放疗后时间,新鲜瘢痕(手术后时间小于 6 个月或放疗后时间小于 9 个月)由于炎症和术后反应可呈快速显著强化,其时间—信号强度曲线表现可类似于乳腺癌;而陈旧性瘢痕(手术后时间大于 6 个月或放疗后时间大于 9 个月)由于纤维化改变通常无强化或仅呈轻度强化表现(图 2-161、图 2-162)。

4. 乳腺纤维腺瘤 乳腺纤维腺瘤的 MRI 表现

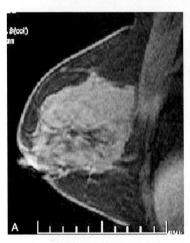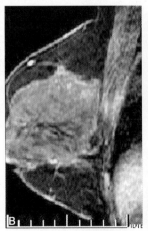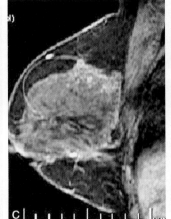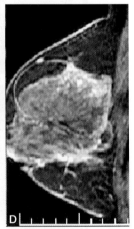

图 2-162 右乳 MRI
A. 右乳 MRI 平扫矢状面;B、C、D. 分别为右乳 MRI 动态增强后 1、2、8 分钟

与其组织成分有关。在平扫 T1WI 上，肿瘤多表现为低信号或中等信号，轮廓边界清晰，圆形、卵圆形或分叶状，大小不一。在 T_2WI 上，依肿瘤内细胞、纤维成分及水的含量不同而表现为不同的信号强度：纤维成分含量多的纤维性纤维腺瘤（fibrous fibroadenomas）信号强度低；而水及细胞含量多的黏液性及腺性纤维腺瘤（myxoid and glandular fibroadenomas）信号强度高。约 64% 的纤维腺瘤内可有胶原纤维形成的分隔，分隔在 T_2WI 上表现为较低信号，此征象为纤维腺瘤较特征性表现（图 2-163）。钙化区无信号。通常发生在年轻妇女的纤维腺瘤细胞成分较多，而老年妇女的纤维腺瘤则含纤维成分较多。动态增强 MRI 扫描，纤维腺瘤表现亦可各异，但大多数（约 80%）表现为缓慢渐进性的均匀强化或由中心向外围扩散的离心样强化（图 2-164），少数者，如黏液性及腺性纤维腺瘤亦可呈快速显著强化，其强化曲线类型有时难与乳腺癌鉴别，所以准确诊断除依据强化程度、时间-信号强度曲线类型外，还需结合病变形态学表现进行综合判断，以减少误诊。

　　5. 乳腺脂肪瘤　乳腺脂肪瘤在大体病理上与正常脂肪组织类似，但色泽更黄，周围有纤细的完整包膜。通常脂肪瘤在钼靶 X 线检查能够作出诊断，因此

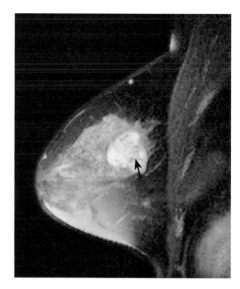

图 2-163　乳腺 MRI 平扫 T_2WI
纤维腺瘤呈不均匀高信号，其中可见低信号分隔（↑），外形分叶

不需进行 MRI 检查，一般多由于其他原因行乳腺 MRI 检查而发现。脂肪瘤在 T_1WI 和 T_2WI 均呈高信号，在脂肪抑制序列上呈低信号，其内无正常的导管、腺体和血管结构，有时可见纤细的纤维分隔以及肿瘤周围的低信号包膜，增强后脂肪瘤无强化（图 2-165）。

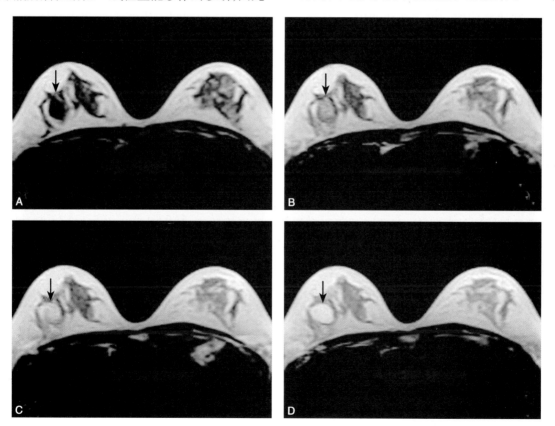

图 2-164　右乳纤维腺瘤 MRI 表现
　　A. MRI 增强前；B、C、D. MRI 增强后 1.5、3、7.5 分钟。动态增强扫描显示病变（↑）信号强度随时间渐进性增加，且边缘整齐，轮廓清晰

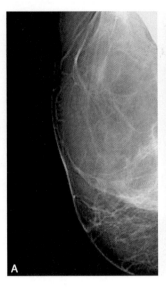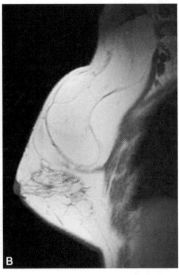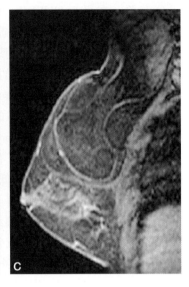

图 2-165 右乳脂肪瘤
A. 右乳 X 线内外斜位片;B. 右乳 MRI 平扫矢状面 T_1WI;C. 右乳 MRI 增强后矢状面脂肪抑制 T_1WI

6. 乳腺错构瘤　乳腺错构瘤为正常的乳腺组织异常排列组合而形成的一种少见的瘤样病变,并非真性肿瘤。2003 年 WHO 分类中将乳腺错构瘤定义为由多种乳腺组织构成的、有包膜、界限清楚的肿物。多数患者无任何症状。错构瘤内若含有多量纤维和腺体组织时,大体标本很像纤维腺瘤,若含有多量脂肪组织则像脂肪瘤。错构瘤在 MRI 上表现依据肿瘤内成分含量不同,在 T_1WI 和 T_2WI 表现为不同信号强度,如以脂肪组织为主,则呈高信号表现,其中可见较低或中等信号区;如以腺体和纤维组织为主,则呈较低或中等信号强度,并在其中可见高信号区,呈高信号表现的脂肪组织影在脂肪抑制序列上呈低信号(图 2-166)。

（六）乳腺癌 MRI 表现

乳腺癌常见的病理类型有浸润性导管癌、浸润性小叶癌、黏液腺癌、髓样癌以及导管原位癌等等,其中以浸润性导管癌最为常见。乳腺 X 线摄影和超声检查为乳腺癌的主要影像学检查方法,尤其是乳腺 X 线摄影对显示钙化非常敏感。乳腺 MRI 检查对致密型乳腺内瘤灶的观察、乳腺癌术后局部复发的观察、乳房假体后方乳腺组织内肿瘤的观察以及对多中心、多灶性病变的检出、对胸壁侵犯和胸骨后、纵隔、腋窝淋巴结转移的显示要优于其他方法,这对乳腺癌的诊断、术前分期及临床选择适当的治疗方案非常有价值。

通常乳腺癌在 MRI 平扫 T_1WI 上表现为低信号,当其周围由高信号脂肪组织围绕时,则轮廓清楚;若病变周围为与之信号强度类似的腺体组织,则轮廓不清楚。肿块边缘多不规则,可见毛刺或呈放射状改变。在 T_2WI 上,其信号通常不均且信号强度取决于肿瘤内部成分,成胶原纤维所占比例越大则信号强度越低,细胞和水含量高则信号强度亦高。部分乳腺癌仅在平扫时难以显示,动态增强 MRI 检查是乳腺癌诊断及鉴别诊断必不可少的检查步骤,不仅使病灶显示较平扫更为清楚,且可发现平扫上未能检出的肿瘤。动态增强 MRI 检查,乳腺癌信号强度趋于快速明显增高且快速减低(图 2-167),强化方式多由边缘强化向中心渗透,呈向心样强化(图 2-168)。实际上 MRI 对比剂 Gd-DTPA 对乳腺肿瘤并无生物学特异性,其强化方式并不取决于良、恶性,而与肿瘤内微血管的数量及分布有关,因此,良、恶性病变在强化表现上亦存在一定的重叠,某些良性病变表现可类似恶性肿瘤的强化方式,反之亦然。

MRI 表现类似于恶性的良性病变常包括:①少数纤维腺瘤,特别是发生在年轻妇女的细胞及水分含量多的黏液性及腺性纤维腺瘤;②少数乳腺增生性病变,特别是严重的乳腺增生性病变的强化 MRI 表现可类似于乳腺恶性病变;③乳腺炎;④手术后时间小于 6 个月或放疗后时间小于 9 个月的新鲜瘢痕组织,由于炎症和术后反应强化 MRI 表现可类似于乳腺癌;⑤新鲜的脂肪坏死。而 MRI 表现类似于良性的恶性病变可包括:①部分以纤维成分为主的小叶癌及导管癌;②部分缺乏血供的恶性病变;③导管内及小叶内原位癌等。因此,对于强化表现存在一定的重叠的少数不典型的乳腺良、恶性病变的 MRI 诊断须结合其相应形态学表现进行综合考虑。

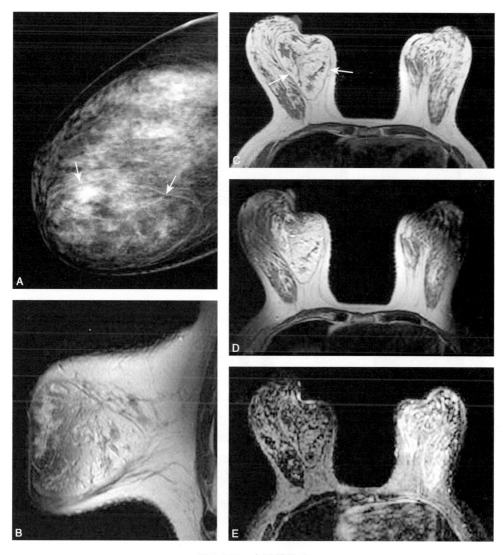

图 2-166　右乳错构瘤
A. 右乳 X 线头尾位片；B. 右乳 MRI 矢状面 T_2WI；C. 双乳 MRI 横断面 T_1WI；D. 双乳 MRI 横断面 T_2WI；E. 双乳 MRI 横断面脂肪抑制 T_2WI

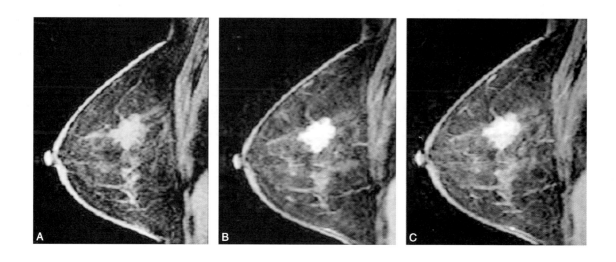

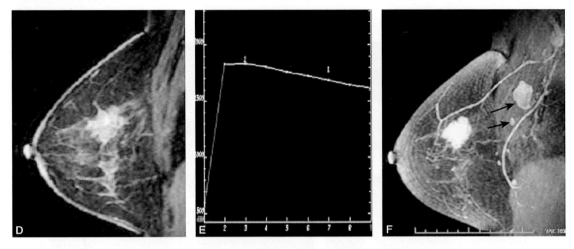

图 2-167　右乳腺浸润性导管癌伴右腋下多发淋巴结转移 MRI 表现

A. MRI 矢状面平扫；B、C、D. MRI 矢状面增强后 1、2、8 分钟；E. 动态增强病变时间-信号强度曲线图；F. MIP 图。右乳外上方不规则肿块，边缘可见分叶或蟹足状浸润，动态增强后肿块呈明显强化，病变时间-信号强度曲线呈"快进快出"流出型，右腋下相当于胸外侧动脉周围可见多发淋巴结(↑)

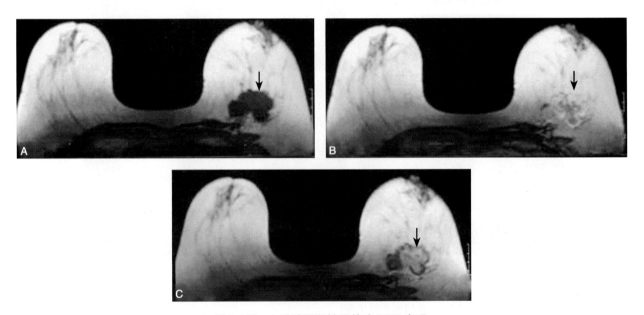

图 2-168　左乳腺浸润性导管癌 MRI 表现

A. MRI 横断面增强前；B、C. MRI 横断面增强后 1 分钟和 7 分钟。双乳表现为脂肪型乳腺，于左乳后方显示分叶状肿块(↑)，形态不规则，动态增强后肿块呈不均匀强化且边缘强化较明显，强化方式由边缘环状强化向中心渗透呈向心样强化

　　下面介绍几种特殊类型乳腺癌的 MRI 表现特征。

　　1. 乳腺导管原位癌　乳腺 X 线检查是诊断导管原位癌(ductal carcinoma in situ，DCIS)最重要的方法。DCIS 在 X 线片上的特征是钙化出现率较高，钙化形态可呈针尖状或线样、分支状，钙化分布可呈簇状分布或为沿导管走行及段性分布，因此对大部分病例来说，乳腺 X 线检查是依据与大多数 DCIS 相关的微钙化灶而确诊的。

　　乳腺 MRI 检查对于 DCIS 的检出亦具有一定的优势，尽管 MRI 检查不能明确直接显示乳腺癌的微小钙化，但可显示肿瘤组织的情况，根据其形态学、内部信号特征、强化特点以及 DWI 表现，同样可作出正确诊断，并不因为未能显示钙化而漏诊。DCIS 在动态增强 MRI 上多表现为沿导管走行方向不连续的点、线状或段样强化，伴周围结构紊乱。但相对而言 MRI 对导管原位癌的检测敏感性低于浸润性癌，仅 50% 的原位癌具恶性病变的快速明显、不规则灶性典型强化表现，另一部分则呈不典型的延迟缓慢强化表现。通常对乳腺良、恶性病变的诊断标准包括两方面，一方面依据病变形态学表现，另一方面依据病变动态增强后血流动力学表现特征来鉴别良、恶性。通常对于病变良、恶性的诊断,动态曲线可以提供决定性信息,有助于决定下一步的诊治方法,但对于 DCIS 而言,由于其发生部位、少血供以及多发生钙化等特点,形态学评价的权重往往大于动态增强血流动力学表现,如形态学表现为导管样或段样强化,即使动态增强曲线类型不呈恶性特征亦应考虑恶性可能(图 2-169)。

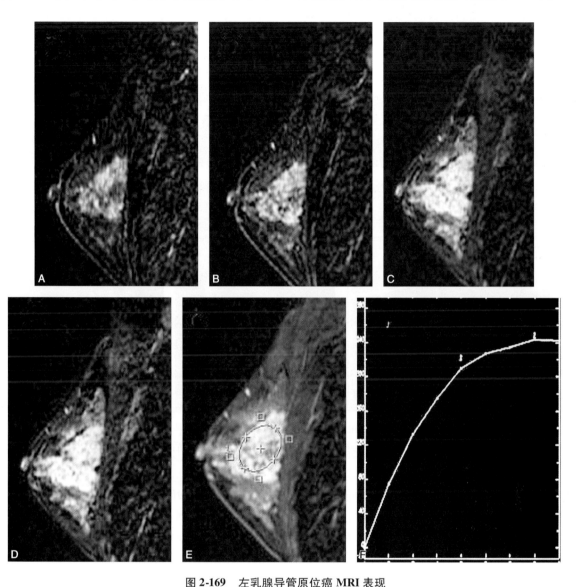

图 2-169　左乳腺导管原位癌 MRI 表现
A、B、C、D. MRI 矢状面动态增强减影后 1、2、3、8 分钟;E、F. 病变区动态增强时间-信号强度曲线图

2. 乳腺浸润性小叶癌　乳腺浸润性小叶癌是在纤维性间质中由单个散在或呈单行线状分布的非黏附性细胞所组成的、通常伴有小叶原位癌的一种浸润性癌,发生率占乳腺浸润性癌的 5% ～15%。浸润性小叶癌癌细胞较小,肿瘤细胞间的黏附力、凝聚力差,在早期发育阶段常不损害内在解剖结构或引起基质的结缔组织反应,无明显肿块出现。由于浸润性小叶癌病理上的这种特殊生长方式,而致临床及影像学诊断困难,尤其在致密型乳腺更易漏诊,文献报道影像学诊断浸润性小叶癌假阴性率可达 46%。浸润性小叶癌 X 线表现为结构扭曲和星芒状边缘肿块较浸润性导管癌更多见,微小钙化少见。

浸润性小叶癌在 X 线片上显示的结构扭曲较浸润性导管癌的结构扭曲不典型,它往往不显示或仅部分显示放射状收缩,有的仅仅表现为局部结构排列较乱,常需比较双侧乳腺的同一投照位置,仔细观察方能发现(图 2-170)。形成这种表现的原因是浸润性小叶癌的癌细胞体积小,形态较一致,细胞质少,病理结构常呈单一细胞排列成索状或线状弥散在纤维组织或胶原束之间,癌细胞可围绕导管或小叶呈同心圆或靶样结构,这种生长方式不破坏正常的组织解剖结构,也较少引起继发的纤维化改变,因此在 X 线片上病变显示不明显。文献报道,对浸润性小叶癌确定病变真正范围和恶性征象方面,乳腺 MRI 检

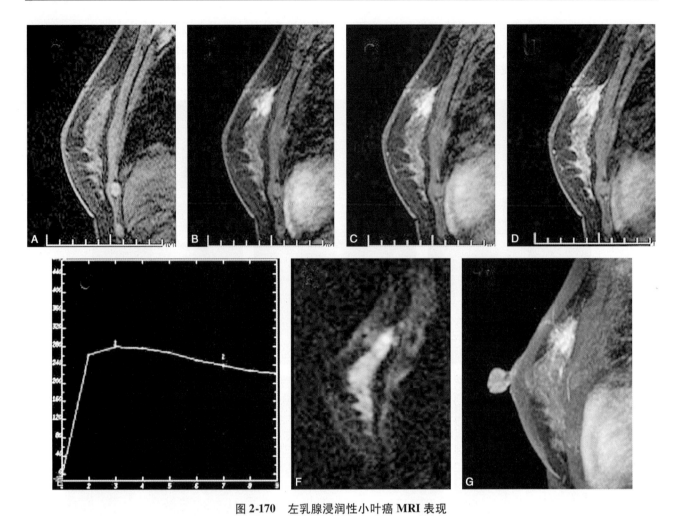

图 2-170　左乳腺浸润性小叶癌 MRI 表现
A. MRI 矢状面平扫；B、C、D. MRI 矢状面动态增强后 1、2、8 分钟；E. 动态增强后病变时间-信号强度曲线图；F. DWI 图；G. MIP 图

查优于临床触诊和乳腺 X 线摄影，在很多病例，MRI 发现的病变范围要比临床触诊和 X 线上病变大，在浸润性小叶癌中，因术前 MRI 检查而使临床医师改变手术治疗方案高达 24%，常由原计划的乳腺局部切除术改为全乳腺切除术。

3. 乳腺黏液腺癌　乳腺黏液腺癌又称乳腺胶样癌，是一种少见的特殊类型的浸润性乳腺癌，发病率占所有乳腺癌的 1.82% ~ 5.2%。病理上以肉眼可见大量细胞外黏液中漂浮簇状增生的细胞为特征，组成细胞簇的细胞小且一致。肿瘤外形不规则，无真正的包膜，边界清楚。黏液含量较多的单纯黏液腺癌病理切面上常可见半透明胶冻样物，甚至囊腔样改变，胶冻样物有一定的张力，压迫肿瘤组织向周围组织膨胀，使肿瘤边界比较清晰，但有时肿瘤生长速度并不完全一致，可形成小分叶边缘。

黏液腺癌因本身的病理学特点，其影像学表现亦颇具特殊性，X 线上黏液腺癌的表现可近似良性肿瘤，肿块的边缘比较光滑，密度多比较淡（见图 2-169）。乳腺黏液腺癌在 MRI 平扫 T_1WI 多呈低信号，T_2WI 呈高和明显高信号，其形态学表现多无典型乳腺癌的毛刺及浸润征象。动态增强后病变多表现为边缘明显强化，肿块内部呈轻度渐进性强化，强化方式由边缘环状强化向中心渗透趋势。黏液腺癌于 DWI 图上呈明显高信号，ADC 值接近正常腺体的 ADC 值，或甚至稍高于正常腺体的 ADC 值，明显高于常见的浸润性导管癌的 ADC 值（图 2-171）。乳腺黏液腺癌在 T_2WI 上明显高信号及在 DWI 上较高的 ADC 值表现与其本身特殊病理组织成分有关，黏液腺癌在细胞外可见较多的黏液成分，肿瘤细胞则分散在黏液湖中，就黏液本身来说并不含细胞成分，相反含有较多的自由水，少了许多细胞膜和细胞内物质的约束，与含有较多肿瘤细胞和间质细胞的浸润性导管癌有所不同。

（七）乳腺成形术后 MRI 评价其完整性

由于 MRI 具有多平面及多参数成像优势，使 MRI 能准确分辨乳腺成形术后假体与其周围乳腺实质的结构，观察其位置、有无溢漏和破裂等并发症以及乳腺组织内有无恶性肿瘤等，并被认为是评价乳

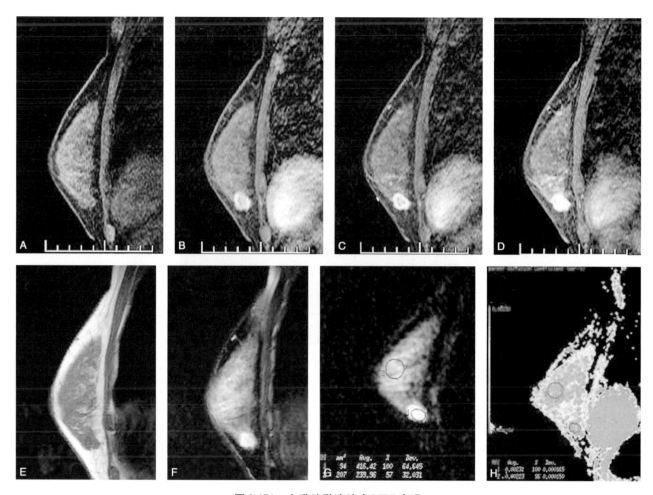

图 2-171 左乳腺黏液腺癌 MRI 表现
A. MRI 矢状面平扫；B、C、D. MRI 矢状面动态增强后 1、2、8 分钟；E. MRI 平扫 T_1WI；F. MRI 平扫脂肪抑制 T_2WI；
G. DWI 图；H. ADC 图

腺假体植入术后最佳的影像学方法。

目前常用隆乳手术的方式有硅胶囊袋假体置入式和聚丙烯酰胺水凝胶直接注入式。国外主要采用囊袋假体置入式，而国内多采用聚丙烯酰胺水凝胶直接注入式（现已禁用）。评价乳房假体完整性多采用平扫 T_1WI 和 T_2WI，矢状及横轴位。

1. 正常硅胶乳房假体及破裂的 MRI 表现

（1）正常硅胶乳房假体的 MRI 表现：硅胶囊袋假体外层多为薄的弹性硅化橡胶壳，其内充填硅胶冻或生理盐水，多为单腔，偶见双腔。假体放置后在其周围形成一个纤维包膜，在 MRI 上弹性壳和纤维包膜表现为低信号带。硅胶囊袋假体 MR 信号在不同序列上有不同表现，通常硅胶冻在 T_1WI 为均质中等信号，T_2WI 为均质高信号，T_2WI 抑脂为极低信号，与盐水假体在 T_2WI 抑脂上的高信号完全相反。假体位置可位于乳腺腺体下、胸大肌前或胸大肌后方。假体形态多为椭圆形且表面光滑，也可具有一定形态结构。T_2WI 上表现为高信号的硅胶假体被一低信号薄的纤维包膜包绕，正常时其内可见低信

号的放射状皱褶延伸到硅胶假体的外周，这是由于弹性橡胶壳内折所致，不应当与硅胶假体溢漏和破裂出现的舌征（linguine sign）相混淆（图 2-172）。

（2）硅胶乳房假体破裂的 MRI 表现：硅胶假体溢漏或破裂是乳房成形术后最重要的并发症，大多数原因是由于弹性橡胶壳的老化，也可由于外伤所致。硅胶假体破裂分为包膜内破裂（intracapsular rupture）和包膜外破裂（extracapsular rupture）。包膜内破裂是指硅胶假体的弹性橡胶壳破裂，但内容物仍位于纤维包膜内，包膜内破裂最可靠的 MRI 征象为在高信号的假体内可见多发的曲线样低信号表现，即所谓"舌征"，曲线征代表着假体的硅化橡胶壳萎陷后飘浮在硅胶冻内。包膜外破裂是指硅胶溢漏到纤维包膜外，此时临床常可触及肿块，MRI 除可见多发曲线征外，还可见局灶性高信号的游离硅胶颗粒溢漏到纤维包膜外，MRI 多平面成像能力能够准确定位溢漏出的硅胶位置。

2. 正常聚丙烯酰胺水凝胶乳房假体及破裂的 MRI 表现

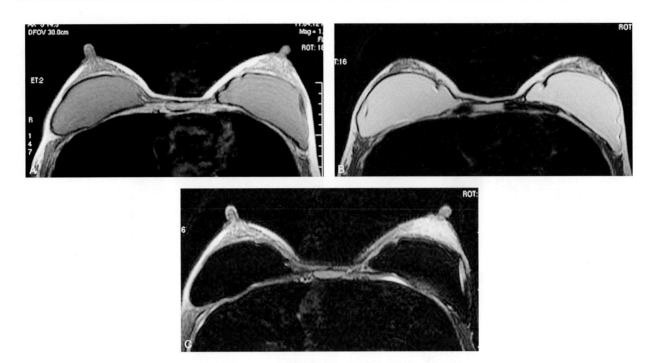

图 2-172　正常硅胶乳房假体的 MRI 表现
A. MRI 平扫横断面 T_1WI；B. MRI 平扫横断面 T_2WI；C. MRI 平扫横断面脂肪抑制 T_2WI

（1）正常聚丙烯酰胺水凝胶乳房假体 MRI 表现：聚丙烯酰胺水凝胶注射隆乳术为技术性很强的操作，一般注入乳腺后间隙，并确保位于同一解剖层面、同一腔隙内，使其成为一个均匀的整体。聚丙烯酰胺水凝胶为水溶性材料，注入人体前加入一定比例的水混合，所以其 MRI 信号与乳腺组织及胸壁有明显的区别，易于识别。正常情况下，双侧假体形态应基本对称，假体信号于 T_1WI 表现为低信号，T_2WI 表现为高信号。假体注入后其周围形成薄层纤维组织包膜并固定假体，该纤维包膜表现为低信号且表面光滑完整。

（2）聚丙烯酰胺水凝胶乳房假体破裂的 MRI 表现：注射水凝胶假体隆胸术后可造成不同并发症，较多见为假体包膜破裂，水凝胶"游走"。假体包膜破裂发生外漏表现为除注射层面外的组织间隙、脂肪层或肌肉软组织内出现长 T_1 长 T_2 的异常信号灶，这些信号灶与假体信号一致，可与假体相连，也可散在，形态不一，可呈结节状、丝状或条索状等（图 2-173），MRI 能清晰显示水凝胶的范围及所在层，提示乳腺皮下、胸肌筋膜内、胸肌间隙或腋下有无游离

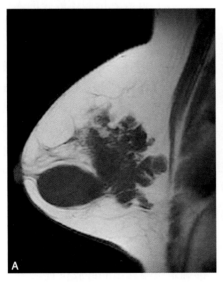
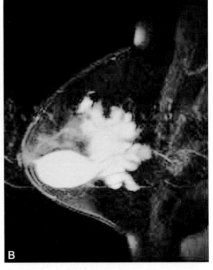

图 2-173　聚丙烯酰胺水凝胶乳房假体破裂 MRI 表现
A. MRI 平扫矢状面 T_1WI；B. MRI 平扫矢状面脂肪抑制 T_2WI

注射物等,MRI 尚能提示水凝胶的体积。由于破裂假体外漏后可使乳房变形所致双侧乳房大小不一,外形不对称等。

（刘佩芳）

四、乳腺超声波检查

超声医学是影像诊断学中的重要组成部分,其应用范围几乎遍及全身各个部位,随着高频超声的临床应用,超声在浅表器官诊断上越来越显示出其独特的优势,特别是在乳腺疾病的诊断及鉴别诊断方面发挥了巨大的作用。

超声检查具有无创、实时、无放射性、经济等优点,不受乳腺结构致密、孕期或哺乳期的影响,且超声仪器在我国基层广泛普及,已成为我国乳腺检查最常见及实用的影像技术。同时因亚洲女性的腺体以致密型为主,而超声对致密型乳腺疾病的诊断具有较明显的优势,因此在 2013 年版的乳腺影像报告数据系统(breast imaging reporting and data system, BI-RADS)明确提出乳腺超声和钼靶 X 线是致密型乳腺筛查的重要检查方法。此外超声能同时完成乳腺引流区淋巴结的扫查,结合超声引导下的穿刺活检能明确乳腺肿物性质及淋巴结有无转移,进行准确的术前分期,指导临床选择个体化治疗方案,因而乳腺超声已成为乳腺疾病的常规检查之一。

但乳腺超声检查非常依赖操作者的个人经验,因此在选择合适的超声仪器、优化超声图像的同时,必须对超声医师进行培训,而临床医师及相关专业的医师也需熟悉常用的超声术语以明了超声提示的含义。

（一）乳腺超声检查技术

乳腺超声使用宽频带线阵电子聚焦的探头,探头近场的频率范围 10 ~ 13MHz,远场频率为 5MHz,探头中心频率为 7MHz 或更高,穿透深度为 5cm。患者在仰卧位时,乳房的各层结构及引流区淋巴结均能清晰显像,灰阶超声能明确病变的位置、形态、边界及内部回声,彩色血流多普勒能显示病变的血流情况,结合近年来的弹性成像、萤火虫成像等技术使病灶诊断的准确率不断提高。随着乳腺全容积超声成像系统的应用有望解决超声检查的操作者依赖性,使乳腺超声检查走向标准化、规范化及数字化。

1. 乳腺超声检查的优势

（1）乳腺超声无检查禁忌,适合任何年龄的乳腺筛查及男女性乳腺病灶的诊断。

（2）乳腺超声检查简便,检查舒适度高,患者

无痛苦,无放射性损害,可短期内反复进行检查,尤其适合于幼儿、哺乳期和妊娠期乳腺、外伤、炎症及肿瘤等原因所致的乳房肿胀、疼痛而不适合其他检查时。

（3）超声仪器普及范围广,乳腺超声检查经济实用,无需特殊准备,适用于大范围人群的防癌普查和乳腺癌患者的术后随访。

（4）对钼靶 X 线照射技术有困难的或照射不到的部位,如乳腺边缘、内乳区,位置靠近胸壁的肿瘤及发育不良的小乳腺等,超声可以不受这些因素的干扰,能清楚显示肿块的位置、形态、结构及对周围组织的侵犯情况。

（5）对钼靶 X 线难以显示的致密型乳腺内的肿块,超声检查可利用声波界面的反射辉度的差别,而清晰的显示其病灶的轮廓和形态。

（6）超声对乳腺内囊性或实性肿物的鉴别特异性高,优于 X 线、CT 等检查方法。

（7）超声高频探头分辨率高,空间分辨率小于1mm,可发现 0.3 ~ 0.5cm 的微小肿块。

（8）进行乳腺超声检查的同时,还可观察乳腺病灶引流区的腋窝、锁骨上下及内乳区淋巴结有无转移,确定淋巴结转移的分区,并可方便检查肝脏等其他脏器明确有无转移。

（9）乳腺超声检查可提供肿瘤的准确位置,瘤体的大小和数目,因其体位与手术体位一致,尤其适用于临床触诊不清的乳腺肿物的体表定位。

（10）超声是首选的穿刺活检影像引导设备,能实时显示穿刺针的位置和路径,并避开重要的血管和神经,对乳腺肿物及其引流区淋巴结的取材能够进行定性诊断及免疫组织化学检查。

2. 乳腺超声检查的不足

（1）对<0.5cm 微小肿块的性质难以做出确切诊断,尤其是增生腺体内的微小肿块,容易误诊为增生结节或扫查时遗漏。

（2）对无低回声背景衬托下的微小细砂状或点状钙化灶与超声斑点很难区分,尤其对钙化灶的全貌显示不佳,不及钼靶 X 线检查。

（3）超声检查结果易受检查者的经验、操作手法、熟练程度和探头频率等因素的影响。

（4）部分肥胖及皮肤病患者进行乳腺超声检查时,因超声的透声性减低影响图像质量进而影响疾病的诊断。

（5）乳腺超声 BI-RADS 分类的应用仍不广泛,对乳腺病灶的描述缺乏规范性,造成基层乳腺超声检查的参考性不高,急需乳腺超声检查者的规范化

135

培训。

（二）乳腺超声检查方法

1. 检查前准备

（1）乳腺检查前无需特殊准备,如考虑有腺体增生时,检查时间以月经结束 1 周为宜。

（2）检查前应避免针吸活检和乳腺导管造影,防止针吸后淤血、瘀斑和造影剂滞留影响图像分析。

（3）有乳头溢液的患者,检查前应避免挤压,尽量使导管充盈以利于观察导管内病变。

（4）检查时注意保护受检者隐私,要询问主要病史并进行必要的触诊,明确受检者检查的目的。

2. 检查体位及扫查方法

（1）检查体位:受检者常规采用仰卧位,适度抬高上臂,充分暴露乳房;对受检者乳房较松弛、乳房肥大,或病变位于外侧仰卧位不利于观察时,可嘱受检者取斜侧卧位。检查腋窝时上肢应尽量外展,检查锁骨上下及内乳区淋巴结时应使受检者后颈部或肩部垫枕,头略向后仰。

（2）扫查方法:对乳房表面皮肤涂以耦合剂,选用 7.5 或 10MHz 以上高频探头直接在乳房区域做顺钟向弧形扫查或自上而下、自内而外扫查,此方法灵活方便、无伪差。

如果病变位于乳晕或皮下较浅部位时,因近场盲区因素影响图像分析,应选用 10MHz 以上频率的探头或表皮涂抹较厚的耦合剂做声窗以取得较好的检查效果。

扫查时需要对病灶进行多切面交叉重复扫查,包括矢状面、横断面及放射状切面。沿着正常解剖方式做放射状切面扫查,对导管结构的改变显示较好。对乳头及乳晕部位的检查需要把探头放在乳头旁并以侧切角度观察乳头及乳头乳晕后区域。

（三）乳腺的正常超声声像图

正常乳腺声像图由皮肤、皮下脂肪、腺体层、乳腺后间隙和胸壁组成(图 2-174)。不同生理状态下声像图表现有所不同,主要表现为皮下脂肪的厚度及腺体回声的变化。

1. 皮肤层　表现为一条平直的细带状稍强回声,光滑、厚度均匀一致,约 1～2mm;乳晕区域皮肤为角化的复层扁平上皮,并受乳晕腺影响该区域皮肤厚度为 3～5mm。

2. 乳头　呈圆形界清的结节状中等回声,内部回声均匀,彩色多普勒可显示乳头内血流信号。乳头大小及回声因年龄、发育及经产情况差异较大,乳头后方常可见阴影,侧动探头多切面观察可消除阴影影响。

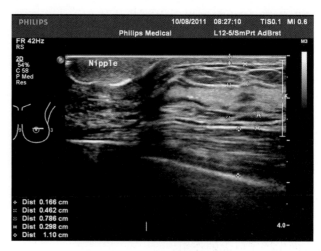

图 2-174　正常乳腺声像图表现
显示皮肤、皮下、腺体、乳房后间隙、肌层及乳头结构

3. 皮下脂肪层　位于皮肤和乳腺腺体之间,其厚度因年龄和肥胖程度不同差异较大,通常随着年龄增加皮下脂肪增厚。皮下脂肪层呈低回声,穿行其间的线状强回声为 Cooper 韧带,一端连于皮肤和浅筋膜浅层,一端连于浅筋膜深层以固定乳房。单个的脂肪小叶被有回声的 Cooper 韧带所分隔,往往有一薄的中央线形强回声,老年女性多见,青春期女性因皮下脂肪菲薄 Cooper 韧带不易显示。部分女性的皮下脂肪呈团状深入腺体内,类乳腺肿物,转动探头多切面扫查多数可见腺体内脂肪与皮下脂肪层相连。

4. 腺体层　由导管系统及其周围纤维结缔组织间质组成。腺体回声的高低与所含的纤维腺体组织和脂肪组织的比例密切相关,其厚度因年龄、经产状态、妊娠、哺乳及停经与否差异较大。

年轻未生育女性腺体层较厚,回声较低;哺乳后腺体层回声逐渐增强,多数呈高低相间的回声;随着年龄的增加腺体层回声逐渐增强变薄,老年女性腺体层萎缩变薄呈带状强回声。正常情况下,腺体内血流信号稀疏,可见点状或节段性线状血流信号。

5. 乳腺导管　在乳头旁放射状切面时易于显示,乳窦是正常导管最宽大的部分,内径可达 3mm,位于乳头深部。正常有 15～20 支乳导管,开口于乳头。在非哺乳期多数乳导管处于闭合状态,在妊娠晚期及哺乳期可见扩张的乳导管呈管状暗区,管壁呈双细线样较强回声。

6. 乳腺后间隙　为浅筋膜深层和胸筋膜间的潜在间隙,超声显示呈线状或带状弱回声,多菲薄,老年或是肥胖受检者的乳腺后间隙境界清楚。

7. 胸壁肌层　胸壁肌层呈低回声,显示与解剖一致的肌纤维纹理。肋骨其短轴切面为球形或椭圆形低回声,注意观察和认清解剖层次,切勿误诊为肿瘤。

8. 不同生理时期正常乳腺的超声声像图表现

（1）青年、未生育妇女:乳腺导管及周围间质增生,乳管扩大由分支形成众多腺体小叶。腺体层增厚,脂肪组织少。乳房体积小,圆锥形,两侧大小相等（图 2-175）。

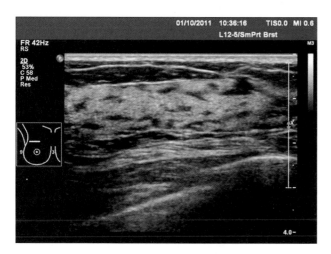

图 2-175　青春期乳腺声像图表现
腺体层内回声强弱相间,以低回声为主

（2）性成熟期已生育妇女:腺体层厚度和回声个体差异较大,腺体层回声逐渐增强,大多表现为强弱相间,各象限分布均匀。随年龄增加,皮下脂肪逐渐增厚,腺体层回声增强,并渐变薄（图 2-176）。

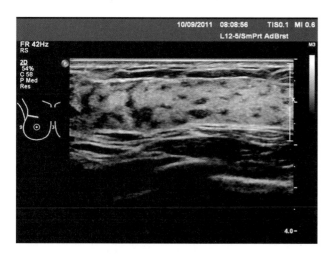

图 2-176　性成熟期已生育妇女乳腺声像图表现
腺体层内回声强弱相间

（3）妊娠期和哺乳期:妊娠期由于腺泡和导管显著增生,腺体层明显增厚;哺乳期乳腺实质回声致密,类脂肪组织回声,皮下脂肪变薄,可见扩张的乳导管,管壁薄而光滑,管腔内可见乳汁呈无回声。腺体内血管增多,增粗（图 2-177）。

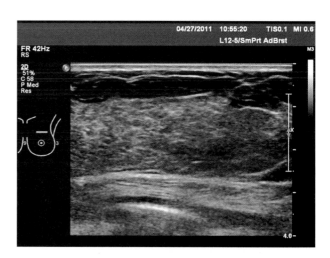

图 2-177　妊娠期和哺乳期乳腺声像图表现
腺体增厚,回声致密

（4）绝经期及老年期:腺体萎缩变薄,结缔组织增生,腺体回声增强,皮下脂肪层明显增厚（图 2-178）。

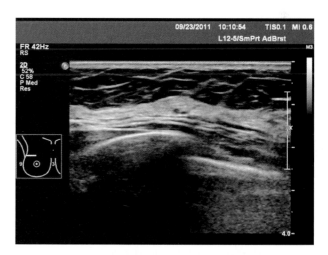

图 2-178　绝经期及老年期乳腺声像图表现
腺体萎缩,回声增强

（5）区域淋巴结:淋巴结纵断面呈卵圆形,外围为低回声的皮质,中心为较强回声的髓质,淋巴结门结构清晰,正常淋巴结血流信号稀疏,内乳淋巴结及肌间淋巴结通常不易显示。

（四）乳腺病变的超声定位方法

1. 解剖层次定位　大多数乳腺病变来自于乳腺腺体,少数来自于皮肤、皮下脂肪层、乳腺后间隙及胸壁肌层。超声报告中应明确病变所在的解剖层次,对于病变性质的判定有指导意义。

2. 象限定位法　以乳头为中心,经过乳头的水平线和垂直线将乳房分为外上、外下、内上、内下 4 个象限及乳头乳晕所在的中央区,适用于可触及的较大肿块的定位描述。

3. 时钟定位法　以乳头为中心,以12时制钟点和病变距乳头的距离描述病变的位置。一般以顺时针方向定位,此方法为目前最常用的描述乳腺病变位置的方法,多用于病变较小尤其是临床触诊阴性的小肿块定位。

4. 乳腺内中外带法　以乳头为中心,直径30mm范围为内带,30～60mm为中带,大于60mm为外带,该方法简便,适用于多病变的快速描述。

(五) 乳腺肿块的超声判读

依据美国放射学会提出的超声 BI-RADS 分类系统对乳腺肿块进行规范表述及准确分类,进而加强不同影像之间,影像与临床之间的沟通。

1. 肿块　两个垂直切面能明确、清晰显示的病灶,具有三维空间及占位效应。

2. 肿块的形状　分为圆形、椭圆形、分叶状及不规则形。圆形及椭圆形肿块多数为良性肿瘤;不规则形肿块的恶性可能性大;分叶状肿块可以分为大分叶及微小分叶,2～3个波状起伏即大分叶多见于良性肿瘤,而微小分叶多是恶性肿瘤的征象之一。

3. 肿块的方位　分为平行和不平行方位。前者指肿块的长轴与皮肤平行(肿块宽径大于前后径,水平位),良性肿瘤多平行生长;后者指肿块的长轴与皮肤不平行(前后径大于宽径,垂直位,包括圆形),恶性肿瘤多不平行生长。

4. 肿块的边缘　分为光整、不光整。肿块边缘光整指肿块的全部边缘明确或锐利,良性肿瘤多见。肿块边缘不光整指肿块的任何部分呈现模糊、成角、微小分叶或毛刺状之一或多项者,常为恶性肿瘤的征象。

5. 肿块的内部回声　肿块的内部回声可分为无回声、低回声、等回声、高回声、囊实性复合回声及不均匀回声。肿块回声的高低一般是指与脂肪层的回声相比,二者相同即为等回声,低于脂肪层回声即为低回声,高于脂肪层回声即为高回声。肿块内部没有回声时为无回声,多为液性成分,当肿块内含有无回声和实性成分时则为囊实性复合回声。肿块内不均匀回声指实性肿块内各种回声的混合。

6. 肿块后方回声　分为后方回声无改变、后方回声增强、后方回声减低及后方混合回声,即后方回声出现增强及减低。

7. 钙化　分为肿块内钙化、肿块外钙化及导管内钙化。一般认为直径<0.5mm的钙化为微小钙化。

8. 肿块内血流情况　必须与对侧正常乳腺区域或同侧乳腺非病变区域进行对比,可分为无血供、内部血供及边缘环状血供。恶性肿块的血流多丰富,其收缩期峰值流速及阻力指数均大于良性肿块,一般将流速>20cm/s和阻力指数≥0.7作为恶性肿瘤的指标之一。

9. 肿块的弹性　反映肿块的硬度,需要特殊的弹性定性分析及定量软件,且需要与肿块的形态学特征结合判定肿块性质。分为质软、质中等及质硬。

弹性定性5分评分标准为:1分,病灶整体或大部分显示为绿色;2分,病灶中心显示为蓝色,周边为绿色;3分,病灶内显示的绿色和蓝色比例相近;4分,病灶整体为蓝色或内部伴有少许绿色;5分,病灶及周边组织均显示为蓝色,内部伴有或不伴有绿色显示。通常认为弹性评分为1分和2分的肿块质软,评分为3分的肿块质中等,评分为4分和5分的肿块质硬。

10. 肿块的相关特征

(1) 结构扭曲:表现为乳腺腺体组织和纤维小梁结构扭曲、紊乱,密度可有增高,但通常无明确的肿块。

(2) 导管改变:表现为一支或多支导管囊状扩张。恶性肿瘤时多伴有近端导管扩张及血性溢液。

(3) 皮肤改变:表现为皮肤增厚及皮肤皱缩。

(4) 皮下组织水肿:表现为皮下组织回声增强,内可见呈网状分布的缝隙样无回声。

11. 乳腺超声 BI-RADS 结果评估

0类　检查不能明确病变或性质,需要其他影像学检查。

1类　阴性,未发现病变。

2类　良性表现,无恶性指征,如囊肿,常规随访。

3类　良性可能,其恶性可能<2%,如无症状的纤维腺瘤,间隔6个月随访。

4类　病变有恶性可能,需要组织活检,分为A、B、C三个亚类。

4A　病变恶性可能为2%～10%

4B　病变恶性可能为11%～50%

4C　病变恶性可能为51%～95%

5类　高度怀疑病变为恶性,其恶性可能>95%,需要组织活检。

6类　有明确病理诊断的恶性病变,采取相应措施。

(六) 乳腺恶性肿瘤的超声表现

乳腺癌的组织类型,生长方式,大体形态以及周围组织反应,既有共同规律,又有各自特性,在声像图上形成各种不同征象。膨胀性生长较明显的癌灶多呈团块状,浸润性生长占优势的癌灶多呈不规则锯齿状或蟹足状。

超声对乳腺癌的诊断必须综合多个参数标准,包括:病变大小、形态、方位、边缘、内部回声类型、导管解剖、弹性特征及继发特征如皮肤改变、原有解剖结构扭曲、皮下水肿等。

乳腺癌超声声像图的主要表现以下几个方面:

1. 形态 恶性肿块多形态不规则,可表现为凹凸不平或有角状突起,呈锯齿状或蟹足状,无包膜,肿块向周围组织或皮肤浸润性生长。

2. 内部回声 严格地说不少乳腺癌灶属于程度不同的混合型癌,加之瘤体内主质和间质分布不均,纤维组织变性,含有坏死灶及出血灶,因而内部回声不均匀。以癌细胞成分为主,则回声较低,以纤维组织成分为主,则回声较强。发生出血坏死时出现不规则无回声区。

3. 钙化灶 乳腺癌钙化的发生机制,尚无统一认识,存在两种观点:一种是坏死细胞矿化,另一种是活跃细胞分泌论。这两种观点可能是乳腺癌钙化的两个方面,说明活的癌细胞和坏死的癌细胞碎屑均可发生钙化。超声检查在低回声的背景衬托下,可见到强回声钙化灶,钙化灶极小时可不伴声影。一般呈细点状或簇状分布。在不同类型的乳腺癌中,钙化灶的大小和数量有一定的差异,浸润性导管癌的钙化灶检出率高于其他类型癌。随着超声探头空间分辨率的提高,超声越来越多的应用于扫查含有微小钙化灶的区域,来寻找浸润性乳腺癌。有些在乳房软组织内而不是在肿块内发现的簇状分布的"微小钙化灶",很可能是超声斑点的伪像。

4. 边界回声 癌细胞在瘤体边缘沿结缔组织和脂肪组织间隙向外浸润蔓延,几乎都引起结缔组织反应。有两种方式:①活性结缔组织在瘤体周围形成炎症性水肿,形成不规则厚薄不均的强回声带即恶性晕。表现为部分肿块的前、侧壁可见不规则厚薄不均的强回声带包绕;②结缔组织增生,增生的纤维组织常发生玻璃样变,收缩牵引邻近组织,造成纹理结构变形。

多数肿瘤后方回声减低或消失,呈衰减暗区。后方衰减程度取决于病灶内纤维组织的多少,纤维组织含量高,后方回声衰减明显。

5. 彩色多普勒血流显像(color doppler flow imaging,CDFI) 肿块内血流信号增多,血流信号分级:多为Ⅱ~Ⅲ级,血管走行迂曲,粗细不均,典型的乳腺癌内可见穿支血流信号。但血流信号丰富程度还与肿瘤的大小有关,随着肿瘤的增大,其血供也会相

应增加,即使是良性肿瘤也会出现较丰富的血流信号。因此病灶内血流信号丰富程度对于较小肿瘤(直径<2cm)的鉴别诊断有一定价值,其诊断准确率达88.9%。此外妊娠期及哺乳期乳腺肿物的血流信号多数丰富,不能单纯通过肿块血流信号的丰富程度判定其良恶性。

乳腺肿块的血流动力学指标的定量分析,如RI、PI等,反映肿瘤血管动静脉瘘等病理改变。各家报道结果不一,多数认为RI≥0.7,PI>1.6是恶性肿瘤诊断的参考标准。但良恶性肿块之间RI、PI仍有重叠,需要结合肿块形态学指标。

从组织形态学上来看,肿瘤血管缺乏正常的树状分支结构,而往往走行迂曲,内径粗细不一,外形不规则,有时伴有管腔的狭窄和阻塞,这种变化往往累及整个血管树,包括滋养动脉,毛细血管和静脉。因此目前倾向于用彩色多普勒及能量多普勒等血流形态学指标代替血流动力学指标帮助鉴别肿瘤性质。超声造影技术的应用将使医生对乳腺肿瘤血管的研究进入了一个崭新的阶段。

6. 继发性改变 在原发癌灶附近有大量微小淋巴管,进入淋巴管内的癌细胞常在管内形成癌栓,造成淋巴管阻塞,淋巴液回流障碍,从而引起皮肤淋巴管扩张和水肿,表现为皮肤层增厚,回声增强,皮下组织间隙水肿。当肿瘤位置较深,位于腺体深面,则表现乳腺后间隙变薄或消失,或肌层的不规则增厚等继发性改变。

(七) 乳腺良、恶性病变声像图的鉴别

乳腺良、恶性病变的超声鉴别诊断标准,国内外学者均有讨论,各有侧重的方面,最重要的是形态、边缘、边界、方向、内部回声特点等,这些是鉴别良、恶性的关键(表2-7)。

诊断具有典型恶性特征的实性肿块并不困难,当在乳房内发现形态不规则、边缘呈毛刺状、具有小的分叶、后方出现回声衰减、与周围组织有牵拉的实性肿块,其恶性诊断的可能性很大。当肿块同时具有良性与恶性特征时,诊断则比较困难。一些高分化、难分辨的肿块具有部分的清晰边缘,欠清晰部分的边缘有角状和分叶状凸起,有时会注意不到。后方回声增强在良性与恶性肿块都可能存在。超声衰减在浸润性肿块中约占60%,当肿块后方出现回声衰减时,对恶性肿块的诊断具有意义,但后方回声增强和不出现衰减对于肿块的良、恶性诊断无意义。

(八) 几种常见乳腺恶性肿瘤的声像图表现

1. 导管原位癌(导管内癌)超声表现

(1) 典型表现:肿块位于扩张的导管或囊腔

表2-7　乳腺良、恶性肿瘤超声诊断的鉴别要点

鉴别点	良　性	恶　性
形状	规则,椭圆形或圆形	不规则,分叶状或蟹足状
边缘	清晰,部分有包膜	多不清晰,部分有恶性乳晕
内部回声	均匀	不均匀
钙化灶	少见,粗大,斑片状	较多见,细点状沙砾样为主或簇状
后方回声	增强或无改变,可压迫后间隙	多数衰减,可浸润后间隙
侧方声影	明显	无
纵横比(方位)	小(平行)	大(不平行)
淋巴结受累	无	有或无
血供及动脉频谱	多数不丰富0~Ⅰ级,低速低阻	多数较丰富Ⅱ~Ⅲ级,高速高阻

内,呈乳头状低回声,边界不规则,回声不均匀,基底部较宽,可探及高速高阻型血流信号。

　　(2) 不典型表现:声像图上仅发现肿块,无导管扩张,呈低回声,血流信号稀少或丰富,不具有特征性。肿块较大时可见沙砾样钙化,导管轻度扩张,内壁不光滑或导管内弱回声,无明确肿块(图2-179)。

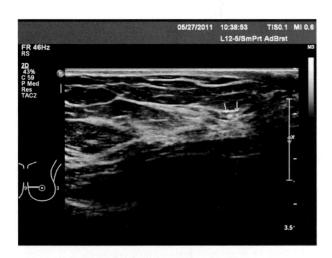

图2-179　乳腺导管内癌声像图表现
乳腺内无肿块,导管内可见簇状微钙化

　　2. 浸润性导管癌超声表现　肿块大小不等,边界清楚或不清楚,形态不规则,向周围组织浸润性生长,呈蟹足状,分叶状,毛刺状,部分肿块边缘可见强回声带包绕。内部多为不均匀的低回声,后方回声衰减,多数病灶内可见多发沙砾样点状强回声钙化。CDFI:部分肿块的血流信号较丰富,流速加快,色彩明亮,动脉频谱呈高速高阻型(图2-180)。

　　3. 浸润性小叶癌超声表现　肿块大小不等,边界不清的低回声肿块,形态不规则,具有恶性肿瘤的征象,钙化不多见,CDFI:部分肿块内可见较丰富血流信号。有时浸润性小叶癌不易与乳腺增生鉴别,表现

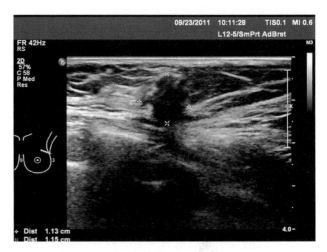

图2-180　乳腺浸润性导管癌声像图表现
肿物呈低回声,形态不规则,边缘呈蟹足样突起,纵横比>1

为增厚的乳腺腺体内夹杂的片状不规则低回声,结构紊乱,此时应紧密结合临床加以鉴别(图2-181)。

　　4. 髓样癌超声表现　髓样癌超声表现较具特异性,可见肿块大小不一,内部回声极低,故通常后

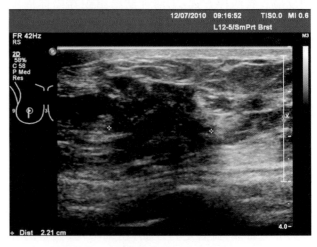

图2-181　乳腺浸润性小叶癌声像图表现
肿物呈不规则的低回声,与周围组织分界不清

方回声增强或略增强,形态不规则,或呈卵圆形、分叶状,仔细观察仍可见不规则细小突起,边界清晰,CDFI:血流信号多数较丰富,有的肿块血流可不丰富。瘤体较大,最多见的形态为圆形、卵圆形或分叶型,边界清楚,呈膨胀性生长,内部为不均匀低回声,常可见液化坏死或出血。有时瘤周可出现炎性水肿形成的强回声晕圈,后方回声常增强(图2-182、图2-183)。

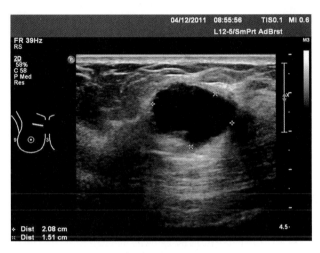

图 2-182　乳腺髓样癌声像图表现
不规则的极低回声团块,后方回声增强

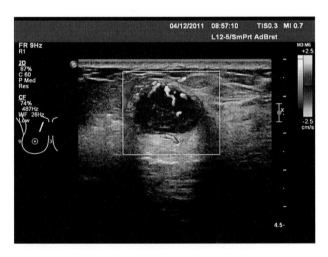

图 2-183　乳腺髓样癌声像图表现
团块内血流信号丰富

　　鉴别诊断:应密切注意与不典型的腺纤维瘤相鉴别,后者仔细观察肿瘤周边可见包膜样强回声,包膜回声完整,CDFI:多数可见周边环绕型,较平直的血流信号,多数表现为低速低阻的血流频谱。

　　5. 黏液腺癌超声表现　　恶性肿瘤组织中含有大量黏液,故肿块回声较低或可见部分囊性回声,肿块一般界限清楚,但无包膜,内部回声不均匀,后方回声无明显衰减,或后方回声增强。瘤周导管内因

常充满大量黏液和少量癌细胞,造成导管扩张和阻塞,因而有时可见导管扩张,管壁增厚的表现(图2-184、图2-185)。

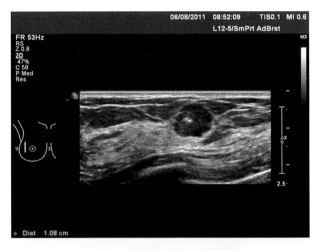

图 2-184　乳腺黏液腺癌声像图表现
低回声团块形态规则,界清,局部可见角状突起

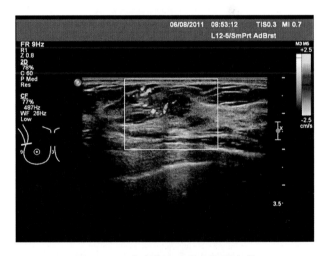

图 2-185　乳腺黏液腺癌声像图表现
低回声团块内可见穿支血流信号

　　6. 派杰病或湿疹样乳腺癌(乳头Paget's disease)　本病是中心位乳腺癌伴乳头湿疹性改变的综合征。发病初期乳头瘙痒,发红,继而出现乳头及乳晕湿疹,乳头糜烂或呈裂隙状,病情发展可形成大片糜烂,皮肤增厚。它的病理特征是乳头乳晕的表皮内存在Paget细胞,其组织来源多数学者认为是乳头下方的导管内癌细胞沿导管蔓延侵犯乳头表皮而形成。大量研究表明,几乎所有的病例都伴有乳晕后导管内癌或浸润性癌,常因癌灶较小,临床和影像学检查未能发现。

　　超声表现:本病长期以来主要靠临床特征和病理发现Paget细胞做出诊断,近年来随着对本病的认识的加深,超声检查也逐渐发现其一些特征表现。

（1）乳头及乳晕改变:本病首先出现乳头回声减低,血流信号丰富,部分患者乳晕皮肤水肿,癌细胞浸润,淋巴管扩张,故首先表现乳头及乳晕区皮肤增厚,一般增厚不明显,不侵犯皮肤深部（图2-186）。

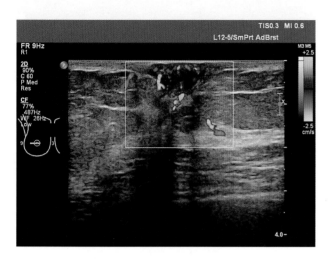

图2-186 Paget病超声表现
乳头回声明显减低,血流信号较正常明显增多

（2）导管增粗,扩张:原发癌灶多发生在乳晕后导管内,沿导管向乳头扩展蔓延,引起导管扩张,管周纤维组织增生,管壁增厚,回声增强,内壁不光滑或导管内弱回声,无明确肿块。或肿块位于扩张的导管或囊腔内,呈乳头状低回声,边界不规则,回声不均匀,基底部较宽,可探及高速高阻型血流信号。

（3）乳腺内肿块:乳腺内癌灶多为导管内癌,发展缓慢,长期局限于管内,不形成肿块。在病理上若有显著的管外浸润,临床上伴发肿块。超声应重点检查乳头深面及乳晕区,典型征象是乳晕后低回声区,边界不清,并向乳晕浸润。有时还可见乳头乳晕内和沿乳晕后大导管分布的细砂粒状强回声钙化,呈簇状。

7. **恶性叶状肿瘤（叶状囊肉瘤）** 是一种病理形态和临床表现颇具特征的乳腺纤维上皮性肿瘤。可在多年腺纤维瘤基础上突然增大并加快生长转化而成,也可一开始即为本病。病史一般较长,肿瘤生长缓慢,但常有近期迅速增长史。

超声表现:肿瘤一般体积较大,边界清楚,可见似有包膜回声,有时有侧方声影,形态规则或分叶状,内部回声不均匀,可见不规则的小的囊性无回声区,后方回声有不同程度的增强。

CDFI:肿瘤周边及内部均可探及血流信号,且肿瘤越大血流信号越丰富。PSV及RI变化范围较大,呈不定性（图2-187）。

8. **乳腺淋巴瘤** 乳腺淋巴瘤发病率极低,约占

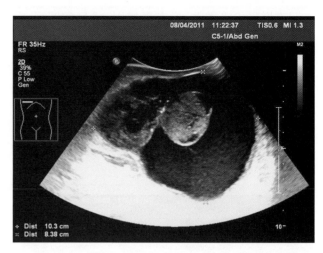

图2-187 乳腺叶状囊肉瘤声像图表现
肿物较大,囊性区内可见团块样强回声组织

乳腺恶性肿瘤的0.04%～0.53%,属于结外性淋巴瘤,多见于年轻女性,临床表现与乳腺癌相似,表现为生长迅速的肿块,多为单侧,伴有不同程度的发热。

超声表现为乳腺实质内可见低回声团块,形态不规则,边界不清,弥漫性地向周边组织浸润,周边组织呈强回声,声像图上无特异性,需要结合病史,肿物穿刺活检能明确性质（图2-188）。

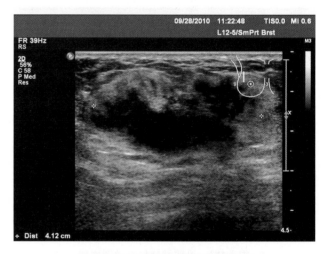

图2-188 乳腺淋巴瘤声像图表现
腺体内不规则的低回声,与周围组织分界不清

9. **男性乳腺癌超声表现** 常有恶性肿瘤的特征性表现,多位于乳头的偏心侧,为低回声肿块影,边界较清楚,形态可为圆形、卵圆形,多数为不规则形。钙化的发生率较女性乳腺癌要低,且较散在分布,较粗大。较女性乳腺癌更易侵犯胸壁而导致乳腺后间隙闭塞或胸大肌受累。CDFI表现为可有粗大血流信号,流速加快,血流频谱一般表现为高阻动脉频谱（图2-189、图2-190）。

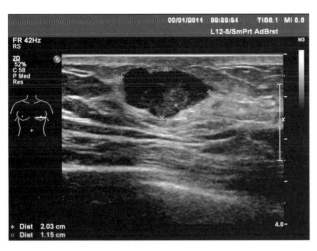

图 2-189　男性乳腺癌声像图表现
左乳头内侧皮下可见低回声团块,边界较清

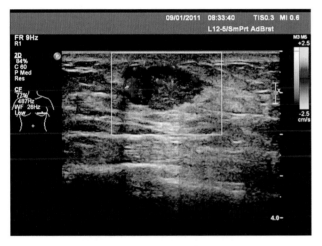

图 2-190　男性乳腺癌声像图表现
低回声团块内血流信号丰富

（纪晓惠　许建霞）

（九）乳腺炎性病变的诊断及鉴别诊断

乳腺炎性病变是指乳腺部腺体以及附属组织因各种原因引起的局部炎性改变,这些因素包括各种感染性以及非感染性炎性改变。不同类型的炎症在不同的发展阶段均具有不同的影像学特征和临床改变,因此在上述疾病的诊断过程中,影像学改变需与临床表现相结合。

1. 乳腺炎性病变分类

（1）急性乳腺炎(acute mastitis)是乳腺的急性化脓性病症,多为哺乳期乳腺炎,一般为金黄色葡萄球菌感染所致,多见于初产妇的哺乳期。细菌可自乳头破损或皲裂处侵入,亦可直接侵入乳管,进而扩散至乳腺实质。一般来讲,急性乳腺炎病程较短,预后良好,但若治疗不当,也会使病程迁延,甚至可并发全身性化脓性感染。在急性乳腺炎的疾病发生、发展阶段中,主要包括疾病的初起阶段、成脓阶段以及溃后阶段。

非哺乳期乳腺炎发病高峰年龄在 20～40 岁,依据临床表现,可分为 3 种临床类型,包括:急性乳腺脓肿型、乳腺肿块型、慢性瘘管型急性发作。

（2）慢性乳腺炎(chronic mastitis)的成因有两个:一是急性乳腺炎失治误治;二是发病开始即是慢性炎症过程。慢性乳腺炎的特点是起病慢,病程长,不易痊愈,经久难消;以乳房内肿块为主要表现,肿块质地较硬,边界不清,有压痛,可以与皮肤粘连,肿块不破溃,不易成脓也不易消散;乳房局部没有典型的红肿热痛现象,发热、寒颤、乏力等全身症状不明显;但疾病发展过程中,局部病变依然可表现为初期阶段、成脓阶段以及溃后阶段。临床上慢性乳腺炎分为残余性乳腺炎、慢性纤维性乳腺炎、浆细胞性乳腺炎及肉芽肿性乳腺炎。

除因急性乳腺炎失治误治所导致的慢性乳腺炎外,浆细胞性乳腺炎、肉芽肿性乳腺炎等慢性乳腺炎具有不同的病因以及不同的疾病发展历程。浆细胞性乳腺炎是乳腺导管扩张症的后期表现,当病变发展到一定时期,管周出现以浆细胞浸润为主的炎症时才称其为浆细胞性乳腺炎(plasma cell mastitis),因此浆细胞性乳腺炎并不是一种独立的疾病。在疾病发生过程中,乳腺导管扩张是先导因素。

肉芽肿性乳腺炎是一类以肉芽肿为主要病理特征乳腺慢性炎症,包括多个临床病种,其中一种较为多见,病因不明,是指乳腺的非干酪样坏死局限于小叶的肉芽肿病变,查不到病原体,可能是自身免疫性疾病。在疾病的发生过程中,自体免疫功能的改变可能是疾病的致病因素之一。

2. 乳腺炎性病变的临床及影像学改变　乳腺炎性病变的影像学改变随着疾病的发生、发展而改变,不同疾病发展阶段具有不同的影像学特点,特别是急性炎性病变时可在短期内发生较大的影像学改变;而不同炎性病变在疾病发展的相似阶段却具有类似的影像学改变,因此,在乳腺炎性病变的诊断过程中,影像学必须结合临床症状以及体征的改变。根据疾病的发生、发展大致可分为以下几个阶段。

（1）急性炎症期的初起阶段:可为急性炎症的初期阶段,也可为慢性炎性的急性反应表现;病变区乳腺组织增厚,边界不清,内部回声一般较正常为低,分布不均匀,探头挤压局部有压痛;少部分病例呈轮廓不规则的较高回声区,内点状回声分布不均;CDFI 示肿块周边及内部呈点状散在血流信号。

X 线表现为患侧乳腺局限性不对称性密度增高,以及境界不清团块状影为非产后乳腺炎主要 X 射线表现。病变多位于乳晕后方,浅表者可伴有局部皮下脂肪层显示模糊;位于乳腺深部可伴有腺体后方胸大肌前方脂肪层显示不清,部分可有局部乳晕或皮肤增厚。少数病例局部尚可见增粗血管影像。部分乳腺炎X射线表现酷似乳腺癌,乳腺炎和乳腺癌均可表现为不对称性密度增高影。

急性炎症期在T_1WI常表现为片状低信号,T_2WI上呈高信号,且信号强度不均,边缘模糊,炎症周围的导管和腺体组织结构紊乱,纤维组织和血管扭曲,皮肤水肿、增厚。增强MRI扫描通常表现为轻至中度强化,且以延迟强化多见。

(2)成脓阶段:急性炎症病例可表现为局部乳房变硬,肿块逐渐增大,此时可伴明显的全身症状,如高热、寒颤、全身无力、大便干结等。常可在4~5日内形成脓肿,可出现乳房搏动性疼痛,局部皮肤红肿、透亮。成脓时肿块中央变软,按之有波动感。若为乳房深部脓肿,可出现全乳房肿胀、疼痛、高热,但局部皮肤红肿及波动不明显,需经穿刺方可明确诊断。有时脓肿可有数个,或先后不同时期形成,可穿破皮肤,或穿入乳管,使脓液从乳头溢出。

慢性乳腺炎的成脓期表现与急性乳腺炎成脓期临床表现不尽相同,并不是所有慢性乳腺炎病例都必须经过急性乳腺炎期,部分病例初期表现为逐渐增大肿块,有压痛感,但并不伴有局部红肿,无急性乳腺炎的全身症状。病灶区内成脓时肿块中央变软,按之有波动感。

超声表现为脓肿期边界较清楚,壁厚不光滑,内部为液性暗区,其间有散在或密集点状回声,可见分隔条带状回声,液化不完全时,呈部分囊性、部分实性改变;彩色多普勒血流显像示肿块周边及内部呈点状散在血流信号,液化坏死区无彩色多普勒血流显示;患侧腋窝淋巴结具有良性肿大特征:淋巴结呈椭圆形,包膜完整,轮廓规则,淋巴门显示清晰。

(3)溃后阶段:当急性脓肿或慢性脓肿成熟时,可自行破溃出脓,或手术切开排脓。破溃出脓后,脓液引流通畅,可肿消痛减而愈。若治疗不善,失时失当,脓肿就有可能穿破胸大肌筋膜前疏松结缔组织,形成乳房后脓肿;或乳汁自创口处溢出而形成乳漏。急性乳腺炎严重者可发生脓毒败血症,常伴有患侧腋窝淋巴结肿大,有触痛;白细胞总数和中性粒细胞数增加。少数病例出现乳汁大量淤积并脓肿形成时,短期内可出现单侧或局部乳房明显增大,局部乳房变硬,皮肤红肿,透亮。

慢性乳腺炎因其病因并非为感染性,因此并不会发生脓毒败血症,但疾病经久不愈,常有乳腺反复炎症及疼痛史,部分患者可有乳腺脓肿手术引流史,且多为乳晕附近脓肿,瘘管多与乳头下大导管相通,经

久不息反复流脓。瘘管周围皮肤轻度发红,其下可扪及界限不清的肿块,严重者可形成多发性瘘管并致乳房变形。病变范围较大时,手术困难;常并发脓肿、坏死等,部分病例并发局部肉芽组织增长,形成炎性肉芽肿。

其影像学表现与成脓期乳腺炎类似。

3.鉴别诊断及比较影像分析 在乳腺炎性病变的诊断、鉴别诊断以及随诊复查过程中,超声是最常用的检查方法;MRI对于超声难以鉴别的乳腺炎性肿块具有较高的价值,但少用于对疾病的随诊以及疗效评价。乳腺X射线因为检查的特殊方式以及炎性改变难于与乳腺恶性肿瘤鉴别等因素而较少用于乳腺炎性病变的检查。在超声检查和诊断急性乳腺炎和乳腺脓肿的过程中,必须密切结合临床,包括结合病史以及患者症状和体征、相关实验室指标;一般易于诊断,但必须注意其他相类似临床表现疾病的鉴别诊断,如炎性乳癌和乳腺导管扩张症(浆细胞性乳腺炎型)的急性期以及乳腺癌。

(1)与哺乳期乳汁淤积相鉴别:哺乳期乳汁淤积是乳腺炎的主要诱因之一。在哺乳期,由于浓稠的乳汁堵住乳腺导管,而致乳汁在乳房某一部分停止流动时,形成体表触及的乳房内块状物,并有疼痛感,超声可检出局部淤积乳汁的异常回声。

哺乳期乳汁淤积如果部分乳房出现灼热、肿胀,并且疼痛,且伴有发烧症状,很可能已经导致乳腺炎的发生。因此,哺乳期出现乳汁淤积一定要及时治疗,使乳腺管畅通,才能避免乳导管内细菌滋生,防止乳汁淤积导致乳腺炎的形成。

通常情况下,通过疏通乳腺管、尽可能多休息这些方式,哺乳期乳汁淤积所导致的乳腺炎在24小时之内就可以好转。如果发烧超过24小时,建议及时到专业的乳腺病医院接受治疗,不要再自行处理,以免处理不当加重病情,在治疗的同时,还应继续使奶水流动,用手法或吸奶器将乳汁排出。对于大量乳汁淤积合并脓肿形成时,无法通过乳腺管排出的,可进行穿刺引流排出淤积的乳汁及积脓。

(2)与炎性乳腺癌鉴别:①急性乳腺炎初起多发生在乳腺某一区段,而炎性乳癌细胞广泛浸润皮肤网状淋巴管,所以病变累及大部分乳房,皮肤呈橘皮样外观;②炎性乳腺癌乳房内可触及巨大肿块,皮肤红肿范围甚广,但局部压痛及全身中毒症状均较轻,穿刺细胞学检查,可找到癌细胞确定诊断。③急性乳腺炎超声弹性成像表现为病灶质地较软,有助于对乳腺炎病灶与炎性乳腺癌的鉴别。

(3)与乳腺癌鉴别:①当病灶均形态不规则时,乳腺癌肿块边缘的角状突起常常细而尖,可能与恶性肿瘤的侵蚀性生长特性有关,而炎性病变角状

边缘多较粗钝;②乳腺炎肿块内散在分布的小囊状、管状无回声,而乳腺癌肿块内出现无回声区较少见;③典型的乳腺癌肿块内部多有微小的钙化斑点,而炎性病变仅在伴有脓肿的病灶内可见细小点状回声,为黏稠脓液内的反射,亮度不如乳腺癌肿块内部的钙化斑点;尤其与超声下钙化点呈阴性表现的乳癌肿块鉴别难度较大,此时应进一步行 CDFI 检查;④炎性病变与乳腺癌血流信号检出率均较高,但炎性病变内血管走行自然,乳腺癌肿块内血管排列不规则、迂曲且粗细不一;⑤肉芽肿性乳腺炎内动脉 RI 常小于 0.70,而乳腺癌肿块内动脉 RI 常大于 0.70。

(张建兴)

五、乳腺血氧功能检查

乳腺血氧功能检查技术,2001 年由美国抗癌协会提出,2004 年引入我国开始研究,2006 年其产品投入市场。该项技术的原理是:乳腺癌发生后,低氧情况下糖酵解旺盛,当肿瘤直径达到 2mm 以上时,癌组织开始有大量的促血管因子生成,促进周围毛细血管丛生扩张,其原小叶的供血动静脉血管亦开始扩张,造成癌灶周围血红蛋白沉积,局部血运增加,含氧血红蛋白增多;由于癌细胞增殖活跃,血氧代谢比正常细胞旺盛,消耗大量氧,局部的血红蛋白处于脱氧状态,故呈现"高血低氧"现象。上述改变在良、恶性肿瘤中均可能出现,其中恶性肿瘤占 70% 左右,良性肿块约占 20% 左右,但是后者往往不会出现低氧现象,而为单纯的血红蛋白增高。

近红外光谱区有不同的组织散射与吸收的特征,对乳腺组织内的血和氧加以量化,以血氧含量的变化量彩色映射图谱的方式,提供数字信息生成功能图像,同时具有结构图像(图 2-191 ~ 图 2-194)。乳腺血氧功能影像检查仪根据乳腺癌病理学特征将功能学信息和形态学信息相融合,这些都是乳腺癌

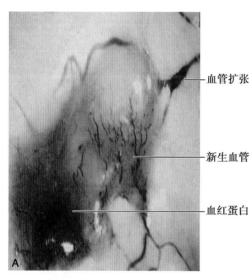
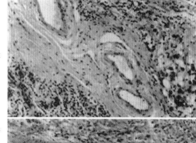
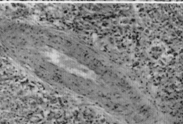
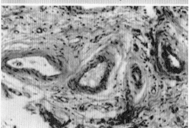
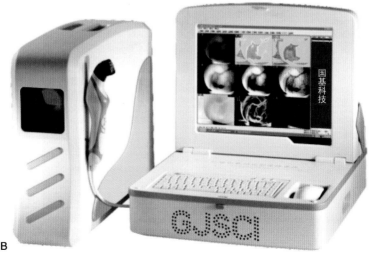

图 2-191 乳腺血氧功能检查及仪器
A. 病理所见新生血管;B. 乳腺血氧功能影像检查仪

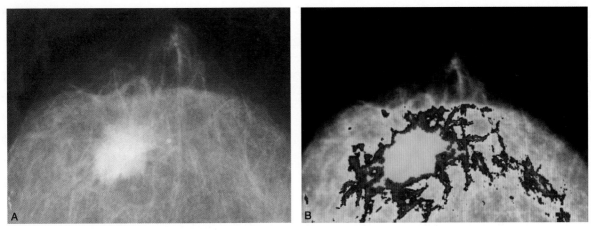

图 2-192　X 线及血氧功能检查对比
A．X 线所见分叶肿块周围可见毛刺形成；B．血氧可见癌周血管丛生

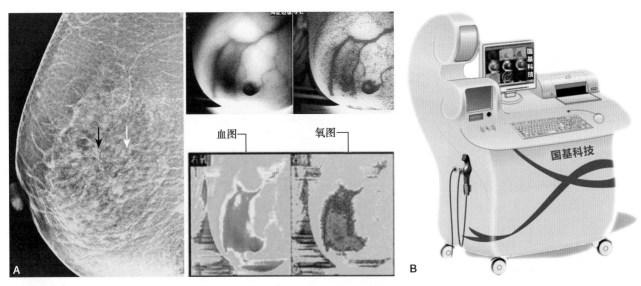

图 2-193　X 线及血氧功能检查对比
A．X 线所见三微钙化灶，血氧筛查所见高血低氧，病理结果多发性原位癌；B．乳腺血氧功能影像检查仪

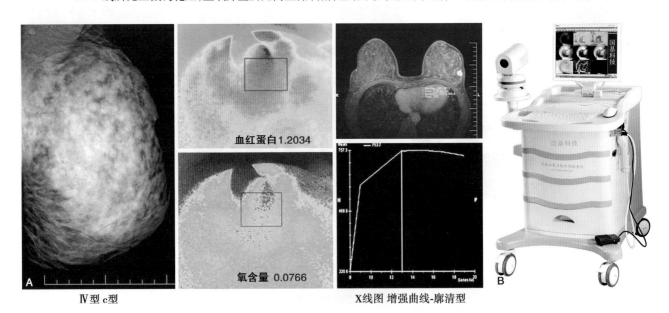

图 2-194　X 线、血氧功能、MR 检查对比
A．X 线表现：多发结节灶；血氧检查：高血低氧，可疑恶性；MR 可见分叶状肿块，增强曲线廓清型；病理报告：单纯癌；
B．乳腺血氧功能影像检查仪

早期的信息,据此结果形成乳腺血氧成像系统评价标准:"高血低氧"提示乳腺恶性肿瘤;"高血高氧"和"平血低氧"疑似乳腺良性肿瘤;"高血平氧""平血平氧""平血高氧""低血低氧""低血平氧""低血高氧"等为乳腺良性疾病。大量的临床实践表明乳腺血氧功能影像系统检测血含量和血氧含量的敏感性和准确性较高,无创伤、无辐射、无污染、重复性强,是乳腺癌初筛的高速高效的好方法。

（胡永升　马益国　董守义）

六、乳腺核医学(ECT)检查

（一）SPECT 对乳腺肿瘤的诊断

1. ^{99m}Tc-MIBI 乳腺肿瘤显像

（1）显像原理:MIBI(sestamibi)即甲氧基异丁基异腈,不但可用于心肌血流灌注断层显像,而且也是一种非特异性肿瘤显像剂,其机制尚未明确。国外有些学者认为,恶性肿瘤细胞代谢增加,具有较高的线粒体及细胞质传导膜电位,是 ^{99m}Tc-MIBI 在恶性肿瘤细胞内浓聚的主要原因。放射自显影方法证明,亲脂性的 ^{99m}Tc-MIBI 容易通过肿瘤细胞膜进入细胞质中,它围绕细胞核呈簇状分布,进入细胞质的 ^{99m}Tc-MIBI 90% 与线粒体相结合。另外肿瘤细胞生长代谢活跃,局部供血丰富也可促进肿瘤细胞对 ^{99m}Tc-MIBI 的摄取增多。目前 ^{99m}Tc-MIBI 已用于乳腺、甲状腺、甲状旁腺、淋巴瘤和骨肿瘤的定性诊断与良、恶性的鉴别诊断。

（2）适应证:①经患者自检或临床医生检查后疑为乳腺肿物;②良、恶性乳腺肿瘤的诊断与鉴别诊断,特别是经 X 线、超声或针吸细胞学检查难于鉴别的良、恶性乳腺肿块;③术前了解腋窝等淋巴结转移的情况。

（3）显像剂的制备及用量:取甲氧基异丁基异腈(MIBI)冻干品一支,在无菌操作条件下,将从钼锝发生器淋洗出的高锝酸钠新鲜淋洗液 1~5ml(放射性不低于 100MBq/ml)注入冻干品瓶中,摇匀后放入 100℃ 沸水浴中反应 10~15 分钟,取出冷却至室温,即得到 ^{99m}Tc-MIBI 注射液。注射前需测量 ^{99m}Tc-MIBI 的标记率,要求>95% 方可给患者注射。测定方法为以乙酰胺薄膜作固定相,以氯仿:丙酮:氨水(2:6:0.1,V/V)为展开剂。^{99m}TcO$_2$·xH$_2$O Rf=0,^{99m}Tc-MIBI Rf = 0.85~1.0,^{99m}TcO$_4$ Rf = 0.6。Rf 即纸上层析比移值(rate of flow, Rf),指在层析法中表示组分移动位置的数值,即组分移动的距离与溶剂前沿移动距离的比率,也就是原点至组分的距离与原点至溶剂前沿的距离比率。

乳腺肿瘤显像注射 ^{99m}Tc-MIBI 的剂量一般为 925MBq。注射部位推荐采用健侧的上肢静脉,如果疑双侧乳腺病变,注射部位可选择下肢静脉。静脉注射 10 分钟后即可采集局部平面或断层图像。也可分别采集早期(10 分钟)和延迟(1~2 小时)局部平面或断层图像,计算放射药物的潴留指数进一步区分良、恶性病变。

（4）显像的方法:①受检者一般无需特殊准备;②令受检者仰卧在检查床上,双手上举,充分暴露两侧乳房和两侧腋窝及锁骨上淋巴结区,摄正位平面像,必要时行侧位平面像、前侧位平面像或行局部断层像。如果乳房过大,可用胸罩固定;③使用低能高分辨准直器,能峰为 140keV,窗宽为 20%,Zoom 为 1.0。采集矩阵为 128×128 或 256×256。注射 ^{99m}Tc-MIBI 后 10 分钟进行早期显像,1~2 小时后进行延迟显像。时间采集约为 10 分钟,约 5×10^5~8×10^5 计数。断层显像矩阵为 64×64 或 128×128,Zoom 1.0,探头旋转 360°,采集 64 帧图像,每帧 5.6°,每帧采集时间 30~40 秒;④为标乳腺肿物位置,可用小铅条指示乳腺肿物位置;⑤常规摄片,亦可采用镜像感兴趣区(Region of Interest, ROI)技术勾画法,计算乳腺肿物与相对应正常乳腺的放射性计数比值,即 T/N 比值,也可计算 RI 值。

RI=［延迟摄取比值(T/N)-早期摄取比值(T/N)］/早期摄取比值(T/N)×100%

式中 RI 为乳腺肿瘤滞留指数,早期摄取比值为注药后 10 分钟肿瘤(T)与正常部位(N)的放射性计数比值,延迟摄取比值为注药后 1~2 小时肿瘤(T)与正常部位(N)的计数比值。

（5）正常影像表现:颈部可见两侧甲状腺浓聚影,两侧上肢、腋窝和胸廓清晰,中央部条状浓聚影为纵隔,左下方可见核素浓聚明显的心肌影像。两侧乳腺影隐约可见,两侧对称,放射性分布均匀,有时可见乳头浓聚影。

（6）异常影像所见:一般情况下,恶性乳腺肿物部位,其动态血流像供血丰富,细胞代谢旺盛,而良性者一般供血较差,细胞代谢相对较低。如为恶性乳腺肿物,可见到乳腺病灶部位有放射性浓聚影,并在早期和延迟显像中均可见恶性乳腺肿物部位有明显的放射性核素浓聚影。如为晚期患者,在其腋窝等淋巴转移灶中,可见到单个或多个放射性浓聚灶;若为良性乳腺肿物,则在肿瘤部位几乎无异常放射性浓聚,个别病例在早期像中可有轻度放射性浓聚,而延迟显像放射性浓聚程度不变或消失。

利用 ROI 技术来定量测定乳腺肿物与对侧正常乳腺对应部位的 T/N 比值>1.23，则提示乳腺恶性肿瘤。T/N 比值<1.23，提示乳腺良性肿瘤（参考值）。

乳腺肿瘤的病理类型和病灶中有无纤维化和坏死与肿物显像呈阳性或阴性结果有一定的关系。一般小的乳腺导管癌、乳腺硬癌、黏液癌以及髓样癌等恶性肿瘤组织中有出血坏死或纤维化者易呈假阴性，表现为肿物部位无明显放射性核素浓聚。但应注意[99m]Tc-MIBI 乳腺肿瘤显像部分纤维腺瘤和增生的乳腺组织呈假阳性，腋窝大的汗腺也可浓聚[99m]Tc-MIBI，在诊断乳腺腋窝淋巴结转移时应予充分考虑。如为晚期患者，在原发灶显影同时，在腋窝淋巴结部位可见到单个或多个放射性浓聚灶，提示有腋窝淋巴结转移。

（7）临床价值：对乳房 X 线摄影术难以确诊的患者，[99m]Tc-MIBI 乳腺肿瘤阳性显像具有优势，它是一种简单、无创、能准确鉴别乳腺肿物良恶性的检查方法。结合半定量分析及延迟显像，其对乳腺癌诊断的灵敏度和特异性分别为 85%～90% 和 72%～94%。其中对不能触及的乳腺癌病灶，灵敏度为25%～72%，特异性为 86%～90%。假阴性可能与乳腺癌细胞生物学行为差异有关。刘保军等用[99m]Tc-MIBI 显像研究了 105 例乳腺肿瘤患者，肿物最大 8.0cm×7.0cm，最小 1.0cm×1.0cm，有 11 例患者伴有同侧腋窝淋巴结显像阳性。术后病理证实 67 例为乳腺癌（包括浸润性导管癌、导管内癌及腺癌），38 例为良性病变（包括乳腺腺病、乳腺纤维腺瘤、炎症及结核）。68 例[99m]Tc-MIBI 乳腺显像阳性患者中，61 例病理诊断为乳腺癌，假阳性 7 例（其中乳腺纤维腺瘤者 4 例，炎症 2 例，结核 1 例）。37 例显像阴性患者中，31 例病理证实为乳腺良性肿瘤，假阴性 6 例（其中浸润性导管癌 5 例，导管内癌 1 例）。[99m]Tc-MIBI 显像诊断乳腺癌的灵敏度为 91.0%，特异性为 81.6%，准确性为 87.6%，阳性预测值为 89.7%，阴性预测值为 83.8%。Liberman 等荟萃了 5340 例乳腺癌研究结果，[99m]Tc-MIBI 显像对乳腺肿瘤原发灶诊断的灵敏度、特异性、阴性预测值和阳性预测值分别为 85.2%、86.6%、81.8% 和 88.2%，准确性为 85.9%。在可扪及肿块的乳癌患者中，灵敏度和特异性分别为 87.8% 和 87.5%，在不可扪及肿块的乳腺癌患者中，灵敏度和特异性分别为 66.8% 和 86.9%。Scopinaro 研究表明，[99m]Tc-MIBI 显像诊断 T1a、T1b、T1c 和 T2 期乳癌的灵敏度分别为 26%、56%、95% 和 97%。

刘敏等对[99m]Tc-MIBI 显像对乳腺癌原发灶和腋窝淋巴结转移价值进行 Meta 分析，[99m]Tc-MIBI 显像诊断乳腺癌的汇总敏感度和特异度及其相应的 95% CI 分别为 86%［95% CI（82%，89%）］和 80%［95% CI（75%，80%）］，AUC 为 90.29%。对腋窝淋巴结转移诊断的汇总敏感度和特异度及其相应 95% CI 分别为 75%［95% CI（66%，81%）］和 84%［95% CI（75%，91%）］。

双时相显像能提高诊断的准确性。国外一篇文献报道指出，双时相显像检出 18 例肿瘤中的 16 例，灵敏度达 88.9%，特异性 88.3%，准确率 88.4%。对于可触及的病变或大于 1cm 的病变，其灵敏度达 100%，不可触及的达 75%，<1cm 的达 66%。分析双相乳房显像，仅有 1 例纤维瘤及 1 例硬化性腺瘤在延迟相上表现为浓聚且不消失，检查一致性达 98%。双相乳腺显像用于探查乳腺肿瘤，其灵敏度与特异性均很高，对于>1cm 的乳腺肿瘤，这种方法可降低活检的阴性率。

淋巴结转移的数目、程度及其部位对乳腺癌患者的预后影响不同。有资料显示：如无淋巴结受累其 10 年生存率为 74%，一旦淋巴结受累，则下降到 30%。MIBI 可用于诊断乳腺癌患者是否有腋窝淋巴结转移，Tailiefe 等对 65 例乳腺癌患者行[99m]Tc-MIBI 腋窝淋巴显像，灵敏度和特异性分别为 84.2% 和 90.9%。显像结果与淋巴结大小、癌细胞浸润淋巴结程度有关。

平面显像受限于 SPECT 的分辨率，可查出约 1cm 大小病灶。平面显像与断层显像结合有助于提高[99m]Tc-MIBI 对乳腺肿瘤诊断的准确性。有学者对平面显像与断层显像对淋巴结转移诊断准确性进行了对比研究，共研究 21 例乳腺癌淋巴结转移患者，[99m]Tc-MIBI 平面显像灵敏度为 61%（13/21），特异性为 92.9%，而断层显像的灵敏度为 81%（17/21），特异性为 96.4%。表明乳腺断层显像比平面显像灵敏，且优于其他探测乳腺淋巴结转移的方法。

2. 乳腺专用伽玛显像　用常规[99m]Tc-MIB 显像对于乳腺小病灶检出具有局限性，尤其是对于直径小于 1cm 的病灶。而乳腺专用伽玛显像仪具有小视野、高分辨率特点，可以诊断直径仅为 3mm 的病灶，且不受乳腺组织密度、假体植入及瘢痕组织的影响，对乳腺癌诊断的灵敏度高。

（1）显像剂和注射方式：与[99m]Tc-MIBI 乳腺肿瘤显像相同。

（2）显像方法：配低能通用型准直器的伽玛照相机，能峰 140keV，窗宽为 10%。注射显像剂后 10

分钟行图像采集,可分别采集双侧乳腺头尾位与内外侧位图像,采集时间约 10 分钟。

（3）诊断标准:根据 2010 年 SNM 发布的《BSGI 操作指南》,图像分析标准为 5 级:1 级,双侧乳腺未见明显放射性异常浓聚;2 级,正常乳腺组织小片状或斑片状放射性浓聚;3 级,片状或斑片状放射性异常浓聚灶;4 级,局灶性放射性浓聚灶;5 级,局灶性放射性高浓聚灶或局灶性放射性低浓聚灶伴腋窝浓聚。将 1、2、3 级定义为阴性,4、5 级定义为阳性。也有采用半定量指标进行综合分析。

（4）临床应用:BSGI 具有高分辨率、小视野等优点,适合早期发现乳腺癌,甚至可发现毫米级病灶。Brem 对 146 例进行了回顾性分析,^{99m}Tc-MIBI BSGI 诊断乳腺癌的灵敏度、特异性、阳性预测值和阴性预测值分别为 96.4%、59.5%、68.8% 和 94.3%。^{99m}Tc-MIBI BSGI 对致密乳腺和非致密性乳腺均具有较高的灵敏度,Rechtman 回顾分析 341 例 BSGI 显像,总灵敏度为 95.4%,对非致密性和致密性乳腺组的灵敏度分别为 95.8% 和 95.1%,二者差异无统计学意义。谭辉等用目测法结合半定量指标（L/N 界值为 1.92）诊断乳腺癌的灵敏度和特异性分别为 91.7% 和 88.2%,两者结合有助于提高乳腺癌诊断的特异性。BSGI 可作为高危女性乳腺筛查的选择之一。

3. ^{99m}Tc（Ⅴ）-DMSA 乳腺肿瘤显像

（1）显像原理:2,3-二巯基丁二酸（2,3-dimer-capto-succinic acid）,即 DMSA,其结构式为 HOOC-CHSH-CHSH-COOH。在不同的 PH 环境下,DMSA 可形成或转化成不同的络合物。当 PH 小于 7,即酸性环境下制备的 ^{99m}Tc 标记和 DMSA,其化学价态为正 3 价,通常写作 ^{99m}Tc（Ⅲ）-DMSA,是理想的肾皮质显像剂。当 pH 大于 7 时,即碱性环境下可获得正 5 价 DMSA,通常写作 ^{99m}Tc（Ⅴ）-DMSA。研究证实,^{99m}Tc（Ⅴ）-DMSA 是一个单核化合物,由两个 DMSA 配体提供的上个巯基与下个锝酸根共价结合的正方形四锥体结构,有 3 种同分异构体。研究证实,^{99m}Tc（Ⅴ）-DMSA 是一较理想的肿瘤显像剂,在临床上应用广泛,尤其是在甲状腺髓样癌诊断方面具有重要价值,在软组织肿瘤、骨肿瘤诊断方面也具有较高的临床价值。其被肿瘤细胞浓聚的确切机制尚不清楚,有学者认为 ^{99m}TcO（DMSA）$_2$ 在血浆内可稳定存在,但在肿瘤细胞内可以发生水解反应,产生磷酸根（PO_4^{3-}）样的锝酸根参与细胞磷酸代谢。

（2）显像剂的制备及用量:①直接制备法:在无菌条件下,将所需的新鲜 ^{99m}Tc 淋洗液 740 ~

3700MBq/1～3ml 注入 DMSA 药盒中,充分振荡混匀后,室温放置 10～15 分钟备用。该标记方法简单方便,临床上多采用此标记方法。②间接制备法:在无菌条件下,将含有所需的新鲜 ^{99m}Tc 淋洗液针筒抽取适量 0.45% NNaOH（放射性铟血池显像配套药盒）或 5% NaHO$_3$ 注射液,充分混匀,测得 pH 值为 8.5 后注入（Ⅲ）-DMSA 药盒子中,均匀后放置 10～15 分钟备用。③放射纯度测定方法:应用硅胶纸层析法,展开剂为正丁醇:冰醋酸:水 = 3:2:3（体积比）,^{99m}Tc（Ⅴ）-DMSA 的 Rf 值为 0.6。测得 ^{99m}Tc（Ⅴ）-DMSA 放射性纯度>95%,无菌无热原时即可为患者静脉注射,注射时选择患乳对侧上肢静脉,双侧乳腺均有病变时,可选择下肢或足背静脉注射。注射剂量>740MBq。

（3）正常影像表现:^{99m}Tc（Ⅴ）-DMSA 主要经肾脏排泄,甲状腺、胃区始终无放射性摄取。两侧乳腺部位隐约可见显影,内放射性核素分布均匀,有时可见乳头浓聚影。心脏、主动脉弓及锁骨下血管影较强,以后渐变淡为胸骨放射性替代,年轻患者肋软骨部位可见放射性摄取明显。

（4）异常影像所见:乳腺恶性肿瘤部位,由于其血流丰富,代谢旺盛,^{99m}Tc（Ⅴ）-DMSA 显像可见乳腺病灶部位有团块状或结节状异常浓聚影,早期和延迟显像均可见乳腺肿瘤部位异常放射性核素浓聚,且延迟显像示病变浓聚程度增加,T/N 比值逐步上升。利用 ROI 技术来定量测定乳腺肿物与对侧正常乳腺部位 T/N 比值>1.25,RI 值呈正值者提示为恶性肿瘤可能性大。如为晚期患者,在原发灶显影同时,在腋窝淋巴结部位可见到单个或多个放射性浓聚灶,提示有腋窝淋巴结转移。

反之,乳腺良性肿瘤由于血供差,细胞代谢较低,^{99m}Tc（Ⅴ）-DMSA 大多良性肿瘤部位无明显异常放射性核素浓聚,与周围乳腺组织放射性核素分布一致。或早期像肿瘤部位有轻度放射性核素浓聚,但延迟显像变淡或消失,RI 值呈负值者,提示为良性病变。

（5）临床价值:^{99m}Tc（Ⅴ）-DMSA 显像是一项诊断及鉴别诊断乳腺肿瘤良恶性的有重要临床价值且适用的方法。一般情况下,乳腺良性肿物部位无异常核素浓聚,而恶性肿瘤部位可见明显异常核素浓聚,且延迟显像 T/N 比值升高。在对原发灶准确诊断的同时,^{99m}Tc（Ⅴ）-DMSA 显像对腋窝淋巴结转移、肺转移也有较高的诊断价值。^{99m}Tc（Ⅴ）-DMSA 显像对骨转移也有较高的准确性和特异性,在乳腺显像同时行全身 ^{99m}Tc（Ⅴ）-DMSA 显像诊断有无骨转移,对临床治疗方案的选择具有较高的指导价值。胡旭东等报道,^{99m}Tc(V)-DMSA 显像诊断乳腺肿块的灵敏度为 74.4%(32/43 例),特异性为 64.7%(11/17 例),准确性为 71.7%(43/60 例),阳性预测值为 84.2%,阴性预测值为 50.0%。据 T/N 比值判断,早期相和延迟显像灵敏度为 74.4% 和 67.4%,特异性为 58.8% 和 76.5%,准确性为 70% 和 70%,没有变化。2 例假阳性中 1 例为结核,另 1 例为导管内乳头状瘤。

4. ^{99m}Tc-tetrofosmin 乳腺肿瘤显像

(1)显像原理:^{99m}Tc-tetrofosmin 即 1,2-双[双(2-乙氧乙基)膦]乙烷,多数学者认为 ^{99m}Tc-tetrofosmin 乳腺肿瘤显像机理与 ^{99m}Tc-MIBI 相同,两者当初均为良好的心肌血流灌注显像剂,后发现可用于多种肿瘤显像。^{99m}Tc-tetrofosmin 肿瘤显像作用机制目前尚未完全清楚,有研究认为 ^{99m}Tc-tetrofosmin 在组织细胞中的积聚是由于 ^{99m}Tc-tetrofosmin 分子所带的正电荷与线粒体所带负电荷之间强烈的静电引力所致,其摄取量取决于血流和细胞的代谢状态,随着细胞代谢活性增加和新生血管的增多,^{99m}Tc-tetrofosmin 的摄取量也相应增加;另外,其摄取可能还与示踪剂的亲脂性、细胞膜的弥散吸收方式、细胞膜与线粒体之间的电位差、间质的转运等因素有关。

(2)显像剂的制备及用量:tetrofosmin 冻干品药盒中含有 tetrofosmin 0.23mg,磺基水杨酸钠 0.32mg,氯化亚锡 0.03mg 和 D 型葡萄糖 1.0mg。标记时,在无菌操作条件下,将新鲜锝淋洗液注入药盒内,充分振荡,在室温条件下放置 15 分钟。测放化纯,以新配制的丙酮:二氯甲烷=35:65(体积比)为展开剂,用纸层析法测定放化纯。测得放化纯>95% 时,给患者静脉注射 555～740MBq。静脉注射 5～10 分钟后行局部平面或断层显像,延迟显像于注药后 1～2 小时进行。

(3)临床价值:^{99m}Tc-tetrofosmin 乳腺肿瘤显像是一种新的肿瘤显像诊断方法。当 T/N>1.28 时,肿瘤一般为恶性。陈青等研究了 46 例乳腺肿瘤 ^{99m}Tc-tetrofosmin 平面显像与断层显像,并与超声做了对比。结果 ^{99m}Tc-tetrofosmin 平面显像诊断乳腺癌的灵敏度为 74.2%,特异性 66.7%,准确性 71.7%。^{99m}Tc-tetrofosmin 断层显像诊断乳腺癌的灵敏度为 93.5%,特异性 73.3%,准确性 86.9%。同组患者行超声检查诊断乳腺癌的灵敏度为 87.1%,特异性 80.0%,准确性 84.8%,表明 ^{99m}Tc-tetrofosmin 乳腺肿瘤优于超声检查。^{99m}Tc-tetrofosmin 对乳腺癌局部

淋巴结转移有重要临床价值,有研究表明,^{99m}Tc-tetrofosmin 探测腋窝及内乳淋巴结的灵敏度可达 91.6%～95%。

5. ^{201}TI 和 ^{99m}Tc-MDP 乳腺肿瘤显像

(1)显像原理:铊有 20 多种同位素,^{201}TI 是目前用于临床的铊的主要放射性核素,其半衰期为 73 小时,生物学特性与钾相似,其被肿瘤细胞质摄取的机制尚不清楚,但人们很早就了解到 K$^+$ 在肿瘤细胞中含量较高。推测肿瘤细胞膜上的跨膜电位和膜上含有大量 Na$^+$-K$^+$-ATP 酶是肿瘤细胞能大量摄取 ^{201}TI 的主要原因,膜上 Na$^+$-K$^+$-ATP 酶泵主动转运,可使肿瘤细胞对 ^{201}TI 摄取增加。除此之外,肿瘤细胞生长活跃,代谢旺盛,局部血供丰富也与 ^{201}TI 在肿瘤部位大量聚集有关。^{201}TI 在活跃的癌细胞中浓聚多于坏死细胞或一般细胞,^{201}TI 在炎症组织中也有一定的摄取,但与肿瘤组织中不同,其在炎症组织中排泄较快,所以行延迟显像时肿瘤组织由于滞留较多,显像更清晰,T/N 比值升高;而炎症组织部位则无明显放射性核素浓聚或较早期像下降。

^{99m}Tc-MDP 在乳腺肿瘤细胞内的分布机制尚不清楚,初期研究表明,可能与癌细胞丰富的血流有关,此外也与局部离子代谢改变、细胞间隙增宽及其他因素有关。

(2)适应证:①乳腺肿瘤良、恶性的鉴别诊断;②检查乳腺癌腋窝,内乳区淋巴转移及全身转移;③乳腺癌灶复发诊断及放、化学治疗效观察。

(3)显像剂的制备及用量:①^{201}TI 使用量为 101～185MBq(3～5mCi),静脉注射;②^{99m}Tc-MDP-MDP 用量为 740MBq(20mCi)。显像剂的制备方法:取亚锡亚甲基二磷酸盐冻干品药盒 1 支,内含亚甲基二磷酸即 MDP5mg,SnCl$_2$·2H$_2$O0.5mg。标记方法:在无菌条件下,把所需新鲜 ^{99m}TcO$_4$ 淋洗液注入药盒内,充分摇匀,使冻干品溶解,静置 5 分钟,即得 ^{99m}Tc-MDP 注射液,用双溶剂系统(85% 甲醇及生理盐水)硅胶纸层析法测得 ^{99m}Tc-MDP 放化纯>95%,方可给患者注射。

(4)显像方法:①检查前患者无需特殊准备;②受检者仰卧于检查床上,双手上举,充分暴露两侧乳房及两侧腋窝及锁骨上淋巴结区,摄正位平面像,必要时行侧位或前斜位像以及局部断层图像;③平面显像矩阵为 128×128 或 256×256,Zoom 为 1.0。^{201}TI 显像于注射后 10～20 分钟采集早期像,2～3 小时后采集延迟像,采集时间 2～3 分钟。每帧采集计数为 $5 \times 10^5 \sim 7 \times 10^5$。^{99m}Tc-MDP 乳腺显像于注药后 5～10 分钟进行乳房前位及侧位或左右乳房斜位

平面像。断层显像矩阵为 64×64 或 128×128,Zoom 1.0。旋转 360°,采集 64 帧图像,每帧 5.6°,每帧采集时间 30 ~ 40 秒。

(5)图像处理:①常规摄平片;②断层处理用 Ramp 滤波重建横、冠、矢状断面图像;③半定量处理同 ^{99m}Tc-MIBI 乳腺显像。

(6)正常影像、异常影像:同 ^{99m}Tc-MIBI 乳腺显像。

(7)临床价值: ^{201}TI 乳腺显像对乳腺肿块良恶性鉴别诊断有重要临床价值,灵敏度为 86% ~ 95%,特异性为 75% ~ 95%。早期 ^{99m}Tc-MDP 乳腺显像方法不当,灵敏度较低。近年来,Sergio 等报道了 ^{99m}Tc-MDP 乳腺癌显像改良法,显像时间由原来注射后 2 小时改为 10 分钟,极大地提高了诊断的灵敏度(92%)和特异性(95%)。王辉等对 121 例体格检查或钼靶摄片同度怀疑乳腺癌的患者进行了 ^{99m}Tc-MDP 显像。检出最小病灶为 7mm,诊断的灵敏度、特异性和假阳性分别为 92%、92% 和 8.1%。91 例高度怀疑为乳腺癌的患者钼靶摄片诊断灵敏度和假阳性分别为 76% 和 24%。诊断的灵敏度主要与肿瘤的大小有关。 ^{99m}Tc-MDP 乳腺显像是一种简单、有效且准确的非损伤性鉴别诊断乳腺肿块方法。

(二)乳腺肿瘤放射免疫显像诊断

1. 原理 肿瘤放射免疫显像(radioimmnunoimaging,RII)是以放射性核素标记抗肿瘤抗体作为阳性显像的一种肿瘤探测技术。其原理是用放射性核素标记抗体经一定途径引入体内后可特异性地与肿瘤细胞相应抗原结合,当肿瘤部位放射性聚集到一定浓度,用 γ 相机或 ECT 进行平面或断层显像显示肿瘤及转移灶的部位、大小及范围。RII 技术是综合免疫学、核医学和计算机等高新技术的优势而建立的新型肿瘤诊断技术。

2. 适应证 ①经组织病理学诊断为靶抗原阳性的乳腺肿瘤患者术前分期;②上述乳腺肿瘤术后肿瘤复发或转移灶的探测;③原发乳腺癌的特异性诊断;④靶抗原阳性乳腺肿瘤患者,其他检查发现可疑占位病变而不能定性者。

3. 禁忌证 血清人抗鼠抗体阳性者。

4. 显像剂制备及用量 用于乳腺肿瘤放免显像的核素有 ^{99m}Tc、 ^{111}In、 ^{123}I、 ^{124}I 及 ^{131}I,其中以 ^{99m}Tc、 ^{111}In 最为常用。用于乳腺肿瘤放免显像的单抗有抗 CEA 单克隆抗体、抗 MUCL 粘蛋白抗体、抗 HMFG$_1$ 及 HMFG$_2$(human milk fat globule membrane)抗体及抗 CA15-3 单克隆抗体等,其中以抗 CEA 单克隆抗体最常用。

(1)抗体的标记:近年来临床常用的 ^{99m}Tc 标记乳腺肿瘤抗体或抗体片断的方法大致分为两类:①直接标记法: ^{99m}Tc 经氯化亚锡还原后与葡萄糖等弱配体结合,然后再经转螯合作用标记于经二巯基乙醇等还原剂预处理过的抗体;②间接标记法:还原的 ^{99m}Tc 先与一种含有 O、N、S 或 As 等二、三、四或五配体螯合剂(DTPA)反应,形成稳定的螯合物,后者再与抗体分子上的一些活性基团(如:氨基、脒胫基、羧基等)偶联,从而得到 ^{99m}Tc 标记的单克隆抗体。其他标记方法不作介绍。

(2)核素标记抗体的注射:若用碘标记抗体作显像剂,应用前应给患者复方碘溶液每次 5 滴,3 次/日,连续 1 周。使用 ^{99m}Tc 标记的抗体时,应于给药前口服过氯酸钾 400mg,以封闭甲状腺、唾液腺并减少胃内放射性的分布。

注射剂量及给药方法:标记抗体注射需经 0.22μm 除菌漏斗过滤。 ^{131}I、 ^{123}I、 ^{111}In 标记抗体为 74 ~ 185MBq(2 ~ 5mCi)/5 ~ 10mg, ^{99m}Tc 标记抗体为 370 ~ 740MBq(10 ~ 20mCi)/0.5 ~ 1.0mg。静脉给药前,将标记抗体加入到 250 ~ 500ml 生理盐水或 100ml(10g)人血清白蛋白中混匀,同时加 5mg 地塞米松以减少副反应。

局部给药一般是皮下注射,标记抗体注射于淋巴结引流所在的皮下组织,除显示乳腺原发病灶外并可显示淋巴结转移情况。

5. 显像的方法 使用 ^{131}I、 ^{111}In 标记完整抗体,其 T/N 比值高峰在给药后 72 小时左右,故显像时间为给药后 72 ~ 96 小时;使用抗体片段 F(ab')2,其 T/N 比值高峰在 24 小时左右。若用 ^{131}I、 ^{111}In 标记抗体片段应在给药后 24 ~ 48 小时显像;若用 ^{123}I、 ^{99m}Tc 标记抗体片段时,由于其半衰期短,故在给药后 6 ~ 24 小时显像。显像方法有局部平面显像、断层显像和全身显像,一般根据临床医生提出检查目的而定。采集条件一般按常规进行。

6. 异常影像表现 病灶部位异常放射性浓聚,延迟显像显示更加清晰。肝内转移灶或较大的原发灶,可表现为放射性缺损区,应予以注意。

7. 临床价值 乳腺癌放射免疫显像目前尚未常规应用于临床。原因之一是尚未发现非常特异的抗体。但其独特诊断技术,在乳腺癌术前分期、肿瘤复发、转移诊断方面有广阔的临床应用前景。Kairemo 等用 ^{99m}Tc-CEA MAb 诊断乳腺淋巴结转移情况进行研究,其对乳腺癌淋巴结转移诊断灵敏度为 89%,特异性为 87%。国内关锦昌等用 ^{99m}Tc 标记抗 CA15-3McAb 乳腺癌放射免疫显像初步研究表明,该方法对乳腺癌术后复发、淋巴结转移等具有一定诊断价值。而^{99m}Tc 标记抗黏蛋白 McAb 乳腺癌放射免疫显像初步研究表明,对原发乳腺癌诊断的灵敏度为 88.89%,特异性为 100%,阳性预测值 100%,阴性预测值 88.89%,准确性 94.12%。而对乳腺癌腋窝淋巴结转移诊断的灵敏度为 83.33%,特异性为 100%,阳性预测值 100%,阴性预测值 91.67%,准确性 92%。相信随着基因工程和免疫学进展该项诊断技术会显示出明显的优势。

（三）原发乳腺癌的核素标记反义寡核苷酸的基因显像诊断

利用单光子核素或电子核素标记反义寡核苷酸进行乳腺癌早期定性诊断是近年来最新科技成果。1994 年,Devanjee 等首先报道用^{111}In 标记 c-myc 反义寡核苷酸探针进行乳腺癌动物模型显像,实验结果证实了该方法的灵敏性和准确性。目前,用^{99m}Tc 和^{18}F 标记 c-myc 反义寡核苷酸探针进行乳腺癌显像均获得成功。笔者在国内用^{99m}Tc 标记 c-myc mRNA 反义肽核酸也取得成功。此项技术正在临床研究阶段,相信随着基因技术的不断发展,乳腺癌基因显像诊断具有广阔的前景。

（四）乳腺癌前哨淋巴结核素探测定位

1. 显像原理　将放射性核素标记的大分子物质注射到乳恶性肿瘤周围或正中皮下,大分子物质不能透过毛细血管基底膜而主要以毛细淋巴管吸收,并在引流过程中部分为引流淋巴结窦内皮细胞所摄取,可用 γ 相机或 SPECT 探测淋巴结位置,引流的第一站淋巴结为乳腺癌前哨淋巴结。

2. 检查适应证　临床上已确诊为乳癌患者或乳癌活检术后患者。

3. 检查用显像剂　放射性核素锝标记的大分子右旋糖酐^{99m}Tc-DX 或^{99m}Tc-硫化锑,用量约 37～74MBq(1～2mCi)。

4. 前哨淋巴结显像及术中探测方法　患者无需特殊准备,于乳腺肿瘤周围四点或表面正中皮内单点注射显像剂,活检术后于活检腔中心注射^{99m}Tc-DX 的体积为 0.1～0.3ml。采用 SPECT 显像仪,配置低能高分辨准直器,矩阵为 256×256,Zoom 为 1.0。患者仰卧于检查床上,注意除掉金属物品,双手上举,充分暴露胸部及腋窝,探头对准胸部。于用药后 1.5 小时采集前位平面像,常规摄片分析。并用 ν 计数器术前探测定位、标记或者术中用 ν 探头探测热点并标记取出。

5. 前哨淋巴结影像所见　注射点位置可见放射性核素浓聚,乳腺肿瘤周围可见串珠状异常放射性浓聚,距注射点最近的放射性核素浓聚区,即为乳癌前哨淋巴结。从影像上还可看出乳腺淋巴引流的方向。

6. 临床价值　乳腺癌是最常见的转移途径是经淋巴道转移至腋窝淋巴结。大多数乳腺癌患者,腋窝淋巴结转移遵循一种顺序转移模式。因此,如果第 Ⅰ 水平淋巴结未被肿瘤侵袭,第 Ⅱ 和第 Ⅲ 水平淋巴结转移的几率就很小。局部淋巴结的评定对于乳腺癌的分级、选择合适的辅助疗法和预后的判定都是非常必需的。所以在临床上判断腋窝淋巴结有否转移就显得尤为重要。腋窝淋巴结清扫术是评价腋窝淋巴结状态的主要手段,可作为切除肿瘤侵犯的淋巴结和减少局部腋窝复发的手段。然而腋窝淋巴结清扫术因其手术并发症(如淋巴水肿、手臂活动受限、血肿形成、疼痛、局部伤口问题等)给乳腺癌患者带来了生活上的不便,甚至导致心理上的抑郁。

早期乳腺癌患者中腋窝淋巴结转移的发生相对较低,所以如何使患者的生活质量有所提高,如何在尽可能减少并发症的同时对腋窝淋巴结进行准确评估已成为大家关注和争论的焦点,特别是对那些腋窝淋巴结阴性的患者,争论的焦点主要在是否需清除全部的腋窝淋巴结及所需要的腋窝清扫的范围。大样本的前瞻性随机试验结果均证实前哨淋巴结活检术可以提供准确的腋窝淋巴结分期(图 2-195)。

（五）乳腺癌全身骨显像检查

恶性肿瘤如前列腺癌、乳腺癌、肺癌等在疾病的发展过程中常伴有骨转移。Clohisy 报道女性乳腺癌患者 80% 以上死于骨转移,男性前列腺癌患者 90% 以上死于骨转移。骨转移已成为严重影响肿瘤患者预后与治疗方案选择的因素之一。

骨转移临床表现大多数表现为局部骨疼痛,但也有一些骨转移患者不出现骨疼痛症状。乳腺癌中以乳腺单纯癌最易发生骨转移。^{99m}Tc-MDP SPECT 全身骨显像具有灵敏度高、无创、无痛苦特点,可全面评价骨转移瘤情况,能较 X 线提前 3～6 个月发现病变,其典型图像表现为全身无规律排列的多发异常放射性浓聚,是目前唯一能一次检查完成全身骨显像的检查手段。随着医疗设备的发展,将功能影像 SPECT 与解剖图像 CT 技术完美结合在一起的 SPECT/CT 用于临床,先行 SPECT 检查,对检查中发现异常部位再行 SPECT/CT 断层显像,将 SPECT 断层图像与 CT 图像完美融合在一起,大大提高了诊断的准确性。

1. 显像原理　骨骼由有机物和无机物组成。有机物包含骨细胞、细胞间质和胶原;无机物为占骨

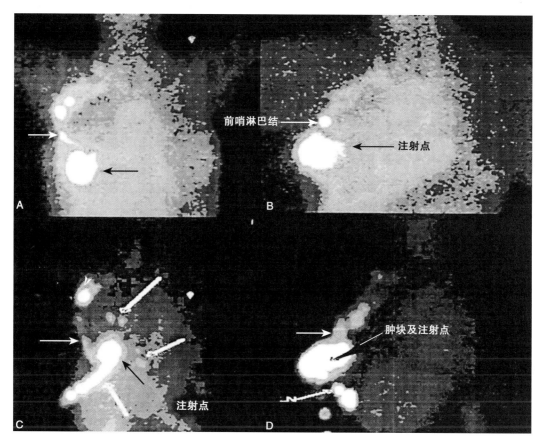

前哨淋巴结

注射点

注射点

肿块及注射点

图 2-195　淋巴显像
A. 腋窝淋巴方向引流；B. 锁骨下淋巴方向引流；C. 腋窝、锁骨下、乳内及膈肝淋巴方向引流；D. 锁骨下及膈肝淋巴方向引流

组织干重 2/3 的矿物质，其中主要是羟基磷灰石晶体，它在骨骼中分布广泛，据测算，成年人骨骼中的晶体总面积可达 $3×10^6$ ㎡，因此对体液中可交换的离子或化合物能充分发生离子交换或化学吸附作用。骨骼发生病变时，病变区的骨骼可随血供多少，成骨旺盛或低下，出现成骨或溶骨两种变化。在新骨形成处，晶体表面可吸附大量的 ^{99m}Tc-MDP，显像时表现为"热区"，而成骨低下部位则出现"冷区"。影响骨聚集 ^{99m}Tc-MDP 因素主要有：①化学吸附：在羟基磷灰石晶体表面进行。②与有机基质结合：磷酸盐与成熟的胶原相结合。③酶和酶受体位点：碱性磷酸酶对磷酸盐在有机基质中沉着起着重要作用。

2. 显像剂制备及用量 MDP 药盒 1 支，在无菌条件下注入新鲜锝液，充分摇匀，使冻干物完全溶解，静置 5 分钟，即得到 ^{99m}Tc-MDP 注射液。放化纯测定，采用新华 1 号层析纸作固定相，两个溶剂系统，85% 甲醇为展开剂时，其 Rf 值为 0；用生理盐水为展开剂时，其 Rf 值为 0.9～1.0。测放化纯>95% 时，即可行静脉注射。剂量为 740～925MBq（20～25mCi）。

3. 显像方法　受检者无需特殊准备，注射显像剂后嘱患者多饮水，检查前排空膀胱，上机前取走身上的金属物品。患者仰卧于检查床上，探头配置低能通用型准直器，能峰 140keV，窗宽 20%，全身显像采集条件为矩阵 256×1024，扫描速度为 15cm/min，Zoom1.0。局部静态显像采集条件为矩阵 256×256，采集时间为 8～10 分钟。局部断层显像采集条件为矩阵 64×64，探头旋转 360°，采集 64 帧图像，以 Ramp 滤波重建图像。

4. 正常影像表现　全身骨影清晰，中轴骨显影较四肢骨清晰，双侧呈对称分布。各部位的骨骼由于骨松质的含量不同，局部血运和骨盐代谢程度不同，使得骨吸收显像剂的量不同。扁平骨包括颅骨、肋骨、椎骨和髂骨显影较浓，大关节部位可见对称性核素浓聚。

5. 异常影像表现

（1）局限性放射性浓聚区：对于孤立的骨显像异常分布灶，以下几种情形常提示为恶性：骨显像上表现为偏于椎体一侧团块状明显异常浓聚；整个椎体明显异常放射性核素分布,不伴有椎体变窄;肋骨出现条状核素浓聚,或无手术外伤史患者出现明显团块状核素浓聚;盆骨及四肢骨上异常条状或团块状核素浓聚;非手术部位出现的放射性缺损区。对于不易鉴别的病灶可行 CT 扫描、MR 检查等,也可行 PET/CT 检查,联合诊断可大大提高病变诊断的准确性(图2-196)。

(2)多发性异常浓聚灶:骨转移癌多表现为随机多发放射性核素浓聚灶,CT 扫描相应部位见溶骨性或成骨性骨质破坏(图2-197)。

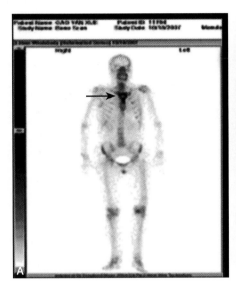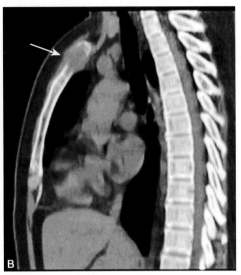

图 2-196　患者,女,40 岁,左乳浸润导管癌术后 2 年,胸痛,全身骨显像
A. 示胸骨局限性放射性浓聚,中心见放射性缺损区;B. CT 扫描示胸骨局部骨质破坏

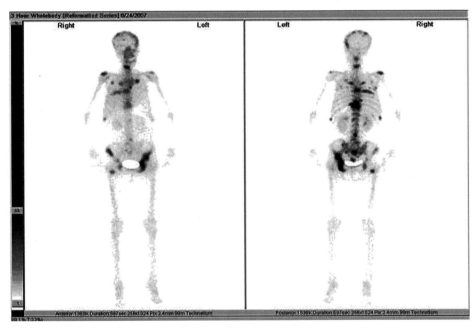

图 2-197　患者,女,52 岁,右乳腺单纯癌术后 1.5 年,全身疼痛 2 个月,全身骨显像示多发异常浓聚灶,即多发骨转移

(3)乳腺癌骨转移超级影像表现:中轴骨显影浓而清晰,四肢骨显影较淡,肾脏及膀胱内核素分布较少或不显示。这是一种弥漫性骨转移的核素显像表现,如做 CT 扫描可以发现骨骼多发性骨质破坏,或仅表面为髓腔内多发异常密度灶,伴或不伴有骨皮质连续性中断。

6. 临床价值　骨转移是乳腺癌患者发生远处转移的常见部位,有文献称乳腺癌骨转移总的发生率是 8%,而进展型乳腺癌骨转移的发生率可能达70%。骨转移率的高低主要与下列因素有关:①恶性肿瘤的分期;②病情的严重程度;③术前有无腋窝淋巴结或其他淋巴结转移。早期乳腺癌核素骨显像的阳性率较低,但对临床 III 期的患者(T_3、N_2)核素骨显像可以发现 25% 的患者有隐匿性骨转移。乳腺癌骨转移中,单发转移者较少,多发转移者比例较高。单发灶与多发灶都是乳腺癌骨转移的表现。早期可以表现为单发灶,而随时间延长或病情发展,表现为多发病灶。乳腺癌术后骨转移的发生部位,以肋骨最多见,其次为椎体,胸骨。随乳腺癌术后时间的延长,骨转移发生率逐渐增高。乳腺癌术后应定期常规进行全身核素骨显像,规程是:初诊时做基础显像,最初 2 年内每半年随访显像,以后根据病情每年或一年半随访显像 1 次。以早期诊断骨转移并早期治疗。这对乳腺癌术后的治疗方案的制订及选择、预后判断、疗效评估均有重要临床意义。

(六) 乳腺癌骨转移的放射性核素治疗

乳腺癌等发生骨转移概率率较高,最初症状为持续加重的骨痛,以腰背部和腿疼多见,易误诊为其他疾病。也有部分患者(约 20%)发生骨转移时无任何症状。乳腺癌骨转移疼痛早期应用止痛剂大部分有效,但好景不长,对大多数患者止疼剂治疗效果迅速下降。患者疼痛难忍、失眠、食欲缺乏,被骨转移疼痛折磨得苦不堪言,成为晚期肿瘤治疗很棘手的临床问题之一。除了临床上根据患者情况采取综合治疗方法外,近年来用放射性核素治疗的乳腺癌骨转移取得了良好效果,成为公认的治疗乳腺癌骨转移有效方法之一。核素治疗就是将放射性核素标记到亲骨病变的化学物质上注入体内达到靶向内辐射治疗(或称内放射治疗)。该方法简便、无痛苦、无创伤,静脉注射或静脉滴注即可,可于门诊治疗。所选择核素射程短,一般为 0.5 ~ 3.0mm,对骨病变之外的组织和器官无损害作用。核素治疗骨转移癌作用有:①对肿瘤细胞的杀伤作用(射线辐射杀伤)或诱导细胞凋亡;②病灶局部免疫增强作用;③明显抑制病灶部位前列腺素合成,达到明显止痛作用;④亲骨化合物及核素在病变部位沉积,减轻骨质溶解,修复骨质,促使成骨和破骨细胞达到新的平衡状态,可明显防止病理性骨折。此外核素治疗骨转移癌的有效性,使患者疼痛明显减轻或消失,大大增强患者战胜疾病的信心,从而睡眠好转,食欲转为正常,明显提高患者生存质量。

放射性核素治疗乳腺癌骨转移适用于以下患者:①临床、病理、X 线和 ECT 骨显像确认的来源于乳腺癌的骨转移患者;②白细胞应高于 $3.5×10^9$/L,

血小板应高于 $90×10^9$/L;③肝肾功能正常;④治疗前应停用化学治疗或放疗至少 2 ~ 4 周。治疗前应详细记录患者食欲、睡眠、疼痛程度和体力状况。

目前常用治疗核素有:①^{89}Sr(^{89}锶),^{89}Sr 是一种发射纯 β 射线的放射性核素,射线最大能量为 1.46MeV,半衰期为 50.6 天。注入体内后被骨摄取,在骨转移灶内的生物半衰减期超过 50 天,治疗用量为 4mCi,静脉注射,起效时间 10 ~ 12 天,一般注射一次后效果可持续 3 ~ 6 个月或更长时间,重复治疗需间隔 3 个月以上,但如治疗后需化学治疗,应密切检测白细胞变化;②153S-EDTMP:半衰减期 46.3 小时,射线最大能量为 810keV,因有一定副作用,临床应用较少,③稳定性核素 ^{99}Tc-MDP:^{99}锝标记亚甲基二磷酸盐,也称云克,该制剂采用稳定核素,无放射性,对人及环境无任何影响。治疗机制包括抑制前列腺素合成,达到止痛目的;修补破坏的骨质,防止病理性骨折;稳定锝在病变骨上起到免疫增强作用,抑制白细胞介素 1、6 生成,改变病变骨局部微环境,控制细胞生长,促使局部成骨和破骨细胞达到新的平衡。该核素价格低廉,患者易于接受,有效率 75% ~ 88%,不影响白细胞,可与放化学治疗同时应用,临床应用前景广阔。

(王建方)

七、PET/CT 对乳腺肿瘤的诊断

(一) PET/CT 概述

PET/CT 是正电子发射型计算机断层显像(positron emission computed tomography,PET)和 X 线计算机断层扫描(X ray computed tomography,CT)两者融为一体,既可显示病变的分子影像又可显示其精细解剖结构影像的目前最先进的医学影像设备。PET/CT 是 PET 技术的进一步发展,PET/CT 将先进的 PET 分子成像和先进的多层螺旋 CT 成像技术融合,它将在相同层面获得的分子生化或代谢功能信息和精细解剖结构等信息融合在一起,明显提高了影像技术对疾病的诊断能力。PET/CT 优于单独的 PET 或单独的 CT。PET/CT 中的 CT 多为 16 层以上多层螺旋 CT,配置 64 层及以上多层螺旋 CT 的 PET/CT 对心脏病变检查更为有利。因此,PET/CT 是在多层螺旋 CT 扫描基础加上 PET 功能分子成像信息使疾病尤其是肿瘤诊断达到了精确、灵敏、准确、特异性高,通过对病变结构代谢等信息分析达到对病变定位、定性、定量、定大小的诊断,在定位诊断

的基础上突出了定性诊断。PET/CT 在乳腺肿瘤良恶性鉴别诊断、局部淋巴结及全身转移诊断等方面的临床应用价值日益受到重视,目前临床应用在乳腺癌诊断、分期再分期和疗效评价方面越来越广泛。PET/CT 是乳腺癌精准诊疗中重要的分子影像手段。

(二) PET/CT 显像的基本原理

PET/CT 是正电子发射型计算机断层显像(PET)和 X 线计算机断层扫描(CT)两者融合在一起的医学高精尖设备。完成 PET/CT 扫描一般是先行 CT 扫描,然后再行 PET 扫描,由计算机对两者图像实时融合。一次扫描可获得扫描部位的 CT 图像、PET 图像及 PET 与 CT 的融合图像,通过分析这些影像技术的特点,从分子影像和解剖影像两方面融合对疾病作出准确的诊断。

CT 扫描是 X 线束围绕人体某一选定部位作 360°的匀速旋转扫描,X 线从一侧穿透人体,X 线的部分光子被体内组织器官吸收,X 线的强度因而衰减,未被吸收的光子穿透人体从另一侧射出后,被 X 线探测器接受,然后经放大转化为电子流,以数字信号传入计算机,进行运算并重建为断层图像。CT 就是利用 X 线穿透人体后的衰减特性作为诊断病变的依据。螺旋 CT(spiral CT,helical CT)扫描是 X 线球管作连续旋转扫描的同时,扫描床自动同步匀速进床,扫描线在人体表面上是呈螺旋形的。多层螺旋 CT 是 1998 年研制成功的,已从 2 层发展到 16 层、64 层、128 层、256 层和 320 层等。多层螺旋 CT 扫描层厚薄、扫描速度快、图像质量高,并可做 CT 血管成像(CT angiography,CTA)、CT 灌注成像、三维立体成像和仿真 CT 内镜等。

PET 分子成像是利用引入体内的特殊的正电子核素显像剂,依其标记物的生化性质的不同则其体内分布不同,其标记的核素放射性衰变不断的发射正电子,一个正电子与周围环境中一个负电子发生湮灭辐射(annihilation radiation)发出一对(能量 511keV)γ 光子,方向相反且成 180°,在两个方向放置两个探测器,当探测器同时收到两个光子信号,并加入到符合电路中判断,只要两个信号时间差小于一个极短的特定时间,则被确定为有效信号,经光电倍增管产生电信号并放大,转变为数字信号后经计算机处理获得组织器官或病变核素分布图像。PET 采用的放射性显像剂绝大多数是类似人体内源性代谢物的化合物,其标记核素也主要是 C、N、O 等组成人体元素的同位素。可用来进行活体内葡萄糖、脂肪酸、氨基酸等代谢显像,从而达到诊断疾病目的。

PET/CT 是分子代谢功影像(PET)和精细解剖图像(CT)融合在一起的医学影像技术。目前在 PET/CT 肿瘤学中,最常用的显像剂是 ^{18}F 标记的 2-脱氧葡萄糖(18F-FDG),快速增生细胞具有很高的代谢率,特别是葡萄糖酵解速率。因此,肿瘤病灶与周围正常组织相比,其葡萄糖利用率明显增高,表现为乳腺肿瘤组织的异常核素浓聚,代表糖代谢增高。其他显像剂有:^{11}C-MET(蛋氨酸)、^{18}F-FLT(胸腺嘧啶)、^{11}C-choline(胆碱)、^{11}C-acetate(乙酸盐)、^{11}C 或 ^{18}F 标记的雌激素受体显像剂等。

PET/CT 可反映肿瘤组织和正常乳腺组织的葡萄糖、脂肪酸、氨基酸等代谢,血流灌注,受体的分布以及检测神经递质等情况,可从分子水平上结合其多螺旋 CT 的信息对乳腺癌进行诊断,在乳腺癌早期诊断、正确分期、疗效评价及复发转移等方面起着越来越重要的作用。

(三) 乳腺肿瘤 PET/CT 显像方法

1. 一般准备 ①了解受检者的病史、相关影像检查和化验结果,近期治疗情况、受检查者的身体状态、精神状态、月经状况、有无怀孕、哺乳和其他特殊情况等;②向受检者介绍检查的过程、注射显像剂和上机检查的时间及注意事项;③检查当日晨禁食,可少量饮水,或检查前禁食 4~6 小时;④伴有糖尿病的受检者,检查当日照常服降糖药。其血糖一般控制在 8.3mmol/L 以内;⑤注射显像剂前测量受检者的身高、体重及血糖。血糖过高(>11.1mmol/L)时,可适量注射胰岛素。

2. 注意事项 ①注射显像剂前后避免过多、过强的肌肉运动,不多说话和咀嚼,要安静休息。上机前取下身上的金属物品,防止金属衰减或伪影。上机后保持体位不动,以免产生融合图像误差;②注射显像剂前建立静脉三通管道,管道最好建立在已知病变的对侧肢体。注射时和注射后要防止显像剂外漏。

3. PET/CT 显像检查步骤 ①于病变乳房对侧肘前静脉或足背静脉(如果两侧乳房均有病变时)注射显像剂,剂量因仪器不同略有不同,一般 222~370MBq(6~10mCi);②注射显像剂 50~60 分钟后让受检者平卧于检查床上,必要时用固定带固定体位,乳腺显像时,一般双手上举过头。也可采取俯卧于乳房显像专用泡沫垫上,使乳腺自然下垂,双上肢上举置于身体两侧;③设定扫描范围及显像:输入受检者的一般资料,包括身高、体重、注入显像剂的剂量及注入时间,先行 CT 定位片扫描,然后确定 CT 与 PET 扫描的范围,行 CT 扫描,再行 PET 扫描,同时进行两者的图像重建与实时融合;④应用感兴趣区技术,对病变 SUV 值(标准摄取值)进行半定量测量,作为诊断参考指标之一。

为了鉴别肿瘤的良恶性,可在常规显像后 2 ~ 3 小时行延迟显像。一般情况下,良性病变延迟显像病变浓聚影常变淡,其最大标准摄值(SUV 值)会降低,而恶性病变影像会更明显,最大 SUV 值会增加。

(四) 乳腺正常 PET/CT 影像

目前 PET/CT 肿瘤显像剂 95% 以上使用[18]F-FDG,正常乳腺组织对[18]F-FDG 的生理性摄取较淡,较均匀,两侧对称,乳腺的最高 SUV 值在 1.50 左右。正常乳腺 CT 图像表现为两侧乳房基本对称,无明显局部隆起或凹陷,密度分布均匀,未见明显肿块及微小钙化灶。两腋窝内未见肿大淋巴结影。

(五) 乳腺癌的 PET/CT 诊断与鉴别诊断

PET/CT 的最大优势是在传统 PET 的基础上配置了多层螺旋 CT。将具有高分辨率的解剖 CT 图像和具有肿瘤生物学特点的 PET 分子影像有机地结合在一起,大大提高了肿瘤诊断的灵敏性和特异性。乳腺癌[18]F-FDG PET/CT 典型表现为局限性异常葡萄糖高代谢灶,CT 多表现为类圆形或形态不规则密度稍高肿块,周边可见毛刺或分叶,与周围组织边界不清(图 2-198),少数也可呈片状密度影,此外 CT 还可见局部皮肤增厚、凹陷、肿块与皮肤或深部肌肉脂肪间隙消失等间接征象。而乳腺良性病变[18]F-FDG PET/CT 显影像正常,病变部位无明显[18]F-FDG 代谢异常浓聚表现,而 CT 显示病变多呈圆形或类圆形,边界清晰,肿物边缘光滑。大多数乳腺癌强化明显,而良性病变强化不明显。对一些疑难病例将增强 CT 与低剂量 PET/CT 图像相结合,有助于提高原发乳腺癌诊断的准确率。

^{18}F-FDG PET/CT 显像诊断乳腺癌的局限性是

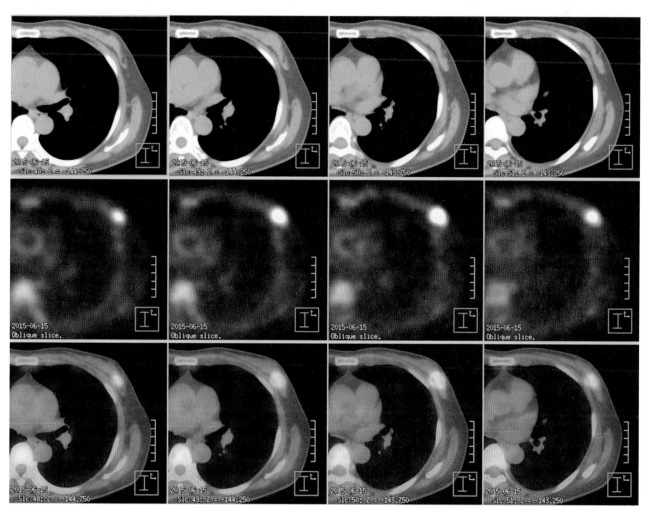

图 2-198　患者,女,45 岁,乳腺 CT 显示较致密,左乳腺结节与周围组织显示不清,PET 见局部异常葡萄糖高代谢灶,手术证实乳腺癌

对微小肿瘤的检出率较低,易出现假阴性;有时肿瘤的分化程度高而恶性度低,其葡萄糖代谢率相对也较低,尽管肿瘤较大但无 FDG 摄取,出现假阴性。而对一些良性病变其细胞代谢活跃也可表现为^{18}F-FDG 的高摄取,出现假阳性。综合国内外研究结果显示 PET/CT 对原发乳腺癌的早期诊断灵敏度为75% ～96%,特异性为 71.4% ～93.5%。乳腺良恶性病变 SUV 值有交叉现象,一般将 SUV 值高于 2.5作为诊断乳腺癌的参考指标之一。

(六) 乳腺癌局部淋巴结及远处转移的 PET/CT 诊断

乳腺癌腋窝淋巴结有无转移、转移的范围及有无远处转移是乳腺癌分期和选择合理的治疗方法的重要依据,也是乳腺癌患者重要的预后影响因素之一。

^{18}F-FDG PET/CT 全身一次显像可从分子功能及解剖结构两方面清晰显示乳腺癌原发灶以及淋巴结、肺、肝及骨骼等远处部位的转移灶,在乳腺癌临床分期方面具有其他检查无可比拟的优势,可为临床治疗方案的选择提供有力依据。PET/CT 显像对区域性淋巴结转移一般表现为明显的葡萄糖代谢异常的核素浓聚灶,不论 CT 图像上淋巴结的多大,均提示腋窝淋巴结转移的可能。但由于 PET/CT 本身空间分辨率的限制及^{18}F-FDG PET/CT 对一些糖代谢低的淋巴结转移灶,存在假阴性。Radan 等研究结果显示^{18}F-FDG PET/CT 在诊断乳腺癌复发转移方面明显优于增强 CT(图 2-199),并使 51%(24/46)的患者治疗方案发生改变。总体来说,^{18}F-FDG PET/CT 对乳腺癌分期再分期方面的灵敏性为83.3% ～100.0%,特异性为 76.0% ～91.7%,准确性为 81% ～86%。

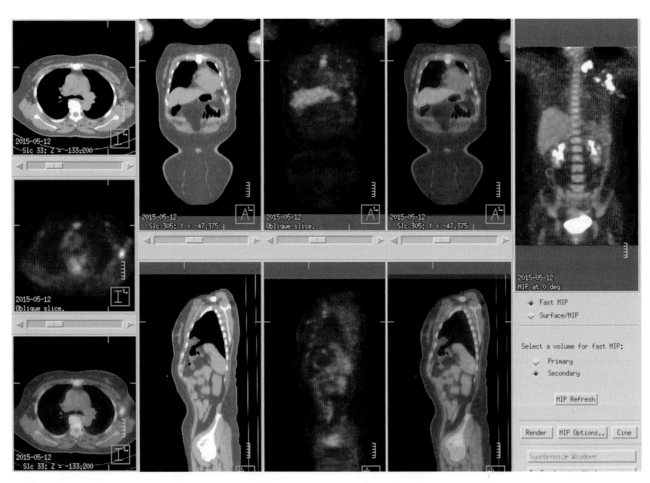

图 2-199　患者,女,51 岁,CT 左乳腺组织内可见一 0.4cm×0.3cm 阴影,PET 见局部异常葡萄糖高代谢灶,左腋窝、左锁骨下可见肿大淋巴结,大小不一,PET 见局部异常葡萄糖高代谢灶,病理证实左乳腺癌伴左腋窝、左锁骨下淋巴结转移

(七) 乳腺癌疗效及预后的 PET/CT 评价

乳腺癌手术后化学治疗和内分泌治疗可提高患者的生存期及提高患者的生存质量。肿瘤的代谢变化明显早于形态学变化,^{18}F-FDG PET/CT 代谢和结构显像为临床提供了一种可供选择的、早期显示治疗效果的新方法,与传统医学影像学相比具有明显优势。对乳腺癌新辅助化学治疗早期从分子水平影像评价直观而准确(图 2-200),是乳腺癌

精准医疗重要技术手段之一,优于其他影像技术。此外,[18]F-FDG PET/CT 可评价乳腺癌患者预后,一般情况下,原发病灶高度摄取[18]F-FDG 的进展期乳腺癌患者往往预示预后较差,治疗后[18]F-FDG PET/CT 检查有阳性病灶患者的生存期比阴性者明显缩短。

总之,PET/CT 是将 CT 的清晰解剖结构和 PET 显示的分子生物学改变结合在一起的目前世界上最先进的医学影像设备。[18]F-FDG PET/CT 在乳腺癌的原发灶早期诊断、分期、疗效评价及预后方面具有重要临床应用价值。但用不同示踪剂可反映肿瘤的不同生物学特征,这是 PET/CT 分子显像的优势。[11]C-蛋氨酸(^{11}C-MET)、雌孕激素受体乳腺显像有时会提供[18]F-FDG 难以提供的诊断信息,充分利用这些信息可对乳腺肿瘤的特征进行深入了解。相信将来这些显像剂在乳腺癌的精准诊疗中应用更加广泛。

（赵新明）

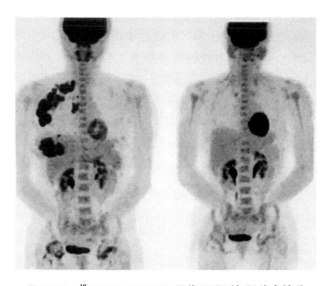

图 2-200 ^{18}F-FDG PET/CT 显像可预测与评价炎性乳腺癌新辅助化学治疗反应和治疗效果(引自:Champion L,Lerebours F,Alberini JL,et al. ^{18}F-FDG PET/CT to predict response to neoadjuvant chemotherapy and prognosis in inflammatory breast cancer. J Nucl Med, 2015,56(9):1315-1321.)

第五节　乳头溢液的检查

一、概述

乳头溢液(nipple discharge)是乳腺疾病的常见症状,发生率仅次于乳腺肿块和乳房疼痛,可分为生理性溢液和病理性溢液。生理性溢液是指妊娠和哺乳期的泌乳现象,口服避孕药或镇静剂引起的双侧乳头溢液以及绝经后妇女单侧或双侧少量溢液等;病理性溢液(pathologic nipple discharge, PND)是指非生理情况下,与妊娠、哺乳无关的一侧或双侧来自一个或多个导管的自发性溢液,可以表现为间断性、持续数月至数年。乳头溢液主要是指病理性溢液。乳头可以提供进入乳管的途径以便进行乳管造影、乳管镜检查和导管灌洗(ductal lavage)。

(一)乳腺导管系统的解剖结构

成年女性乳腺包括具有泌乳功能的内皮成分,乳腺由 15～20 个腺叶导管构成并开口于乳头。导管系统结构随发育和激素状态、青春期后的成熟、月经周期、妊娠以及年龄性退化而变化。每个腺叶导管又分为 1～6 级分支导管,最后形成终末导管-小叶单元(terminal duct-lobular unit, TDLU)。TDLU 由小叶内终末导管和小叶外终末导管和小导管构成,小叶内终末导管和小导管构成一个小叶,乳头开口处乳管平均内径 0.66mm(图 2-201,图 2-202)。研

究表明位于 TDLU 的正常乳腺上皮与乳腺癌生物学发生有关,理解这一解剖结构对于使用乳管镜非常重要。

(二)诊断要点

1. 真性溢液还是假性溢液　真性溢液是指液体从乳腺导管内流出。假性溢液常见于乳头凹陷者,由于乳头表皮脱落细胞积存于凹陷处,引起少量形似豆渣样液体的渗出,时常有臭味。一旦拉出凹陷乳头,保持局部清洁,"溢液"即会消失。

2. 溢液是双侧还是单侧　双侧性溢液多是生理性,如停止哺乳一年内,多数妇女仍会有少量乳汁

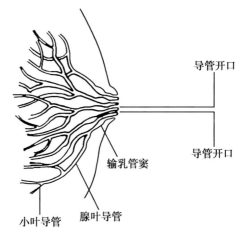

图 2-201　乳腺导管系统解剖

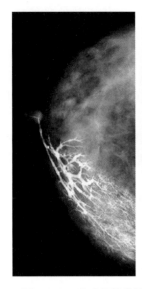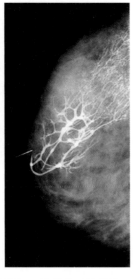

图 2-202　乳腺导管造影显示正常乳管系统结构

分泌;妊娠中晚期,一些孕妇的双乳可挤出少许清淡色的初乳;少数妇女在强烈的性高潮后,由于乳房血管高度充血,乳房胀大,乳头勃起,也会出现短时间的溢乳;部分妇女进入更年期,由于内分泌紊乱也会分泌少量乳汁,以上都属生理性情况,不是病理性溢液。但双侧乳头溢液也可以是病理性的,如闭经-溢乳综合征,是由于垂体微腺瘤引起,除溢乳外还伴有闭经、头痛、视野变窄,血中催乳素升高等,脑部 CT 检查可确诊。双侧乳头溢液也见于部分乳腺增生的患者。

3. 溢液是单孔还是多孔　乳头有 15～20 个导管的开口。出现溢液时要观察液体从哪一个或几个开口溢出。单孔溢液多为乳腺导管内乳头状瘤;多孔溢液可能是生理性的、药物性的、全身良性疾病或乳腺增生症。

4. 溢液是自行(spontaneous)外溢还是挤压后(induce)溢出的　前者多为病理性的,乳腺癌患者约有 13% 有自发性溢液史。良性或生理性溢液以挤压后溢液多见。

(三)病因

以乳头溢液为首要症状者占乳腺疾病的 3.0%～13.7%,占良性乳腺病患者 10%～15%,占乳腺癌患者 2.5%～3.0%。以乳头溢液就诊的患者中有 95% 是良性病变,乳管内乳头状瘤是最常见的原因。乳头溢液有多种原因,乳腺良、恶性疾病均可表现为乳头溢液,如乳腺导管扩张症、乳腺导管内肿瘤、乳腺癌(包括导管内癌、小叶原位癌在内的早期乳腺癌)、乳汁潴留、乳腺感染和内分泌疾病等(图 2-203),以良性病变占大多数,其中乳管内乳头状瘤是乳腺癌的癌前病变,因此对乳头溢液患者选择适当

的检查方法是做出正确临床诊断的重要因素。首先应区分是生理性还是病理性乳头溢液。大体分为单孔性和多孔性,多孔性或双侧乳头溢液常由于药物或内分泌因素引起,多不需手术治疗,故不可能得到病理学诊断。年龄可以作为乳腺癌的一项重要预测指标,有研究显示,以乳头溢液为唯一症状的发生率在 40 岁以下是 3%,在 40～60 岁之间是 10%,60 岁以上为 32%。

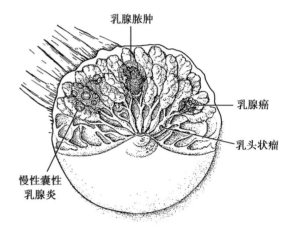

图 2-203　引起乳头溢液的病因

1. 乳管内乳头状瘤　以 40～50 岁者多见,是引起乳头溢液的主要原因。单侧单孔的浆液性或血性溢液是其主要特征。溢液可以是间断性或持续较长时间,轻压乳晕可引起溢液。75% 的瘤体发生在邻近乳头的部位,瘤体很小,带蒂而有绒毛,且有很多壁薄的血管,故易出血。细胞学检查溢液内可找到瘤细胞。有时患者仔细触扪乳房,可发现乳晕下包块,质软、光滑、活动,也可出现乳房疼痛。

2. 乳房脓肿　最常见于哺乳期女性,由感染导管产生黏稠、脓性溢液,伴随症状和体征包括突然高热、寒颤,乳房疼痛,乳房红肿、压痛,可触及硬结或波动感,还有可能引起乳头内陷。

3. 乳腺癌　可引起正常外观的乳头有血性、水性或脓性溢液。自发性单侧单孔乳头溢液应警惕乳腺癌的可能。特征性表现包括质硬、固定而且不规则肿块,乳房皮肤出现酒窝征、橘皮样改变,乳房外形变化、不对称,乳头移位或内陷,腋窝淋巴结肿大,也可能出现乳房疼痛。如果乳头溢液伴有可触及的乳房肿物时乳腺癌的发生率可以达到 60%～70%;如未触及肿物则乳腺癌的危险为 4%～13%。

4. 乳腺导管扩张症　部分此病患者早期首发症状为乳头溢液。溢液的颜色多为浅灰色或棕色,少数为血性,黏稠;可以为双侧,常是自发性,溢液化验检查可见有大量浆细胞、淋巴细胞而无瘤细胞。

此病好发于40岁以上非哺乳期或绝经期妇女。病变位于乳晕下方,发生溢液的乳晕区可触及与皮肤粘连的肿块,直径常小于3厘米,同侧腋窝淋巴结可肿大、质软、有触痛。若并发感染时,肿块局部有红、肿、热、痛的炎症表现。

5. 乳腺囊性增生症　以育龄妇女多见。部分患者乳头溢液为黄绿色、棕色或无色浆液性,很少为血性,细胞学检查溢液内无瘤细胞存在。此病有两个特点:一是表现为乳房周期性胀痛,好发或加重于月经前期,轻者多不被重视,重者可影响工作和生活;二是乳房肿块,常为多发,可见于一侧或双侧,也可局限于乳房的一部分或分散于整个乳房。月经周期中黄体期溢液量增加,月经后减少。肿块呈结节状且大小不一,质韧不硬,与皮肤无粘连,与周围组织界限不清,肿块在月经后可有缩小。

（四）类型

乳头溢液多为双侧性,且多孔性者较多。液体的性状有浆液性、水样、血性和乳汁样。若有轻度感染,可呈绿褐色并混浊。非血性者可暂不处理。溢液呈血性、无色或颜色清亮应引起重视。血性乳头溢液的重要性在于与导管内乳头状瘤和其他乳头病变或癌有关。良性乳腺病患者出现血性乳头溢液有38%,而乳腺癌患者为69%。血性或陈旧血性乳头溢液应警惕乳腺癌的可能,但并不是乳腺癌特有的,自发性、单侧、单孔乳头溢液更应警惕乳腺癌的危险,因此血性和潜血性反应阳性者,应注意与乳腺癌相鉴别。对于病变位于一侧、单孔性、血性或潜血阳性者,可行乳管内镜检查。乳头溢液可能意味着某些严重的乳腺疾病,尤其是伴随其他乳房改变时。乳头溢液的临床重要性和治疗方法的正确选择主要是有没有可以触及的肿物。Kilgore等发现35%的乳腺癌表现为乳头溢液而未能触及肿物,Funderburk等认为82%的乳头溢液不能触及肿物。非血性乳头溢液的评价尚存在争议,因为大多数情况下乳腺癌的可能性不大,然而有时乳腺癌也表现为浆液性或清亮的溢液。溢液乳管开口数量(数量越多恶性可能性越小)、单侧或双侧(双侧溢液恶性可能性小)、患者年龄、有无肿块、细胞学检查,以及乳腺X线检查均会影响治疗(表2-8)。

（五）溢液量的评价

溢液量多者似哺乳乳汁,少者难以评价。乳头溢液量的评价可分为以下等级:

+++:不用挤压,自然流出。

++:轻压时,丝状喷出。

+:强压时流出2～3滴。

表 2-8　乳头溢液的性状和病因

乳头溢液的性状	病因
血性	导管内乳头状瘤 乳腺癌
脓性	乳腺感染
乳汁样或清亮,黄色或绿色	乳汁漏出症
清亮,黄色或血色	外伤
黄色、绿色、棕色或黑色	导管扩张 乳房纤维囊性改变

±:强压时勉强可见。

－:压迫不见溢液。

二、乳头溢液细胞学检查

溢液细胞学检查简单易行、安全无创。能早期发现乳腺癌,是患者容易接受的诊断方法。有学者提出所有乳头溢液患者均应常规行细胞学检查。获得乳头溢液的方式有多种,可以用带注射器的吸引装置,或导管灌洗(图2-204)。乳头溢液标本的细胞学诊断已成功的用于乳腺癌、乳头Paget病和良性的乳头状瘤。以往研究显示细胞群落结构的独特特征可以提高乳腺癌诊断的准确性(从41%提高到66.3%),但也使假阳性率从0.9%增加到3.6%。Ambrogetti和Groves对1009位和338位乳头溢液患者进行细胞学检查,恶性肿瘤的敏感性分别为34.6%和46.5%。由于其阳性率较低,故应反复多次溢液涂片,多可找到病因。如找到癌细胞提示为乳腺癌;乳头状排列的瘤细胞提示为乳管内乳头状

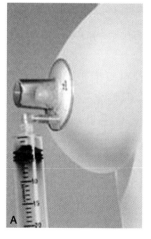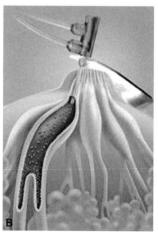

图 2-204　乳头溢液的收集
A. 负压抽吸系统收集乳头溢液;B. 经乳管开口将导管插入乳管内用于收集细胞

瘤;溢液中大量浆细胞,组织细胞和炎性细胞提示为乳腺导管扩张症。当乳头溢液为血性或浆液性,而临床无乳房肿物证据时,应考虑行细胞学检查。

通过乳头抽吸(图2-200A)或导管灌洗(图2-200B)可以收集导管脱落细胞,对乳头抽吸液(nipple aspiration fluid,NAF)细胞学检查来研究导管脱落细胞,此方法可以用于自发性乳头溢液的患者,也可用于无症状的女性。导管灌洗时,将导管插入乳管内,用生理盐水冲洗,含有上皮细胞的液体通过乳房抽吸装置收集。导管灌洗可以通过导管镜易于从导管收集细胞标本,用于细胞学分析,以决定细胞是正常、非典型性还是恶性。这些细胞呈乳头状排列,为良性的导管内乳头状瘤(图2-205)。细胞学检查的特异性和敏感性限制了其在诊断中的应用。因此,乳头溢液细胞学分析是一种辅助性检查方法,所以细胞学诊断不能代替组织学诊断。最重要的是,如果临床怀疑为恶性肿瘤,而细胞学诊断阴性或结果不确定时,不能作为最后的诊断结论。

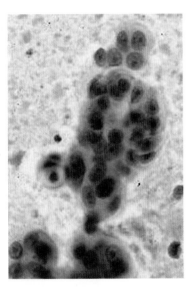

图2-205　导管灌洗后细胞学所见

乳头溢液细胞学检查不仅可以用于乳腺癌的诊断,还可用于乳腺癌的筛查。但是乳头溢液抽取细胞学检查无论用于临床诊断还是用于普查,其价值均非常有限。通过细胞学检查可以发现部分乳腺癌,但假阳性率过高,以至于不能作为一种有价值的诊断方法;如果将其作为普查方法,出现假阴性时则可能延误乳腺癌的诊断和治疗。

三、乳管造影

乳腺导管内病变体积一般较小,多不能触及,平片也少有发现。乳腺钼靶像与乳腺导管造影的差别在于不使用造影剂。乳腺导管造影(galactography/ductography)检查的目的是使造影剂完全充盈导管从而得到最好的影像学资料。不仅可以清晰显示乳管细致结构(见图2-202),而且可以了解病变的部位和范围,弥补平片的不足,是诊断乳腺导管病变的最佳方法,适用于病理性乳头溢液的诊断,有助于明确乳头溢液的原因,对乳头溢液的良、恶性乳腺疾病均有较大的诊断价值,尤其是有乳头溢液而查体无肿块、X线检查无钙化及其他阳性体征的病例,选用乳腺导管造影是明确溢液的病变部位、性质和程度的重要方法。即使导管造影不能明确乳头溢液的病因,也会有助于外科医师发现和确定受累导管的部位。如果发现充盈缺损,可在术前使用水溶性造影剂和亚甲基蓝混合液再次造影拍片确认病变位置,造影剂显示含有充盈缺损的导管,而亚甲基蓝可以在术中见到蓝染的异常导管,从而帮助明确不正常导管的切除部位和范围。导管充盈后能显示导管内病变的形态、位置以及病变范围,为手术切除提供帮助。乳管内乳头状瘤多位于主导管及2、3级分支导管,其造影特征为单发或多发点局限性圆形或椭圆形充盈缺损,远端导管扩张,导管梗阻较少见。大多数患者造影后最终还需要通过手术切除乳头状瘤或其他乳腺导管肿物。部分外科医生认为乳腺导管造影检查不必要,因为患者都要手术。然而,确定病变种类、数量和乳腺内范围非常有助于外科医生尽可能切除病变而保留正常组织。

Dinkel等认为乳管造影检查应主要用于评价和估计病变的范围,而不能用于诊断乳腺癌。乳管造影可以联合细胞学检查用于活检患者。细胞学检查和乳管造影结果异常的患者应警惕恶性肿瘤或乳头状瘤的可能,然而,如果未进行活检,这两种检查方法所提供的信息是有限的。由于检查成功率的限制,导管造影结果阴性并不能排除导管内病变的可能。部分血性或清亮乳头溢液患者造影无阳性结果,但术中仍证实有异常。

(一) 适应证和禁忌证

1. 适应证　非妊娠哺乳期的乳头溢液患者,无论是浆液性、乳汁样还是血性,但不适用于多孔性乳头溢液的患者。为了了解乳腺导管情况,均可行乳腺导管造影检查,个别还可用于乳头内陷和不明原因的乳房皮肤水肿者。

2. 禁忌证

(1) 对造影剂有严重过敏反应的患者。

(2) 既往曾行乳头部位的手术,使乳孔和导管连接中断,有可能影响造影结果,但对于发现乳头下方导管异常仍有一定价值。

（3）哺乳期溢乳但呈脓性液体者。

（4）双侧乳腺多孔溢液者。

（5）明显感染症状者。

（6）严重乳头内陷,将难以完成检查和操作过程,对这类患者应选择进行。

（二）检查方法

患者取仰卧位。首先应清除患侧乳头表面的分泌物,用75%酒精棉球常规消毒乳头和周围皮肤,轻轻挤压乳头周围,仔细寻找和定位溢液的乳管外口,并排空乳管内液体（图2-206）。许多患者自己就能够准确定位引起乳头溢液的部位,必要时患者可协助挤压。如不能明确乳管外口部位,则检查应择期再做。确认溢液导管外口后,根据乳管外口的大小选择空芯针作为造影导管（cannula）,多为4号或5号针头（针尖磨成钝头）,用左手轻轻捏起并固定乳头,必须看清溢液的导管开口处,然后用右手持造影针头缓慢插入乳孔,通常并不需用劲,当导管顶端进入乳管后,说明插管成功,先做抽吸,若有液体抽出,即可证明位置正确,系在病变乳管内。然后用1ml或2ml注射器缓慢注入30%泛影葡胺作为造影剂,直到患者感觉疼痛,或术者感觉有阻力。注入造影剂后,立即拔出造影导管,必须用手捏紧乳头,避免造影剂流出。检查结束后,乳头处覆盖无菌辅料。注射完毕后取出针头,拍摄轴位片和斜位片。至少应拍两个位置,根据诊断要求,可加拍侧位或局部片。若造影剂流出过多或注入量不够时,可重复注射。整个操作过程通常需要20～30分钟。如果3次造影导管均不能插入乳管,应停止操作,并在1～2周后再次检查。操作过程中患者可能感到轻微不适,但通常不会引起疼痛。当乳头溢液量较少,难以找到溢液导管开口时不适感可能更明显些,如果溢液量较多时,插管过程较顺利,而患者无明显不适。

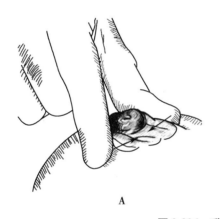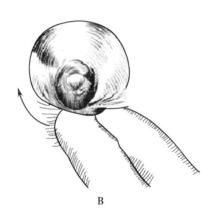

图2-206 乳头溢液查体方法
A. 用拇指和食指轻轻挤压乳晕皮肤以确定乳头有无液体溢出;B. 手指放在乳晕处,沿乳晕检查溢液导管的开口

水溶性离子型造影剂（如欧乃派克、优维显）是乳腺导管造影检查理想的造影剂,其毒性小,无严重不良反应;而油性可能引起全身反应。一般情况下,一支乳管内造影剂用量为0.1～1.5ml,不应超过2.0ml。目前多选用特制软质乳腺导管造影针头取代以往的无尖金属导管造影针头,优点是无损伤、无痛苦,操作简便,成功率高。在乳管造影时显示充盈缺损的乳腺癌患者中,只有半数可以通过常规乳房拍片发现。造影时患者有压迫感或肿胀感是导管充盈和扩张的良好信号。但应避免过度充盈而掩盖异常征象。

（三）操作注意事项

1. 病变导管口的选择必须正确,若误插入正常导管口,可造成假阴性表现。若无把握,不妨多检查几只乳腺导管。插管时应注意准确插入针头,避免盲目插入乳腺组织,造成出血和疼痛,还应用力切勿过大,以免造成人为损伤,进针距离一般不超过1.5cm。当阻力增加或患者感觉明显疼痛时,应停止注射。

2. 注射造影剂前,应先排空针管内的气体,如果注入气体将加大诊断难度。应防止注入气泡到乳腺导管内,引起假象,造成假性充盈缺损,影响正确诊断。

3. 若乳头溢液量较多时,在注入造影剂前务必将溢液尽量抽净,以免造影剂被溢液稀释而影响对比。

4. 穿刺针头插入不宜过深,不然易刺破管壁发生造影剂外溢而导致造影失败。

5. 注射造影剂时压力不宜过大,压力过大会导致乳管破裂,使造影剂进入间质和腺泡内,形成斑片状致密影,影响造影导管的观察。应缓慢、轻柔,若注射时感到有阻力,且患者感疼痛,则表示插管不当,造影剂有外溢进入间质,应立即停止注射。经拍片证实确系外溢,须等待半小时后重新检查。造影剂外溢通常是因为造影用导管过于坚硬,或插管不当造成导管壁穿孔。一旦发生造影剂外溢,应拔除造影导管,如果必要可适当给予止痛剂对症治疗。当由于导管病变引起造影剂外溢时,插管时患者并不感到疼痛,或注入造影剂时没有烧灼感。

(四) 造影征象

乳腺导管造影时操作应精确,读片时细致,避免遗漏重要的乳腺癌征象,延误诊断。乳腺导管造影时常见的征象包括以下几种:

1. 导管中断　最常见,约占乳腺癌的67% ~ 83%,表现为堵塞性中断或压迫性中断,但并不是乳腺癌特异性征象,在良性和恶性肿瘤均可出现,在良性疾病中占 5% ~ 47%。接近70%的梗阻乳头状瘤,可以看到造影剂部分位于病变边缘,显示出新月形表现。中断可发生在主干或分支,多在瘤体边缘见数条分支同时中断。导管腔完全中断,可能由于乳头状瘤,不能除外恶性可能。断端可齐整,也可呈锯齿状参差不齐,此为恶性中断,表现为不规则的虫蚀样改变(图 2-207)。虫蚀样改变可见于 56% ~ 76%的乳腺癌。此外,不规则形肿物多可观察到恶性梗阻。

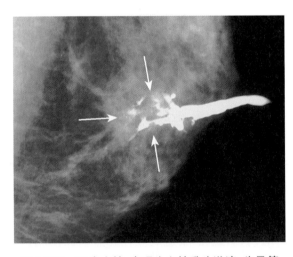

图 2-207　52 岁女性,表现为血性乳头溢液,为导管原位癌。斜位片显示远端完全梗阻,有不规则的虫蚀样表现,伴微小钙化

2. 导管牵引移位　由于瘤体和周围结缔组织增生、收缩,将引流导管和邻近导管的分支牵向瘤体,约有60%可出现此征象。

3. 导管僵直　约占25%。导管走形变直,柔韧度消失,僵硬如枯枝状。

4. 管腔扩张　因管腔阻塞,导管周围浸润,引流导管和瘤周导管均可见不同程度扩张,管腔宽窄不均,常伴导管中断。

5. 导管受压移位　是占位性病变的证据,而非乳腺癌的特异性表现,然而乳腺片显示非对称性腺体密度增加或结构扭曲,或超声检查显示造影导管受压处有边界不清的扭曲导管,后方伴有声影时,是导管原位癌(ductal carcinoma in situ,DISC)比较可靠的证据。这样评价导管的形态学特征和在腺体内的走行对于诊断和治疗是相当关键的。此征象主要见于良性肿瘤,小叶癌或乳头状囊性癌,在一定时期或瘤体的某一侧也保持膨胀性生长,向外挤压导管分支,使导管直径减少,形成圆锥形或漏斗形,可伴导管中断,扩张和恶性晕环。

6. 导管分支减少　因部分导管被阻塞,造影剂不能充盈所致。

7. 导管分支紊乱　导管分支失去正常排列和走向,扭曲变形,交叉移位。管腔粗细不均,内壁粗糙不平。

8. 管腔充盈缺损　充盈良好的导管内出现充盈缺损提示导管内有组织病理性生长,管腔内壁凹凸不平,在扩张的导管内见多处不规则、球形或锯齿状充盈缺损。乳管内乳头状瘤显示肿瘤在导管内呈圆形、类圆形、半圆形边缘光滑的充盈缺损,多发的则呈串珠样充盈缺损,导管边缘有不同程度的扩张,但很少有完全性梗阻。孤立的乳头状瘤可表现为导管内单个分叶状充盈缺损(图 2-208)。未扩张的外周导管出现多处不规则充盈缺损高度提示恶性的可能(图 2-209)。70% ~ 89%多处不规则充盈缺损为乳腺癌。尽管位于外周的乳头状瘤也可表现为多处导管内充盈缺损,但通常有光滑或小叶状表面,且常伴有导管扩张。在乳腺癌中,乳腺导管造影显示多处不规则充盈缺损的主要病理学改变是 DCIS,或侵袭性癌的广泛导管内成分。导管僵硬,扭曲和破裂经常在导管内癌侵及间质时出现。弥漫性导管内癌伴有镜下侵袭成分与血性乳头溢液发生有关。此时,通常查体无异常发现;乳房 X 线片没有阳性发现,或仅发现腺体密度非特异性不对称增加(图 2-209A);超声检查时,这些病变常表现为弥漫性边界不清的低回声,而无肿物,由于与周围组织对比度低,即使是有经验的医师也有可能忽略。而导管造影可以用于决定这些病变的范围,有利于正确外科治疗。

9. 瘤体显影　造影剂沿导管进入瘤体,常见有不规则小点状、大片状及小囊状,约占10%。

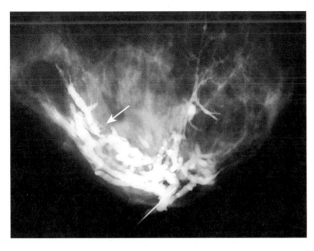
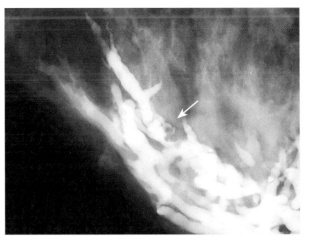

图 2-208　47 岁女性,右乳头浆液性溢液。距乳头约 3cm 处造影剂充盈缺损。细胞学显示正常上皮细胞,术后组织学证实为孤立的分叶状导管内乳头状瘤

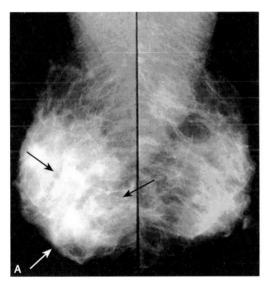
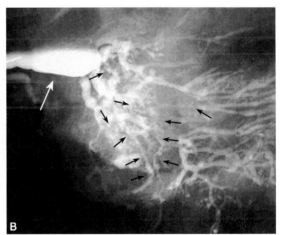

图 2-209　48 岁女性,3cm 侵袭性乳头状癌,表现为乳头溢液
A. 双侧斜位乳腺片对比可见右乳下方(箭头)腺体密度弥漫性不对称性增加,边界不清;B. 乳管造影斜位片可见右乳下象限导管下方大量椭圆形和不规则充盈缺损(黑箭头),并可见输乳窦扩张(白箭头)

10. 造影剂外溢　造影剂经破溃导管外溢,进入导管周围间质而呈斑点状、片状,有时衬托出平片不能看到的瘤体边缘。癌引起导管完整性破坏也可引起造影剂外溢(图 2-209B,图 2-210)。

11. 导管壁不规则　2.7% 的乳头状瘤和 5.7% 的 DCIS 通过导管造影可以发现导管壁不规则而无特异性改变。有时,乳头溢液患者仅是发现乳腺腺体边缘处局部导管壁不规则,从而导致假阴性导管造影结果,可能延误恶性疾病的诊断(图 2-211)。如果有导管溢液,采用中央导管切除治疗而未行导管造影检查,造成过度治疗或治疗不足则成为真正的危险。

12. 正常导管附近的微小钙化或肿物　通过导管造影可以发现不正常导管附近组织中癌的证据。通常可以在异常导管附近发现造影剂不能显影的、微小钙化或边界不清的肿块。这些微小钙化或肿块有时很小或微弱,仅在乳腺片被放大时才发现。这些可能被忽略,直到导管造影后才使放射科医生注意此处病变(图 2-212,图 2-213)。

四、乳管内镜检查

乳管内镜(乳管镜)(mammary ductoscopy)为乳头溢液的检查提供一种新的解决方案。乳管镜最早出现于 1988 年,1999 年成功应用于临床。早期阶段由于光学系统和仪器技术的限制,管径较粗,不能充气或生理盐水来扩张导管系统,也不能进行直视下操作,而且成像过小又不清晰等因素从而影响精确

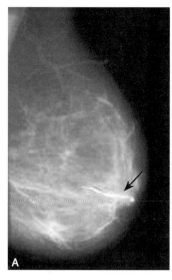
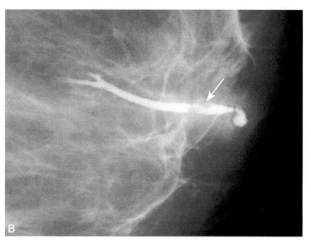

图 2-210　67 岁女性,0.8cm 导管原位癌,表现为血性乳头溢液
A. 左乳乳晕下方造影剂外溢(箭头);B. 12 天后拍片复查发现导管梗阻(箭头)

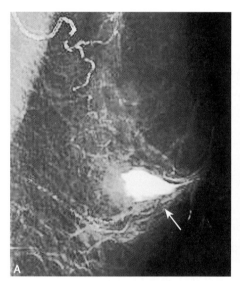
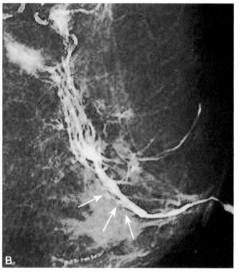

图 2-211　42 岁女性,左乳浆液性乳头溢液,距乳头约 1.5cm 处充盈缺损。细胞学检查为恶性上皮细胞,术后病理证实为导管内癌。箭头指示导管内占位

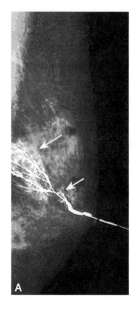
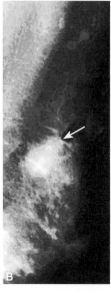

图 2-212　44 岁女性,乳头血性溢液
A. 乳腺斜位片显示左乳腺体边缘区段导管下方局部导管壁不规则(长箭头),此处病变被忽略,诊断报告仅发现区段导管中断(短箭头)不正常;
B. 18 个月后,患者因发现左乳可触及肿物再次就诊,斜位片显示该部位有 2cm 圆形肿物(箭头)

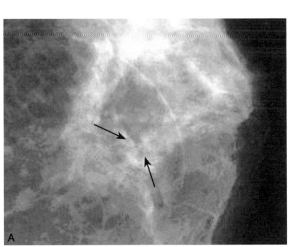
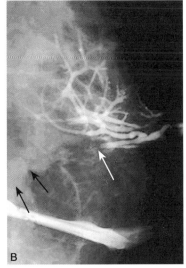

图 2-213　49 岁女性,血性乳头溢液,5cm 乳头状导管原位癌
A. 乳腺 X 线片显示左乳中央区簇状微小钙化(箭头),未见明确肿物;B. 导管造影显示导管
完全梗阻(白箭头),伴有微小钙化(黑箭头)

诊断。近年来内镜仪器和技术的发展克服了以往技术条件的障碍,可以获得大而清晰的乳腺导管影像(图 2-214),并提供便于充气、提取细胞以用于诊断和治疗干预的工作通道。大多数乳腺癌的证据来源于乳腺导管,而目前的影像技术(如钼靶像)有明显假阴性率。通过乳管镜将摄像头插入导管内,可以使我们直接观察到乳腺导管系统,即放大的乳腺大、中导管内壁、腔内及小导管开口的病理变化,同时结合导管内灌洗液细胞学分析,以及可疑病变的活检等,可为这类患者术前明确病变的性质,数量和部位等提供较详细的参考。内镜包括摄像机,这样可以直接从电视屏幕清晰的成像看到导管系统内的情况。可以看到导管内的病理学改变,从而可以去除导管内病变而保留周围正常乳腺组织。乳管镜可以用于病理性乳头溢液的治疗,高危人群的筛查和指

导乳腺癌保乳治疗,减少再次手术,特别是导管原位癌患者(图 2-215、图 2-216)。

乳管开口扩张,内镜经乳管开口进入到乳管系统。目前常用的乳管镜外径为 1.0mm,有 0.45mm 工作管道,检查时可以注入气体和生理盐水。检查时将中空导管插入受累乳管内,通过工作管道可以从电视监视器上直接观察到导管内壁的情况,定位病变组织,并从导管内病变处取样,也可去除病变导管。通过冲洗创面,从而可以保证视野清晰。这项技术可以尽可能保留正常腺体组织。正常导管上皮光滑且有光泽,可以看到血管;由于导管分叉成角,或由于萎缩、瘢痕或病理改变使导管镜较难观察到导管远端(大于 2cm)的情况。乳管镜还用于乳头溢液的治疗,查找病因。此外,通过乳管镜对乳管系统进行灌洗(导管灌洗)还可以检查上皮细胞是否存

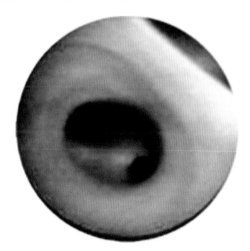
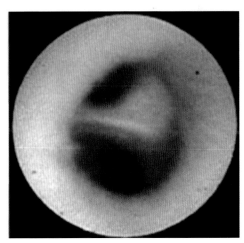

图 2-214　正常导管,导管系统上皮光滑而有光泽,可看到正常分支

167

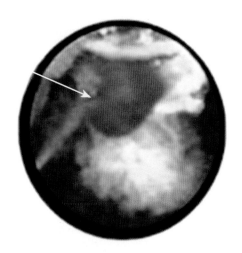

图 2-215　孤立 DCIS

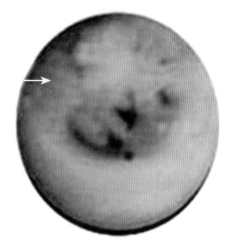

图 2-216　乳头状 DCIS

在不典型增生或恶性,因此可以评价患者发展为乳腺癌的危险性。显微镜下可以观察到细胞核的改变,如镜下找到导管上皮非典型过度增生(atypical ductal hyperplasia,ADH)的证据可以作为乳腺癌预测因素(图 2-217)。

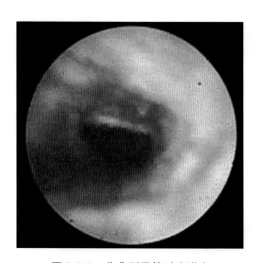

图 2-217　非典型导管过度增生

(一) 适应证和临床意义

临床表现为乳头溢液的患者均可行乳管镜检查,并可结合细胞学检查以决定进一步诊治。主要包括:①病理性乳头溢液患者;②确诊的乳腺癌行保乳治疗的患者;③乳腺癌高危人群,但体格检查和影像学检查均正常。乳管镜可以帮助外科医生发现并去除病灶,而保留正常的腺体组织。病理性乳头溢液患者是导管镜检查的理想对象,因为这些患者大多为单孔溢液,因此易于确定导管开口的部位。大多数乳头溢液患者有导管扩张,从而使乳管镜检查相对较容易,超过 70% 的乳管内乳头状瘤患者可以通过乳管镜进行定位和切除。乳管镜还可用于术中病灶定位和切除导管内病变,从而可以免去术前导管造影和其他影像学检查,还可评价残余导管系统的情况。因此,国外部分医疗机构已把导管镜作为病理性乳头溢液患者手术常规治疗的一部分。还有报道将乳管镜用于已知乳腺癌患者保乳手术术中评价手术切缘情况。术中应用乳管镜可以用作发现隐匿性病灶的方法,使患者从中受益。在高危乳腺癌人群中使用乳管灌洗可以发现一个或更多的导管系统有非典型细胞,而无乳腺癌的影像学证据,这部分人即被认为是乳腺癌高危人群,其临床意义尚未完全阐明,但有证据表明非典型导管细胞有发展为乳腺癌的危险。

通过手术和病理相结合研究证明,乳管镜的应用具有一定临床意义,主要表现在:①使以乳头溢液为表现而无肿块的乳腺病患者手术指征明确化,使正常导管或导管扩张等患者避免手术;②可以术前明确手术部位和范围,提高手术的准确性,同时使手术范围缩小,避免过度治疗;③为乳腺癌早期诊断提供了有力的条件,在一定程度上解决了一直困扰乳腺外科医师的乳头溢液的临床诊断问题。

随着临床技术和医疗设备的发展,经乳管镜辅助治疗乳管内单发的良性肿瘤等微创手术将是未来发展的方向。对于乳管镜不能诊断或不能达到的部位,可结合其他检查方法进行诊断,应用乳管镜冲洗病变乳管而获得冲洗液细胞学检查、CEA 等检测有助于疾病的诊断。导管灌洗(duct lavage)技术可以有利于细胞提取并提高乳头抽吸液(nipple aspirate fluid,NAF)分析的准确性。开展导管灌洗技术,即收集导管上皮细胞为检测非典型增生提供了新的方法。通过导管灌洗可以收集大量乳腺导管细胞,并用于检测细胞的非典型改变。导管灌洗是安全,而且患者可以耐受的检查方法,比乳头抽吸的方法检测细胞非典型改变具有更高的敏感性。

（二）检查方法

根据乳管镜光纤外径的不同，以及扩张乳管方法的不同，乳管镜操作分为注水法和打气法两种。

1. 注水法 患者取平卧位，术野处常规消毒并铺孔巾。从直径 0.1mm 的探针开始，采用 0.35 ~ 0.45mm Bownmann 泪囊探针，依次扩张有溢液的乳管开口。置入乳管镜，插入约 5 ~ 10mm 后暂停。通过工作通道，用 5 ~ 10ml 的小针筒慢慢注入含 1% 利多卡因的生理盐水，扩张乳管，使导管内有一定张力。将乳管镜再沿管腔慢慢插入，一边插入，一边从监视器观察图像。沿乳管分支逐级观察，并适时不断注水。

注水法操作简单，利于掌握，有利于出血较多以及炎症严重的病变观察，同时用地塞米松、庆大霉素液冲洗乳管，可以对乳管炎症有一定的治疗作用，但是操作需要两人完成。

2. 打气法 扩张乳管后，以"L"型钝针头插入乳管，接1ml针管以含1%利多卡因的生理盐水反复冲洗病变乳管，直至溢液清亮，最后彻底挤出乳管内液体。然后插入钝针头打入约 1ml 气体，拔出针头插入外径 0.55 或 0.45mm 的乳管镜进行观察。整个过程应捏紧乳头，以防漏气影响检查。

检查结束后排出乳管内生理盐水或空气，乳头涂以抗生素软膏，当日禁浴。操作时注入的水和空气要适量，过量会使乳管破裂或皮下气肿。由于乳管镜是一种半软管，检查时动作应轻柔，以防折断光纤，观察乳管内腔时要避免镜头接触管腔壁，损伤镜头。

打气法操作有一定难度，多在熟练掌握注水法后使用。打气法可一人独立完成操作，图像很清晰，但不适于出血较多病例的观察。

（三）乳管镜的镜下表现

乳管镜主要观察并记录病变导管的开口部位、数量、管腔扩张程度、管腔管壁的状况（是否光滑、有无絮状物、有无新生物及其形态颜色、有无出血等），可疑病变的部位（三维）、数目、大小、颜色、结构、形状特征、出血状况、所占管腔的空间比例、终末导管的状况（有无新生物、分泌物）等等。检查时可透过光亮在乳房皮肤标记定位，有利于病变的定位，防止盲目手术，也可放入导丝进行定位。乳管镜检查过程中可将上述内容通过动态图像采集系统拍照、录像，保留记录。

正常乳管内壁光滑，毛细血管清晰可见，乳窦角周围表面粗糙，毛细血管扩张。乳管内乳头状瘤为黄色或红色的肿物，表面光滑，高低不平，突向管腔，

或呈息肉样隆起（图 2-218）。乳管癌表现为沿乳管纵行伸展，呈灰白色不规则隆起性病变，瘤体扁平，有时可见桥式结构，质脆，癌的先露部有充血，还有可能有点状出血（图 2-219）。乳管镜发现乳窦角部边缘易出血，可能为乳管扩张症。

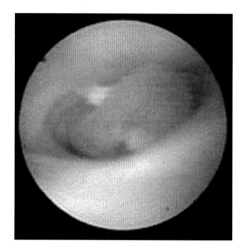

图 2-218 乳管内乳头状瘤呈息肉样生长，使导管管腔梗阻

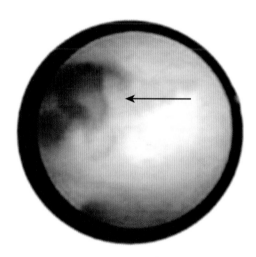

图 2-219 由于病变引起出血

（四）乳管镜检查的并发症

1. 乳管破裂 乳管破裂与乳腺导管内压力过大、光导纤维擦伤导管壁有关。临床表现为破裂导管处乳腺皮下气肿，有握雪感。纤维乳管镜下导管消失，无法继续检查。临床无特殊处理。乳管破裂发生率小于 2%。

2. 局部感染 表现为检查导管相应区域乳腺组织的炎症改变，发生率小于 2%。可应用抗菌药物控制感染。

（五）应用前景

乳管镜的应用范围相当广泛。可以直接进入观察乳腺导管系统而用于诊断和治疗干预，这在以

往往是做不到的。目前研究重点在于导管镜检查同时进行活组织检查和切除技术。将来有可能通过乳管镜切除良性病变或癌前病变,而不必行手术切除。

(骆成玉)

参 考 文 献

[1] 阚秀,丁华野,沈丹华.乳腺肿瘤临床病理学[M].北京:北京大学医学出版社,2014.

[2] 雷秋模.实用乳腺病学[M].北京:人民军医出版社,2012.

[3] BarraI FR,BarraII RR,Sobrinho AB. Novel functional methods in the evaluation of breast lesions[J]. Radiol Bras,2012,45(6):340-344.

[4] Hendrick RE,Pisano ED,Averbukh A,et al. Comparison of acquisition parameters and breast dose in digital mammography and screen-film mammography in the American College of Radiology Imaging Network digital mammographic imaging screening trial[J]. AJR Am J Roentgenol,2010,194(2):362-369.

[5] 何之彦.重新审视乳腺钨靶X线摄影[J].中华放射学杂志,2013,47(8):677-680.

[6] Skaane P,Bandos AI,Gullien R,et al. Comparison of digital mammography alone and digital mammography plus tomosynthesis in a population-based screening program[J]. Radiology,2013,267(1):47-56.

[7] Dromain C,Thibault F,Muller S,et al. Dual-energy contrast-enhanced digital mammography:initial clinical results[J]. Eur Radiol,2011,21(3):565-574.

[8] Dromain C,Thibault F,Muller S,et al. Dual-energy contrast-enhanced digital mammography:initial clinical results[J]. Eur Radiol,2011,21(3):565-574.

[9] Jochelson MS,Dershaw DD,Sung JS,et al. Bilateral contrast-enhanced dual-energy digital mammography:feasibility and comparison with conventional digital mammography and Mr imaging in women with known breast carcinoma[J]. Radiology,2013,266(3):743-751.

[10] Diekmann F,Freyer M,Diekmann S,et al. Evaluation of contrast-enhanced digital mammography[J]. Eur J Radiol,2011,78(1):112-121.

[11] American College of Radiology(ACR). ACR BI-RADS®-Magnetic Resonance Imaging.//ACR Breast Imaging Reporting and Data System,Breast Imaging Atlas[M]. Reston,VA:American College of Radiology,2013.

[12] Kim JA,Son EJ,Youk JH,et al. MRI findings of pure ductal carcinoma in situ:kinetic characteristics compared according to lesion type and histopathologic factors[J]. AJR Am J Roentgenol,2011,196(6):1450-1456.

[13] Erdem G,Karakaş HM,Işık B,et al. Advanced MRI findings in patients with breast hamartomas[J]. Diagn Interv Radiol,2011,17:33-37.

[14] 鲍润贤.中华影像医学-乳腺卷[M].第2版.北京:人民卫生出版社,2010.

[15] 何之彦.重新审视乳腺钨靶X线摄影[J].中华放射学杂志,2013,47(8):677-680.

[16] 郭万学.超声医学[M].北京:人民军医出版社,2011.

[17] 李泉水.浅表器官超声医学[M].北京:人民军医出版,2013.

[18] 张静雯,周建桥,詹维伟,等.乳腺癌超声表现与其病理基础的相关性研究[J/CD].中华医学超声杂志:电子版,2011,8(6):1209.

[19] 李娜,朱庆莉,姜玉新,等.乳腺导管内原位癌的超声表现与病理相关性[J].中国医学影像技术,2011,27(6):1150-1154.

[20] Zervoudis S,Tamer V,Iatrakis G,et al. Improving ductoscopy with duct lavage and duct brushing. Eur J Gynaecol Oncol,2014,35(5):548-553.

[21] Parthasarathy V,Rathnam U. Nipple discharge:an early warning signof breast cancer[J]. Int J Prev Med,2012,3(11):810-814.

[22] Taylor K,Ames V,Wallis M. The diagnostic value of clinical examination and imaging used as part of an age-related protocol when diagnosing male breast disease:an audit of 1141 cases from a single centre[J]. Breast,2013,22(3):268-272.

[23] Zhu X,Xing C,Jin T,Cai L,Li J,et al. A randomized controlled study of selective microdochectomy guided by ductoscopic wire marking or methylene blue injection[J]. Am J Surg,2011,201(2):221-225.

[24] Sanchez C,Brem RF,McSwain AP,et al. Factors associated with re-excision in patients with early-stage breast cancer treated with breast conservation therapy[J]. Am Surg,2010,76(3):331-334.

[25] Magdalene KF,Robin G,Sapna M. Mammary hamartoma-a clinical dilemma[J]. Gulf J Oncolog,2014,1(15):87-90.

[26] 胡永升.现代乳腺影像诊断学[M].北京:科学出版社,2001:98-107.

[27] 孙立宏,金莉.乳腺血氧功能影像检查仪对乳腺癌检查的作用分析——附9000例体检病例分析[J].中国妇幼保健,2010,25(12):1718-1719.

[28] 江小蓉,王瑜,叶岩镇,等.血氧检测与彩超检查对乳腺癌诊断的比较分析[J].中国医疗设备,2014,29(7):180-182.

[29] 周学武,王文慧,叶海莉.乳腺血氧功能成像技术原理及临床应用[J].医疗卫生装备,2014,35(8):137-139.

[30] 刘敏,郑爱秋,石剑,等.乳腺血氧功能成像系统与彩超在乳腺癌筛查中的应用[J].中国妇幼保健,2014,29:

4992-4994.

［31］徐熠琳,李军楠,刘雪静,等.乳腺血氧功能成像技术与超声及 X 线检查联合应用诊断乳腺的价值[J].山东医药,2016,56(4):16-18.

［32］王宏雁,宋永茂,谢沛沛,等.乳腺血氧功能影像检查仪联合钼靶 X 线检查在乳腺癌筛查中的作用[J].预防医学,2016,28(7):654-657.

［33］钟锦宜,陈佑江,吴云阳.乳腺血氧功能影像检查仪在乳腺专科门诊的应用[J].世界最新医学信息文摘,2016,16(80):3-4.

第三章　乳腺炎症与外伤

第一节　急性乳腺炎

急性乳腺炎是乳腺的急性化脓性感染,最常见于哺乳期妇女,尤其是初产妇。哺乳期的任何时间均可发生,哺乳初期最为常见。近年来,非哺乳期乳腺炎的发病率呈上升趋势。

（一）病因

1. 乳汁的淤积　乳汁淤积有利于入侵细菌的生长繁殖。乳汁淤积的原因有:①乳头过小或内陷妨碍哺乳,孕妇产前未能及时矫正乳头内陷,婴儿吸乳时困难,甚至不能哺乳;②乳汁过多,排空不完全,产妇不了解乳汁的分泌情况,多余乳汁不能及时排出而保留在乳房内;③乳管不通,造成乳管不通的原因很多,常见的有乳管本身的炎症、肿瘤及外在压迫,这些均影响正常哺乳。

2. 细菌的侵入　乳头内陷时婴儿吸乳困难,易造成乳头周围的破损,这是细菌沿淋巴管入侵造成感染的主要途径。另外,没有养成良好的哺乳习惯,婴儿经常含乳头而睡,也可使婴儿口腔的炎症直接侵入蔓延至乳管,继而扩散至乳腺间质引起化脓性感染,其致病菌以金黄色葡萄球菌为常见。

3. 非哺乳期乳腺炎的病因尚不明确,可能与乳腺导管扩张、乳头内陷有关。

（二）临床表现

1. 急性单纯性乳腺炎　初期主要是乳房胀痛、皮温高、压痛,乳房某一部位出现边界不清的硬结。

2. 急性化脓性乳腺炎　局部皮肤红、肿、热、痛,出现较明显的硬结,触痛明显加重,同时患者出现寒颤、高热、头痛、无力、脉快等全身症状。另外腋下可出现肿大、有触痛的淋巴结。实验室检查发现白细胞计数明显升高,感染严重者可并发败血症。

3. 脓肿形成　由于治疗措施不当和病情的进一步加重,局部组织发生坏死、液化,大小不等的感染灶相互融合形成脓肿。脓肿可为单房性也可为多房性,浅表的脓肿易被发现,而较深的脓肿波动感不明显,不易被发现。如果乳腺炎患者全身症状明显,局部及全身药物治疗效果不明显时,要注意进行疼痛部位的穿刺,待抽出脓液或涂片发现炎症细胞来明确脓肿的诊断。

4. 非哺乳期乳腺炎　初始表现可为乳房无痛性肿块,多位于乳头、乳晕周边,亦有患者直接表现为有痛的肿块,但最后均会表现出红、肿、热、痛等炎症特征。

（三）诊断和鉴别诊断

急性乳腺炎根据病史和查体均能做出正确的诊断,哺乳期的年轻妇女出现乳房局部的胀痛,甚至出现寒颤、高热、白细胞计数增多的情况时,急性乳腺炎的诊断应是较容易的。但在以上症状不典型时,要特别注意与炎性乳腺癌相鉴别,炎性乳腺癌临床虽不多见,但也多发生在年轻妇女,尤其在妊娠或哺乳期。这种乳腺癌发展迅速,可在短期内侵及整个乳房,患乳淋巴管内充满癌细胞,皮肤充血、发红,犹如急性炎症,整个乳房变大变硬,而无明显的局限性肿块,但炎性乳腺癌无发热、白细胞计数增多的情况,疼痛不明显。

（四）治疗

1. 非手术治疗

（1）炎症的初期可以继续哺乳:哺乳前后应清洗乳头、婴儿的口腔及乳头周围,哺乳可起到疏通乳管、防止乳汁淤积的作用。乳头皲裂或破坏时可暂时停止患乳哺乳,应用吸乳器排空乳汁,创面经清洗后涂用消炎膏类药物以促进愈合。

（2）局部冷、热敷:炎症初级阶段,可用25%硫酸镁冷敷以减轻水肿,乳内有炎性肿块时改为热敷,每次20~30分钟,每日3~4次。另外也可用中药外敷以促进炎症的吸收,有条件时可进行物理治疗。

（3）药物治疗:首选青霉素治疗,用量可根据症状而定,每次80万U肌内注射,每日2~3次。也可用 800 万 U 静脉滴入。中医中药治疗乳腺炎也有良好疗效。

（4）封闭治疗：局部用含有青霉素 100 万 U 的等渗生理盐水 20ml 封闭治疗。

2. 手术治疗 脓肿形成后任何良好的抗生素都不能代替切开引流，引流的方法有多种，但目的都是将脓液排出，使炎症早日消散。

（1）激光打孔：根据单房性、多房性脓肿在波动感最明显的部位打孔并吸出脓液，然后将抗生素推入脓腔。此方法创伤小，患者免受每日换药之痛苦，容易接受。

（2）脓肿切开引流：乳腺脓肿需切开引流时，原则上应停止哺乳。患者可口服药物回奶以避免发生奶瘘而使伤口长期不愈合。

切开引流的注意事项：

（1）时间掌握准确：浅表的脓肿有波动感，较深的脓肿波动感不明显，要在压痛最明显的部位穿刺涂片，发现脓细胞时就应切开引流。

（2）切口选择要正确：乳房上方的脓肿应在乳晕以外做放射状切口，而乳晕下方脓肿因较浅表可以做弧形切口。

（3）引流要通畅：脓肿切开引流后患者的症状、体征均应明显减轻，如切开后体温仍较高、疼痛无明显缓解者应考虑是否是引流不通畅。脓肿切开时应以手指探入脓腔，轻轻将腔内坏死物清除，同时分开多房脓肿之间的纤维隔，以防残留死腔。如脓腔很大或脓腔呈哑铃状，一个切口引流不畅时可行对口引流。

（4）换药要及时：脓肿切开引流后要及时换药，每次换药可用双氧水、庆大霉素或复方黄柏液等药物冲洗，以抑制细菌的生长。

3. 纤维乳管镜治疗 患者仰卧，患侧乳腺充分暴露，以乳头为中心常规消毒，用 2% 利多卡因 0.2ml 进行局部麻醉，由扩张的乳管开口插入乳管镜，用生理盐水反复多次冲洗乳管，使淤积其中的乳汁排出，自冲洗孔缓慢反复注入庆大霉素注射液进行乳管冲洗，治疗结束后再次消毒，覆盖无菌敷料，嘱患者 24 小时内禁浴，定时用外用吸乳器吸净乳汁，避免积乳。

4. 成脓期非手术治疗 对于确诊后的化脓性乳腺炎，传统的治疗方法多是手术切开引流，术后换药，病程较长，有瘢痕形成等问题。临床工作中，还可多根据患者病情及脓肿程度，采用针吸法穿刺抽脓保守治疗，疗效确切，预后良好，此治疗方法对于非哺乳期患者效果更佳。

具体方法如下：穿刺前在彩色多普勒超声引导下确定脓肿位置、大小及脓液量，常规消毒皮肤，局部 2% 利多卡因麻醉，穿刺抽出脓液后，换用较大号注射器抽吸，一般多用 10～20ml 注射器，脓腔较大或脓液稠厚者可用 30～50ml 注射器抽吸。抽吸困难或不畅时，调换位置或方向，或用生理盐水冲洗针头，再行抽吸，至脓液抽不出，彩色多普勒超声下无回声区为止，术后局部加压包扎。根据脓肿大小，每天或隔天抽吸 1 次，一般患者 1～3 次即可治愈。治疗期间不必断奶，给予手法排乳，以保持乳汁通畅，减少乳汁淤积以避免增加细菌繁殖条件而加重病情。少数患者治疗后局部形成局限性无症状性肿物，可待断乳后行手术治疗。期间不影响哺乳。

穿刺抽脓后局部加压包扎，可使创面不易移动，创腔内组织处于闭合状态，减少创腔内出血及积液或乳汁再次灌注可能，促进组织生长，对消除脓腔，促进愈合意义重大。

针吸法治疗乳腺脓肿操作简便，可迅速减轻患者痛苦，缩短病程，避免手术造成的精神压力，且无手术瘢痕，最大程度保留患者泌乳功能，提高母乳喂养率，患者易接受。一般患者于乳腺炎发病 3～5 天即有脓肿形成，便可采取穿刺抽脓治疗，同时应用中药进行辅助治疗，效果更好。

脓肿位置较深或初期使用抗炎药物导致病程迁延，不易尽早发现，对于病程较长，脓液稠厚，或呈蜂窝状脓腔者，针吸法治疗效果欠佳，应尽早切开引流。

（五）预防

除增加孕妇的抵抗力外，主要是防止乳汁淤积，同时要预防和治疗婴儿口腔炎症，防止乳头破损。要养成良好的哺乳习惯，不让婴儿含乳头睡觉，注意哺乳前后清洗乳头，并积极治疗已发生的乳头皲裂。

（丁小红 李洁 蒋奕）

第二节 积 乳 囊 肿

积乳囊肿又称为乳汁淤积症，是哺乳期因一个腺叶的乳汁排出不畅，致使乳汁在乳腺内积存而成。因临床上发现主要是乳内肿物，常被误诊为乳腺肿瘤，故应引起重视。

（一）病因与病理

引起积乳囊肿的原因很多，但临床上较常见的原因有以下几点:①原发性乳腺结构不良或畸形导致泌乳不畅,逐步发展成乳汁潴留,形成囊肿。②乳腺肿瘤、炎症、外伤或手术因素,引起正常乳腺结构破坏,输乳管部分或完全阻塞,引起乳汁潴留。③不良哺乳习惯或不正确的哺乳体位。④生理性或机械性的牵拉。哺乳期妇女乳房充盈,体积大,乳房上部长期在重力作用下受牵拉,引起乳腺上象限乳汁潴留。

积乳囊肿可继发感染导致急性乳腺炎或乳腺脓肿,如不继发感染可长期存在,囊内容物变稠,随时间的延长可使囊内水分被吸收而使囊肿变硬。

积乳囊肿病理:囊肿壁由薄层纤维组织构成,内面附以很薄的上皮细胞层,有些地方甚至脱落,囊内为淡红色无定型结构物质及吞噬乳汁的泡沫样细胞,囊肿周围间质内可见多量的单核细胞、类上皮细胞、多核巨细胞、淋巴细胞浸润,还可见小导管扩张及哺乳期腺小叶组织,病程长者囊壁还可以发生砂砾样钙化从而形成硬性肿块。

(二)临床表现

乳腺肿物为最初症状,单侧多见,肿物多位于乳晕区以外的乳腺周边部位。呈圆形或椭圆形、边界清楚、表面光滑、稍活动、触之囊性感、有轻度触痛,直径常在 2～3cm。腋下淋巴结一般不大。

(三)诊断

年轻妇女在哺乳期或之后发现乳房边界较清的肿物,并主诉在哺乳期中曾经患过乳腺炎,检查在乳晕区以外的边缘部位触到边界清楚、活动、表面光滑的肿物,应想到积乳囊肿的可能。

1. X 线　多呈圆形或椭圆形的透亮区,多数直径在 1～3cm 之间,可见于乳腺任何部分,早期周围尚无纤维囊壁形成时,继发感染或囊肿破裂后,X 线形成局限浸润阴影,边缘模糊不清。

2. 彩色多普勒超声检查　肿块轮廓明显,边界清楚,表面光滑,探头加压时有一定弹性感,水分较少,时而见有乳酪样、均匀细密的强回声光点漂浮。当乳汁内水脂分离时,水分吸收,乳汁稠厚,可表现均质的回声反射,类似实性肿物。

3. 针吸细胞学检查　病史较短,穿刺液为白色乳汁,病史长的穿刺为黏稠黄白色奶酪样物,穿刺肿物可缩小而不消失,细胞学特点:可见大量肿胀变性乳汁分泌细胞等。

(四)鉴别诊断

1. 乳腺囊肿病常为多囊性,囊内容物为淡黄色液体或棕褐色血性液体。未切开囊肿顶部多呈蓝色。

2. 积乳囊肿与乳腺纤维腺瘤两者的临床表现相似,但乳腺纤维腺瘤多发生在卵巢功能旺盛时期(18～25 岁),而积乳囊肿多为哺乳期及以后;乳腺纤维腺瘤开始即为实性感,而积乳囊肿早期囊性感,后期质地较硬,穿刺细胞学检查可以协助诊断。

3. 乳腺癌患者发病年龄偏大,肿块和周围组织边界不清,而积乳囊肿早期囊性感,多见于哺乳期,且边界清楚。如不继发感染,积乳囊肿患者腋下淋巴结不大,虽然到后期积乳囊肿质地硬,但在细胞学检查过程中还是可以鉴别的。

(五)治疗

本病属于乳腺的良性疾病,如发现应考虑手术切除。手术只需肿物单纯切除,如在哺乳期,同时有继发感染时,应先控制感染并回奶,然后行肿物切除并送病理检查。

第三节　乳　腺　结　核

由于预防保健工作的开展和生活水平的提高,乳腺结核已很少见,此病是一种慢性特异性感染,结核杆菌多从肺或肠系膜淋巴结而来,由腋窝、锁骨上下淋巴结或附近结核病灶(肋骨、胸壁、胸膜)直接蔓延或经淋巴道而来,后者较少见。

(一)病理改变

1. 大体所见　初期乳内硬结表面光滑、边界不清,可推动。随着病变的进展,硬结相互融合成更大的肿块,此时切开肿块可见中心发生坏死(干酪样坏死)。有的液化形成脓腔,数个脓腔相互沟通,形成多发性脓肿。如果穿透皮肤便形成经久不愈的窦道,流出结核性脓液,导致乳腺组织广泛性破坏。中

年后期的女性乳腺结核,多半易发展成为硬化性病变,肿物切面可见纤维组织增生,但中心坏死区不大。

2. 镜下特点　乳腺组织中有典型的结核性浸润,可见典型的结核结节。结核结节的中心为干酪样坏死区,最外层由淋巴细胞及单核细胞所包绕,中间为上皮样细胞区,在上皮样细胞区存在着少数多核巨细胞(朗格汉斯巨细胞),有时在结核性病变中找不到典型的结核结节,仅在炎性浸润中有较多的上皮细胞及为数不等的干酪样坏死。

(二)临床表现

最常见的发病年龄在 20～40 岁的妇女,多数已

婚并生育。病程进展缓慢,开始为一个或数个结节,触痛不明显,与周围组织分界不清,逐渐与皮肤发生粘连。治疗不及时可出现肿块软化而成寒性脓肿,脓肿破溃而排出混有豆渣样碎屑的脓液,创面经较长时间的换药才能愈合。同侧腋下淋巴结大,少数病例特别是中年后期女性患者,以增生性乳腺结核居多,乳内病变硬化,即硬化型乳腺结核,常使乳腺严重变形,乳头内陷,有的乳腺皮肤出现橘皮样改变,易误诊为乳腺癌。

(三)诊断

早期的乳腺结核的肿块不易与乳腺癌鉴别,可行细胞学检查并做抗酸染色查结核杆菌,在检查过程中注意病灶中是否有明显的干酪样坏死区,另外要注意其他部位的组织器官有无结核病灶及结核菌素试验是否阳性等情况。

(四)鉴别诊断

此病主要应注意与乳腺癌相鉴别。其鉴别点为:①乳腺癌发生年龄较乳腺结核大 10 ~ 20 岁;②除乳腺肿块以外,乳腺结核患者常可见其他结核灶,最常见的是肋骨结核、胸膜结核和肺门淋巴结结核,此外,颈部及腋窝的淋巴结结核也属常见,身体其他部位的结核如肺、骨、肾亦非罕见;③乳腺结核除肿块以外,即使其表面皮肤已经粘连并形成溃疡,也很少有水肿,特别是橘皮样变;④乳腺结核发展较慢而病程长,除局部皮肤常有粘连、坏死和溃疡以外,还常有窦道深入到肿块中心;⑤乳腺结核即使已经破溃并有多量渗液,也不像乳腺癌那样恶臭。

(五)治疗

除营养、休息、应用抗结核药物等全身治疗外,对局限在一处的乳腺结核可将患处切除。若病变范围较大,则最好行乳房切除,肿大的淋巴结亦应切除。

第四节 浆细胞性乳腺炎

浆细胞性乳腺炎(plasma cell mastitis,PCM)又称为乳腺导管扩张症(mammary duct ectasia,MDE),是一种好发于非哺乳期、以导管扩张和浆细胞浸润病变为基础的慢性、非细菌性乳腺炎症。据国内外报道,其发病率约占乳腺良性疾病的 1.14% ~ 5.36%。其病因不明,临床表现复杂多变,极易与乳腺癌相混淆,因此误诊率可高达 56.9% ~ 73.1%。随着先进医疗器械在临床诊断中的应用和对该病广泛深入的研究,人们已有了新的认识,现就浆细胞性乳腺炎的命名与定义、病因与病理、临床表现与分期、诊断与辅助诊断及其治疗问题分别进行介绍。

(一)命名与定义

该病的命名由于不同时期认识不同而产生了各种名称。1925 年,Ewing 首先提出,该病是一种以非周期性乳房疼痛、乳头溢液、乳头凹陷、乳晕区肿块、非哺乳期乳房脓肿、乳晕部瘘管为主要表现的良性疾病,称为管周性乳腺炎(periductal mastitis);1933 年 Adair 发现,在该病的晚期阶段,扩张导管中的刺激性物质可溢出管外引起以浆细胞浸润为主的炎症反应,称为浆细胞性乳腺炎(comedomastitis)、闭塞性乳腺炎(mastitis obliterans)等;1951 年,Haagensen 根据其病理特点命名为乳腺导管扩张症;1959 年芦于原首次在国内报道浆细胞性乳腺炎。近年有人认为,管周性乳腺炎是该病最初的基本特征,乳管扩张症是必有的病理阶段,而浆细胞性乳腺炎是该病的后期表现。因此,我们认为浆细胞性乳腺炎可以涵盖上述命名,其定义应为一种由于乳管阻塞、扩张、导管壁炎症、纤维化,管壁周围脂肪组织内浆细胞浸润而引起的非细菌性炎症,可以导致乳房肿块,亦可出现皮肤粘连、乳头回缩、局部水肿以及腋淋巴结肿大等征象。

(二)病因与病理

浆细胞性乳腺炎的病因不明,大多数患者发病并无明显诱因,故认为是一种自身免疫性疾病,推测哺乳障碍、乳房外伤、炎症、内分泌失调及乳房退行性变是引起乳腺导管引流不畅、阻塞、分泌物淤滞等症的重要原因,由此可以导致管腔内中性脂肪刺激管壁纤维组织增生,进而破坏管壁进入间质引起剧烈的炎症反应;异常激素刺激可使导管上皮产生异常分泌、导管明显扩张,是该病发生的主要因素。吸烟是一个独立的危险因素,可能的机制是尼古丁直接影响泌乳素分泌或通过影响雌激素代谢间接影响泌乳素分泌,使乳腺导管上皮向鳞状细胞转换,研究显示,具有免疫抑制功能的激素对 PCM 有良好的疗效,崔振等将 PCM 患者手术后病变组织接种于小鼠,建立 PCM 的动物模型,提示该病的发生与自身免疫有关,但机制尚不完全清楚。单纯的阻塞不会引起导管扩张,但导管排泄不畅可以使本病由溢液期发展到肿块期。有学者从乳头溢液、乳晕部肿块穿刺或乳晕部瘘管中均分离和培养出厌氧菌,认为该病是厌氧菌在乳管内滋生引起的化脓性炎症。Ammari 等对 35 例 PCM 患者进行回顾性研究后认为,PCM 的发病机制与吸烟和细菌感染有关。Dixon、盖晓冬等分别从 PCM 患者的脓液和乳头溢液中培养出厌氧菌,认为需氧菌和厌氧菌共同参与了脓肿的形成过程。于海静等对 4 例患者组织标本进行分枝杆菌 PCR 检测,1 例分枝杆菌阳性,经鉴定为 Massiliense 分枝杆菌,疾病迁延不愈可能与肺外非结核分枝杆菌感染有关。周飞等发现,PCM 患者标本切片中 L 型结核分枝杆菌的检出率达 60.7%[IK(intensified Kinyoun)法抗酸染色]。越来越多的证据显示 PCM 可能与分枝杆菌感染有关。综合文献我们认为,乳腺导管阻塞和激素的异常刺激是该病发生的病理基础,而早已存留于导管内的细菌滋生是继发感染、加重病情发展的重要因素。

PCM 的病变早期病理表现为导管上皮不规则增生,导管扩张,管腔扩大,管腔内有大量含脂质的分泌物聚集,导管周围组织纤维化,并有淋巴细胞浸润。后期病变可见导管壁增厚,纤维化,导管周围出现小灶性脂肪坏死,周围可见大量组织细胞、中性粒细胞、淋巴细胞和浆细胞浸润,尤以浆细胞显著,故称为浆细胞性乳腺炎。

(三)临床表现与分期

浆细胞性乳腺炎多发生于 30～40 岁的非哺乳期妇女,常以乳房肿块、乳头溢液为首次就诊症状,且多数为唯一体征。肿块多位于乳晕深部,急性期较大,亚急性期及慢性期缩小成硬结。乳头溢液多为淡黄色浆液性或混浊的黄色黏液,血性溢液少见。可有同侧腋窝淋巴结肿大,但质软,压痛明显;其炎症反应也可以导致乳头回缩和乳晕区皮肤橘皮样变。也可以出现肿块软化而成脓肿,破溃后久治不愈者形成通向乳管的瘘管或形成窦道。

根据病程,浆细胞性乳腺炎可分为 3 期:①急性期:约 2 周,乳房肿块伴有疼痛、肿胀、皮肤发红等急性乳腺炎的表现,但全身反应轻,无明显发热;②亚急性期:约 3 周,炎症消失,出现乳房肿块,并与皮肤粘连;③慢性期:经过反复发作后,乳房肿块可缩小成硬结状,出现 1 个或数个边界不清的硬结,初期可能只有 1cm 大小,数月或数年后可达 3～5cm 以上。此肿块多数位于乳晕范围内,质地坚实,与周围组织有一定固着性,并与乳腺局部的皮肤粘连,呈橘皮样改变。也可见乳头回缩或乳头朝向发生改变,重者可使乳房变形。有的可触及腋下肿大淋巴结。以上表现临床上易和乳腺癌相混淆。少数患者乳晕处或附近皮下起小脓肿,切开或破溃后不易愈合,可形成

瘘管和窦道,长达数年。

(四)诊断和辅助诊断

浆细胞性乳腺炎临床表现多样,与急性乳腺炎、乳房结核、乳管内乳头状瘤、特别是乳腺癌鉴别困难,极易误诊。因此,具有以下临床特点要考虑为浆细胞性乳腺炎:30～40 岁经产、非哺乳期妇女;乳晕深部肿块、生长缓慢、反复发作。

急性期易出现局部皮肤红肿热痛、腋窝淋巴结肿大、疼痛,抗生素治疗效果不佳;乳头溢液以多孔、透明或混浊黄色浆液性为主,少见血性,有时伴有乳头凹陷、畸形。有的患者乳晕区皮肤可见瘘口或窦道。

辅助检查有助于本病的诊断。

1. X 线钼靶摄片　X 线钼靶摄片显示病变大多位于乳晕及中央区,其肿块密度增高影内夹杂条索状透亮影,严重者可呈蜂窝状、囊状透亮影,边缘光滑,考虑为扩张的导管腔内含有脂肪物质所致,有时可见根部和尖部一样粗的周围假"毛刺征",以及粗颗粒圆形钙化。有别于恶性肿瘤肿块周围的毛刺征和沙粒样钙化。

2. B 超检查　病灶位于乳晕后或乳晕周围,肿块内部呈不均匀低回声、无包膜、无恶性特征,导管呈囊状、尤其是串珠样扩张。

3. 多层螺旋 CT　早期炎性肿块表现为乳晕区皮肤增厚、主乳管区软组织影增宽,后期病变周围有类圆形小结节且结节间有桥样连接,为浆细胞性乳腺炎特有征象。

4. 纤维乳管内镜　纤维乳管内镜检查显示为导管扩张、管腔内炎性渗液及絮状沉淀物。

5. 病理学诊断　针吸细胞学检查可见坏死物和较多的浆细胞、淋巴细胞及细胞残骸。术中快速冰冻切片病理检查是诊断该病、鉴别乳腺癌的可靠方法。

(五)治疗

浆细胞性乳腺炎很少能够愈合,缺乏特效药物可以治疗。目前,还是以外科手术为主,手术切除病灶是目前治疗该病最有效、彻底的方法。

1. 抗菌药物的应用　急性炎症肿块,有时合并细菌性感染,给予广谱抗生素及甲硝唑控制炎症及局部理疗,有利于急性炎症的控制,但不能痊愈,待肿块缩小或皮肤肿胀消退后行手术治疗。陈晶等给予浆细胞性乳腺炎患者口服地塞米松 1 次 1.5mg,1 天 3 次,甲硝唑 1 次 0.4mg,1 天 2 次,1 周后停用甲硝唑,地塞米松逐渐减量,可以控制炎症,缩小肿块。

2. 抗结核药物的应用　有文献报道用抗结核

药物治疗浆细胞性乳腺炎有一定的效果,于海静等基于非结核分枝杆菌可致窦道迁延不愈,对27例病理确诊的窦道型浆细胞乳腺炎患者选择异烟肼(0.3g/d)、利福平(0.45g/d)和乙胺丁醇(0.75g/d)或吡嗪酰胺(0.75g/d)行三联抗分枝杆菌药物治疗,治疗9~12个月;27例患者在治疗1~3个月后窦道闭合,16例患者在单纯药物治疗后完全治愈,11例患者经药物治疗,病灶缩小后行手术治疗,随访3~24个月无复发。

3. 手术治疗

(1)切开引流术:浆细胞性乳腺炎的脓肿常为多发性小脓肿,切开引流效果不佳,将较大的脓肿切开引流,局部消肿,可为彻底手术治疗做准备。

(2)乳腺区段切除术:如果疾病早期,乳腺内还没有形成肿块,仅表现乳晕下导管扩张、管壁增厚,临床上乳头后能触及条索状增粗的乳管,有时合并乳头溢液,只需把病变导管由乳头根部切断,连同部分乳腺组织做锥形切除。乳腺内有肿块形成,经病理检查确诊后,将肿块连同周围部分乳腺组织局部切除。当乳晕周围出现浅表的小脓肿时,切开(或自行溃破)后不易闭合或不断有新的小脓肿形成,可形成窦道或瘘管,应行窦道和病变组织全部切除。

(3)乳房单切术及皮下腺体切除术:对于患侧乳房表面有多处瘘口、溃疡面大并伴有严重感染的患者,应考虑做单纯乳房切除术。这种手术毁形严重,对年轻患者应慎重选择。对于炎症侵及整个乳房,残留正常腺体极少,乳房表面皮肤无溃疡面、无多发窦道口、无皮下脓肿的患者,可以实施保留乳头、乳晕的皮下腺体全切术或腔镜下皮下腺体切除术,为二期乳房再造术做准备。

(六)中医辨证施治

中医辨证施治对浆细胞性乳腺炎有独到之处,详见本章第九节。

第五节 乳 房 湿 疹

乳房湿疹多发生在乳头及乳晕处,是皮肤的一种非特异性过敏性炎症。男女均可发生,但以哺乳期妇女多见,有时可与身体其他部位皮肤损害同时伴发。皮疹为多形性,常有皲裂、瘙痒,易复发。

(一)病因及发病机制

病因较复杂,多由于一些外界或体内因素的相互作用所致。

外界因素:如日光、寒冷、炎热、多汗、摩擦以及各种动物皮毛、植物、化学物质、化妆品、肥皂、人造纤维、染料、塑料制品等均可诱发湿疹,有些食物如蛋类、鱼虾、蟹、牛奶等异性蛋白,尤其在哺乳期过食各种不新鲜的异性蛋白食物可使一些乳房湿疹加重。

内在因素:如过敏性体质、代谢、内分泌或消化道功能紊乱、神经精神功能障碍、过度疲劳、精神紧张、病灶感染、肠寄生虫病等。

从发病机制上看,本病主要是由复杂的内外激发引起的一种迟发型过敏反应。患者可能具有一定的湿疹素质,在一些因素激发下发病。本病常涉及多方面因素,病因复杂,且有些还不太清楚,尚待进一步研究。

(二)临床表现

多见于哺乳期妇女,病变多发生于乳头、乳晕特别是乳房下部,常反复发作而转慢性,急性期常出现多数密集粟粒大的小丘疹、疱疹或小水疱、基底潮红、有点状渗出及糜烂面、有浆液不断渗出,可伴有结痂、脱屑等。皮损易转为亚急性或慢性而经久不愈,此时临床表现为皮肤表面粗糙、肥厚、乳头皲裂,一般双侧乳房受累,自觉瘙痒。婴儿吸吮时可有剧烈疼痛。停止哺乳后多易治愈。

(三)诊断和鉴别诊断

根据患者多为哺乳期妇女,对称发生于乳头、乳晕红斑处,有糜烂、渗出及皲裂、瘙痒、易反复发作等特点,诊断不难。一般应与湿疹样癌、接触性皮炎等疾病鉴别。

1. 湿疹样癌 又称Paget病,是一种特殊类型的乳腺癌,多发生于中老年女性,偶可发生于男性乳房及其他富有大汗腺的部位。一般多见于女性单侧乳头、乳晕及其周围,呈湿疹样外观,但为境界清楚的红色斑疹,常有浸润结痂,逐渐向外扩大。一般无自觉症状,抗湿疹药物无效,细胞学检查可以协助诊断。

2. 接触性皮炎 本病一定有明显的接触一些物品史。较常见的局部外涂正红花油、风油精、花露水或其他药品以及橡皮膏等。其皮损特点为单一性的皮疹,如丘疹或小疱,边界清楚,非对称性。去除诱因,皮损很快减轻或消失。

(四)治疗

1. 一般防治原则

(1)尽可能寻找该病发生的原因,对患者的生活环境、饮食习惯等做深入了解,并对全身情况进行全面检查,有无慢性病灶及内脏器官疾病,以排除可能的致病因素。

(2) 避免各种外界刺激,如热水烫洗、剧烈搔抓、过度洗拭及接触其他患者敏感的物质如皮毛制品等。

(3) 避免使用易致敏和刺激食物,如鱼、虾、蟹、羊肉、酒类等。

(4) 对局部糜烂渗出或皲裂较重的患者,应适当减少哺乳的次数,可采取方法将乳汁挤入奶瓶给婴儿喂服,以缓解局部炎性渗出。另外要外用或内服抗湿疹药物。

2. 外用疗法 局部皮肤有渗出时,可用 0.05% 小檗碱水(用 2000ml 开水冲 10 片小檗碱溶解放凉即可)或 1:8000 高锰酸钾水湿敷;轻度糜烂时可外用氧化锌丁香油酚糊剂(酚锌油)、曲咪新乳膏(皮康霜)、复方康纳乐或健疗霜外涂;对慢性湿疹可外用丙酸氯倍他索软膏(恩肤霜)、复方醋酸地塞米松乳膏(皮炎平)或曲安西龙尿素软膏外涂,有皲裂时可外涂肝素软膏。

3. 内用疗法 患者在哺乳期一般不给予口服抗组胺药物治疗,皮损较重时可服氯苯那敏 4mg,每日 3 次;或赛庚啶 2mg,每日 3 次;也可给予唯尔本注射液 0.5mg,隔日 1 次肌内注射,或胸腺素 5 ~ 10mg,每日 1 次肌内注射;较重者也可口服转移因子口服液 10ml,每日 1 次,也可口服中药肤痒冲剂 8g,每日 3 次。

4. 半导体激光照射治疗 可用于哺乳期患者,半导体激光照射前先给予患者生理盐水纱布冷湿敷患处 30min,清除患处分泌物与痂屑,期间每隔 3 ~ 5min 浸湿纱布 1 次,湿敷完毕后进行激光照射治疗。患者取仰卧位,激光输出功率设定为 510mW,激光探头距患处约 1cm,每次照射 15min,照射完毕后外涂适量甘油,每日 2 次,7 次为 1 疗程。

第六节 乳 头 皲 裂

乳头皲裂是哺乳期乳头发生的浅表溃疡,初产妇多于经产妇。

(一) 病因

常见的原因是乳头发育不良(内陷、过小),哺乳困难,婴儿吸乳用力过大发生损伤;其次是乳汁分泌过多,外溢侵蚀乳头及周围皮肤,引起糜烂或湿疹;乳头外伤、婴儿口腔有炎症,哺乳过程中将乳头咬破也可造成乳头皲裂。

(二) 临床表现

首先是乳头表面有小裂口和溃疡,哺乳时有剧烈疼痛;其次,因哺乳疼痛减少哺乳时间和次数,造成乳汁淤积或细菌感染而出现乳腺炎。

(三) 预防及治疗

1. 预防保护 在妊娠期要注意乳头的清洁卫生,乳头内陷时可轻轻牵拉矫正。

2. 哺乳习惯 养成良好的哺乳习惯,勿让婴儿含乳头睡觉,同时要养成哺乳前后清洗乳头、注意婴儿口腔卫生的习惯。

3. 治疗方法 已出现皲裂者可清洗乳头周围后涂用红柳膏、红霉素油膏等药物;也可用食物油使皲裂处软化,使之易于愈合、减轻疼痛。乳头皲裂较严重者可暂停哺乳 1 ~ 2 天,用吸乳器吸出乳汁,坚持外用药治疗,另外应避免刺激性食物。

第七节 乳房外伤及脂肪坏死

乳房外伤及脂肪坏死多见于乳房较大或乳房下垂、体形肥胖、皮下脂肪丰厚、30 岁以上的女性患者,另外由于乳房皮下脂肪较丰富且位于胸部前面,也易于受到外伤。本病并不常见,约占同期乳房肿块发病率 14.7%,约占同期乳腺癌发病率的 25.0%。

(一) 病因

本病以 30 岁以上乳房较大的女性多见,病变多累及单侧乳房。虽然认为本病与外伤有关,但半数以上病例无明显外伤史,如 1944 年 Adair 和 Munzer 报道 110 例中仅 38 例有外伤史,1992 年杨氏报道 35 例中 14 例有外伤史。

根据病因可将乳腺脂肪坏死分为原发性和继发性两种。绝大多数为原发性乳腺脂肪坏死,它是外伤后引起的无菌性脂肪坏死性炎症,多为乳腺的钝器伤所致,尽管有些患者无明显外伤史,但一些轻微的钝器伤如桌边、台角的撞击等也可使乳腺中的脂肪组织直接受到挤压而坏死。此外还可见继发性乳腺脂肪坏死,如乳腺导管扩张症时内容物经管壁渗入到乳腺间质内,乳腺的化脓性感染,乳腺外科手术,肿瘤出血坏死等,均可引起乳腺脂肪坏死。

（二）病理

乳腺脂肪坏死依其病程及炎症反应情况可将其分为早、中、晚3期。

1. 早期　约为乳房外伤后1~3周。伤处皮肤可出现黄色、橙色或黑褐色的淤斑,病灶处可有出血,脂肪组织稍变硬。这是因为乳房外伤后,伤处因小血管破裂出血,在红细胞分解后含铁血黄素被游离,致使乳房伤处皮肤出现黄褐色淤斑。镜下可见脂肪细胞混浊,即脂肪皂化,及脂肪细胞坏死崩解,融合成较大的脂滴。

2. 中期　约为伤后4~6周。此时脂肪组织内形成一圆形肿块,约为2~4cm,边界不清,表面稍带黄色,切面见油囊形成,囊大小不一,其中充满油样液或暗褐色的血样液及坏死物质。此期因脂肪坏死,细胞裂解,脂滴游离,镜下可见泡沫状噬脂肪细胞围绕于病灶周围,还可见异物巨细胞或包裹着针形或菱形的脂肪酸结晶体和坏死物,同时有噬中性粒细胞、单核细胞、淋巴细胞及浆细胞浸润;也可因坏死物质裂解产物的刺激,使成纤维细胞、异物巨细胞、类上皮细胞围绕形成异物肉芽肿样结构。

3. 晚期　约为外伤数月以后。此期纤维组织明显增生,肿块纤维样变,呈灰黄色,为坚硬的实体物。切面为放射状瘢痕样组织,内有含铁血黄素及钙盐沉积。此期肿物可与皮肤粘连,使皮肤凹陷,当肿物较大、粘连较重时会使乳头内陷或偏斜,应注意与乳腺癌相鉴别。镜下可见坏死物和炎症区被纤维组织所取代,其间可见残存散在变性脂肪细胞和大小不等的含有油样物空泡及胆固醇结晶、钙盐沉积和残存的肉芽样结构。

虽然可分为3期,但由于患者的外伤史不明显及病变的连续性发展,临床上无严格的标准进行准确的分期。

（三）临床表现

乳腺脂肪坏死的近半数患者有钝器外伤史,表现为局部肿块,大小不等,约1~6cm,多位于乳晕或其附近,少数可发生于乳腺任何部位。最初表现为病变处黄色或棕黄色的淤斑,少数患者可出现暗红或紫褐色斑,淤斑直径约为2~8cm,随着病变的发展,局部出现肿块,此肿块位置多较表浅,界限不太清楚、质地坚硬、有压痛,与周围组织有轻度粘连。后期由于大量纤维组织增生,肿块纤维样变,使其边界较清楚。约有半数患者乳房表面的皮肤与肿物粘连而凹陷,少数患者可见乳头内陷及偏斜的改变,应注意与乳腺癌相鉴别。本病很少与深部组织粘连,

更不会出现皮肤水肿及橘皮样变。

少数患者由于炎症的刺激可伴有同侧腋窝淋巴结肿大,个别患者很像乳腺脓肿,可触及波动感,无外伤史及皮肤淤斑等乳腺脂肪坏死的典型表现,只表现出乳房肿块、压痛、皮肤潮红、发热等炎症表现,行切开引流后可见浅表的囊肿,内容物为液化的脂肪或陈旧血性液体,或带臭味黄色黏稠的坏死物。

（四）诊断

本病好发于身体肥胖、乳腺下垂、30岁以上的中年女性,一般均有不同程度的乳房外伤、手术及炎症史等。绝大多数可触及乳房肿块,肿块可呈圆形或椭圆形,约1~6cm,质地坚韧,表面光滑,有呈波动感,也有呈不整型肿块,界限不清,有的轻度压痛或表面皮肤局限性凹陷,应注意与乳腺癌鉴别。乳房内肿块往往呈无痛性或轻微疼痛,无持续增长现象,无转移灶。乳头的偏位或回缩现象是肿块位于乳晕区,病变的纤维化牵拉所致,亦应与乳腺癌鉴别。个别病例的腋窝淋巴结肿大是慢性淋巴结炎或淋巴结的反应性增生。

X线、B超及CT等辅助检查,对乳腺脂肪坏死的诊断无特异性。针吸细胞学检查或许有一定的帮助,但最终仍以病理检查为确诊的唯一手段。

（五）鉴别诊断

乳腺脂肪坏死的病理改变时期不一,其临床表现复杂而多样化,呈非特异性表现。杨氏报道误诊率高达82.9%,可误诊为乳腺癌、导管扩张症、脓肿、纤维腺瘤及积乳囊肿等。

1. 乳腺癌　乳腺癌的肿块呈渐进性增大,边界不清,表面凹凸不平;而乳腺脂肪坏死肿块的边界相对较清,大多呈缩小之趋势,呈圆形或椭圆形。乳腺癌的肿块不像乳腺脂肪坏死那样表浅,且可与深层组织相粘连,甚至固着于胸壁上,并可见硬或融合的淋巴结;而乳腺脂肪坏死虽可与皮肤粘连,但与深层组织无关,也不会固着于胸壁,虽偶有淋巴结肿大,但多较软、孤立。另外乳腺癌的切面为白色实质性,而乳腺脂肪坏死切面可见大小不等的油囊,呈灰黄色。

2. 乳腺导管扩张症　此病无外伤史,皮肤无凹陷及褐色斑,在乳晕区可触及扩张如绳的输乳管,早期均有溢液,晚期可见皮肤水肿及橘皮样变,切面亦不见油滴。病理学上此肿块周边为增生的纤维组织及浆细胞、淋巴细胞浸润,不见有分泌现象。

3. 乳腺脓肿　乳腺脓肿皆有红、肿、热、痛,有时伴有明显的全身症状,如发热等,其肿块不像乳腺脂肪坏死那样表浅,切开后有脓液流出。

4. 积乳囊肿　积乳囊肿的患者皆为哺乳后的妇女,肿块多位于乳晕区附近,肿块切开后有黏稠、浓缩的乳汁流出。

（六）治疗

乳腺脂肪坏死的最可靠、最有效的治疗方法是局部手术切除,为避免与乳腺癌混淆,切除时进行冰冻病理检查实属必要。

第八节　肉芽肿性乳腺炎

肉芽肿性小叶性乳腺炎(GLM),也叫特发性肉芽肿性乳腺炎,简称"肉芽肿",病理特征是以小叶为中心的肉芽肿性炎症,主要细胞成分是上皮样细胞、多核巨细胞、中性粒细胞等,微脓肿形成和非干酪样坏死,是多种肉芽肿性乳腺炎的一种。1972 年 Kessler 首次提出,1986 年国内才有 8 例报告,至今历史不长,以往发病率不高,所以目前还有较多乳腺科医生对该病缺乏认识,经常误诊为乳腺增生症、乳腺癌、化脓性乳腺炎或浆细胞性乳腺炎,导致治疗延误。该病好发于生育年龄,尤以经产妇多见。

（一）病因

肉芽肿性乳腺炎的确切病因尚不明确,多数学者认为是自身免疫性疾病,是对积存变质的乳汁发生的Ⅳ型迟发型超敏反应。但究竟是什么原因触发了这种自身免疫性炎症反应,尚不能确定,泌乳素可能是发病的触发器,并与哺乳障碍、饮食污染、避孕药或某些药物有关。Brown 等认为应用雌激素可诱发、加重本病的发生。

大体观察:肿块无包膜,边界不清,质较硬韧,切面灰白间杂淡棕黄色,弥漫分布粟粒至黄豆大小不等的暗红色结节,部分结节中心可见小脓腔。

（二）临床表现

1. 多为年轻的经产妇,多在产后 6 年内发病,平均病程 4.5 个月,平均年龄 33 岁,未婚育的患者多与药物或垂体泌乳素瘤有关。

2. 临床表现以乳腺肿块为主,肿块突然出现,常在一夜之间出现巨大肿块或全乳房肿块,或原有较小的肿块迅速增大,实发部位一般距乳晕较远,但很快波及到乳晕。肿块呈明显的多形性,或为伪足样延伸,或通过乳晕向对应部位横向蔓延。

3. 多数伴有疼痛,甚至是剧痛,有人甚至是以疼痛为首发症状,数天至 1 个月后才发现肿块。

4. 病情进展呈间歇性和阶段性,可有数月的缓解期,最长可达 3 年。病情的自限和缓解,经常被误认为是疗效或治愈,以后在月经前、生气或劳累后突然发作。

5. 切开引流后黄脓不多,多流淌黄色水样或米汤样物、血性脓液或出血多于出脓,有别于急性化脓性乳腺炎。

本病主要表现为乳晕区以外的乳腺其他部位肿块,生长较快,可伴有疼痛,肿块多为单发、质地较硬、活动、边界清楚、有的表面皮肤红肿,少数可以破溃。

（三）诊断

本病临床上易误诊为恶性肿瘤,要根据病史及乳房肿块有触痛等情况进行细胞学检查,有助于诊断,彩超和 X 线钼靶检查缺乏特异性,必要时行空心针或麦默通活检,可明确诊断。

（四）鉴别诊断

1. 与乳腺导管扩张症鉴别　乳腺导管扩张症病变在小叶内,无大量浆细胞浸润,不可见扩张的导管,乳头溢液不常见。

2. 与乳腺结核病鉴别　乳腺结核病肿块为无干酪样坏死,抗酸染色找不到结核杆菌,病灶中部常见小脓肿。

3. 与乳腺癌鉴别　肉芽肿性乳腺炎与乳腺癌极相似,但仔细检查,肉芽肿性乳腺炎之肿块触之不适,皮肤可有红肿,细胞学检查找不到癌细胞。

（五）治疗

本病与乳腺癌难鉴别,易发生误诊,因此发现乳房结节均应手术切除送病理检查,明确诊断后可行区段切除。

（宋振川　王新乐　李洁）

第九节　浆细胞性乳腺炎和肉芽肿性乳腺炎

浆细胞性乳腺炎和肉芽肿性乳腺炎是多发生在女性非哺乳期的一组非特异性炎症。临床上以乳腺肿块、乳头内陷、乳头溢液及乳腺脓肿为主要表现,甚至形成乳腺周围瘘管或窦道。各个年龄段各期的成年女性均可发病。鉴于此两类疾病临床症状、治疗上具有一定相似性,均属中医"粉刺性乳痈"范畴,中医治疗思路相似,本节一起进行探讨。

本病临床可分为急性期、脓肿期、肿块期、瘘管期、恢复期。根据临床所见辨病分期,辨证论治。

(一)急性期

特点:起病急,乳房出现结块、红肿、疼痛,多出现在发病 1 周以内,此时若能及早就诊,常单纯中药口服加药膏外敷即可治愈。疗程一般为 1~2 周。

治则:疏肝清热,活血消肿。

方药:柴胡清肝汤加减:当归 12g、白芍 10g、川芎 15g、柴胡 10g、黄芩 10g、山栀 6g、天花粉 10g、牛蒡子 15g、连翘 15g、甘草 6g。

外用:芙蓉膏(芙蓉叶、黄柏、黄芩等)。

(二)脓肿期

脓肿期是非哺乳期乳腺炎治疗成败的一个关键时期,若能在脓肿期有效控制病情,则脓肿治愈,病情缓解。若脓肿期控制欠佳,则出现多发乳房窦道、瘘管,经久不愈。脓性分泌物在乳腺中波及其他象限,则引起其他部位产生新发病灶。

特点:乳房脓肿,色红或不红,表皮可有波动感,超声下可见液性暗区。

治则:托里透脓。

方药:透脓散加减:生黄芪 15g、当归 10g、川芎 10g、皂刺 10g、穿山甲 5g。

外用:芙蓉膏。

中医特色外治法:陈氏[外科正宗]早有记载,北京中医院赵炳南等名医,20 世纪初期即沿袭陈氏绷缚背疮法,采用垫棉绑缚法治疗乳房脓肿。后师承者将穿刺抽脓与垫棉绑缚法结合,亦多获良效,使该病手术切除率降到 15% 左右。

穿刺抽脓、垫棉绑缚操作方法:患者仰卧位,常规消毒铺巾,以超声检测为基础,选择波动感最明显处或超声定位脓液聚集处作为穿刺点,超声引导下穿刺针进行穿刺,有落空感后或超声明确针道进入脓腔后给予负压抽吸,另一手辅助轻度按压脓肿周围组织,促使脓液充分被抽吸,脓腔内负压为止。穿刺抽脓完成后,局部给予垫棉绑缚。操作时将纱布展开平摊后折叠成团块压于穿刺后脓腔最凹陷处,为保证压迫效果,纱布压迫皮肤范围不宜大,压迫后保证所用纱布最高点高于乳房平面 5mm 以上。使用医用胶布适当固定,外用胸带加压包扎。包扎后可看到压迫之纱布高于乳房平面。

中医特色外治法不乏为一种可取的优势疗法,其优点具体有如下 6 个方面。

1. 愈合快 抽脓后借助垫棉绑缚加压之力,减少原有脓腔内张力,防止脓液再次渗出,同时使抽脓后空腔消失,脓肿壁相互贴合,达到较快愈合的目的。

2. 疗程短 穿刺抽脓、垫棉绑缚后浆细胞性乳腺炎脓肿平均痊愈时间为(50±22)天,而切开排脓、常规换药法脓肿痊愈时间为(80±28)天。

3. 微创 穿刺抽脓由于采用常规注射器,切口宽度仅为 1mm,故每次操作后切口一般 2 天即可愈合,对患者日常工作、生活质量无明显影响;而切开排脓、常规换药平均切口长度超过 1cm,故术后可见明显手术瘢痕。

4. 患者痛苦小 穿刺抽脓伤口小,患者痛苦轻,加上垫棉绑缚后能较大程度减少脓液的渗出,促进脓肿壁的贴合,故患者穿刺次数为 1~5 次,无过多外科干预操作,减轻患者恐惧心理,患者乐意接受。而传统的切开引流、常规换药法除使用手术增加了患者的恐惧心理和心理负担外,平均换药>20 次,频繁的外科操作增加了患者的痛苦和恐惧心理。

5. 乳房毁形小 由于穿刺抽脓、垫棉绑缚法仅将病变脓液负压吸出,并给予局部加压,对乳腺组织无明显破坏,故无明显乳房毁形,脓肿控制后局部平整无明显凹凸感,治疗后无明显瘢痕,收到了美观的效果。而切开排脓、常规换药法除手术切口对乳房外形有影响外,换药时间长、依靠肉芽填充乳房,常规瘢痕大小为 1~4cm,会造成乳房外形的改变。

6. 患者花费少 穿刺抽脓、垫棉绑缚法操作简单,安全可行,换药次数较少,可减轻患者的经济负担。

(三)肿块期

特点:乳房肿物、肿块大小不等,个别可达 10cm以上。形态不规则,质地硬韧,边界欠清,常与皮肤粘连。大多无明显红肿。

治则:温阳补血,散寒通滞。

方药:阳和汤方加减:熟地 30g、肉桂 3g、麻黄 2g、鹿角胶 9g、白芥子 6g、姜炭 2g、生甘草 3g。

外用:复方化毒膏配合铁箍散软膏。

(四)瘘管期

特点:脓肿自溃或切开后久不收口,脓水淋漓,形成乳房窦道、瘘管,时愈时发,局部有僵硬肿块。

治则:扶正托毒。

方药:托里消毒散加减:党参 10g、黄芪 10g、川芎 12g、当归 10g、白芍 10g、茯苓 12g、白芷 8g、皂角刺 8g、桔梗 10g、甘草 6g。

外用:朱红膏纱条。

（五）恢复期

特点：浆细胞性乳腺炎已痊愈，脓肿、肿物消失，窦道愈合。超声下无明显异常表现。

浆细胞乳腺炎和肉芽肿性乳腺炎，属中医肝郁不舒范畴，现代医学认为和自身免疫异常有关，痊愈后为预防复发，可采用疏肝健脾益肾之法调节自身免疫异常。

治则：疏肝理气，健脾化痰，益肾通络。

方药：柴胡10g、郁金10g、白术12g、茯苓12g、墨旱莲10g、紫草15g、夏枯草10g、莪术12g、僵蚕6g、白花蛇舌草10g、生山楂8g

方解：柴胡、郁金疏肝理气，白术、茯苓、墨旱莲健脾补肾，紫草、夏枯草、莪术消肿散结，僵蚕通络止痛，白花蛇舌草、生山楂清热祛脂、抑制乳腺导管异常分泌。全方综合运用，可改善异常分泌的乳腺导管状态，减少变态反应的发生，恢复正常乳腺状态，对预防其他部位新发病灶起到重要的作用。

（张董晓　董守义）

第十节　淋巴细胞性乳腺炎（糖尿病性乳腺病）

淋巴细胞性乳腺炎，是一种自身免疫性乳腺病，其临床病理学特点、发病机制不同于一般乳腺炎或乳腺疾病。应将其归为一种独立的乳腺炎，文献将其命名为淋巴细胞性乳腺病、硬化性淋巴细胞性小叶炎，因其多伴有长期1型糖尿病史，故又称为糖尿病性乳腺病。本病常见于年轻女性，亦有男性。该病在乳腺良性疾病中比例小于1%，而在伴有Ⅰ型糖尿病患者中的发病率可达13%。目前糖尿病发病率逐年增多，发病率达11.6%，该病发病率可能随之增多，同时淋巴细胞性乳腺炎中亦有合并浸润性导管癌，导管内乳头状癌和淋巴上皮样癌，临床治疗和放射学检查均可刺激实体肿块恶变，反复刺激可能引起上皮细胞过度增生恶变成癌，应予警惕。

（一）临床表现

1. 发病年龄常见于20~40岁年轻女性，可见男性。

2. 多位于外上象限，病变可单发或多发，50%双侧发病，在1型糖尿病的绝经前女性身上，63%为双侧发病。起病缓慢，常在无意中发现一侧或双侧乳腺发病。局限性不规则、边界不清、质地硬、活动性差的肿块，无触压痛，肿块经常多发，约67%有1个以上肿块。大小差异较大，从5mm到60mm不等，常无腋下淋巴结肿大。

3. 多伴有糖尿病史，发病时间多在患糖尿病后6~37年，多见1型糖尿病，偶有2型糖尿病，也有无糖尿病史，仅表现为血糖增高，多数伴有视网膜病、神经病变和肾病。

4. 双侧乳腺钼靶常显示非对称性病变区密度增高影或密度不均匀、不规则的实质性肿块，大多为圆形或卵圆形，通常无明确的钙化表现及界限清楚的肿块是最重要的特点。发生于男性者则可能被怀疑有男性乳腺女性化表现。

5. 乳腺超声可发现1个或多个不规则的低回声肿块，多不伴后方声影，也有报道伴后方声影。

（二）病理检查

1. 大体标本检查　可见有灰白色梁索状外观，无明显包膜，质地稍硬的肿块，边界欠清或相对清楚，切面呈均质状。

2. 显微镜检查　主要特点为：淋巴细胞性小叶炎、导管炎和致密的瘢痕样纤维化表现，乳腺小叶内有大量成熟的淋巴细胞，主要以B淋巴细胞为主，浆细胞浸润，腺泡及导管上皮层内亦可有淋巴细胞浸润，腺泡可萎缩或消失，间质明显纤维化透明变，小叶导管周围亦有明显淋巴细胞浸润。瘢痕样纤维化及上皮细胞样成纤维细胞（EFBS）被认为是特征性镜下改变，对诊断有一定价值。

3. 免疫组织化学　免疫组织化学染色结果显示于乳腺小叶内、小叶周边及导管周围的淋巴细胞主要是CD20阳性的B淋巴细胞。

（三）诊断与鉴别诊断

1. 诊断　该病诊断依赖于临床、影像学与病理检查相结合。明确诊断可以避免不必要的重要检查及外科治疗。

2. 鉴别诊断　糖尿病性乳腺病与乳腺癌很难鉴别，但性质完全不同，对糖尿病患者伴有乳房肿块者，特别是血糖控制不佳者，应考虑此病，进行钼靶、B超及病理活检。结合临床特征、病史、影像学和病理学常规及免疫表型，鉴别诊断，避免漏诊或误诊。同时建议患者定期随访。

（1）乳腺癌：淋巴细胞性乳腺病MRI动态增强呈典型的非均匀增强，病理学特点主要为B淋巴细胞浸润，常见乳房的瘢痕样纤维化及上皮细胞样成纤维细胞（EFBC）。淋巴细胞性乳腺炎（糖尿病性乳腺病）具有局限性，为良性过程，不难与乳腺癌区别，但有合并乳腺癌的可能，因此多取材多切片，仔细寻找癌变组织，有助于避免早期癌变漏诊。另外在部分小叶癌或导管癌,其内或周边部正常小叶内均可有明显的淋巴细胞浸润,特别是在冰冻时两者容易产生混淆,应高度重视,避免误诊。

(2) 浆细胞性乳腺炎:浆细胞性乳腺炎是由于乳晕下导管堵塞,乳腺导管不同程度扩张,管壁上皮萎缩,管内集聚的类脂质及上皮细胞碎屑腐蚀管壁后,在管壁周围的脂肪组织内见有片状的浆细胞浸润,引起的一种乳腺非细菌性炎症表现。临床上可有浆液或血性分泌物,一般分急性、亚急性和慢性 3 期。每期各有特点,特别是急性期乳房有红、肿、热、痛,可伴有腋窝淋巴结肿大、压痛,而淋巴细胞性乳腺炎则无。病理检查主要为导管扩张、管周围组织纤维化、管壁增厚、纤维化、胶原变性,导管周围小灶性脂肪坏死,浸润细胞以浆细胞为主。声像图特点:

肿块位置表浅,边界不清,回声不均匀,形态不规则,内多伴液化。

(3) 乳腺慢性炎症:主要靠组织病理学及临床表现区别。

(四) 治疗与预后

1. 治疗　因该病手术切除后大约 60% 会在上次手术切除处复发,因此大多学者主张避免手术切除,如不能除外乳腺癌,可手术切除常规病理检查确诊。同时每年体检、超声检查 1 次或粗针取材病理活检进行鉴别。

2. 预后　该病部分病例有自限倾向,部分病例可复发。文献中少数病例有癌变的报道。

(丁小红　李洁　董守义)

第十一节　Monder 病

胸腹壁血栓性浅静脉炎,是指胸壁、乳房,两肋缘及上腹部出现浅表静脉血栓形成,并同时有炎性病理改变的一种常见炎性疾病,亦称 Monder 病。

(一) 发病原因

多数患者是因腰带束缚过紧,同侧上臂过度外展,致使胸腹壁浅表牵拉外伤,通常发生在胸部或乳房创伤或手术后因牵拉刺激所致;也可见于吸毒癖(常见于乳腺注射海洛因者)。由于静脉分布的部位其损伤常有不同和走向:①胸、上腹壁浅表静脉损伤,自乳头向下到肋缘;②侧胸静脉损伤,自乳头外上到腋窝;③腹壁上静脉损伤,自乳头向内下方到上腹部。

中医认为本症多由神志郁闷,喜忧易怒,情志内伤,复感寒湿外邪或胸腹皮肉伤致成肝气郁结,湿热内蕴,气滞血瘀互作,致脉道瘀阻不通,而致本症。属于我国传统医学"血痹"等范围。

(二) 病理改变

为皮下血栓性条索状静脉炎,可伴有血栓形成、机化、再通、静脉纤维化的病理过程。

(三) 临床表现

1. 男女均可发病,多发于肥胖且缺乏锻炼的中年女性,好发于 20～40 岁。

2. 常见于胸壁、侧胸壁、乳房、肋缘和上腹壁浅静脉,胸腹壁一侧出现 1 条或 2 条,最多者有 4 条静脉呈红、肿条索状改变或呈条索状改变,无红肿。触诊可沿红肿区摸到有明显触痛的硬韧条索状物,也有串珠样硬结。伸展上肢可见皮肤有条状凹陷浅沟,索条呈弓弦状。从乳房至上腹部(图 3-1)。

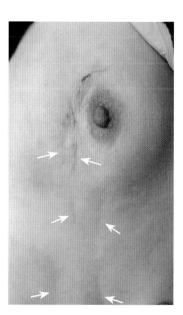

图 3-1　胸腹壁血栓性静脉炎(Mondor 病)

3. 表现为胸腹壁自发性疼痛或压痛,上肢用力牵拉时明显。病程长者亦可无自觉症状。一般无明显全身症状,淋巴结亦不受累。

4. 当病变经治疗或自然缓解后,受累静脉表面皮肤可有暗灰色色素沉着,3 周内病变部位常有轻压痛,受累静脉可间断样变软或消失。

(四) 诊断和鉴别诊断

根据临床症状和体征,伴外伤或手术史,可高度怀疑此病,结合浅静脉超声所示:病变区皮下脂肪内可见压缩的低回声或无回声管状结构,多可诊断。需与胸腹壁肌肉拉伤、流行性肌痛、肋间神经痛等鉴别。做肝、胆、胰超声检查排除腹部占位性病变引起的游走性浅表静脉炎。

（五）治疗和预后

1. 治疗 以镇痛等对症治疗为主，可用激素、肠溶阿司匹林等控制炎症，也可用透骨草 30g、苏木、红花、乳香、没药、干姜、千年健、鸡血藤、金银花、樟脑各 15g，桂枝、花椒各 10g 等活血化瘀药物，装入布袋，加白酒少许，蒸热，局部热敷，改善血液循环。

中医辨证为血脉瘀阻，毒邪内聚，瘀久化热阻。治宜解毒清热，通经活血，镇痛散结。处方：当归 20g，蒲公英 30g，地丁 30g，赤芍 60g，陈皮 15g，连翘 10g，红花 60g，丹参 60g，毛慈菇 12g，二花 30g，生地 15g，甘草 10g。加凉水 2500ml，浸泡 2 小时后煎熬，待煮沸 20 分钟过滤温服，一服药煎熬 2 次，1 日量。可连续内服 5 到 7 副。亦可用毛慈菇 12g，乳香 15g，没药 15g，姜黄 15g，当归 12g，共为细末，醋调外敷。方中毛慈菇解毒散结，乳香、没药活血镇痛，姜黄、当归活血通经，陈醋软坚活血散结。诸药协同，使结滞得通，瘀血得活，经气得通，收到满意疗效。

国医大师尚德俊教授经验方：柴胡 30g，金银花、丹参、赤芍各 15g，黄芩、栀子、连翘、当归、川芎、红花、香附各 10g，水煎服，可起到清热解毒，行气活血之功效。

经药物治疗后，如硬结索状物不消，遗留疼痛不适者，可采用多磺酸黏多糖乳膏外用，每日局部外用 5～7 次。

2. 预后 本病为静脉炎性病变，预后良好，病程有自限性，即使不经治疗，大多在 2 周至数月后可自行减轻、缓解、消退，不复发。

（马新普 丁小红 崔公让）

参 考 文 献

[1] 唐汉钧.实用中医外科学[M].上海：上海科学技术出版社,2010,158.

[2] 吴萍,何妙侠,朱焱,等.淋巴细胞性乳腺病的临床病理分析[J].临床与实验病理学杂志,2011,27（8）：835-837.

[3] 魏志敏,谷海燕,李霞.具有恶性临床特征的乳腺良性病变[J].青岛大学医学院学报,2012,48（3）:281-282.

[4] 于代友,李玉坤.糖尿病性乳腺病[J].河北医药,2012,34（18）:2829-2831.

[5] 中华医学会糖尿病分会.中国Ⅱ型糖尿病防治指南（2013 年版）.中华糖尿病杂志,2014,6（7）:449.

[6] 董天宇,徐义杰,李智瑶,等.糖尿病性乳腺病超声表现一例[J/CD].中华医学超声杂志:电子版,2014,11（2）:177-178.

[7] 李胜水,许华,张凤梅,等.糖尿病性乳腺病 1 例[J].临床与实验病理学杂志,2014,30（9）:1064-1065.

[8] 于海静,王颀,杨剑敏,等.抗分枝杆菌药物治疗窦道型导管周围乳腺炎[J].中华外科杂志,2012,50（11）:971-974.

[9] 王颀.应重视非哺乳期乳腺炎的诊治和研究[J/CD].中华乳腺病杂志:电子版,2013,7（3）:154-156.

[10] 于学红,张喜清,隋晓慧.半导体激光治疗哺乳期乳房急性湿疹疗效观察[J].中国麻风皮肤病杂志,2013,29（11）:700-703.

[11] 常江,王颖.纤维乳管镜治疗急性乳腺炎临床分析[J].包头医学院学报,2015,31（1）:23-24.

[12] 程涓,杜玉堂,丁华野.肉芽脓性小叶性乳腺炎伴发乳腺导管扩张症临床病理观察[J].中华病理学杂志,2013,42（10）:665-668.

[13] Ocal, Dag A, Turkmenoglu O, et al. Granulomtous mastitis: clinical. pathological features, and management [J]. Breast Journal,2010,16（2）:176-182.

第四章 乳房寄生虫病

乳房寄生虫病是指各种寄生虫(血丝虫、囊尾蚴、棘球蚴、裂头蚴、肺吸虫、血吸虫),侵犯乳房皮下、乳腺组织、乳腺淋巴管而引起的疾病总称,乳房寄生虫病一般以乳房内肿块为主要症状,也有以乳腺慢性肉芽肿性炎症为主要特点,病程较长,进展缓慢,临床上常易和乳房良性肿瘤、乳腺小叶增生病、慢性乳腺炎、乳腺癌等混淆,发生误诊,乳房寄生虫病虽属少见,但目前有一些寄生虫病有死灰复燃的趋势,所以了解一些乳房寄生虫病的知识,实属必要。

第一节 乳房丝虫病

乳房丝虫病是血丝虫寄生于乳房的淋巴管中,淋巴管产生阻塞而发生丝虫性的肉芽肿,乳房出现肿块、疼痛的病症。血丝虫主要寄生在人体较大的淋巴管内,常见到有下肢"象皮肿"。成年妇女的乳房淋巴管非常丰富,尤其是妊娠、哺乳乳腺,由于性激素的作用,体积变大,淋巴管扩张,血丝虫的寄生机会因而增多,所以乳房可寄生血丝虫。乳房丝虫病在乳房寄生虫病中较多见,但在所有乳腺疾病中其发病率极低。血丝虫病是我国五大寄生虫病之一,我国黄河以南丝虫病流行地区,乳房丝虫病发病相对较高,曹光群等报道 2581 例乳房包块中,乳房炎性肿块以丝虫性肉芽肿为最多(66.12%)。1977年徐州医学院病理教研组报道 10 年内共发现女性乳房丝虫性结节 57 例。

寄生在人体的丝虫有 11 种之多,但丝虫病多由班氏丝虫引起,马来丝虫次之。患者女性为多,男性罕见,发病年龄 16~60 岁,平均年龄 38.2 岁。基本病变是因成虫寄生于乳腺淋巴管中,引起肉芽肿性淋巴管炎,可分为 3 期:①急性期:淋巴管内膜和外膜发炎;②亚急性期:结核样淋巴管炎形成;③慢性期:发生闭塞性淋巴管炎,并可见有钙化。

(一)临床表现

乳房内单发结节或硬块,亦有 2~3 个结节者,病变以乳房外上象限多见,其次为中央区及外下象限,结节直径一般 0.5~2.5cm,大者可达 5cm 以上,大部分位于皮下或表浅的乳腺组织内,少数位于较深的乳腺组织内。多累及单侧乳腺,偶见双侧同发,结节初期质地稍软,推之可动,生长缓慢。当生长到一定程度即不再生长,乳房表皮无改变。少数患者乳房内肿块与乳腺或真皮粘连。结节渐为中等硬度似象皮。晚期由于纤维组织增生和钙化使肿块变硬,活动度受限。急性期结节表面皮肤轻度发红,少数患者局部皮肤有橘皮样变,有轻度疼痛和压痛,同侧腋窝淋巴结可肿大,个别可并发急性化脓性乳腺炎,很易误诊为乳腺癌、良性肿瘤、乳腺结构不良等乳腺疾病。

(二)病理改变

1. **大体所见** 丝虫性乳房内肿块多为不规则的结节状,常位于表浅乳腺组织或皮下脂肪内,直径约为 1~5cm,肿块早期较软,晚期较硬。肿块中央常可查到数个小囊,囊内充以灰黄色或灰白色的干酪状物,有的可见胶冻状物或出血,在血液中可见丝虫体残段。小囊周围是充血的肉芽组织,再向外是致密的纤维组织。

2. **镜下特点** 发病初期表现为乳腺淋巴管管壁水肿,有嗜酸性粒细胞、单核细胞浸润,使淋巴管壁增厚,管内有纤维蛋白、淋巴细胞、嗜酸性粒细胞等凝集而成的栓子,栓塞于管腔内。随着病情的进展,淋巴管壁可见以死亡虫体为核心的肉芽肿性淋巴管炎,还可见大片的组织坏死和坏死组织崩解液化后产生的粉染无结构状物及细胞核残片构成的嗜酸性脓肿。在脓肿内可查到成虫及微丝蚴的虫体残片。以嗜酸性脓肿为核心,外周围以上皮样细胞及多核巨细胞、成纤维细胞,呈放射状排列于四周,形成结核样肉芽肿,再向外由新生的毛细血管和成纤维细胞及多量嗜酸性粒细胞、淋巴细胞、浆细胞等浸润,构成肉芽组织。

晚期由于丝虫体逐渐裂解而被组织吸收或钙化,嗜酸性脓肿被吸收或纤维化,肉芽肿被逐渐纤维化,可见增生的纤维组织呈同心圆状排列。淋巴管壁纤维组织增生变厚明显,有的形成实心的玻璃样变,使淋巴管腔完全闭锁,淋巴液淤滞,小淋巴管屈曲扩张,结节周边的脂肪组织及乳腺组织中的小血管常见充血及内皮细胞增生、纤维组织增生,乳腺管萎缩,乳腺及乳腺中的脂肪组织也有较多的嗜酸性粒细胞、淋巴细胞、浆细胞浸润。

(三)诊断

1. 病史及体征　有丝虫病流行地区居住史,女性丝虫病患者,乳腺外上象限的浅表组织触到较硬的结节,状如象皮者。

2. 午夜静脉血　直接涂厚、湿片镜检查到微丝蚴。

3. 免疫学检查　有较强的敏感性和特异性。

(1) 间接荧光抗体试验:班氏丝虫阳性率92.8%,马来丝虫阳性率99.1%。

(2) 酶联免疫吸附试验:丝虫抗体阳性率与微丝蚴阳性符合率为95%左右。

4. 乳房结节肿块活检病理切片　在肉芽组织结构中查到丝虫体或微丝蚴虫体。

5. 乳房淋巴管造影　可见输入淋巴管口较大,输出口较小。

6. 乳房肿块细针穿刺细胞学检查　可见卷曲成团、虫体结构不清的微丝蚴和乳腺上皮细胞及中性粒细胞。

(四)鉴别诊断

1. 与乳腺癌鉴别

(1) 病史:乳房丝虫病患者大都有丝虫病流行区居住史。

(2) 体征:乳房丝虫病乳房内肿块虽可与皮肤粘连,但很少出现乳头朝向改变和皮肤橘皮样变。

(3) 乳房丝虫病血中肿块穿刺细胞检查和病理切片可查到丝虫微丝蚴,而乳腺癌细针穿刺细胞学及病理切片可见癌细胞。

2. 与乳房结核鉴别

(1) 病史:乳房结核患者几乎都有其他器官结核史;乳房丝虫病患者都有丝虫病流行区居住史。

(2) 乳房丝虫病患者较乳腺结核患者为多,在乳房病理组织切片中,前者可查到丝虫或微丝蚴虫体,而后者可查到典型结核节或结核杆菌。

3. 与乳房脂肪坏死鉴别

(1) 外伤史:乳房脂肪坏死多有外伤史,查体肿块较硬,多与皮肤粘连,伤处可见褐色淤斑。

(2) 大体标本:乳房脂肪坏死大体标本切面观,可见油囊及液化脂肪,没有出血及丝虫虫体残骸。

(3) 病理所见:乳房脂肪坏死没有嗜酸性脓肿,也没有多量嗜酸性粒细胞浸润及淋巴管病变。

(五)治疗

1. 药物治疗　轻型患者以药物治疗为主,乙胺嗪有特效,可杀死成虫及蚴虫,卡巴肿对成虫有杀灭作用,可使乳腺结节消失。

(1) 乙胺嗪:成人剂量为200mg,每日3次,连服7～8天;也可每周或每月200～300mg,其疗效亦好,且比较安全。

(2) 卡巴肿:为砷制剂,每日剂量为0.25～0.50g,分2次服,10日为1个疗程,有肝病者不宜服用,对于孕妇、体弱、营养不良或其他如急性传染病、肝肾疾病、活动期肺结核等病应暂缓治疗,月经期也不宜服药。

药物治疗过敏反应:多因虫体死亡所致,常见有咽喉水肿及支气管痉挛,应予注意,必要时可应用激素抗过敏治疗,一般无严重并发症,1～2周后可自愈。

2. 手术治疗　对药物治疗结节仍不消失者,可行丝虫结节单纯切除术,术前应用乙胺嗪治疗,可防止术后出现新的结节。术后标本送病理检查。

第二节　乳房囊虫病

乳房囊虫病是指链状绦虫的幼虫(囊尾蚴)寄生于乳房皮下或乳腺组织内,形成囊虫结节。

(一)病因和发病机制

猪是猪绦虫的中间宿主,人是其唯一的终宿主。本病易流行于用人粪喂猪的国家内,当人食入未煮熟而带有虫体的猪肉或食用了附有链状绦虫虫卵的蔬菜瓜果,饮用了沾污猪绦虫虫卵的生水,六钩蚴在十二指肠内孵化钻入肠壁,随后进入肠系膜静脉及淋巴循环,被运送到乳房发生此病。

(二)临床表现

乳房与全身皮肤并存囊虫病多见,乳房内结节数目不等,如黄豆大小、圆形或椭圆形、表面光滑、质地中等,皮色不变,推之活动,与周围组织无粘连,无明显压痛。

（三）诊断和鉴别诊断

1. 病史　患者有肠绦虫病史,或粪便中发现有绦虫虫卵或妊娠节片,为诊断本病重要参考。有食含囊虫猪肉的病史。

2. 囊虫结节　乳房内典型囊虫结节改变,特别是伴有全身皮肤结节者。

3. 活检　病理切片中可见囊肿内含有囊尾蚴头节即可确诊。

4. 免疫学检查　敏感性高,特异性强。

（1）间接血凝试验(IHA):阳性率为89.6%。

（2）酶联免疫吸附试验:阳性率达92.9% ~ 100.0%。

5. 鉴别诊断　本病应与乳房纤维腺瘤、脂肪瘤及皮脂腺囊肿相鉴别,一般纤维腺瘤,质地较硬,肿块部位在腺体内,乳房囊虫病结节多位于皮下;而脂肪瘤质地较软,形态不规则;皮脂腺囊肿多与皮肤粘连,不难与本病鉴别。术中囊虫结节有完整包膜,内为液体,透光是其特点。

（四）治疗

1. 对于本病单个结节可手术切除,并服药治疗。

2. 多发结节应予药物治疗。

（1）鹤草酚:1 ~ 2g/d,清晨 1 次顿服凉开水送下,早餐菜食,1.5 小时后服酚酞或硫酸镁导泻。

（2）氯硝柳胺:2 ~ 3g/d,分 2 次口服(宜嚼碎吞服),先后间隔 1 小时,2 小时后服硫酸镁导泻。

3. 中药治疗

（1）囊虫丸一号:鹤虱 180g,雷丸、使君子、党参、黄芪各 120g,大白 240g,共研细末,炼蜜为丸,每丸 6g,每次 1 丸,每日 3 次。

（2）囊虫丸二号:皂刺、僵蚕各 60g,蜈蚣、青礞石各 90g,蛇床子、胆南星各 45g,朱砂 9g,共研细末,炼蜜为丸,每丸 3g,每次 1 丸,每日 3 次。

第三节　乳房包虫病

乳房包虫病又称棘球蚴病,是人感染细粒棘球绦虫的幼虫所发生的疾病,流行于宁、青、藏、内蒙等牧区。包虫病寄生部位,首先以肝脏为最多,约占70%,其次肺占 20% ~ 30%,寄生于皮下组织乳房者罕见。

（一）病因

包虫以狗为终宿主,人及牛、羊为中间宿主,成虫是寄生于狗肠道的犬绦虫,长约 3 ~ 6mm,包虫的虫卵随狗的粪便排出,污染牧场、畜舍、蔬菜、土壤和水源,这些污染物把虫卵带到人或牛、羊等中间宿主的胃或小肠内,孵出的六钩蚴钻入胃壁或肠壁,随血液或淋巴液到达肝、肺、脑等处,或乳房等皮下组织内,逐步发展成为细粒棘球蚴,而发生包虫病。

（二）临床表现

包虫病潜伏期可长达 5 ~ 30 年,多见于 20 ~ 50岁。乳房肿块,多为单发,无明显疼痛及不适,生长缓慢,进行性增大,质地中等,表面光滑,触之有囊性感,活动性好,表皮无明显改变,乳头无凹陷,腋下淋巴结不肿大。

（三）病理改变

1. 大体标本所见　包块为乳白色,质稍硬,外被以完整包膜,切面为囊性,内为澄清无色液体。

2. 镜下所见　囊壁由纤维组织所构成,可有嗜酸性粒细胞、淋巴细胞、浆细胞等炎症细胞浸润,囊肿周围乳腺组织也有炎症细胞浸润,囊内壁可见有生发层。

（四）诊断

1. 患者有牧区居住史且常有与狗接触史,乳房内有生长缓慢的包块。

2. 触诊时乳房内有 1 个或数个包块,直径可达3 ~ 5cm,呈圆形或椭圆形,表面光滑,有囊性感,中等硬度,活动性好,如果切开可见有完整包膜,内有清亮的液体。

3. 钼靶 X 线片可见圆形或椭圆形、边界整齐光滑的"包壳"状影像,B 超检查可见典型的液平反射波。对乳房包虫病的囊切忌穿刺,以防棘球蚴液外流种植复发。

4. 实验室检查

（1）补体结合试验 60% ~ 70% 患者呈阳性反应。

（2）卡索尼皮内试验阳性率可高达 90%。

（3）血中嗜酸性粒细胞增多,但一般不超过10%,有的可高达 70%。

（4）红细胞凝集试验可呈阳性反应。

（五）治疗

1. 手术治疗　主要是通过手术完整地切除包虫囊肿,手术中应保护周围皮肤与乳腺组织,防止囊肿破裂,以免引起术后复发。如不慎刺破内囊,则应将囊吸净,取出内囊,并用 10% 甲醛溶液反复涂擦外囊的内壁,以破坏囊壁的生发层,最后连同囊液污染的乳腺组织一并切除,防止术后复发。

2. 化学疗法　阿苯达唑(丙硫咪唑),每日顿服400mg,连续服用 3 天。

第四节　乳房裂头蚴病

乳房裂头蚴病是乳房感染裂头蚴而引起的。裂头蚴感染是局部贴敷青蛙、吞食未煮熟的蛙肉或饮用生水和河塘水等发生的。

（一）临床表现

主要表现为乳房肿块，多为圆形，如核桃或鸡蛋样大小，少数为条索状或不规则形，质硬、边界不清，常与周围组织粘连，多无明显压痛。有时可伴有腋下或锁骨上淋巴结肿大。在病变早期，肿块常具有迁移性，局部瘙痒和虫爬感。本病在临床上常被误诊为乳房肿瘤和炎性肿块。

（二）治疗

以手术治疗为主，必须将头节、虫体完整取出，方能根治。手术时如找不到虫体时，应注意检查是否有裂头蚴迁移的隧道，有时沿隧道切开可找到虫体。亦可局部注射40%乙醇加2%普鲁卡因2～4ml杀死虫体。

第五节　乳房肺吸虫病

乳房肺吸虫病是由于肺吸虫寄生于乳房而引起。患者均有生食或半生食螃蟹史。

（一）临床表现

主要表现为乳房皮下肿块，常具有游走性，常为单个，偶可多个连在一起呈串珠状。肿块表面皮肤正常，质地初期软，后期稍硬。局部可有微痒或微痛等症状。部分患者伴有低热、咳嗽、厌食、乏力、盗汗等全身症状。周围血嗜酸性粒细胞多有明显升高，常在10%以上。

（二）诊断

1. 临床表现特点。

2. 虫卵检查，痰液或粪便检查到本虫虫卵即可确诊。

3. 免疫学诊断

（1）皮内试验：其与虫卵阳性符合率为98%～100%。

（2）间接红细胞凝集试验：检出率为98.9%。

（3）酶联免疫吸附试验：敏感性高，阳性率可达90%～100%。

（三）治疗

首选药物是硫氯酚50～60mg/（kg·d），分3次服，隔日1次，10～15天为1个疗程，多数患者的肿块在用药1～2个疗程后消失。

第六节　乳房血吸虫病

血吸虫寄生于乳房则引起乳房血吸虫病，多见于有血吸虫病史者或有疫水接触史者。

（一）临床表现

主要表现为乳房肿块，常无自觉症状，对疑诊患者应进行粪检、毛蚴孵化试验或免疫学检查，有助于诊断。

（二）诊断

1. 伴有血吸虫病者，可有急慢性血吸虫病特点，如食欲减退、消瘦、腹痛、腹泻、黏液血便、肝脾肿大、嗜酸性粒细胞增多等症状。

2. 乳房肿块，常无自觉症状。

3. 病原诊断

（1）直接涂片法：急性期患者常可在黏液血便中查见虫卵。

（2）毛蚴孵化法。

4. 免疫学诊断

（1）环卵沉淀试验：虫卵阳性者其阳性率平均为97.3%。

（2）酶联免疫吸附试验：粪检虫卵阳性者其阳性率为97.6%。

（三）治疗

手术为主。因为由于血吸虫卵的刺激，患者可以伴发乳腺癌。一经发现肿块，并粪检和各种试验均为阳性者，应尽早手术切除肿块，术后病检。

（陈玉华　丁小红　董守义）

参 考 文 献

［1］ 胡康,徐珂,周必英,等.乳房曼氏迭宫绦虫裂头蚴病分析.医学研究生学报,2014,27(9):1006-1007.

［2］ 田华,朱旭明,袁晓雷,等.乳腺曼氏裂头蚴病1例报道.中国中西医结合外科杂志,2011,17(5):542-543.

［3］ 吕青,宁芳,补彩云.乳腺寄生虫病.临床外科杂志,2000,8(5):309-310.

［4］ 陈岩.乳腺寄生虫感染1例报告.中国社区医师,2011,13(11):216-217.

［5］ 王炳高,赵辉,栾晓东.实用乳腺病诊疗学.天津:天津科技出版社,2012.

第五章 乳房肥大性疾病

第一节 早熟性乳房肥大

（一）概述

第二性征较正常青春期提早出现的现象称之为性早熟。多见于女孩。一般认为在 8 岁以前，第二性征发育完善或部分器官发育完善，如有明显的乳房发育，外阴发育良好，阴毛、腋毛出现，身体迅速增长，体重不断增加，或者 10 岁前月经来潮称为性早熟。把性早熟引起的女性乳房提早发育的现象称之为性早熟性乳房肥大或性早熟性女性乳房发育症。

（二）发病年龄及发病率

早在 1917 年 Dearar 和 Mc Farland 收集 19 例性早熟症患儿，其发病年龄为 1～5 岁。Novak 1944 年收集的 9 例患儿中有 1 例出生后 6 个月时乳房开始发育，第 15 个月即开始月经来潮，患儿生长迅速，比同龄女孩身材高大，同时第二性征出现。国内宁远胜等报道，对 4～13 岁 18 200 名学龄前女孩及女学生进行检查中，4 岁时有乳房发育者占 1.88%，9 岁时有乳房发育者占同龄组的 1/3。在 8196 名有乳房发育的女孩中，双侧乳房发育者 7861 名，占 95.9%，单侧的 335 名，占 4.1%。在 335 名单侧乳房发育中，左侧 176 例，占 52.5%，右侧 159 名，占 47.5%。张愈清统计 93 例脑外伤的患儿，其中 11 名女孩中有 6 例出现性早熟，占 54.5%，受伤时年龄为 2.1～8.3 岁（平均年龄 5.4 岁），性早熟最早出现于伤后 2～17 个月，当时最小的年龄为 3.7 岁，最大的为 8.7 岁，平均年龄 6.4 岁，性早熟与无性早熟女孩的昏迷时间无明显差别，性早熟患儿第 3 脑室扩张显著。

（三）病因及分类

1. **真性性早熟性女性乳房发育症** 所谓真性性早熟，是指患者在青春期之前，建立了"下丘脑-垂体-卵巢轴"的正常功能，具有排卵的月经周期，有生育能力，性成熟过程按正常青春期顺序进行，只是开始时间提早，发育速度快。此时伴随的乳房发育，称为真性性早熟性女性乳房发育症。其病因可有如下

几种。

（1）体质性因素：经过详尽的检查，未发现造成性发育提前的原因，此类患者临床上称为"体质性性早熟"亦叫原发性性早熟。1943 年 Nathanson 与 Aub 研究此类患儿的性激素分泌，认为性激素较同龄者明显增多，如雌激素、雄激素、17-酮类固醇等均已达到成年人水平，而且患儿以后可正常发育和正常分娩而无其他异常表现。Novok 认为原发性早熟性乳腺肥大症比继发性的性早熟症多见是可能的。此类患者可能因某种原因（有人认为遗传学上的因素），促使下丘脑-垂体提前释放大量促性腺激素，致使卵巢活性上升。1981 年，Rayner 检查大量性早熟少女，发现 80% 属于体质性性早熟，也证明这种说法。

（2）病理性因素：绝大多数患者是由于具有内分泌功能的器官，发生肿瘤或肥大，而引起内分泌功能失调，使之 3 岁以后的小女孩就出现乳腺肥大、阴毛生长、阴唇发育、有月经来潮等性早熟的临床表现，所以亦称之为继发性性早熟，常见有以下几种病因。

1）伴中枢神经系统器质性损害的性早熟：中枢神经系统疾患可以直接刺激或破坏儿童期抑制促性腺中枢的神经结构，致使下丘脑-垂体功能提前出现，致性早熟。①炎症：脑炎、结核性脑膜炎、粟粒性结核等治疗后；②头部损伤：瘢痕隔断下丘脑与垂体间通道，下丘脑失去对垂体的控制，垂体功能活跃；③先天性畸形：脑发育不全、小头畸形、脑积水等，由于下丘脑失去更高中枢的控制而活性增加，或病变累及下丘脑部位，使之无法控制垂体的功能；④肿瘤：位于下丘脑、第 3 脑室部位的脑室错构瘤、神经胶质瘤、颅咽管瘤、畸胎瘤等，松果体肿瘤以及其他大脑肿瘤。由于这些肿瘤破坏下丘脑，致使垂体分泌促性腺激素增多，可出现性早熟。特别是错构瘤，

因并非真正的肿瘤,而是由于正常神经组织组成,只是占据了颅内的一个位置,同时由于它有时可以很小,且经多年也不长大,临床上难以发现,往往把这些患者误诊为体质性性早熟。1980年,Grant发现11例拟诊为体质性性早熟的患者中,竟有4例为丘脑下部错构瘤;⑤全身疾病:如结节性硬化症、垂体嗜酸性细胞增生或肿瘤等。

2)伴脑功能异常的特殊型性早熟:畸形综合征——多发性骨质纤维性发育异常(Me Cune Albright综合征)、不对称身材-矮小-性发育异常综合征(Silier Russel综合征)、Leprechaunism病,这些疾病可出现脑功能异常,伴性早熟。

3)产生促性腺激素的肿瘤:如绒毛膜上皮癌、肝母细胞癌、松果体瘤等。

4)原发性甲状腺功能减退:系原发性甲状腺功能不全,而非垂体促甲状腺素分泌减少。甲状腺功能减退时,垂体受到负反馈调节,使促甲状腺素分泌增加,同时促性腺激素和催乳素也重叠性分泌增加而引起性早熟。

2. 假性性早熟性女性乳房发育症 指女性青春期提前不是建立在"下丘脑-垂体-卵巢轴"功能成熟提前的基础上,而是由于内源性或外源性性激素过早、过多刺激靶器官,造成第二性征和性器官发育,这类患者虽有阴道出血,但性腺并未发育,也无排卵,所以没有生育功能。因此,临床上称这些患者为假性性早熟。出现乳房发育现象,称之为假性性早熟性女性乳房发育症。病因大致如下。

(1)功能性卵巢肿瘤:约占10%比例,以颗粒细胞-卵泡膜细胞瘤多见,卵巢畸胎瘤次之,均可引起性早熟。因这些肿瘤能够分泌多量的雌激素,而使乳房发育及出现阴道出血。

(2)肾上腺皮质肿瘤:大多数以分泌大量雄激素为主,造成女性性早熟。少数病例可有女性激素的分泌,使少女出现同性性早熟,乳房发育。

(3)外源性性激素和其他因素的影响:女孩误服含雌激素的避孕药,可出现第二性征、阴道流血。服食使用过激素制剂的家畜的肉类、乳品,或接触含雌激素的化妆品等,也可引起性早熟。

误服雄激素,促性腺激素后,女孩也可出现性早熟。让孩子服用人参蜂王浆、花粉蜂皇浆、蜂皇太子精、双宝素、鸡胚、蚕蛹等品,可出现假性性早熟,值得家长注意。

3. 单纯性乳房发育 此种女孩只是乳腺增大,无阴毛、腋毛生长和外阴的改变,血尿中的雌激素含量在正常水平。双侧乳腺发育较早者多见,单侧乳腺发育较早者少见。一些学者认为是雌二醇一过性升高和(或)乳腺组织对之过于敏感所致。

(四)病理改变

1. 大体所见 乳腺明显肥大,质地柔软,表皮无改变,有的于乳头下可见一盘状、质地柔软的硬结。

2. 镜下所见 主要成分为脂肪和增生的纤维组织和少量腺体。

(五)临床表现

女性性早熟第二性征的出现包括:乳房发育、外阴发育、阴毛腋毛出现、月经来潮等,乳房发育可分5期(表5-1)。临床上常见乳头、乳晕着色,乳晕下可触及圆盘状的结节性乳腺组织,质中等、边界清楚、表面光滑、活动,与皮肤无粘连,乳晕下肿块有压痛。随乳房发育、增大,乳晕下肿块逐渐缩小、消失,乳房可至成人大小。

表5-1 女性乳房发育分期

分期	表现
I	发育前期,仅见乳头突出
II	乳腺萌出期,乳房隆起,乳房和乳晕呈单个的小丘状,伴乳晕增大
III	乳房、乳晕进一步增大,但两者仍在同一丘状平面上,乳晕色素增深
IV	乳头和乳晕突出于乳房丘面上,形成第二个小丘
V	成熟期,乳房更大,但乳晕和乳房在同一丘面上

不同病因分类的女性性早熟性乳房发育症的伴随体征不尽相同,分述如下:

1. 真性性早熟性女性乳房发育

(1)体质性性早熟女性乳房发育特征与正常青春期乳房发育最为相似,只是开始年龄很小(2岁,甚至更小),身高增长迅速,伴明显的乳房发育,月经来潮,有排卵性月经周期。通常不影响成年期的正常发育,绝经年龄也无明显提前。患者血尿促性腺激素含量与年龄不符,但与性发育阶段一致。尿17-酮类固醇增高,但与骨龄相符。

(2)中枢神经系统疾病造成的性早熟,当病变范围小时,性早熟常是唯一的症状,容易误诊为体质性性早熟,需仔细检查,动态随访。追问病史可有脑部疾病史,如脑积水、脑膜炎、智力障碍等。某些脑肿瘤,经过一段时间后,可出现下丘脑功能紊乱,如尿崩症、肥胖或其他精神症状,当颅内压增高时,压迫视神经,还可出现视力障碍,视野缺损。

（3）多发性骨质纤维性发育异常患者，多无家族性倾向，其具有 3 大特征：①一侧骨组织发生纤维性骨炎；②非隆起性褐色素皮肤沉着，多发生于患侧；③内分泌紊乱。性发育早期即出现阴道出血。血中促黄体激素（LH）与促卵泡生成激素（FSH）值增高，对促黄体生成激素释放激素（LH-RH）呈真性性早熟反应，部分患者血清 LH 和 FSH 不高，对 LH-RH 不起反应。X 线检查可发现四肢长骨骨质有疏松区域，形成假性囊肿，可发生病理性骨折。颅底也常见密度增厚区域。

（4）原发性甲状腺功能减退者，大多表现为第二性征发育延迟，少数可出现性早熟、乳房发育、泌乳、阴道出血、血 LH 和 FSH 值增高，但对 LH-RH 反应迟钝，血清雌激素为成人数倍。头颅 X 线摄片或 CT 检查可见垂体增生现象，补充甲状腺素后性早熟症状可消失。

2. 假性性早熟性女性乳房发育　患者虽有某些性早熟表现，但性腺未发育，下丘脑-垂体功能测定与年龄相符。

（1）功能性卵巢等肿瘤患者，一般除有乳房发育等某些第二性征和（或）月经来潮外，可全无症状；或自觉腹胀、腹痛、在腹部或盆腔可触到包块，这类患者一般在第二性征发育之前即出现阴道出血，成为其临床特征之一。

（2）外源性激素引起者，多有误服雌激素药物或经常服用中药滋补品史，血中雌二醇含量很高，可达 340pg/ml 以上，有乳房增大，乳头、乳晕着色、白带增多或阴道出血。但停药后自然消退，恢复正常。

（3）单纯性乳房发育可能先出现一侧，易引起家长重视，切忌活检，否则将损伤乳房大部分胚芽，甚至完全阻止该侧乳房发育。

（六）诊断与鉴别诊断

1. 诊断　凡女性，8 岁前出现第二性征，或 10 岁前月经来潮，均为性早熟。伴随有乳房发育。即可确诊为性早熟性女性乳房发育症。因其有真、假、单纯早熟性乳房发育之分，诊断上应注意以下几点。

（1）详细询问病史：包括出生过程，有无产伤及窒息，幼年有无发热、抽搐、癫痫史，发病前后有无重大疾患，性征及发育过程，有无误服内分泌药物或接触含激素类用品，有无经常服用滋补品史，有无手术及外伤史，有无视力障碍、视野缺损、颅内压增高、头痛、智力障碍等现象。

（2）全面仔细体检

1）物理检查：包括身高、体重、指尖距、坐高、营养状态、健康状况、第二性征发育情况、准确的盆腔检查（除外卵巢肿瘤）、神经系统检查及眼底、视野检查、智能检测等。

2）激素测定：①卵巢功能检查：包括测量基础体温、阴道脱落上皮细胞涂片、血雌激素、雄激素的检测和连续观察，以了解患者有无排卵和激素水平高低。如患儿体内激素水平很高，而无排卵，提示有卵巢功能性肿瘤；②甲状腺及肾上腺皮质功能检查：常规进行血清 T_3、T_4、血浆蛋白结合碘（PBI）、血清促甲状腺素（TSH）测定和肾上腺皮质功能测定（血浆 T、尿 17 羟、尿 17 酮类固醇含量，必要时进行地塞米松抑制试验），排除甲状腺功能减退或肾上腺皮质功能异常等引起的性早熟；③垂体功能测定：血 FSH、LH 含量的检测，可以明确垂体分泌有无同期性变化，判断下丘脑-垂体功能是否提前出现。进一步可做 LH-RH 垂体兴奋试验。若 LH-RH 试验发现垂体反应具有青春早期或青春中期特征，则是下丘脑-垂体功能提前出现的明确证据。

3）X 线摄片检查：①蝶鞍正侧位片（注意蝶鞍形态、大小、鞍结节角、鞍底，以除外垂体肿瘤）；②颅骨正侧位片，颅骨骨质有无改变，颅底有无钙化或硬化区；③手、腕等处骨龄检查（体质性或颅脑损伤性性早熟骨龄常大大提前，卵巢肿瘤引起者常不明显）；④长骨 X 线片，从确定是否有 MeCune-Albright 综合征；⑤腹膜后充气造影，观察双侧肾上腺轮廓，有无增大及占位性病变。

4）必要时行 B 超、CT、腹腔镜检查，对除外颅内肿瘤、卵巢肿瘤、肾上腺肿瘤等不失为一种必要手段。

2. 鉴别诊断　鉴别诊断主要在于引起原因之间的鉴别，诊断明确，才能对症治疗（表 5-2）。

（七）治疗与预后

1. 治疗　对性早熟性女性乳房发育症治疗，目的在于抑制月经及第二性征的发育。

（1）体质性性早熟的治疗，以药物治疗为主。

1）甲羟孕酮（安宫黄体酮）：为一高效孕激素，能抑制垂体促性腺激素的分泌，可口服和肌内注射。每 10～17 天肌内注射长效甲羟孕酮 150～200mg，造成闭经，乳腺显著萎缩，阴道涂片显示卵巢功能下降。甲羟孕酮片每日 10～30mg，口服，根据病情轻重及能否控制症状而增减。经治疗后可使女性化停止，乳房缩小，月经停止。

2）甲地孕酮，每日 6～8mg，分 2 次口服至第二性征消退，实验室检查明显好转后，逐步减至 4mg/d，分 2 次口服。

3）促性腺激素释放激素类似物（LH-RH-A）应用：

表 5-2　女性性早熟的分类与鉴别性早熟

性早熟类型	发展形式	生长速度	骨龄	尿促性腺激素	尿17酮	孕酮	黄体脂醇	尿雌激素	阴道涂片	地塞米松抑制试验	治疗	预后	备注
特发性	完全性	-	+++	±	+	-	-	+	+	+		好	
中枢神经系统损害	完全性	+	+++	±	+	-	-	+	+	+	治疗中枢性疾患	不定	
MeCune-Albright综合征	完全性	决定于骨损害	+++	±	+	-	-	+	+	+	矫形	不定	
卵巢肿瘤	易变的	+	+	±	+	-	+（黄体瘤）	±→+++	+	-	手术切除	好	常可在腹部触及中诊可能为恶性
女性化肾上腺肿瘤	女性化	+++	+++	-	+++	-	不定	+++	+	-	手术切除	不定	
绒毛膜上皮瘤和畸胎瘤	完全性	+	+	+++	+	-	-	+	+	-	手术切除药物治疗	很差	多发生在卵巢，中枢骶前
乳房早期发育	只有乳房发育	-	正常	-	正常	-	-	±	-	+	中药治疗	好	尿细胞象常呈雌激素反应
误服女性激素	女性化，可能出现阴毛提前出现	-	正常	-	正常→+	-	-	±	+	+	停药	好	

192

此类药物通过受体的反向调节作用,从而最终抑制垂体,促性腺激素的释放,因此对真性性早熟有治疗作用。常用 Buserelin 每日 2~3 次,每次 100mg,鼻吸剂给药,持续应用半年至 2 年。

（2）病因治疗:针对不同病因,采用不同的手段,肿瘤引起者,宜手术切除,加化放疗;药物引起者宜停药观察;原发性甲状腺功能降低者宜补充甲状腺素等。

（3）乳腺单纯性发育:定期随访,不宜手术,禁忌盲目活检。

2. 预后　原发性性早熟性女性乳房肥大及单纯性乳房肥大,预后良好。继发性性早熟性乳房肥大症,视原发病性质而定,如为良性病变,手术切除后预后良好,恶性肿瘤则预后不良。

第二节　成人型乳房肥大症

（一）概述

成年妇女一侧或两侧乳腺过度发育增大,超过正常乳房的界限及重量,称为成人型乳房肥大症,亦称巨乳症。通常成年妇女的乳房发育到一定的程度即停止生长,但有的人在乳房发育时期内,受过强过多的雌激素刺激,或对雌激素刺激特别敏感,乳腺发育迅速,急骤增长,1~2 年内可 2 倍于正常乳腺,少数乳房下垂平脐,甚至越过腹股沟更甚者过股(骨)达膝,每个乳腺重达 5000~6000g,超重者有达十几千克者。

（二）发病率

成人型乳房肥大症临床上较少见,在青春发育期及妊娠期由于雌激素分泌旺盛,乳房异常发育肥大现象相对多见,双侧与单侧乳房肥大发生率约各占一半。有的作者报道 1%~2% 乳房肥大患者数年后可能发生乳腺癌。

（三）病因

病因不明,可能与乳腺组织的靶细胞对雌激素刺激特别敏感,也可与乳腺组织受过多、过强的雌激素刺激有关。

（四）病理改变

1. 大体所见　肥大的乳房可过脐达膝,重达十几千克,质地柔软,可伴有大小不等结节,皮肤表面可见静脉曲张,乳头下陷,切面除可见正常的腺体外,脂肪组织和纤维组织明显增多。

2. 镜下所见　肥大的乳房主要由过度增生的脂肪、纤维结缔组织及正常的乳腺腺体所构成。还可见分支不多的小导管,偶见有小叶形成的趋势,导管上皮细胞增生可呈乳头状,有轻微的分泌活动。

（五）临床表现

肥大的乳房多呈下垂状,葫芦瓢形,其乳头多有下垂和移位,巨乳可达 5000~6000g,甚至十几千克,可平脐达膝,乳房表面皮肤静脉曲张,可有色素沉着,乳晕增大,乳头可内陷,触之质地硬韧,弹力较大,一般难以触及明显的肿块,有延误病情之弊端。患者站立有下坠感,平卧又有胸闷、呼吸窘迫感,沉重之乳房,可使患者行动不便,颈酸背痛,驼背突肚,姿势改变,胸廓畸形。由于乳房下区皮肤与胸腹部皮肤紧贴,汗液不能散发,经常潮湿不适,引起湿疹、糜烂及其他皮肤病。精神压抑、自卑羞愧,影响社交及体育锻炼,不愿度夏。

（六）诊断与鉴别诊断

典型的临床体征,一般诊断不难。需与多发性纤维腺瘤及分叶状囊肉瘤相鉴别,还需与垂体功能障碍引起的乳房脂肪堆积肥大相鉴别。

1. 多发性纤维腺瘤常　可在乳房多处触及,表面光滑、活动度大,质中偏硬,边缘清楚、与皮不粘,多发肿块,一般生长缓慢,乳房有时可略增大,但一般无明显过度增大。如妊娠期或短期内迅速增大,应考虑叶状囊肉瘤之可能,应及时手术。

2. 垂体功能障碍引起的乳房脂肪堆积肥大有垂体病变常并有髋部的脂肪沉积过多等病象,通过近红外线扫描能鉴别肥大的乳腺组织与过多的脂肪沉积。

（七）治疗与预后

本症为不可逆转的真性乳腺肥大,中成药难以奏效,轻度肥大只用合适乳罩固定支托即可,无须治疗。对影响日常生活、行动不便的巨乳,为解除患者痛苦可根据患者年龄及意愿,选用乳房单纯切除术或整形手术,多可取得满意效果。

第三节　男性乳房肥大症

（一）概述

男性乳房肥大是指男性在不同时期、不同年龄阶段因不同原因出现单侧或双侧乳房肥大,可有乳房胀痛,乳晕下可触及盘形结节,个别可见乳头回缩、乳头溢液,有的外形与青春期少女的乳腺相似,所以临床上又有以青春期乳房肥大、老年期乳房肥大、特发性男性乳房发育、药物性乳房发育、原发性男性乳房肥大、继发性男性乳房肥大、男子女性型乳房等而冠名。

(二)发病率

男性乳房肥大是一种常见病。国外文献报道,在正常人群中可以摸到的无症状的乳房肥大发病率为32%~38%,有文献报道,青春期男性乳房肥大的发生率可高达67%,50岁以上男性乳房肥大的发生率也有高达57%的报道,国内尚缺乏大宗调查病例,没有权威性发病率报道。发病年龄几乎见于任何年龄,7~85岁均可发生,左、右侧乳房发生率无显著差别,一侧乳房肥大多见,双侧乳房肥大者较少。

(三)病因与病理

目前大多数学者认为本病与内分泌激素紊乱有关。主要是体内雌激素、睾酮、孕酮、催乳素等激素的分泌、代谢以及它们之间的平衡失调。乳腺组织对雌激素的反应过度敏感也是成因之一。当乳腺组织受到过多雌激素强而持久的刺激所致的男性乳房肥大,称为真性男性乳房肥大。血液中雄性激素不足,雌激素相对过多,或雄激素受体缺陷(在睾丸女性化中可见)及其有关的综合征等使雄激素丧失,从而导致乳房肥大;催乳素可能偶尔对生殖腺或肾上腺功能有间接作用,使血液中雌激素含量比例增加,促成男性乳房肥大的发生。

男性的乳房肥大可分为两型:①原发性生理性乳房肥大,是由内分泌的生理性失调所致,多见于青春发育期,所以又称为特发性男性乳腺发育;②继发性病理性乳房肥大,是因继发某种疾病之后引起的内分泌功能紊乱,导致乳房肥大,一般多见于成年以后患者。

总之,本病与雌激素的增加,雄激素减少,有效雌二醇/睾酮的比值增大有关。一般说来,<50岁男性乳腺肥大者,以雌二醇升高为主;而>50岁男性发生乳房肥大者以睾酮下降为主。这样相对的雌二醇增加,雌激素/睾酮的比值增大导致男性乳房肥大,而临床上单侧乳房肥大多见,说明乳腺组织对雌激素刺激敏感程度在乳房肥大症发生中也起着一定的作用。近年国内外研究证明,本病与乳腺组织内的芳香化酶水平及雌激素受体(ER)程度有关,实验表明ER阳性与乳房肥大者关系密切,<50岁的患者比

>50岁的患者ER阳性率高,这就不难解释男性乳房肥大多见于老年人。

1. **原发性生理性男性乳房肥大**　可能因青春期性激素水平变化迅速,产生一过性的雄/雌激素比例失调,或乳腺组织对雌激素的敏感性增高而引起男性乳腺增大。

2. **继发性病理性男性乳房肥大**

(1)内分泌疾病

1)睾丸疾病

A. 伴有性腺发育异常,多属遗传性疾病,一般促性腺激素多而睾丸功能减退,雄激素分泌很低,使血中睾酮与雌激素比例发生改变。

a. 先天性睾丸发育不全(Klinefelter综合征):染色体47,XXY。口腔黏膜染色质阳性,小睾丸,有时几乎消失,可有智力低下,青春期出现乳房发痛(可能与第2个X染色体有关,这个原因也是造成Klinefelter综合征的乳腺癌发病率升高的重要原因)。血睾酮低,促性腺激素增高,精液中精子显著减少,甚至无精子,精子形态及活动力也不正常。

b. Kallmann综合征:视丘下部及部分垂体功能减低,促性腺激素减低,伴嗅觉减退,睾丸发育差,青春期乳腺发育。

c. Reifenstein综合征:胎儿期发育睾丸间质细胞功能不全,出生后可出现乳房发育伴尿道下裂等畸形。

d. 完全性睾丸女性化:由于雄激素受体量和质的异常,睾酮不能发挥作用,染色体为46XY,外阴女性化,睾丸在大阴唇内或腹股沟疝内或腹腔内,无子宫,阴道为盲端,血中睾酮正常或增高,雌二醇正常高限,促性腺激素增高,尿17-酮类固醇正常,青春期乳房发育。不完全性睾丸女性化外阴可呈男性,或小阴茎,或呈假两性畸形,阴毛正常,亦可有青春期乳房发育,家族史阳性。

B. 睾丸炎、睾丸肿瘤、睾丸炎及外伤性睾丸萎缩,雄性激素分泌过低,反馈性促性腺激素过多,30%睾丸间质细胞瘤,10%~20%睾丸绒毛膜瘤,4%睾丸畸胎瘤及1%睾丸精原细胞瘤,可产生促性腺绒毛膜素,均可引起男性乳腺肥大。

2)肾上腺病变:肾上腺皮质增生,良、恶性肿瘤及功能减退,这类肿瘤可直接分泌雌激素或产生过量的雌激素前体(雄甾烷二酮),在组织中转化为有效的雌激素。可见尿17-酮类固醇升高,血雌二醇升

高刺激,引起乳腺肥大。

3) 下丘脑-垂体疾病:下丘脑和腺垂体肿瘤、垂体嫌色细胞瘤及肢端肥大症等,可使垂体-性腺轴受刺激,内分泌紊乱,可引起乳房发育。

4) 甲状腺病:甲状腺功能亢进,使血浆中性激素-结合球蛋白的浓度增高,结合的雄激素过多,游离的雌二醇(未结合的雌二醇)升高,雌二醇/睾酮的比值升高,即激素的平衡失调,刺激乳腺组织增生,导致男性乳房肥大;甲状腺功能亢进患者中,仍有10%~40%并发男性乳房肥大;甲状腺功能减退时,促性腺激素释放因子可使泌乳素增多引起乳腺发育及泌乳,但比较少见。

5) 性发育分化异常:各种男性假两性畸形,可伴发乳房肥大。

6) 糖尿病患者:少数可伴男性乳房发育。

(2) 非内分泌疾病

1) 肝脏疾病:肝炎、肝硬化、肝癌等,伴有肝功能减退时,尤其是乙醇性肝硬化,体内雌激素相对过多,更易引起乳腺肥大,其原因:①乙醇可能作用于下丘脑-垂体-睾丸系统,降低了血中睾酮水平;②在肝硬化时可使循环中的雄甾烷二酮和睾酮前体转化,产生大量的雌激素;③肝硬化时,血中的结合性甾体类球蛋白升高,使血中游离睾酮进一步减少;④肝功能减退,肝脏破坏雌激素使其成为无功能复合物(对雌激素的灭活)的能力减弱,雌激素在体内含量相对增多;⑤当机体内复合性维生素B缺乏时,肝脏对雌激素的灭活能力随之减弱,于是雌激素在体内相对增多,过多过强地刺激乳腺组织,导致了乳房肥大。

2) 营养不良的恢复期:研究发现,当营养不良被纠正后,随着体重增加,促性腺激素分泌和性腺功能恢复正常时,产生了一种类似第二青春期现象,出现乳房肥大,称之为"进食增加性乳腺肥大"。

3) 肺部疾病:支气管肿瘤,尤其是燕麦细胞癌,肺源性肥大性骨关节痛、肺结核、脓胸等,可分泌异位激素而致乳腺肥大。

4) 慢性肾衰竭:尿毒症经血液透析后,检测发现血中雌激素相对升高,催乳素浓度升高,促使了乳腺发育。

5) 神经系统疾病:如高位脊髓病变引起的截瘫,脊髓空洞症、遗传性运动失调,可伴发乳腺肥大。

6) 淋巴系统疾病:淋巴瘤、恶性组织细胞瘤、骨髓瘤及其他网状内皮系统疾病等,也少见男性乳房发育。

7) 家族性男性乳房发育症:可能是一种最轻型的男性假两性畸形。

8) 服用睾丸素和雌激素:睾丸素与雌激素是两种对抗性的性激素,但它们各自的注射都能引起乳房肥大,如前列腺增生或前列腺癌长期服用己烯雌酚后,常可引起男乳肥大。睾酮则可在体内转化为雌二醇而引起乳房肥大。

9) 药物性乳房肥大:据国内外文献报道,促性腺激素等可致男性乳腺发育(表5-3),可能由于引起机体的内分泌功能紊乱或与雌激素受体结合之故。停药后增大的乳房多可恢复。

10) 其他疾病可伴发男性乳房肥大:包括心血管疾病(如心脏病、高血压病)、严重皮肤病(如麻风、剥脱性皮炎、皮肤成纤维细胞瘤等)、自身免疫系统性疾病(如风湿性关节炎、类风湿关节炎)、钩端螺旋体病、溃疡性结肠炎等有时也可伴男性乳房发育。

(四) 病理改变

1. 大体所见　大体所见可分为两个类型:①分散性男性乳腺肥大患者,患侧乳腺内往往可扪及边缘整齐,界限清楚的肿块,肿物不与皮肤粘连,活动度好,质较硬;②弥漫性男性乳房肥大,乳房边缘不清,弥漫性增生的乳腺组织与周围乳腺组织融合在一起,不形成明显肿块。

2. 镜下特点　①病程在4个月以内的称为旺炽型乳腺发育,其主要改变为乳腺导管分支数量增多,但没有真正的腺泡,腺管上皮增生突向间质,但不超出基底膜的限制。管内可见有脱落的上皮细胞及粉染的蛋白性无结构物。间质内细胞成分增多,成纤维细胞数量明显增多,其间混杂有脂肪组织。管周为黏液水肿样的疏松组织,同时可见有小血管增生和淋巴细胞、浆细胞等炎症细胞浸润。②病程在5~11个月之间的称作中间型男性乳腺发育,其形态上表现为上皮细胞和间质内的成纤维细胞增生,程度较为轻微,可见乳腺间质内出现纤维化倾向。③病程在1年以上者称为硬化型男性乳腺发育,病变区域主要由胶原纤维构成,内有数量不等的扩张的乳腺导管,同时伴有导管上皮细胞中度增生,管周水肿消失,混杂其间的脂肪减少或消失。

表 5-3　与男性乳腺发育有关的药物

激素	硫氨草酮
雄性激素和合成代谢类固醇	Enalapril
绒毛膜促性腺激素	甲基多巴
雌激素和雄激素激动剂	Nifedipine
生长激素	利血平
抗雄激素物质或雄激素合成抑制剂	螺内酯
心卡鲁铵	维拉帕米
环丙氯地黄体酮	精神药物
氟他胺	地西泮
促性腺激素释放激素激动剂	氟哌啶醇
尼鲁米特	吩噻嗪
抗生素	三环类抗抑郁药
乙硫异烟胺	滥用药物
异烟肼	乙醇
酮康唑	安非他命
甲硝唑	海洛因
二甲胺四环素	大麻
抗溃疡药物	美沙酮
西咪替丁	其他
奥美拉唑	醋酸葡金
雷尼替丁	二乙胺苯丙酮
癌症化疗药物	哌双咪酮
烷化剂	苯壬四烯酯
甲氨蝶呤	高活性的抗逆转
长春碱类	病毒治疗(HAART)
联合化疗	甲氧氯普胺
心血管药物	青霉素
胺碘酮	苯妥英钠
卡托普利	苏灵大
洋地黄毒苷	茶碱
地高辛	

注:已确定有密切的关系。其他的关系是在流行病学研究的基础上,或者在个体或小组患者的 challenge-rechallenge 研究的基础上提出的

（五）临床表现

1. 肿块　乳内肿块多数仅有纽扣大小,直径 2~3cm,多位于乳头、乳晕下,边界清楚,质地坚韧,有一定的移动性,与皮肤无粘连。双侧者两侧乳腺呈对称性增大,如肿块不在中央区,边界不清,与皮肤粘连,增长快,活动度差,应考虑男性乳腺癌发生。亦有双侧乳房发育肥大,如成年妇女则无其他症状。

2. 疼痛　常可有胀痛感,间或有刺痛、跳痛,如肿块明显常有压痛和触痛。

3. 乳头溢液　此类患者的乳房外观常如成人女性,挤压乳头有白色乳汁样分泌物。

4. 临床分型

（1）弥漫型:乳腺呈弥漫性增生肥大,无明显的孤立性结节,或伴有轻微的压痛为其特点。

（2）腺瘤型:肿块呈孤立性结节,活动良好、无粘连、界限清楚、轻压痛,此型应与男性乳腺癌鉴别。

（3）女性型:双侧乳腺呈对称性肥大,无增生结节,挤按乳头可有白色乳汁样分泌物,外观颇似青春发育期少女乳腺。

（六）诊断

本症成因复杂,全面仔细问诊检查十分重要,必

要的特殊检查是确诊不可缺少之法。往往经过综合检查，可以明白病因，进一步确诊。

1. 病史探因　因本症形成原因颇多，按系统疾病症状体征进行详尽的病史调查，仔细进行全身全面体检，了解家族史、传染病接触史、服药史等，分门别类寻找引起男性乳腺发育的原因。

2. 根据乳腺肥大的特点和体征。

3. 特殊检查

（1）化验检查：血 T_3、T_4、TSH、雌二醇（E2）、T、催乳素（PRL）、促性腺激素（GNH）、LH、促卵泡生成素（PSH）、促肾上腺皮质激素（ACTH）、血糖、血胰岛素浓度、乙肝五项指标、肝功能、肾功能、口腔黏膜性染色质及染色体、核型等，尿 17-酮类固醇、17-羟孕酮、精液常规，依病情进行必要项目检查，以明确病因。

（2）X 线、CT、B 超检查：胸片、头颅片、蝶鞍片、肾周围空气造影、头颅 CT、肾上腺部 CT、腹腔脏器及睾丸 B 超、甲状腺 B 超。

（3）病理活检：对各种检查尚不能确诊原发病变原因者可取活检，进行病理学确诊。

（七）鉴别诊断

1. 假性男性乳房发育症　肥胖的男性乳房常因脂肪堆积而增大，形似男子乳房发育症，故称之为"假性男性乳房发育症"，其与真性乳房发育症的最大区别在于，乳房扪诊时，用手指压按乳头，可有一种摁入孔中的空虚感，该病患者常伴有髋部脂肪沉积，乳腺摄影可以确诊。

2. 男性乳腺癌　凡乳晕下有质硬无痛性肿块，并迅速增大；肿块与皮肤及周围组织粘连固定；乳头回缩或破溃，个别可有乳头血性溢液，可有腋下淋巴结肿大，通过乳腺摄影，肿块细针穿刺细胞学检查，必要时手术活检可以确诊。

3. 乳房脂肪瘤　一般位于乳房皮下，多为单发，形状不一，质地柔软，边界清楚，表面常呈分叶状，生长缓慢，与经期变化无关，一般 3 ~ 5cm 大小，比较少见。

4. 乳腺血管瘤　少见，主要见于乳房皮肤或皮下，可单发亦可多发，质地柔软，口似海绵状，略有弹性，可被压平，可抽出血性液体，可确诊。

5. 乳房淋巴管瘤　是淋巴管和结缔组织组成的先天性良性肿瘤，很少见。肿块大小不等，外观可呈分叶状，质地柔软有囊性、波动感，边界不清，笔者遇见 1 例患者，19 岁，男孩，右乳肥大（图 5-1），手术及病理证实为右侧乳房淋巴管瘤，本病透光试验阳性，穿刺可见淡黄淋巴液，不难鉴别。

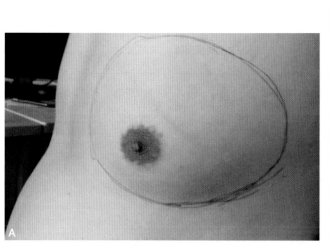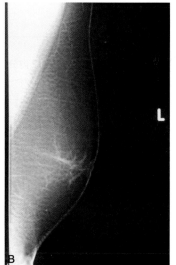

图 5-1　19 岁男孩左乳肥大
A. 术前左乳照片；B. 术前 CR MLO 照片

6. 根据男性乳房发育症成因不同，可参照图 5-2 进行鉴别诊断。

（八）治疗

1. 明确诊断，针对病因　没有正确的诊断，就没有正确的治疗，本病病因复杂，首先应查找病因，尽量做出科学、正确的诊断，按病因治疗，事半功倍。青春期的原发性男性乳房发育患者，多有自愈倾向，一般在 6 个月内可恢复正常，而成人及老年人原发性患者多不易自愈，继发性男乳房发育，原则上明确诊断后针对病因进行治疗，待原发病治愈后，肥大的

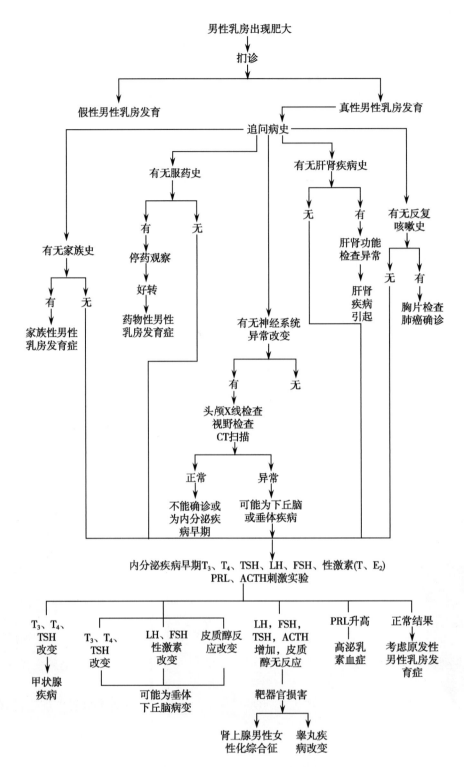

图 5-2 男性乳房发育症鉴别诊断思路

乳房大多能好转。

2. 药物治疗

（1）双氢睾酮庚烷盐，可不受芳香化酶作用（不被转化为雌激素），直接作用于靶器官。用法：200mg，肌内注射，每 2 ~ 4 周 1 次，共用 16 周。

（2）他莫昔芬：为抗雌激素药。用法：10mg，每日 2 次，疗程 2 ~ 4 个月。也可先服用溴隐亭每日

2.5 ~ 5mg，分 2 次服，使泌乳素正常后再用他莫昔芬。

（3）达那唑（danazol）：为抗绒毛膜促性腺激素药。可使乳房缩小，大剂量每日 400mg，分 2 次服，或小剂量每日 100mg 为优，治疗时间 3 ~ 9 个月。

（4）福美坦（兰特隆）：为特异性的芳香化酶抑制剂，为芳香化酶底物类似物，它比芳香化酶的底物

(雄烯二酮)与芳香化酶的结合力更强,因而抢夺了底物雄烯二酮与芳香化酶的结合点。福美坦与芳香化酶活性部位的高亲和力结合确保雄激素不能与芳香化酶接触,从而阻断雌激素的合成,使雌激素含量降低,而达到对抗雌激素的作用,用法:每 2 周 250mg,肌内注射,可试用,价格昂贵。

3. 手术治疗

(1)适应证:①男性乳房直径大于 4cm 长期不消退者;②乳房发育肥大明显影响美观和社交活动者;③应用药物正规治疗无效者;④患者心理恐惧或疑有恶性变者。

(2)手术治疗:①保留乳头、乳晕皮下乳腺切除术,适合青年患者;②单纯乳腺切除术(不保留乳头、乳晕)多适于老年患者。

第四节 多 余 乳 房

(一)概述

多余乳房是指在胚胎期乳线上胸前区一对乳腺始基继续发育形成一对正常乳房外,乳线其他区段上乳腺始基不但不退化、消失,反而继续发育成乳腺组织或乳头、乳晕、乳腺组织俱全的乳房,称为多余乳房或多乳腺症、副乳腺。这种乳房畸形 95%发生于胸部,多见于腋窝腋前线上,但身体其他部位为耳、面、颈、上臂、背部、肩胛区、大腿背侧、臀部、外阴等处亦偶见发生,这是由于胚胎发育过程中,正常乳腺以外的迷走乳腺组织所致,故亦称为迷走乳腺或异位乳腺。多数学者认为有一定的遗传性。

(二)发生率

据 1942 年 Speert 的研究,多乳房畸形发病总数可达新生儿的 1%。也有高达 5%的报道,男女之比约为 1:3,亦有学者报道为 1:5。总之男女皆可发生,女性多见。

(三)病理改变

1. 大体所见 副乳腺多位于腋下,一般为直径 1~6cm,大小之包块,无包膜,与皮肤可有粘连,质地柔软。切面可见于脂肪组织中有灰白色或灰黄色,质地柔韧的乳腺组织,其中还可见散在的黄色脂肪。

2. 镜下特点 可见由大、中、小导管及腺泡构成的乳腺小叶,叶间常见明显增生的间质纤维组织,同时可见部分乳腺导管增生、扩张,构成类似囊性乳腺病样的结构。伴有大量淋巴细胞浸润者,呈慢性囊性乳腺炎症样改变。

(四)临床表现

本病多在女性生育期(20~40 岁)有临床症状时被发现,在月经期、妊娠期、哺乳期由于受内分泌调节,乳腺也要产生胀大、疼痛,发育完全的副乳腺可见泌乳现象。多为单侧性,可见双侧性,最常发生在正常乳房附近,多数发育不完善,少数乳头、乳晕、乳腺俱全,其乳腺组织亦可发生小叶增

生,良、恶性肿瘤,临床上表现为相应的症状体征。1929 年 Rayewon 与 Biard 收集 66 例副乳腺肿瘤,其中 43 例乳腺癌,23 例良性肿瘤。谷振声收集资料显示,副乳腺中乳腺癌占 54.2%,乳腺结构不良占 25.6%,其他良性肿瘤占 13.1%,炎症占 7.4%,说明副乳腺的乳腺癌发病率明显高于正常乳腺,也明显高于副乳腺良性肿瘤,临床医生应高度警惕。

(五)诊断与鉴别诊断

多余乳房通过了解病史及体检一般诊断不难,而"迷走乳腺"往往误诊,但对于其他部位包块,随月经周期、妊娠等情况而出现相应的包块胀大或疼痛、压痛时,应考虑异位乳腺之可能,必要时可手术活检确诊。由于副乳腺易患乳腺癌,特别是位于腋窝附近的副乳腺可通过软 X 线摄像加细针细胞学检查明确诊断。

副乳腺仅有乳腺组织而无乳头、乳晕时,容易被误诊为脂肪瘤,发生在腋窝处者需与腋下淋巴结肿大(如隐性乳腺癌)、乳腺尾部相鉴别,前者于经期、妊娠等生理变化时,不发生胀痛、压痛等症状;后者与正常乳腺组织相连接是其主要特点,同时相对应的外侧皮肤上没有乳头、乳晕。通过乳腺 X 线片一般可区别开来。

发生于腋区的副乳腺癌需与乳腺尾部癌及乳腺癌的腋淋巴结转移癌相鉴别,在副乳腺癌诊断确立以后,必须对正常部位乳腺进行检查,以排除同时发生之可能。作者同意左文述等观点:①腋前、锁骨下区癌,临床与组织学必须查见与正常部位乳腺无联系的副乳腺组织方可诊断为副乳腺癌;②腋区肿块组织学检查发现癌细胞时,必须在癌组织的周围见到腺小叶结构或管内癌图像方可排除为腋转移癌;③正常部位的乳腺无癌,可伴发有组织学类型不同的癌。应考虑副乳腺癌诊断。

(六)治疗

由于副乳腺在月经期、妊娠期、哺乳期可以出

现肿胀、疼痛、触压痛等明显症状,给患者带来痛苦,同时亦可发生小叶增生,良、恶性肿瘤,特别是副乳腺的乳腺癌发生率高,危害女性健康和生命;有的腋窝下腋前线上发育完全的副乳腺影响美观,主张每月进行自我检查,发现副乳腺有肿块要及早明确诊断,对有痛苦症状者,有损美观影响社交者,有手术要求者可行单纯副乳腺切除术。如为副乳腺癌应排除正常乳腺有无乳腺癌发生,否则应一并手术切除。若副乳腺癌与正常乳腺接近宜切除同侧乳房。早期乳腺癌或副乳腺癌改良根治术即可达到预期目的,术后也应进行放、化疗综合治疗。

(丁小红　陈玉华　董守义)

参 考 文 献

[1] 李树玲.乳腺肿瘤学.2版.北京:科学技术文献出版社,2007.

[2] Shestak KC,栾杰.乳房再次整形手术学.北京:人民卫生出版社,2008.

[3] Braunstein GD. Clinical practice. Gynecomastia. N Engl J Med,2007,357(12):1229-1239.

[4] 廖松林.肿瘤病理诊断及鉴别诊断学.福州:福建科学技术出版社,2006.

[5] 付丽,付西林.乳腺肿瘤病理学.北京:人民卫生出版社,2008.

[6] Niwoehner CB, Schorer AE. Gynaecomastia and breast cancer in men. BMJ,2008,336(7646):709-713.

第六章　祖国医学对乳腺疾病的认识

第一节　祖国医学对乳腺疾病认识的历史

乳腺疾病是发生在乳房部多种疾病的总称。包括乳房的发育异常，乳房的各种良、恶性肿瘤，乳房的炎症等。历代医家在长期的临床实践中，承前启后，逐步积累和完善了对乳腺疾病的认识。

早在中医的经典医著《黄帝内经》中就有了关于乳房的经络和生理、病理等方面的论述。《黄帝内经灵枢·经脉第十》："黄帝曰:经脉者，所以能决死生，处百病，调虚实，不可不通。"通观该篇与乳房有关的经络有肺、胃、心包、肝、胆、脾、冲、任等，其中关系最密切的是肝、胃两经和冲任两脉。由此可知，乳房与脏腑经络气血之间有着密切的联系，如果脏腑气血功能失和或经络传导紊乱就会产生乳腺疾病。

汉华佗《中藏经》中就有"乳癖"病名的记载，可见古代医家对乳腺疾病认识之早。至晋葛洪《肘后备急方》和南齐龚庆宣的《刘涓子鬼遗方》则已经有治疗"乳痈"药方的详细记载。

隋巢元方《诸病源候论》中设有专门论述乳腺疾病的篇章。如卷四十列有乳痈候，指出"肿结皮薄以泽是痈也"，认为乳痈的发病原因是多方面的。书中对外吹乳痈和内吹乳痈的病因和机制都已有了充分的认识。他还论述了乳痈的预后，"乳痈久不瘥而变为瘘"。巢氏对"乳发"病也有较详尽的阐述，由此可见，至隋代，对乳腺疾病的认识已经从临床实践经验总结初步发展到理论阶段。

唐孙思邈《千金要方》和王焘《外台秘要》，对乳痈等病均有论述。至宋陈自明所著的《外科精要》和《妇人大全良方》，对乳腺疾病的论述更为详尽。如他在《妇人大全良方·产后乳汁或行或不行方论第十一》中认为乳汁的化生与运行是冲任之气血所化生，通过胃经输送，说明了乳房的经络与生理的关系。《妇人大全良方》在治疗吹奶、妒乳、乳痈方面，根据病机选载包括单验方在内共 42 首方药，剂型多样，并介绍按摩、吸乳等疗法，对各个时期均采用内

外综合治疗方法，这对控制病情发展、尽早治愈，缩短疗程都有重要的意义。可见，陈氏对乳腺疾病的发病及其治疗都有卓著而独到的认识。

元朱震亨《丹溪心法》中提出了"乳房，阳明所经;乳头，厥阴所属"的著名论断。这对于认识妇女乳腺疾病的病理机制、临床症候和辨证施治起着重要的作用。

明陈实功是中医外科学趋于成熟时期的代表人物，也是中医乳腺疾病学理论知识趋于完善的代表人物。他所编著的代表作《外科正宗》，总结了明以前的中医外科理论和临床实践，记述了多种外科疾病，说理清晰透彻，选方用药精确，素以"列证最详，论治最精"见称。陈氏专立了乳腺疾病的章节，从乳房的经络、生理，到乳腺疾病的病因病机，辨证论治，都有较详尽的阐述。陈氏曰:"夫乳病者，乳房阳明胃经所司，乳头厥阴肝经所属。"指出了乳房的经络脏腑归属。此外，陈实功对男子乳病也有阐述:"又男子乳节与妇人微异，……遂结肿痛。"陈实功在《外科正宗》中还有对乳房的保健的相关研究。由上可见，陈实功对中医乳腺疾病学理论体系的形成做出了重要的贡献。

清祁坤在《外科大成》中论述乳痈时已认识到，乳痈已成脓的应切开排脓，以防止乳痈的传囊。清顾世澄在《疡医大全》详论了乳衄一病。顾氏说:"妇人乳房并不坚肿结核，唯乳窍常流鲜血，……治当平肝散郁养血扶脾为主。"指出了乳衄的病因、病理为忧思过度，肝脾受损，因而确立了治疗须重在平肝散郁、养血扶脾的原则。清高锦庭《疡科心得集》对乳痨、乳癖和乳腺癌在发病过程中乳房内出现结核辨之甚详，为后世对乳房肿块的鉴别诊断开创了先例。清吴谦主持编纂的《医宗金鉴·外科心法要诀》一书中论述了多种乳腺疾病，主要有内外吹乳、乳疽、乳痈、乳发、乳漏、乳中结核、乳癖和乳岩等。

清余听鸿总结了历代医家的医疗经验提出了气病则乳病的观点,强调了疏通气机在乳腺疾病治疗中重要意义。他的学术观点,至今仍对乳腺疾病的临床诊疗实践起着重要的指导意义。

综上所述,中医乳腺疾病学术理论的形成,经过了历代无数医家的临床实践和研究。从感性认识到理性认识,经历了漫长的历史发展阶段,进而将丰富的临床实践经验总结上升为较全面而系统的理论,这些理论是现代乳腺疾病研究和进展的理论渊源。

(王玉 刘胜)

第二节 乳腺疾病病理病机

乳腺疾病的发生,主要由于肝气郁结,或胃热壅滞,或肝肾不足,或痰瘀凝结,或乳汁蓄积,或外邪侵袭等,皆可影响肝肾、脾胃的生理功能而产生病变。如《外证医案汇编》说:"乳证,皆云肝脾郁结,则为癖核;胃气壅滞,则为痈疽。"

根据中医的基本理论和辨证审因的原则,乳腺疾病的病因病机可以从内伤因素、外伤因素和病理产物形成的因素等3方面加以分析和论述。

(一) 内伤因素

1. 情志内伤 早在《黄帝内经》中就认为"人有五脏化五气以生喜怒悲忧恐";又有"喜怒不测,饮食不节,阴气不足,阳气有余,营气不行,发为痈疽"的记载。可见情志活动是以内脏精气作为物质基础的,故情志内伤失调,超过了人体生理活动所能调节的范围,就可使体内的脏腑经络功能失常,进而影响到乳房而致病。

在七情内伤致病中,以郁怒伤肝、忧思伤脾与乳腺疾病的发病关系最为密切。例如乳腺癌的发生,陈实功认为"忧郁伤肝,思虑伤脾,积想在心,所愿不得者,致经络痞涩,聚结成核。"因为女子乳头属肝,乳房属胃,脾胃相连,忧思郁怒,则肝脾两伤,肝伤则条达失常而气火内炽,脾伤则运化失职而痰浊内生,以致无形之气郁与有形之痰浊交凝,蕴结于乳中而致病。此外,情志失调而气机逆乱,气郁久而化火耗伤肾阴,导致肝肾不足亦可引起乳房疾病。可见,情志内伤,相火妄动,房劳伤肾,肾阴不足,虚火自炎,则可炼液成痰,致使痰火互结于乳络而致病。

2. 先天不足 先天不足也常常是乳腺疾病发生的重要原因,主要包括乳房的先天性畸形和妊娠调养失宜两个方面。

由于先天不足所致的先天性乳头凹陷在临床上是极其常见的,因为乳头凹陷,哺乳困难,常可导致婴儿吮咂咀嚼,而使乳头破碎,甚者感染病毒而发生乳痈;也有在非哺乳期,凹陷的乳头局部积聚了含脂质的分泌物,其分解后的化学性产物刺激乳管周围组织,引起炎性浸润或纤维增生,而诱发浆细胞性乳腺炎(粉刺性乳痈)。

由妊娠调养失宜所引起的先天不足病变,除了包括因母体虚弱多病,阴血不足胎儿失养所致的乳房先天性畸形。还指妊娠期失于调养,使胎气上冲积于阳明之络,形成内吹乳痈。又有初生小儿患乳痈之病,大多由胎热蕴结,或复染毒所致。

3. 饮食不节 恣食膏粱厚味、醇酒炙煿、辛辣刺激之品,可使脾胃功能障碍,湿热火毒内生,胃热上蒸或胃火上炎至乳房胃络,形成多种乳腺疾病。此外,饮食不节伤及脾胃,脾胃运化失权,致痰湿内蕴,结滞日久亦可诱发乳痰,乃至乳岩等病。

(二) 外伤因素

1. 外感六淫邪毒 《黄帝内经》所谓的"正气存内,邪不可干""邪之所凑,其气必虚"。当六淫邪毒之毒力特别强盛而超过了人体正常的抵抗能力时,也可导致疾病的发生。

2. 感受特殊之邪 古代医家发现有些邪毒不能概括在六淫邪毒之内,如疫疠之毒等。如以迅速出现且范围较广泛的乳房坏死糜烂为特征的乳发又称为"湿火乳痈"或"脱壳乳痈",清代高锦庭就已指出"时疫"是此病的重要致病因素。

3. 外来伤害 凡跌仆损伤、刀圭创伤,均可使乳房局部组织受到伤害,导致气血凝滞,内结肿块,或使原有的病症加重。

(三) 病理产物形成的因素

1. 瘀血阻络 早在《黄帝内经》就载有"营气不从,逆于肉理,乃生痈肿"之说。《灵枢经·痈疽篇》亦云:"营卫稽留于经脉之中,则血注而不行;行则卫气从之而不通,壅遏不得行,故热,大热不止,热胜则肉腐,肉腐则为脓。"可见营气不从而血瘀,导致经络阻塞,是外科疾病发生的主要病理机制。

2. 痰湿凝聚 痰湿的产生是由于脏腑功能障碍所致,如明代张介宾所说:脾主湿,湿动则为痰;肾主水,水泛亦为痰。故痰之化无不在脾,而痰之本无不在肾。可见脾肾功能的失司,即可形成痰湿为患。又加申斗垣所云:"升降有妨,运化失宣,如气为滞则津液稠黏,为饮为痰,渗入脉内,血为所乱,因而为泣。"可见,脾肾的升清降浊功能障碍,痰湿凝聚,说明乳腺疾病的发生在于气郁久而化火,炼津灼液为痰,痰湿互结凝聚,络脉蕴阻失和,进而形成乳疬、乳痰等疾病。

3. 脓腐蕴结　脓腐乃是多种疾病均可见到病理性产物,如若不及时处理或处理不当,则其又可能成为一种新的致病因素,导致其他疾病的产生或加重原有的病症。如乳痈肉腐成脓,溃后引流不畅,脓腐蕴结乳络,毒邪随脓旁窜,形成乳漏之病。

以上各种致病因素,可以单独致病,也可以几种因素同时或相继致病,内伤因素和外伤因素常常相合而成。因此对每一种乳腺疾病的致病因素,应做全面而具体的分衡,才能正确地审因论治。

（王玉　刘胜）

第三节　祖国医学对乳腺疾病治疗原则

在中医治疗乳腺疾病的过程中,总的治疗原则是:内治和外治应当并重,要辨证审因而论治,还应以理气疏络为常法。

一、内治

乳腺疾病的内治法,以消、托、补为主要的三大法。由于各种乳腺疾病的发病原因不同,病情的变化不一,因此在临床具体运用时,要依据辨证审因的指导原则,灵活使用,具体的治疗方法,可以有以下几种。

1. 疏表解毒法　适用于邪气阻滞经络,营卫不和,如乳痈初期,乳房部肿胀疼痛,结块或有或无,伴有恶寒、发热,舌苔薄白或薄黄,脉象浮紧或浮数等表症。治宜疏风清热解毒,选用瓜蒌牛蒡汤、银翘散等。

2. 清热解毒法　适用于热毒炽盛、肉腐成脓阶段。局部红肿高突、灼热疼痛,伴有壮热口渴、尿赤便秘、舌苔黄、脉弦数等。选用牛蒡子汤、橘叶散、龙胆泻肝汤等。

3. 托里透脓法　适用于乳痈、乳疬、乳漏、乳岩等症属气血两虚,不能托毒外出,或脓虽外泄却难以生肌收口者。脓成难溃,或溃后脓水清稀。症如疮形平塌,漫肿不收,日久不易溃破,隐隐作痛;或溃后脓水清稀,久不收口,唇舌淡红,脉沉细无力等。治宜补益托毒。选用托里透脓汤、托里消毒散等。

4. 解郁化痰法　适用于肝气不舒,情志不畅,失其疏泄,气机不利,运化失司,痰气互结而致"乳中结核"类的乳腺疾病,伴有胸闷不舒、乳房胀痛、舌苔白腻、脉弦滑等。治宜疏肝解郁、化痰软坚,选用开郁散、逍遥散合小金丹等。

5. 调摄冲任法　适用于肝肾不足、冲任失调引起的乳腺疾病。疾病的发生及发展与乳房发育或月经、妊娠等有关,或乳房胀痛常在月经前加重。常伴神疲乏力,腰膝酸软,头晕耳鸣,苔薄,脉弦细,可选用右归饮、二仙汤、六味地黄丸等。

二、外治

根据乳腺疾病不同的病因和疾病发展的不同阶段,选用不同的外治方法。兹将乳腺疾病中常用的外治法,归纳为药物疗法、手术疗法和其他疗法三大类。

1. 药物疗法

（1）膏药:膏药敷贴于乳房局部患处,可对肿疡达到消肿定痛之功,对溃疡可获提脓祛腐,生肌收口和遮风护肉的目的。例如:在乳痈和乳疽初起未溃之时,可用太乙膏掺红灵丹外贴,有消肿、清火、解毒、生肌的功效,为肿疡、溃疡通用之膏。

（2）油膏:油膏是将药物和油类煎熬或捣匀成膏的制剂,或称软膏。如乳痈和乳发的初起,皮色嫩红灼热者,可用金黄油膏和玉露油膏,适用于阳证肿疡。若乳痈皮色微红或不红者,可采用适宜于半阴半阳证的冲和油膏。生肌玉红膏可用于乳痰等腐肉未尽,疮口不敛以及乳头皲裂等,青黛散油膏和青吹口油膏功能收湿止痒,清热解毒,适用于乳头破碎,乳房湿疹等。红油膏功能是防腐生肌,适用于乳房部位一切溃疡。

（3）掺药:将各种不同的药物研成粉末,根据制方规律,按其不同的作用,配伍成方,用时掺布于膏药或油膏上或直接掺布于病变部位,谓之掺药,古称散剂,现称粉剂。临床应用时应根据乳腺疾病的性质和发展阶段的不同,分别选择应用消散药、提脓祛腐药及生肌收口药掺药。

1）消散药:具有渗透和消散作用,掺布于膏药上,贴于肿疡可使肿消毒散。如乳痈初起,乳房皮色微红或不红,乳内有肿块者,可用红灵丹掺布于太乙膏上外贴能起到活血止痛,消肿散结的作用。

2）提脓祛腐药:具有提脓祛腐的作用,能使疮疡内蓄之脓毒早日排出,腐肉得以迅速脱落。临床上常用有五五丹、七三丹、八二丹、九一丹等。凡乳腺疾病的溃疡初起,脓栓未落,腐肉未脱,或脓水不净,新肉未生之时,均宜使用。

3)生肌收口药:具有收敛疮口,促进新肉生长的作用,可掺布于疮面使疮口加速愈合。如乳痈、乳疽、乳发后期,溃疡之腐肉已脱,脓水已净,均可使用生肌收口药。临床上主要使用的是生肌散,其主要药物组成有滑石、制炉甘石、滴乳石、血珀、朱砂及冰片等。

2. 手术疗法　此处主要论述中医外科特色的手术疗法,包括切开法和挂线法。

(1)切开法:主要用于乳痈、乳发、乳痰脓肿形成者,还可用于粉刺性乳痈破溃后形成瘘管较浅者。切开法运用时必须选择有利的时间,若疮疡脓成未熟,过早切开,则徒泄气血,脓反难成。

(2)挂线法:是采用普通丝线,或纸裹药线,或橡皮筋等挂断瘘管或窦道的治疗方法。使用之后,利用线的紧力,从而促使气血阻绝,组织坏死,达到切开的目的。具体操作方法是:在局部消毒及局部麻醉下,取球头银丝由患部溃口轻轻探入,顺管道由乳头孔穿出,再取丝线或橡皮筋系于银丝球端,然后由创口端徐徐退出银丝,将创口端与乳孔端之线拉

紧打成外科结,用胶布固定即可。如果瘘管较长,发现紧线松弛,则必须加线收紧,以免不能达到切开目的。

3. 其他疗法

(1)药线:一般用桑皮纸、拷贝纸或丝绵纸,按临床需要,裁成阔狭长短适度,搓成绞形线状。常用于乳痈、乳发溃后或乳漏等疮口过小过深,脓出不畅者。

(2)垫棉法:用棉花或纱布折叠成块以衬垫疮部的方法,借用加压的作用,能使溃疡的腐胀不致下袋而潴留,或使过大的溃疡空腔皮肤与新肉得以黏合而达到愈合的目的。适用于乳痈等溃后有袋脓现象者。

(3)针灸法:乳腺疾病中,针法较为常用,灸法几乎不用。针刺治疗主要用于乳痈、乳癖等。治乳痈常取穴少泽、天宗、合谷等;治乳癖常取穴屋翳、合谷、膻中、天宗、肩井等;或用耳针取穴乳腺、神门、内分泌等。

(4)按摩法:主要是运用手法操作,按摩乳房以达到疏通乳络的作用,主要适用于外吹乳痈初期郁乳明显者。

(王玉　刘胜)

第四节　常见乳腺疾病

一、妒乳

产后乳汁排出受障,乳汁郁积,称为妒乳。相当于西医积乳即乳汁郁滞症。妒乳既是外吹乳痈的早期阶段,又是外吹乳痈热生肉腐成痈的主要病因,因此在妒乳阶段早诊早治,疏通乳络,排出积乳,可以阻断乳痈发生。

(一)病因病机

1. 肝郁气滞,疏泄失司,气血郁滞与乳汁互结,阻于乳络,乳汁不出,乳房结核疼痛。

2. 厚味炙煿:厥阴之气不行,乳窍不通,乳汁不出,乳汁郁滞而成结块、胀痛。

(二)临床表现

本病多见于初产妇,尤其是未满月之哺乳产妇,乳房不同部位可出现结块,皮色不变或皮色微红,边界不清,按之压痛,皮肤不热或微热。结块相应部位之乳头有可见白点,可有恶寒发热,头疼全身不适,"乳房胀痛有核,边界不清,乳汁不出"是妒乳之主要征象,亦为早期乳腺炎之症状,不及时处理可热生

肉腐成为乳痈。

(三)辨证论治

1. 内治　乳汁郁滞、厥阴气滞证。产后乳汁不出,乳房结块、胀痛、皮色不变,脉浮数,舌淡、苔薄白。

治法:舒肝行气,宣通乳络

方药:新瓜蒌牛蒡汤加减。柴胡9g,苏梗9g,荆芥、防风各9g,牛蒡子9g,全当归12g,赤芍9g,全瓜蒌12g,蒲公英12g,鹿角霜9g,留行子12g,丝瓜络6g,青、陈皮各6g,路路通9g。

加减:产后恶露未净加益母草15g,乳房疼痛加乳香、没药各6g,便秘加枳实9g,火麻仁30g。

国医大师尚德俊经验方治法:清热解毒,活血散结。

主治:妒乳、乳痈早期(发病5天以内)乳房有硬块,胀痛,皮肤微红者。

方药:蒲公英150g,赤芍50g,青皮、桔核各10g。

用法:水煎服。

笔者常用于妒乳,上方加全瓜蒌、丝瓜络等,同时手法排乳、理疗、屡用效佳。对于积乳、早期乳腺

炎,笔者常用金银花、连翘、赤芍、蒲公英、青皮、陈皮、生甘草,配合中药渣外敷,推拿排乳、理疗,多在3天痊愈。

2. 外治　金黄膏外敷,每日更换。

3. 中药塞鼻法　塞鼻法是指用药物塞入鼻孔,利用药物强烈药味的刺激,起到疏通乳络的作用。砂仁10~20g,糯米饭适量,砂仁研末,糯米饭揉团,搓成花生米大小条块,消毒纱布外裹,塞鼻,6小时更换1次。取鲜芫花根皮,捣烂搓条,塞鼻后20分钟,有热辣感再置5分钟后取出。亦可用细辛、白芷、生半夏、炮山甲、陈皮、公丁香各等量研末塞鼻,每天两次,每次1小时。左乳疾塞右鼻孔。

(四) 预防

1. 产后一定性情舒畅,达观开朗。

2. 厚味炙煿饮食可导致乳汁浓厚,结块堵塞乳管,开始宜用清淡食品,切记初始即厚味,适当饮水,保持乳汁通畅。

3. 定时哺乳,左右交替,尽量排空,保持乳管通畅。

4. 乳房出现结块胀痛,尽早专科就医,热敷按摩,排乳理疗,中西药结合。

(丁小红　马新普　董守义)

二、乳痈

乳痈是发生在乳房部的最常见的急性化脓性疾病。在哺乳期发生,名"外吹乳痈";在怀孕期发生,名"内吹乳痈";发生在非哺乳期和非妊娠期,名"不乳儿乳痈"。本病相当于西医学中的急性乳腺炎。其临床特点是乳房结块、红、肿、热、痛,伴有发热等全身症状,容易发生传囊等变证。本病多发生于产后尚未满月的哺乳期妇女,尤以初产妇为多见。

(一) 病因病机

外吹乳痈多由肝郁胃热,乳汁郁积,以致乳络阻塞,气血瘀滞,热盛肉腐而成乳痈。

内吹乳痈多由妊娠期胎气上冲,结于乳络而成。

(二) 临床表现

多见于产后未满月的哺乳期妇女。初起乳房部肿胀疼痛,皮色微红或不红,肿块或有或无,乳汁分泌欠畅,同时可有发热、头痛、胸闷、纳呆等全身症状。成脓时肿块逐渐增大,皮色焮红,疼痛加剧,壮热不退,十日左右不见减轻,肿块中央变软,按之应指。破溃出脓后,一般肿消痛减,热退,逐渐向愈。

(三) 鉴别诊断

1. 乳岩　相当于西医的炎性乳腺癌。局部征

象明显,发病后患乳迅速增大,常累及乳房的一半以上,病变皮肤呈橘皮样改变,局部轻触痛或不痛,同侧淋巴结肿大,质硬固定。

2. 粉刺性乳痈　多发于非哺乳期妇女,肿块多初发于乳晕部,并大多伴有先天性乳头凹陷内缩,乳头内有粉刺样带臭味的分泌物,经治疗愈合后易反复发作,或在溃后疮口经久不愈,与乳头相通形成瘘管。

(四) 治疗

1. 内治

(1) 郁滞期:乳房部肿胀疼痛,或有结块,乳汁分泌不畅,皮色微红或不红;可有寒热,口渴。舌质淡红,苔薄白,脉弦数。

治法:疏肝理气,通乳散结。

方药:瓜蒌牛蒡汤加减。哺乳期乳汁壅滞加鹿角霜、漏芦、王不留行、路路通等。

(2) 成脓期:乳房肿块,皮肤焮红,持续跳痛;发热恶寒,头痛骨楚,口苦咽干。舌质红绛,苔黄腻或黄燥,脉滑数或洪数。

治法:清热解毒,托里透毒。

方药:五味消毒饮合透脓散加减。疼痛剧烈加乳香、没药;肿块韧硬加莪术、浙贝母等。

(3) 溃后期:脓肿破溃或切开排脓后,一般肿消痛减,逐渐向愈;若出现袋脓、传囊、乳漏等证,为气血两虚,余毒未清。舌质淡,苔薄白,脉细。

治法:补益气血,托毒消肿。

方药:托里消毒散或八珍汤加减。结块疼痛加王不留行、忍冬藤;余热未清加蒲公英、紫花地丁等。

2. 外治　初起皮色焮红灼热者,宜玉露膏或金黄散外敷;皮色微红或不红者,宜冲和膏外敷;有肿块者改用太乙膏掺红灵丹外贴;成脓时局部按之应指,可采用切开排脓法。

脓肿溃后或手术切开排脓后,用八二丹或九一丹提脓拔毒,并用药线引流,待脓出干净后,改用生肌散收口。如有袋脓现象,可在脓腔下方用垫棉法加压,使脓液不致潴留。如形成乳漏,可参照乳漏治疗。

(周颖　刘胜)

三、乳痨

乳痨是由结核杆菌感染乳房引起的慢性特异性疾病,常伴体质衰弱,虚痨的表现,故名乳痨。因乳痨溃后脓液稀薄如痰,又称乳痰,多见于20~40岁女性,约占全部乳腺疾病的2.7%~4.7%。临床特

点为起病缓慢,病程较长,常在妊娠或哺乳期发病,初起乳房内有一个或数个结块如梅李,边界不清,皮肉相连,日久穿溃脓稀夹有败絮样物。相当于西医的乳房结核。

(一)病因病机

1. 气郁痰凝　性情抑郁,七情内伤,以致肝失条达,肝气郁滞,日久化火。肝火与固有阴虚之火相合,其火愈炽,炼液为痰,或肝气犯脾,脾失健运,痰浊内生,阻滞于乳络而成乳痨。

2. 肺肾阴虚　素体阴亏,或肝郁化火,下灼肾阴,以致阴虚生热,炼津为痰,痰火凝结而成乳痨或先患肺痨、肾痨、瘰疬、腋痰后继发乳痨。

3. 气血亏虚　气血素亏,表卫不固,复感外邪,外感内伤,气血不畅,痰浊凝结于乳房,导致乳痨。

本病之形成,素体虚弱是本。外邪内伤是标,肺肾阴虚是前提,肝气郁结、脾失健运是诱因。

(二)临床表现

1. 早期　常在一侧乳房出现 1 个或数个肿块,大小约 3～5cm。质地硬韧,分界不清,推之不动,压之不痛或微痛,多无全身症状。如伴有活动性原发病灶,可有低热、盗汗、倦怠等症状。

2. 中期　肿块逐渐增大、触痛、水肿。与皮粘连,推之不动。甚者可见乳房局部橘皮征或乳头内陷。日久液化成脓变软,可触及波动感,同侧腋淋巴结肿大、压痛。可伴有午后低热、溢汗、纳呆等症状。

3. 后期　脓肿破溃后,溃疡、窦道形成,脓水清稀,夹杂败絮样物质,疮口经久不愈。全身症见低热乏力,饮食不佳,口干舌燥等。

(三)诊断与鉴别诊断

1. 诊断

(1)病史:有结核病史。

(2)全身症状:午后低热、盗汗、乏力、纳呆、消瘦等。

(3)实验室检查:活动期血沉增快,脓液或穿刺涂片或培养可有结核杆菌。

(4)X线检查:胸部 X 线片示,有肋骨结核、胸膜结核和肺门淋巴结结核病灶。

2. 鉴别诊断

(1)乳岩:病程较短,偶发单个肿块,迅速增大,质硬如石,形不规则,边缘不清,活动度差,常有皮肤粘连,有橘皮征、酒窝征,常无压痛,乳头可有血性溢液,患侧腋淋巴结肿大,主要靠病理学鉴别。警惕乳岩与乳痨并存。

(2)浆细胞性乳腺炎:常发生于非妊娠哺乳期,肿块多发生于乳晕区,红肿热痛较乳痨明显,常

有先天性乳头凹陷,脓液中夹有脂质样分泌物,病理学可与乳痨区别。

(四)治疗

1. 内治

1)气滞痰凝证:多见于乳痨早期,乳痨肿块形如梅李,不红不热,质地硬韧,不痛微痛,推之不动,或伴心情不畅,胸闷胁胀,舌质淡红,苔薄腻,脉弦滑。

治则:疏肝理气,化痰软坚。

方药:清热解郁汤加减。当归 12g,生地 12g,白芍 9g,川芎 9g,陈皮 6g,半夏 9g,贝母 6g,栀子 9g,茯苓 12g,夏枯草 12g,百部 9g,黄芩 9g,丹参 9g,香附 9g,瓜蒌 9g,三棱 10g,莪术 10g。

2)正虚痰恋证:多见于中期或溃后,肿块增大,皮微红肿,成脓缓慢,隐隐作痛数月溃破,脓水稀薄,脓腐日久不净,溃口成瘘,久不愈合。伴全身乏力,面色苍白,神疲纳呆,舌淡苔少,脉虚无力。

治则:扶正托里透脓。

方药:托里散加减。黄芪 15g,白术 12g,当归 12g,川芎 9g,生地 12g,党参 15g,黄精 12g,丹参 12g,山甲 6g,夏枯草 12g,百部 9g,黄芩 9g,皂角刺 15g。

3)阴虚火旺证:多见于后期,疮口经久不愈,脓水稀薄,夹有干酪样坏死组织,伴午后烦热,干咳颧红,纳少形瘦,舌红苔少,脉多细数。

治则:养阴清热,清化痰浊。

方药:知柏地黄汤合清骨散加减。生熟地各 12g,山药 12g,黄柏 12g,知母 12g,生山栀 9g,丹皮 9g,银柴胡 6g,地骨皮 9g,青蒿 12g,鳖甲 30g,夏枯草 12g,浙贝母 6g,半夏 9g,瓜蒌 12g。

2. 外治

(1)初期:阳和解凝膏或回阳玉龙膏外敷,两日 1 次

(2)中期:切开排脓

(3)后期:疮口有腐肉,用五五丹或七三丹,红油膏盖贴。如窦道形成,多个脓腔,扩疮打通,清除腐肉。腐脱新生,用生肌散,红油膏纱布盖贴或用链霉素纱条引流。

3. 其他治疗

(1)抗结核药物应用,控制结核活动,处理原发病灶。

(2)合理营养,增强机体抵抗力。

(3)态度积极,情绪乐观,劳逸合理,树立信心,利于康复。

（马新普　丁小红　董守义）

四、乳疽

乳疽是发生在乳房深部的化脓性炎症。相当于西医学的乳房后位脓肿。其临床特点是乳房脓肿病位较深,红热不易透表,脓成后的波动感不显,成脓较缓,伴发热、恶寒等全身症状。本病预后与乳痈相仿,但乳疽病位较深,容易内窜生变,必须引起临床足够重视。

（一）病因病机

主要由脏腑蕴毒,或外感风寒湿热之毒,以致毒邪凝聚,营卫不和,气血凝滞,经络阻塞而成。

（二）临床表现

初起乳房结块,质地韧硬,皮色不变;化脓时肿块渐渐增大,疼痛加剧,皮色微红,按之应指;溃后流出黄色脓液,先稠后薄,溃孔较深。如为哺乳期患者,容易损伤乳络,形成乳漏,迁延难愈。全身症状较重。初起即有恶寒发热,化脓时高热口渴,严重的可出现内陷证。溃后诸症随退。

（三）鉴别诊断

本病需与乳发相鉴别。后者多发于哺乳期妇女,病变范围较大,发病急骤,局部焮红漫肿,疼痛剧烈,肿块无明显边界,局部迅速出现皮肉腐烂,发黑溃脓,全身症状明显。

（四）治疗

1. 内治

（1）热毒炽盛:乳房肿块质地韧硬,疼痛拒按,化脓后肿块渐软,成脓较慢;伴高热恶寒,头痛骨楚,口苦咽干。舌质红,苔薄白,脉弦数。

治法:清热泻火,和营托毒。

方药:仙方活命饮合瓜蒌牛蒡汤加减。

（2）阴虚火旺:乳房肿块疮型平塌,根盘散漫。疮色紫暗,微热微痛,不易化脓腐脱,脓出稀少或带血水;伴壮热口渴,食欲缺乏。舌质红,苔黄,脉细数。

治法:养阴生津,清热托毒。

方药:增液汤合仙方活命饮加减。

（3）气血两虚:乳房肿块局部微肿,疮型平塌散漫,皮肤微热,疼痛轻微,疮色晦暗,化脓迟缓,腐肉难脱,脓液稀薄;伴有低热、神疲乏力,口干不思饮,面色苍白,大便溏薄,小便频数。舌质淡,苔白腻,脉细数无力。

治法:补益气血。

方药:八珍汤加减。

2. 外治　未溃时使用金黄膏、冲合膏或太乙膏

掺红灵丹外贴;成脓及已溃时参照"乳痈"治疗。

（周颖　刘胜）

五、乳发

乳发是发生在乳房的严重化脓性疾病。相当于西医学的乳房部蜂窝组织炎或乳房坏疽。其临床特点是乳房皮肤焮红漫肿,疼痛剧烈,迅速坏死、溃烂。多发于成年女性,临床较少见。

（一）病因病机

多由湿热火毒乘虚侵入皮肉,阻于肝胃二经,结于乳房而成。

1. 情志内伤　七情不畅,肝气郁结,郁久化火。

2. 阴虚火旺　产后劳伤精血,以致阴虚火旺,痰火内生。

3. 湿热内生　平素过食膏粱厚味,或产后饮食不节,脾胃运化失常,湿热火毒内生。

4. 感受时疫　受时疫之气,内外之邪相互搏结,以致风火湿热结聚,气血壅结。

（二）临床表现

本病发病迅速,来势凶险,病变范围较大,病情较重,但病程阶段性难以明确区分。

1. 早期　乳房部皮肤焮红漫肿,疼痛剧烈,毛孔深陷,患侧腋窝淋巴结肿痛,形寒壮热,全身症状明显。

2. 成脓期　发病2至3日后,局部皮肤湿烂,继而发黑腐溃,或中软不溃,疼痛加重,全身症状不减。

3. 溃后期　腐脱新生,热退肿消,月余可以痊愈。如脓出不畅者,可出现袋脓;损伤乳络者,可转成乳漏;毒邪扩散,可出现内陷证。

（三）鉴别诊断

根据多发于成年妇女,病变范围较大,发病急骤,局部焮红漫肿,疼痛剧烈,肿块无明显边界,局部迅速出现发黑溃脓,全身症状明显等临床表现,配合辅助检查可以明确诊断。本病应与乳岩、乳痈、粉刺性乳痈等相鉴别,参见相应疾病。

（四）治疗

1. 内治

（1）初期:乳房部皮肤焮红漫肿,疼痛剧烈,患侧腋窝淋巴结肿痛;伴形寒壮热,骨节酸楚,纳呆,大便秘结。舌质红,苔黄,脉弦数。

治法:泻火解毒,清热利湿。

方药:龙胆泻肝汤加减。

（2）成脓期:局部皮肤溃烂,继而发黑腐溃,或中软不溃,疼痛加重;伴壮热口渴。舌质红,苔黄腻,

脉弦数或弦滑。甚至出现高热、神昏谵语、烦躁不安等火毒攻心之候。

治法:泻火利湿,托毒透脓。

方药:龙胆泻肝汤合黄连解毒汤加减。若出现火毒攻心之候,则以前方合犀角地黄汤以清热凉血,清心开窍。

(3) 溃后期:脓肿已溃,腐脱新生,热退肿消,月余可以痊愈;若出现袋脓、传囊、乳漏等变证,收口缓慢。舌质淡,苔薄白,脉细。

治法:扶正和营托毒。

方药:托里消毒散或八珍汤加减。

2. 外治　未溃时用金黄膏或玉露膏外敷,每日1~2次。溃后先用七三丹、黄连膏盖贴,每日换药1~2次;腐脱新生,改用生肌散生肌收口。局部腐黑不溃,按之中软有波动感者,可做切开排脓,参照"乳漏"治疗。

(周颖　刘胜)

六、乳漏

发生于乳房部或乳晕部的脓肿溃破后,久不收口而形成管道者,称为乳漏(瘘)。相当于西医的乳房或乳晕部窦道或瘘管。其特点是疮口脓水淋漓,或杂有乳汁或败絮样或脂质样物,溃口经久不愈。

(一) 病因病机

1. 乳房部漏管　多因乳痈、乳发失治,脓出不畅;或切开不当,损伤乳络,乳汁从疮口溢出,以致长期流脓、溢乳而形成;或因乳痨溃后,身体虚弱,日久不愈所致。

2. 乳晕部漏管　多因乳头内缩凹陷,感染毒邪,或脂瘤染毒,局部结块化脓溃破后疮口久不愈合而成。

(二) 临床表现

1. 乳房部漏　有乳痈、乳发溃脓或切开病史,疮口经久不愈,常流乳汁或脓水,周围皮肤潮湿浸淫。若因乳痨溃破成漏,疮口多呈凹陷,周围皮肤紫暗,脓水清稀或夹有败絮样物质,或伴有潮热、盗汗、舌质红、脉细数等症。

2. 乳晕部漏　多发于非哺乳或非妊娠期的妇女。常伴有乳头内缩,并在乳晕部有结块,红肿疼痛,全身症状较轻。成脓溃破后脓液中兼有灰白色脂质样物,往往久不收口。若用球头银丝从疮孔中探查,银丝球头多可从乳窍中穿出。亦有愈合后在乳窍中仍有粉质外溢,带有臭气,或愈后疮口反复红肿疼痛而化脓者。

(三) 诊断与鉴别诊断

根据乳房或乳晕部有疮口脓水或乳汁淋漓,溃口经久不愈等特点可做出诊断。本病应首先明确由哪种疾病所致,并与粉刺性乳痈、乳疬、乳岩等鉴别。

(四) 治疗

治疗的关键是要辨别形成漏管的原因,并明确管道的走向及分支情况。以外治为主,内治为辅。乳痨所致的乳漏应配合抗结核药物治疗。

1. 内治

(1) 余毒未清证:乳房部或乳晕部漏,反复红肿疼痛,疮口常流乳汁或脓水,经久不愈,局部有僵肿结块,周围皮肤潮湿浸淫。舌质红,苔薄黄,脉滑数。

治法:清热解毒。

方药:银花甘草汤加减。

(2) 正虚毒恋证:疮口脓水淋漓或漏乳不止,疮面肉色不鲜;伴面色无华,神疲乏力,食欲缺乏。舌质淡红,苔薄,脉细。

治法:扶正托毒。

方药:托里消毒散加减。

(3) 阴虚痰热证:脓出稀薄,夹有败絮状物质,疮口久不愈合,疮周皮色暗红;伴潮热颧红,干咳痰红,形瘦食少。舌质红,苔少,脉细数。

治法:养阴清热。

方药:六味地黄汤合清骨散加减。

2. 外治

(1) 分期治疗:先用药线蘸八二丹或七三丹提脓祛腐,外敷红油膏。脓尽后改用生肌散、生肌玉红膏,必须使创面从基底部长起。

(2) 垫棉法:适用于疮口漏乳不止,或乳房部漏脓腐脱尽后。疮口愈合后应继续压迫2周,以巩固疗效,防止复发。

(3) 切开疗法:适用于浅层漏管及药物外敷治疗失败者。乳晕部乳漏手术的关键是切开通向乳头孔的漏管或扩张的乳腺导管。切开后创面用药同"分期治疗"。

(4) 挂线疗法:适用于深层漏管,常配合切开疗法。

(5) 拖线疗法:适用于漏管单一又不宜切开或挂开。拖线必须待脓腐脱净后方能拆除,并加用垫棉法或绑缚法促使管腔闭合。

(胡啸明　刘胜)

七、乳泣

乳泣属"乳汁自流"的范畴,指产前或终止妊娠后出现乳汁溢出的症状,此外,在非产褥期或停止哺乳6个月以上有一侧或双侧乳房有乳汁溢出者,也可称为乳泣。相当于西医学所称的"乳汁溢出症"。

(一) 病因病机

乳泣多由气虚不摄所导致。乳房属足阳明胃经,乳汁乃是气血所化,气血来源于脾胃。气虚不固,统摄无权,营阴不能内守,则乳汁随化随溢。另则由情志不舒,精神抑郁,肝郁化火,乳汁为热所迫而外溢。

(二) 临床表现

双侧乳头或单侧乳头可见乳汁自溢,一般点滴而出,轻者仅见内衣上乳头部位有乳汁印象,乳房柔软无胀痛,或乳头触痛,乳房无肿块,无血性乳液。

(三) 鉴别诊断

排除乳岩、粉刺性乳痈等有乳头异常溢液者,可以诊断本病。本病应当与下列疾病相鉴别。

1. 乳岩　乳房结块质地坚硬,高低不平,渐见疼痛,中期可有乳头溢血性液体,而非白色乳汁。

2. 乳衄　乳窍溢出血性液体,乳晕部触及可活动的、质软无痛肿块。

3. 粉刺性乳痈　多有乳头内陷畸形,乳头中有粉渣样物排出,乳晕或乳房中有肿块,伴红肿疼痛,可化脓溃破。

(四) 治疗

引起本病的原因复杂,应明辨虚实寒热,分证施治,并结合相应检查观察疗效。

1. 气血两虚证　素体虚弱,面色少华,或头晕、心悸,肢体麻木,畏寒,月经量少色淡;妊娠后乳汁溢出,色清稀而量多,神疲乏力,不思纳谷。舌淡,脉细弱。

治法:气血双补,佐以固摄。

方药:八珍汤加减。

2. 肝经郁热证　妊娠后乳房胀痛,加重时伴乳汁溢出,甚则自流不止,心烦不寐,急躁易怒,或精神抑郁,烦怨欲哭。

治法:疏肝解郁,佐以清热。

方药:丹栀逍遥散加减。

3. 阳气虚弱证　乳汁滴沥不尽,质稀色清,面色不泽,溲数而清,自觉胸口冰冷。舌淡苔薄白,脉虚细无力。

治法:峻补阳气,固阳摄阴。

方药:真武汤加减。

(胡啸明　刘胜)

八、乳衄

乳衄是以乳窍溢出血性液体为主要临床表现。

相当于西医的乳腺导管内乳头状瘤、乳头癌。本病临床特点是乳房单个或多个乳孔溢出血性液体,大多为单侧乳房,少数为双侧,部分病例可触及肿块,少数病例可以癌变。

(一) 病因病机

抑郁愤怒过度伤肝,忧患思虑过度伤脾,肝脾两脏受伤,血失贮藏统摄是发生乳衄的主要病因病机。

1. 情志抑郁,则肝气不舒,郁而化火扰肝致肝脏受损,藏血无权,加之血热妄行,旁走横溢,遂成乳衄。

2. 思虑伤脾,则统血无权,血不循经,溢于乳窍,发为乳衄。

3. 脾虚不运,水液停滞,聚而成痰;肝气郁滞,血结不行,痰凝血瘀,则致脉络痹阻,发为乳衄,且乳晕部可出现结块。

(二) 临床表现

乳衄多发生于40~50岁女性,偶见于男性。患者多无明显不适,而是在非月经期偶然发现内衣上有血迹或挤压乳头时单侧或双侧乳头有一孔或数孔溢出血性液体,多呈间歇性、自溢性,无痛感,部分患者于乳晕部可触及黄豆大小圆形肿物,或直径约0.3~1.0cm的结节状或条索状肿物,质软,不与皮肤粘连。部分患者轻按肿物后可见乳窍溢出血性液体。可伴有心情烦躁、急躁易怒,胸胁胀痛,口苦咽干,或食欲缺乏、四肢倦怠等症状。

(三) 鉴别诊断

1. 乳岩　患者乳头可见溢出血性液体,多为单侧单孔,常伴明显肿块,且大多位于乳晕区以外,肿块大小不等,质地坚硬,活动度差,表面不光滑。

2. 乳癖　部分患者可伴有双侧多孔溢液,以浆液性为主,血性溢液较少,乳房内可触及多个大小不等的肿块,可伴乳房胀痛,且乳痛与乳头溢液多为周期性,与月经有关。

(四) 治疗

中医药辨证治疗有助于缓解症状,减少疾病复发。

1. 内治

(1) 肝郁火旺证:乳窍流出鲜红色或暗色液体,乳晕部或可触及肿块,压痛明显,伴烦躁易怒,乳房及两胁肋胀痛,胸闷嗳气,口中干苦。舌红,苔薄黄,脉细弦。

治法:疏肝理气,清泻肝火。

方药:丹栀逍遥散加减。

(2) 脾不统血证:乳窍流出淡红色或黄色液体,乳晕部或可触及肿块,压痛不甚,伴多思善虑,神疲乏力,面色少华,心悸少寐,纳差,或大便溏薄。舌淡,苔薄白,脉细。

治法:益气摄血,养血归脾。

方药:归脾汤加减。

2. 外治 一般服药 3 个月,若疗效不佳,溢液无明显改善者,可考虑手术切除病变导管,送病理检查;如考虑癌变者宜及早实施手术。

(王瑞 刘胜)

九、乳癖

乳癖是因情志内伤,冲任失调,痰瘀凝结所致,以乳房不同程度的疼痛、一侧或两侧乳房内单个或多个大小不等的肿块,并与月经、情绪变化相关为临床表现的病症。相当于西医的乳腺增生病。乳房肿块大小不等,形态不一,边界不清,质地不硬,推之活动。

(一)病因病机

因情志不畅,郁久伤肝,或受到精神刺激,急躁易怒,导致肝气郁结,气机阻滞于乳房,气滞则血瘀,乳房经络阻滞不通,不通则痛,而引起乳房疼痛;肝气郁久化热,热灼津液为痰,气滞痰凝血瘀,均可形成乳房肿块。

因肝肾不足或冲任失调,致使气血瘀滞,或脾肾阳虚痰湿内结,经脉阻塞,而至乳房结块、疼痛,常伴月经不调。

(二)临床表现

乳房疼痛以胀痛为主,或为刺痛或牵拉痛。疼痛与月经有关,常在月经前加重,月经后减轻,或随情绪波动而变化,痛甚者不可碰触,行走或活动时也有疼痛。乳房疼痛以肿块处疼痛明显,甚者可涉及胸胁或肩背部。可伴乳头疼痛或瘙痒。

乳房肿块可发生于单侧或双侧,肿块形态不规则,或圆或扁,质地软或中等或质硬不坚,表面光滑或伴颗粒状,推之活动,大多伴有压痛,分散于整个乳房,或局限在乳房的一处。

乳房肿块大小受月经影响,经前会增大变硬,经后稍缩小变软。部分患者挤压乳头后可见多孔溢出浆液样或乳汁样或清水样的液体。乳房疼痛可与乳房肿块同时出现,也可先后出现,或以乳痛为主,或以乳房肿块为主。常伴月经失调、烦躁易怒等症状。

(三)鉴别诊断

1. 乳岩 病程较短,起病快,常为偶然发现肿块,逐渐增大,肿块质地坚硬如石,表面凹凸不平,边缘不清,活动度差,常与皮肤粘连,无压痛,患侧淋巴结可肿大,后期肿块溃破呈菜花样。主要依靠活体组织病理切片进行鉴别。

2. 乳核 多见于 20 ~ 25 岁女性,肿块形如丸卵,质地坚韧,表面光滑,边缘清楚,活动度好,病程进展缓慢,常发生于单侧乳房,一般无胀痛感觉。

3. 乳痨 好发于 20 ~ 40 岁女性,乳房肿块有一个或数个,初期肿块质地中等,边界不清,可与皮肤粘连,肿块成脓时变软,溃破后形成瘘管,经久不愈。

(四)治疗

中医药辨证治疗可起到止痛、消块的作用,有助于提高疗效,减少复发。对于长期服药肿块不消反增大、且质地较硬、疑有恶变者应手术切除。

1. 内治

(1)辨证施治

1)肝郁痰凝证:多见于青壮年妇女。乳房胀痛或刺痛,乳房肿块随喜怒消长;伴胸闷胁胀,善郁易怒,失眠多梦。舌质淡红,苔薄白,脉弦细涩。

治法:疏肝解郁,化痰散结。

方药:逍遥蒌贝散加减。乳房胀痛明显者,加川楝子、延胡索、八月札;大便溏者,去瓜蒌,加山药;伴心烦易怒者,加山栀、丹皮、黄芩等。

2)冲任失调证:多见于中年妇女。乳房肿块或胀痛,经前加重,经后缓减;伴腰酸乏力,神疲倦怠,头晕,月经先后失调,量少色淡,甚或经闭。舌淡,苔白,脉沉细。

治法:调摄冲任。

方药:加味二仙汤加减。肿块质地较硬者加生牡蛎、山慈菇、海浮石、石见穿等;乳头溢液色白者,加芡实、白果、乌贼骨等;乳头溢液色黄者,加蒲公英、蛇舌草、鹿衔草、忍冬藤等。

(2)周期疗法:根据月经前后乳腺的生理病理变化及其相应的临床表现,分别遣方用药达到治疗目的。比较常见的是分为经前和经后两个时期。

1)经前期:以疏肝活血,软坚散结为主。

常用药物:柴胡,郁金,当归,八月札,香附,丹参,桃仁,茯苓,瓜蒌,贝母,半夏,制南星等。

2)经后期:以温肾调冲,养血柔肝为主。

常用药物:仙灵脾,当归,巴戟肉,苁蓉,首乌,香附,郁金,天冬,贝母,白芍,枸杞等。

2. 外治 中药局部外敷于乳房肿块处,如用阳和解凝膏掺黑退消或桂麝散盖贴;或以生白附子外敷,或用大黄粉以醋调敷。对外服药物过敏者忌用。

3. 其他疗法

(1)体针

主穴:膻中、乳根、屋翳、人迎、期门、足三里、天宗。

加减:肝郁痰凝者,加阳陵泉、丰隆;冲任失调者,加三阴交、关元;胀痛甚者,加肩井、肩贞。

(2) 耳穴:选取内分泌、胸、乳腺、肝、胃,耳针刺激或王不留行籽贴压,每穴 100 次,每日 3 ~ 4 次,两耳交替使用。

(王瑞　刘胜)

十、乳核

乳核是以乳中结核,状如鸡卵,表面光滑,边界清楚,推之能移,无压痛,与月经周期无关为主要表现的疾病,是发生在乳房最常见的良性肿瘤。好发于 20 ~ 25 岁的青年妇女。相当于西医的乳腺纤维腺瘤。历代文献中曾将本病归属于"乳癖""乳痞""乳中结核"的范畴。

(一) 病因病机

平素郁闷忧思,肝气郁结,气郁湿滞,日久不解,聚积不散,或忧思伤脾,脾土运化失职,痰湿内生,气滞痰凝,发为乳中结核。

(二) 临床表现

乳房内可扪及肿块,多数肿块是单个发生,也有多个在一侧或两侧乳房出现,呈卵圆形,小的如樱桃、大的如梅李、鸡卵,表面光滑,质地坚实,皮核不相亲,活动度大,触诊常有滑脱感,边界清楚,肤色如常,无溃破,可能数年无变化;一般无乳房疼痛,少数可有轻微胀痛,但与月经无关。肿块通常生长缓慢,妊娠期可迅速增大,应排除恶变可能。部分患者表现为多发性肿块,或手术后远位复发。

(三) 鉴别诊断

1. 乳岩　乳房肿块坚硬如石,表面高低不平,边缘不整齐,活动度差,常与皮肤粘连,患侧腋窝淋巴结常有肿大,后期肿块溃破成菜花样。

2. 乳癖　双侧乳房内发生多个大小不等的条索状、块片状或颗粒状肿块,与皮肤及深部组织无粘连,边界不清,质硬不坚,多伴有乳房胀痛,常与月经周期有关。

(四) 治疗

对单发乳核的治疗以手术切除为主,对于多发或复发的患者可采用中药治疗,控制肿块生长,减少肿块复发,甚至消除肿块的作用。

1. 内治

(1) 肝气郁结证:乳房胀痛,乳房内的肿块生长缓慢,质硬,界限清楚,不与周围组织粘连,推之可移,不红不热,无压痛,其消长与喜怒、月经来潮等有关,伴胸闷叹息。舌淡红,苔薄黄,脉弦。

治则:疏肝解郁,化痰散结。

方药:逍遥散加减。肝火旺者加山栀、橘叶、香附、夏枯草等。

(2) 血瘀痰凝证:肿块较大,质硬,重坠不适;伴胸闷急躁,或月经不调、痛经等。舌质暗红,苔薄腻,脉弦滑或弦细。

治则:疏肝活血,化痰散结。

方药:逍遥散合桃红四物汤加减。肿块难以消退者加三棱、莪术等。

2. 外治　对于乳核亦可起到一定的作用,如阳和解凝膏掺黑退消外贴患处,或用一些活血化瘀、化痰散结的中药蛋清或酒调后外敷患处,均可有一定的临床疗效。但需说明的是,中药外治法一定要在医生指导下使用,特别是一些具有腐蚀性和毒性的药物,千万不可擅自使用。

(王瑞　刘胜)

十一、乳疬

乳疬是指在乳晕部一侧或两侧出现疼痛性结块的疾病。相当于西医学的乳房发育症。本病好发于青春发育期前女性(10 岁以前)、青春发育期男性(13 ~ 17 岁),中老年男性(50 ~ 70 岁)也可发生。

(一) 病因病机

多由先天不足,气血不和,冲任失调,气郁痰凝所致;因乳头属肝,乳房属肾,故男子乳疬的发病常与肝肾有关。肝气郁结,肾脏亏损,是发生本病的主要病因病机。《医学入门》说"盖由怒火房欲过度,以致肝虚血燥,肾虚精怯,不得上行,痰瘀凝滞亦能结核。"

1. 气滞痰凝　多由情志不遂,或暴怒伤肝,以致肝气郁结,气滞则血瘀,气郁则化火,炼液成痰,痰气互结,血脉不畅,致脉络失和而发乳疬。

2. 肝肾阴虚　多由房事不节,损伤肾精,或素体肾虚,肾精不能上荣肝木,肝阴不足,疏泄失常,气血瘀阻,经络痞塞,遂结为乳疬。

3. 冲任失调　青春发育期的乳疬,或因冲任失调;或因肾精不充,精血不足则不能涵木,木气不舒,则气滞痰凝,以致乳晕部结核。此外,外伤、手术、睾丸肿瘤、药物影响等,导致体内阴阳失衡,阴精偏亢,阳气不足,天葵失衡,也可致乳疬。正如余听鸿《外证医案汇编·乳胁腋肋部》中说:"乳中结核……虽云肝病,其本在肾。"

（二）临床表现

表现为一侧或双侧乳晕区隆起，局部可触及一盘块状物，界限清楚，质地柔韧，有轻压痛，边缘清楚，其肿块常在无意中发现。有的男子乳房变大增厚，状如妇乳，有时乳头亦有乳汁样分泌物。

（三）鉴别诊断

对于乳疬的临床诊断，首先要分清是生理性或病理性；追问病史时，要注意药物史。本病当与男性乳腺炎、男性乳腺炎、肥胖性乳房隆起等疾病相鉴别。

1. 男性乳腺炎　多有局部外伤、感染史，局部红肿热痛，且有畏寒、发热等全身症状，溃后疮口容易收口。

2. 男性乳腺癌　少见，多为单侧。乳晕部可触及无痛性结节状肿块，坚硬如石，界限不清，表面高低不平，活动度差，乳头有血性溢液，腋窝淋巴结肿大。

3. 肥胖性乳房隆起　多为肥胖者，乳房呈弥漫性脂肪堆积，按之柔软无压痛。

（四）治疗

生理性乳房发育一般不需治疗。病理性的应针对其病因，积极治疗原发病，同时进行对症治疗。如保守治疗无效，乳房过大，胀痛剧烈，或疑有癌变可能者，可以手术切除，但女性早熟性的乳房发育不宜手术。

1. 内治

（1）气滞痰凝证：乳房结块，疼痛明显，患者患病前性情急躁，容易生气发火，病后情绪紧张；伴有胸闷胀痛。舌质偏红，舌苔薄白，脉细弦。

治则：疏肝理气，化痰散结。

方药：丹栀逍遥散加减。

（2）肝肾不足证：乳房结块，疼痛不甚；伴有腰膝酸软，遗精频作，眼眶黧黑。舌红苔少，脉细代数。

治则：补益肝肾，佐以化痰软坚。

方药：知柏地黄丸加减。

（3）冲任失调证：乳房结块，疼痛不甚；伴腰酸神疲，体弱矮小。舌质淡胖，苔薄，脉细无力。

治则：调摄冲任，化痰散结。

方药：二仙汤加减。

2. 外治　阳和解凝膏加黑退消或桂麝散或八将丹盖贴患部，每5日换药1次。

（徐一云　刘胜）

十二、乳悬

乳悬是形容乳头或乳房过度下垂，悬挂于腹上的一种病症。相当于西医的"乳房下垂"。本病系产后病变，临床少见。其名出于《疮疡经验全书》。《医宗金鉴》将本病称为"乳卸"。《医学入门》指出本病是一种"危症"，至清代则列为"怪症"。本病若治疗得当，可以恢复，但每多因体虚而愈后复发。

（一）病因病机

乳头属肝，乳房属胃，故乳悬的发生，与肝胃两经关系最为密切。本病若因产后气血两虚，复因暴怒，肝火外泄，气散不收，肝筋弛张则乳头过伸，属实证；因肝木克土，胃虚血燥，乳房失于摄养，则乳房松弛而下垂，则属虚证。

（二）临床表现

妇人产后有暴怒史。忽然两侧乳房伸长下垂，长达1~2尺，直过少腹，痛不可忍。全身呈现虚弱征象。有的在过度劳累时或月经期后容易复发，而且可以数度反复发作。

（三）治疗

1. 内治

（1）辨证施治

1）气滞血瘀证：双乳下垂过腹，刺痛难忍；伴胸胁胀满，烦躁失眠，口苦咽干。舌边尖有瘀斑或暗红，苔薄白，脉细涩。

治则：理气活血

方药：柴胡疏肝散加益母草、当归尾、丹参、桃仁等。

2）气血两虚证：双乳下垂，坠胀疼痛；伴食欲缺乏，神疲乏力，腰膝酸软，夜寐多梦。舌淡苔薄白，脉细无力。

治则：补气生血。

方药：八珍汤加肉苁蓉、柴胡、巴戟天、升麻等。

（2）验方：当归、川芎各500g，水煎浓汤，不时温服。

2. 外治

（1）羌活、防风、白蔹各等分，火烧烟熏之。

（2）蓖麻子49粒、麝香0.3g，同研后涂百会穴。

（徐一云　刘胜）

十三、乳少（催乳）

乳少是指产后乳汁甚少或全无，不够喂哺婴儿，又称产后缺乳。本病多发生在产后2~14天内，也可发生在整个哺乳期。

（一）病因病机

乳汁由气血化生，赖肝气的疏泄与调节，故缺乳多因气血虚弱、肝气郁滞所致,也有因痰气壅滞导致乳汁不行者。此外,先天乳房、乳络发育不良也能导致缺乳。

1. 气血虚弱　脾胃素虚,或思虑伤脾,或产后失血过多,均可导致气虚血亏,则乳汁生化之源不足,故而无乳可下。

2. 肝郁气滞　产后忧郁寡欢,情志不舒,肝气郁结,气机不畅,乳络不通,乳汁壅闭不行,导致乳汁缺少。

3. 痰气壅阻　素体脾肾阳虚,水湿不化气血,反变湿成痰,则痰气壅阻乳络,聚湿成痰;或产后恣食膏粱厚味,脾失健运,水谷乳汁不行而致乳少。

（二）临床表现

缺乳的程度和情况各不相同,有的开始哺乳时缺乏,以后稍多但仍不充足;有的全无乳汁,完全不能喂乳;有的既往能正常哺乳,突然高热或七情过极后,乳汁骤少,不足于喂养婴儿。患者产后乳房多无任何不适,也可有胀痛,或伴乳房结块。

（三）治疗

治疗以通乳为原则,虚者补而通之,实者疏而通之。一般在产后半个月内治疗效果较好,若时间过长,再做治疗效果往往不佳。由于乳房发育不良或损伤导致乳少者,药物治疗常难奏效,须改为人工喂养婴儿。

1. 内治

（1）辨证施治

1）气血虚弱证:产后哺乳时乳汁不足,甚或全无,乳房无胀感而柔软,乳汁量少清稀;伴面色无华,神疲倦怠,纳食量少。舌质淡白或淡胖,苔薄白,脉细弱。

治则:益气养血,佐以通乳

方药:通乳丹加减。

2）肝郁气滞证:产后突然为七情所伤,乳汁骤减或点滴皆无,乳汁量少质稠,乳房胀硬而痛,或伴结块,或有微热;伴精神抑郁,胸胁胀满,食欲缺乏。舌质暗红或尖边红。苔薄或微黄,脉弦。

治则:疏肝解郁,通络下乳

方药:通肝生乳汤加减。若乳房胀硬、局部微红者,加蒲公英、连翘;若恶露未净,加益母草、黄芩等。

3）痰气壅阻证:乳汁稀少,或点滴皆无,乳房丰满,按质柔软无胀感;伴形体肥胖,胸闷呕恶,或食多乳少,或大便溏泄。舌质胖,苔白腻,脉沉细。

治则:健脾化痰,佐以通乳

方药:漏芦散加减。身热、苔黄者,加黄芩、蒲公英、瓜蒌、路路通等。

（2）验方

1）地锦草9g,水煎,加红糖,每日1剂,早晚2次分服。

2）炒王不留行15g,通草9g,猪蹄1对,水煎,每日1剂,分2次服。

2. 外治　乳房胀硬肿痛者可外敷金黄膏消肿止痛。

3. 针灸疗法

取穴:膻中、乳根、肩井。虚证配脾俞、足三里,用补法;实证配期门,用平补平泻法。留针15～20分钟,每日1次。

（徐一云　刘胜）

十四、回奶

回奶又称退乳、回乳,是指自然或人为地干预,如使用药物,使产后或哺乳中母亲的乳腺不再分泌乳汁的过程。关于回奶的中医治疗,明《济阴纲目》中就有记载"免怀汤,欲回乳者,用此方通其月经,引血下行,则乳汁减少,乳汁不行"。

回奶包括正常回奶和非正常回奶。正常回奶是指婴儿喂养到10个月至1岁左右,从婴儿的营养、生长发育角度的需要和母亲的健康需要考虑而回奶。非正常回奶是指产后立即回奶或产后4个月内婴儿应当母乳喂养阶段进行回奶。

（一）治疗

中医认为,乳汁与月水均为气血所化生。妇人产后脾胃生化之精微除供应母体营养外,另一部分随冲脉与胃经之气上行,生化为乳汁,以供哺育婴儿的需要。正如明代张景岳《景岳全书》言:"妇人乳汁,乃冲任气血所化,故下则为经,上则为乳。"所以中医治疗回奶有两个基本的法则:其一是消导化食,其二是活血通经。在临床上,这两个法则往往又交互使用。

1. 消导化食法

方用:回乳经验方。

常用药物:生麦芽、川椒、炒山楂、枳壳、牛膝、神曲、蒲公英等。

2. 活血通经法

方用:免怀散加减。

常用药物:当归、红花、赤芍、牛膝、麦芽等。

3. 验方

（1）麦芽

用法:每日1剂,每剂60～90g为宜,水煎,分两次服,连服2～3日。麦芽回奶以生麦芽为佳,炒麦芽也有回奶作用,但炒焦则没有回奶效果,因为焦麦芽中的有效成分活力降低,失去回奶效用。

(2) 神曲、山楂

用法:生山楂、神曲各30g,煎汤代茶,每日1次。

(3) 花椒

用法:花椒6～15g,以水400～500ml,浸泡后煎煮浓缩成250ml,然后加入红糖(白糖效果不佳)50～100g,于回奶当天,日服1剂。

4. 外治

(1) 药物组成:胆南星10g。

使用方法:上药研为细末,米醋调敷乳房上(勿涂乳头),过1昼夜洗去,不效再用。

(2) 药物组成:芒硝250g。

使用方法:纱布包好,分敷两乳房上,用胸带固定。24小时后取下(天气炎热时12小时),如无效,可连用几次。

5. 针灸疗法 针刺足临泣、悬钟穴,两侧交替,每次针1侧,3次为1疗程。

(郝炜 刘胜)

十五、断奶不尽

断奶后仍有一侧或双侧乳汁溢出,或虽无乳汁自行流出但挤之仍有乳汁溢出,这种情况称为断奶不尽。断奶不尽可发生于哺乳8～10个月以后的正常断奶者,或哺乳期内因某些原因断奶者。属于中医"乳泣"的范畴。病名出自《经效产宝》卷下。《校注妇人良方大全》云:"产后乳汁自出者,乃是胃气虚所致,宜服补药以止之。"《疡医大全·乳汁自流不禁门主论》曰:"其有乳汁自出者,若胃气虚而不能敛摄津液者,宜补胃气以敛之;若气血大虚,气不卫外,血不荣里,而为妄泄者,宜调补荣卫以止之;若未产而乳自出者,谓之乳泣,生子多不育;若产妇劳役,乳汁涌下,此阳气虚而厥也,独参汤主之。"

(一) 病因病机

中医认为本病的发生一是因产妇气血虚损,乳汁乃气血所化,气血来源于脾胃,乳房属阳明,气血虚弱,阳明胃气不固,因乳汁随化随出,以致虽断奶仍不能使乳下行而为经;二是因情志不舒、精神抑郁、肝郁气滞,气血壅阻,肝主藏血,性喜条达,又主疏泄,乳头属肝经所司,因怒伤肝,肝火亢盛,疏泄太过,乳得热则妄行,故胀而自溢,正如《胎产心法》所说:"肝经怒火上冲,故乳胀而自溢"。

(二) 临床表现

产妇断奶以后,仍有乳汁溢出,或挤之才有少量

乳汁溢出,乳量不多,无乳胀感,亦无压痛。常发生在断奶后半年以内,产妇有身体较虚、月经不调,或性情急躁、精神抑郁等表现。

(三) 鉴别诊断

本病需与下列乳头异常溢液疾病相鉴别。

1. 粉刺性乳痈 多有乳头内陷畸形,乳头中有粉渣样物排出,乳房或乳晕处有肿块,伴红肿疼痛,可化脓溃破。

2. 乳岩 乳房结块质地坚硬,高低不平,渐见疼痛,中期可有乳头溢血性液体,非白色乳汁。

(四) 治疗

1. 气血两虚证 患妇虽断奶已数月,但仍虚弱不堪,面色苍白,气短萎靡,双乳或一侧乳房虽松软不胀,挤之却仍有乳汁溢出,乳汁清稀。月经不调,量少色淡。舌质淡,苔薄白。

治法:大补气血,佐以固摄

方药:十全大补汤加减

2. 肝郁气滞证 患妇断奶后仍有溢乳,乳汁稠厚量少,月经不调,周期长而量少。性情急躁,精神抑郁。舌淡尖红,苔薄黄。

治法:疏肝解郁,佐以清热

方用:丹栀逍遥散加减

(郝炜 刘胜)

十六、乳头皲裂

乳头皲裂又称"乳头破碎",是以乳头、乳晕部皮肤破裂或溃烂,疼痛难忍如刀割等临床表现为特点的常见乳腺疾病,多见于初产后的哺乳期妇女。中医称"乳头风"。中医对乳头风的论述不多,但对该病的症状及治疗都较为完善。乳头风最早见于《疡科心得集·辨乳痈乳疽论》:"乳头风,乳头干燥而裂,痛如刀刺,或揩之出血,或流粘水,或结黄脂,此由暴怒抑郁,肝经火邪不能疏泄所致,胎前产后俱有之,内服加味逍遥散,外以白芷乳汁炖熟调敷。"

(一) 病因病机

中医认为本病的病因病机在于暴怒或抑郁伤肝,肝气失于疏泄,肝气郁久化火,肝经湿热蕴蒸,外发于乳头肌肤而成乳头皲裂。

(二) 临床表现

本病多见于初产妇,常在哺乳第一周发生,通常伴有乳头内陷或乳头过短,表现为乳头及乳晕部皮肤破裂,形成环形,或垂直的大小不等的裂口,或皮肤浸蚀后形成溃疡糜烂,流水结痂,干燥裂痛,尤以婴儿吮乳时痛如刀割,或奇痒难忍。愈后容易复发。

结痂或并发感染后使乳窍阻塞,致使乳汁排泄不畅,常并发乳头炎、乳晕炎及乳管炎,甚至形成乳痈。

（三）鉴别诊断

凡妇女于哺乳期出现乳头皮肤裂伤或糜烂,痛如刀割等临床表现可诊断本病。本病应与下列疾病相鉴别。

1. 乳头湿疹 本病是乳头局部皮肤的过敏性疾病,可能与穿戴一些化纤织物所制成的内衣或乳罩有关;也可能与食物、药物所致的变态反应有关。表现为乳头的潮红、糜烂、渗出、结痂,或红色小丘疹,干燥脱屑,乳头奇痒难忍,病变不但在乳头,也常累及乳晕或身体的其他部位,容易复发。

2. 乳疳 生于非哺乳期妇女。初起乳头破碎、糜烂脱皮,经年不愈,乳头光而无皮,甚至乳头腐脱其半,形如破莲蓬样。虽名乳疳,实是乳头部岩症,即西医所称的乳头湿疹样癌。

（四）治疗

本病外治重于内治。轻者一般单用外治即可,若病情较重或反复发作者,需内外合治;继发乳痈、乳发者参考各自章节治疗。

1. 外治

（1）青黛膏或青吹口散香油调膏外涂。

（2）生肌散加熟猪油或麻油调敷患处。

（3）鸡蛋黄熬油外搽:将煮热鸡蛋黄3~4个,放入锅内用文火煎熬,外搽患处。

（4）黄柏、白芷各等份研末,用香油或蜂蜜调搽患处。

（5）滑石粉6g,赤石脂粉6g,冰片1g混匀干撒患部,用于局部糜烂。

2. 内治

（1）辨证论治

1）肝郁化火证:乳头破裂,有较深的裂口,疼痛剧痛,痛如刀割,闻之有奶腥味,全身不适,头晕口苦,急躁易怒,胸胁满闷。舌边尖红,苔薄黄,脉弦数。

治法:疏肝解郁,清肝泻火。

方用:丹栀逍遥散加味。伴有乳汁不畅,加王不留行、路路通;若肝郁明显者加郁金、橘叶等。

2）肝经湿热证:产后乳多,乳汁自溢,浸渍潮红,乳头及其基底部瘙痒,糜烂,滋水浸淫,结为黄痂,闻之腥秽,全身热象较著,口渴思饮,口苦纳呆。舌边尖红,苔黄腻,脉滑数。

治法:清肝火,利湿热。

方用:龙胆泻肝汤合萆薢渗湿汤。热重者,加蒲公英、黄芩;如肿甚,汗出多者,加滑石、薏米等。

（2）单方验方

乳风散

处方:制乳香15g,煨乌梅15g,制马勃15g,汉三七6g,浙贝母12g,蜈蚣3条。先将马勃用文火烘干,乌梅烧灰存性,乳香研至极细无声,然后将上药共研为细面,混匀,装入瓶中备用。用时先将患处用生理盐水洗净,再用消毒棉球蘸药粉扑于患处。每次约用药粉1g,每日1~2次;哺乳妇可增至3次,并于每次哺乳前用生理盐水洗净乳头,避免婴儿吸入。痒甚者,加霜茄灰2g。脓液多者,加炉甘石粉5g。

（郝炜 刘胜）

十七、乳房丹毒

发生在乳房部位的丹毒称乳房丹毒。丹毒是一种皮肤突然变赤,色如涂丹,游走极快的急性感染性疾病。以病起突然、发热恶寒、患处皮肤突然出现界限清楚、稍高出皮肤的片状红斑,焮热灼手,红肿迅速扩大为主要临床表现。本病一般预后良好,数日内逐渐痊愈,少数因高热、继发性感染而加重病情。

（一）病因病机

本病起因,总由血热火毒为患。一般由火邪侵犯,血分有热,郁于肌肤而发;或因抓破乳房皮肤,毒邪乘隙侵入而成。发于胸腹腰胯者,多挟有肝脾湿火,乳头属肝,乳房属胃,肝火胃热挟兼而至,乃至来势凶猛,病情急剧。本病一般预后良好,但火毒甚者易致毒邪内攻,证见壮热烦躁、神昏谵语、恶心呕吐等危重之症。

（二）临床表现

1. 初起畏寒发热,头痛骨楚,纳呆,周身不适,便秘溲赤。舌质红,苔薄白或薄黄。脉洪数或滑数。

2. 继则在乳房部某处发现小片红斑,迅速蔓延成一大鲜红色,肿胀触痛,稍高出表面,边界清楚,压之皮肤红色减退,放手又显红色,表面紧张光亮,触之灼手,有的可出现水疱,或化脓坏死。数日后病变向外蔓延,而中央初起部位处,斑色由鲜红转暗红、棕黄,1周左右,局部发生脱屑而逐渐痊愈。发病时腋下淋巴结可肿大,并伴压痛。

3. 全身症状若进一步发展,如壮热不退,烦躁不安,神昏谵语,恶心呕吐者,为毒邪内攻,而引起败血症。

（三）鉴别诊断

本病当与下列疾病相鉴别。

1. 乳发 常发于哺乳期妇女。起病急骤;患乳局部皮肤焮红漫肿,中央颜色较深,四周较浅且与周围组织界限不清;局部发热,触痛明显;中央部位坚实有硬块,疼痛剧烈,呈持续性胀跳痛;局部迅速化脓及组织坏死,炎症范围广;全身症状常有寒战、高热等。

2. 接触性皮炎　有过敏物接触史;皮损以红肿、水疱、丘疹为主,伴焮红、瘙痒,但无疼痛;一般无明显全身症状。

3. 狼疮性乳腺炎　典型表现为皮下结节;四肢末端、躯干、臀部及面部等处红斑,红斑表面可正常或萎缩、溃疡、皮肤异色病样改变、过度角化及盘状皮损。血清风湿免疫学指标和皮肤组织病理诊断为乳房狼疮性脂膜炎可确诊之。

（四）治疗

治疗以凉血清热、解毒化瘀兼以清肝泻脾为原则。

1. 内治

（1）肝脾湿热证:乳房皮肤红肿蔓延,触之灼手,肿胀疼痛;伴口干口苦。舌质红,舌苔黄腻,脉弦滑数。

治则:清肝泻火利湿。

方药:龙胆泻肝汤或化斑解毒汤加减。

（2）毒邪内攻证:皮肤红肿迅速蔓延,势如燎原,甚至毒邪内走,壮热神昏,谵语烦躁,头痛骨楚,恶心呕吐,便秘溲赤。舌质红绛,舌苔黄,脉洪数等。

治则:清心开窍,凉营解毒。

方药:清瘟败毒饮加减。神昏谵语者加安宫牛黄丸;高热不退加石膏、知母;呕吐恶心加陈皮、半夏;红斑不退加桃仁、红花;大便秘结者加生大黄,阴液损伤,加石斛、麦冬、玄参等。

2. 外治　用玉露散或金黄散,以冷开水或鲜丝瓜叶捣汁或金银花露调敷,并时时湿润之。或鲜荷花叶、鲜蒲公英、鲜地丁全草、鲜马齿笕、鲜冬青树叶等捣烂湿敷,干后调换。或以冷开水时时湿润。

3. 手术疗法　引起皮肤坏疽,一般不作外科手术。如有积脓,在坏死部分切开达到引流目的,外掺九一丹。

（胡婧伊　刘胜）

十八、乳房带状疱疹

乳房带状疱疹是乳房胸胁部皮肤出现簇集状水泡,呈带状分布,痛如火燎的急性疱疹性皮肤病。

（一）病因病机

本病总由肝经湿热或由肝脾不和所致火毒蕴结所致。中医学认为,本病是由于情志不舒,肝郁气滞,郁久化热,肝外上炎,乳房区为肝经循行之处,肝经湿热火毒蕴积肌肤而导致的经络阻塞,气血凝滞;或因饮食不节,脾失健运,湿热内生,兼感邪毒,肝脾不和,气滞湿郁,化火成毒,湿热火毒外溢皮肤而发。

（二）诊断

群集水疱呈簇集状,沿外围神经走向单侧分布,排列成带状,疱群间夹杂正常皮肤,伴有疼痛。

（三）鉴别诊断

1. 接触性皮炎　皮疹局限于接触部位,有致敏物质接触史;皮损以红肿、水疱、丘疹为主,伴焮红、瘙痒,但无疼痛;一般无明显全身症状。

2. 热疮　即西医单纯疱疹病毒感染,病情轻微,多见于热病之后,水疱常簇集一处,疼痛不显,常有复发。

（四）治疗

清肝泻火除湿、解毒凉血止痛是治疗带状疱疹治疗的基本原则。

1. 内治

（1）肝经火盛证:水疱初起皮疹潮红,疱疹如粟粒,密集分布呈带状,焮红灼热,痛如针刺,后结干痂,伴有口苦咽干,渴喜冷饮,烦躁易怒,小便黄赤,大便干结。舌尖红,苔黄或燥,脉弦滑数。

治则:清肝泻热。

方药:龙胆泻肝汤加减。灼热、疼痛甚者,加延胡索、金铃子、全瓜蒌;热毒重者,加银花、连翘、板蓝根。大便秘结者,加生大黄;疼痛甚,有血疱者,加丹皮、赤芍。

（2）脾经湿热证:皮疹初起红斑迅速成为水疱,大疱簇集成片,有溃烂渗出脓液,发热,疼痛,口渴不欲饮,腹胀,便溏。舌胖苔黄腻,脉濡缓滑。

治则:清热利湿、解毒止痛。

方药:除湿胃苓汤加减。壮热、口渴者,加生石膏、知母;大便秘结者,加生大黄;疼痛甚,有血疱者,加延胡索、没药、大蓟、小蓟。

（3）肝郁气滞血瘀证:多见于老年人;皮疹坏死,出血或血痂,消退后见紫色斑疹及色素,仍见剧痛不止,时为刺痛,便秘。舌质暗或有瘀斑,苔薄白,脉细弦或弦涩。

治则:疏肝理气,活血止痛。

方药:逍遥散合血府逐瘀汤加减。年老体弱或气虚者,加党参、黄芪;血虚者,加鸡血藤、熟地,赤芍易为白芍;脾虚腹胀、便溏者,去桃仁、红花,加党参、白术、茯苓。舌光红者,加生龟甲（先煎）、玄参、天冬。

2. 验方

（1）清热解毒饮（引自《肘后积余集》老中医王季儒治疗杂病的医案验方）

组成:生石膏、紫花地丁、黄花地丁、连翘、忍冬藤、赤小豆、丹皮、黄连、大青叶、黄柏、知母、乳香、没药、蚕砂、蝉蜕、栀子、滑石、大黄。

加减:如溃烂流水,加白鲜皮;痒者,加苍耳子、地肤子;红赤甚者,加桃仁、茜草;如脉不洪大者去石膏。

主治:带状疱疹之湿毒雍盛者。

（2）金牛解毒汤（引自《首批国家级名老中医效验秘方精选》李子质效验秘方）

组成:金钱草、牛蒡子、荆芥、黄连、赤芍、黄芩、丹皮、连翘、栀子、金银花、重楼、生地、蒲公英、黄柏、生甘草。

主治:带状疱疹之肝火妄动,湿热内蕴者。

3. 外治

（1）早期局部肿胀,伴有大疱者,可予10%黄柏溶液,3%硼酸溶液或生理盐水局部湿敷。

（2）水疱未破,皮疹红赤者,外涂三黄洗剂或炉甘石洗剂。

验方:雄冰酒（雄黄5g、冰片0.5g、白酒100ml）3药混匀后涂于患处;雄倍散（雄黄、五倍子、胡黄连、枯矾各等份）诸药研细末,茶水调涂患处,每日1到2次;五倍子文火烤碳,研成细末,加麻油调匀,涂于患处,每日3到4次。

（3）水疱已破糜烂者,外涂青石软膏;

验方:青黛散,或三石散干粉外扑,每日3到4次;黄连粉或大黄粉,水或麻油调成糊状外涂;明矾冷开水融化后局部湿敷。

（4）有坏死者,红油膏纱布外敷。

4. 其他疗法

（1）砭镰疗法:用三棱针砭刺患处,梅花针叩刺,刺破水疱,出血为度。还有半刺拔罐法、针刺放血药罐法和辨证针刺法,以及毫针围刺拔罐治疗带状疱疹均有可靠疗效。

（2）体针:取穴内关、足三里、曲池、合谷、三阴交,针刺得气后行捻转泻法,留针20~30min,每日1次。

（3）耳针:常用穴为肝区、神门埋针,直至疼痛消失为止,有显著的止痛效果;或用王不留行子压贴穴位,隔日1次,双耳交替。

（4）穴位注射:取双侧血海、曲池、三阴交、足三里,常规消毒,每次当归注射液1ml、维生素B$_{12}$针剂0.2ml,分穴注射,每日或隔日1次,7次为1个疗程。

（胡婧伊　刘胜）

十九、乳疳

"乳疳"病名首见于明朝申斗垣《外科启玄》"有养螟蛉之子,为无乳,强与吮之,久而成疮,经年不愈,或腐去半截,似破连蓬样,苦楚难忍,内中败肉不去,好肉不生,乃阳明胃中湿热而成,名曰乳疳"。相当于西医所说的乳头湿疹样癌。恶性程度较低,发展缓慢。症见乳头破溃肿烂,漫延周围;或疮面腐肉不去,肉芽不长,甚至破似连蓬,疼痛难忍。

（一）病因病机

本病的病因病机为本虚标实,情志内伤导致肝郁脾虚,脾运化失司,水湿蕴结,痰浊内生,痰瘀互结。

（二）诊断

单侧乳头乳晕部湿疹样改变,经久不愈,甚则乳头凹陷或糜烂腐蚀,或患侧乳头溢血溢液,或于乳房内可触及质硬之肿块。必要时可行局部脱落细胞学检查或溢液涂片细胞学检查及活组织病理检查明确诊断。

（三）鉴别诊断

乳头乳晕慢性湿疹,中医称为"乳头风",俗称乳癣。常常双侧对称性发生,病变区质软,边界不清,周围皮肤呈炎性征象,乳头不变形,乳房内无肿块,不接触刺激物后能自愈。

（四）治疗

1. 内治

（1）肝经湿热,挟风上蕴证:乳头、乳晕部皮损潮红,水疱、糜烂、流滋,边界清楚,上覆鳞屑或结痂,瘙痒伴胸闷纳呆,便或干或溏,小便黄赤。苔薄黄腻,脉濡细滑数。多见于早期。

治则:清肝泻火,祛风利湿

方药:龙胆泻肝汤加减。瘙痒甚者,加徐长卿、白鲜皮、地肤子;皮损焮红灼热者,加用生地、赤芍、丹皮。

（2）脾胃虚弱,血虚风燥证:水疱、糜烂、溢液反复发作,长期不愈,表面皮肤肥厚、粗糙、脱屑,乳头皲裂,色素沉着,瘙痒剧烈,夜间加重,伴纳少便溏。舌淡苔薄,脉濡细。

治则:健脾利湿,养血祛风

方药:七味白术散加减四物汤。瘙痒剧烈可加用白鲜皮、地骨皮、乌梢蛇等;皮肤粗糙肥厚可加用丹参、当归身。

（3）毒邪蕴结证:心烦易怒,便干溲赤,乳房肿块增大,肿块处布满血丝,溃烂后渗流黄水甚至血水,疼痛剧烈。舌红苔薄黄,脉弦数。

治则:解毒攻毒,化瘀散结。

方药:清瘟败毒饮加减。疼痛剧烈者,加用乳香、没药;渗流黄水甚至血水者,加用生薏苡仁、紫草等。

(4)气血两亏证:本病晚期,症见心悸气短,面色苍白,神疲乏力,不思饮食,消瘦,大便溏薄,小便清利,肿块增大进展,溃烂后渗流滋水稀薄,疼痛不剧烈。舌淡苔薄,脉沉细无力。

治则:益气养血,兼以解毒。

方药:香贝养营汤加减。

2. 外治　局部禁用针刺、艾灸及外敷腐蚀药,禁用中医切开法。流滋水不多者,可用三黄洗剂外搽或青黛散干扑,渗出滋水较多者,以10%黄柏溶液外洗;糜烂、脓疱、结痂时,用黄连油或青黛散麻油调搽;乳头皲裂,皮肤粗糙脱屑、干燥作痒者,10%明矾溶液外洗。术后创面愈合欠佳者,予生肌散、白玉膏助其愈合。若恶性肿瘤侵犯皮肤发生溃破者,则予掺海浮散或九黄丹及红油膏或生肌玉红膏外敷。必要时行手术治疗。

(胡婧伊　刘胜)

二十、乳岩

(一) 病因病机

1. 肝、脾、肾三脏功能失调为本　若素性忧郁,或恚怒伤肝,肝气郁结,疏泄失常,则心性抑郁,情志不畅;气血亏虚,运行不畅,气滞血瘀,阻于乳络,可导致乳腺结块。

若素体脾肾阳虚或饮食寒凉生冷,膏粱厚味损伤脾阳,脾阳不振,则运化失职,水液失于输布,停留体内,日久凝聚成痰,痰湿气血互结于乳络,而为癥积,故乳腺出现肿块。

先天禀赋不足,后天失养或者邪气损伤,造成肾的生理功能失常,致使肾的阴阳失衡,生精化气生血的功能不足,天癸的产生与泌至失调,冲任失养或不畅,从而引发乳腺疾病。肾阳虚或阴虚均可以导致痰浊集聚,结于乳络,发为结块。

2. 气郁、痰浊、瘀血、热毒蕴结乳络为标　肝主疏泄,调畅气机,若疏泄失常,则影响气的功能。气机郁滞影响到血和津液的运行,则可引起血瘀,痰聚,形成瘀血、痰饮等病理产物,而淤血痰浊的形成,又可加重气的郁滞,终致瘀血、痰浊结于乳络,发为肿块。

肝气郁滞,气机不畅,气滞则血行瘀滞。若肝郁

日久,蕴热化火,灼烁阴液,阴血凝聚,血行不畅亦可致瘀。瘀血凝滞,阻于乳络而发为肿块。

脾肾阳虚,肾虚不能温化水湿,脾虚不能运化水湿,导致水液停留,聚而成痰,痰湿气血结于乳络,形成乳腺肿块。

情志不畅,日久郁而化热生火,火热之邪,入于血分,蕴成火毒。郁火挟血,血热搏结则运行失常,津液受灼则成痰热互结,气血痰浊热毒壅阻乳络,日久成积,发为乳腺肿瘤。

(二) 分期辨证治疗

可手术乳腺癌分为围术期、围化疗期、围放疗期及巩固期4个期进行辨证治疗。

1. 围术期　指入院开始到手术后第1次化疗开始的这一段时间。

(1) 术前

1) 肝郁痰凝证

证候特点:主症:随月经周期变化的乳房胀痛,精神抑郁或性情急躁,胸闷胁胀,脉弦。次症:喜太息,痛经行经可缓解,月经失调(推迟或提前超过7天),舌淡,苔薄白。

治法:疏肝理气,化痰散结。

方药:逍遥蒌贝散加减。

柴胡10g,赤芍15g,郁金15g,青皮10g,制香附10g,茯苓15g,白术10g,枳壳15g,川朴15g,栝蒌15g,浙贝15g,山慈菇15g。

乳房胀痛明显者,加川芎10g,橘核15g等;情志不畅,多怒抑郁者,加佛手12g,木香5g;伴有失眠者,加合欢皮15g(或合欢花15g),夜交藤30g。

2) 痰瘀互结证

证候特点:主症:乳房肿块坚硬,乳房刺痛、痛处固定,舌质紫黯或有瘀斑,脉涩或弦。次症:乳房局部皮肤血络怒张,面色晦黯不泽或黧黑,痛经行经不能缓解,月经色黯或有瘀块,舌底脉络增粗,苔腻。

治法:活血化瘀,化痰散结。

方药:血府逐瘀汤合逍遥蒌贝散加减。

柴胡10g,赤芍15g,当归10g,丹参15g,莪术15g,益母草15g,郁金15g,青皮15g,全栝蒌15g,浙贝15g,山慈菇15g,桃仁15g。

伴有痛经加香附15g,延胡索15g;伴有偏头痛者加天麻10g,白芷15g。

3) 冲任失调证

证候特点:主症:乳房疼痛无定时,月经失调(推迟或提前超过7天),舌质淡红,苔薄白,脉弦细。次症:面色晦黯,黄褐斑,大龄未育(>30岁),多次流产史(>3次),服用避孕药或高雌激素病史,服用内分

泌治疗药物。

治法:滋补肝肾,调摄冲任。

方药:二仙汤加味(或六味地黄丸合二至丸加味)。

二仙汤加味:仙茅10g,淫羊藿15g,肉苁蓉15g,制首乌15g,女贞子15g,菟丝子15g,莪术15g,王不留行15g,郁金15g,知母15g,黄柏5g,青皮15g。

六味地黄丸合二至丸加味:怀山药15g,泽泻10g,山萸肉15g,生熟地黄各15g,茯苓15g,女贞子15g,墨旱莲15g,桑椹子15g,枸杞15g,丹参15g,丹皮15g,菟丝子15g。

伴有腰酸,足跟疼痛,加杜仲15g,桑寄生15g,川断15g;伴有夜尿频数者,加台乌药15g,益智仁15g;潮热多汗者,加银柴胡10g。

4)正虚毒炽证

证候特点:主症:乳房肿块迅速增大,乳房局部皮肤发热或间有红肿,乳房肿块破溃呈翻花样或创面恶臭溃口难收。次症:乳房疼痛,精神萎靡,面色晦黯或苍白,舌紫或有瘀斑,苔黄,脉弱无力或脉细数。

治法:滋阴补肾,佐以清热解毒。或健脾补肾,佐以清热解毒。

方药:六味地黄丸合五味消毒饮或六味地黄丸合四君子汤、五味消毒饮加减。

怀山药15g,泽泻10g,山萸肉15g,熟地黄15g,丹皮15g,茯苓15g,党参15g或太子参30g,白术10g,紫地丁30g,蛇舌草30g,半枝莲30g,漏芦30g。

热毒炽盛、疮流脓血者,加芦根30g,冬瓜仁15g;大便不通,加胖大海15g,千层纸5g,麦冬15g;乏力,精神不振者,加黄芪30g。

(2)术后

术后主要治疗目的是缓解手术、麻醉药物对患者的损伤,改善患者生活质量,促进患者康复。本期注重顾护脾胃、益气养血。

1)脾胃不和证

证候特点:主症:痞满纳呆,食后腹胀或腹痛,恶心欲呕或呕吐,舌胖大、边有齿痕。次症:嗳气频作,面色淡白或萎黄,疲倦乏力,大便溏薄或排便无力,舌质淡,苔腻,脉细弱。

治法:健脾和胃,降逆止呕。

方药:香砂六君子汤加减。

党参15g,怀山药15g,白术15g,云苓15g,陈皮15g,木香5g(后下),砂仁10g(后下),法半夏15g,炒麦芽30g,山楂15g,苏梗15g,姜竹茹15g。

舌苔白厚腻者,加藿香10g,佩兰10g;呕吐剧烈

者,加法半夏10g,旋覆花15g。

2)气血两虚证

证候特点:主症:神疲懒言,声低气短,活动后上述诸证加重,面白无华或萎黄,舌淡,脉细弱无力。次症:自汗,口唇、眼睑、爪甲色淡白,月经量少色淡、延期或闭经,苔薄白。

治法:补气养血。

方药:归脾汤或当归补血汤加减。

党参15g或太子参30g,黄芪30~50g,白术10g,茯神15g,当归头10g,炙远志10g,酸枣仁15g,广木香5g(后下),桂圆肉15g,鸡血藤60g,黄精30g。

舌红少苔者用西洋参(或太子参),舌淡者用红参(或党参);纳差者,加炒麦芽30g,山楂15g;皮瓣缺血、瘀血或坏死者,加川芎10g,红花10g;伴有上肢肿胀者,加桂枝10g,姜黄10g,木瓜15g,威灵仙15g。

3)气阴两虚证

证候特点:主症:神疲懒言,口燥咽干,舌红少津,少苔。次症:声低气短,自汗,盗汗,潮热颧红。

治法:益气养阴。

方药:生脉散合增液汤加减。

黄芪30g,太子参30g(或西洋参15g),玄参15g,生地黄15g,白芍15g,白术15g,茯苓15g,五味子10g,麦冬15g。

伴有腰酸痛者,加女贞子15g,旱莲草15g;咽喉疼痛者,加千层纸5g,胖大海10g,麦冬15g;皮瓣缺血、瘀血或坏死者,加川芎10g,红花10g;伴有上肢肿胀者,加桂枝10g,姜黄10g,木瓜15g,威灵仙15g。

2.围化疗期　指化疗开始到化疗结束后1周的这一段时间。

在化疗的1个周期中,早期主要顾护脾胃,后期重在滋养肝肾。主要是缓解化疗的副作用,提高生活质量以及患者对化疗的耐受性。

分型:①脾胃不和证;②气血两虚证;③气阴两虚证参照围术期治疗;④肝肾亏虚证。

证候特点:主症:头晕目眩,耳鸣,口燥咽干,腰膝酸软,五心烦热,舌红,苔少,脉细而数。次症:失眠多梦,脱发,爪甲变黑或不泽,形体消瘦,盗汗。

治法:滋补肝肾,生精养髓。

方药:六味地黄丸合龟鹿二仙丹加减。

怀山药15g,泽泻10g,山萸肉15g,熟地黄15g,丹皮15g,茯苓15g,生龟甲(先煎)50g,枸杞15g,人参15g,鹿角胶(烊化)15g,阿胶(烊化)15g。

腰痛明显者,加杜仲15g,桑寄生15g,川断15g;

伴有脱发者,加制首乌15g,肉苁蓉15g;伴有爪甲变黯者,加西洋参10g,田七粉10g;伴有头晕头痛者,加天麻10g,川芎10g;夜尿频数者,加台乌药15g,益智仁15g;伴有失眠者,加合欢花15g,夜交藤30g。

脾肾两虚证

证候特点:主症:食欲缺乏或食后腹胀,面色㿠白,气短乏力,形寒肢冷,腰膝酸软,舌质淡胖,苔白滑,脉沉迟无力。次症:脱发,头晕目眩,小便频数而清或夜尿频,泄泻,完谷不化,粪质清稀。

治法:健脾补肾。

方药:六味地黄丸合四君子汤加减。

黄芪50g,党参30g,白术15g,茯苓15g,怀山药15g,泽泻10g,山萸肉15g,熟地黄15g,丹皮15g,仙灵脾15g,女贞子15g,枸杞子15g。

伴有失眠者,加合欢花15g,夜交藤30g;伴有腰膝酸痛者,加杜仲15g,桑寄生15g,川断15g;伴有多汗者,加大黄芪至45~60g,防风15g,白术15g。

3. 围放疗期 指放疗开始到放疗结束后1周的一段时间。

本期在脏主要治肺,重在养阴。治疗目的是减少放疗的副作用,提高生活质量。

分型:①气血两虚证;②气阴两虚证,参照围术期治疗;③阴津亏虚证。

证候特点:主症:放射灶皮肤干燥、瘙痒、脱皮毛,口干舌燥喜饮,舌质红,无苔或少苔,脉细数。次症:咽喉疼痛,虚烦难眠,小便短赤,大便秘结,形体消瘦。

治法:养阴生津。

方药:百合固金汤合四君子汤加减。

百合30g,生熟地黄各10g,怀山药15g,白术15g,桔梗10g,玄参15g,麦冬15g,茯苓15g,冬虫草5g,太子参30g,鱼腥草30g,沙参30g。

伴有口腔溃疡者,加白茅根30g,半枝莲30g;伴有干咳者,加炙杷叶15g,款冬花15g;伴有便秘者,加天冬30g,瓜蒌仁30g;伴有失眠者,加合欢花15g,夜交藤30g。

阴虚火毒证

证候特点:主症:放射灶皮肤潮红、皲裂或溃疡、疼痛,口干舌燥喜饮,舌质红,无苔或少苔,脉细数。次症:咽喉疼痛,牙龈肿胀,虚烦难眠,干咳少痰,口腔溃疡,小便短赤,大便秘结。

治法:清热解毒,养阴生津。

方药:银花甘草汤合犀角地黄汤。

银花15g,甘草10g,水牛角30g,生地黄15g,黄芩15g,丹皮15g,白芍15g,玄参20g,麦冬15g,太子

参30g,鱼腥草30g,沙参30g。

伴有牙龈肿痛者,加知母10g,山栀子10g,生石膏30g;伴有咽喉疼痛、口苦咽干者,加千层纸5g,胖大海10g,麦冬15g。放射性皮炎予以土黄连液、炉甘石洗剂外敷。

4. 巩固期 指手术后化疗和(或)放疗结束1周后开始至以后的5年期间。本期患者进行内分泌治疗者多表现为肾虚冲任失调之象,而未进行内分泌治疗者多表现为脾虚之象,因此前者重在补肾,后者重在健脾。本期的主要治疗目的是改善内分泌治疗的副作用、改善生活质量以及预防复发转移。气血两虚证,气阴两虚证,脾肾亏虚证,冲任失调证,肝郁痰凝证参照围术期治疗。有病无证型患者参照脾肾亏虚证治疗。

(三)西医治疗毒副作用的防治

1. 术后并发症的处理

(1)乳腺癌术后上肢淋巴水肿:乳腺癌术后上肢淋巴水肿发生主要有:手术破坏了淋巴管,上肢淋巴回流受阻;术后感染;放疗造成放射野内静脉闭塞,淋巴管破坏,局部组织纤维化压迫静脉和淋巴管;其他如肿瘤压迫、瘢痕形成、术后上臂活动过迟等亦可促发或加重淋巴水肿的发生。

其病因病机为术后经脉损伤,血脉不通,气机壅滞,水停湿聚而成。乳腺癌患者本已正气不足、气血亏虚,手术治疗损伤脉络,更增耗气伤血、虚虚之变,气虚无力推动血行,血行不畅,脉络瘀阻加重,血不利则为水;气虚致水液不能疏布而停滞,溢于肌肤而生水肿,为本虚标实之证,正气亏虚为本,血瘀湿聚为标。中医疗法分内治及外治法。

内治以益气健脾、活血通络、利水消肿为则,以补阳还五汤或桃红四物汤加味治之。基本方由生黄芪30~60g,桃仁15g,红花15g,当归10g,赤芍药15g,川芎10g,茯苓15g,泽泻10g,桑枝30g,地龙15g,水蛭3g,络石藤30g,海风藤30g,车前子15g,车前草15g组成。方中重用生黄芪大补脾胃之元气,使气旺以促血行,祛瘀而不伤正,利水而退肿,是为君药;配以当归、赤芍药、川芎、桃仁、红花、络石藤、海风藤、水蛭、地龙能活血祛瘀通络;辅以茯苓、泽泻健脾渗湿以消流于经络之痰湿,更以桑枝、车前子、车前草利水消肿,桑枝引诸药直达病所。伴上肢红肿热痛者,可加用金银花、蒲公英、野菊花;气虚明显者可重用黄芪,加用党参、白术;水肿日久,按之硬韧者加白芥子、鹿角片。

外治方面,根据上肢水肿的不同情况,将其分为阴证和阳证两型,分别辅以不同的外治法。对并发

上肢淋巴管炎的阳证患者,将金黄散、蜜糖用开水调成膏状,外敷患处,治疗术后并发上肢水肿出现红、肿、热、痛者,具有清热解毒、散结化瘀、止痛消肿之功。对术后并发上肢水肿的阴证患者,将"四子散"(白芥子、苏子、莱菔子、吴茱萸各120g)装入布袋包裹,加热后外敷患处,有温经行气、消肿止痛之效。阴肿严重者用外洗经验方(由川木瓜15g,艾叶30g,干姜30g,威灵仙15g,桂枝15g,姜黄15g,伸筋草30g,当归15g组成)水煎,药液蒸汽熏蒸并温热外洗,以达温经活血、消肿通络之功。

除药物治疗外尚可配合按摩、运动和物理疗法以提高疗效。首先按摩周围无淋巴水肿区域,促使淋巴流动并为大量淋巴流循环做准备。然后再按摩肢体促使淋巴液向已经"清洁"的区域流动,患肢每次至少按摩1小时。按摩后的肢体应该立即缠绕加压绷带,通常连续治疗4周为1个疗程,并嘱患者加强患侧肢体锻炼,肌肉收缩可促使淋巴流单向流动。有条件者还可配合压力泵治疗,压力泵疗法是一种较为有效的复合物理疗法。将患肢置于充气的袖套中,间断地充气,使水肿液向心流动。空气压力泵在淋巴水肿早期、明显的皮下纤维化发生前使用是最有效的。

强调防重于治,除了提升手术技巧外,注意防止患侧上肢损伤、感染;避免患肢药物注射、抽血、免疫接种以及血压测量;避免患肢处于长热水浴、长时间日光浴或桑拿浴等高温环境;避免穿戴过紧的内衣、项链和吊带胸罩;避免患侧上肢做高强度的运动、搬运重物等活动,最大限度减少术后淋巴水肿的发生率。

(2)乳腺癌术后淋巴漏的防治经验:乳腺癌根治术后淋巴漏所致积液是比较常见的并发症,致使切口愈合延迟,增加感染机会,影响后期放疗时机,并给患者带来心理负担和生活不便。本病应以预防为主。较为有效的预防措施:术中仔细结扎淋巴管分支,术后腋窝加压包扎,保持引流管引流通畅。若术后5天仍引流出非血性淡黄色无臭清亮液体,量无减少即应考虑发生了淋巴漏。此时如采用积液局部细针抽吸或通畅引流、局部加压、局部注射生物蛋白胶等,绝大多数可以治愈。但少部分患者治疗效果并不理想,迁延不愈,皮下组织发生纤维化,进一步限制了淋巴引流。

借鉴胸外科治疗乳糜胸或恶性胸腔积液的方法,可采用滑石粉混悬液注入乳腺癌根治术后淋巴漏区并加压包扎,促使皮肤与胸壁粘连,临床运用每获良效。具体方法:用高温消毒医用滑石粉5g,加

生理盐水稀释至20ml,充分混匀后制备成混悬液,经放置于腋窝的引流管缓慢注入腋窝,手指轻轻按摩腋窝以期混悬液充分接触积液腔壁,然后夹管,局部加压包扎,半小时后放开引流管让液体通过一次性自动负压瓶吸出。淋巴漏所致的局部积液穿刺抽空积液腔液体后留置穿刺针头,用同样浓度的滑石粉混悬液注入积液腔,用量为穿刺液体量的1/3~1/2即可,留置混悬液充分接触积液腔,半小时后抽空并局部加压包扎。

医用滑石粉是去石棉滑石粉,无致癌性。滑石粉作为一种胸膜粘连剂被国内外学者广泛应用于治疗恶性胸腔积液、行胸膜粘连术等方面。淋巴漏病因病机可归结为水湿内停,滑石性寒,内服具有利水通淋、清解暑热之功,外用有清热收涩、利水消肿之效,应用滑石粉治疗淋巴漏是可行、有效的。一次注入5g滑石粉是安全的,滑石粉刺激机体产生免疫反应,导致无菌性炎症,促进渗出创面粘连,有闭合淋巴管的作用,可有效治疗乳腺癌根治术后淋巴漏及其所致积液,体现了中医药"简、便、廉"的优势。由于炎症反应,少数患者可出现发热、局部疼痛及皮下硬结等症状,但程度多较轻,一般可自行消失,无需特别处理。

2. 化疗毒副作用的处理

(1)化疗后恶心呕吐等消化道反应:化疗引起呕吐的病因病机多因药毒为害,损伤胃气致胃虚失和,胃气上逆而发生呕吐。其证虚实夹杂,以正虚为主,病位在脾胃,辨证属脾胃虚弱、胃气上逆。脾胃为生化之源,后天之本。脾胃同居中焦,具有腐熟、运化水谷,化生精微,生成气血,维持人体生命活动的功能。脾主运化水谷精微,胃主受纳水谷;脾主升清,胃主降浊。通过受纳、运化、升降,以化生气血津液而奉养周身,故称为"生化之源""后天之本"。由于化疗药毒性损伤消化道黏膜,致脾胃功能失调,胃虚则不能腐熟水谷,脾虚则运化不利,湿浊内停,遂生呕恶、泄泻等症。在治疗时强调顾护脾胃(胃气)尤其重要,"有胃气则生,无胃气则死"。

本病临床证候特点常表现为恶心呕吐,胃纳欠佳,食入难化,脘腹痞闷,口淡不渴,面白少华,倦怠乏力,大便溏薄,舌质淡,苔薄白,脉濡弱。证属脾胃虚弱、胃气上逆,治以益气健脾、降逆止呕为则。方药以香砂六君子汤加减,常用药:党参(或太子参)30g,云茯苓15g,白术15g,广木香5g(后下),厚朴15g,法半夏15g,陈皮10g,生姜3片,怀山药15g,砂仁5g(后下),姜竹茹15g,山楂15g,炒麦芽15g,苍术15g。方中党参(或太子参)、白术、云茯苓、怀山

药健脾益气、祛湿化痰,为治脾胃虚弱,痰湿内生的主药;砂仁、广木香为止呕圣药;厚朴、苍术健脾补中、利湿化浊;法半夏、陈皮、生姜、姜竹茹、山楂理气和胃醒脾,降逆止呕,防滋补之品阻遏气机,更用炒麦芽进一步健脾开胃。诸药合用,以达健脾和胃、运化水谷、降逆止呕之功。若脾阳不振、畏寒肢冷、口淡者,可加吴茱萸10g,肉豆蔻10g,以温补脾肾。

运用隔姜灸法配合中药内服来提高疗效。隔姜灸的作用原理是采用穴位给药,将生姜之温性、灸火之热感相结合,利用艾条燃烧的热力,将药物通过皮肤渗透入穴位并沿经络到达病所,以达行气活血,理脾醒胃止呕之效。内关为八脉交会穴,络三焦而通于阴维,有宽胸疏肝和中、联络三焦之功,对胃肠功能有调整作用。足三里为胃下合穴,为足阳明脉气所发,有和胃降逆,健脾化痰,补益正气之功。选穴神阙、内关、足三里为主,可以调理胃肠、升清降浊、行气通腑,合姜艾之温性,共同起到温经通络、降逆止呕、调补气血的作用。

(2)骨髓抑制症的防治:化疗后骨髓抑制的客观依据是患者外周血单项或全血细胞减少、骨髓增生减低。主要临床表现有贫血、不同程度的出血和感染,中医将其归属于虚劳范畴。乳腺癌化疗致骨髓抑制症病因主要有二,一为肿瘤邪毒;二为化疗药毒。"邪之所凑,其气必虚",肿瘤邪毒日久耗精伤血,损及元气致气血两虚。药毒致气血两虚病机为三:①与脉道运行之气血相搏,毒邪过盛,耗伤气血;②中伤脾胃,运化失司,气血生化乏源;③侵入骨髓,耗伤肾精,精不养髓,髓不化血以致血液虚少。气血亏虚,进一步发展而致阴阳受损,使气血阴阳俱虚。本病以虚为主,病因为邪毒药毒所伤,病位在骨髓,病及五脏,关键在脾肾。脾失健运,生化乏源是骨髓抑制症发生的先决条件;肾精受损,髓失所养是骨髓抑制症发生的关键因素。治疗遵循"虚则补之""损者益之"原则,重在补益。

顾护脾胃预防骨髓抑制症:林毅认为化疗后1~3天,化疗寒凉之毒先伤脾胃功能,而致脾胃不和(湿浊中阻及湿困脾胃)、生化乏源之证。临床表现为体倦乏力,食欲缺乏,恶心欲呕,痰多清稀,舌淡或胖大,舌边有齿痕,苔白,脉细弱。脾为后天之本,气血生化之源,脾健则气血充盈,故治疗应重视顾护脾胃。林毅特别强调治疗上首先应"独取中焦",以健脾益气、化湿和胃为主,预防骨髓抑制症的发生。

健脾补肾填精治疗肾精亏虚之本:脾虚生化乏源,伤及肾本,肾精受损,髓失所养,不能藏精化血。患者多表现为神疲乏力,面色㿠白或晦暗,头晕耳鸣,形寒肢冷,腰膝酸软,健忘,舌淡或胖,苔少,脉沉细或迟弱等肾精亏虚之象。故在化疗第3天开始,脾胃运化之力有所恢复之时,林毅均以益气健脾、补肾生髓为主要治疗原则。肾为先天之本,寓元阴元阳,林毅临证十分重视"善补阳者,必于阴中求阳,阳得阴助而生化无穷;善补阴者,必阳中求阴,则阴得阳升而泉涌不歇"的原则,以阴阳并补为法,拟方:西洋参30g或高丽参15g,北芪60g,女贞子15g,党参15g(或太子参30g),怀山药15g,云茯苓15g,白术15g,桑椹子15g,菟丝子15g,黄精30g,鸡血藤60g,淫羊藿15g,肉苁蓉15g,山萸肉15g,以达调阴阳、益精髓、化气机、生血液之效。

重用血肉有情之品配合子午流注纳支法,增强补肾生髓之功:酉时(17~19时),为肾经最旺,肾藏生殖之精和五脏六腑之精,肾为先天之根。故病位在肾,酉时服药治之。气血两虚乃骨髓抑制之根本,"骨髓坚固,气血皆从"。补肾益髓为其关键,以补肾填精,气血阴阳并补之龟鹿二仙丹贯穿始末,起到未病先防、既病防变的目的。处方:生龟板(先煎)50g,鹿角胶(烊化)15g,阿胶(烊化)15g,枸杞子15g,西洋参(或高丽参)15g,沙参30g。

重视传统疗法以提高疗效:隔姜灸:取穴双内关、双足三里、神阙穴位,应用生姜汁浸湿纱布贴敷于穴位上,以艾箱灸穴每次约30分钟,每日上午8~9时,下午2~3时各灸1次。门诊患者若没有艾箱盒,可用艾条隔姜片或姜汁纱布灸以上3个穴位,操作时注意适当的热度,防止皮肤烫伤。沐足:药用当归30g,艾叶30g,干姜30g,水煎后待水温40~45°C于每晚睡前(8时半~9时)沐足,每次约40分钟。林毅认为,中药沐足可以疏缓情绪、温通经络,配合艾叶、干姜、当归之温性,活血化瘀之力,使经络畅通,药物直达病所。沐足时按摩肾经之穴涌泉、照海和太溪,具有滋阴补肾、调理三焦气血的作用。三阴交为脾经穴,足三阴经交会穴,有健脾利湿,滋补肝肾之功,按摩三阴交穴可调理肝、脾、肾,益气养血。

3. 内分泌治疗副作用的处理

骨丢失和骨质疏松症:其主要与体内雌激素水平的急速下降造成骨丢失有关。多数化疗药物可直接作用于卵巢,引起卵巢功能损害。卵巢去势、卵巢切除亦致雌激素水平和骨密度的急剧下降。芳香化酶抑制剂可导致雌激素减少,长期应用使骨质疏松和骨折的发生率升高。中医归于中医的骨痿、骨痹、骨折等病证范畴,典型症状为全身骨痛、腰膝痛、足跟痛。

肾主骨,骨的生长、发育、修复,都有赖于肾之精气的滋养和推动。肾气充足则骨之生化有源,坚固、强健;肾气不足,则骨失所养,脆弱无力,甚至骨折。肾虚是骨质疏松的根本原因。

脾为后天之本,主百骸,为气血生化之源。脾主运化水谷精微,上输于肺,下归于肾。肾精与脾精互相依存,互相补充。先天之精依赖于后天脾胃运化水谷之精微充养,如后天脾胃虚弱,运化失职,先天之精无以充养,势必精亏髓空,而百骸痿废,骨骼失养,则骨骼脆弱无力,终致骨质疏松症。

肾虚为本,元气虚衰,无力鼓动血脉,血液运行迟缓,脉络瘀滞不通,同时,脉道中气血虚少,必致血瘀;血液瘀滞,经脉不畅,水谷精微得不到布散,骨髓不得充润而失养,发为"骨痿"。

本病具有"多虚多瘀"的特点,"虚"为本、"瘀"为标,"虚"为肾脾胃等脏腑虚弱,"瘀"乃气血紊乱、脉络瘀滞,应以"补虚化瘀"为治。根据对骨质疏松症的理解与认识,提出补肾壮骨、健脾益气、活血通络3个基本治则。补肾壮骨,肾精充足则髓有所充,骨有所养髓充则骨坚;健脾益气,脾健则水谷可化,气血生化有源,气旺则精足,精足则髓充,髓充则骨养;活血通络,使气血流通,经络通畅,通则不痛,四肢百骸得以濡养。方药如下:羚羊角骨10g(先煎),鹿角胶15g(烊服),制附子10g,杜仲15g,牛膝10g,川断10g,狗脊10g,熟地15g,白术15g,麦芽15g,党参15g,甘草5g。方解:附子温壮元阳,血肉有情之品鹿角胶、羚羊角骨补肝肾、益精血,用杜仲、牛膝、党参、川断、狗脊共奏补肝肾、强筋骨之力,方中用白术、麦芽防补益药之滋腻。

(四)饮食调理

1. 辨体施膳

(1)气虚型体质:以疲乏、气短、自汗等气虚表现为主要特征。可以补气的中药有人参、西洋参、党参、太子参、黄芪、白术、山药、白扁豆、甘草、红枣、红景天、茯苓、薏米等。

(2)气郁型体质:气机郁滞,以神情抑郁、忧虑脆弱等气郁表现为主要特征。适宜食物有:荞麦、莲子、金橘、苹果、大枣、樱桃、山楂、刀豆、黄豆及其制品、核桃、玫瑰花茶、绿茶、蜂蜜。

(3)湿热型体质:湿热内蕴,以面垢油光、口苦、苔黄腻等湿热表现为主要特征。适合的食物:薏苡仁、茯苓、玉米、冬瓜、苋菜、苦瓜、甘蔗、绿豆、深海鱼、鸭肉、绿茶等。

(4)痰湿型体质:痰湿凝聚,以形体肥胖、腹部肥满、口黏苔腻等痰湿表现为主要特征。适合的食物:玉米、荞麦、山药、薏米、洋葱、马蹄、白萝卜、冬瓜、海带、陈皮、橄榄、西柚、番石榴、奇异果、柑橘、青豆、四季豆、白扁豆、赤小豆、鲫鱼、银鱼、鸡肉、鸭肉、瘦肉。

(5)血瘀型体质:血行不畅,以肤色晦黯、舌质紫黯等血瘀表现为主要特征。适合的食物:糙米、黑米、茄子、洋葱、银杏、核桃、金橘、橙、山楂、桃仁、黑豆、海蜇皮、鳕鱼、红糖、醋、玫瑰花茶、少量黄酒、葡萄酒。

(6)阳虚型体质:阳气不足,以畏寒怕冷、手足不温等虚寒表现为主要特征。适合的食物:粳米、糯米、大葱、姜、蒜、花椒、韭菜、香菜、洋葱、辣椒、胡椒、龙眼、黑豆、眉豆、刀豆、草虾、海参、黄鳝、带鱼、鸽肉、羊肉、鹿肉等。

(7)阴型体质:阴液亏少,以口燥咽干、手足心热等虚热表现为主要特征。适合的食物:薏苡仁、大麦、小麦、花椰菜、百合、芹菜、西兰花、丝瓜、绿豆、黑芝麻、莲藕、金针菇、梨、桑椹子、香蕉、枇杷、甘蔗、柑橘等。

2. 术后饮食调摄　乳腺癌手术后主要以促进肠道功能恢复、伤口愈合、消除疲劳为目的,以益气养血、健脾理气为原则。

若术后当天有消化道症状,如恶心呕吐、腹泻等,宜少食多餐,进食流质、清淡、易消化、有营养的食物,如米汤、肉汤、鲜果汁等。

术后恢复进食后,应适当增加含蛋白质及维生素丰富食品,如蛋、奶、鱼、木耳、香菇等,以提高机体免疫力,促进伤口愈合。

如手术中失血较多,面色苍白,头晕乏力的患者,可补充含铁丰富食品,如动物肝、排骨、大枣、桂圆肉等以改善贫血状态。

3. 化疗期间的饮食调摄　化疗期间的饮食应丰富多样,注意食物的色、香、味搭配,以增进食欲;饮食宜稀软、易消化,少食多餐;化疗前患者即开始进食粗纤维食物及新鲜的蔬菜、水果,多饮水。

恶心呕吐:宜进食醒脾和胃降逆之品,如山楂、扁豆、山药、白萝卜、香菇、佛手等,可服用甘蔗汁、鲜果汁补充营养及糖分;鲜姜汁可有助降逆止呕。

口腔黏膜溃疡:宜补充高营养流质或半流质饮食,如莲子羹、雪耳羹、豆浆、鲫鱼汤等,可用蜂蜜20ml加入研碎的维生素C片0.1g含服。避免过热、过酸及刺激性食物。

便秘:注重饮食结构,蔬菜、水果及其他粗纤维食物能增加粪便体积,促进肠蠕动,防止便秘。适当食用蜂蜜等润肠通便的食物。

骨髓抑制:食物中增加富含蛋白质、提高免疫力的食品,如大豆、海参、阿胶、鱼油、菌类(香菇、黑木耳、灵芝)桂圆肉、红枣、花生、核桃、黑木耳、枸杞、桑椹子、猕猴桃等。动物熬制的胶胨如驴皮胶(阿胶)、猪皮胶(肉皮冻)等也有助于提升白细胞。适量增加动物骨髓:如牛、羊、猪的骨髓炖品,或用鸡血、鸭血、鹅血、猪血制作的饮食。多吃一些五黑食品,如黑芝麻、黑米、黑豆、黑枣等。中医认为"黑可入肾",五黑食品可以补肾填髓,有助于血象的提高。

4. 乳腺癌放疗期间的饮食调摄　放疗时易耗伤阴津,故宜食甘凉滋润食品,不宜进食肥甘厚腻之品。如杏仁霜、枇杷、梨、乌梅、莲藕、香蕉、胡萝卜、苏子、银耳、橄榄等。

(钟少文　林毅)

参 考 文 献

[1] 陆德铭,陆金根.实用中医外科学[M].上海:上海科学技术出版社,2010.

[2] 陈红风.中医外科学[M].上海:上海科学技术出版社,2011.

[3] 陆德铭.陆德铭谈乳房[M].上海:上海科学技术出版社,2000:106.

[4] 聂晶,杨进超,丁舸.试论花椒的功用[J].中国中医基础医学杂志,2012,04:441-442.

[5] 黄丽云,徐传花.戊酸雌二醇联合芒硝外敷在中期妊娠引产后回奶中的应用[J].西北药学杂志,2011(6):459-460.

[6] 孟芳,陈秀芹.补佳乐在回奶治疗中的疗效观察[J].医药世界,2009(7):316-317.

[7] 李富友.用免怀散加味回乳效佳[J].浙江中医杂志,2010(12):873.

[8] 张驰,段学宁.乳腺Paget病诊断及治疗[J].中国实用外科杂志,2013,33(3):184-185.

[9] 潘丽洁,杨猛,姜楠,等.20例乳房Paget病临床分析[J].中日友好医院学报,2014,28(6):326-330.

[10] 李威.名医杂病效验方[M].北京:人民军医出版社,2011,1(1):93-94.

[11] 张红星,杨运宽,林国华.带状疱疹[M].北京:中国医药科技出版社,2010:1-10.

[12] 林毅,司徒红林,张蓉.应用健脾补肾法结合子午流注理论治疗乳腺癌化疗后骨髓抑制症[J].新中医,2009,39(9):94-95.

[13] 李宁,万冬桂,李爽.乳腺癌患者相关骨丢失的诊治现状与展望[J].中国骨质疏松杂志,2009,15(11):840-843.

[14] 梁荣华,黄旭晖,王昌俊.中医药对乳腺癌内分泌治疗致骨质疏松的机理探讨[J].陕西中医,2014,35(7):882-884.

[15] 司徒红林,陈前军.林毅乳腺病学术思想与经验心悟[M].北京:人民卫生出版社,2013.

第七章　乳腺增生性疾病

乳腺增生性疾病包括乳腺单纯性增生症（mazoplasia）和乳腺囊性增生（cystic hyperplasia）两种，前者又称乳痛症。前者属于生理变化的范围，而后者则属于病理性变化，并有癌前病变之嫌。

第一节　乳腺单纯性增生症

乳腺单纯性增生症属于乳腺结构不良的早期病变。1922年Bloodgood首先描述，1928年Semb注意到此病表现为乳房疼痛并有肿块，称为单纯性纤维瘤病。1931年Beatle称之为乳腺单纯性、脱皮性上皮增生症；1948年Gescnickter称之为乳痛症，一直沿用至今。

（一）发病情况

乳痛症为育龄妇女常见病，可发生于青年期后至绝经期的任何年龄组，尤其以未婚女性或已婚未育或已育未哺乳的性功能旺盛的女性多见，该病的发病高峰年龄为30～40岁。在临床上50%女性有乳腺增生症的表现；在组织学上则有90%女性可见乳腺结构不良的表现。

（二）病因

该病的发生、发展与卵巢内分泌状态密切相关。大量资料表明，当卵巢内分泌失调、雌激素分泌过多，而孕酮相对减少时，不仅刺激乳腺实质增生，而且使末梢导管上皮呈不规则增生，引起导管扩张和囊肿形成，也因失去孕酮对雌激素的抑制作用而导致间质结缔组织过度增生与胶原化及淋巴细胞浸润。

（三）临床表现

临床表现为双侧乳房胀痛和乳房肿块，并且有自限性。

1. 乳房胀痛　因个体差异及病变的轻重程度不一样，所以乳腺胀痛程度亦不尽相同。但患者的共有特点为疼痛的周期性，即疼痛始于月经前期，经期及经后一段时间明显减轻，甚至毫无症状。疼痛呈弥漫性钝痛或为局限性刺痛，触动和颠簸加重，并向双上肢放射，重者可致双上肢上举受限。

2. 乳房肿块　常常双侧乳房对称性发生，可分散于整个乳腺内，亦可局限于乳腺的一部分，尤以双乳外上象限多见。触诊呈结节状、大小不一、变硬，经后缩小、变软。部分患者伴有乳头溢液。

3. 疾病的自限性和重复性　该病可不治自愈。尤其结婚后妊娠及哺乳时症状自行消失，但时有反复；绝经后能自愈。

（四）辅助检查

1. 针吸细胞学检查　针吸肿块内少许组织做涂片检查，可见细胞稀疏；除有少许淋巴细胞外，尚可见分化良好的腺上皮细胞及纤维细胞。

2. 钼靶X射线　可见弥漫散在的直径>1cm、数目不定、边界不清的肿块影；如果密度均匀增高，失去正常结构、不见锐利边缘说明病变广泛。

3. 红外线透照　双侧乳腺出现虫蚀样或雾状的灰色影，浅静脉模糊。

（五）诊断

1. 育龄期女性与月经相关的一侧或双侧乳房周期性疼痛及肿块。

2. 查体可触及颗粒状小肿物，质地不硬。

3. 疾病发展过程中具自限性特点。

（六）鉴别诊断

1. 乳腺癌　有些乳腺癌可有类似增生症的表现，但乳腺癌的肿块多为单侧，肿块固定不变，且有生长趋势，在月经周期变化中表现增大，而无缩小趋势。针吸即可明确诊断。

2. 乳腺脂肪坏死　该病好发于外伤后、体质较肥胖的妇女，其肿块较表浅，未深入乳腺实质，肿块不随月经周期变化。针吸细胞学检查和组织活检可明确诊断。

（七）治疗

本病有自限性，属于生理性变化的范畴，可以在结婚、生育、哺乳后症状明显改善或消失；因此，只要做好患者的思想工作，消除恐癌症，可不治自愈。对于临床症状重者，可采用中、西药治疗。

1. 中医治疗　青年女性患者，一侧或两侧乳房出现肿块和疼痛，并随月经周期变化，同时伴经前心烦易怒、胸闷、嗳气、两肋胀痛者，可用逍遥散合四物汤加减：柴胡9g，香附9g，八月扎12g，青皮、陈皮各6g，当归12g，白芍12g，川芎9g，桔叶络各4.5g，益母草30g，生甘草3g。

中年已婚妇女，以乳房肿块为主症，疼痛稍轻，并且随月经周期变化小；伴随月经不调、耳鸣目眩、神疲乏力，可用二仙汤合四物汤加减：仙蒂9g，仙灵脾9g，软柴胡9g，当归12g，熟地黄12g，锁阳12g，鹿角9g，巴戟天9g，香附9g，青皮6g。

2. 激素治疗

（1）己烯雌酚：第1个月经期间，每周口服2次，每次1mg，连服3周；第2个月经期间，每周给药1次，每次1mg；第3个月经期间仅给药1次，1mg。

（2）孕酮：月经前两周，每周2次，每次5mg，总量为20～40mg。

（3）睾酮：月经后10天开始用药，每日5～15mg，月经来潮时停药，每个月经周期不超过100mg。

（4）溴隐亭：多巴胺受体激活剂，作用于垂体催乳细胞上的多巴胺受体，抑制催乳素的合成与释放。每天5mg，疗程3个月。

（5）丹那唑：雌激素衍生物，通过抑制某些酶来阻碍卵巢产生甾体类物质，从而调整激素平衡达到治疗作用。每天200～400mg，连用2～6个月。

（6）他莫昔芬：雌激素拮抗剂，月经干净后第5天口服，每天2次，每次10mg，连用15天停药；保持月经来潮后重复。该药物治疗效果好，副作用小，是目前治疗乳痛症的一个好办法。

（回天力　耿翠芝）

第二节　乳腺囊性增生症

乳腺囊性增生症（disease of the breast cystic hyperplasia，DBCH）是以乳腺小叶、小导管及末梢导管高度扩张而形成的以囊肿为主要特征，同时伴有一些其他结构不良病变的疾病。它与乳腺单纯性增生症的区别在于该病增生、不典型增生共存，存在恶变的危险，应视为癌前病变。囊性增生病完全为病理性，组织学改变不可逆。

（一）发病情况

乳腺囊性增生症的发病年龄一般开始于30～34岁，40～49岁为发病高峰年龄段，主要为中年妇女，青年女性少见，绝经后发病率也迅速下降。成年妇女其发病率约为5%。

（二）病因

本病的发生与卵巢内分泌的刺激有关。Goorma-ghtigi和Amerlinck在1930年已证明切除卵巢的家鼠注射雌激素后能产生乳腺囊性病。在人类，雌激素不仅能刺激乳腺上皮增生，也能导致腺管扩张，形成囊肿。

（三）病理

1. 肉眼所见　乳腺内可见大小不等的囊肿，成孤立或数个小囊，囊内含有淡黄色或棕褐色液体。未切开前，囊肿顶部呈蓝色，故又称蓝顶囊肿。通常囊肿比较薄，内面光滑；有的囊肿比较厚，失去光泽，可有颗粒状物或乳头状物向囊腔内突出。

2. 镜下所见　可见囊肿、乳管上皮增生、乳头状瘤病、腺管型腺病和大汗腺样化生5种病变。

（1）囊肿：主要有末梢导管高度扩张而成，若仅有囊性扩大而上皮无增生者称为单纯性囊肿，囊肿大时因囊内压力大而使上皮变扁平。囊肿壁由纤维肉芽组织构成，小囊肿上皮为立方状或柱状，增生不明显；若囊肿上皮呈乳头状生长时称为乳头状囊肿。

（2）乳管上皮增生：扩张的导管及囊肿内衬上皮可有不同程度的扩张，轻者仅细胞层次增加或上皮增生呈乳头状突起。当若干扩张的导管和囊肿内均有乳头状增生时则称为乳头状瘤病；当复杂分枝状乳头顶部互相吻合成大小不等的网状结构时，称为网状增生；网状增生进一步增生拥挤于管腔内而看不见囊肿时成为腺瘤样增生；当增生的上皮呈片状，其中散在多数小圆孔时，称为筛状增生。增生上皮还可以呈实性。

（3）乳头状瘤病：末梢导管上皮异常增生可形成导管扩张，增生的上皮可呈复层，也可以从管壁多处呈乳头状突向腔内，形成乳头状瘤病。

（4）腺管型腺病：以乳腺小叶小管、末梢导管及结缔组织均有不同的增生为特点。

（5）大汗腺样化生：囊肿内衬上皮呈高柱状、胞体大、核小而圆，位于细胞基底部，细胞质呈强酸性、颗粒样,游离缘可见小球形隆起物,这种上皮的出现常为良性病变的标志。

3. 病理诊断标准　乳腺囊性增生症具以上 5 种病变,它们并不同时存在;乳头状瘤、腺管型腺病和囊肿是乳腺囊性增生症的主要病变,各种病变的出现率与取材多少有关,如切片中找到 5 种病变中的 3 种或 3 种主要病变的两种即可诊断本病。

（四）临床特点

1. 多种多样的乳房肿块　患者常常以乳房肿块为主诉而就诊。肿块可发生于单侧或双侧,可见 3 种情况。

（1）单一结节:肿块呈球形,边界可能清楚,也可能不清楚;可自由推动,囊性感。如果囊内容过多,张力大,可能会误诊为实性。

（2）多个结节:多个囊性结节累及双乳,此种多数性囊肿活动往往受限。

（3）区段性结节感:乳腺部分或全乳呈不规则的颗粒状或结节状,边界不清;结节按乳腺腺管系统分布,近似一个乳头为顶角的三角形或不规则团块。

2. 周期性的疼痛规律　疼痛与月经有一定关系,经前加重,且囊增大;经后减轻,囊亦缩小。

3. 偶见乳头溢液　乳头溢液为单侧或双侧,多为浆液性或浆液血性,纯血者较少。如果溢液为浆液血性或纯血性时,往往标志着乳管内乳头状瘤。

（五）辅助检查

1. 乳腺钼靶 X 线摄片　X 线表现为大小不等的圆形、椭圆形或分叶状阴影,边缘光滑、锐利、密度均匀;X 线所见肿块大小与临床触诊相仿。根据其影像学表现,钼靶 X 线片分成弥漫型、肿块型、钙化型和导管表现型 4 型。

2. B 型超声　B 型超声显示,乳腺边缘光滑、完整,内皮质地稍紊乱,回声分布不均匀,呈粗大光点、光斑以及无回声的囊肿。

3. 近红外线检查　在浅灰色背景下可见近圆形深灰色、灰度均匀的阴影,周围无特殊血管变化;因囊肿所含液体不同,影像表现也不一样。含清液的囊肿为孤立的中心透光区,形态较规则;含浊液呈均匀深灰色阴影,边界清楚。

4. 磁共振成像检查（MRI）　典型的 MRI 表现为乳腺导管扩张,形态不规则,边界不清楚,扩张导管的信号强度在 T_1 加权像上低于正常腺体组织;病变局限于某一区,也可弥漫分布于整个区域或在整个乳腺。本病的 MRI 像特点通常为对称性改变。

5. 针吸细胞学检查　多方位、多点细针穿刺细胞学检查对该病诊断有较大价值,吸出物涂片检查

镜下无特殊发现。

（六）诊断

由于本病的临床特点容易与乳腺癌及其他乳腺良性疾病混淆,因此,该病的最后诊断需依靠病理诊断结果。

（七）治疗

乳腺囊性增生症是一种以组织增生和囊肿形成为主的一种非炎、非瘤病变,它的恶变率达 3% ～ 4%。有人认为该病可以发生癌变,属于癌前期病变,所以临床处置应谨慎。

1. 乳腺囊性增生症应以外科手术治疗为主。

（1）手术目的:明确诊断,避免癌的漏诊和延误诊断。

（2）手术原则:针吸细胞学检查为首选检查方法之一。对检查结果阴性、不能排除恶性者,须做手术检查。有条件者,应在做好根治术准备的情况下行快速冰冻病理检查,如果为恶性,则行根治术;如果不具备冰冻条件,也可先取病理,如果病变为恶性,应在术后 2 周内行根治术,这样对预后影响不大。

（3）手术方案的选择:肿块类或属于癌高发家族成员,肿块直径在 3cm 以内,可行包括部分正常组织在内的肿块切除;根据病理结果,如有上皮细胞高度增生、间变者,年龄在 40 岁以上,行乳房大区段切除。有高度上皮增生,且家族中有同类病史,尤其是一级亲属有乳腺癌者,年龄在 45 岁以上应行单纯乳房切除术。35 岁以下的不同类型的中等硬度的孤立肿块,长期治疗时好时坏,应行肿块多点穿刺细胞学检查,如果阳性则行根治术;即使阴性也不可长期药物治疗,应行肿块切除送病理,根据病理结果追加手术范围。当然,也不可盲目行乳房单纯切除术。

2. 内分泌治疗　对随月经周期而出现的乳房一侧或双侧疼痛性肿块类,若长期药物治疗无效,可在肿块明显部位做切除组织病理检查,如无不典型增生者,行药物治疗观察。因乳腺囊性增生的发病机制与乳腺癌的发生有其同源性,故应用抗雌激素药物进行治疗。研究显示,他莫西芬对乳腺囊性增生症治疗的有效率为 80% ～ 96%。但是由于他莫昔芬对子宫内膜的影响,很多医生和患者存有顾虑。因此,鉴于托瑞米芬的安全性高于他莫昔芬,而抗雌激素的机制与其相同,因此可以用托瑞米芬治疗乳腺囊性增生症 1 年左右,效果颇佳。

3. 其他药物治疗　同乳腺单纯性增生。

（回天力　耿翠芝）

227

第三节　乳腺囊性增生症的癌变问题

乳腺囊性增生症和乳腺癌的关系一直为人们所关注。有人认为该病可发生癌变,属于癌前期病变,公认的事实是,其乳腺囊性增生症患者患乳腺癌的机会为一般妇女的 3～5 倍,而且病理证实,有 20%～61% 的乳腺癌并发囊性增生病。

(一) 乳腺囊性增生症癌变的基础研究

1. 乳腺囊性增生癌变的病理诊断标准　在乳腺囊性增生病的基础上,腺管和腺泡上皮可增生成复层,细胞形态有明显的异型性,核分裂常见,其细胞排列极向紊乱,形成灶性原位癌或伴有少量浸润癌。

2. 乳腺囊性增生症细胞超微结构变化　姜军等根据 Page 的分级标准并略加修改,将乳腺导管和囊泡上皮细胞增生程度分为 3 级,其中Ⅰ级为一般性增生,Ⅱ、Ⅲ级为不典型增生;并用透射电镜观察其超微结构。

(1) 乳腺囊性增生症上皮增生Ⅰ级细胞超微结构与正常乳腺上皮细胞相似,无明显发育不良及异常结构。

(2) Ⅱ级增生表现:微绒毛紊乱,缝隙连接及镶嵌连接减少,桥粒减少,发育不良;部分增生细胞间出现原始腺腔样结构。线粒体、高尔基复合体、内质网及游离核糖体等比正常细胞增多,细胞核增大、形态及大小不规则,异染色质增多,部分细胞核仁突出,核/质比例增大。

(3) Ⅲ级增生表现:核形态不规则,异染色质明显增高,呈斑块状,核仁增大,核/质比例进一步增大;未见细胞质内腔及微丝,细胞器已无明显结构异常变化。

综合超微结构分析结果,从细胞形态学角度提示:乳腺囊性增生症渐进发生癌变是乳腺癌发生的重要原因之一,其癌变过程是一个逐渐演变的过程;不典型增生细胞是从良性向恶性过渡的中间细胞。不典型增生程度愈重,细胞超微结构愈接近癌细胞。从超微结构来看,Ⅲ级不典型增生病例细胞的某些形态特征已具潜在的恶性趋势。

3. 乳腺囊性增生病癌变的基因表达　耿翠芝等用流式细胞术和免疫荧光染色技术对乳腺囊性增生病及其癌变的组织细胞进行 DNA 倍体和癌基因 c-erbB-2 抑癌基因 P53 蛋白的表达测定,结果显示如下。

(1) 从正常乳腺组织、乳腺囊性增生病到乳腺囊性增生病癌变的发展过程中,细胞核 DNA 含量,S 期细胞比率(SPF)呈渐次增高趋势,异倍体率明显增加,在统计学上均有显著性差异。

(2) 乳腺囊性增生病具较高的增生活性。癌基因 cerbB-2 在该病的表达率为 17.39%,P53 表达率为 8.69%;在定量分析中乳腺囊性增生病与正常乳腺相比亦有明显差异。从而可以说明该病具有较高的癌变倾向。

(二) 临床表现及诊断

乳腺囊性增生病癌变的临床表现无特征性。Haagenson 认为必须临床、组织学和长期随访三者相结合才能明确有无癌变。然而,可以肯定地认为,乳腺囊性增生病与乳腺癌之间存在着比较密切的关系,乳腺囊性增生病上皮增生发展为间变,最终癌变。

(三) 处理原则

研究表明,乳腺囊性增生病的癌变率约1.0%～6.5%,如果伴有Ⅲ级不典型增生,其癌变率约为 33%。由于乳腺囊性增生病及乳腺囊性增生病癌变无特异的临床表现,因而给临床诊断及治疗带来困难。综合国内外资料,笔者认为该病的治疗应遵循以下原则。

1. 年龄>40 岁,不伴随月经周期的乳房疼痛,且单侧发病,呈结节状,应行区段切除术,切除标本送病理。如果术后病理证实为乳腺囊性增生癌变,可追加腋淋巴结清扫及全程放疗。

2. 年龄 30～40 岁,临床症状明显,日渐加重,可先行保守治疗 3 个月左右,若无效可行肿物切除送病理。如果病理证实为癌变,则扩大切除范围,并追加腋淋巴结清扫及全程放疗。

3. 年龄<30 岁,特别是未婚、未育患者,可在严密观察下进行药物治疗半年,如果治疗无效,尤其伴随疼痛不明显的一侧结节状肿块,应提高警惕,反复针吸细胞学检查或行肿物切除送病理。

总的原则是:病理证实为乳腺囊性增生症、组织增生Ⅰ～Ⅱ级,可行区段切除术;如果组织增生Ⅲ级及灶性癌变或乳腺囊性增生病伴有癌基因、抑癌基因的异常,应按早期癌处理,即行乳房单切术或改良根治术;有良好设备和治疗条件的医院可行病变部位的区段切除+腋淋巴结清扫术+全乳全程放疗。

(回天力　耿翠芝)

第四节　乳腺增生、不典型增生与原位癌

20世纪末提出的多阶段发展模式认为,乳腺正常上皮向恶性转化,经历一个从正常上皮到单纯增生、到非典型增生、到原位癌、再到浸润癌的谱带式渐进性连续过程。在这个过程中,确定非癌到癌变的切割点是非常重要的。

（一）概念

1. 单纯性增生和囊性增生　一般地讲,乳腺增生症有两大临床表现,即乳房疼痛和囊性结节,而女性尸检时发现的隐性乳腺增生病也占50%以上。因此,在临床上,将乳腺增生症分为生理性的单纯增生(mazo plasia)即乳痛症和病理性的乳腺囊性增生症(cystic hyperplasia)两类,可以帮助医生更好地预测病情发展,选择适当的治疗方法,估计治疗效果,是一种比较合理的分类。在病理学上,乳腺囊性增生症是乳腺囊肿、导管上皮增生、乳头状瘤病、腺管型腺病及大汗腺样化生等多种病变的综合征候群。

2. 不典型增生(atypical hyperplasia)　按照当前公认的形态学定义,非典型增生的概念是:当导管上皮增生呈现一定的导管原位癌形态,但是不足以诊断为原位癌时,可以诊断为不典型增生。

3. 癌前病变　癌瘤的形成往往要经历一个漫长的演变过程。在癌瘤充分形成之前,局部组织必定有某些形态改变作为前驱表现,由轻到重,逐步积累,终于发展成具有明显的恶性特征的肿瘤表现。这种发生于癌瘤之前的局部组织形态异常,但又不足以诊断为恶性肿瘤的病理变化,病理学上称为癌的前期表现,临床上习惯称为"癌前病变"(precancerous breast lesion,PBL)。目前较公认的乳腺癌的癌前病变包括乳腺导管内乳头状瘤病(intraductal papilomatosis,IP)和乳腺导管及小叶的不典型增生。

（二）病理诊断与鉴别诊断

阚秀等对乳腺增生症及不典型增生的诊断标准以及不典型增生与原位癌的鉴别点进行了形态学描述。

1. 普通型增生　分为轻度增生、腺病为主型增生、囊肿为主型增生、纤维腺瘤样增生和高度增生。其中轻度增生包括小导管增生扩张、小叶增生、一般性大汗腺化生、肌上皮增生等。高度增生包括导管内乳头状瘤病和搭桥样增生。

2. 不典型增生　包括4种增生形式:筛状、乳头状、实性和腺管状。4种增生病理变化,包括管径扩大;细胞体积增大伴一定异型;细胞排列极性紊乱,但仍可以辨认出极向;肌上皮细胞减少或极少。3种特殊增生细胞:亮细胞、小细胞和梭形化细胞。增生程度分3级:轻、中、重。

3. 不典型增生与导管原位癌的鉴别点　①病灶出现坏死为导管原位癌的诊断依据之一;②肌上皮细胞的消失考虑为原位癌;③乳腺细胞质内黏液空泡及空泡内嗜伊红小体或印戒样细胞为小叶原位癌的重要特征;④次级腺腔或开放性生长为良性增生的表现;⑤其他细胞呈"水流样"排列,可见成团泡沫细胞、大汗腺样化生等改变是良性表现,而核分裂象常常是原位癌的标志。

（三）乳腺增生癌变

前瞻性研究显示,单纯乳腺增生的癌变率为0.1%,乳腺不典型增生病患者患乳腺癌的危险度是同期同年龄正常妇女的4~5倍,其中乳头状瘤病的癌变率高达33%,乳腺囊性增生症的妇女发生乳腺癌的危险性是一般妇女的2~4倍。患有乳腺非典型增生且家族中伴有乳腺癌家族史患者,在活检后10~15年约有20%发生乳腺癌。有学者发现,绝经前妇女不典型小叶增生的癌变危险度比绝经后高,约为12∶3∶3,而不典型导管上皮增生的癌变危险度则与绝经状况无关。

还有研究指出,乳腺囊性增生症的高发年龄比乳腺癌早约10年,而从组织活检至发现乳腺癌的平均间隔时间为10年,说明乳腺囊性增生症不宜忽视,应该定期检查、及时治疗。此外,研究中还发现,囊性增生症患者的发病年龄越小则以后患乳腺癌的机会越大。

癌前病变除病灶本身有较高的乳腺癌发生率外,非活检部位以及对侧乳腺患癌的概率亦同比增高。因此,考虑局部切除不一定能降低乳腺癌的总发生率。

（四）预防性治疗

一般认为,乳腺单纯性增生发展至不典型增生、乳头状瘤病或囊性增生期时,其病理改变均属不可逆性。因此,乳腺的囊性增生症不可长期观察,应采取积极的治疗措施。

1. 激素治疗　激素治疗起效较快,2个月即可判断疗效,6个月为1个疗程。常用的药物为他莫昔芬,一种非甾体类的抗雌激素药物,与雌激素竞争乳腺细胞内的雌激素受体,形成药物-ER复合体进入细胞核内,调节由雌激素引致的Mrna和蛋白质的

合成,组织细胞的分化、增生,从根本上达到治疗目的。但是长期应用他莫昔芬可以导致子宫内膜癌变和增加肝细胞癌的危险。而托瑞米芬的抗雌激素机制与他莫昔芬相同,但无雌激素样作用,安全性好,有效率达到80%,是安全、有效的治疗药物。

2. 手术治疗 在以下情况下,需要采取手术治疗预防乳腺癌的发生。①乳腺不规则肿物,药物治疗无效,年龄大于40岁或针吸细胞学检查提示非典型增生者,应做局部活检;②年龄大于50岁,有乳腺癌家族史,或非典型增生有明显异型、或乳头状瘤病

患者应行预防性乳房皮下切除+Ⅰ期乳房再造;③生育后妇女伴有乳腺癌家族史,并且为 *BRCA* 基因突变携带者,建议行预防性双乳切除术+Ⅰ期乳房再造术。

3. 其他治疗 补充必需脂肪酸以降低催乳素活性。丹那唑能降低体内雌激素水平,对疼痛治疗的有效率为80% ~98%。溴隐亭为一种多巴胺受体长效激动剂,能抑制催乳素的合成和分泌,可以迅速缓解疼痛。

(回天力　耿翠芝)

第五节　乳腺增生病的中医分型和辨证治疗

(一)病因病机

本病的病机主要责之于肝气郁结、痰凝血瘀、冲任失调;其中冲任失调为发病之本,肝气郁结、痰凝血瘀为发病之标;病位在肝、脾、肾;病性是本虚标实,其发生发展是一个因虚致实,因实而虚,虚实夹杂的复杂过程。

1. 肝气郁结 肝之疏泄功能正常,则气机调畅,血运畅通,情志舒畅。肝失疏泄,肝气郁结,蕴结于乳络,经脉阻塞不通,不通则痛,故乳房疼痛,常伴胸闷不舒、精神抑郁或心烦易怒;肝气郁久化热,灼津为痰,肝郁气血周流失度,气滞痰凝血瘀结聚成块,故见乳房结块,或随喜怒而消长。

2. 痰凝血瘀 女子乳头为厥阴肝经所主,乳房为阳明胃经所属,胃与脾相连,忧思郁怒,情志内伤,肝脾气逆。肝郁则气血凝滞,脾伤则痰浊内生,痰瘀互凝,经络阻塞,结滞乳中而成乳癖。故本病患者每遇恼怒或劳累后症状加重。经前盈而满之,经后疏而泻之,故疼痛和肿块随月经周期而变化。

3. 冲任失调 冲任与肾相并而行,得肾滋养,而肾气化生天癸,天癸源于先天藏于肾,可激发冲任通盛。肾气不足,则天癸不充,冲任不盛,胞宫和乳房必然受累而发病。又肝肾同源,肝体阴而用阳,肝之藏血及疏泄的功能有赖于肾气的温煦资助。肾气不足则肝失所养,肝之疏泄功能失常。肝气郁结,亦可致冲任失调,气滞夹痰瘀凝聚乳中,发为乳癖。

本病以肾虚、冲任失调为本,气滞痰凝血瘀为标,月经前多为标实,月经后多为本虚。经前治标经后治本应贯穿始终,以温肾助阳、调摄冲任之法,平衡内分泌激素水平以治本;用疏肝解郁、化痰散结、活血化瘀之法,止痛消块以治标,坚持标本兼治,提高疗效。

(二)中医分型及辨证治疗

1. 肝郁气滞证

证候特点:多见于青年妇女,乳房疼痛为主要表现,多为胀痛,偶有刺痛,肿块、疼痛与月经周期、情志变化密切相关,经前或情绪不佳时加重,经后减轻。常伴胸胁胀痛,烦躁易怒,舌质淡红或红,苔薄白或薄黄,脉弦。此型多见于单纯性乳腺增生症。

治法:疏肝理气,散结止痛。

方剂:柴胡疏肝散加减。

方药:柴胡10g,郁金15g,青皮10g,陈皮10g,香附10g,延胡索15g,川楝子15g,白芍15g,茯苓15g,海藻15g,莪术15g,益母草15g。

肝郁化热,口干口苦,心烦易怒者,加夏枯草15g,栀子10g;乳房胀痛明显者,加炙乳香、炙没药各4.5g;伴痛经者,加五灵脂15g,蒲黄10g;乳头溢液者,加牡丹皮15g,栀子15g,女贞子15g,旱莲草15g;夜寐欠佳者,加夜交藤30g,合欢皮15g,珍珠母30g。

2. 痰瘀互结证

证候:一侧或双侧乳房出现边界不清的坚实肿块,质韧或韧硬,肿块可有刺痛、胀痛或无自觉痛,肿块和疼痛与月经变化不甚相关。本型患者月经可正常,部分月经愆期,或经潮不畅、色暗有块,或伴痛经。舌淡暗或暗红有瘀斑,舌下脉络青紫粗张,苔白或腻,脉涩、弦或滑。此型多见于乳腺腺病样增生病、乳腺纤维囊性增生病。

治法:活血祛瘀,化痰散结。

方药:血府逐瘀汤合逍遥蒌贝散加减。

柴胡10g,郁金15g,丹参15g,三棱10g,莪术15g,当归10g,茯苓15g,浙贝母15g,毛慈菇15g,生牡蛎30g(先煎)。

胸闷、咳痰者,加瓜蒌皮15g,橘叶15g,桔梗

10g;食少纳呆者,加陈皮 10g,神曲 15g;肿块硬韧难消者,选加炮山甲 10g,全蝎 5g,水蛭 10g,昆布 15g,海藻 15g,白芥子 10g,以加强软坚散结之力。月经量少者,加鸡血藤 30g,当归头 10g。

3. 冲任失调证

证候:多见于中老年妇女,肿块和疼痛程度与月经周期或情志变化关系不明显。常伴月经失调,如月经周期紊乱,月经量少色淡,或闭经,行经天数短暂或淋漓不绝。腰膝酸软,神疲乏力,夜寐多梦,面色晦暗或黄褐斑。舌淡苔白,脉濡细或沉细;或舌红少苔,脉细数。此型多见于乳腺纤维囊性增生病。

治法:温肾助阳或滋阴补肾,调摄冲任。

方药:二仙汤加味:仙茅 10g,淫羊藿 15g,肉苁蓉 15g,枸杞子 15g,制首乌 15g,熟地 20g,当归头 10g,丹参 15g,郁金 15g,知母 10g,黄柏 5g。

六味地黄汤合二至丸加味:熟地 25g,山萸肉 15g,淮山药 15g,牡丹皮 10g,泽泻 10g,茯苓 10g,女贞子 15g,旱莲草 15g。

乳房疼痛明显者,加延胡索 15g,川楝子 15g;若乳痛经前加重者,加山楂、麦芽各 20~30g;腰膝酸软者,加杜仲 15g,桑寄生 15g;乳房肿块韧硬者,加白芥子 10g,昆布 15g,瓜蒌 15g;月经不调者,加当归 10g,香附 10g;闭经者,加大黄䗪虫丸;舌苔腻、痰湿明显者,去首乌,加姜半夏 15g,白芥子 10g。

(三) 中医周期疗法

在辨证论治同时结合中医药周期疗法,经前以治标为主,经后以治本为主。采用疏肝活血、消滞散结以治标,温肾助阳、调摄冲任以治本,经前治标、经后治本的治疗大法。

1. 月经前期(黄体期)

治法:疏肝活血、消滞散结。

方药:柴胡 10g,郁金 15g,青皮 15g,延胡索 15g,香附 15g,莪术 15g,益母草 15g,丹参 15g,夏枯草 15g,麦芽 30g,山楂 15g。黄体期服用,直至月经来潮。

2. 月经后期(卵泡期、排卵期)

治法:温肾助阳、调摄冲任。

方药:山萸萸 15g,淮山 15g,熟地黄 25g,益母草 15g,天冬 30g,丹皮 10g,茯苓 10g,泽泻 10g,仙茅 10g,淫羊藿 15g,肉苁蓉 15g,制首乌 15g。月经第5天起开始服药,服至排卵期。

3. 月经期停服药物　林毅教授通过长期临床实践总结,设计并研制了消癖口服液 1~6 号系列

纯中药制剂,以 1~2 号为主,3~6 号为辅,辨证施治。黄体期、月经前期服用 1 号以治标;卵泡期、排卵期服用 2 号以治本,经期停服。若痰湿偏重者加服 3 号;血瘀偏重者加服 4 号;乳癖日久,阴虚伴乳头溢液或溢血者加服 5 号;肝经湿热,大便秘结者加服 6 号。

消癖 1 号由柴胡、郁金、青皮、夏枯草、莪术、延胡索、香附、麦芽、山楂等组成,为"消",实治标,主要制剂是在疏肝活血、消滞散结、调摄冲任的基础上,重用消滞回乳药,如麦芽、山楂等,可降低血中雌激素绝对值,抑制催乳素分泌,调整黄体生成素与孕酮的不足,制约或避免雌激素对乳腺组织的不良刺激。疏肝理气药如柴胡、郁金、青皮等可促进雌激素在肝脏的代谢,有效消除或缓解主症。本方体现一个"消"字。

消癖 2 号由仙茅、淫羊藿、肉苁蓉、菟丝子、制首乌、熟地黄、枸杞、补骨脂等组成,为"补",虚治本,主要制剂有温肾助阳、调摄冲任、消癖散结之功效。现代药理研究表明,其中的温肾助阳药如仙茅、淫羊藿、肉苁蓉、菟丝子、鹿角等能增强下丘脑—垂体—肾上腺皮质功能,具有多水平、多靶器官的调节作用,有性激素样作用,促进性腺、性器官发育,调整激素平衡,提高机体免疫功能,并有直接抗癌及抗突变作用,可阻断乳腺增生病癌变倾向。本方体现一个"补"字。

消癖 3 号由毛慈菇、昆布、海藻、法半夏、茯苓等组成,有化痰软坚、消癖散结之功效。本方重用化痰散结药如山慈菇、昆布、海藻、法半夏、茯苓等对肿块有较强的消散作用。其中的含碘成分可调节机体内分泌功能,有助于刺激促黄体生成素的分泌,改善黄体功能,促使病变组织崩溃溶解。本方体现一个"散"字。

消癖 4 号由莪术、三棱、益母草、丹参、赤芍、桃仁、王不留行等组成,有活血化瘀、通络止痛之功效。本方重用活血化瘀药如莪术、三棱、益母草、丹参、赤芍、桃仁等可改善机体血液循环,降低血液黏稠度,抑制组织内单胺氧化酶活力,抑制胶原纤维合成,从而促使增生之肿块及纤维吸收,阻断或逆转本病的病理变化,调摄不规则的月经。本方体现一个"活"字。

消癖 5 号由全蝎、僵蚕、牡蛎、毛慈菇、鳖甲、天花粉、旱莲草、虎杖、白花蛇舌草等组成,有养阴清热、软坚散结之功效。方中的全蝎、僵蚕、牡蛎、毛慈菇软坚散结;鳖甲、天花粉、旱莲草、虎杖、白花蛇舌草养阴清热,以治阴虚内热、乳头溢液溢血。本方运

用养阴清热法增加体内阴津,使阴阳平衡,脏腑功能恢复,从病理状态向生理状态转化。

消癖6号由龙胆草、山栀、柴胡、夏枯草、泽泻、忍冬藤、枳实等组成,有泻热利湿、通腑解毒、通络止痛之功效。本方以清利肝经、热毒通便为主,达到泻热解毒之目的。本方体现一个"泻"字。

对于月经失调或全宫切除的患者,建议运用基础体温监测来指导临床周期用药治疗及疗效判断,有更现实的临床意义。

(钟少文　司徒红林)

参 考 文 献

[1] 司徒红林,陈前军. 林毅乳腺病学术思想与经验心悟[M]. 北京:人民卫生出版社,2013.

[2] Hartmann LC,Radisky DC,Frost MH,et al. Understanding the premalignant potential of a typical hyperplasia through its natural history:a longitudinal cohort study[J]. Cancer Prev Res(Phila),2014,7(2):211-217.

[3] Hartmann LC,Degnim AC,Santen RJ,et al. Atypical hyperplasia of the breast--risk assessment and management options[J]. N Engl J Med,2015,372(1):78-89.

第八章　乳腺良性肿瘤及病变

乳腺良性肿瘤是青、壮年女性常见的乳腺肿瘤。几乎所有可以发生在腺上皮、间叶组织及皮肤上的肿瘤均可在乳腺上发生。其中最常见者为乳腺纤维腺瘤,临床上多以无痛性肿块就诊,而导管内乳头状瘤则常以乳头溢液就诊。

第一节　乳腺纤维腺瘤

乳腺纤维腺瘤(fibroadenoma)常见于青年妇女。早在19世纪中叶,国外学者即对本病进行了阐述及命名。在对本病的认识过程中,曾被称为乳腺纤维腺瘤、腺纤维瘤(adenofibroma)、腺瘤(adenoma)等。实际上这仅仅是由构成肿瘤的纤维成分和腺上皮增生程度的不同所致,当肿瘤构成以腺管上皮增生为主,而纤维成分较少时则称为纤维腺瘤;如果纤维组织在肿瘤中占多数,腺管成分较少时,则称为腺纤维瘤;肿瘤组织由大量腺管成分组成时,则称为腺瘤。但上述3种情况只是具有病理形态学方面的差异,而临床表现、治疗及预后并无差异,所以准确分类并无必要。

（一）发病率

乳腺纤维腺瘤的发病率在乳腺良性肿瘤中居首位。好发年龄为18～25岁,月经初潮前及绝经后妇女少见。Demetrekopopulos报道,本病在成年妇女中的发病率为9.3%。

乳腺纤维腺瘤是良性肿瘤,但文献报道少数可以恶变。肿瘤的上皮成分恶变可形成小叶癌或导管癌,多数为原位癌,亦可为浸润癌,其癌变率为0.038%～0.120%。肿瘤间质成分也可以发生恶性变,即恶变为分叶状肿瘤,此种恶变形式较为常见,为分叶状肿瘤的发生途径之一。如果肿瘤的上皮成分及间质成分均发生恶变即形成癌肉瘤,此种癌变形式少见。乳腺纤维腺瘤恶变多见于40岁以上患者,尤以绝经期和绝经后妇女恶变危险性较高,临床上应予以注意。

（二）病因

乳腺纤维腺瘤虽好发于青年女性,但详细发病机制不详,一般认为与以下因素有关。

1. 性激素水平失衡　如雌激素水平相对或绝对升高,雌激素的过度刺激可导致乳腺导管上皮和间质成分异常增生,形成肿瘤。

2. 乳腺局部组织对雌激素过度敏感。

3. 饮食因素如高脂、高糖饮食。

4. 遗传倾向。

（三）临床表现

乳腺纤维腺瘤可发生于任何年龄的妇女,多见于20岁左右。多为无意中发现,往往是在洗澡时自己触及乳房内有无痛性肿块,亦可为多发性肿块,或在双侧乳腺内同时或先后生长,但以单发者多见。肿瘤一般生长缓慢,怀孕期及哺乳期生长较快。

查体:本病好发于乳腺外上象限,一般乳腺上方较下方多见,外侧较内侧多见。肿瘤多为单侧乳房单发性肿物,但单乳或双乳多发肿物并不少见,有时,乳腺内布满大小不等的肿瘤,临床上称之为乳腺纤维腺瘤病。肿瘤直径一般在1～3cm,亦可超过10cm,甚或占据全乳,临床上称之为巨纤维腺瘤,青春期女性多见。肿瘤外形多为圆形或椭圆形、质地韧实、边界清楚、表面光滑、活动,触诊有滑动感,无触压痛,肿瘤表面皮肤无改变,腋窝淋巴结不大。对该肿瘤的详细触诊,是该病诊断的重要手段,仔细触诊,虽肿瘤光滑,但部分肿瘤有角状突起或分叶状。

有学者将本病临床上分为3型。

1. 普通型　最常见,肿瘤直径在3cm以内,生长缓慢。

2. 青春型　少见,月经初潮前发生,肿瘤生长速度较快,瘤体较大,可致皮肤紧张变薄,皮肤静脉怒张。

3. 巨纤维腺瘤 亦称分叶型纤维腺瘤。多发生于 15~18 岁青春期及 40 岁以上绝经前妇女,瘤体常超过 5cm,甚至可达 20cm。扪查肿瘤呈分叶状改变。

以上临床分型对本病的治疗及预后无指导意义。

(四)病理

1. 大体形态 肿瘤一般呈圆球形或椭圆形,直径多在 3cm 以内,表面光滑、结节状、质韧、有弹性、边界清楚,可有完整包膜。肿瘤表面可有微突的分叶。切面质地均匀,灰白色或淡粉色,瘤实体略外翻。若上皮成分较多则呈浅棕色。管内型及分叶型纤维腺瘤的切面可见黏液样光泽,并有大小不等的裂隙。管周型纤维腺瘤的切面不甚光滑,呈颗粒状。囊性增生型纤维腺瘤的切面常见小囊肿。病程长的纤维腺瘤间质常呈编织状且致密,有时还可见钙化区或骨化区。

2. 镜下观察 根据肿瘤中纤维组织和腺管结构的相互关系可分为 5 型。

(1) 管内型纤维腺瘤:主要为腺管上皮下结缔组织增生形成的肿瘤,上皮下平滑肌组织也参与肿瘤形成,但无弹力纤维成分。病变可累及 1 个或数个乳管系统,呈弥漫性增生,早期上皮下结缔组织呈灶性增生,细胞呈星形或梭形,有程度不等的黏液变性。增生的纤维组织从管壁单点或多点突向腔面,继而逐渐充填挤压管腔,形成不规则的裂隙状,衬覆腺管和被覆突入纤维组织的腺上皮因受挤压而呈两排密贴。在断面上,因未切到从管壁突入部分,纤维组织状如生长在管内,故又称之为管内型纤维腺瘤,纤维组织可变致密,并发生透明变性,偶可见片状钙化。上皮及纤维细胞无异形。

(2) 管周型纤维腺瘤:病变主要为腺管周围弹力纤维层外的管周结缔组织增生,弹力纤维也参与肿瘤形成,但无平滑肌,也不呈黏液变性。乳腺小叶结构部分或全部消失,腺管弥漫散布。增生的纤维组织围绕并挤压腺管,使之呈腺管状。纤维组织致密,常呈胶原变性或玻璃变,甚至钙化、软骨样变或骨化。腺上皮细胞正常或轻度增生,有时呈乳头状增生。上皮及纤维细胞均无异型。

(3) 混合型纤维腺瘤:一个肿瘤中以上两种病变同时存在。

(4) 囊性增生型纤维腺瘤:乳腺内单发肿块,与周围乳腺组织分界清楚,可有包膜。肿瘤由腺管上皮和上皮下或弹力纤维外结缔组织增生而成。上皮病变包括囊肿、导管上皮不同程度的增生、乳头状瘤病、腺管型腺病及大汗腺样化生等。上皮细胞和

纤维细胞无异型。本病与囊性增生病的区别在于后者病变范围广泛,与周围组织界限不清,且常累及双侧乳腺,镜下仍可见小叶结构。

(5) 分叶型纤维腺瘤(巨纤维腺瘤):本瘤多见于青春期和 40 岁以上女性,瘤体较大,基本结构类似向管型纤维腺瘤。由于上皮下结缔组织从多点突入高度扩张的管腔,又未完全充满后者,故在标本肉眼观察和显微镜检查时皆呈明显分叶状。一般纤维细胞和腺上皮细胞增生较活跃,但无异型。本型与向管型的区别在于分叶型瘤体大、有明显分叶。与分叶状肿瘤的区别在于后者常无完整包膜、间质细胞有异型,可见核分裂。

以上几种分型与临床无明显关系。

(五)诊断

乳腺纤维腺瘤的诊断一般较为容易,根据年轻女性、肿瘤生长缓慢及触诊特点,如肿瘤表面光滑、质韧实、边界清楚、活动等,常可明确诊断。

对于诊断较困难的病例,可借助乳腺的特殊检查仪器、针吸细胞学检查甚至切除活检等手段,以明确诊断。

1. 乳腺钼靶 X 线摄片 乳腺纤维腺瘤表现为圆形、椭圆形、分叶状,密度略高于周围乳腺组织且均匀的块影,肿瘤边界光滑整齐,有时在肿瘤周围可见一薄层透亮晕,病程长者可有片状或弧形钙化,但无沙粒样钙化。瘤体大小与临床触诊大小相似。乳腺钼靶 X 线摄片检查不宜用于青年女性,因为,此阶段乳腺组织致密,影响病变的分辨,且腺体组织对放射线敏感,过量接受放射线会造成癌变。

2. B 超 B 超是适合年轻女性的无创性检查,且可以重复操作。肿瘤为圆形或卵圆形,实质性,边界清楚,内部为均质的弱光点,后壁线完整,有侧方声影,后方回声增强。B 超可以发现乳腺内多发肿瘤。

3. 液晶热图 肿瘤为低温图像或正常热图像,皮肤血管无异常。

4. 红外线透照 肿瘤与周围正常乳腺组织透光度基本一致,瘤体较大者边界清晰,周围没有血管改变的暗影。

5. 针吸细胞学检查 乳腺纤维腺瘤针吸细胞学检查的特点是可以发现裸核细胞或黏液,诊断符合率可达 90% 以上。

6. 切除活检 切除活检既是一种诊断手段,又是一种治疗手段。但对于有以下情况者不宜盲目行切除活检,宜收入病房,并在快速冰冻病理监测下行肿瘤切除活检:①患者年龄较大,或同侧腋下有肿大淋巴结;②乳腺特殊检查疑有恶性可能者;③有乳腺

癌家族史者;⑪针吸细胞学有异形细胞或有可疑癌细胞者。

（六）治疗

乳腺纤维腺瘤的治疗原则是手术切除。

1. 关于手术时机

（1）对于诊断明确且年龄<25岁的患者,可行延期手术治疗。因为该病一般生长缓慢、极少癌变。

（2）对于已婚,但尚未受孕者,宜在计划怀孕前手术切除。妊娠后发现肿瘤者,宜在妊娠3~6个月间行手术切除,因妊娠和哺乳可使肿瘤生长加速,甚至发生恶变。

（3）对于年龄超过35岁者,均应及时手术治疗。

（4）如肿瘤短期内突然生长加快,应立即行手术治疗。

2. 手术注意事项　因本病患者多为年轻女性,手术应注意美观性。放射状切口对乳腺管损伤较小,对以后需哺乳者较为适宜;环状切口瘢痕较小,更美观。乳晕附近的肿瘤可采取沿乳晕边缘做弧形切口;乳腺下部近边缘的肿瘤,可沿乳房下缘做弧形切口,瘢痕更隐蔽。临床触摸不到的纤维腺瘤可以在B超定位下行手术治疗。

近年来,出于美学的要求,开展了麦默通微创手术治疗乳腺纤维腺瘤。麦默通微创旋切装置需在B超或钼靶X线引导下进行,切口一般选择在乳腺边缘,约0.3~0.5cm,术后基本不留瘢痕,且1个切口可以对多个肿瘤进行切除。但肿瘤最大直径应小于2.5~3.0cm,术后加压包扎。该方法价格较为昂贵。

手术切除的肿瘤标本一定要送病理组织学检查,以明确诊断。

（七）预后

乳腺纤维腺瘤手术时,应将肿瘤及周围部分正常乳腺组织一并切除,单纯肿物摘除,增加术后复发的机会。乳腺纤维腺瘤如能完整切除,则很少复发。如果同侧或对侧乳腺内仍发生异时性乳腺纤维腺瘤,仍应手术切除。

（刘运江）

第二节　乳腺纤维腺瘤病

乳腺纤维腺瘤病又称韧带样瘤,为罕见的乳腺良性肿瘤。由增生的成纤维细胞、肌成纤维细胞和胶原纤维共同组成,具有局部浸润性生长,无远处转移及恶变的特点。发病率占所有乳腺疾病的0.2%。女性常见,偶有男性,发病原因可能与乳房外伤、创伤、乳房整形（硅胶植入）,少数与家族性息肉综合征或Garnder综合征相关。

（一）临床表现

一侧多见,双侧偶见,肿块大小不等、个数不一、质韧硬,边界欠清,形不规整,活动欠佳,表面不光滑,肿块与皮肤有粘连,可见"酒窝征",偶见乳头皱缩,有触压痛,腋窝、锁骨、上、下淋巴结肿大,少数伴乳头溢液,超声表现为低回声结节,边界欠清,形不规则,后方回声衰减,回声不均匀,个别结节有毛刺,可有伪足样改变,血流信号多见0级、1级。钼靶X线摄片检查:可见大小不一,形不规整,边界欠清,高密度块影,同时也可表现为毛刺征或结构扭曲,免疫组化、雌激素受体（estrogen receptor,ER）、孕激素受体（progesterone receptor,PR）为阴性。

（二）诊断与鉴别诊断

乳腺纤维瘤病从临床表现和乳腺彩超及钼靶X线摄片检查都与乳腺癌极为相似,所以术前很难确诊。诊断依靠病理和免疫组化,需与梭形细胞癌、肌上皮癌、肌成纤维细胞瘤、纤维肉瘤、结节性筋膜炎和乳腺反应性梭形细胞结节等病变进行鉴别。

（三）治疗和预后

乳腺纤维瘤病首选外科区段切除术,笔者曾遇1例年轻患者,右乳孤立硬结节1cm,不活动,伴周围多发结节,手术中发现乳腺肿块呈石榴子样生长,难以切除,区段切除后,北大人民医院阚秀教授会诊为乳腺纤维瘤病,观察5年未复发。乳腺纤维瘤病由于肿瘤浸润性生长与周围组织分界不清,无包膜,手术难以彻底清除,术后3年内复发率为21%~27%,多数证据显示放疗控制率为73%~94%,多柔比星联合用药,蒽环类单药,甲氨蝶呤联合长春新碱也有较好的控制率,使患者获益。

（丁小红　李洁　董守义）

第三节　乳腺导管内（或囊内）乳头状瘤

导管内乳头状瘤（intraductal papilloma）又称大导管乳头状瘤、囊内乳头状瘤等,是发生于乳头及乳晕区大导管的良性乳头状瘤。肿瘤由多个细小分支的乳头状新生物构成,常为孤立、单发,少数亦可累及几个大导管。

本病多见于经产妇女,以 40~45 岁居多,其确切发病率很难统计,但发病率较低,从临床上看,导管内乳头状瘤较乳腺纤维腺瘤,甚至较乳腺癌亦明显少见。本病病程长,少数可以发生癌变。

乳腺导管内乳头状瘤与乳腺纤维腺瘤、乳腺囊性增生的发病原因相同,多数学者认为主要与雌激素水平增高或相对增高有关。

(一) 病理

1. 大体观察　大导管内乳头状瘤是发生在乳管开口部至壶腹部以下 1.5cm 左右的一段乳管内的肿瘤。病变大导管明显扩张,内含淡黄色或棕褐色或血性液体,管腔内壁有乳头状物突向腔内,乳头状物的数目及大小不等,一般直径为 0.5~1.0cm,亦有直径达 2.5cm 者,乳头的蒂粗细、长短不一,也可为广基无蒂。一般短粗的乳头内纤维成分较多,呈灰白色,质地较坚实,不易折断;而细长顶端呈颗粒状鲜红的乳头质脆,特别是呈树枝状尖而细的乳头更易折断出血。有时乳头状瘤所在的导管两端闭塞,形成囊肿样,即称为囊内乳头状瘤。

2. 镜下所见　乳腺导管内乳头状瘤的基本特点是导管上皮和间质增生形成有纤维脉管束的乳头状结构。该瘤境界清楚,但无纤维包膜。乳头及腔壁表面被覆双层细胞,表层为柱状上皮,其下是圆形或多边形细胞层,该层外是基底膜,上皮与基底膜之间可见肌纤维细胞。瘤细胞无异型,排列极性整齐。纤维脉管束可纤细疏松,亦可粗厚致密。多数肿瘤可见灶性上皮增生、大汗腺化生及实性上皮细胞巢。1988 年乳腺疾病专题讨论会上有学者认为,乳腺导管内乳头状瘤上皮增生Ⅲ级以上者恶变率较高。

发生于乳腺中小导管的多发性乳头状瘤称为乳头状瘤病,该病常伴有乳腺囊性增生。乳头状瘤病在中小乳管内呈白色半透明状小颗粒,附于管壁,无蒂,上皮生长旺盛,属癌前病变,癌变率 5%~10%。

(二) 临床表现

1. 症状　导管内乳头状瘤多因乳头溢液就诊,多数是在内衣上发现血迹或黄褐色污迹。无疼痛及其他不适,挤压乳腺时乳头溢液。少数以乳房肿块就诊,而以肿块就诊者,病变多在中小乳管。大导管的乳头状瘤溢液发生率为 70%~85%,Stout 报道的乳头状瘤,溢液发生率仅为 10%~25%。乳头溢液的性质一半左右为血性,其次为浆液性溢液,约占 30%。作者统计 300 例血性乳头溢液患者,45 岁以

上癌变率约为 23%。

2. 查体　本病的特点是挤压肿瘤所在区域,乳头出现血性或其他性质的溢液。大导管内乳头状瘤能在乳晕区触及肿块者占 1/3 左右,肿块呈圆形、质韧、表面光滑、边界清楚。如继发感染,则肿瘤有压痛,也可与皮肤粘连。

发生于中小乳管的乳头状瘤,肿瘤多在周边区,瘤体较大,可能由于乳管被阻塞、液体潴留所致。肿瘤亦可与皮肤粘连。

(三) 诊断

对于有乳头溢液,特别是血性溢液的患者,如能在乳晕附近扪及 1cm 以下的圆形肿物,则 95% 的患者可诊断为乳腺导管内乳头状瘤。对于只有溢液而不能触及肿块的患者,则应采取一些辅助检查,以明确诊断。

1. 选择性乳导管造影　对乳头溢液而言,选择溢液乳导管进行造影,是一项既能明确诊断又安全可靠的方法。

(1) 方法:常规患侧乳头及周围皮肤消毒,找准溢液乳导管开口,用钝头细针轻轻插入病变乳导管,避免用力插入,以免刺破乳导管,一般进针 1~2cm 后,注入碘油或 76% 复方泛影葡胺,然后进行钼靶 X 线摄片检查。注意注药时不要推入空气。

(2) 正常乳导管造影表现:乳导管自乳头向内逐渐分支、变细,呈树枝状。自乳管开口处可分为 3 种级别。

1) 一级乳管:宽 0.5~2.3mm,长 1~3cm。

2) 二级乳管:宽 0.5~2.0mm。

3) 三级乳管:宽 0.2~1.0mm。

正常乳腺导管壁光滑、均匀、分支走向自然。如注射压力过高,造影剂进入腺泡内,形成斑点状阴影。哺乳期乳管略粗。

(3) 乳腺导管内乳头状瘤的表现:肿瘤多位于主导管及二级分支导管,表现为单发或多发的圆形或椭圆形充盈缺损。可有远端乳导管扩张,或出现导管梗阻,梗阻处呈弧形杯口状,管壁光滑、完整、无浸润现象。中小乳管内乳头状瘤主要表现为乳管梗阻现象。较大的乳腺导管内乳头状瘤可见病变导管扩张,呈囊状,管壁光滑完整,其间可见分叶状充盈缺损。

2. 脱落细胞学或针吸细胞学检查　将乳头溢液涂片进行细胞学检查,如能找到瘤细胞,则可明确诊断,但阳性率较低。对于可触及肿物的病例,采用针吸细胞学检查,可与乳腺癌进行鉴别诊断。

3. 乳管镜检查　乳管镜是近几年发展起来的

一种特殊检查,通过此方法可以明确诊断。找到溢液乳导管,先注入表面麻醉剂,用扩张器扩张乳导管,放入乳导管镜对一、二、三级乳管进行检查。导管内乳头状瘤呈粉红色或鲜红色,突出于导管壁或堵塞乳导管。

4. 乳腺钼靶 X 线摄片　对鉴别诊断有一定参考价值。

（四）鉴别诊断

因乳管内乳头状瘤的主要症状为乳头溢液,故凡可引起乳头溢液的乳腺疾病均应进行鉴别诊断。

1. 乳腺癌　乳腺导管内乳头状癌、导管癌等可引起乳头溢液。

（1）乳管造影表现

1）乳管本身受到癌浸润、梗阻,破坏引起的征象包括:患病乳导管不规则浸润、僵硬、狭窄及中断,截断面呈"鼠尾状"。

2）因癌侵犯、收缩、压迫等引起的征象有:树枝状结构受压或受牵引移位,导管分支减少或结构紊乱,有时因肿瘤浸润而致多个相邻分支突然中断。

（2）乳管镜检查发现乳导管僵硬、结节状改变。

（3）脱落细胞学或针吸细胞学可发现异型细胞,可疑癌细胞。

（4）钼靶 X 线摄片有时可见砂粒状钙化。

2. 乳腺囊性增生　本病溢液多为浆液性或黄绿色,且多为双乳头多乳导管溢液,临床上本病呈周期性疼痛,月经前疼痛明显,乳腺可扪及结节状肿物,质韧且压痛。

乳导管造影无充盈缺损之表现。硬化型腺病表现为乳管及其分支变细,呈细线状;囊肿型表现为与导管相连的较大囊性扩张;小导管及腺泡囊性增生型表现为终末导管、腺泡呈较均匀的小囊状或串珠状扩张。

3. 乳导管扩张　临床上有乳头溢液,但多为淡黄色液体,偶有溢血。乳管造影示:乳晕下大导管显著扩张、迂曲,严重者呈囊性,无充盈缺损。

4. 乳管炎　溢液混浊、脓性,乳管镜发现乳导管充血、水肿、有分泌物。

（五）治疗

乳腺导管内乳头状瘤能明确诊断者均应手术治疗。40 岁以下者以区段切除为主,年龄超过 40 岁或多个乳管溢液者,可行保留乳头的乳腺单纯切除术（皮下乳房切除术）。术后标本均应送病理检查,如有癌变,可追加放疗或化疗。

手术注意事项:术前两天不要挤压乳房,以免积液排净,术中找不到溢液乳管;术中用钝针插入溢液导管作为引导或注入亚甲蓝,将整个蓝染的乳腺小叶及相关乳导管一并切除。如疑有恶变,术中应行冰冻病理检查。

对于乳头溢液的治疗,当除外生理性、内科疾病及药物等因素所致者外,原则上亦应手术治疗,特别是年龄在 40 岁以上者,更应行手术治疗。

（刘运江）

第四节　乳房其他良性肿瘤及病变

一、脂肪瘤

乳房脂肪瘤是由脂肪细胞增生形成的一种良性肿瘤。脂肪瘤是最常见的一种体表良性肿瘤,它可发生于体表任何部位,多见于肩背部、四肢,发生于乳腺者少见。

脂肪瘤肉眼观察与正常脂肪组织相似,但色泽较黄。有一薄层完整的纤维包膜,肿瘤呈圆形或扁圆形,表面呈分叶状。有的肿瘤富含血管及结缔组织,为血管脂肪瘤。镜下观察,肿瘤由分化成熟的脂肪细胞组成,其间有纤维组织间隔,外有薄层纤维组织包膜。瘤细胞较大,呈圆形,细胞质内充满脂滴,细胞核被挤到近包膜处。

临床表现同其他一般体表脂肪瘤。本病好发于中年以上妇女,乳房较丰满、肥胖,常为无意中发现,无疼痛,无乳头溢液及其他不适症状。检查:肿瘤多为单发,圆形或椭圆形,分叶状,一般 3～5cm,大者亦可达 10cm 以上,质软,边界清楚,活动,肿瘤不与皮肤及胸壁粘连。发生于皮下脂肪层者较表浅,发生于腺体内脂肪组织者较深在。肿瘤生长缓慢。

关于本病的治疗,对较大者或生长较快者可行手术切除,一般切除后不复发。对生长较缓慢、较小的脂肪瘤允许观察。

二、平滑肌瘤

乳房平滑肌瘤是一种少见的乳房良性肿瘤。本瘤可来自乳头、乳晕的平滑肌组织及乳腺本身的血管平滑肌组织。根据生长部位、细胞来源的不同,病理分为3型:来源于乳晕区皮肤平滑肌者称浅表平滑肌瘤;来源于乳腺本身血管平滑肌者为血管平滑肌瘤;来源于乳腺本身血管平滑肌和腺上皮共同构成腺样平滑肌瘤。

大体观察:肿瘤呈圆形或椭圆形,边界清楚或有包膜、实性、质韧,一般直径0.3~0.5cm,切面灰白或淡红色,稍隆起,呈编织状。镜下:肿瘤由分化成熟的平滑肌细胞组成。瘤细胞呈梭形、细胞质丰富、粉染、边界清楚,并可见肌原纤维。细胞核呈杆状,两端钝圆,位于细胞中央,无核分裂。瘤细胞排列呈束状、编织状或栅栏状,间质有少量的纤维组织。血管平滑肌由平滑肌和厚壁血管构成。腺样平滑肌瘤在平滑肌瘤细胞之间夹杂着数量不等的乳腺小管状结构。

临床上,肿瘤可位于真皮亦可在乳腺实质内。位于真皮者表面皮肤隆起,略呈红色,局部有痛感或有压痛。位于乳腺实质内者,位置深在,多为血管平滑肌瘤或腺样平滑肌瘤,肿瘤有包膜,易推动,生长缓慢。

本病发生于真皮者,诊断较易确定,可行手术治疗,手术时,连同受累皮肤一并切除。对于发生于乳腺实质内者,与纤维瘤较难鉴别,有时需待手术后病理切片方可证实。本病一般不恶变,手术后不复发。

三、神经纤维瘤

乳房神经纤维瘤少见,常为神经纤维瘤的一部分。好发于皮肤及皮下的神经纤维,神经纤维瘤多位于乳头及乳头附近,可为单发或多发,肿瘤直径1~2cm,生长缓慢,一般不恶变,无疼痛及其他症状。单发者手术切除后一般不复发,多发者可致乳头变形,可考虑切除病变皮肤,并进行乳房整形。

四、汗腺腺瘤

乳腺汗腺腺瘤罕见,是发生于乳腺皮肤汗腺上的良性肿瘤。肿瘤在真皮内由无数小囊形管构成,管腔内充满胶样物质,管壁的两层细胞受压变扁平。

临床上,本病开始时是在皮肤上发现透明而散在的结节,软且有压缩性。结节位于真皮内,一般2cm大小,有时高出皮肤,肿瘤可逐渐增大呈乳头状,并发生破溃。一般不恶变,手术切除可治愈。

五、错构瘤

乳房错构瘤又称腺脂肪瘤。本病临床较少见,

好发于中青年妇女,一般为单发、生长缓慢、无症状、肿物边界清楚、质软、活动度好,与周围无粘连。在钼靶X线摄片上,本病表现为圆形或椭圆形肿块阴影,中央密度不均匀,边缘光滑,且有一圈透亮带。病因为胚芽迷走或异位,或胚胎期乳腺发育异常,造成乳腺正常结构成分比例紊乱。

肉眼观察:肿瘤呈实性,圆形或椭圆形,有一层薄而完整的包膜,直径1~17cm,质软。切面脂肪成分较多时呈淡黄色;腺体成分较多时呈淡粉红色,纤维组织为主者呈灰白色。

镜下观察:肿瘤为数量不等、杂乱无章的乳腺导管、小叶和成熟的脂肪组织、纤维组织混杂而成,包膜完整。小叶和导管上皮可正常,亦可增生。有时可见导管扩张及分泌物潴留。当脂肪组织占肿瘤大部分时,称腺脂肪瘤。

本病需经手术切除后病理切片确诊,预后好,手术后不复发。

六、海绵状血管瘤

乳房海绵状血管瘤临床极为少见,是由血管组织构成的一种良性血管畸形。本病一般多发于乳腺皮下组织内,肿瘤体积不定,质地柔软,边界清楚。切面呈暗红色,可见多数大小不等的腔隙。腔壁厚薄不均,腔内充满血液。镜下见肿瘤组织由大量充满血液的扩张的腔隙及血管构成,腔壁上有单层内皮细胞,无平滑肌。腔隙之间由很薄的纤维组织条索构成间隔,状如海绵,可有完整包膜,亦可境界不清。本病可发生于任何年龄,一般为单发,也可多发。肿瘤境界清楚、质软、有压缩性,或呈囊性感。常无任何不适,生长缓慢。局部肿瘤穿刺抽出血性液体时,可明确诊断。较小的血管瘤可局部手术切除,范围较大者,可考虑行乳房单纯切除术。

七、淋巴管瘤

乳房淋巴管瘤临床极罕见。由淋巴管和结缔组织构成,是一种先天性良性肿瘤。淋巴管瘤多见于锁骨上区及颈部,乳房淋巴管瘤生长缓慢,无不适表现。瘤体大小不一、触之无压痛、质软,有囊性感或波动感,透光试验阳性,局部穿刺可抽出淡黄色清亮液体。临床上,肿瘤较小者行肿瘤切除,较大者行乳房单纯切除术(图8-1、图8-2)。

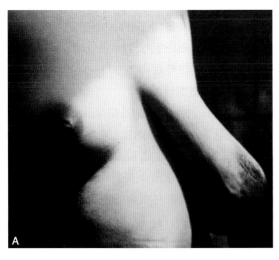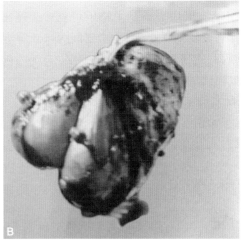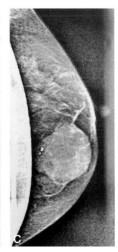

图 8-1 淋巴管瘤标本与 X 线片对照

女性,25 岁。左侧乳腺肿物 6cm×5cm,活动,易变形,可以触及部分边界。A. 左侧乳腺外形下垂、增大;B. 病理标本、囊样肿物,包膜完整,内积液量 20ml;C. X 线所见椭圆形囊肿。病理结果:淋巴管瘤(囊性水瘤)

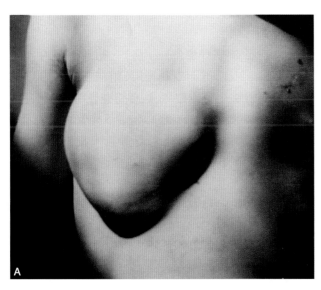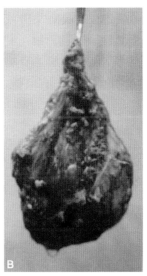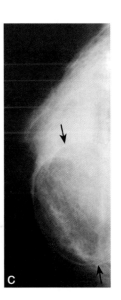

图 8-2 淋巴管瘤标本与 X 线片对照

男性幼儿,3 岁。右侧乳腺肿大。A. 右侧乳房向外突起生长,压痛(++);B. 病理标本:包膜光滑,表面可见小水疱形成;
C. X 线所见:右侧乳腺下方 5.0cm×3.5cm 椭圆形肿块,囊内壁光滑锐利。病理结果:淋巴管瘤(囊样水瘤)

八、颗粒细胞瘤

乳房颗粒细胞瘤亦称颗粒性肌母细胞瘤,是一种少见的乳腺良性肿瘤。颗粒细胞瘤可发生于身体任何部位,好发于舌、皮下及软组织,乳腺也是本病常见的发病部位之一。

颗粒细胞瘤并非发生于乳腺组织本身,而是来源于乳腺神经鞘细胞。大体观察:肿瘤无包膜,与周围组织分界不清,直径 0.5~4cm,质硬,切面灰白或灰黄,均质状,表面受累皮肤可发生凹陷。镜下:肿瘤无明确分界,瘤体体积大,呈多边形或卵圆形。细胞质丰富,内含均匀分布的嗜酸性颗粒;细胞核小而圆。瘤细胞呈松散的巢状或条索状排列,其间有多少不等的纤维组织包绕。受累皮肤呈假上皮瘤样增生。

临床上,本病好发于 20~50 岁女性。主要为无痛性肿块,质硬,呈结节状,边界不清,活动度差,且常与皮肤粘连,致受累皮肤凹陷,故易与乳腺癌混淆。依靠镜下瘤细胞核小而圆、规则、细胞质丰富呈嗜酸性颗粒状与乳腺癌鉴别。

本病手术切除预后良好。

九、软骨瘤和骨瘤

乳房软骨瘤和骨瘤极少见,可见于老年妇女的乳房纤维腺瘤内。肉眼见该瘤表面呈颗粒状突起、色淡黄、质硬、无明显包膜，但境界清楚。镜下可见骨膜、断续的骨板及排列紊乱的骨小梁，小梁之间可见疏松纤维组织。一般认为它是由成纤维细胞化生而成，另一部分由纤维瘤内纤维成分组成而来。

临床上，患者一般无自觉症状，肿瘤质硬、无触痛、可活动，与周围组织无粘连。

手术切除后一般无复发。

十、腺肌上皮瘤

乳腺腺肌上皮瘤（adenomyoepithelioma，AME）临床少见，术前多易误诊为乳腺纤维腺瘤。本病好发于50岁以上女性，亦有年轻女性及男性腺肌上皮瘤报道。常因无痛性肿块就诊、边界清楚、质地韧实、表面光滑、生长缓慢、无痛。

肉眼观察，肿瘤可有或无包膜，切面灰白或灰黄，质脆或鱼肉状，少数为囊实性或囊性。镜下肿瘤组织由增生的腺上皮和肌上皮组成，以肌上皮增生为主。腺上皮可有乳头状增生；肌上皮呈巢状、片状、小梁状分布，细胞呈梭形或为透明细胞。Tavassoli根据肿瘤结构及肌上皮形态不同，将其分为3型：①梭形细胞型：由巢状和片状分布的梭形肌上皮细胞和少量腺腔组成；②腺管形（经典腺肌上皮瘤）：主要由大小不等的腺管组成，内覆腺上皮细胞，外围为肌上皮细胞；③小叶型：增生的上皮细胞呈巢状，围绕并挤压腺腔，肿瘤周围纤维组织向瘤内生长，分隔肿瘤呈小叶状。当核分裂象超过5个/10个高倍视野、细胞有明显异型性、肿瘤呈浸润性生长以及肿瘤出现坏死时，考虑有恶性可能。

本病治疗方法为手术切除，应切除肿瘤周围部分正常腺体组织，否则易复发。反复复发则有恶性可能。考虑为恶性时，宜行乳房切除或改良根治术。

（刘运江）

十一、乳头腺瘤

乳头腺瘤又称乳头导管腺瘤，是发生于乳头内的导管即乳窦部，是一种局限于集合管内或其周围的良性上皮增生。好发于40～50岁女性，偶有男性，发病率不到乳腺良性肿瘤的1%，病程长，生长缓慢，肿瘤体积小，直径一般不超过2cm。

（一）临床表现

乳头腺瘤单侧多见，罕见双侧患者。乳头溢液为主要表现，约占2/3患者，其次可有乳头增粗、变硬、糜烂、溃疡、结痂出血，乳头内或其底部扪及结节等症状，切除的结节质硬，边界可清或不清楚，呈灰白色，此结节有时不在导管内。

（二）诊断与鉴别诊断

乳头腺瘤是一种少见病，对临床上有乳头溢液伴有乳头内或乳窦部有硬结节或肿块者，同时若有乳头糜烂、溃疡、出血、结痂者应高度重视，影像学检查方法，钼靶X线摄片通常不把乳头包括在内，所以影像学不易发现，临床上对可疑者，申请加拍乳头在内的头尾位和内外侧斜内，有时可见乳头及乳晕区有高密度肿块影。彩色B超可显示乳头内有实性肿块影，可协助诊断，但最终需靠病理学确诊。

乳头腺瘤多因临床表现不典型，医师经验不足，术前诊断较困难，临床检查常有漏诊或误诊，必须与乳头慢性炎症、良性肿瘤、paget病乳头状癌等进行鉴别。

1. 湿疹样癌（paget病）　初期表现为一侧乳头瘙痒、变红，继而皮肤增厚，粗糙、糜烂、出血、结痂，可见乳头变形或破坏，病理检查乳头、乳晕表皮基底层内可查到paget细胞，乳头下导管内可见管内癌。即可确诊。而乳头腺瘤是导管上皮细胞增生改变、表皮内无paget细胞。

2. 导管内乳头状瘤　临床表现主要是以乳头溢液为主，半数左右为血性，在乳晕附近可扪及圆形肿物，乳导管造影和乳管镜检查加上取病理活检，一般可以确诊。

3. 乳腺管状腺瘤　是由密集增生的管状结构构成的圆形结节状良性病变，多见于年轻妇女，多为无意中发现皮肤触及包块，系为卵圆形，可单发、多发，生长较快，活动度较好，界限较清，质地中等、压痛，无皮肤及乳头改变，疼痛随月经期前后变化明显。影像学检查通常为边界清晰，偶含微钙化的肿物，乳腺管状腺瘤是良性病变，切除后无复发，预后较好，主要靠切除后行组织学检查以确诊。

4. 乳头汗腺样瘤　发生部位与乳腺瘤相似，但无乳头糜烂及乳头溢液，检查无paget细胞，病理检查以乳头大导管的乳头状增生为主，该病罕见，临床检查不易确诊，而病理检查确诊不困难。

（三）治疗与预后

本病应尽量行乳头结节局部完整切除保留乳头，一般不主张行乳房单切术，术后常见复发，未见癌变报告。

（丁小红　李洁　董守义）

十二、乳腺结节性筋膜炎

发生于乳腺的结节性筋膜炎又称假肉瘤性筋膜炎,是乳腺深、浅筋膜的成纤维细胞/肌成纤维细胞的瘤样增生性病变。由于增生的成纤维细胞数量丰富,具有一定的异型性,可见核分裂象,周边无包膜形成,生长较迅速,极易误诊为恶性肿瘤而过度治疗。

大体观察:病变位于乳腺筋膜处,向上可长入皮下,向下可长入乳腺间质。通常体积较小,平均直径2cm,多不超过3cm,病灶较局限,呈单一梭形或圆形结节,有时在主结节周围可有小的卫星结节。切面灰白、淡红或棕褐色,可有胶冻状或黏液样区域,切面呈实性,质地中等或较韧,有时较软。显微镜下可见,增生的成纤维细胞呈短束状或车辐状排列,分布于黏液样基质中,常伴有小血管增生和炎症细胞浸润。成纤维细胞的密度随病程发展变化较大。早期细胞丰富,形态多样,似肉瘤样改变,细胞呈梭形,较肥胖,核圆或卵圆形,空泡状,相对一致或轻度异性,核仁明显,核分裂象比较常见(<1个/高倍视野),有时可较多,但均为生理性。部分病例可见多核巨细胞钙化与骨化,周边组织间隙中常见红细胞外渗。免疫组化染色 Vimentin 强阳性,肌源性标记常阳性,actin 可局灶阳性,偶尔可有 Desmin 表达。

本病为一反应性、自限性病变,可发生于任何年龄,以 20~40 岁多见。最常见部位为上肢,特别是前臂屈侧、躯干和颈部,乳腺结节性筋膜炎可发生于乳房皮下组织,亦见于乳腺实质,临床表现为快速生长和局部肿块,一般为 1~2 周,通常不超过 3 个月,局部有肿胀或触疼(约 50%),数月后可自行消退。如病史超过 6 个月,或肿块>5cm,应排除其他病变。由于本病的临床、大体及显微镜下均易与恶性肿瘤相混淆,故临床病理诊断须通过病史、病理所见、免疫组化检查等与乳腺的梭形细胞肿瘤及病变相鉴别,如恶性纤维组织细胞瘤、纤维肉瘤、黏液性脂肪瘤、平滑肌肿瘤、神经纤维瘤、纤维瘤病、叶状肿瘤、增生性肌炎,术后梭形细胞结节,放射治疗后成纤维细胞不典型增生等。

尽管该病变可自行消退,但其特别的临床表现往往导致需进行活检或手术切除,因其具有浸润性生长方式,切除后仍可有 1%~2% 病例复发,故局部切除仍不失为较适当的治疗方法。

（丁小红　许俊业）

十三、乳腺结节病

乳腺结节病又称乳腺 Boeck 肉样瘤,类肉瘤病。一般是全身性结节病累及乳腺组织,也有少部分病例原发于乳腺。因本病可同时累及全身较多器官,起病隐匿,临床缺乏特异性,虽然少见,一旦发生,临床易误诊为肿瘤性疾病。

结节病是一种全身性肉芽肿病,病程长而隐蔽,不同阶段病理改变有所不同。急性期一般无皮肤及组织学改变,慢性期约 30% 可出现皮肤斑块,丘疹或皮下结节。典型的乳腺结节病肉眼观察为乳腺皮下或实质中灰白,灰褐色形态大小较一致,境界较清楚的圆形结节,实性,中等硬度。显微镜下早期可见灶性上皮样细胞增生,散在少量 Langhans 多核巨细胞,较后期病灶扩大,形成大小相对一致,分布均匀的非坏死性结核样的肉芽肿结节,主要由上皮样细胞构成,中央无干酪坏死,偶见纤维素样坏死,周边可有少量淋巴细胞浸润,即所谓"裸结节"。其中可有多少不等的多核巨细胞,多核巨细胞内、外可见到星状包涵体,层状小体(钙化小体),有时结节周边可有蜡样小体(巨大的溶酶体)。晚期上皮样细胞消失,结节逐渐纤维化。

本病原因不明,近年来认为与自身免疫性反应有关,特别是 T 细胞介导的免疫反应,有些病例与遗传因素有关。主要发生于 20~40 岁青壮年,其累及部位除淋巴结和肺以外,还可累及骨、软组织、眼、延腺和纵隔,尤其是肺部及支气管旁淋巴结约占 60%~90%,肉芽肿病变可出现在很多疾病之中,如结核病、分枝杆菌感染、麻风、真菌、异物,甚至霍奇金淋巴瘤等,故本病是一个排除性诊断,除临床大体观察和显微镜观察之外,需通过多种实验室检查慎重鉴别才能确诊。

本病原则上以内科治疗为主,单纯皮肤及淋巴结病变常能自然缓解,不需治疗。部分病例特别是单纯性乳腺结节病因形成明显肿块,术前难以确诊,常以手术切除为主,配以内科治疗,预后良好。

（丁小红　许俊业）

十四、乳腺囊肿

乳腺囊肿在临床很常见,由于乳腺囊肿为乳房触摸明显肿物,往往引起患者的负担和恐惧,有时,一夜之间,小的囊肿即可增大明显。囊肿多发或周围组织有炎症表现,积乳囊肿,外伤性囊肿,单纯性乳腺囊肿为乳腺良性病变,是女性常见病和多发病,占所有女性病的 7% 左右,其发生与内分泌功能紊乱密切相关。

(一)病因

大多数学者认为乳腺囊肿发生与内分泌紊乱密切相关。本病好发于中年妇女,此期的妇女由于生理因素易出现内分泌紊乱,当孕酮分泌减少或缺乏,雌激素水平相对增高,刺激乳腺导管上皮增生,致使导管延伸、折叠、迂曲,大量上皮细胞脱落及伴有部分导管细胞坏死,造成管腔堵塞,其分泌物大量在管腔内积聚,管内压增高而形成囊肿。乳腺囊肿病在病理上表现为一种以上皮组织增生和囊肿形成的非炎非瘤病变。乳腺囊肿一般不会恶变,只有少数不典型导管上皮增生和重度乳头状瘤乳头状增生,才有恶变可能。

有研究显示,患乳腺囊肿的女性患者约为其他乳腺病女性患者的腋臭发病率的 8 倍。根据统计欧美人士有腋臭者高达 80%,而东方人较少约 10%。行腋臭手术切除术后 5～10 年是乳腺囊肿高发期,呈多发性,乳晕区多见,部分患者伴有乳头溢液。

究其原因,乳腺组织由汗腺演化而来,腋臭是由腋部增生的大汗腺所产生的油脂、蛋白质经细菌分解形成特殊气味所形成的。同源性可能为二者紧密相关的基础。两者均来源于胚胎外胚层,表皮生发层深入到真皮部分,分化为汗腺和哺乳动物的乳腺。当乳腺受到刺激时,乳腺导管上皮出现再生,新生的幼稚细胞往往向着其同源和形态类似的汗腺上皮方向生长分化。

随着乳腺彩超及磁共振等检查的临床普及,越来越多的乳腺囊肿被早期发现。生活水平的提高而腋臭手术切除术的增加,乳腺囊肿疾病亦同时得到发现和治疗。腋臭患者与乳腺囊肿之间是否还存在其他内在关系,有待进一步观察和研究。

积乳囊肿又称为乳汁淤积症,或乳汁潴留样囊肿,较单纯囊肿少见。主要由于泌乳期乳导管阻塞,引起乳汁淤积而形成囊肿。如哺乳期患有乳腺增生、炎症或肿瘤压迫、小叶增生,可造成乳腺的 1 个腺叶或小叶导管填塞。另外,因哺乳期习惯不当,乳汁淤积于导管内,致使导管扩张形成囊肿,细菌入侵继发感染,导致急性乳腺炎或乳腺囊肿。

(二)病理

囊肿(cyst)大小不等,体积可以很大,直径大于 3mm 者称为肉眼可见囊肿,对囊肿直径在 5mm 称为囊肿早期阶段,7mm 称为囊肿晚期阶段,直径在 5～7mm 之间称为过渡阶段。

囊肿常常含有混浊或清亮液体。有的囊肿外观呈蓝色,又称蓝顶囊肿,大囊肿周围可见多个小囊肿,囊壁较薄,显微镜下:大多数囊肿被覆扁平上皮,上皮可以缺如,囊肿内充满多量泡沫细胞和胆固醇结晶,称为脂性囊肿。

囊肿也可破裂,内容物溢出,引起周围间质炎症反应,也可见多量泡沫细胞和胆固醇结晶,本病常同时伴有其他增生性病变,临床病例可见孤立性的大囊,也可见大囊附近又有多个小囊,囊内常含有流黄色液体或棕褐色血性液体。

单纯囊肿镜下特点:乳腺腺管增大,扩张形成小囊肿,被覆立方上皮。

乳头囊肿镜下特点:囊肿上皮乳头状增生,细胞较轻度异型性,同时有单纯囊肿。

脂性囊肿镜下特点:囊肿壁上皮呈泡沫细胞样,囊内为大量脂性物质,并有胆固醇结晶。

大汗腺乳头状囊肿:囊肿上皮乳头状增生,上皮由大汗腺细胞生成。

(三)辅助检查

1. 乳房钼靶 X 线摄片　大多可见圆形或椭圆形边缘光整,密度均匀的致密阴影,囊肿因挤压周围腺体脂肪组织,在其周围可见透明晕,囊内有出血的,因含铁血黄素与正常组织相比较,密度较高,大的囊肿因凸于挤压皮下组织,但皮肤并不增厚,囊壁内偶可见蛋壳样或斑点样钙化。单发囊肿常为圆形,多发囊肿常为椭圆形高密度影,以两侧者多见。X 线片中很难区分囊实性肿块。

2. 典型的乳腺囊肿彩超图像表现　内部无回声区,伴有后方回声增强;形状为圆形或椭圆形;边界清晰、边缘光整、囊壁薄而均匀。不典型者多为结节状囊肿及小囊肿,伴有扁平状的囊肿多不伴后方回声增强。有些病例囊壁可见钙化。

3. 针吸细胞学检查　细针穿刺诊断即可做出诊断,囊肿较大者可抽出液体注入气体,行囊肿充气 X 线造影,这样可了解囊内有无隐藏的肿瘤,乳头状瘤或囊内上皮增生的存在,细胞涂片除了能见到腺上皮细胞外,还可见较多的泡沫细胞,其细胞大小不一,圆形边界清楚,核小、细胞质极为丰富,充满大小不等的空泡而呈泡沫状。

穿刺抽完囊液后,注入碘水造影剂,刺激囊壁,使囊腔自行封闭,约有 95% 的患者可以自行封闭。故穿刺还有一定的治疗意义。

(四)临床表现

患者多无明显临床症状。常因肿物而就诊,经常为多发。触诊肿物质中或韧,边界尚清,活动度可,大小不一。较小肿物触诊不明显。大而单发的囊肿多数为圆形,小而多发的囊肿多数为椭圆形,边界清楚,活动,月经来潮前胀痛,而乳房大小无变化,肿块逐渐增大,增多,多发囊肿及双侧乳房多见。有时触诊肿物质硬,不活动,边界欠清,疑似乳腺癌,细针穿刺或彩超可协助诊断。部分患者伴有明显的多孔乳头溢液。

单发囊肿一般无血性液体,如有则为囊内肿瘤,临床行常规穿刺检查,单发囊肿内多为浆液性或淡黄色液体,也有囊内坏死,有棕褐色血性液体。

不典型者多为结节状囊肿,个别绝经期妇女的单纯囊肿,可自行缩小或消失,这就需要临床医生密切观察。囊肿手术后容易复发,囊肿随着月经周期的改变而逐渐增大,由于某些原因,短期内囊肿分泌较多液体,张力明显升高,囊肿临床触诊硬韧感较强。

(五)诊断

1. 病史数月或数年,乳房内触及多发囊性肿物,常位于外上象限。

2. 圆形或椭圆形肿物边界清楚,触及弹性感,张力大,活动差。

3. 彩超引导下的穿刺有液体。

(六)鉴别诊断

1. 乳腺脂肪瘤 常见于大乳房内,也可见中年及绝经后妇女,单纯囊肿绝经后较少见,脂肪瘤触之无囊性感,伸张缓慢。

2. 乳腺纤维腺瘤 两者的临床表现相似,但乳腺纤维腺瘤多发生在卵巢功能旺盛时期(18~25岁),囊肿多发生在哺乳期及以后,早期有囊性感,后期质地较硬,彩超及穿刺细胞学检查可以协助诊断。

3. 外伤性乳房血性囊肿 各种原因引起乳房血管的断裂出血,形成局部血性囊肿,外伤史穿刺血液即可确诊,临床表现有外伤病史,乳房疼痛,局部皮肤青紫色瘀斑表现,少量血肿可自行吸收,大的血肿不能够吸收,逐渐形成纤维性硬化,有个别患者表现为腋窝淋巴结肿大,X线检查有阴影较高的肿物,周围有透明环带,有时易与乳腺癌混淆,切除病理检查即可确诊。早期小血肿行理疗、热敷即可吸收。大的血肿穿刺,抽完后流入适量抗生素,如果血肿处理不当,可引起乳房炎症反应,后期应用活血化瘀类中药进行治疗。

4. 大汗腺囊肿 实际大多数妇女都有大汗腺囊肿,只是体积小而未被发现。

5. 分泌型囊肿 不常见,含脓液,可与单纯囊肿相鉴别。

6. 蓝顶囊肿 乳房囊性增生形成较大的囊肿,由于液体色蓝而得名,多恶变(10%左右),上述囊肿均行常规手术切除。

7. 乳腺癌 乳腺癌患者发病年龄偏大,肿块和周围组织边界不清,质硬、活动差、腋下淋巴结可有转移肿大。一般针吸细胞学检查或粗针穿刺可明确诊断。积乳囊肿多见于哺乳期,且边界清楚。如不继发感染,患者腋下淋巴结不大。

(七)治疗

单纯囊肿切除术及多发囊肿区段切除术,预后良好。近年来,采用微创旋切术治疗亦取得良好效果,因其创伤小,不留瘢痕,患者易于接受,具有良好的发展前景。

(丁小红 李洁 董守义)

十五、真空辅助乳腺微创旋切系统在乳腺良性肿瘤诊疗中的应用

影像技术的不断发展,使许多临床不能扪及的乳腺微小占位性病变可被检出。由于人们健康意识的提高和对生活质量的追求,患者要求在明确诊断、治愈疾病的同时,要求能够保持乳房的完整、美观。但传统手术治疗,一般都会在乳房表面留下影响美观的瘢痕。真空辅助乳腺微创旋切系统在治疗疾病的同时,最大限度地保留了乳房的外形美观,填补了乳腺良性病变微创手术的空白。

在过去的10年中,真空辅助乳腺微创旋切系统在乳腺良性肿瘤中的应用得到了长足的发展,从每切割1次后均需要将标本取出,到可连续切割并将标本自动输送到收集篮内,成功应用于乳腺良性病变的微创诊断与治疗,并配备有不同型号切割针。

(一)真空辅助乳腺微创旋切系统优点

真空辅助乳腺微创旋切系统是在超声或钼靶X线实时监测下,完成对可疑病灶的切除。定位准确、切除完整,具有常规手术及空芯针活检无可比拟的优越性。把穿刺针放到乳腺肿块部位,通过负压吸引、旋切将肿块切除。伤口无需缝合,手术时间短,对于多发性乳腺肿块切除也只需1个穿刺孔,具有切口小、位置隐蔽、不影响乳腺功能和乳房外形,术后恢复快等优势。真空辅助乳腺微创旋切系统可切除临床无法触及或传统手术难以切除的乳腺病灶,提高了早期乳腺癌诊断的准确性。该系统具有微创、美容、高效、安全的特点,是乳腺病变理想的微创诊疗方法。同时它能获得足够的样本用于病理诊断及免疫组织化学检查(ER、PR、P53等指标),指导乳

腺癌患者新辅助的化疗或内分泌治疗,优化方案的制订,促进开展个体化的治疗。

（二）真空辅助乳腺微创旋切系统的适应证与禁忌证

1. 适应证

（1）病灶直径小于3cm且有美容要求者适合行旋切术。对于病灶直径大于3cm而且患者有强烈行微创手术意愿者,可采取分次手术的方法。

（2）临床触诊阴性的隐匿性乳腺病变的诊治。超声可见的局灶或可疑微小钙化;钼靶提示或超声可见乳腺结构扭曲,需鉴别病变性质。

（3）对于重度增生性病变,可以同时达到诊断及治疗目的。

（4）高度可疑乳腺恶性肿瘤的术前诊断。

（5）新辅助化疗或内分泌治疗前,局部晚期乳腺癌的诊断和治疗后的疗效判定。

（6）了解乳腺癌保乳术前,乳腺其他部位多发病灶的性质。

（7）乳腺癌保乳术后切口周围新生病灶的诊治。

直径>3cm的乳腺良性肿块切除,或位于乳头乳晕下、乳腺腋尾部、乳腺内有假体者、副乳腺和药物治疗无效的男性乳腺发育症患者,亦可作为相对适应证。

2. 禁忌证　有严重全身器质性疾病不能耐受手术者,如心、肝、肾功能障碍,凝血障碍等。

（三）真空辅助乳腺微创旋切系统操作方法

患者取仰卧位,彩色多普勒超声探查病灶,行体表定位,观察肿物性质及周边血流情况,计划好穿刺口及穿刺路径。未婚育女性尽量取乳腺外缘切口,已婚育女性尽量取乳晕切口,在保证手术顺利操作的前提下尽量保证美容效果。常规消毒,铺无菌巾,超声引导下细针将0.5%~1%利多卡因10ml+肾上腺素(1:20万单位)混合的局部麻醉药物注入穿刺路径及肿块周围。做0.3~0.5cm皮肤切口,将旋切活检刀沿麻醉后穿刺路径刺至肿块下方,确认刀槽位于肿块正下方后开始切割,直至完整切除(超声反复检查未见肿瘤残留影像)。撤刀后立即局部压迫10~15分钟,弹力绷带加压包扎24~48小时,以防止血肿形成。解除绷带包扎后,创可贴覆盖穿刺口,5日后可正常淋浴。

真空辅助乳腺微创旋切系统手术切口有多种选择。

1. 腋中线切口　为常用切口选择,切口选择点位于腋中线上,自腋窝顶端至第7肋间的范围内任何一个点。优点:该切口位于乳房表面皮肤的外侧,具有较好的美容效果,通过该切口从乳房后间隙进针,既可以对全乳房的肿物进行切除活检,又能保证对乳腺腺体的穿刺损伤减少到最低限度,穿刺也变得轻松方便,尤其适合位于乳房腺体深部的病灶。缺点:对于乳腺内侧的病灶,因为乳腺刀要绕过肋弓,对于操作者具有一定的技术要求,乳房大或胸廓较宽的患者,如果肿块接近胸骨旁,因乳腺刀的长度有限,切除病灶有一定的困难。

2. 腋下皮纹线切口　位于乳腺外上近腋前线处,此处通过活动上肢多可发现有明显的皮纹出现。优点:此处切口较腋中线切口更加隐蔽,美容效果更佳,且此处皮肤张力小,创缘对合良好,术后切口愈合快,瘢痕隐蔽。缺点:此切口可以切除的病灶一般位于乳腺的上极,对于其他位置的病灶切除有一定困难。

3. 乳晕切口　位于乳晕区的任何一点,但一般选择在乳晕边缘。优点:切口愈合后由于乳晕区色素沉着,几乎无瘢痕,尤其适合乳腺表浅病灶的切除活检。缺点:对位于腺体中央及后方的病灶切除,由于要自上向下穿过腺体,穿刺较困难,如穿刺过深有引起并发症的可能。因此,该切口多用于乳晕较近的表浅病灶。

4. 病灶附近乳房表面皮肤切口　一般选择在病灶边缘外3~4mm的切口,此类切口一般应用在可疑恶性的病例,切口位置的选择,要考虑到二次手术(保乳或全切)时的切口设计。优点:切口距离病灶近穿刺容易,术后病理证实如为恶性,则二次手术时可将穿刺针孔及针道完全切除。缺点:较致密乳腺穿刺腺体时,可能存在一定的困难;切口位于乳房表面,会在乳房表面留下瘢痕;1个穿刺点只能做1处病灶活检。

5. 乳房表面多处切口　当乳腺内有多处可疑病灶时,可选择此切口,优缺点与乳房表面切口相同。

（四）行真空辅助乳腺微创旋切系统治疗术中注意事项

1. 术中创面出血、术后血肿形成　术中出血,判断出血位置(瘤床出血、针道出血、刀口皮下出血),给予对应部位压迫即可达到止血效果。术后患者活动未压紧,出现皮下血肿,根据出血的范围,轻度出血局部压迫,即可止血。为预防出血,术前常规检查血常规及凝血四项,避免经期、经前期(月经前3天内),近期禁服阿司匹林等药物。穿刺时尽量避开血流信号丰富的区域;对于多发肿物,尽可能选择同一穿刺针道,按照由远及近的顺序切割,切完 1 个病灶后立即压迫止血,随切随压。

2. 术中肿物残留　术中注入生理盐水对比后发现肿物残留,此时不放出残腔内生理盐水,再次刺入旋切刀头,在 B 超引导下仔细判断肿瘤与刀槽关系后,切除残余瘤体部分。如为血肿,B 超探头压迫即变形,如为残余肿物 B 超探头压迫外形一般不改变。

3. 患者乳房较大,腺体质地密实　不易将刀头刺入乳腺肿物下方时,确实穿刺困难,可用半切的状态旋切出少量腺体,进入刀头比较容易,可直达瘤体。

4. 较硬乳腺肿物　发现质地较硬的纤维瘤,因瘤体较难变形,不易被吸入到刀槽内,因而增加了切割的次数并且易导致切割不完全,所以在实际中,对于 2.5cm 的良性病灶,仍选择 8G 刀具。对于疑似恶性肿瘤活检,一般采用 11G 刀具。

5. 表浅肿瘤(病灶)　可以在肿物上方皮下局部麻醉浸润,使皮下组织水肿,B 超监视下见到皮肤被吸入刀头,或肉眼看到皮肤已被吸入时,要及时停止切割,助手牵拉局部皮肤,继续旋切,操作时将刀头放置在病灶的侧边,然后通过转动刀头方向切除病灶,直至将肿瘤完全切除。

6. 感染问题　术中注意无菌操作,严格执行刀头一次性使用,如果是同一患者双侧病灶,原则上也应使用 2 把刀头,因为双乳病理结果可能不一致。由于旋切刀头结构较为复杂,普通清洗、消毒难以达到真正无菌要求,因此不建议重复使用刀头。

7. 漏切的问题　主要因术前 B 超定位不准,术中又没有详细核对,因此造成漏切。为避免纠纷的发生,应常规在术前 B 超定位,并在乳房上以图示标明位置、数量,并告知患者,在其认可签字后进行手术。

鉴于微创技术的特殊性,建议手术医生与 B 超医生共同操作完成,做到定位准确、不误切、漏切,达到预期效果。

（丁小红　李洁　骆成玉）

参 考 文 献

[1] 郜红艺,张佳立,张安秦,等.乳腺纤维瘤病临床病理学观察[J].皖南医学院学报,2010,29(1):27-29.
[2] 李景阳,舒红.乳腺纤维瘤病 1 例临床病理分析[J].中国误诊学杂志,2010,10(25):6142.
[3] Sousa MY,Ortega MA,Rodriguez ML,等.52 岁男性的乳腺纤维瘤病 1 例报道[J].国际医学放射学杂志,2011,34(2):196.
[4] 李雪莲,刘鹏熙,陈亚丽.乳腺纤维瘤病三例[J/CD].中华乳腺病杂志:电子版,2012,6(5):582-585.
[5] 李伟平,杨海峰,阳宇.乳腺纤维瘤病 12 例临床病理学观察[J].临床与实验病理杂志,2012,28(7):800-802.
[6] 余晓龙,牟国煜,王嘉,等.乳腺纤维瘤病 2 例报告[J].大连医科大学学报,2014,36(1):100-102.
[7] 朱奎阳,王亚丽.2 例乳腺纤维瘤病影像学征象及临床病理学分析并文献复习[J].医学综述,2014,20(18):3454-3455,3457.
[8] 邵志敏,沈镇宙,徐兵河.乳腺肿瘤学[M].2 版.上海:复旦大学出版社,2013:10.
[9] 阚秀,丁华野,沈丹华.乳腺肿瘤临床病理学[M].北京:北京大学医学出版社,2014:259-262.
[10] 陈中扬,张江宁,王顾.几种少见的乳腺良性肿瘤[J/CD].中华乳腺病杂志:电子版,2014,8(3):12-14.
[11] 黄世长.女性可触及乳腺囊肿发生乳腺癌的危险性研究[J].当代医学,2011,17(31):43-44.
[12] 尚君,张利红.浅析腋臭与乳腺囊肿的相关程度[J].医药前沿,2014,4(8):192.
[13] 庞翠红.乳腺囊肿穿刺抽液后注射无水乙醇联合理疗治疗单纯性乳腺囊肿 237 例疗效观察[J].临床合理用药,2011,4(12A):107.
[14] 宁丽梅,周艳丽,朱明智.乳腺囊肿病与腋臭相关性[J].医药前沿,2012,2(4):209-210.

第九章 乳 腺 癌

第一节 乳腺癌的流行病学

在全世界范围内,乳腺癌是女性最常见的恶性肿瘤,已成为威胁女性健康的主要病因。2012 年的数据显示,该年全球新发乳腺癌 167 万,占女性恶性肿瘤的 25.2%。其中美国约有 22.3 万新发病例(占女性恶性肿瘤的 29%),欧洲新发病例为 36.7 万(占女性恶性肿瘤的 30%)。而乳腺癌死亡 52.2 万人,占所有恶性肿瘤死亡病人的 14.7%,已超过肺癌,成为导致女性死亡的第一恶性肿瘤。虽然发展中国家乳腺癌的发病率低,但由于发展中国家人数较多,全球一半以上的乳腺癌病例发生在发展中国家(52.7%),其死亡总人数高于发达国家(占全球的 62%)。2012 年,我国新发乳腺癌 18.7 万,占全国所有女性恶性肿瘤的 15.1%,其发病率仅次于肺癌,在我国不少城市已位于女性恶性肿瘤的首位,而且发病率呈上升趋势(图 9-1)。

(一) 女性乳腺癌的流行病学特点

1. 乳腺癌发病率及死亡率时间变化趋势 全球乳腺癌发病率以每年约 2% 的速度递增,但高发病地区增长速度较低发病区慢。以美国康涅狄格州为例,1950—2000 年其乳腺癌的发病率平均每年上升 1.4%,50 年间其发病率增加了 70%。其中,1930—1980 年乳腺癌的发病率增加缓慢,而 20 世纪 80 年代以后,由于激素替代治疗、肥胖的影响及乳腺钼靶检查广泛应用,早期乳腺癌更易于被发现,其发病率急剧增加。美国乳腺癌的发病率在 2000 年达到高峰后,2000—2004 年每年下降 3.5%,2005—2009 年其发病率变化不大,但仍维持在较高水平。在乳腺癌死亡率方面,美国乳腺癌患者的年龄调整死亡率在 20 世纪 50 年代到 80 年代中期相对稳定,80 年代末由于化疗和钼靶检查的使用开始每年下降约 1%,而 90 年代至今由于内分泌及靶向治疗等综合治疗的推广下降速度加快,达到每年 3% 左右,至 2012 年已下降 32%。西方国家乳腺癌死亡率均呈现类似趋势,但下降幅度不如美国明显。

我国乳腺癌的发病率同日本等其他传统的乳腺癌低发国家一样,一直处于上升趋势。如 1990 年我

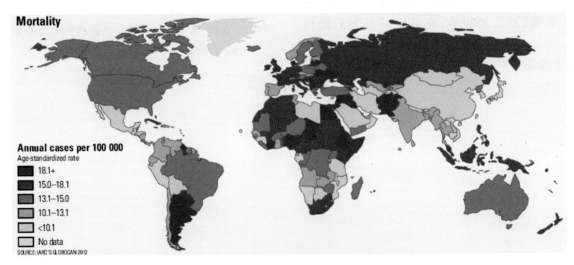

图 9-1 2012 年世界乳腺癌死亡率的分布情况
[引自:Servick K. Breast cancer:a World of differences. Science,2014,343(6178):1452-1453.]

246

国乳腺癌年龄标准化(age-standardized rate, ASR)发病率只有 30/10 万左右,2000 年达到 40/10 万左右,2006 年继续增加到 42/10 万,其增加速度每年高达 2%~3%。但我国乳腺癌由于诊治水平的提高,其死亡率上升幅度不如发病率明显,2012 年死亡病例 4.8 万,占全球乳腺癌死亡病例的比例从 2000 年的 11.2% 下降至 9%。如北京市的乳腺癌标化死亡率在 1988 年为 5.1/10 万,到 1997 年时只上升到 5.47/10 万,2007 年也只有 5.79/10 万。我国 2003—2007 年的数据也显示,乳腺癌死亡率同发病率的比值,在城市(2003 年为 0.22,2007 年为 0.18)和农村(2003 年为 0.32,2007 年为 0.28)均有小幅度下降。

2. 乳腺癌发病率及死亡率的地区分布差异 不同国家或同一国家不同地区乳腺癌的发病率并不相同,有的相差近 10 倍。如西方发达国家美国、加拿大和西欧各国,均是女性乳腺癌的高发地区;而东欧和南欧是乳腺癌中等水平发病地区;亚洲、非洲和南美洲大部分地区则属于乳腺癌低发地区。2012 年的全球数据显示,非洲中部乳腺癌发病率最低(27/10 万),而西欧最高(96/10 万),美国为 92.9/10 万,日本为 51.5/10 万,韩国为 36.8/10 万,中国大陆地区为 22.1/10 万(图 9-2)。

在美国,乳腺癌发病率以东北部和西北部最高,而南部最低。中国乳腺癌的发病率也存在地区差异,总的特点是沿海城市高于内陆地区,经济发达、人口密度高的城市高于经济落后、人口密度低的城市。2010 年我国城市乳腺癌发病率为 39.47/10 万,而农村只有 25.28/10 万,二者差异较大;广州的发病率也远高于中西部欠发达地区(42.7/10 万 vs.

7.94/10 万)。

美国的乳腺癌死亡率分布情况与其发病率的分布情况一致,也是东北部和西北部高,而南部和中西部地区低,而且在过去的 50 年中,这种分布情况一直没有变化。我国乳腺癌死亡率的分布差异与发病率差异基本一致,也是城市高于农村,经济发达地区高于落后地区(2008 年我国城市和农村的乳腺癌死亡率分别为 7.2/10 万和 4.9/10 万,城市比农村高约 46.9%)。1988—2008 年我国城市乳腺癌的死亡率缓慢增加,但农村患者的死亡率变化不大。这些差异可能与婚姻、生育、营养状况、环境等因素有关。

3. 年龄分布差异 年龄与乳腺癌的发生有密切关系。在发达国家,乳腺癌高发年龄组在 50 岁以上。2008 年美国 30~34 岁年龄组的乳腺癌发病率是 26/10 万,45~49 岁增加到 188/10 万,70~74 岁进一步增加到 425/10 万。大多数发达国家,如挪威、加拿大(Rimmick,1997)、澳大利亚等,与美国相似,乳腺癌的发病率到 75 岁都一直保持上升趋势;而哥伦比亚的乳腺癌发病率在 45 岁以后保持不变,或有非常小的上升;但日本的发病率在 45 岁以后呈下降趋势。

我国乳腺癌诊断的平均年龄较发达国家大约提前了 10 年,约为 45~55 岁。2009 年的资料显示我国女性乳腺癌的发病率从 31 岁后直线上升,45~55 岁达到高峰,然后呈缓慢下降趋势,在大城市 70~75 岁又出现一个小高峰,然后急剧下降(图 9-3)。

值得注意的是,我国老年乳腺癌患者的发病率有增加的趋势。2008 年老年乳腺癌占所有乳腺癌的 16.6%,预计到 2030 年将会增加至 27%。

在美国,35 岁以下年轻女性很少死于乳腺癌,

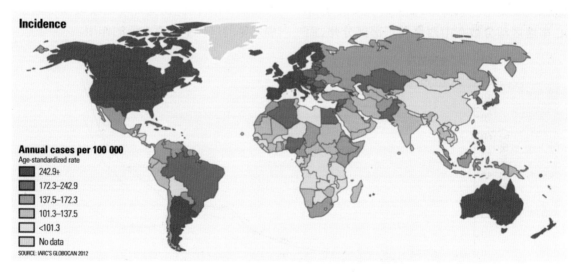

图 9-2　2012 年世界乳腺癌发病率的分布情况
〔引自:Servick K. Breast cancer:a World of differences. Science,2014,343(6178):1452-1453.〕

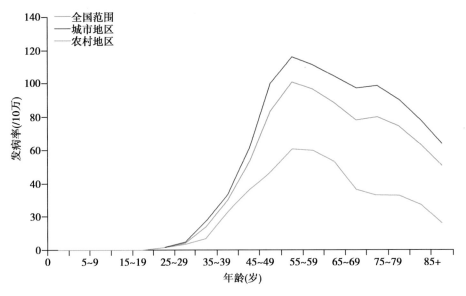

图 9-3 2009 年我国女性乳腺癌年龄别发病率

55 岁以前死亡率不到 50/10 万,而后死亡率随年龄增加迅速增长。我国乳腺癌的死亡率也随年龄增加呈直线上升(图 9-4)。

4. 种族分布差异 总的来说,西欧、北美白种人乳腺癌发病率较高,而北美黑种人、亚洲人、印第安人和西班牙人乳腺癌发病率较低。在同一国家不同种族之间乳腺癌发病率存在差异,2000—2009 年美国白种人乳腺癌发病率较黑种人高,其中年轻黑种人女性的发病危险略高于同龄白种人女性,但随着年龄的增长,白种人的发病率远高于黑种人。就死亡率来说,美国黑种人却高于白种人,特别是在诊断乳腺癌 5 年内,这可能与黑种人激素受体阴性比例高、就诊时晚期乳腺癌比例高、分子分型更差有关。地理分布也有差异,美国白种人女性乳腺癌高死亡率地区主要集中在东海岸,而黑种人女性乳腺癌高死亡率地区却分散在中西部和东部部分州,而

且黑种人在各个地域的发病率差异较小。

我国各民族之间女性乳腺癌死亡率也有较大差异。其中,以蒙古族、哈萨克族、朝鲜族较高,藏族最低。

5. 移民 一般来说,从乳腺癌低发病率的国家移居至高发病率国家的移民,其发病率会升高,但大多仍低于当地居民。如美国的亚裔、西班牙裔和美籍印第安人的乳腺癌发病率都大大低于非西班牙裔的白种人。而亚洲出生的美籍华人的乳腺癌发病率只有美国白种人的 50%,介于中国上海地区和美国人乳腺癌发病率之间,但却是中国人乳腺癌发病率的 2 倍。有研究显示,亚洲第一代移民女性乳腺癌发病率或死亡率均明显低于当地人,但高于原国籍人群,而第三、四代移民乳腺癌发病率会较其原来国家增加 6 倍,因此认为环境因素较遗传因素在乳腺癌发生的过程中有更重要的作用。

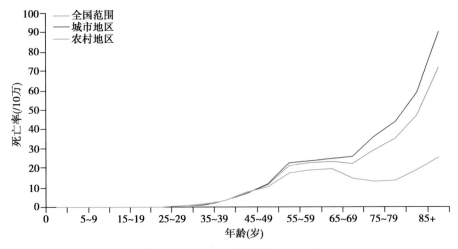

图 9-4 2009 年我国乳腺癌年龄别死亡率

（二）女性乳腺癌在癌症谱中的变化

20 世纪 70 年代,在欧洲、拉丁美洲大部分国家以及北美和澳大利亚,乳腺癌的发病率位于女性常见 12 种恶性肿瘤首位。近 20 年来,乳腺癌的发病率总体趋势稳中有升。1996 年的资料显示在大多数西方国家,乳腺癌仍是最常见的女性恶性肿瘤,而 2000 年美国乳腺癌占所有女性恶性肿瘤的 32%。2012 年全球乳腺癌占所有女性新发恶性肿瘤的 25.2%,其发病率为 43.3/10 万,远高于其他恶性肿瘤。

1948—1985 年,乳腺癌是美国女性的第一死亡原因,1985 年后仅次于肺癌,居第二位,但仍然是 40~45 岁女性的第一死亡原因。在此期间,女性肺癌发病率上升很快,卵巢癌和胰腺癌发病率缓慢上升,子宫体癌、胃癌、直肠癌、结肠癌发病率有大幅度下降,乳腺癌发病率基本保持稳定。而 2012 年全球乳腺癌死亡人数(12/10 万)超过肺癌,成为导致女性死亡的第一恶性肿瘤。

我国女性乳腺癌发病情况尚缺乏完整的资料,而且存在地域差异。20 世纪 70 年代初,上海地区乳腺癌新发病例占全部女性恶性肿瘤新发病例的 10%~12%,其发病率居第 4 位,排在子宫颈癌、胃癌、肺癌之后。1975 年以后,子宫颈癌发病率显著下降,乳腺癌发病率仅次于胃癌、肺癌,上升至第 3 位。1990 年至今,乳腺癌发病率已跃居女性恶性肿瘤发病率首位(表 9-1)。如今,天津和北京的乳腺癌发病率也同上海一样位居首位。然而江苏启东市 2005 年的资料显示,乳腺癌发病率仍位于肝癌、肺癌和胃癌之后,排名第 4 位。我国 12 市县 1993—

表 9-1　中国女性恶性肿瘤发病率前十位构成

顺位	恶性肿瘤	新发病例(万)
第 1 位	乳腺癌	26.86
第 2 位	肺癌	22.40
第 3 位	胃癌	20.14
第 4 位	结直肠癌	16.06
第 5 位	食管癌	15.72
第 6 位	肝癌	12.23
第 7 位	子宫颈癌	9.89
第 8 位	甲状腺癌	6.79
第 9 位	子宫体癌	6.34
第 10 位	卵巢癌	5.21

注:数据来源于 Chen W,Zheng R,Baade PD,et al. Cancer statistics in China,2015. CA Cancer J Clin,2016,66(2):115-132.

1997 年的资料显示,城市地区乳腺癌的发病率已跃居首位,而农村地区也上升到第 3 位。

我国 1973—1975 年死因调查结果显示,全国女性乳腺癌死亡率为 337/10 万,居女性恶性肿瘤第 7 位,而在同期上海、天津、北京三个直辖市,则位于肺癌、胃癌、食管癌、肝癌、子宫颈癌后居第 6 位。1990—1992 年 27 个省市人口抽样调查发现,乳腺癌死亡率位于胃癌、肝癌、肺癌、食管癌、大肠癌、子宫颈癌之后居第 7 位。而 1997 年天津市的乳腺癌死亡率上升到第 4 位,位于肺癌、肝癌和胃癌之后。此时我国 12 市县的资料显示,在城市和农村,乳腺癌的死亡率均上升到第 4 位。到 2000 年时排位仍没有变化,而同期上海市的乳腺癌死亡率则位于第 5 位。2013 年中国肿瘤统计年报显示,全国女性乳腺癌死亡率为 8.35/10 万,居于恶性肿瘤死亡率排名第 5 位(表 9-2)。总的来说,20 年来,乳腺癌在女性恶性肿瘤发病谱和死亡谱中的位置变化不大,但均存在地区差异。

表 9-2　中国女性恶性肿瘤死亡率前十位构成

顺位	恶性肿瘤	年死亡数(万)
第 1 位	肺癌	17.78
第 2 位	胃癌	15.87
第 3 位	食管癌	12.13
第 4 位	肝癌	11.15
第 5 位	结直肠癌	8.00
第 6 位	乳腺癌	6.95
第 7 位	胰腺癌	3.38
第 8 位	宫颈癌	3.05
第 9 位	脑瘤	2.52
第 10 位	子宫体癌	2.18

注:数据来源于 Chen W,Zheng R,Baade PD,et al. Cancer statistics in China,2015. CA Cancer J Clin,2016,66(2):115-132.

（三）男性乳腺癌

男性乳腺癌并不常见,但较严重,而且发病率同女性乳腺癌一样存在地域差异,但高发的地区与女性乳腺癌不完全相同。在 1995 年美国新发乳腺癌 184 300 例中,男性乳腺癌为 1400 例,占 0.76%;在 46 240 例乳腺癌死亡患者中,男性乳腺癌占 0.50%,而 2005 年为 0.67%。2012 年美国新发男性乳腺癌 2190 例(0.9%),死亡 410 例。在非洲,男性乳腺癌发病率最高,如赞比亚的男性乳腺癌可占所有乳腺癌的 15%。四川大学华西医院 1988—

2013 年的男性乳腺癌占同期所有乳腺癌的比例波动在 0.32% ~ 0.67%,平均 0.49%,低于西方和非洲国家。

很多国家的资料显示,男性乳腺癌的发病趋势与当地女性乳腺癌发病趋势相一致,其发病率也随着年龄的增加而增加,这提示可能存在相似的病因学,但尚欠缺深入研究。

现有的少量研究显示,男性乳腺癌与电离辐射及遗传因素关系较大,而克氏综合征和(或)导致睾丸损伤的疾病(如睾丸炎或工作环境温度高)都有可能增加男性乳腺癌的发病率。男性乳腺癌发病年龄一般较女性晚(高峰在 70 岁左右),且以乳头状癌居多,其预后较差,可能与就诊时间较晚有关。

(陈洁　赵扬冰)

第二节　乳腺癌的发病因素

迄今为止,乳腺癌的确切病因尚不完全清楚,但大量研究证明有不少危险因素与乳腺癌的发生有密切关系。这些研究结果对认识乳腺癌的发生机制、提出合理的预防措施有一定帮助。

(一)年龄

所有年龄段的女性都有可能发生乳腺癌,但总的来说,<25 岁的女性患乳腺癌极少见,<20 岁的女性乳腺癌占整个乳腺癌的比例<1%,<25 岁的女性乳腺癌<2%。乳腺癌发病总的趋势是随年龄增加而升高,但不同国家的情况又有差异。美国白种人女性乳腺癌发病率随年龄的增加一直呈上升趋势,在 80 ~ 85 岁年龄段的年发病率为 30 ~ 35 岁年龄段的 15 倍(图 9-5);而中国、日本女性发生乳腺癌的高峰年龄大多在 45 ~ 55 岁,与美国黑种人女性的发病情况基本一致。但近几年来,我国老年女性乳腺癌发病率有所上升,在大城市 65 ~ 70 岁有形成第二个高峰的趋势(图 9-6)。中国和美国女性乳腺癌在 35 岁以前发病率基本一致,中国女性乳腺癌发病高峰在 45 ~ 55 岁,而美国女性在这个年龄段乳腺癌发病才开始呈现升高趋势,直到 70 ~ 80 岁达到高峰(图 9-7)。

(二)月经、生育情况

1. 月经史　很多资料显示初潮年龄早(<12 岁)、自然停经年龄晚(>55 岁)、行经时间长都是乳腺癌重要的危险因素。美国作者报道初潮年龄每推迟一岁,乳腺癌的危险度降低 9% 左右;停经年龄每推迟一年,乳腺癌的发生概率增加 3%。而且自然绝经前行双侧卵巢切除术的女性(特别是 40 岁以前),其发生乳腺癌的相对危险度(relative risk,RR)可降低 2/3。国内赵扬冰等的研究也表明,单因素

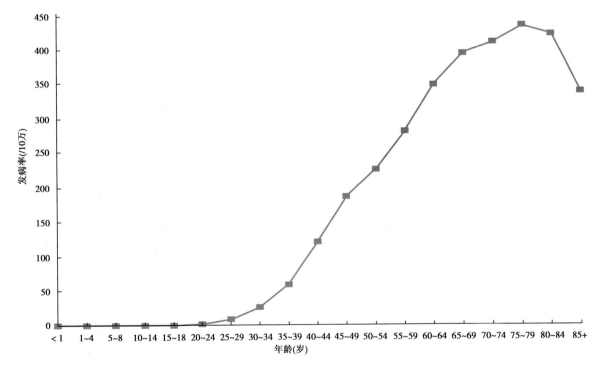

图 9-5　美国白种人女性乳腺癌的年龄分布

[引自 Zeng H,Zheng R,Zhang S,et al. Female breast cancer statistics of 2010 in China:estimates based on data from 145 population-based cancer registries. J Thorac Dis,2014,6(5):466-470.]

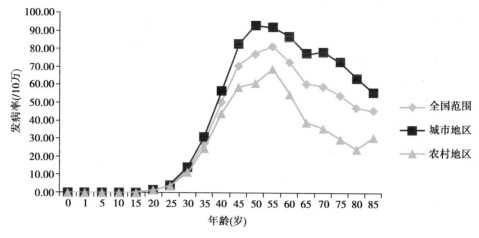

图 9-6 2010 年中国女性乳腺癌的年龄分布特点

[引自 Zeng H,Zheng R,Zhang S,et al. Female breast cancer statistics of 2010 in China:estimates based on data from 145 population-based cancer registries. J Thorac Dis,2014,6(5): 466-470.]

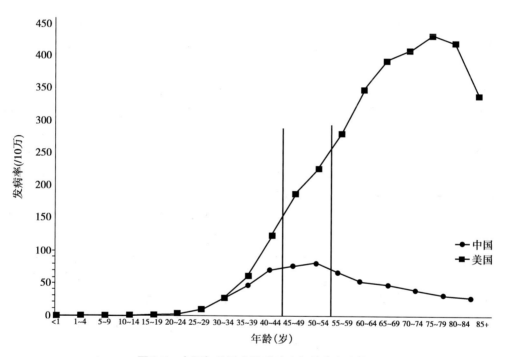

图 9-7 中国与美国女性乳腺癌年龄分布比较

分析时,行经时间≥35 年者患乳腺癌的危险度比值比(OR)为 2.78[95% 可信区间(1.30～5.95)],多因素分析时为 2.33[95% 可信区间(1.03～5.62)]。以上情况可能与月经次数增加有关。在月经的黄体期,雌激素和孕激素水平都较高,所以月经次数越多,则意味着一生中以上两种激素水平高的时间越长,乳腺癌的发生概率也就越高。同理,在月经周期短的女性(特别是 20～39 岁时),其黄体期相对较长,所以患乳腺癌的概率也升高。有资料表明,月经周期<25 天者,其患乳腺癌的 RR 是对照组的 2 倍,日本女性的乳腺癌发病率比美国低,其平均月经周期也比美国女性长。

2. 生育史 从 1970 年 MacMahon 报道生育因素是乳腺癌发生的重要病因以来,有关二者之间关系的研究日益深入。未生育(无排卵性不孕除外)和初产年龄大均是乳腺癌的危险因素。Cunner 等统计了 29 个流行病学调查结果,发现生育和初产年龄晚是乳腺癌的独立危险因素。未经产女性与生育女性比较,前者的 RR 为 1.4,而且这种危险性随着初产年龄的变化而变化,其导致的乳腺癌主要在 40 岁以后发生。然而,由于妊娠过程中乳腺细胞不断增生,可使已发生突变的细胞增殖加速,进而导致妊娠后10年内患乳腺癌的危险性反而有轻度上升(5年时最高),但长期来看对乳腺癌的发病率仍有降低作用。

有研究证明生育年龄早是保护因素,这大概是因为初次受孕能使乳腺细胞出现终极分化,妊娠后细胞周期的G_1时间延长,从而使DNA的修复时间增加。初产每推迟一年,乳腺癌的风险增加5%~8%,而高龄女性初产每推迟一年,绝经期乳腺癌的发病概率增加5%。

关于多产次对乳腺癌的影响,各家报道的结果不一致。Hsieh等的结果显示,生育第二胎的年龄无论早晚均对乳腺癌无多大影响。有学者报道多产次的女性体内雌激素水平较高,因此在足月妊娠后会出现一过性乳腺癌危险性增加,尤其是在最后一胎生育后的15年内,OR为1.76,之后降低。如果头胎生育年龄在30岁以后,多产次女性患乳腺癌的风险性反而高于单产次女性,前者OR为2.34,后者为1.48;如果头胎生育年龄在35岁之后,这两个值将分别增至4.58和1.57。而有的学者认为多产次是乳腺癌重要的保护因素,有研究报道,生育5次以上女性患乳腺癌的概率是生育1~2个的69%,生育9个以上小孩的女性患乳腺癌的概率只有未生育者的20%。也有研究提示女性每生育一次,乳腺癌的发病概率降低10%。我国的研究显示,多次生育会降低绝经后乳腺癌的发病风险(OR=0.69)。有研究发现高产次女性伴随体内低催乳素水平,动物模型证实妊娠期间激素将诱导乳腺上皮的分化,并使其发生乳腺癌的敏感性降低,高产次具有的保护性机制可能与此有关。上海市的资料也显示乳腺癌的发病率随产次的增加而减少。还有其他的调查提示,两次足月妊娠的间隔时间越短,终生患乳腺癌的概率越低。然而,自然流产或人工流产对乳腺癌发病的影响还不清楚,但孕32周之前的早产、没有生育过的女性的流产以及孕3~6个月的流产可能会增加患乳腺癌的风险。

3. 哺乳史 如今大多数学者认为,长期授乳者患乳腺癌的风险性下降。其原因多与哺乳可使乳腺细胞完整发育及产后长期哺乳可推迟排卵月经期的建立有关。有研究提示,每哺乳1年,乳腺癌发病率降低4.3%。赵扬冰等(1999年)的病例对照研究显示,哺乳是乳腺癌的保护因素,无论在单因素或多因素分析中,危险度OR及其95%可信区间上限均<1.0,有统计学意义。

(三) 乳腺良性疾病史

乳腺良性疾病与乳腺癌有密切的关系,20世纪60~80年代已有研究证实乳腺良性疾病患者患乳腺癌的危险性升高2~7倍。近年来有报道提示有乳腺良性疾病患者导管原位癌(DCIS)的发病概率是普通女性的2倍。

1. 乳腺增生性疾病 乳腺增生性疾病是一种生理增生与复旧不全造成的乳腺结构紊乱,与内分泌功能失调有关。据报道,乳腺增生中有2%~4%可能会发生癌变。

关于乳腺增生症与乳腺癌的关系已有不少研究,然而结论不尽相同。阚秀等建议将乳腺增生症分为单纯性增生(一般性增生)及非典型性增生两大类。前者包括导管扩张、囊肿病、各种类型的腺病、大汗腺化生、肌上皮增生症及纤维腺瘤变等。美国的资料显示,单纯性增生病人术后25年内乳腺癌的发病率<5%。但硬化性腺病例外,有报道显示硬化性腺病会增加乳腺癌的RR约70%;而非典型性增生与癌变有较密切的关系,被视为癌前病变,包括各种程度的上皮增生症及导管内乳头状瘤等。非典型性增生表现为4种组织形式,即实性、筛状、乳头状和腺样。Page的研究结果表明非典型性增生随严重程度的增加,癌变的RR亦增高。该报告同时显示,在一般的增生病变中,非典型性增生比例并不高(该研究中只占3.6%)。尽管非典型性增生仅占临床病检的4%,但其患乳腺癌的RR却增加到5.0,如果同时具有一级亲属的家族史,其RR还会上升。Dupont等的报告显示,乳腺增生与乳腺癌家族史有协同作用,有乳腺非典型性增生同时有阳性家族史的女性比常人发生乳腺癌的危险性增高10~20倍,约有40%的病人会在25年内发生乳腺癌。而London等的研究表明绝经前患有非典型性增生的女性,乳腺癌的发病率为患非增生性疾病女性的5.5倍,而绝经后的只有2.3倍。进一步的资料表明:乳腺小叶的不典型性增生如果发生在绝经前,其患乳腺癌的RR为9.6,发生在绝经后的为3.7;如果为导管上皮的不典型性增生,其RR为2.4,并且绝经前后差别不大。非典型性增生患乳腺癌的RR在包块切除后10年内最高,之后则减半。

2. 乳腺纤维瘤 多数研究认为乳腺纤维腺瘤不会增加乳腺癌的危险性,然而有的研究提示其有恶变的趋势。李云英等报道在收治的316例乳腺纤维瘤患者中有4例恶变为导管内癌,恶变率为1.27%。陆瑞芳等病例对照研究结果显示,曾患纤维腺瘤是乳腺癌的危险因素(RR=6.75)。

还有报道提示急慢性乳腺炎、乳腺外伤的女性患乳腺癌的危险性增加。可能是乳腺炎或外伤后的组织修复、瘢痕形成导致乳腺组织结构改变、局部血循环障碍及免疫反应降低,从而诱发或促进乳腺上皮癌变。

(四) 家族聚集性

1866 年 Broca 首次报道乳腺癌有家族聚集性,家族史可能是迄今研究最广泛的危险因素之一。有 Meta 分析综合了 52 个研究的结果显示,12% 的乳腺癌患者有至少 1 个亲属患过乳腺癌。因此,乳腺癌家族史阳性将增加乳腺癌发生的危险度。

一级亲属中有 1 名、2 名、3 名乳腺癌患者的女性,其发生乳腺癌的危险度分别是正常人群的 1.8、2.9、3.9 倍;如果一级亲属中有 2 名乳腺癌患者或 1 名双侧乳腺癌患者或该亲属发病年龄在 40 ~ 45 岁,或者有男性乳腺癌亲属,那么危险度还将大大提高。另外,一级亲属乳腺癌的发病年龄越早,对年轻女性的影响也越大。

在美国,5% ~ 10% 的乳腺癌发生与遗传有关,但乳腺癌的家族聚集性由遗传还是由环境和遗传共同造成,尚存在很大争议。近几年,乳腺癌的基因研究成为热点,很多基因都被认为与乳腺癌的发生存在一定关系,比较公认的与乳腺癌有关的基因是 *BRCA1*、*BRCA2* 和 *p53*。

BRCA1、*BRCA2* 基因突变的携带者占所有家族遗传性乳腺癌的 80% ~ 90%。这两个基因都是抑癌基因,主要参与 DNA 损伤(主要是双链断裂)的修复。*BRCA1* 位于人染色体 17q21 带上,该基因在不同种族的家族性乳腺癌中的突变频率不一样,俄罗斯最高为 79%,而以色列为 47%,意大利为 29%。有研究显示,携带有 *BRCA1* 基因突变的女性 30 岁前患乳腺癌的概率为 10%,50 岁为 28%,60 岁为 44%,70 岁时上升到 57% ~ 65%。但该基因与预后的相关性还无统一的结果。*BRCA2* 基因位于 13q12-13 带上,有资料显示该基因与男性乳腺癌有关,约 76% 同时有男性和女性乳腺癌的家族具有该基因的突变。*BRAC2* 导致乳腺癌的概率(70 岁为 45% ~ 59%)低于 *BRAC1*,但是随着年龄的增加,其发病率增加更为明显。然而在所有乳腺癌患者中,有这两种基因突变的只占 2% ~ 3%。虽然这两个基因同时存在突变的女性发生乳腺癌的概率更高,也更年轻,但这类人的数目非常少。

p53 基因是最早发现与乳腺癌有关的基因,在 40 岁以前诊断为乳腺癌的女性中,有 1% 是由该基因突变所致。由遗传获得该异常基因的女性在 50 岁以前发生乳腺癌的概率为 59%,在 80 岁以前上升为 85%。Li-Fraumeni 综合征是一种具有家族聚集性易患肿瘤的常染色体显性遗传性疾病。50% ~ 70% 患有该病的家族携带有 *p53* 基因的突变,其中 45 岁之前的患者发生乳腺癌的危险度是一般人群的 18 倍,而发病的高峰在 20 岁以前,以后则随年龄的增加,发病的风险逐渐降低。

PTEN、*CHEK2*、*ATM*、*BRIP*、*BARD* 和 *PALB2* 等基因的突变会使乳腺癌的发病概率增加 2 ~ 5 倍,但这些基因在人群中的突变较少。

然而,Gumo 等指出大部分乳腺癌患者并无家族史,如多数双胞胎并不同时患病,这说明基因并非发病的唯一主因。美国的资料也显示,在所有的乳腺癌中只有 5% 的病例由基因的原因造成,但在 30 岁以前的病例中这个比例提高到了 25%。移民研究也提示,同一人种在不同地区乳腺癌发病率的差异主要由环境因素(如膳食习惯等)、文化背景等非遗传因素造成。因此,乳腺癌家族聚集性的原因有待进一步研究。

其他肿瘤家族史,如卵巢癌、结肠癌、肺癌、前列腺癌等也会使乳腺癌的危险增加。国内文献曾有报道,有其他肿瘤家族史者患乳腺癌的危险性是无家族史的 1.65 倍,可见有肿瘤家族史的女性是乳腺癌的高危人群。

(五) 激素

1. 内源性激素

(1) 雌激素:早在 19 世纪人们就注意到乳腺癌与内分泌关系密切。卵巢分泌的激素是使乳腺发生癌变的重要因素,主要是雌激素。1896 年便开始用卵巢切除治疗晚期乳腺癌,并取得成功,进一步证实了这一点。而初潮早、绝经晚的女性和绝经后肥胖的女性容易患乳腺癌也与雌激素水平较高有关。

雌激素具有刺激乳腺上皮细胞生长、发育的功能。乳腺恶变过程会增加或改变细胞对雌激素的敏感性。人体内的雌激素包括雌酮(E1)、雌二醇(E2)及雌三醇(E3)。E2 是卵巢自然分泌的雌激素中活性最强的成分,而 E1 活性较弱。在动物实验中,E1、E2 对小鼠均有致癌作用。E3 是 E1 与 E2 的代谢产物,保留有部分雌激素的活性,不但无致癌作用,还有对抗 E1、E2 的致癌作用。

血中雌激素水平增高与乳腺癌发生有着密切的关系。由于异常增高的雌激素慢性刺激敏感的乳腺组织,会导致乳腺细胞的增殖和癌变。有前瞻性研究显示,血雌激素水平高的女性乳腺癌的发病率是低雌激素女性的 2.58 倍,而且主要引起雌激素受体(ER)及孕激素受体(PR)阳性的乳腺癌发病增加(增加 20% ~ 25%)。袁剑敏将上海及美国洛杉矶

45岁以下乳腺癌女性血中雌激素、孕激素进行对比,并与正常女性进行对照。结果显示,绝经前乳腺癌患者血液中E2或游离E2水平明显高于健康对照组,同时45岁以下美国白种人女性血液E2或游离E2水平显著高于上海女性。经过体重调整,洛杉矶女性的E2水平仍然高于上海女性,而美国白种人绝经前女性乳腺癌的发生率比上海女性高2.5倍。

(2)孕激素:性成熟后由卵巢分泌黄体酮,与雌激素联合作用可促使乳腺小叶发育。血中孕激素(黄体酮)水平随排卵月经周期变动。如果孕激素减少,或与雌激素比例失调时,雌激素可引起乳房纤维组织及导管上皮过度增生。但孕激素与乳腺癌的关系仍不清楚,虽然有研究显示血孕激素水平高的女性患乳腺癌的概率是低孕激素女性的0.61倍,但也有两个小样本前瞻性研究均未发现孕激素与乳腺癌发病间有联系。

(3)催乳素:动物实验发现,催乳素能抑制乳腺肿瘤细胞的凋亡并促进其生长。催乳素较高的女性其乳腺癌发病的RR为1.3左右,与ER阳性的乳腺癌关系更密切。另有学者报道,催乳素能促进乳腺细胞的增殖,并能增加乳腺组织对致癌因素的敏感性。因此有学者认为体内催乳素与乳腺癌发生有密切关系,但有的研究结果又显示其与乳腺癌的发生无相关性。总之,目前尚无可靠的证据证明二者之间的必然联系。

2. 外源性激素

(1)避孕药:避孕药是否为乳腺癌危险因素的研究尚存在不同的结论。有些学者报道长时期(≥5年)口服避孕药的女性患乳腺癌的危险度增加(RR为1.7~4.1),世界卫生组织多国家调查研究表明其RR为1.3~1.5,与服避孕药有关的乳腺癌多发生于40~45岁。同时,研究显示口服避孕药对乳腺癌发生率的影响主要是在服用后10年以内,对于20岁以前的女性,这种影响更大。如果服用者有一级亲属乳腺癌的家族史,则其患乳腺癌的危险度会提高3倍。但也有不少研究的结果显示避孕药不增加乳腺癌的发病率,而且口服避孕药的类型、剂量、用法和持续使用时间也与乳腺癌的发病无确切的关系。

(2)激素替代治疗:在乳腺癌的发生学说中,雌激素有双重作用,既能引起非基因毒性细胞的增殖,也能引起基因毒性效应。激素替代治疗的作用主要是通过非基因毒性促进癌细胞增殖,而不是通过基因毒性作用。

口服或皮下使用雌激素都能提高绝经后女性体内雌醇水平,并使之增至近绝经前女性卵泡早期雌醇水平,而血浆雌激素水平与乳腺癌发生呈正相关。从20世纪70年代起,激素替代治疗得到了较为广泛的应用,在过去的40年,已有超过50个研究探索激素替代治疗与乳腺癌的关系。

有学者报道,曾经使用外源性雌激素的女性患乳腺癌的危险度为1.3,连续使用15年者危险度为2.0。哈佛大学收集了51个乳腺癌流行病学调查原始资料并进行重新分析,其结果为:绝经后女性每使用外源性激素1年,乳腺癌发生风险性增加2.3%;使用已超过5年并且目前还在使用者,RR为1.35,且推测从50岁后开始使用激素替代治疗10年,每1000名女性中,将有6人发生乳腺癌;如使用15年,将有12人发生乳腺癌。其他研究也显示,激素替代治疗使乳腺癌的RR增加1.2~2.4,其中在绝经后5年内开始使用激素替代治疗的风险较高,且这种影响不随停药时间的长短而变化。据推测,激素替代治疗使用5年以上,乳腺癌发生危险度提高了30%~45%。单独使用5年雌激素作为替代疗法,女性患乳腺癌的RR提高10%。如果同时加用孕激素,其RR增加30%。而如果雌、孕激素合用达到10年,RR会增加80%。西方国家在1999—2002年乳腺癌发病率下降,也考虑为这段时期使用激素替代治疗减少所致。但双侧卵巢切除术后使用激素替代治疗是否影响乳腺癌的发生仍有争议。

(六)生活方式

1. 吸烟 越来越多的证据表明吸烟与雌激素相关的疾病有关联。文献报道吸烟女性自然停经年龄较早,患骨质疏松症的风险性更大,患子宫内膜癌的可能性却降低,并认为吸烟女性体内雌激素水平较未吸烟者低。

部分学者认为吸烟可以降低乳腺癌患病危险度。Baron等认为吸烟的这种保护机制可能与下列因素有关:①吸烟有抗雌激素效应,可以诱导类固醇激素的代谢酶系,从而减少雌激素的刺激;②吸烟可通过对卵巢的直接毒性作用加强类固醇激素代谢和影响中枢神经系统激素释放,使绝经年龄提前;③吸烟可影响卵巢外雌激素产生,从而达到对乳腺的保护作用。

另有部分学者认为吸烟可提高乳腺癌患病危险性,尤其是处于青春期的女性,因为这时乳腺组织对致癌物质的影响非常敏感。Calle等的研究显示,吸烟女性患乳腺癌的危险是不吸烟者的1.26倍,并与吸烟数量及吸烟总年限间存在正相关趋势。同时也有研究表明,女性初潮到第一次分娩期间被动或主动吸烟,会增加乳腺癌的患病风险。但国外的许多对照研究和回顾性研究均未发现吸烟与乳腺癌之间有相关性。

有研究表明,香烟在燃烧中产生两层烟雾,即主流烟雾及侧流烟雾。二者中所含化学成分不同。侧流烟雾比主流烟雾含有较多的一氧化碳、亚硝胺、苯并芘等致癌促瘤成分,这可能是被动吸烟者患乳腺癌危险性增高的原因。陆瑞芳等报道被动吸烟者患乳腺癌的 RR 为 1.50,赵扬冰等报道被动吸烟者患乳腺癌的危险度 OR 为 2.54,是乳腺癌独立的危险因素。日本的一项队列研究也证实了这一点。

2. 饮酒习惯　自 1977 年 Williams 首次提出饮酒可能与乳腺癌有关以来,国外已有大量研究证实了上述观点。在欧美国家 7% ~10% 的新发乳腺癌推测与饮酒有关。有研究表明每日饮酒在 15g 以上者,发生乳腺癌的危险性是非饮酒者的 1.5 倍,每天的饮酒量每增加 10g,其乳腺癌的发病危险度增加 9%,烈酒、葡萄酒和啤酒的摄入量均与乳腺癌的发生呈正相关。有良性乳腺疾病史、阳性家族史、初潮晚的女性患乳腺癌的危险性更高。有研究提示,戒酒可以降低由于饮酒造成的乳腺癌患病风险。

饮酒促进乳腺癌的发生有以下几种假说:①乙醇的第一个代谢产物是乙醛,它是一种强烈的致癌物质;②乙醇能明显提高绝经前和绝经后女性的雌激素水平,同时影响叶酸代谢,降低血中叶酸水平;③乙醇可能直接影响细胞膜对致癌物的通透性;④乙醇可能刺激垂体前叶释放催乳素,增强乳腺细胞的有丝分裂;⑤乙醇可抑制亚硝胺在肝脏中的代谢,导致其在体内蓄积,而亚硝胺有致癌作用。令人欣慰的是,有资料提示提高叶酸的摄入量可降低乙醇对乳腺的损害。

(七) 电离辐射

电离辐射导致 DNA 的损伤,具有致癌作用,而乳腺又是人体对电离辐射最敏感的器官之一,因此在原子弹爆炸中幸存的女性及频繁进行 X 线检查(例如脊柱侧弯患者)或接受放射治疗(例如霍奇金病患者)的女性发生乳腺癌的危险性升高,且与受辐射的年龄有密切关系。一般认为 10 ~30 岁为乳腺上皮细胞有丝分裂的活跃阶段,这个年龄段的女性对电离辐射的致癌效应最敏感。因此,<20 的女性乳腺癌患病危险性最高,40 岁以后才接受辐射者危险性较小,但在胎儿期和幼儿期接受辐射会增加成年后患乳腺癌的机会。

目前高剂量电离辐射可致癌的学说已被广泛接受,但是低剂量多次暴露有无累积效应尚不能肯定。

Hoffman 等认为,低剂量多次暴露可提高乳腺癌的患病危险性,且危险性会随着暴露次数和剂量的增加而增加。国内报道 X 线工作者乳腺癌发生率显著高于对照组,且其危险增高主要见于从事放射工作 25 年以及 30 岁以前开始从事放射工作的女性,并认为辐射累积剂量与乳腺癌的发生显著相关。有研究者提出这种差异可能与早期的 X 线女性工作者由于设备原因接受射线剂量较高,且结婚晚,未生育比例较高有关。Doody 等对 105 000 位女性 X 线工作者进行研究后指出,受研群体并未因长期接触射线而使乳腺癌患病风险性增加。

(八) 饮食习惯

世界各国乳腺癌发病率差异很大,从低发地区迁移到高发地区的移民其后代乳腺癌发病率提高,这不能完全用遗传或卵巢功能来解释,膳食习惯和经济生活水平有着不可忽视的作用。目前一些亚非国家乳腺癌发病率不断升高,可能与当地的生活水平提高及饮食西化有关。有学者认为,高脂肪、高动物蛋白、高热量摄入会增加花生四烯酸和前列腺素的合成,降低细胞膜的稳定性,因而增加了患乳腺癌的机会。动物实验显示,脂肪消耗量加大将提高乳腺癌发生率,缩短潜伏期。美国的一项模拟人饮食脂肪成分的动物实验发现,当饮食中混合脂肪占总热量的 40% 时,有促进肿瘤生长的效应,降低饲料中混合脂肪至总热量的 10% 时,可阻止肿瘤的发展。

膳食与生长发育、月经关系密切。营养过度可表现为体重增加甚至肥胖,绝经后女性肥胖常常伴随着卵巢外雌激素水平升高,使乳腺癌的患病危险性增高。但是对于绝经前的女性,肥胖常使初潮年龄推后和无排卵性不孕,因此绝经前的肥胖会降低乳腺癌的发病率。同时有研究提示,对于高体重指数(body mass index,BMI)的女性,如果改善饮食方式,可以降低乳腺癌发病风险 30% ~40%。

蔬菜和水果可能是乳腺癌的保护因素。病例对照研究提示,多食用水果和蔬菜可以降低乳腺癌的患病危险(OR=0.47)。Negre 等报道多食用富含微量元素的食物有利于预防乳腺癌的发生,尤其是含有维生素 E、胡萝卜素和钙的食物。但不少前瞻性研究却发现维生素 B、C、E,以及叶酸、胡萝卜素对降低乳腺癌患病风险并无特殊的效能,只有维生素 A、D 似乎对乳腺癌有预防作用,但都需要进一步的研究证实。豆类食物如豆腐中所含的植物雌激素被认为是亚洲女性乳腺癌发病率低的一个重要原因。最近的研究显示,大豆的成分中含有与雌激素相似的结构,推测其能封闭乳腺组织的雌激素受体,从而减少雌激素与受体的结合,达到对乳腺的保护作用。赵杨冰等通过病例对照研究发现常食用黄豆类食品是有统计学意义的乳腺癌保护因素,日本和新加坡的研究也支持上述结果,并且显示青春期至中年时食用该类食物的保护作用更明显。

（九）肥胖和体育锻炼

最近,美国和欧洲的大量研究显示,绝经后发生肥胖会增加乳腺癌的发病风险,特别是在绝经后没有使用内分泌替代治疗而发生肥胖的病人,这种风险性更高。其原因是绝经后女性的雌激素主要由脂肪细胞产生,肥胖的病人有较高的雌激素水平。因此对于绝经后的女性,BMI 高是乳腺癌发病的危险因素之一,绝经后的女性 BMI 每增加 $5kg/m^2$,乳腺癌患病风险增加 12%。我国的数据也显示,高 BMI（$>24kg/m^2$）的女性患乳腺癌的风险比低 BMI（$<24kg/m^2$）女性增加 4 倍。但如果绝经前的女性 BMI 每增加 $5kg/m^2$,反而会降低乳腺癌的发病风险 15%,考虑与高 BMI 容易引起青年女性闭经有关。

大多数研究认为,体育锻炼会降低乳腺癌的发病风险。病例对照研究表明,对于无乳腺癌家族史的女性,每周锻炼 3.8 小时的女性可以降低乳腺癌发病风险 58%,其中美籍亚洲人每周锻炼 1 小时就可达到 40% ~50%,但具体的原因尚不清楚。

（十）精神因素

精神因素与乳腺癌发病有关已得到国外学者的普遍认可。已有研究证实,经受过精神严重创伤和严重生活事件而引起精神压抑的女性患乳腺癌的危险性增加,RR 为 3.2,术后复发率也较高。Ginsberg 等调查发现,10 年生活事件变化得分最高组的乳腺癌患病危险性是最低组的 4.67 倍。

（陈洁　敬静）

第三节　乳腺癌的病理

一、乳腺癌病理组织学分类（分型）

（一）乳腺癌病理组织学分类（推荐方案）

乳腺癌的组织形态复杂,类型众多,往往同一病例具有多种类型。因此,目前关于乳腺癌的分类较为混乱。国内外有多种乳腺癌组织学分类标准,实际应用很不统一。

中华医学会病理学分会 1997 年召开乳腺病理学专题研讨会（舟山）,会议提出了对乳腺癌分类的推荐意见,在国内被认为是一种较为合理的、实用的分类方案（表9-3）,现提供参考使用。

2012 年最新版"WHO 乳腺肿瘤分类"已出版,为国际较公认的分类,应用较广。因篇幅所限（共 3 页）,在此不能列表介绍,可参看有关病理学书籍。

（二）乳腺癌分类的近年新变化

WHO 乳腺癌国际肿瘤分型（2003,2012）与上述国内舟山乳腺癌分型（1997）比较,已发生了很大变化,提出许多新认识,应用时应当特别注意。在此做一小结,供参考用。

1. 关于乳腺原位癌的新认识　传统的乳腺肿瘤组织学分类一直将乳腺癌分为非浸润性癌和浸润性癌,前者包括导管原位癌（ductal carcinoma in situ,DCIS）和小叶原位癌（lobulal carcinoma in situ,LCIS）。长时间以来,人们已经习惯地认为 DCIS 就是乳腺癌的早期阶段,即早期乳腺癌。医生也常规地对病人进行根治性手术（甚至加放疗和化疗）。近年来的研究认为,原位癌既不转移,也不会导致病人死亡,不是真正意义上的癌。只有浸润癌才是真正的癌,二者切不可混淆。因此,大多数肿瘤学专家认为,DCIS 既然不是癌,而将其称呼为癌是非常不合理的,应当放弃这一命名。目前认为,DCIS 和 LCIS 是交界性病变（borderline lesion）或称为癌前病变。最好称其为"导管上皮内瘤变"（ductal intraepithelial neoplapsia,DIN）。但 DCIS 一词也仍在习惯性沿用。需要说明的是,它们虽不是癌,但具有一定癌变的潜在危险性,可演变成浸润癌,故称为癌前病变。

对于 DCIS,临床应避免过度治疗。既然它不是癌,就不需要根治性治疗。病理诊断应避免低诊断,需取材足够,防止漏掉微小浸润。仅一张切片或穿刺标本不能作为 DCIS 的最终诊断结论。

由于临床检查方法的进步,DCIS 很多见。肿块较明显,多呈大片块状,不太硬,X 线检查可出现典型钙化,原位癌,无浸润,不转移,预后良好。应当注意的是,DCIS（特别是粉刺癌）具有发展成浸润癌的危险。

组织类型可分为粉刺癌、筛状癌、实性癌、乳头状癌等,但类型已不重要。

容易发展成浸润癌的病理因素有细胞体积大,核异型明显,有明显的坏死,核分裂象多见。粉刺型导管癌发展成浸润癌的危险性最高。

表 9-3　乳腺癌病理组织学分类(推荐方案)
(中华医学会病理学分会乳腺病理专题研讨会,1997 年,舟山)

1. 非浸润性癌

　　　导管内癌
　　　小叶原位癌

2. 早期浸润性癌(癌的浸润成分<10%)

　　　导管癌早期浸润
　　　小叶癌早期浸润

3. 浸润性癌

　A. 普通型(非特殊型)(分高、中、低分化三级)

　　　浸润性导管癌(包括单纯癌、硬癌、非典型髓样癌、腺癌)
　　　浸润性小叶癌(包括经典型和非经典型)

　B. 特殊型

　　　乳头状癌

　　　小管癌

　　　黏液腺癌

　　　印戒细胞癌

　　　髓样癌伴淋巴细胞浸润

　　　富脂质癌

　　　分泌型癌

　　　大汗腺癌(包括少见类型如富于糖原的透明细胞癌、嗜酸细胞癌)

　　　涎腺型癌(包括腺样囊性癌、黏液表皮样癌、腺肌上皮癌等)

　　　神经内分泌癌(诊断标准:神经内分泌细胞应占肿瘤的 50% 以上,其分类与消化道和呼吸道神经内分泌及类
　　　　癌相同;神经内分泌细胞占 50% 以下者称神经内分泌分化)

　　　化生性癌(包括鳞状细胞癌,梭形细胞癌,癌肉瘤,伴巨细胞、骨、软骨化生性癌,化生成分占 50% 以上,50% 以
　　　　下者称伴某种成分化生)

　　　难以分类的癌(难以归入上列类型的癌)

　C. 特殊临床类型

　　　佩吉特病(伴或不伴导管内癌及浸润性导管癌)

　　　炎性乳腺癌(为临床类型,有炎症表现,可有较多淋巴管内瘤栓)

　　　双侧乳腺癌

　　　LCIS 远较 DCIS 少见,在中国女性较西方女性更少。常可触及肿块,病变较弥散,临床上与良性增生鉴别困难。双侧性及多发性为本型癌的特点(可高达 50%)。LCIS 与小叶非典型增生形态鉴别困难,故有人将二者通称为 LIN。组织学形态大多为实性型,亦可见筛状型、乳头状型等。病变位于小叶内,发生于腺泡,每一腺泡改变与 DCIS 相似。

　　　乳腺导管内增生性病变发展为浸润癌的危险性如下:

　　　WHO 乳腺肿瘤组织学分类(2003)将 DCIS 归入导管内增生性病变范围内,即 DIN 2~3,统称为上皮内瘤变(intraepithelial neoplapsia)。导管上皮内瘤变(包括 DCIS)即 DIN,小叶上皮内瘤变(包括 LCIS)即 LIN。

　　　导管内增生性病变(intraductal proliferative lesions)分为三部分,包括普通型增生(UDH)、非典型增生(ADH)及 DCIS。三者呈线性进展,发生癌的危险性分别为 1.5 倍,4~5 倍和 8~10 倍。WHO 工作小组认为占良性增生性病例大多数的 UDH 的危险性不明显,归为癌前病变缺乏足够的遗传学证据,当然并不排除个别病例。本文作者归纳文献资料如表 9-4。

　　　2. 关于原位癌"早期浸润"的新规定　自从 1997 年中华医学会病理学分会关于乳腺癌的病理分类提出原位癌早期浸润一词后,其定义一直有不同观点,而明确何为早期浸润非常重要,因为原位癌

表 9-4　乳腺癌前病变 DIN 分级演变成浸润性癌的相对危险度

病变分类	WHO(2003)	演变成浸润性癌的相对危险度	百分率
导管普通型增生	UDH	低风险,无增加危险度	<1%
导管普通型高度增生	UDH	轻度增加危险度,1.2~2 倍	
导管非典型增生(FEA)	DIN Ⅰa	中度增加危险度,5 倍	10%~12%
(ADH)	DIN Ⅰb	如有家族史,增加到 10 倍	
导管原位癌(DCIS)Ⅰ级	DIN Ⅰc		10%~20%
Ⅱ级	DIN Ⅱ	高度增加危险度 10 倍	
Ⅲ级	DIN Ⅲ		>40%
小叶原位癌	LIN	大致同 DCIS	

注:相对危险度系指与未取病理活检女性的对比

早期浸润的预后相当良好,接近原位癌。本文作者曾经报道,原位癌具有 10% 的浸润,其预后相当好,曾建议将早期浸润定为 10%。

近年"早期浸润"改称谓为微小浸润性癌(microinvasive carcinoma),规定为肿瘤以非浸润性病变为主,但显微镜下可见一处或多处明确独立的浸润,非特化小叶间质的病灶。如果浸润有疑问,则应归入原位癌。

微小浸润性癌的大小标准界定:大小界限被定义为 1mm。WHO(2012 年)规定为浸润灶直径<1mm,或 2~3 个病灶最大径均不超过 1mm。对于微小浸润性癌,由于目前积累的资料尚不足,一般认为尚不能作为一种肿瘤性病变实体(肿瘤癌前病变或浸润癌),因而尚没有 ICD-O 编码。

形态学改变:当真正的浸润蔓延至非特化性间质时,肿瘤细胞巢常呈现不同的形态学特点,为典型的浸润性导管癌,不同于小叶癌化。

临床特点:微小浸润性癌少见,多数伴有原位癌(常是广泛的)。占乳腺癌的 1% 以下。没有特殊的临床特征。目前统一的观点认为微小浸润区域的组成为不规则的簇、小灶状或单一细胞,缺乏肌上皮层和基底膜。

预后:乳腺微小浸润癌腋窝淋巴结转移的发生率很低,临床一般按照 DCIS 处理。但是,因为微小浸润癌尚无统一的定义,因此临床处理也有不同的报道。有人主张既然有浸润,就应当按浸润癌处理。

3. 浸润性乳腺癌类型

(1) 浸润性导管癌(infiltrating ductal carcinoma):乳腺癌中最常见的类型(占乳腺癌的 70% ~ 80%),属于非特殊型浸润性癌(NOS)。年龄分布广,多在 40~60 岁。肿块明显,质硬,X 线检查可见明显阴影。浸润性癌周边常见原位癌。此型癌包括

以前传统分类所谓的单纯癌、髓样癌及硬癌等。针吸细胞学检查效果良好。前哨淋巴结活检对术中确定腋下淋巴结转移状态有帮助。诊断浸润性导管癌时,要求进行组织学分级(见表 9-6,图 9-8 ~ 图 9-10)。

组织形态学特点:形态多种多样,多是低分化腺

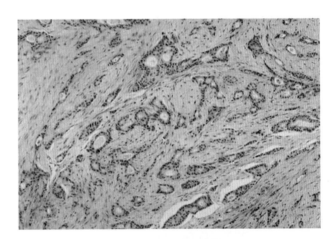

图 9-8　浸润性导管癌:高分化(1 级),腺癌,×100

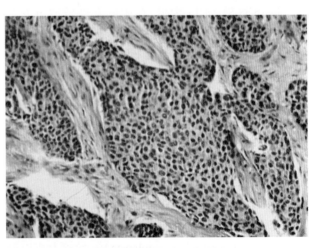

图 9-9　浸润性导管癌:中分化(2 级),×100

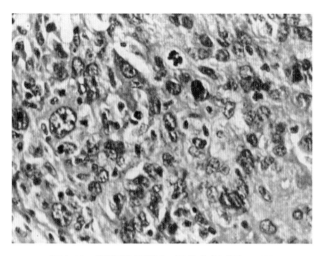

图 9-10　浸润性导管癌:低分化(3 级),×200

癌,呈实性,很少有腺腔形成;细胞排列呈巢状、条索状,亦可弥漫分布;实质与间质比例不等,以癌细胞为主时质软(故称髓样),以间质为主时则质硬(故称硬癌),二者相近即为单纯癌。细胞表现异型性,核分裂多见,多伴有坏死及出血。针吸细胞学检查及印片涂片可见大量典型癌细胞。

(2) 浸润性小叶癌(infiltrating lobular carcinoma)

1) 少见,不足浸润性癌的 5%,与小叶原位癌一样,易发生于双侧及多发。

2) 组织学类型分为两大类。

经典型:此型具有典型的组织学特征,如肿瘤细胞体小,单排,呈葱皮样分布,中心为一良性增生导管。

其他类型:多种多样,包括腺泡型、硬化型、组织细胞型、印戒细胞型、小管型等。这一类与浸润性导管癌难以区别,后期区别更加困难。

注:新版 WHO 乳腺癌国际肿瘤分型(2012)已将经典型浸润性小叶癌列入特殊类型,而将浸润性小叶癌一般类型与浸润性导管癌一般类型并称为乳腺浸润性癌。

(3) 乳腺癌少见类型(特殊型浸润性导管癌)

1) 伴有淋巴细胞浸润的髓样癌(典型髓样癌)、黏液癌(胶样癌)、小管癌(高分化腺癌)、乳头状癌、浸润性微乳头状癌、浸润性筛状癌、分泌型癌、大汗腺癌、腺样囊性癌、神经内分泌癌等。

2) 化生性癌(包括鳞状细胞癌,梭形细胞癌,癌肉瘤,形成骨及软骨基质的癌,伴巨细胞化生的癌等)。

3) 其他:更少见类型,如富脂质癌、富糖原癌、小细胞癌、难分类的癌等。

(4) 乳腺癌特殊临床表现型

1) 佩吉特病:临床呈乳头湿疹样表现。三联征(90% 以上):乳头鳞状细胞癌+大导管内癌+乳腺实质内浸润性导管癌。

2) 炎性乳腺癌:为临床名称,临床呈急性乳腺炎表现。病理组织学很少有炎症改变,多是一般性浸润性导管癌。有较多淋巴管癌栓为此型的特点,但不一定都能找到。

3) 双侧乳腺癌及多发性乳腺癌:小叶癌多见,预后不比单发者差。

4) 隐性乳腺癌:0 期癌,肿块体积小,临床不能触及;首发症状为腋下淋巴结肿大癌转移,乳腺不能触及肿物者,亦称隐性乳腺癌。

5) 其他:男性乳腺癌,青年及老年乳腺癌,妊娠及哺乳期乳腺癌,早期及晚期乳腺癌等均各有特点,此不详述。

二、乳腺癌分子生物学分型

近年来,乳腺癌的治疗选择已经变得复杂多样,包括多种形式的新辅助治疗和靶向治疗方案,而临床上在确定这些新治疗方案的适宜对象时,则越来越多地依赖于对每位患者肿瘤的全面评价,即所谓个性化治疗。HE 染色切片依然非常有效,而分子生物学的进展为我们提高了一个新的重要的指标,对制定治疗方针具有重要的指导意义。

(一) 乳腺癌分子分型标记

基因表达谱揭示了有意义的肿瘤生物学信息,Perou 等(2000)应用基因表达微芯片分析技术,提出了乳腺癌的分子病理分类。将乳腺癌分成 4 个亚型,即管腔型、HER-2 过表达型、基底细胞样型以及正常乳腺样型(表 9-5)。进一步的研究显示,管腔型肿瘤又被划分为 A 型和 B 型。

经研究,基本上可以用免疫组织化学抗体组合代替,免疫组织化学分子分型结果可以与临床结局联系起来。值得注意的是,以免疫组织化学为基础的分子分类,一定要求技术标准化,包括组织固定条件、每个抗体的克隆号、评分标准等(详见本章第五节免疫组织化学检查相关内容)。

(二) 乳腺癌分子类型的临床病理意义

不同亚型的乳腺癌有不同的生存率,预后截然不同,故对其临床预后的判断意义重大。ER、PR、HER-2、CK5/6、EGFR 等免疫组织化学标记物影响肿瘤的短期及长期生存率。在所有类型的乳腺癌中,腺腔 A 型预后最好,5 年生存率最高可达 86%,

表 9-5　乳腺癌分子生物学分型(可由免疫组织化学代替)

分型	ER	PR	Ki-67	HER-2	CK5/6	p63	组成(%)
Luminal A	++	++	≤14%	—	—	—	44
Luminal B	++	++	≥14%	+	—	—	14
HER-2 过表达型	--	--		+	—	—	13 ~ 23
基底细胞样型	--	--	>30%	—	+	+/-	10 ~ 20
未分类型(正常乳腺型,又称 Luminal C 型)	--	--		—	—	—	?

而基底样癌的预后最差,5 年生存率仅 60%。HER-2 阳性型的乳腺癌预后类似于基底细胞样型癌。

乳腺癌分子分型与治疗效果:分子分型对于乳腺癌治疗方针的制定具有非常重要的指导意义。Luminal A、Luminal B(管腔型)由于激素受体阳性,适合于内分泌治疗。HER-2 过表达型,在严格控制检测标准的情况下(HER-2 表达强阳性患者),目前应用曲妥珠单抗(herceptin)靶向治疗可取得明显效果。对于基底细胞样型肿瘤,目前尚未发现明显有效的治疗靶点,顺铂和紫杉烷类治疗可能有较好的疗效。

(三) 乳腺三阴性癌与基底细胞样型癌

二者均为分子生物学分型类型,而非组织形态学分型,病理报告中应当特别说明。

1. 基底细胞样型乳腺癌特点

(1)形态:形似于皮肤基底细胞癌;多为典型髓样癌或化生性癌;分化差,通常为高级别组织学分级。

(2)属于三阴性癌中的一种,约占三阴性癌的 80%。

(3)免疫组织化学:ER、PR、HER-2 三联阴性;CK5/6、EGFR、CK14、CK17 阳性(基底细胞表型);SMA、p63、CD10、S100 可阳性(肌上皮表型)。BRCA1 多阳性。

(4)预后:本型癌预后差。

2. 乳腺三阴性癌特点

(1)三阴性——ER 阴性,PR 阴性,c-erbB-2 阴性;多数病例 BRCA1 阳性。

(2)三阴性癌,即正常乳腺型癌,也称未分类型,也有称 Luminal C 型。

(3)与基底细胞样型癌不同之处在于,基底细胞样型癌是三阴性癌的一种类型,除三阴性表达外,基底细胞样型癌要求 CK5/6、EGFR 也表达阳性。

(4)三阴性癌,大多数病例呈髓样癌组织学形态,也可是其他高级别癌,预后差。

三、乳腺癌的病理组织学分级标准

肿瘤的组织学分级与患者的预后具有密切关系,这早已为肿瘤学界所公认。目前较为公认的分级方法是由 Bloom and Richadson(1957)提出的分级法,后经 Elston 和 Ellis 改良(又称 Nottinham 分级)。具体半定量分级方法如表 9-6。

表 9-6　乳腺癌组织学分级:半定量分级法
(Elston 和 Ellis 改良,2003 年)

组织学表现		记分
腺腔形成	占肿瘤的大部分(>75%)	1
	中等程度(10% ~ 75%)	2
	少和无(<10%)	3
核多形性	小而规则一致的细胞	1
	中等大小及异型性	2
	明显异型(核大小超过良性细胞 2 倍)	3
核分裂计数(每 10 个高倍视野)	0 ~ 5	1
	6 ~ 10	2
	>11	3

注:组织学分级 1 级,高分化,3 ~ 5 分;组织学分级 2 级,中分化,6 ~ 7 分;组织学分级 3 级,低分化,8 ~ 9 分;组织学分级级越高,细胞组织分化程度越低(分化越差),肿瘤细胞越幼稚、异型越明显、生长越活跃,恶性度越高,预后越差

四、乳腺癌的病理 TNM 分期(pTNM)

肿瘤的 TNM 分期系统是由 Pierre Denoix 于 1942 年最初提出,主要根据肿瘤大小(T)、有无区域淋巴结转移(N)和有无远处转移(M)进行评估。现行第 7 版乳腺癌 TNM 分期(2010)的主要内容见本书后面有关章节(此略)。2012 年版"WHO 乳腺肿瘤分类"亦采用该版 TNM 系统。

（一）乳腺癌的 TNM 及 pTNM 分期

需要注意的是，以上 TNM 分期为临床分期，与病理分期不同，而真正有意义的分期应是病理分期。该版明确规定了病理分期即 pTNM 的具体标准，可供病理报告用。pTNM 具体规定"T"与"N"的内容见本书后面有关章节（此略），乳腺癌 TNM 分期见表 9-7。

表 9-7　乳腺癌 TNM 分期（第 7 版，2010）

分期		T	N	M
0 期		Tis	N_0	M_0
Ⅰ 期	A	T_1	N_0	M_0
	B	T_0,T_1 *	N_{1mi}	M_0
Ⅱ 期	A	T_0,T_1 *	N_1	M_0
		T_2	N_0	M_0
	B	T_2	N_1	M_0
		T_3	N_0	
Ⅲ 期	A	T_0,T_1,T_2	N_2	M_0
		T_3	N_1,N_2	
	B	T_4	N_0,N_1,N_2	M_0
	C	任何 T	N_3	M_0
Ⅳ 期		任何 T	任何 N	M_1

注：* 肿瘤最大直径≤2.0cm

（二）早期乳腺癌

1. 病理学早期乳腺癌

（1）原位癌

1）包括导管原位癌和小叶原位癌，无肿块的 Paget 病。

2）新版 WHO（2003,2012）已将其列入交界性（癌前）病变，即 DIN（后述）实际上，这类病变已不属于真正意义上的癌。

3）未浸润即意味着无转移，预后好。

4）病理取材应当足够，足以除外早期浸润。

（2）微小浸润癌

1）浸润灶直径<1mm，或 2 个以上病灶中直径最大者不超过 1mm。

2）预后好，很少见转移，目前 ICD-O 尚未给以编码定级。

（3）微小癌及小癌

1）前者肿瘤直径<0.5cm，后者<1.0cm。

2）体积小，并不一定意味着不能转移（只要有浸润就可能发生转移）。

3）据报道，乳腺癌直径 2cm 以下者，淋巴结转移率可达 33.6%。

（4）良性增生性病变局部恶变：

1）通常指以良性病变为主，在此基础上局灶发生的恶性变化。

2）癌变范围通常较小，多为原位性病变。

3）病理报告应注明原位癌变，如有浸润应另加以注明。

2. pTNM 早期乳腺癌（表 9-8）

表 9-8　pTNM 早期乳腺癌分期

pTNM-0 期乳腺癌
Tis：不分大小，凡原位癌均为 Tis
T_0：隐性癌，淋巴结阴性者属早期
pTNM-Ⅰ期乳腺癌
pT_{1mi}：微小浸润癌，肿瘤最大直径≤0.1cm
pT_{1a}：微小癌，肿瘤最大直径>0.1cm 但≤0.5cm
pT_{1b}：小癌，肿瘤最大直径>0.5cm 但≤1.0cm
pT_{1c}：肿瘤最大直径>1.0cm 但≤2.0cm

注：pT_{1mi}、pN_0、pM_0 为 pTNM-ⅠA 期（pT_{1mi}指单个或多个浸润癌灶，每个最大直径≤1.0mm）；pN_{1mi}、pT_1（T_0）、pM_0 为 pTNM-ⅠB 期（pN_{1mi}指微转移灶直径0.2～2.0mm）；pTis、pN_0、pM_0 为 pTNM-0 期（pTis 指原位癌，不计体积大小）

3. 癌前病变（交界性病变）

（1）非典型增生：DIN_{1a}，DIN_{1b}。

（2）原位癌：DIN_{1c}，DIN Ⅱ，DIN Ⅲ（pTNM 分期，T 为 Tis）。

（阚　秀）

第四节　乳腺癌的发生、发展及转移

一、乳腺癌的发生及发展过程

乳腺癌是乳腺上皮增生性疾病。正常的乳腺细胞如何转变成为能够独立生长的新生物，这一变化的本质尚未彻底揭晓。

实验诱发肿瘤研究的开展，使人们得以有计划有步骤地追踪观察病变的整个过程。现已充分证明，肿瘤形成的早期必然要经历相对漫长的演变阶段。不经过癌前病变而突然发生癌是不可思议的。病变最早的变化极其细微，很可能只是核糖核酸等分子水平上的改变，甚或电子水平上的变化。细胞在致癌因子长期作用下,不断地适应和选择,这种变化逐步加重和积累,DNA 的损伤或突变发展到一定程度,超过自我修复的限度,才发生癌变。因此,这种质变为一系列部分量变的总和。它是一个既有阶段性又有连续性的移行过程。这一过程早期是可以修复的、可逆的。如果致癌因子持续作用到一定阶段,细胞生长就逐渐不受机体所控制,不受当初的病源因子是否持续存在的影响,出现相对的自律性。

通常,病理学将正常组织细胞发展成为具有浸润能力的癌的整个过程划分为以下几个阶段(图9-11)。

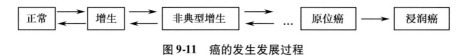

图 9-11　癌的发生发展过程

这一演变为连续过程,其间并无截然界限或严格的阈值。其间只存在着临界状态或临界期。如果肿瘤得以继续发展,将形成全身化,最终导致病人死亡。

必须指出,癌前病变可持续存在相当长时间,几年甚至几十年。然而,亦有患者先前无自觉症状而突然发病,似无癌前阶段可查,可能为癌前病变时间过短所致。还需强调,癌前病变是可以治愈的。防癌的意义即在于把肿瘤控制在癌前病变,治愈癌前病变是积极的预防。

原位癌发展成为浸润癌亦可经历相当长的时间。子宫颈癌及食管癌的研究都已证明,有的原位癌可持续长达 10 年之久。原位癌是否可逆而恢复正常,尚无定论。一个细胞一旦恶变后,逆行变成正常细胞将十分困难,或者是完全不可能的。

上述阶段的划分理论上十分明确。但是,其病理形态学在病理诊断实际工作中常有交叉重叠,病理诊断可有些微差别。

二、乳腺癌的发生机制

从分子生物学的角度,恶性肿瘤可视为基因的疾病,是某些染色体上的 DNA 损伤致使基因突变的结果。控制细胞生长的基因序贯的突变、积累导致细胞的生长失控、缺乏分化而异常增生。基因的序贯突变和选择过程称为克隆性演变,这个过程常积累一系列的基因突变,涉及不同染色体上多种基因的变化,包括癌基因、肿瘤抑制基因、细胞周期调节基因、细胞凋亡基因及维持细胞基因组稳定性的基因(如 DNA 修复、复制基因及染色体分离基因)等。这些基因的变化,有的是从干细胞由遗传得来,有的则是从体细胞由环境因素引起而后天获得,故癌症有遗传性和散发性之别。在实验性研究的基础上,加上对人类癌症的流行病学研究,学者将致癌过程分为三个阶段:启动期、促进期和进展期。

研究证实,乳腺癌的发生是由大量个体遗传突变积累,共同改变细胞内在信号系统复杂元素的结果。当这些异常的基因改变在单个乳腺细胞内组合时,可破坏控制系统致使细胞功能处于不稳定和无规则状态。一个已破坏细胞的不断复制导致异常细胞克隆的形成,继续积累其他的异常突变,最终启动癌症。

许多年来,突变究竟是由什么原因引起这一问题一直是讨论的热点。因为涉及很多基因变化,目前的共识是单一的因素不可能启动所有的基因改变。

染色体不稳定概念框架提示了染色体畸变与癌症发生的关系。染色体结构和数目的不稳定,因乳腺癌易感基因 *BRCA1* 和 *BRCA2* 的灭活而引起,*BRCA1* 和 *BRCA2* 在维持基因组的稳定性方面起着关键的作用。研究证明,*BRCA1* 通过细胞周期调控点发挥肿瘤抑制功能和 DNA 损伤修复作用。此外,近来的蛋白质组学和遗传研究已揭示在体内存在显著的 BRCA1 合成物,每一种都管理着对于 DNA 损伤特殊的细胞反应。因此,*BRCA1* 是基因组主要的调节子,通过发挥它的能力执行和协调 DNA 多方面的损伤反应。

最近的一项研究提出,Hedgehog 信号通路是一个新的乳腺癌候选治疗靶标。Hedgehog 信号通路主要成员有 Shh、Ptch1 和 Gli1。另外,cyclin D1 是一个细胞周期调控子,在人类几种肿瘤包括乳腺肿瘤中过表达。雌激素和孕激素均能激活 cyclin D1 的表达,抗雌激素处理能降低其表达水平。cyclin D1 过表达与分化完全、雌激素受体阳性的肿瘤有较大关系。同时 cyclin D1 是 Hedgehog 信号通路的一个靶基因。

三、局部浸润及肿块形成

癌细胞于上皮内生长扩散,侵入周围组织中,逐渐形成肿块。其形状及内部结构不尽相同。按 Gallager 意见,肿块 80% 以上可分为如下三型:多结节型、放射型和粉刺型。这些浸润形式不同,可能是由于肿瘤生长速度和侵犯形式的不同所致。

多结节型:大约 1/2 的肿块属于此型。这种肿块边界清楚,切面为不规则的扇面状边缘。肿瘤细胞集中在肿瘤周边部分,中心呈地图样,相对细胞较少,纤维化。进一步生长,结节相互融合,小的卫星结节在中等大小多结节附近很常见。

放射状结节:约 1/3 的病例属此种。这种肿块呈不规则的蟹足状,不同长短的腿足向不同方向伸出。弥漫性纤维化,肿瘤细胞从中心向周边逐渐密集。放射性结节较多结节型生长缓慢。新生细胞似乎通过导管壁"渗透"到外面,与导管周围纤维化混合在一起。肿块完全形成后,逐渐胀大,导管分枝紊乱。

粉刺样型:仅占 10% ~ 15%。受累区域常无明显境界,以致很少能够确定真正的肿块。组织学,多是非浸润性导管癌,很难辨别其浸润的存在。扩张的导管及结节中心广泛坏死,坏死组织内可有大片钙化。

其他形式:也有少数肿块,不形成上述三种常见类型。例如黏液癌产生一个大的边界不清的结节。镜下有黏液物质组成,细胞很少。淋巴细胞浸润性髓样癌常呈圆形,边界清楚,由一致的粉灰色或淡黄色组织所构成。浸润性小叶癌,通常弥漫性纤维化,肿块不清楚,与放射状肿块相似,但无周围伸出的突起。少数病例亦可弥漫扩展至全乳房,无肿块可查。

四、局部扩散

当病变部位的腺管上皮已经癌变以后,肿瘤在乳房内的生长包括许多机制。肿瘤细胞繁殖增多,周围组织浸润等自然是最重要的因素。融合性生长也是同样重要的因素。继发卫星结节形成一个新的浸润源,朝向中心肿瘤生长,互相融合,使肿块增大。乳腺内扩散的另一途径是肿瘤细胞由导管内向导管外蔓延,侵犯淋巴管,向心扩散到乳晕下淋巴网。其结果可在乳房内形成继发性癌灶,以此种方式新形成的继发性癌灶,有时比原发灶还大,易被误认为原发病灶。

癌浸润性生长的速度及范围,通常因病人的情况不同而有差异。如病人的年龄、妊娠、哺乳以及癌细胞的恶性程度和周围组织的抵抗能力等。一般说

来,脂肪组织最易于被浸透,肌肉具有一定抵抗力,而筋膜组织则最能抵抗癌的浸润。有时侵犯神经膜,在神经纤维间生长并蔓延。

肿块进一步扩大,导致肿瘤细胞超出乳腺范围。胸筋膜及肌肉的侵犯导致了肿瘤与胸壁的固定。扩散至皮肤则产生皮肤皱缩、固定、粘连,最后溃疡形成。如果见到乳房血管内播散的证据,将是严重的征象。在切除肿块中,在淋巴管或神经周围间隙内见到肿瘤细胞,由于这种侵犯可以形成继发转移瘤,此为不祥之兆。

五、淋巴路转移

1. 淋巴结侵犯 乳腺癌细胞一旦侵入乳房淋巴管后,一方面可在淋巴管内停留,并继续生长繁殖,并可引起淋巴管阻塞而引起淋巴管返流,导致癌肿在乳房内扩散及皮肤水肿;另一方面,癌细胞迟早会以栓子形式转移至区域淋巴结,导致癌肿的淋巴道扩散。

癌细胞进入第一站淋巴结后,大部分停留在淋巴结输入管侧的边缘内,并被暂时阻滞在该淋巴结中。以后癌细胞不断繁殖增生,可侵入整个淋巴结。并可破坏淋巴结的包膜,侵犯周围组织。还可引起淋巴结的粘连,融合成一团。癌细胞破坏淋巴结,可通过输出管到达第二站淋巴结。

区域淋巴结受累的程度,既取决于受累淋巴结的数目和大小,也要视淋巴结是否与周围组织粘连。而第二站淋巴结的转移,是更晚期的表现。

2. 乳腺癌的淋巴结转移规律及转移途径

(1) 乳腺外侧转移途径:向腋窝淋巴结转移,这条途径引流乳房 50% ~75% 的淋巴液,此腋下淋巴结是乳腺癌淋巴转移的主要途径。最常见的淋巴转移部位是同侧腋窝淋巴结。经腋窝部淋巴结,还可以转移至锁骨下淋巴结和锁骨上淋巴结。经乳房内动脉旁淋巴结,转移至锁骨下淋巴结和锁骨上淋巴结,也可以转移至胸内纵隔淋巴结。

腋下淋巴结,为乳腺癌转移的主要去处,是乳腺癌发生转移时最早受累者。腋下淋巴结多是第一站。含有转移癌的腋下淋巴结的数目、大小、位置水平及与周围组织粘连与否均有相当意义。

(2) 锁骨下群及胸肌间群淋巴结(Rotter 结)也是乳房的第一站引流淋巴结。乳腺癌发生转移时,通常首先到达腋下中央群,所以该群淋巴结转移常见或为唯一受累者。而位置最高的锁骨下群则受累最晚且极少单独转移。对侧腋下淋巴结也可以发生

转移,当然为晚期表现。

(3)锁骨上淋巴结转移,此淋巴结受侵系癌细胞通过腋顶部淋巴结或内乳淋巴结过滤作用的癌细胞直接注入或逆流转移,为第二站淋巴结。此淋巴结转移标志着该乳腺癌已属晚期。

(4)内侧转移途径:向胸骨旁淋巴结转移,内乳淋巴结转移的发生率为 20% ~ 25%。内乳淋巴结转移与乳腺癌部位关系最为密切,以乳房内侧及中央区乳腺癌转移者最多见。内侧占 50% 以上。内乳淋巴结转移时以第 1、2、3 肋间为主。

(5)对侧转移途径:胸壁皮肤有广泛的微细淋巴管形成的淋巴网,一侧乳腺癌可以沿皮肤表浅淋巴网转移至对侧乳腺和对侧腋窝。

(6)下行转移途径:乳腺淋巴液向下经腹直肌鞘深面,通过肝圆韧带达肝门、膈下。

六、血行转移

从产生远隔部位转移的能力而论,乳腺癌是最富于侵犯性和多变的肿瘤之一。播散在早期即可发生,有时一期乳腺癌尚未见淋巴结转移之前,术后可因血行转移而致死。以其发生时间看,应将乳腺癌认为是系统性疾病。

乳腺癌的血行转移,大都是因为癌细胞转移至淋巴结后,侵入了中央的大淋巴管,流入胸导管或右淋巴管,然后注入颈根部的左或右无名静脉,再经心而入肺。其次是癌细胞在乳房内直接侵入血管,随静脉血流经内乳静脉或腋静脉回心而入肺。再一条血行转移途径为经肋间静脉入奇静脉,然后入上腔静脉回心脏。由于静脉血均经心入肺,在肺毛细血管经过滤过,因而肺为乳腺癌发生血行转移最常受累器官。尸解材料证明,60% ~65% 的血行转移到肺,其余为肝、骨髓、皮肤等。脑、脊髓、胸膜等也并非罕见。胃肠道及卵巢转移是浸润性小叶癌的转移特点。各种奇特的转移都有报告,其中包括双侧拇指转移。

第五节　乳腺癌病理诊断中的新变化

一、免疫组化技术的应用及其重要性

免疫组化技术作为一种辅助病理诊断,已广泛应用于乳腺病理学检测。主要用于帮助乳腺肿瘤良恶性鉴别、确定转移瘤的组织来源、激素受体检测,以及多种预后相关因素的检测等。目前已有多种抗体可供选用,给病理学诊断以极大帮助,对乳腺病理已成为不可缺少的重要手段。

1. 常用标记物及其临床意义

(1)乳腺良恶性病变鉴别常用抗体

上皮细胞:CK(CK8,CK18,CK19 低分子量),EMA,CEA 等。

肌上皮细胞:SMA,P63,S-100,Calponing,Actin,CD10 等。SMA 较为敏感,P63 较为特异。

中间型细胞:CK5/6,CK14,CK17 基底细胞型。

(2)乳腺癌预后相关抗体(基因蛋白产物):有 c-erbB-2、P53、P21、MDR、nm23、BRCA1、BRCA2 等,以及生长活性因子,如 Ki-67(细胞生长蛋白)、PCNA(细胞增殖核抗原)、EGFR(表皮生长因子)、cyclin D1(细胞生长周期蛋白)、VGFR(血管生长因子)等。

(3)药物靶向相关因子:Topo Ⅱ(拓扑异构酶),为蒽环类或药物依托泊苷(VP-16)等的靶点,阳性者预后差。TS(胸苷酸合成酶),阳性者抗 5-氟尿嘧啶(5-FU),预后较差。

(4)乳腺癌组织相关抗原:CA15-3,对乳腺癌的敏感性 29% ~92%,特异性 85% ~ 100%;其他如 BCA-225、TPA、B72-3、CA-125、CA-549 等。

(5)乳腺特异抗体(鉴定转移癌来源于乳腺):GCDFP-15、ER、PR、乳白蛋白、乳脂膜球蛋白、锌 α-2 糖蛋白。以上抗体反应如阳性,高度提示乳腺癌,联合使用更有意义。

(6)激素受体:如 ER(雌激素受体蛋白)、PR(孕激素受体蛋白)。

2. 乳腺癌标本免疫组化常用检查项目

(1)乳腺癌标本免疫组化相关项目:ER,PR,c-erbB-2, Ki-67; P53, Topo Ⅱ, TS, nm-23, PS2, BRCA1 等。

(2)转移癌证明乳腺来源辅助抗体:GCDFP-15,乳白蛋白(lactobumin);锌 α-2 蛋白,乳脂膜球蛋白;ER,PR,B72-3,CA15-3;HMB-45(与恶性黑素瘤鉴别)等。

3. ER、PR 的免疫组化检测意义及评级标准

(1)ER、PR 检查意义

1)ER、PR 阳性乳腺癌,分子分型中属于腺腔

A 型,是最多见的乳腺癌,约占全部肿瘤的 70%。

2）病理类型主要包括肿瘤细胞高至中度分化的低级别浸润癌,如小管癌、黏液癌、神经内分泌癌、微乳头状癌等。

3）临床经过常是惰性的。

4）激素受体状况可作为选择内分泌治疗的参考,对内分泌治疗有很好的疗效,适合于内分泌治疗。

5）与其他类型相比,ER、PR 阳性乳腺癌预后好,可作为估计预后的一个指标。

（2）ER、PR 检测结果的评价标准:目前,ER、PR 检测结果报告有多种方式,尚未得到完全统一。Allred 评分法（2004）较常用（表 9-9,图 9-12）。

表 9-9　Allred 评分法（2004）（阳性细胞比例与染色强度之和）

阳性细胞比例及对应分值	染色强度及对应分值
0 = (-)	0 = (-)
1 = 1%	1 = (+)
2 = 10%	2 = (++)
3 = 33%	3 = (+++)
4 = 66%	
5 = 100%	

二者相加总分(0~8 分):
0~2 分——阴性;3~5 分——阳性;6~8 分——强阳性

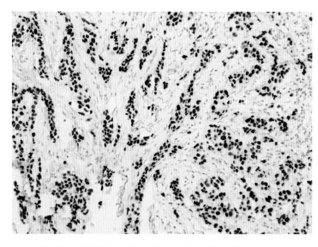

图 9-12　浸润性导管癌 II 级,癌细胞免疫组化染色 ER 阳性（约 85%）

4. HER-2 的免疫组化检测评级与靶向治疗

（1）c-erbB-2 检查意义

1）HER-2 亦称 c-erbB-2 或 ERBB-2。

2）c-erbB-2 与人表皮生长因子受体（EGFR）基因属同一家族。

3）乳腺癌约 20%~30% 呈现基因扩增或蛋白过表达。

4）c-erbB-2 阳性的乳腺癌浸润性强,预后差,无病生存期短。

5）只有 c-erbB-2 阳性的乳腺癌,才适合于赫赛汀（Herceptin,即曲妥珠单抗）的靶向治疗。

6）对选用蒽环类药物有一定帮助。

（2）c-erbB-2 检测结果的评价标准（表 9-10,图 9-13）。

表 9-10　c-erbB-2 免疫组化检测结果评估

-	<10%	着色或无着色
+	>10%	仅微着色,略能辨认的膜着色
++	>10%	微—中等完全膜阳性
+++	>10%	强度完全膜染色

注:-、+为阴性;+++为阳性;
++为可疑,需进一步行 Fish 或染色体检查

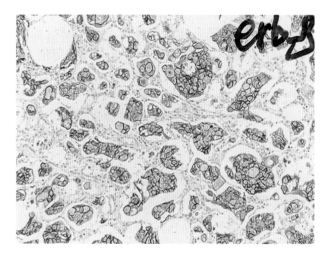

图 9-13　乳腺癌,免疫组化 HER-2 染色

二、乳腺癌几种特殊治疗进展相关病理检查

1. 乳腺癌保乳手术治疗标本切缘检查

（1）术中切出断端的断定

1）通常选择性取材 4~6 块:内侧,外侧,上,下,乳头侧,深侧筋膜。

2）环行一周最为理想,但困难。

（2）术后切除断端的断定

1）标本全取（必要时可用）。

2）环行剥葱皮样取材,由外向内,逐层取材。

3）随意不规则取材——盲目选择,象征性断端。

2. 新辅助治疗病理检查新变化

（1）化疗前病理诊断

1) 化疗前病理诊断:要求明确,肯定,经得起"会诊"。通常不用针吸细胞学(FNA),如用必须有100%的把握。

2) Core 活检(粗针):标本小,要求技术高,为目前主要活检方法。同时多取切面,4~6个面;一次取4~6张白片,保留做免疫组化用。

3) 病理报告内容:由于新辅助治疗后有可能肿瘤完全消失,因此在治疗前必须得到病理诊断的全部基本信息。这些信息包括病变性质良性或恶性,组织学分类分型,原位癌或浸润癌,组织学分化分级、钙化情况等,还包括提供药物治疗相关的免疫组化指标,如 ER、PR、c-erbB-2、p53 等的检查结果。

(2) 术后病理诊断——肿物微小或肿瘤消失的标本处理

1) 关键在于病变定位:需临床、影像和病理三项结合。

2) 临床:术前标记,术后指导取材。

3) 病理:钼靶 X 线照相帮助,包括人体乳腺 X 线像,切除乳腺 X 线像,切开标本 X 线像并定位,定位后切取组织块 X 线像,包埋蜡块 X 线像(如果需要)等。

(3) 新辅助化疗后治疗效果的病理组织学评估(分级)

(Miller and Payne System)

1 级——无变化,或有的恶性细胞出现某些改变,但无细胞总量的减少。

2 级——肿瘤细胞数轻微减少,但细胞总数依然很高,至多减少30%。

3 级——肿瘤细胞数减少30%~90%。

4 级——肿瘤细胞明显消失,仅尚存于小细胞团,或广泛散在的细胞残留肿瘤细胞数减少90%以上。

5 级——肿瘤部位切片,无肿瘤细胞可查出,仅见血管纤维间质残留(此间质中常含有巨噬细胞)。但导管原位癌(DCIS)可以存在。

注:1~4 级为部分病理反应(pPR);5 级为完全病理反应(cPR),仅残留 DCIS

3. 微小癌的病理检查——影像引导定位病理取材

(1) 癌灶直径小于 0.5cm 时,病理取材极难发现。

(2) 标本取材方法

1) 全乳标本 X 线照相,与术前 X 线照片对比,进行标记。

2) 将标本切成 1cm 厚的组织块,行 X 线照相,将可疑处标记。

3) 制成蜡块的标本,也可行 X 线照相,检查取材定位是否准确。

(3) 最好的方法是手术时进行标记,或在手术医师指导下取材。

(4) 足够的取材,足够的切片。

(5) 病理报告一定注明所见肿物大小。

4. 乳腺癌前哨淋巴结活检

(1) 部位:位于乳腺外侧,即乳腺外侧淋巴结(属于乳腺腋下淋巴结第一站)。

(2) 方法:同位素注入或染料注入,半小时后,手术中切取淋巴结观察。

(3) 病理

1) 冰冻+印片,效果好。

2) 冰冻切片准确性70%~80%。

3) 免疫组化,增加10%~15%的阳性率。

(4) 研究:全包埋,连续切片,免疫组化染色。增加20%的阳性率。

(5) 意义:阳性者,进一步行腋窝淋巴结清扫,阴性者,允许保留腋窝淋巴结。pN0mic(<0.2mm)行腋窝淋巴结清扫否?有争议,对其检查方法及意义尚有争论。

三、关于乳腺癌病理诊断报告标准化

1. 乳腺导管原位癌病理报告　结合国内医院当前应用状况,乳腺导管原位癌病理报告,至少应当包括下列项目:部位(侧,象限),标本名称,肉眼测量大小(包括取材组织块数),组织学类型,组织学分级,有无坏死及钙化(程度),有无微小浸润,切缘与肿瘤最近距离(镜下),免疫组化包括 ER、PR、c-erbB-2、Ki-67、P53 等,其他所见(或说明)。

举例如下:(左侧外上象限)乳腺肿物切除标本,肿瘤大小约 2.5cm×2.0cm×1.6cm,取材 12 块。石蜡切片:乳腺导管原位癌(Ⅲ级),坏死明显,可见灶状钙化,伴微小浸润(直径<1mm),切缘近距离约 8mm。免疫组化(肿瘤组织):ER(90%,+++),PR(100%,+++),HER-2(-),Ki-67(<5%),P53(+)。

2. 乳腺浸润性癌最终病理检查报告建议方案参考美国解剖和外科病理指导者协会(ADASP)发布的《乳腺癌报告推荐标准》,结合实际工作体会,我们提出以下内容,作为乳腺癌根治大标本病理检查报告项目的选择(表9-11)。总的原则要求应当是报告尽量地全面,不漏项,以供给临床足够的信息。

表 9-11　乳腺浸润性癌最终病理检查报告"建议"项目

（1）标本类型

1）乳腺部位(＿＿＿＿侧,＿＿＿＿象限)

2）标本名称(改良根治标本)

　　(需注明先前手术肿瘤切除标本或粗针针芯标本各种病理号＿＿＿＿)

3）肉眼测量大小(＿＿＿×＿＿＿×＿＿＿);数目(单发或多发)

（2）显微镜检查

1）组织学类型

2）组织学分级:＿＿＿＿级(＿＿＿＿+＿＿＿＿+＿＿＿＿分)

3）有无坏死及钙化(程度)

4）邻近组织侵犯情况(包括边缘)

5）血管淋巴管受侵(＿＿＿＿);神经受侵(＿＿＿＿)

6）癌周围(癌旁)组织病变(包括原位癌、非典型增生、普通型增生等)

7）其他所见(或说明):例如,送检标本肿瘤已切除,未见肿瘤残存等

8）如有术前新辅助治疗,需行疗效评级,另加报告

9）淋巴结是否转移:+或-(X/Y);直径大于1cm者应注明其大小,结外受侵(＿＿＿＿),前哨淋巴结(＿＿＿＿x/y)

（3）病理分期

pTNM ＿＿＿＿期(pT＿＿＿＿,pN＿＿＿＿,Mx)

（4）免疫组化检测(肿瘤组织)

1）ER(＿＿＿＿%,平均强度＿＿＿＿)

2）PR(＿＿＿＿%,平均强度＿＿＿＿)

3）c-erbB-2(＿＿＿＿)

4）Ki-67(＿＿＿＿%)

5）其他:CK5/6(＿＿＿＿),P53(＿＿＿＿),等

（阚　秀）

第六节　乳腺癌的常用相关基因及肿瘤标志物

近年来乳腺癌发病率有明显上升趋势,在我国许多大中城市,乳腺癌已成为最常见的女性恶性肿瘤,2014 年 ASCO 会议上美国癌症协会公布了 2014 年美国癌症死亡人数、发病率,其中乳腺癌发病率最高,占女性全部恶性肿瘤的 29%,死亡率占第二位(15%),高居首位。中国抗癌协会公布的统计数字显示,我国近年来乳腺癌发病率正以每年 3% 的速度递增,成为城市中死亡率增长最快的恶性肿瘤,发病年龄也呈逐渐年轻化的趋势。中国主要城市 10 年来乳腺癌发病率增长了 37%,死亡率增长了 38.9%,农村死亡率增长了 39.7%。随着细胞生物学、分子生物学和人类基因测序工程等技术的发展,人们在分子生物学水平上对乳腺癌的发生、侵袭及转移机制进行了深入研究,证实其发生发展是多种癌基因和抑癌基因协同作用的结果。虽然目前临床上乳腺癌的组织学类型与分级、肿瘤大小、淋巴结转移状况、受体状态及分子分型等对于指导制定治疗方案、判断预后占主导地位,但大家已经认识到寻找能够预测和评估患者预后的分子生物学指标的重要

性,尽管目前分子生物学因子在乳腺癌中研究尤其对于预后的关系多数是回顾性的,尚需要更多的前瞻性研究来证实其应用价值,但已经看到关于 ER、PR、c-erbB-2、BRCA、P53、VEGF 等许多基因的研究在乳腺癌的病情风险、基因治疗和预后预测等方面都有非常重要的意义。

一、雌、孕激素受体

（一）雌激素与雌激素受体

雌激素(estrogen)是一种主要由卵巢和胎盘产生的女性激素,通常肾上腺皮质也产生少量雌激素。雌激素分为天然雌激素和合成雌激素,前者包括雌二醇(E2)、雌三醇(E3)、雌酚酮(E1)等,后者有炔雌醇(EE)、己烯雌酚(E-DES)、苯甲酸雌二醇、戊酸雌二醇、庚酸雌二醇等。雌激素是由 18 个碳原子组成的甾体激素,A 环上有 3 个双键,C3 酚羟基是与受体结合部位,C17 的羟基或酮基对生物活性非常重要。在女性体内,起主要作用的雌激素为 E2 及其

267

代谢产物。其对于维持机体正常生理活动起到非常重要的作用,主要作用是促进女性生殖器官的发育和女性性征的出现,并维持在正常状态。进入青春期后的女性,卵巢开始分泌雌激素,促进阴道、子宫、输卵管和卵巢本身的发育,同时子宫内膜增生而产生月经。雌激素还能促使皮下脂肪富集,体态丰满;促使体内钠和水的潴留,骨中钙的沉积等。体内雌激素的水平发生变化时会导致多种疾病,与其相关的主要有动脉粥样硬化、骨质疏松、乳腺癌、子宫内膜癌等。

雌激素对乳房的作用主要表现在促进乳腺增生,乳头、乳晕颜色变深,并产生性欲。目前有众多资料表明雌激素与乳腺癌发生有关,乳腺癌的发生、发展、退缩与雌激素水平密切相关。雌激素致乳腺癌的作用必须先与相应受体结合才能发挥生物效应,其致乳腺癌的机制包括以下三方面:①通过受体介导的内分泌激素活性刺激细胞的增殖;②通过细胞色素 P450 介导的遗传代谢活动提高变异率,从而直接起到细胞毒作用;③诱导突变。同时雌激素对乳腺癌的致癌作用与患者年龄、剂量以及使用时间有关。

1971 年,Jensen 首次证实了雌激素受体(estrogen receptor,ER)的存在。其发现人类乳腺癌患者癌组织中有大量的 E2 受体存在,这种受体是一种糖蛋白,分子量为 35 000 ~ 90 000,能与雌激素结合,故称雌激素受体。ER 可以介导雌激素的信号,来调节生殖系统的生长、分化和各种生理功能,同时,ER 还能够影响骨、肝、脑及心血管等系统。ER 包括两大类:一是经典的核受体,包括雌激素受体 α(ERα)和雌激素受体 β(ERβ),它们位于细胞核内,介导雌激素的基因型效应,即通过调节特异性靶基因的转录而发挥"基因型"调节效应;二是膜性受体,包括经典核受体的膜性成分以及属于 G 蛋白偶联的雌激素受体(G-protein-coupled-estrogen receptor,GPER),其家族成员包括 GPER1(GPR30)、Gaq-ER 和 ER-X,其介导快速的非基因型效应,通过第二信使系统发挥间接的转录调控功能。ER 的组织分布和表达随着年龄及性别的不同而存在差异,在不同组织中其含量及生物学功能也不同。其存在于正常子宫内膜、平滑肌细胞以及正常乳腺上皮细胞中,但在乳腺上皮细胞和间质细胞中均发现 ERα 和 ERβ 的表达。ERα 主要参与乳腺发育和泌乳,ERβ 则更多地与乳腺小叶腺泡的发育有关。GPER 只在脑局部起作用,参与学习、记忆、认知等多种功能的调节。

ER 在乳腺癌的发生、发展及疾病的演变过程中

起着非常重要的作用,其在乳腺癌组织中的含量或表达状况是指导乳腺癌内分泌治疗的重要参数,更是乳腺癌患者预后评估的最重要生物学标记物之一,研究表明,ER 表达阳性的乳腺癌患者对激素治疗有效,且预后较好。

(二) 孕激素与孕激素受体

体内主要的孕激素(progestogen)是由卵巢黄体产生的孕酮,是维持妊娠所需要的 21 碳类固醇激素。目前临床上应用的孕激素制剂主要分为天然孕激素和人工合成孕激素两大类。孕激素一般在雌激素作用的基础上产生效用,主要生理功能为:①抑制排卵,促使子宫内膜增生,以利受精卵植入,并降低子宫肌肉兴奋度,保证妊娠的安全进行;②促进乳腺腺泡的生长,为泌乳做准备;③提高体温并使血管和消化道平滑肌松弛。

孕激素受体(progesterone receptor,PR)是在雌激素作用下的最终产物,E2 与受体的复合物移入细胞核内后,通过基因转录刺激 DNA 形成新的蛋白质,其为一种雌激素调节蛋白。PR 在人体组织中广泛分布,除前列腺生殖器官外,在中枢神经系统、骨骼肌及其他器官也存在。PR 在乳腺癌组织中阳性表达提示癌组织对拮抗雌激素治疗一般有良好的反应。

(三) 雌激素受体、孕激素受体的检测

目前常用免疫组织化学(immunohistochemical,IHC)染色方法检测乳腺癌组织中的激素受体(ER/PR)表达情况。

ASCO/CAP 乳腺癌激素受体 IHC 检测指南　美国临床肿瘤学会(ASCO)与美国病理医师学会(CAP)组成的国际专家组于 2010 年联合制定并发布了《ASCO/CAP 乳腺癌激素受体 IHC 检测指南》(以下简称《指南》),提出 ER、PR 的免疫组化最佳检测方法。专家组通过对不同 IHC 方法(采用不同抗体和评分系统等)进行讨论分析发现,ER/PR IHC 检测无金标准可供参照。专家组成员还对适宜测试的人群达成了共识:①所有新诊断的浸润性乳腺癌患者;②对于同时多发性癌,应至少对其中一个病灶进行检测,以最大者为佳;③对复发病例应再行检测,以便验证之前结果的可靠性或评估肿瘤生物学是否发生了变化;④对于新诊断的 DCIS,由于最新研究提示采用内分泌治疗可使其发展至浸润癌的危险降低 40% ~ 50%,专家组认可对这类患者进行 ER 状态评估的价值,但不作正式推荐,是否检测由患者和医师决定。

《指南》对 ER、PR 的最佳判断标准如下(图 9-

14)：

（1）ER、PR 阳性的定义：≥1% 的肿瘤细胞核着色。

（2）ER、PR 阴性的定义：在有阳性内对照的情况下，<1% 的肿瘤细胞核着色。

（3）ER、PR 不确定定义：同一标本中正常腺体上皮细胞核着色而肿瘤细胞核均不着色，或同一标本多次送检均未发现肿瘤细胞核着色。

以上定义基于下列实验室相关管理规定：ER/PR 阳性及阴性的初始分类与最终临床分类结果的一致率分别达到90%和95%；内部质控应包括每种方法中 ER/PR 反应性的外对照、常规方法的再次评估以及技术人员和病理诊断人员的资质认证；依据技能考核规定参加外部技能测试；每 2 年由评审机构进行评审。

另外，《指南》建议对于一些通常呈 ER 阳性的组织学类型，如小管癌、小叶癌、黏液癌和诺丁汉（Nottingham）组织学分级为Ⅰ级癌，当检测结果为阴性时，报告应给予特殊提示。

（四）雌激素受体、孕激素受体的作用及临床意义

不是所有的乳腺癌细胞都表达 ER/PR，大约有 60%～70% 的乳腺癌患者表达 ER、PR（ER+/PR+），少部分完全不表达（ER-/PR-），<10% 的乳腺癌呈单一受体表达（ER+/PR- 或 ER-/PR+，后者更为少见）。多项研究证实，ER、PR 的表达状态与乳腺癌患者的临床表现及生物学行为相关，可提供十分有价值的疗效与预后的分析信息。其中，ER 水平与患者总生存率（overall survival, OS）、无病生存率（disease-free survival, DFS）、无复发生存（relapse-free survival, RFS）、5 年生存率、至治疗失败时间（time to treatment failure, TTF）、内分泌治疗反应和复发时间呈正相关，是乳腺癌患者预后较好的重要分子生物学标记物，是制定治疗方案的重要参考指标。

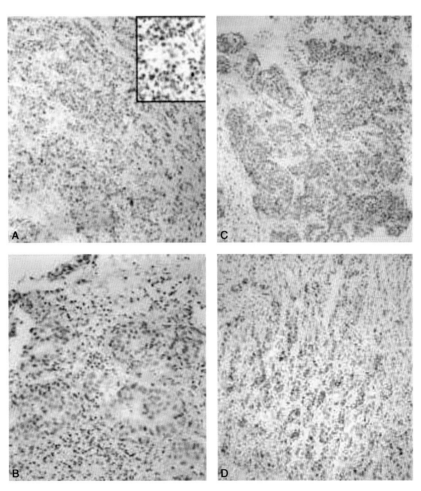

图 9-14　浸润性导管癌

ER 免疫组化（IHC）检测结果评估情况，按整张切片平均显色情况确定。图 A 示完全未见肿瘤细胞着色的阴性反应，右上为同切片中存在的阳性内对照（正常导管上皮细胞）呈现的不同程度反应，间质中大量反应的淋巴细胞阴性。图 B 为 5% 肿瘤细胞呈弱阳性（+）反应。图 C 示 70% 肿瘤细胞呈中强阳性（++）反应。图 D 示 90% 肿瘤细胞呈强阳性（+++）反应

ER、PR 阳性表达通常出现在分化较好、恶性度较低的乳腺癌患者中,常规化疗通常较敏感,内分泌治疗效果好,OS 及 DFS 较高。ER、PR 同时阳性比单独 ER 阳性者常规治疗及内分泌治疗效果更好。PR 状态可能提供独立于 ER 外的附加预测价值,尤其是对于绝经前患者。与 ER+/PR+两者阳性相比,ER 或 PR 单一表达者肿瘤组织学分级更高、HER-2 阳性表达的机会更高,合并脉管瘤栓及出现局部复发和远处转移的概率更高。而 ER-/PR+较 ER+/PR-乳腺癌患者表现出更强的侵袭性行为,且内分泌治疗效果差。而对于 ER-/PR-较 ER 阳性的乳腺癌患者比较显著的特点是病理形态更加复杂,而且高表达 P53、c-erbB-2 和 EGFR,其不论在临床治疗还是预后方面都远远差于 ER+/PR+者,分析其原因可能为 ER 阴性的癌细胞中异型细胞及分化不良的细胞较 ER 阳性者多。

1998 年美国临床肿瘤年会(ASCO)国际权威协作组的临床研究报道了 37 000 例乳腺癌患者,结果表明:①乳腺癌术后辅助他莫昔芬(tamoxifen,TAM)治疗可以明显降低复发率、死亡率;②TAM 对绝经后患者有效,绝经前患者也有一定疗效;③ER 阳性患者用 TAM 效果最好,ER 不明的患者也部分有效;④辅助化疗后加用 TAM,能进一步提高疗效;⑤延长服药时间能提高疗效;⑥服用 TAM 明显降低对侧乳腺癌发生率;⑦长期服用 TAM 会增加患子宫内膜癌的风险。

大规模研究表明,ER 水平在肿瘤细胞低水平表达(1%)时即与临床疗效显著相关。基于他莫昔芬和其他内分泌治疗药物在降低死亡率方面的确切作用及其相对低毒的特点,专家组认为,在低水平 ER 状态下即可考虑采用内分泌治疗,因此将≥1% 阳性细胞作为阳性界值(<1% 为阴性界值)。专家组意识到新界值的启用将会使内分泌治疗的应用比例轻度上升,因此同时推荐,对于 ER 低水平表达(1%~10% 弱阳性)的患者,肿瘤医师可与患者讨论内分泌治疗的利弊,从而制定最佳的平衡方案。因此,为了保证 ER、PR 检测结果准确,需要比较充分的组织量,手术标本是最佳选择。但由于患者病情不同,有些不能行手术治疗,或者暂不需要行手术治疗(需行术前新辅助化疗)或者一些失去手术机会的患者,建议使用空芯针穿刺活检标本检测 ER、PR 表达情况。但穿刺组织因组织量及检测技术的局限性,可能会出现假阴性的结果,所以为了避免此类情况的发生,可以采取进一步的检测措施以避免患者出现假阴性而错失内分泌治疗的机会。

2013 年 St. Gallen 会议指出 PR 强阳性(>20%)有助于提高区分 Luminal A 型与 Luminal B 型乳腺癌的准确性。由于增加了这一条件,必将会使分类为 Luminal A 型乳腺癌的患者数减少,进而使得推荐给予化疗的人数增加。

二、HER-2 基因

据文献介绍可用于乳腺癌的病情评估和预后判断的分子标志物在 200 种以上,目前有研究利用含有数十种甚至百余种分子标志物的基因芯片作为乳腺癌的病情评估、指导治疗和预后判断的手段,其中最有价值的基因之一是 1985 年 Coussens 等在细胞表面发现的一个酪氨酸激酶基因——c-erbB-2 基因,即人表皮生长因子受体-2(human epidermal growth factor receptor-2),也被命名为 c-erbB-2、CD340、p185,是 c-erbB-2 基因编码的细胞膜蛋白,具有酪氨酸蛋白激酶活性,属于表皮生长因子受体(epidermal growth factor receptor, EGFR/ErbB)基因家族成员,相对分子量为 185 000。

20 世纪 80 年代 HER-2 原癌基因由三个研究小组分别独立发现。Neu 基因首先作为一种转化基因从胎鼠神经母细胞瘤中被克隆并确认。之后 Coussens 及 Schechte 等对 c-erbB-2 进行测序及染色体定位分析,证明它们是同一基因。

人类该基因定位于染色体 17q21,其编码产物为 185kD 的跨膜精蛋白 p185,由 1255 个氨基酸组成,720~987 位属于酪氨酸激酶区。c-erbB-2 分子由胞外的配体结合区、单链跨膜区及胞内的蛋白酪氨酸激酶区三部分组成。由于目前尚未发现能与 c-erbB-2 蛋白直接结合的配体,其主要通过与家族中其他成员包括 EGFR(erbB-1,erbB-3,erbB-4)形成异二聚体而与各自的配体结合。c-erbB-2 蛋白常为异二聚体首选伴侣,且活性常强于其他异二聚体。当与配体结合后,主要通过引起受体二聚化及胞质内酪氨酸激酶区的自身磷酸化,使得在 HER 受体胞内部分被磷酸化的位点形成"停靠站点"(docking site),以此来吸引胞内特定转接蛋白(adaptor protein),包括 Grb2、Shc、Src、PI3K(p85)等,这些转接蛋白与 HER 家族蛋白的胞内转接蛋白结合后会启动多个下游信号通路,主要有 Ras/Raf/丝裂原活化蛋白激酶(mitogenactivated protein kinase, MAPK)途径,3 羟基激酶(PI3K)/Akt 途径,信号转导及转录激活(STAT)途径和 PLC 通路等。这些信号转导通路的激活将会将信号传入细胞核启动相应的基因转录,导致细胞增殖、迁移、浸润、抗凋亡以及促进血管生成等反应。

（一）c-erbB-2 的检测标准

目前一般采用免疫组织化学（immunohistochemistry,IHC）检测 c-erbB-2 受体蛋白过度表达,应用荧光原位杂交（fluorescence in situ hybridization,FISH）和显色原位杂交（chromogenic in situ hydization,CISH）法检测 c-erbB-2 基因扩增的水平。

1. 2014 年我国病理学家根据我国实际情况,对 c-erbB-2 的检测标准再次进行更新,具体如下:

（1）检测时机:手术前穿刺活检或手术切除的肿瘤经病理明确诊断为乳腺癌时即可检测 c-erbB-2 蛋白表达和基因扩增状态。目前一般主张复发和转移病例应再对复发、转移病灶进行检测。加强临床与病理沟通有助于对 c-erbB-2 检测结果的正确诠释和对曲妥珠单抗治疗效果的客观评价。

（2）c-erbB-2 检测流程:乳腺癌标本一般先经 IHC 检测。IHC3+者可为临床医师提供建议患者接受曲妥珠单抗等药物治疗（但有少数 IHC3+者 FISH 检测 c-erbB-2 基因无扩增）;IHC2+者须进一步应用 FISH 和 CISH 进行 c-erbB-2 基因扩增检测。

（3）组织标本的制备

1）标本的类型:①新鲜（冷冻）标本;②针吸活检标本;③粗针穿刺标本;④外科手术标本。

2）标本的固定:从取材到固定的时间不超过 1 小时。固定时间以 6～48 小时为宜。不宜用微波快速固定组织。2014 年指南对于标本的固定除了以上几条外,提出了更加细化的标准:如果组织较大,应将其每隔 5～10mm 切开,并用纱布或滤纸将相邻的组织片分开,以确保固定液的充分渗透和固定。如果肉眼能确定肿瘤,建议尽快取一小块肿瘤和正常的乳腺组织放入包埋盒并立刻进入固定液。固定液的量应为组织体积的 10 倍。此组织标本可以作为理想的 IHC、FISH 和 CISH 检测和分析对象。对于自身不开展 c-erbB-2 的 IHC、FISH 和 CISH 检测的基层医院,规范的标本固定对于日后在有质量保证的实验室进行 c-erbB-2 检测是至关重要的。

3）固定液的类型:4% 中性（磷酸缓冲）甲醛固定液。

4）标本的取材:取材厚度应<5mm。

5）组织切片:未染色的切片置于室温下不宜超过 4～6 周,以防抗原丢失;2014 年版指南提出为不宜超过 6 周。用于 IHC 染色者切片厚度以 3～5μm 为宜,FISH 和 CISH 法切片厚度以 4～5μm 为宜;空气中略微干燥后应立即烤片（IHC:70℃,45～70 分钟;FISH:63℃ 过夜）。完成检测的切片,IHC 和 CISH 可按常规长期保存,FISH 应保存于–20℃,一般为 1～2 年。三种方法均应有 HE 染色切片作为对照。

（4）结果判读方法及注意事项:①先在 10 倍物镜下进行判读非常重要;②注意细胞膜完全着色的癌细胞比例及着色强度;③胞质着色应忽略不计;④导管内癌（DCIS）的着色应忽略不计,只评定浸润癌的着色情况;⑤正常乳腺上皮不应着色;⑥应使用国际公认的 ASCO/CAP 指南推荐的评分系统。利用计算机图像分析对判读有益。

（5）结果判读标准（按每张切片计）

0:无着色（图 9-15）。

1+:任何比例的浸润性癌细胞呈现微弱、不完整的细胞膜着色（图 9-16）。

2+:>10% 的浸润性癌细胞细胞呈现弱至中度、完整但不均匀的细胞膜棕黄;或<30% 的浸润性癌细胞呈现强且完整的细胞膜棕褐着色（图 9-17）。

3+:>30% 的浸润性癌细胞呈现强且完整的细胞膜棕褐着色（图 9-18）。

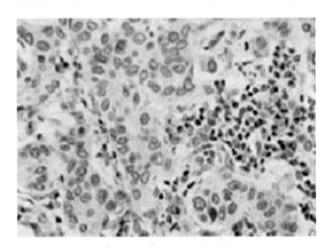

图 9-15 ICH 检测 c-erbB-2:0

2. 对于 2+的病例,需要用 FISH、CISH 或重复 IHC 做进一步检测,也可以选取不同的组织块重新检测或送其他有质量保证的实验室进行检测。如仍不能确定,需要与临床医生沟通,从而有利于治疗方案的确定。

（1）FISH:FISH 是荧光原位杂交方法（fluorescence in situ hybridization）的英文名称的缩写,属于细胞分子遗传学技术,通过荧光标记的 DNA 探针与细胞核内的 DNA 靶序列杂交,在荧光显微镜下,于细胞和（或）组织原位观察并分析细胞核内杂交于 DNA 靶序列的多种彩色探针信号,获得细胞内多条染色体（或染色体片段）或多种基因状态的信息。

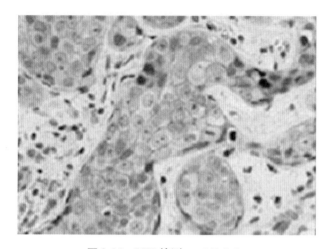

图 9-16　ICH 检测 c-erbB-2:1+

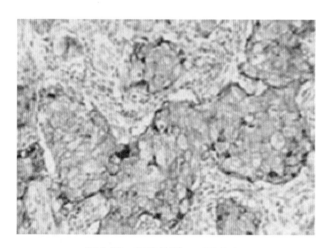

图 9-17　ICH 检测 c-erbB-2:2+

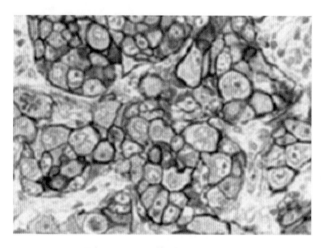

图 9-18　ICH 检测 c-erbB-2:3+

作为一个强有力的基因评估工具,FISH 能对内层、外层细胞基因中的特定染色体畸变进行显微识别及定位,能观察到恶性肿瘤、神经呆滞及畸形病症中全部或部分染色体的变化。

　　1)c-erbB-2 探针:目前进行 c-erbB-2 基因状态检测的探针绝大部分是同时含有 c-erbB-2 基因(标记为橘红色荧光)和该基因所在的 17 号染色体着丝粒(CEP17,标记为绿色荧光)的混合探针。建议应使用相关机构批准的检测试剂盒。

　　2)结果判读方法及注意事项:①首先在 HE 染色切片上确认癌细胞区域;②然后在 10 倍物镜下,于 FISH 切片上找到与 HE 染色切片上相同的组织细胞结构(要求找到至少 2 个浸润性癌区域);③在 40 倍物镜下扫描整张切片,观察是否存在 c-erbB-2 表达的异质性以及切片的质量;④然后于 100 倍物镜下通过特异的单通道滤光片观察癌细胞核的 FISH 结果,并进行信号计数和比值计算。杂交信号计数:应选择细胞核大小一致,胞核边界完整、DAPI 染色均一、细胞核无重叠、绿色 CEP17 信号清晰的细胞,随机计数至少 20 个肿瘤细胞核中的双色信号。

　　3)结果判读标准:橘红色信号的总数与绿色信号的总数比值<2 提示无扩增(图 9-19);比值>2 提示 c-erbB-2 基因扩增(图 9-20)。

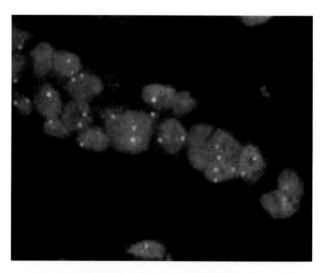

图 9-19　比值<2 提示无扩增

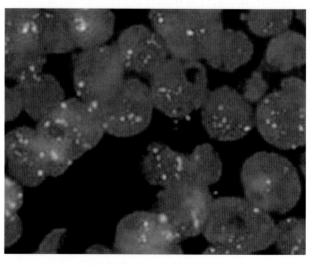

图 9-20　比值>2 提示扩增

（2）CISH

1）c-erbB-2 探针:使用地高辛标记的探针,在甲醛固定石蜡包埋组织的切片上进行杂交反应,再用鼠抗地高辛抗体和辣根过氧化物酶-抗鼠抗体进行免疫结合,DAB 染色后用普通显微镜亮视野下观察 c-erbB-2 基因信号。

2）影响因素及注意事项:①加热预处理的温度和时间。温度保证在 98℃ 以上,最好完全煮沸,时间 15 分钟。②消化时间的长短。具体时间因组织的固定时间、固定方式和切片的厚度而异,建议消化时间 5～30 分钟。③加热共变性时杂交液的蒸发。杂交液滴加后必须覆盖杂交膜,再用封片胶密封。④杂交后洗涤是否干净。洗涤温度最低应在 75℃ 以上,最高不超过 80℃。⑤苏木精对比染色的着色深浅。着色不可过深,否则会覆盖杂交信号。以上几点最重要的是消化时间的掌握,消化不足会影响杂交效果,消化过度会破坏组织形态。

3）结果判读方法及注意事项:①普通显微镜视野下 40 倍物镜观察。②计数 30 个细胞内信号点,再计算平均数。③如果计数 30 个细胞,发现超过 50% 的肿瘤细胞核内有 4～6 个信号点,则应再计数 30 个细胞。

4）结果判读标准:①无扩增:浸润性癌细胞平均 c-erbB-2 拷贝数<4;②扩增:浸润性癌细胞平均 c-erbB-2 拷贝数>6。对于平均 c-erbB-2 拷贝数 4～6 和难以判断的标本,应经 FISH 重新检测。但是 CISH 检测报告的相关内容未见文献依据,可参照 IHC 和 FISH 报告的相关内容。

（二）《乳腺癌 HER-2 检测的 ASCO/CAP 指南共识》

美国临床肿瘤学会(ASCO)和美国病理学医学院(CAP)于 2013 年对《乳腺癌 HER-2 检测的 ASCO/CAP 指南共识》进行了更新。

1. HER-2 检测结果判读

（1）IHC 判读标准

1）0:无染色或≤10% 的浸润癌细胞呈现不完整的、微弱的细胞膜染色。

2）1+:>10% 的浸润癌细胞呈现不完整的、微弱的细胞膜染色。

3）2+:第一种为>10% 的浸润癌细胞呈现不完整和(或)弱至中等强度的细胞膜染色,第二种为≤10% 的浸润癌细胞呈现强而完整的细胞膜染色。

4）3+:10% 的浸润癌细胞呈现强而完整的细胞膜染色。

（2）FISH 判读标准

1）HER-2 扩增:HER-2/CEP17 比值 ≥2.0;HER-2/CEP17 比值<2.0,但平均 HER-2 拷贝数/细胞≥6.0。需要注意的是对于 HER-2/CEP17 比值≥2.0,但平均 HER-2 拷贝数/细胞<4.0 的病例是否应该视为 FISH 阳性目前尚有一定争议,建议在报告中加以备注。

2）HER-2 无扩增:HER-2/CEP17 比值<2.0 且平均 HER-2 拷贝数/细胞<4.0。

3）HER-2 不明确:HER-2/CEP17 比值<2.0 且平均 HER-2 拷贝数/细胞<6.0 但≥4.0。

不确定的 FISH 结果则应再计数另外的 20～30 个癌细胞或重复 FISH 检测。如果仍不确定,建议进行确认性的 IHC 检测以明确 HER-2 蛋白表达情况。CISH 检测杂交信号大于 50% 的肿瘤细胞核内有 6～10 个信号点或难以判断的标本,应经 FISH 重新检测。

（3）CISH 判读标准

1）c-erbB-2 扩增:平均 c-erbB-2 拷贝数/细胞<4.0。

2）c-erbB-2 无扩增:平均 c-erbB-2 拷贝数/细胞≥6.0。

3）c-erbB-2 不明确:平均 c-erbB-2 拷贝数/细胞在 4～6 之间。不确定者参考 FISH 标准进行处理。

虽然有了明确的 c-erbB-2 检测结果判读标准,但是必须明确实际操作带来的影响。不符合标准的标本是不能进行评估的,必须排除在结果判断之外,否则易出现假阳性。

（三）c-erbB-2 的作用及临床意义

1. 曲妥珠单抗的发展　在 20 世纪 80～90 年代超过 100 种抗 c-erbB-2 单抗被发展用作临床验证。其中,Genenth 公司的 4D5 单抗在体外实验中显示出了很好的抗肿瘤特性,随后研究人员对小鼠来源的 4D5 单抗进行了人源化改造,形成了一系列的人源化单抗。有些人源化的 4D5 单抗在体外实验中虽然具有对 c-erbB-2 高度的亲和力,但是其失去了抗细胞增殖的能力。还有一些在人源化后保留了抗细胞增殖的能力,其中的一个克隆被挑选出作为临床研究对象,并被命名为曲妥珠单抗。人源化过程中,筛选抗体最重要的指标是其抗体依赖性细胞毒性(antibody-dependent cellular cytotoxicity,ADCC)或者补体依赖性细胞毒性(complement dependent cytotoxicity,CDC)的活性。曲妥珠单抗相对于其小鼠来源的 4D5 原型,在体外的细胞培养中虽然表现出略弱的抗细胞增殖活性,但是在小鼠成瘤实验中却表现出与之相当的抗肿瘤活性。

2. c-erbB-2 的临床作用及意义

（1）c-erbB-2 与乳腺癌：c-erbB-2 在成人正常组织中表达水平较低。约在 20%～30% 的乳腺癌组织中 c-erbB-2 呈过表达状态，有报道在乳腺癌发生的早期即可有 HER-2 蛋白质的高表达。过表达的 c-erbB-2 可以提高乳腺癌细胞的恶性侵袭和转移潜能，而表现出更具恶性程度的临床病理生物学特征。在现行的美国 NCCN 乳腺癌治疗指南和 2007 版中国乳腺癌治疗指南中，已将 c-erbB-2 列为判断肿瘤危险程度、指导制定治疗方案和判断预后的重要指标之一，c-erbB-2 基因的表达对预测乳腺癌预后及选择治疗方法具有重要价值。c-erbB-2 在乳腺癌的预后判断、疗效预测中起着极为重要的作用，同时也是乳腺癌治疗中的一个完美分子靶点，准确可靠的 HER-2 检测可确保乳腺癌患者得到理想的治疗。2010 年的美国国家癌症综合治疗联盟（NCCN）乳腺癌临床实践指南强调 c-erbB-2 阳性患者采用曲妥珠单抗靶向治疗及 c-erbB-2 状态在辅助治疗选择中的重要作用，即对 c-erbB-2 免疫组化结果阳性（+++）或 FISH 检测存在 c-erbB-2 基因扩增的浸润性乳腺癌患者，术后辅助治疗应考虑选择含曲妥珠单抗（赫赛汀）的联合方案。可选择曲妥珠单抗靶向治疗。

一项名为 HERA 的国际多中心随机试验显示，接受曲妥珠单抗治疗的试验组 1 年、2 年、4 年中位无病生存率及无远处转移生存率均高于对照组；NSABPB31、NCCTG/N9831、BCIRG006 等研究也得到了类似的结果，含曲妥珠单抗的辅助治疗明显降低了复发率和病死率。TANDEM（Ⅲ期）试验和 NOAH（Ⅲ期）试验均表明：c-erbB-2 阳性的局部晚期炎性乳腺癌或转移性乳腺患者也明显获益于含曲妥珠单抗的辅助治疗。

2005 年的 St. Gallen 国际乳腺癌治疗专家共识将 c-erbB-2 列为重要的单项风险因素，只要 c-erbB-2 阳性，乳腺癌的复发转移风险即升高为中危或高危。因此，乳腺癌患者的 c-erbB-2 状态，包括蛋白表达及基因扩增情况，是评估患者预后的重要因素。

虽然 c-erbB-2 基因过表达与乳腺癌生物学特征的关系尚未完全明确，或者说有部分实验的结论不完全一致，尚有争议。但是已有研究证明或提示：

1）c-erbB-2 过表达与乳腺癌的组织学分化差呈明确的正相关，即分化越差的乳腺癌 c-erbB-2 的表达越强；在乳腺导管原位癌中，c-erbB-2 表达占很大比率，几乎 100% 的粉刺型导管原位癌都有c-erbB-2 过表达，但小叶原位癌 c-erbB-2 表达率相当低，可能与导管内癌的早期浸润相关。

2）c-erbB-2 过表达与肿瘤大小、淋巴结转移、肿瘤细胞的有丝分裂活性及雌激素受体（ER）状态有关。2002 年由 Sylvie 等报道的 1928 例原发性乳腺癌的资料显示：乳腺癌组织 c-erbB-2 的过表达与肿瘤大小、淋巴结转移状况、肿瘤分化程度及 ER 状态密切相关，c-erbB-2 过表达的乳腺癌侵袭性强，转移复发早，DFS 和 OS 短，对某些化疗及内分泌治疗不敏感，并且 c-erbB-2 是淋巴结转移患者的主要预后指标之一，表明 c-erbB-2 阳性表达的乳腺癌是一组具有特殊临床及病理特征的肿瘤。

（2）c-erbB-2 与化疗：大量研究及临床实践提示，多项研究结果表明 c-erbB-2 基因过表达的乳腺癌对传统的 CMF 方案不敏感，而可以从含有蒽环类药物和紫杉类药物的化疗方案中获益，c-erbB-2 阳性的乳腺癌可首先选择蒽环类药物，尤其在伴腋淋巴结转移乳腺癌患者中后两个方案要优于 CMF 方案，且两药无交叉耐药性，疗效可能与药物剂量强度和 c-erbB-2 表达水平有关。c-erbB-2 过表达所高度激活的某些信号可持续通过 c-erbB-2 信号通路进行转导，导致细胞周期蛋白 D、依赖激酶复合物活性增加，细胞周期紊乱，逃避细胞凋亡，从而引起 c-erbB-2 依赖乳腺癌的化疗或内分泌耐药。

临床研究显示，含蒽环类药物的化疗方案会对 c-erbB-2 阳性乳腺癌患者带来更好的治疗反应。c-erbB-2 阳性乳腺癌常伴拓扑异构酶Ⅱα（TOPO Ⅱ）基因的扩增。TOPO Ⅱ是蒽环类药物的作用靶点。蒽环类药物非特异性地导致 DNA 分子局部解螺旋，并干扰 TOPO Ⅱ重新连接断裂的 DNA 双链，从而阻碍 DNA 和 RNA 的生物合成，起到抗肿瘤的作用。在我国，目前由于曲妥珠单抗治疗费用昂贵，相当部分的 c-erbB-2 阳性乳腺癌患者不具有使用曲妥珠单抗的经济能力，对于这部分患者，正确判断其 c-erbB-2 状态，对指导制定化疗方案也十分重要。

（3）c-erbB-2 基因与乳腺癌的生物基因靶向治疗：毫无疑问，c-erbB-2 已经成为乳腺癌特异性生物基因治疗最重要的分子靶点之一。1998 年 9 月由美国 FDA 正式批准上市的生物基因靶向治疗药物曲妥珠单抗（transtuzumab），即赫赛汀（Herceptin）就是以 c-erbB-2 为靶点的重组人化单抗，与 c-erbB-2 受体细胞外区域结合，具有高度亲和力和特异性，阻断 c-erbB-2 受体而产生抗肿瘤效应。主要作用机制可能有：①阻断 c-erbB-2 受体，下调 c-erbB-2 基因的信号传导，拮抗其促肿瘤生长作用；②介导抗体或补体依赖性细胞毒作用;③抑制 VEGF 及肿瘤血管形成;④加速 c-erbB-2 的胞吞及降解;⑤增强化疗药物的细胞毒性。大量临床试验表明 Herceptin 无论单用或联合化疗均能提高过表达 c-erbB-2 的乳腺癌的生存率,提高疾病缓解率并改善生活质量。根据 Gianni 等的报道,在 NOAH 研究中,Herceptin 联合化疗治疗局部进展的 c-erbB-2 阳性乳腺癌患者,病理学缓解率(pCR)可较单纯化疗成倍提高(43% vs. 23%);同时患者原发灶及淋巴结的总病理学缓解率(tpCR)亦有显著提高(38% vs. 20%)。

(4)c-erbB-2 与内分泌治疗:众所周知,内分泌治疗在乳腺癌综合治疗中的地位举足轻重,虽然关于 c-erbB-2 与乳腺癌内分泌治疗的关系尚不十分明确,但是多个临床研究表明 c-erbB-2 过度表达与他莫昔芬(tamoxifen,TAM)治疗失败有关,其原理可能是因为他莫昔芬属于无活性的雌激素类似物,当其与 ER 结合时形成无活性的二聚体,从而阻断了 ER 通路。而在 c-erbB-2 阳性的乳腺癌细胞中存在 c-erbB-2 信号转导通路,该转导通路的下游产物 MEKKI 可使他莫昔芬与 ER 结合形成的无活性二聚体磷酸化,转变为具有活性的二聚体,从而导致他莫昔芬治疗失败。所以,c-erbB-2 阳性的乳腺癌患者可能不会从辅助的 TAM 治疗中获得益处,虽然 c-erbB-2 过表达不一定就是内分泌耐药的标记,却可能是 TAM 的耐药指标。

但也有另一方面的意见认为 c-erbB-2 的表达状态并不影响 TAM 的治疗效果,TAM 治疗失败可能与 ER 和 PR 分子的异质性有关,也可能是肿瘤通过自分泌或旁分泌途径来促进肿瘤细胞生长,有临床研究观察到乳腺癌患者 ER 阳性且腋淋巴结转移组应用 TAM 治疗后,疾病缓解率和总生存率的获益情况并不依赖于 c-erbB-2 状态,c-erbB-2 状态不应该作为是否选择 TAM 治疗的决定性因素。

芳香化酶抑制剂 AI(来曲唑、瑞宁德等)可能对 c-erbB-2 阳性且 ER 阳性的乳腺癌患者有益,来曲唑在有效率及疾病进展时间方面明显优于 TAM。因为芳香化酶抑制剂来曲唑直接抑制雄激素向雌激素转化,疗效受 c-erbB-2 状态的影响较小。因此,对 c-erbB-2阳性的绝经后乳腺癌患者,其辅助内分泌治疗更倾向于选用芳香化酶抑制剂。第 29 届圣安东尼奥乳腺癌大会的回顾性分析 TransATAC 试验结果显示 ER 或 PR 的阳性表达与良好预后相关,而 c-erbB-2 则相反。另外,对于 c-erbB-2 阳性或 c-erbB-2 阴性的患者,阿那曲唑的疗效也没有显著性差异。

(5)依据 HER-2 的其他诊断及治疗方案:拉帕替尼是继曲妥珠单抗后的第二个乳腺癌分子靶向 EGFR,它是一种酪氨酸激酶抑制剂,可同时抑制 EGFR 和 c-erbB-2 受体酪氨酸激酶,美国 FDA 已于 2007 年 3 月批准拉帕替尼联合卡培他滨用于治疗 c-erbB-2 阳性,既往接受过包括蒽环类、紫杉醇和曲妥珠单抗治疗的晚期或转移性乳腺癌。此外还有很多新兴的正处于研究阶段的以 c-erbB-2 为靶点的治疗方案:TDM-1。由于曲妥珠单抗针对 c-erbB-2 靶向治疗的有效性,c-erbB-2 状态的评估用于靶向治疗已逐渐成为大多数临床医师和病理医师关注的焦点,同时也注意到其对预后、化疗、内分泌治疗等具有指导作用,以及在开发新的诊治方法中的意义。

总之,c-erbB-2 过度表达的乳腺癌是具有较强侵袭性生物学行为的肿瘤,占全部乳腺癌的 30% 左右,具有耐化疗药及易复发转移的特点。关于 c-erbB-2 的检测以 IHC 结合 FISH 技术综合判断更为准确、更具有临床指导意义。以 Herceptin 为代表的分子生物治疗在临床已取得肯定的疗效。进一步探索针对 c-erbB-2 多表位的单克隆抗体及合理的联合用药方案,提高 c-erbB-2 过度表达乳腺癌患者的治疗效果,具有重要的临床意义。

三、p53 基因

(一)P53 蛋白的发现及命名

P53 蛋白是由伦敦癌症研究所的 David 和 Lionel 等人于 1979 年发现的,其利用感染了 SV40 病毒的动物血清与 SV40 大 T 抗原发生免疫沉淀反应,此时所沉淀下来的一个分子量约为 53kDa 的宿主细胞蛋白,即为 P53 蛋白。后来众多研究小组分别发现了此种蛋白,分别启用不同的名字,从而造成一定的混乱,于是在 1983 年的第一届国际 P53 研讨会上统一命名为 P53 蛋白,其对应的基因命名为 p53 基因。

(二)p53 基因的分子结构及功能

正常的 p53 基因(p53 gene)是一种抑癌基因,又称为野生型 p53 基因(wtP53),位于 17 号染色体短臂,编码 53×10^3 的核磷酸蛋白。全长 16~20kb,由 11 个外显子和 10 个内含子组成,其中第一外显子不编码蛋白质,第一外显子上游 400bp 处有 p53 基因的启动子 p1,其下游 1kb 处有启动子 p2。p1、p2 为转录起始点,其启动子中不含有常见启动序列(如 CAAT 盒、TATA 盒、GC 盒等)。p53 基因转录 mRNA 分子量为 2.5kb,其编码由 393 个氨基酸组成的核磷蛋白,结构和功能分三个区:N-端转录活化区,C-端调节基因与 DNA 结合能力,中央区则可以直接同 DNA 结合。

1. 野生型和突变型 *P53*

(1) 野生型 *P53* 基因:野生型的 *p53* 基因是一种抑癌基因,存在于正常细胞中,编码 P53 蛋白,能抑制肿瘤细胞的恶性转化,控制细胞的增长,是细胞生长的负调节因子。其主要功能包括:①诱导细胞周期阻滞;②DNA 的修复和促进细胞凋亡,从而避免受损 DNA 的堆积,维持基因组的稳定性以及调节细胞的分化与衰老,抑制肿瘤血管增生等有"分子警察"之称。野生型 *p53* 基因所表达的蛋白是一种十分重要的凋亡诱导蛋白。突变型 *p53* 基因失去了对细胞周期的监视功能,其本身还有促进恶化的活性,抑制细胞的凋亡,使细胞无限制的生长,对肿瘤的发生、发展和预后有重要的影响。

(2) 突变型 *p53* 基因:突变型 *p53* 基因不仅失去了野生型 *p53* 的抑癌功能,还能促进恶性转化的活性。*p53* 基因是细胞周期调控中的关键因子,其编码转录因子对 DNA 修复、细胞周期调控、细胞凋亡起着重要作用。*p53* 基因突变还可上调促进血管增生的血管内皮生长因子(VEGF),调控肿瘤血管生长。大约 20%~35% 的乳腺癌出现 *p53* 基因突变,多数是错义突变并导致稳定积累,但在肿瘤细胞中无活性。可应用 DNA 测序和免疫组化法检测 *p53* 基因状况,但约有 20% 的突变不产生稳定蛋白,因此不能被免疫组化法检测到。应用 DNA 测序显示 *p53* 基因与生存状况高度相关。

此外突变的 P53 蛋白能和野生型 P53 蛋白的亚单位结合形成寡聚复合物,因此当突变型的 P53 蛋白过量形成时,野生型的亚单位都被结合成了寡聚复合物而阻止了野生型 P53 蛋白抑制肿瘤发生的作用。

2. 人 *p53* 基因的结构和功能　人 *p53* 基因编码 393 个氨基酸组成的核磷蛋白,结构和功能分为三个区:N-端为转录活化区,C-端调节基因与 DNA 的结合能力,中央区则可以同 DNA 直接结合。*p53* 基因的点突变多发生在中央区,绝大多数集中在第 130~290 个氨基酸的密码子,其中主要位于 4 个保守区(117~142、171~181、234~258 和 270~286 位氨基酸残基),突变热点是第 175、248 和 273 位。正常情形下野生型 *p53* 基因的功能是诱导细胞停滞在 G_1 期和(或)导致细胞凋亡,属于细胞分裂控制基因,控制细胞的分化与增殖,发挥抑癌作用。突变型 *p53* 可以抑制细胞凋亡,并且 *p53* 基因突变可降低 Bcl-2 的表达,可抑制 *p53* 基因诱导的凋亡反应。在

P53 阴性的肿瘤中 Bcl-2 阳性表达率增高,呈明显的负相关性,说明肿瘤的发生是多个基因突变的结果。

当肿瘤生长到一定程度以后,能通过自分泌途径形成促血管生成因子,刺激营养血管在肿瘤实质内增生。研究发现 *p53* 基因可调控下游多个基因的表达,刺激抑制血管生成基因的表达,进而起到抑制肿瘤血管生成的作用,因此,在各种肿瘤疾病的研究中发挥重要作用。

(三) P53 的检测标准

p53 基因突变的检测可以利用 PCR-SSCP 方法或持续变性电泳,P53 蛋白的检测则可利用 IHC 进行。*p53* 基因突变分子水平和蛋白水平的检测符合率较高,但不完全一致。有研究提出把 P53 蛋白作为预测乳腺癌预后的标记物,不仅要检测 P53 本身,还要检测 P53 变异的类型、变异位置和数量等,才更具有临床意义。

2007 年美国 ASCO/CAP 评分系统,P53 均为核表达,以细胞核出现棕黄色颗粒为阳性标志。

(1) P53(-):无棕黄色染色或染色阳性细胞数 <10%。

(2) P53(+):染色阳性细胞数在 10%~25%。

(3) P53(++):染色阳性细胞数在 25%~50%。

(4) P53(+++):染色阳性细胞数在 >50%。

其他 P53 的检测方法还有同位素免疫检测、流式细胞仪检测、组织微阵列检测、酶联免疫吸附试验等。

(四) P53 的临床意义

1. *p53* 基因突变在人类恶性肿瘤中的分布情况　每一个类型的恶性肿瘤中几乎都有体细胞 *p53* 基因的突变,在不同类型的恶性肿瘤中突变率不同。在卵巢癌、食管癌、直肠癌、头颈及喉癌中 *p53* 的突变率在 38%~50%,而在白血病、肉瘤、睾丸癌、恶性黑色素瘤及宫颈癌中突变率约 5%。在晚期恶性肿瘤中 *p53* 基因突变更加常见。另外,在三阴性乳腺癌和 HER-2 高表达的乳腺癌中 *p53* 基因突变更加常见。

2. *p53* 基因在乳腺癌中的临床意义　研究发现约 50% 的人类肿瘤都存在 *p53* 基因突变,乳腺癌 mtP53 表达率为 20%~60%,Auriemma 等研究报道乳腺癌 P53 蛋白表达率为 23%~52%。野生型 *p53* 基因在乳腺癌组织中表达的阳性率为 15%~60% 左右,但 P53 蛋白却可在乳腺癌组织中高表达,说明 *p53* 基因突变参与了乳腺癌的发生与发展,可能是乳腺组织发生癌变的一个早期分子事件,并且贯穿于整个疾病的演变过程中。

具有 P53 免疫原性的乳腺癌占 50% 左右。多数资料显示乳腺癌组织中 P53 蛋白的表达与其组织学分级有关，即组织学分化越差，P53 蛋白阳性率越高，表明 P53 蛋白可以作为判断乳腺癌细胞分化程度的指标，但是与肿瘤大小、疾病分期、淋巴结转移以及预后判断等之间的关系尚存有争议。有人指出 P53 阳性表达与乳腺癌临床分期晚、肿瘤分化较差及 ER 低表达有关，与 HER-2 基因表达呈正相关，与绝经前乳腺癌患者他莫昔芬治疗抵抗有关，与腋窝淋巴结转移关系不大，但淋巴结阳性同时 P53 阳性的患者预后相对较差。也有人提出：突变型 P53 蛋白在组织学分化差、恶性程度高的乳腺癌组织中强阳性表达，这些患者易发生转移，生存期短，预后差，认为突变型 P53 蛋白的表达与乳腺癌患者预后不良有关，可以作为乳腺癌，尤其是无淋巴结转移患者的一个独立的预后指标。

近年来，从基础研究到临床实践都将 p53 基因作为乳腺癌预后的主要分子标记物之一，Marnix 等认为 P53 可以作为各阶段乳腺癌术后局部复发的预后独立分子标志，为临床治疗提供重要的参考意义。也有人提出 P53 的表达与患者的存活率、年龄、是否绝经及肿瘤大小有关，但对早期没有腋窝淋巴结转移的乳腺癌预后没有意义。

四、P16

P16 基因也是一种抑癌基因，又称 MTS1（multiple tumor suppressor 1，MTS1）或 CDKN2（cyclin dependent inhibitor 2，CDKN2），主要作用是抑制细胞周期的激酶（cyclin dependent kinase，CDK）的活性，是 CDK4 和 CDK6 的特异性抑制因子，参与细胞周期的调控。P16 可与 CDK4 或 CDK6 直接结合，抑制细胞周期蛋白 D（cyclin D）与 CDK4 或 CDK6 形成复合物，则使 CDK 不能激活，Rb 蛋白不能被磷酸化，阻止细胞进入有丝分裂 $G_1 \sim S$ 期。

较多文献报道大多数乳腺癌在细胞周期 G_1/S 期出现异常，其中 cyclin D1 和 P16 是在 G_1/S 期这一调控点中发挥正负调控作用最重要的两个因子。在许多种人体肿瘤的研究中均证实存在 P16 基因的异常表达和缺失。当 P16 基因突变缺失等原因致使基因的表达异常时，对细胞增殖周期的负调控作用减弱，导致细胞生长失控、转化和甚至癌变。正常乳腺组织中 P16 蛋白均为阳性表达，而近半数的乳腺癌组织表现为 P16 蛋白的阴性表达，在组织学分化差的肿瘤中，P16 表达减弱或缺失，说明随着肿瘤组

织增殖活跃程度的增加，P16 蛋白的阴性表达率越高。也有研究表明随着乳腺增生程度增加，细胞生长活跃，P16 表达的阳性率和强度下降，均提示 P16 与乳腺癌的发生发展有着密切的关系。临床上观察到 P16 蛋白的表达与乳腺癌患者的淋巴结转移、死亡率有一定的关系，虽然结果不完全一致，但多认为 P16 蛋白的高表达者，淋巴结转移率低、5 年生存率高。

五、Bcl-2

Bcl-2 基因即 B 细胞淋巴瘤基因-2，是一种目前公认的凋亡抑制基因，可抑制细胞的程序性死亡，降低染色体与基因的稳定性，使 DNA 损伤的细胞不能及时被清除，而有助于肿瘤的形成。

Bcl-2 基因最初是在非霍奇金滤泡状 B 细胞淋巴瘤中分离出来的，它是在 14 号与 18 号染色体易位的断点上被发现的。Bcl-2 基因编码一个 25 ~ 26kDa 的蛋白，其 C 端的 21 个疏水氨基酸组成一个延伸的链状结构。这个链可以插到细胞的膜结构中，这一结构特点与 Bcl-2 调节细胞凋亡的方式和能力非常有关。一般认为，细胞凋亡有两条调节通路：线粒体通路和细胞表面死亡受体通路。Bcl-2 家族是线粒体通路细胞凋亡的主要调节因子。一方面，抗凋亡的 Bcl-2 将 caspase（天冬氨酸特异性的半胱氨酸酶）移至细胞内膜、阻止其活性而抑制细胞的凋亡，另一方面，Bcl-2 蛋白下调线粒体中一些 caspase 活化剂［细胞色素 C 和（或）凋亡介导因子］的释放。

多数研究表明：Bcl-2 在乳腺良性疾病的表达高于在乳腺癌组织的表达，即 Bcl-2 基因在正常乳腺组织和腺瘤、乳腺增生中呈强阳性表达，且可能与月经周期有关，说明有可能受激素水平的调节，而在乳腺癌组织的表达却减低，癌旁组织中的阳性表达率亦高于癌组织；在癌组织中的表达与组织学分级呈负相关，而与患者年龄、肿瘤大小与类型无关，与乳腺癌的淋巴结转移相关，无淋巴结转移组的 Bcl-2 表达明显高于有转移组。此外，研究发现乳腺癌组织中 P53 蛋白表达增高者其 Bcl-2 的表达下降，提示突变型 p53 能下调 Bcl-2 表达水平。也有试验发现肿瘤在缺氧条件下，上调 Bcl-2 的表达水平使癌细胞的凋亡减少，伴有凋亡缺失的 Bcl-2 表达是乳腺癌淋巴结转移的重要因素。

关于 Bcl-2 与乳腺癌细胞多药耐药的研究表明 Bcl-2 表达的升高能降低乳腺癌细胞的化疗敏感性。

关于 Bcl-2 与乳腺癌的关系尚未完全阐明,目前不能够成为判断病情与预后或指导治疗的有效指标。

六、表皮生长因子受体

(一) EGFR

表皮生长因子受体(epidermal growth factor receptor,)又称 *HER-1* 基因,它是第一个被克隆和测序的酪氨酸激酶跨膜受体,与 c-erbB-2、Her-3(ErbB-3)、Her-4(ErbB-4)同属表皮生长因子受体家族,定位于 7pll-13,是一种相对分子质量为 170×10^3 的膜蛋白,由一个能结合表皮生长因子的胞外功能区、一个短的穿膜区和一个具有酪氨酸激酶活性的胞内区组成。

EGFR 表达于多种正常组织,特别是复层上皮和鳞状上皮的基底层。EGFR 信号通路与乳腺癌发生发展密切相关,并且可激活其他信号通路共同调节细胞增殖、分化、迁移、黏附和抗凋亡。EGFR 与其配体胞外区结合后形成同源二聚体或异源二聚体。与同源二聚体相比,异源二聚体在介导细胞增殖、分化、迁移等信号传递中起着更为重要的作用。二聚体的形成导致胞内酪氨酸激酶激活,通过磷酸化作用使受体酪氨酸残基磷酸化,启动 Ras-MAPK、PI3K、PLC/PLK 和 STAT 等一系列级联反应,将信号传到细胞核内,最终引起相关基因活化,调节细胞生长和分化。

(二) 表皮生长因子受体的检测

EGFR 定位于细胞膜或细胞质,常用免疫组织化学方法检测,标准判读如下:

(1) 无阳性细胞或阳性细胞数<10% 为(-)。

(2) 阳性细胞数为 10% ~50% 记录为(+)。

(3) 阳性细胞数为 51% ~75% 记录为(++)。

(4) 阳性细胞数>75% 记录为(+++)。

阳性细胞数≥10% 的病例均视为阳性表达。

(三) 表皮生长因子受体的临床意义

EGFR 在肿瘤的发生、发展过程中发挥着重要的作用,国内外大量研究发现,在 30% 的人体恶性肿瘤都存在 EGFR 的过表达,这些患者常较早发生转移、复发,且复发率高、存活期短,EGFR 在细胞的生长、增殖、分化、黏附以及移动等过程中发挥着非常重要的作用。

EGFR 在乳腺癌、胃癌、膀胱癌和甲状腺癌等肿瘤中均有过量表达,其与临床病理因素的关系目前尚无一致结论。Ferrero 等对 780 例乳腺癌患者进行

8 年随访,未发现 EGFR 与预后有明确的相关性。但 Tsutui 等对 1029 例乳腺癌进行单因素分析发现,ECFR 在淋巴结阴性组和阳性组均对 DFS 和 OS 有预后价值,在淋巴结阴性组的预后价值高于淋巴结阳性组。Tzaida 和 GogasH 等研究显示 EGFR 在乳腺癌组织中阳性表达率约 20% ~30%,其表达与组织学分级、淋巴结是否转移有显著相关,与 ER、PR 呈负相关。多因素分析发现 EGFR 是独立的预后因素。腋窝淋巴结阴性者 EGFR 过表达提示内分泌治疗效果差,预后不良。

2013 版的 NCCN 指南中已把新一代 HER-2 单抗 Pertuzumab(帕妥珠单抗)推荐为 c-erbB-2 过表达型乳腺癌的一线用药,其主要作用机制就是通过阻断 EGFR/HER-2 和 HER-2/HER-3 的异源二聚化及其启动的下游信号通路而发挥作用。提示 EGFR 和 ER、PR、c-erbB-2 之间存在密切相关,其在乳腺癌的发生及演变过程中可能发挥着重要的作用,可作为评估乳腺癌预后的指标之一。

七、BRCA

BRCA(Breast Cancer Susceptibility Gene)即乳腺癌易感基因,包括 *BRCA1* 和 *BRCA2*。1990 年 Hall 等首先发现家族性乳腺癌与 17 号染色体长臂上的一个位点有关。1994 年这一基因位点被克隆鉴定、命名为 *BRCA1*。1995 年美国科学家又克隆了另一种人乳腺癌易感基因,将其命名为 *BRCA2*。

(一) *BRCA* 的定位与结构

BRCA1 基因定位于 17 号染色体长臂(17q21),全长 11743bp,包含 24 个外显子,编码产物为 1863 个氨基酸构成的一种功能蛋白质,参与 DNA 的损伤修复、细胞周期的调节和转录作用,但作用的具体机制还不十分清楚。

BRCA2 最初被定位于人染色体 13q12-13 间大约 60kb 的范围,最后又被确定于以 D13S171 为中心大约 7.6kb 的范围内。含有 27 个外显子,在其 5' 端上游有一富含 CpG 的区域,提示有调节信号存在。和大多数人类基因不一样,其编码 3418 个氨基酸构成的蛋白,序列中富含 A-T(>60%)。

(二) *BRCA* 的功能

BRCA1 和 *BRCA2* 基因均是抑癌基因,它们主要参与 DNA 损伤修复和转录调控。这两个基因的结构和功能异常与乳腺癌的发病密切相关。研究发现:*BRCA1* 和 DNA 损伤的修复功能与 DNA 修复机制以及 DNA 损伤导致的细胞周期检查点的调控有

关;此外,*BRCA1* 可能对 DNA 损伤修复的基因表达有调节作用,尤其是它直接参与了修复过程本身。*BRCA1* 的另一功能是参与转录激活和抑制的双重作用。另外,BRCA1 蛋白还是一种重要的细胞周期负调控因子。BRCA2 对细胞生长的调节有重要作用。有研究报道,BRCA2 在 G_0 和 G_1 期表达水平较低,在 $G_1 \sim S$ 分界时达到高峰,表现出细胞周期依赖性。

总之,如果 *BRCA1* 和 *BRCA2* 发生突变和功能丧失,造成基因不稳定,逃避机体防御体系的监视,促使细胞非控制性增殖和肿瘤发生。但目前 BRCA1 和 BRCA2 在散发性乳腺癌发生中所起的作用还不清楚。

(三) BRCA 与乳腺癌的生物学特性

研究发现与 *BRCA1* 基因相关的乳腺癌常有以下特点:①组织学分化差,雌激素受体和孕激素受体的阴性表达率高;②病理类型中髓样癌的比例高,且多有边缘清晰、淋巴细胞浸润等特点;③p53 基因突变率或 p53 蛋白的免疫组化检测阳性率高;④c-erbB-2 的阳性表达率低。通过 cDNA 的测序方法研究 *BRCA1* 基因突变与 *p53* 基因突变的关系,发现约 70% 的 *BRCA1* 基因突变患者伴有 *p53* 基因突变,进一步提示 *p53* 基因突变可能为 *BRCA1* 基因突变的一个步骤。

一些研究也提示 *BRCA1* 和 *BRCA2* 相关乳腺癌常为非整倍体 DNA,S 相部分也高,分裂象多,较少小管形成,雌激素受体、孕激素受体和 c-erbB-2 阴性,说明这类肿瘤为高度增殖性肿瘤。这些观察提示 BRCA1 和 BRCA2 相关肿瘤的生物学行为呈较高的侵袭性,死亡率高,但研究结论尚不完全一致。

也有研究表明,BRCA2 相关性乳腺癌的组织学分级、病理类型、激素受体 ER 和 PR 的阳性率及 p53 和 c-erbB-2 的阳性率与对照组无显著差异。

(四) BRCA1 与乳腺癌发生学

BRCA1 是目前所发现的最重要的乳腺癌易感基因。大约 40% ~ 50% 的遗传性乳腺癌是由 *BRCA1* 突变引起的。正常 *BRCA1* 基因编码的蛋白质对肿瘤的生长起抑制作用。家族性乳腺癌的调查结果表明,携带有恶变倾向基因的个体,其 *BRCA1* 等位基因均异常。大量研究表明具有生殖细胞上的 *BRCA1* 突变的家族表现出较高的乳腺癌易感性,这种女性终身患有乳腺癌的风险率为 80% ~ 90%,而且患者的发病年龄明显降低。据估计,在所有人群中,*BRCA1* 的突变率为 0.06%,小于 40 岁为 5.3%,40 ~ 49 岁之间为 2.2%,50 ~ 70 岁之间为 1.1%。

BRCA1 突变的频率和类型与种族、地域有一定

的关系。1996 年 Gerald 等对犹太及非犹太女性 *BRCA1* 突变状况的研究表明,犹太女性 *BRCA1* 突变频率明显高于非犹太女性,其 185delAG 突变发生率为 1/107,而非犹太女性所有突变的发生率为 1/833。30 岁以下发生乳腺癌的女性中,38% 的犹太人及 7.5% 的非犹太人有 *BRCA1* 的胚原基突变。*BRCA1* 突变在日本的乳腺癌家族及乳腺癌-卵巢癌家族中出现的机会少于西方。

另外,*BRCA1/BRCA2* 突变携带者发生对侧乳腺癌的风险较高。*BRCA1/BRCA2* 突变携带者在一侧被确诊为乳腺癌之后,其对侧原发乳腺癌的发生风险以每年 3% 的速度递增,或 10 年的生存率仅为 30%。并且双侧同时性乳腺癌(5 年内双侧乳腺分别被诊为乳腺癌者,尤其是双侧乳腺在同一年内被诊为乳腺癌者)比例远远高于双侧异时性乳腺癌。

BRCA1/BRCA2 突变与早发性乳腺癌有关。法国一项前瞻性研究评估了 *BRCA1/BRCA2* 在 232 例早发性乳腺癌患者(年龄 <46 岁)种系突变的发生率,结果表明:40 岁前发病的早发性乳腺癌女性其 *BRCA1/BRCA2* 基因的突变率明显高于那些在 41 ~ 45 岁之间发病的女性。

总之,*BRCA1* 在人乳腺癌形成和细胞分化中起重要作用。*BRCA1* 编码蛋白在细胞转录调节和 DNA 修复中也起着多种特殊的作用,*BRCA1* 突变削弱了这些功能,从而增加乳腺癌发生的危险度。筛查 *BRCA1* 基因突变对于乳腺癌患病风险评估、疾病检测、早期诊断及基因治疗具有重要的临床意义。

BRCA2 基因突变可导致其转录产物的缺失、失活。当两条染色体上 *BRCA2* 基因均发生了突变时就可能导致乳腺癌以及其他肿瘤的发生。*BRCA2* 基因突变的携带者患乳腺癌的危险性与 *BRCA1* 突变者相似,也为 80% ~ 90%,与 *BRCA1* 不同的是,*BRCA2* 在男性乳腺癌家族中的突变发生率高达 80%。

大量资料也证明了 *BRCA* 相关性乳腺癌的家族遗传性倾向。研究表明:在所有乳腺癌患者中,有大约 5% ~ 10% 的病例具有明显的遗传倾向性。其中,大约 40% ~ 50% 的遗传性乳腺癌是由 *BRCA1* 突变引起的。*BRCA2* 基因突变与另外 50% 遗传性乳腺癌家系有关,也与男性乳腺癌有关。在 30 岁之前被诊断为乳腺癌的患者中约有 25% ~ 35% 的患者有 *BRCA1* 基因突变。*BRCA1* 与 *BRCA2* 的遗传性突变携带者一生中患乳腺癌的风险高达 80% ~ 90%。

(五) BRCA 与乳腺癌的预防

BRCA1、*BRCA2* 突变相关性乳腺癌具有发病早、

双侧性等特点。基因突变携带者其终生患乳腺癌的危险度远远高于一般人群，所以对 BRCA1、BRCA2 突变相关性乳腺癌的普查和预防越来越受到人们的重视。

预防性乳腺切除：预防性乳房切除术可使乳腺癌的死亡率降低 90%。这个最初用于预防乳腺癌的方法迄今仍是最有效的、可以确实降低乳腺癌发生风险的有效措施。另有研究表明：输卵管-卵巢切除术可以降低 BRCA 基因突变携带者的乳腺癌和 BRCA 相关的妇科肿瘤的发生率。但目前对在没有确诊乳腺疾病之前预防性切除乳房的看法尚不一致。

口服他莫昔芬（三苯氧胺）：他莫昔芬可减少近 30% 的高危患者乳腺癌发生率，也可减少对侧乳腺癌的发生率。但长期服用他莫昔芬不仅可引起发热、恶心呕吐、水潴留、肥胖、血小板减少和血栓性并发症，还可能导致肝癌和子宫内膜癌的发病率上升。

其他预防措施中，最重要的是定期乳腺的体检、B 超、X 线摄片以及 MRI，近来的资料显示 MRI 有可能成为这类人群更行之有效的检查手段。

（六）BRCA 与乳腺癌的诊断和治疗

大约有 5%～10% 乳腺癌与遗传易感性有关，且大部分的遗传性乳腺癌都是由 BRCA1 或 BRCA2 基因的突变引起的。携带有 BRCA1/BRCA2 突变的女性，终生累计患单侧乳腺癌的风险为 55%～85%，且对侧乳腺癌的风险上升为 65%。鉴于 BRCA1/BRCA2 基因突变携带者患双侧乳腺癌的概率增高，因此，对 BRCA1/BRCA2 突变的新发乳腺癌来说，双侧乳房钼靶片、乳房的 B 超及 MRI 应作为一个常规的选择。同时，医生应该告知高风险的人群，在首次被诊断为乳腺癌时就应该考虑基因检测。选择切除两个乳房的女性可以减少患乳腺癌的风险达 90%。乳房切除与否应尊重当事人的选择，BRCA1/BRCA2 基因突变的女性在生育后可考虑将卵巢预防性切除，因为 BRCA 基因突变也会提高卵巢癌的发生风险。

由于 BRCA1 和 BRCA2 相关的乳腺癌细胞侵袭性较强，所以对一些患者的治疗方案（局部和全身治疗）应做相应调整，更多地选择乳腺癌根治性手术，即使接受保留乳房的手术，也应严格把握其手术指征，同时要加强术后辅助治疗和随诊的力度。

目前 BRCA 突变的检测方法也越来越多，通过基因芯片检测基因序列并对疾病进行早期诊断具有广阔的前景。BRCA 的发现揭示了特定肿瘤发生的分子基础，为乳腺癌的治疗开辟了一个新的领域。

BRCA 不但是一种抑癌基因，而且在正常细胞的生命活动中也扮演着重要的角色；它不但与乳腺癌的发生有关，而且最近发现与卵巢癌、胰腺癌、直肠癌和前列腺癌等肿瘤也有十分密切的关系。相信随着研究的不断深入，BRCA 的功能会越来越多地为人们所认识和利用。

八、Ki-67 抗原

Ki-67 是目前最常用的反映肿瘤细胞增殖状况的标记，与肿瘤的发生、浸润、种植与转移过程相关。在乳腺癌中，肿瘤细胞中 Ki-67 的表达被认为与细胞核分级、淋巴结转移、有丝分裂率等密切相关。Ki-67 阳性表达率高，反映肿瘤细胞增殖活性强、恶性程度高、患者预后差。

（一）Ki-67 的发现及命名

Ki-67 抗原是 1983 年由 Gerdes 等人确定的，他们首次利用霍奇金淋巴系 L428 细胞核对小鼠进行免疫，制备出了 Ki-67 抗体。由于当时的实验地点为德国的城市 Kiel，并且由于 Ki-67 抗体所用的组织培养板编号是 67 号，故被命名为 Ki-67。

（二）Ki-67 的分子结构及定位

Ki-67 是一种大分子蛋白质，存在于细胞核内，有两条肽链组成，分子量分别为 345kDa 和 395kDa。编码 Ki-67 的 mRNA 的分子量是 9768bp 和 8686bp。1993 年，Schluter 等得出其氨基酸序列，发现其包含有 40 个弱的 PGST 区和 10 个强的 PGST 区（富含脯氨酸、谷氨酸、丝氨酸、苏氨酸的区域）。PGST 区很不稳定，是蛋白容易降解的部位，故 Ki-67 对蛋白酶非常敏感，且由于 Ki-67 的半衰期比较短，约为 1 小时，所以 Ki-67 不容易被分离、提取。编码 Ki-67 的人类基因在第 10 号染色体的长臂 2 区 5 带定位，此基因存在两种 cDNA 亚型：①短型：不包含第 7 个外显子；②长型：包含有 14 个内含子及 15 个外显子；第 13 个外显子称 Ki-67 基元（motif），是 Ki-67 的中心部位，由此基元编码 Ki-67 的抗原表位。Ki-67 存在于增殖细胞的 G_1、S、G_2 和 M 期中，而在 G_0 期不表达。

（三）Ki-67 的检测

目前最常规使用的方法是免疫组化检测法及 S 期细胞比例的流式细胞仪分析。

1. 免疫组织化学检测　目前临床工作者常采用免疫组织化学方法检测 Ki-67 检测。最早的 Ki-67 抗体主要应用于冷冻切片。而随着新抗体 MIB-1 的诞生，Ki-67 检测应用于石蜡标本也得到了稳定而可靠的结果。

（1）Ki-67 阳性率判断：Ki-67 阳性细胞多数为核着色，呈棕黄色，少数为较弱的细胞质染色。根据细胞涂片或组织切片所选的视野中阳性细胞数占全部细胞的比例将其分为：①阳性细胞数比例<5% 为阴性（-）；②阳性细胞数比例 6% ~ 25% 为弱阳性（+）；③阳性细胞数比例 26% ~ 50% 为阳性（++）；④阳性细胞数比例>50% 为强阳性（+++）。

（2）2011 年 St. Gallen 国际乳腺癌治疗专家共识将 Ki-67 阳性表达率做新的调整，将阳性细胞数比例<14% 为低表达，≥14% 为高表达。

2. S 期细胞比例的流式细胞仪分析　流式细胞仪分析是测定肿瘤细胞增殖指数的一种简单方法，它可应用于石蜡标本及新鲜标本。然而该检测也存在一定的缺陷。常规的流式细胞法检测 S 细胞比例可能被多种因素如标本的制备、仪器的异质性及结果分析的误差所干扰。此外，许多相关研究由于样本量较少及不合理阈值的设定而缺乏足够的说服力。由于其在方法学上存在一定的难度，并且缺乏大量有说服力的证据，ASCO 并不推荐将流式细胞仪检测 S 期细胞比例或其他增殖标记作为评估患者转移与复发风险的依据。

（四）Ki-67 的临床意义

健康乳腺组织可以表达 Ki-67 的水平很低（<3% 的水平），乳腺癌的 Ki-67 表达大约为 78%。Ki-67 只与增殖细胞核反应，而无组织特异性，其表达增强是细胞有丝分裂、增殖活性增强的一个可靠标记，研究表明 Ki-67 的表达能可靠而迅速地反映恶性肿瘤增殖率，与多种恶性肿瘤的发展、转移、预后有关。Ki-67 作为增殖相关抗原与 ER、PR、HER-2 等免疫组化指标在乳腺癌中的相关性，是近来研究的热点。

1. Ki-67 与乳腺癌　Ki-67 表达对乳腺癌的诊断、治疗及预后评价有重要的参考价值。一项包含 46 个研究（超过 12 000 例患者）的 Meta 分析指出，Ki-67 阳性的早期乳腺癌患者无论在淋巴结阳性（HR=1.59；95% CI：1.35 ~ 1.87）还是淋巴结阴性（HR=2.31；95% CI：1.83 ~ 2.92）亚组中均具有较高的复发转移风险。

2. Ki-67 与化疗　研究显示药物主要对增殖期的肿瘤细胞发挥作用。Ki-67 是检测肿瘤细胞增殖最敏感的指标之一，故可以用来反映乳腺癌辅助治疗的效果。研究显示：Ki-67 可用来作为乳腺癌化疗敏感性的指标之一，与肿瘤肿块的缩小相比，肿瘤细胞增殖率的降低能更好地反映肿瘤对化疗的敏感程度。Ki-67 表达率越高，对化疗的敏感性越高。但在乳腺癌化疗后 Ki-67 阳性表达下降水平与化疗有效率之间仍存在争议。Billgren 等发现，化疗后第 1 周期内出现 Ki-67 下降>25% 的患者疾病复发率危险明显降低。

3. Ki-67 与新辅助化疗　在新辅助化疗研究中，新辅助化疗前 Ki-67 水平对于化疗疗效具有预测意义。在一项由 Guarneri 主持的回顾性研究中，221 例局部晚期乳腺癌患者应用蒽环类+紫杉类新辅助化疗方案后，病理完全缓解（pCR）率与新辅助化疗前肿瘤穿刺标本 Ki-67 水平显著相关（Ki-67<15% 者为 2.5%，Ki-67≥15% 者为 9%；$P=0.03$）。许多其他研究也得出了类似结论，认为新辅助化疗前肿瘤高水平 Ki-67 患者相对于低水平患者更有可能在新辅助化疗中受益。

一项研究表明，乳腺癌新辅助化疗的临床总有效率为 84.2%，Ki-67 高表达患者对治疗敏感，化疗效果明显优于 Ki-67 低表达患者（$P<0.05$）；新辅助化疗可明显降低 Ki-67 的阳性表达率（$P<0.05$）；病理完全缓解（pathological complete response，pCR）组、临床完全缓解（clinical complete remission，CCR）组、部分缓解（partial response，PR）组新辅助化疗可显著降低 Ki-67 的阳性表达率。

此外，对于新辅助化疗后残余肿瘤，Ki-67 指数也是显著的预后因子。有研究者检测并分析了 Ki-67 在新辅助化疗前后的变化以及患者预后之后，认为基于新辅助化疗后残余肿瘤 Ki-67 水平的预后预测模型明显优于基于新辅助化疗前 Ki-67 水平或新辅助化疗前后 Ki-67 水平变化所建立的预后预测模型。在许多文献的多因素分析中，新辅助化疗后残余肿瘤 Ki-67 是唯一独立的影响总生存率（OS）、无进展生存率（PFS）的因素。

4. Ki-67 与乳腺癌的预后　在乳腺癌预后研究中，Ki-67 表达与淋巴结转移呈正相关，与组织学分级差、临床分期晚、预后差等因素相关，其过表达者总生存率和无病生存率低于低表达者。早期乳腺癌患者 Ki-67 阳性表达提示乳腺癌具有更高的复发危险，较差的预后。

世界卫生组织研究显示：富含脂质和皮脂腺乳腺癌通常存在高 Ki-67 的表达水平。浸润性小叶癌，它代表 5% ~ 15% 的浸润性乳腺癌，通常显示低 Ki-67 的指数。一些研究者认为这是小叶癌的行为。在导管原位癌（DCIS），约 40% 的肿瘤高水平表达 Ki-67。表达水平的提高与高病变等级、粉刺样坏死、微浸润的存在相关。因此，可以肯定 Ki-67 可以预测导管原位癌的复发。

Ki-67 与总体生存率和无病生存率之间的相关性也是大家研究的重点。患者的总体生存率和无病生存率与很多临床病理因素有关，即很多临床病理因素同时影响着患者的总体生存率和无病生存率。在其他条件相同或相近的情况下，Ki-67 与总体生存率和无病生存率之间的相关性目前仍存在争议，Harbeck 等从肿瘤的浸润和增殖活性两方面评价 125 例淋巴结阴性乳腺癌的预后，结果显示 Ki-67 与总体生存率和无病生存率均无明显的相关性。但也有研究指出：Ki-67 阳性表达率越高，提示患者的总生存期和无病生存期越短，故 Ki-67 与总体生存率和无病生存率之间的关系还有待于进一步研究定论。

Ki-67 联合其他指标可以更加准确地评估乳腺癌的预后，如 ER、PR、c-erbB-2，P53 等。Ki-67 表达与 ER、PR 表达呈负相关，提示 Ki-67 高表达的乳腺癌对内分泌治疗效果不佳。P53 高表达的乳腺癌与淋巴结转移密切相关，具有强的转移力和侵袭力，c-erbB-2 高表达也与乳腺癌发生的进程和转移的潜能有关。Ki-67 与 P53 同时表达预示乳腺癌恶性程度高，可能预后比较差。目前已经有很多资料显示 Ki-67 与 c-erbB-2 编码的蛋白质的表达存在正性关联。Ki-67 与 c-erbB-2 同时表达预示乳腺癌恶性程度高，可能预后比较差。Ki-67 与 c-erbB-2、P53 等一同被列为仅次于激素受体、组织学级别的乳腺癌第二类预后指标。并且 2011 年 St. Gallen 国际乳腺癌治疗专家共识将 Ki-67 纳入乳腺癌分子分型，对腔面型乳腺癌进行重新分组（表 9-12）

表 9-12　2011 年 St. Gallen 专家共识乳腺癌分子分型

亚型	特征
Luminal A 型	ER 和（或）PR（+）
	HER-2（-）
	Ki-67<14%
Luminal B 型	ER 和（或）PR（+）
	HER-2（-）
	Ki-67≥14%
	或 HER-2（+）及任何 Ki-67 表达水平

九、血管内皮生长因子（VEGF）

近年来的研究表明：血管生成是乳腺癌及其他许多实体肿瘤生长、转移的关键过程，肿瘤超过 1～

3mm 时就必须主动获取血液供应。迄今，在人类肿瘤中已分离出 20 余种血管生成因子，其中血管内皮细胞生长因子（vascular endothelial growth factor，VEGF）为最常见、作用最强、最具特异性的血管生成介质，且可能是活体所有病理性血管形成的最终共同途径。

（一）血管内皮生长因子来源及结构

血管内皮生长因子（vascular endothelial growth factor，VEGF），早期亦称作血管通透因子（vascular permeability factor，VPF），是一种糖基化分泌性多肽因子，是血管内皮细胞特异性的肝素结合生长因子、特异性血管内皮细胞刺激因子，可在体内诱导血管新生。

VEGF 是于 1989 年由美国的科学家 Gospodarowicz 从牛的垂体滤泡细胞中分离出的蛋白质，并将其成功纯化与鉴定，并克隆与测定了其基因序列，证明 VPF 与 VEGF 是同一基因编码的同一蛋白。人 VEGF 基因位于 6p21-3，全长 14kb，由 8 个外显子、7 个内含子组成，编码产物为 34～45kDa 的同源二聚体糖蛋白。由于 mRNA 剪接方式不同，有 5 种同型异构体，即 VEGF206、VEGF189、VEGF165、VEGF145 和 VEGF121，其中起主要作用的是 VEGF165 和 VEGF121，均为可溶性分泌蛋白，又以 VEGF165 作用最强。VEGF 有 5 个类型：VEGF-A，-B，-C，-D 及 -E；其分子量从 35kDa 至 44kDa 不等，每个等型特异性地与 3 个"血管内皮生长因子受体"（VEGFR-1，-2 及 -3）的特定组合相结合。VEGF 可由多种细胞分泌，如内皮细胞、平滑肌细胞及一些间质和基质细胞。

（二）血管内皮生长因子受体

目前已知 3 种 VEGF 酪氨酸激酶受体：VEGFR-1（Flt-1）、VEGFR-2（KDR/Flk-1）和 VEGFR3（Flt-4）。VEGF 受体的蛋白质结构相似，属于"7-Ig"，即在细胞外区域有 7 个免疫球蛋白构成的同源结构（Ig），其中第 2 和第 3 个免疫球蛋白是关键的配体结合部位，而且前 3 个免疫球蛋白区域在维持整个受体与配体结合的亲和力中起重要作用。它们还都有一个跨膜结构域（TM）和一个膜内酪氨酸激酶结构（TK），以及一个存在于细胞质内的位于尾部的羧基末端。

VEGF 与其特异性受体（酪氨酸激酶受体）结合后发生生物学功能，VEGF 的生物活性由磷脂酰肌醇（PI）3' 激酶/Akt 途径所调节。促进血管内皮细胞增殖和微血管形成，增加血管通透性，使肿瘤细胞既可以获得充分的营养而迅速增殖，又容易通过血管内皮细胞进入血流而发生远处转移。由此可见，VEGF 在肿瘤生长、浸润和转移中起着关键的作用，被认为是目前发现的诱导肿瘤血管形成最强、最特异的血管生成因子。

VEGFR-1（Flt-1）与 VEGF 亲和力最高，其结合引起内皮细胞的迁移和管状结构的形成。VEGFR-2（KDR/Flk-1）与 VEGF 的亲和力比 VEGFR-1/Flt-1 低，KDR 与 VEGF 结合主要刺激内皮细胞的增殖，成人血管静止期内皮细胞的 VEGFR-2/Flk-1 的 RNA 表达明显下降。第 3 个酪氨酸激酶受体 VEGFR-3/Flt-4 主要存在于成人淋巴管内皮，在淋巴管形成过程中起重要作用。VEGFR-3/Flt-4 与复杂的 VEGF 相关蛋白 VEGF-C 和 VEGF-D 相结合，主要参与淋巴内皮细胞增殖。

（三）VEGF 与乳腺癌

临床研究表明，VEGF 的表达水平反映了肿瘤血管内皮细胞增殖、迁移和血管构建水平，直接反映肿瘤生长速度和转移倾向。准确地检测 VEGF mRNA 表达水平，为推测肿瘤增殖和转移提供参考。VEGF 高表达与肿瘤微血管密度、恶性程度及患者预后不良密切相关。VEGF 高表达者肿瘤易复发转移，预后不良。VEGF 与 ER、PR 表达呈负相关，患者内分泌治疗和化疗效果差。

1. VEGF 与乳腺癌的关系 一般认为，VEGF 在乳腺癌组织的表达明显高于正常乳腺组织和纤维腺瘤组织，并且 VEGF 的表达水平与癌组织的微血管密度（MVD）有明显关系，肿瘤的 VEGF 浓度与患者的年龄、肿瘤大小、淋巴结转移数量、脉管有无受侵或激素受体 ER 状态无关。通过抗 VEGF 单克隆抗体免疫细胞化学分析表明 VEGF 主要于肿瘤细胞的细胞质内着色。Lee 等研究发现浸润性导管癌比浸润性小叶癌组织中的 VEGF 表达明显增多，说明 VEGF 在浸润性导管癌的血管生成中起重要作用。研究表明，VEGF121 在乳腺癌患者中有更大的作用。应用 RT-PCR 与免疫组化对 92 例乳腺癌组织与癌旁组织 VEGF 表达的研究表明，乳腺癌的 VEGF121 和 VEGF165 高于癌旁组织。VEGF 与乳腺癌血管生成密切相关。VEGF 表达增高对乳腺癌淋巴结转移肿瘤复发有促进作用。

2. VEGF 与乳腺癌淋巴结转移的关系 VEGF-C 作为特异性淋巴生长因子首次由 Joukov 报道，由于其能促进淋巴管增殖，越来越受重视。其可由免疫组化法检测。乳腺癌表达率为 39.8%，而且淋巴管癌栓中也可见高表达。Steven 等人用免疫组化方法对 98 例患者研究的结果与其相符，证实了发生淋巴道转移的肿瘤细胞 VEGF-C 发生了高表达。VEGF-C 阳性表达 5 年生存率明显低于 VEGF-C 表达阴性组。提示癌细胞可能通过分泌 VEGF-C 使癌周围间质淋巴管增生扩张，促进癌细胞进入淋巴管，为癌转移提供条件。VEGF-C 可能是原发灶的肿瘤细胞和周围淋巴管内皮细胞之间相互分泌关系的重要调节因素。目前，对乳腺癌组织产生 VEGF-C 的机制尚不清楚，但淋巴管内皮细胞上有 VEGFR-3 受体，从而导致原发肿瘤淋巴管的增生和癌细胞淋巴管扩散，同时 VEGF 和 VEGF-C 都是强的脉管通透性因子，VEGF-C 也能增加微血管通透性及内皮细胞的迁移进而增加癌细胞的浸润，因此，产生 VEGF-C 的癌细胞可能更易浸润至淋巴管内，导致癌细胞发生淋巴结转移。

3. VEGF 与乳腺癌临床治疗的现状 目前，临床上最早开始应用，至今仍在不断地探索和研究中的 VEGF 拮抗剂是贝伐珠单抗（bevacizumab，商品名 Avastin），该药物是一种重组的人类单克隆 IgG1 抗体，通过抑制人类血管内皮生长因子（VEGF）的生物学活性而起作用。也就是说贝伐珠单抗可结合 VEGF 并防止其与内皮细胞表面的受体（Flt-1 和 KDR）结合。在体外血管生成模型上，VEGF 与其相应的受体结合可导致内皮细胞增殖和新生血管形成。在接种了结肠癌的裸（无胸腺）鼠模型上，使用阿瓦斯汀（贝伐珠单抗）可减少微血管生成并抑制转移病灶进展。

贝伐珠单抗于 2004 年 2 月 26 日获得 FDA（美国国家食品药品管理局）的批准，是美国第一个获得批准上市的抑制肿瘤血管生成的药物。通过体内、体外检测系统证实 IgG1 抗体能与人血管内皮生长因子（VEGF）结合并阻断其生物活性。而贝伐珠单抗是通过中国仓鼠卵巢细胞表达系统生产的，分子量大约为 149kDa，包含了人源抗体的结构区和可结合 VEGF 的鼠源单抗的互补决定区。但是 2010 年 12 月 16 日 FDA 作出了不建议乳腺癌患者使用贝伐珠单抗的决定。原因是基于四项独立试验的分析表明：贝伐珠单抗在临床受益方面（延长生存、缓解病情）较少，相比之下，副作用较多，甚至是致死性毒副作用。而实际上目前对于贝伐珠单抗在转移性乳腺癌中的应用并未停止，正在积极开展新的研究，以鉴别出哪些适合应用该药的人群。同时该药也被批准应用于肺癌、结直肠癌的治疗。而我国自主研发的国家级新药甲磺酸阿帕替尼（艾坦）于 2014 年 12 月 13 日正式上市，阿帕替尼是一个全新小分子靶向药物，更为确切地说，阿帕替尼是血管内皮生长因子受体-2(VEGFR-2)的小分子酪氨酸激酶抑制剂。通过高度选择性竞争细胞内 VEGFR-2 的 ATP 结合位点，阻断下游信号转导，抑制酪氨酸激酶的生成从而抑制肿瘤组织新血管的生成，最终达到治疗肿瘤的目的。阿帕替尼在显著延长晚期胃癌患者生存期的同时，大大减低了患者的治疗费用。阿帕替尼Ⅲ期研究结果不但证实了阿帕替尼的客观有效性和安全性好，同时还证明了它能够为晚期胃癌患者带来明显的生存获益。阿帕替尼的问世，为胃癌标准化疗失败后患者提供了新的药物和治疗方案。与此同时，阿帕替尼治疗肝癌、肺癌、乳腺癌和结直肠癌的临床试验和研究也都在积极进行中。

总之，近年来大量试验数据表明 VEGF 与乳腺癌的发生、发展有着不可忽视的关系，VEGF 在人类乳腺癌组织中过度表达，在具有侵袭力的肿瘤组织中表达更明显，VEGF 有望成为乳腺癌诊断和判断预后的指标，更有可能成为临床乳腺癌治疗的潜在靶点，为乳腺癌的预后和治疗带来新希望。

十、DNA 拓扑异构酶

（一）DNA 拓扑异构酶的定义及分类

DNA 拓扑异构酶为催化 DNA 拓扑学异构体相互转变的酶的总称。其是控制 DNA 拓扑状态的一类酶蛋白，存在于细胞核内，其作用的机制为催化 DNA 链的断裂和结合。在闭环状双链 DNA 的拓扑学转变中，要暂时地将 DNA 的一个链或两个链切断，根据异构体化的方式而分为两型：切断一个链而改变拓扑结构的称为 Ⅰ 型拓扑异构酶（top-oisomerase Ⅰ，Topo Ⅰ），通过切断两个链来进行的称为Ⅱ型拓扑异构酶（top-oisomerase Ⅱ，Topo Ⅱ）。

1. Ⅰ型拓扑异构酶 Ⅰ型拓扑异构酶有大肠杆菌的 ω 蛋白（ω-protein，由相对分子量 11 万的单个多肽链所组成）及各种真核细胞中存在的切断-结合酶（nicking-closing enzyme，相对分子量约 6.5 万~7 万及相对分子量约 10 万）。Ⅰ型拓扑异构酶不需要 ATP 的能量而催化异构体化，作为反应的中间产物，对原核生物来说是游离型的 5'-OH 末端 3'-磷酸末端与酶形成共价键，而真核生物是 3'-OH 末端 5'-磷酸末端与酶形成共价键。此酯键中所贮存的能量，可能在切断端的再结合上起着作用。

Ⅰ型拓扑异构化酶催化的反应：①使超螺旋 DNA 在每一次切断-结合反应中，DNA 拓扑学异构体发生一种变化，即松弛（relaxation）；②将互补的单链环状 DNA 转变成具有螺旋结构的双链环状 DNA；③使单链 DNA 打结（topological knot）或解结。另外，当两个环状双链 DNA 一个分子的一个链切断时，形成链环状二聚体的分子（ca-tenane）。

2. Ⅱ型拓扑异构酶 有存在于细菌中的 DNA 促旋酶、噬菌体 T4 的拓扑异构酶Ⅱ以及真核细胞中依赖 ATP 的拓扑异构酶Ⅱ等。Ⅱ型拓扑异构酶又称旋转酶，其编码蛋白有 Topo Ⅱ α（分子量为 170kDa）和 Topo Ⅱ β（180kDa）两个亚型。目前研究多集中于 Topo Ⅱ α，其大多位于增殖细胞的细胞核中，呈网状结构聚集在染色体着丝粒周围，具有磷酸二酯酶活性，能够与 DNA 形成稳定的共价复合物。Topo Ⅱ α 蛋白水平存在明显的细胞周期特异性，表现为 S 期晚期开始表达，G_2 期和 M 期高峰表达，而在 G_0、G_1 期不表达。Topo Ⅱ α 基因定位于人染色体 17q21.3，它是一些化疗药物的特定靶点，如常用于乳腺癌治疗的蒽环类药物。这些药物结合 Topo Ⅱ α-DNA 的复合物，抑制了 DNA 的重新连接，导致断裂的双链 DNA 无法重新连接，从而诱导癌细胞的凋亡。

在Ⅱ型拓扑异构酶中，DNA 促旋酶可单独催化闭环状 DNA 产生超螺旋，这个作用是独特的。其他两个型的酶，除可使超螺旋松弛也需要 ATP 的能量外，还可催化促旋酶的催化反应。真核细胞的拓扑异构酶Ⅰ，参与核小体的形成，细菌的 ω 蛋白参与转录和某种转位子的插入。促旋酶和 T4 拓扑异构酶Ⅱ参与 DNA 的复制和转录过程。

另外，噬菌体 λ 的 irt 基因产物和噬菌体 φX174 的基因 A 产物等也具有切断-结合酶的活性，可认为是一种拓扑异构酶。

（二）拓扑异构酶的检测方法

通常采用免疫组织化学的方法检测。Topo Ⅱ 基因定位于细胞核，呈黄棕色的点和（或）簇。检测结果判断标准如下：

1. 无扩增 >50% 的癌细胞中杂交信号为 1~5 个点。

2. 低扩增 >50% 的癌细胞中杂交信号为 5~10 个点或呈小簇状。

3. 高扩增 >50% 的癌细胞中每个细胞核里的杂交信号为 >10 个点或呈大簇状。

（三）Topo Ⅱ 检测在乳腺癌治疗中的应用

蒽环类药物是目前治疗乳腺癌的主要化疗药物之一。虽然肿瘤对药物有很高的反应性，但蒽环类药物有显著的心脏毒性。因此，有必要掌握蒽环类药物的疗效预测指标。Topo Ⅱ 是蒽环类药物的作用靶点，蒽环类药物和细胞内 Topo Ⅱ 结合以发挥抗肿瘤作用。

研究发现在乳腺癌组织中 Topo Ⅱ 表达明显高于癌旁组织,并与乳腺癌淋巴结转移相关。在乳腺癌的化疗中,以 Topo Ⅱ 为作用靶点的抗癌药物分为 Topo Ⅱ 毒剂和 Topo Ⅱ 催化抑制剂。抑制剂又分为嵌入型和非嵌入型。嵌入型抑制剂代表药物有阿霉素、柔红霉素等蒽环类药物,此类药物结合 Topo Ⅱ α-DNA 复合物,导致断裂的双链 DNA 无法重新连接,从而诱导癌细胞凋亡。体外实验证实 Topo Ⅱ 高表达可以提高乳腺癌细胞对蒽环类药物的敏感性。

近年来,许多研究表明 c-erbB-2 与 Topo Ⅱ α 在多种肿瘤中存在共同的高表达,但其发生机制尚不明确。由于二者在基因定位上非常接近,都位于 17q12-22,因此许多学者认为在 c-erbB-2 扩增时同时激活 Topo Ⅱ α 基因的扩增或缺失,两种基因在拷贝数上的变化和表达高低存在某种联系。多数研究认为,仅有 c-erbB-2 高表达的细胞对蒽环类药物不敏感,c-erbB-2 与 Topo Ⅱ α 同时高表达的肿瘤细胞对其敏感性增加。

Park 等在阿霉素(多柔比星)治疗 67 例乳腺癌患者的研究中证实 Topo Ⅱ 扩增与临床疗效相关,而且 c-erbB-2 与 Topo Ⅱ 扩增呈正相关,c-erbB-2 与 Topo Ⅱ 共扩增时 95% 患者有效,明显高于其他亚组的疗效($P=0.038$)。提示 Topo Ⅱ 基因表达是预测蒽环类化疗疗效的标志物,而 c-erbB-2 预测蒽环类疗效实际上是通过 Topo Ⅱ 表达发挥作用的。

总之,Topo Ⅱ 是包括蒽环类药物在内多种抗癌药物的作用靶点,Topo Ⅱ 阳性者在蒽环类单药或蒽环类联合化疗后可取得较好疗效。因此 Topo Ⅱ 可作为化疗药物选择的依据之一。但是 Topo Ⅱ 能否成为乳腺癌预后的指标目前尚有争议,但多数研究认为 Topo Ⅱ 阳性者在使用蒽环类药物后可改善无病生存期和总生存期。但是否可以作为一项独立的预后指标,仍需要进一步的研究证实。

十一、E-cadherin

(一) E-cadherin 的来源及结构

钙黏附蛋白-E(E-cadherin)是钙离子依赖的细胞黏附分子家族的成员之一,最早由 Takeichi 发现,为一种介导细胞间相互聚集的黏附分子,在有 Ca^{2+} 存在时可以抵抗蛋白酶的水解作用,以后又发现两种作用和特性均与其类似的黏附分子,它们的氨基酸序列也有同源性,遂将其命名为 Cadherin(Ca²⁺ dependent cell adhesion molecules family)家族。目前已知 Cadherin 家族共有 3 个成员:E-cadherin、N-cadherin 和 P-cadherin。E-cadherin 也被称为 Uvomorulin、L-CAM 或 Cell-CAM120/80,是相对分子质量为 120×10^3 介导细胞间粘连作用的跨膜糖蛋白。

人类的 E-cadherin 编码基因定位于 16 号染色体 q22.1 附近,由 723 ~ 748 个氨基酸组成,分子量为 80 ~ 124kDa,分子中存在一个疏水基因,位于跨膜区,氨基末端位于细胞膜外,是钙离子的结合位点,对 Ca^{2+} 有高度敏感性,羟基末端位于细胞质内,与肌动蛋白相连,由 α、β、γ 三个亚单位(catenins)及其他一些连接蛋白组成,对维持细胞形态和调节细胞黏附具有重要作用。

(二) E-cadherin 的功能

E-cadherin 的结构是调节细胞与细胞之间、细胞与基质之间黏附反应的重要介质。通过介导同型细胞间的黏附反应,维持上皮组织结构的完整性和细胞的极性,具有细胞接触性生长抑制功能。其功能的降低或丧失可导致细胞连接的破坏,与肿瘤细胞的浸润和转移相关。目前主要用于各种恶性肿瘤细胞侵袭和转移方面的研究。

钙黏素通过连接蛋白影响细胞的生物学过程,充当细胞内信使,从质膜向细胞核内传导信号,通过影响基因的转录发挥其功能。其在肿瘤组织中的低表达或缺失往往提示该肿瘤细胞有较高的侵袭性,在已报道的多种癌组织中发现 E-cadherin 表达缺失可以诱导上皮向间质转化,这种现象与肿瘤的浸润转移密切相关。有研究发现,E-cadherin 常在一些肿瘤的进展中出现下调,这些肿瘤通常显示为侵袭行为及预后差。E-cadherin 介导的接触性生长抑制功能丧失,细胞生长失控,最终导致肿瘤发生。其表达水平下降或活性受到抑制导致细胞间黏附功能丧失、细胞极性紊乱,肿瘤细胞容易从原发灶中脱落而发生浸润转移。

(三) E-cadherin 的检测标准

E-cadherin 阳性表达位于乳腺癌组织中的细胞膜。其判断标准有 Mahler-Araujo 等的评分方法:0 分,阳性细胞<10%;1 分,阳性细胞 10% ~ 25%;2 分,阳性细胞 25% ~ 50%;3 分,阳性细胞 50% ~ 75%;4 分,阳性细胞>75%。0 ~ 3 分为表达阴性,>3 分为表达阳性。

(四) E-cadherin 与乳腺癌的关系

E-cadherin 表达及功能异常与乳腺癌的发生发展密切相关,在乳腺小叶原位癌及浸润癌中表达缺失,而在导管原位癌及浸润癌中仅部分缺失。目前 E-cadherin 常用于鉴别浸润性小叶癌和浸润性导管癌(invasiveductal carcinoma),导管原位癌几乎百分之百阳性表达。

多项研究结果均发现 E-cadherin 表达与患者肿瘤大小、组织学类型、组织学分级显著相关,E-cadherin 在乳腺癌组织中呈低表达状态,但也有结果显示其在乳腺癌组织中阳性表达率可高达为83.22%,分析其原因是随着乳腺癌诊断技术的不断发展,就诊患者以Ⅰ、Ⅱ期为主,且Ⅲ、Ⅳ期就诊患者大多先行术前治疗。

十二、细胞角蛋白 5/6

细胞角蛋白 5/6(cytokeratin 5/6,CK5/6)存在于上皮细胞内的细胞骨架中间丝蛋白中,其表达具有组织和器官特异性,可按相对分子质量高低分为两类,CK5/6 属于高相对分子质量细胞角蛋白,常表达于上皮组织的基底层中。CK5/6 是一种基底细胞型角蛋白,在乳腺定向干细胞、腺中间细胞、肌上皮中间细胞有表达,在腺上皮终端细胞及肌上皮终端细胞不表达。CK5/6 表达与乳腺癌患者的组织学分级高、细胞增殖快、总生存率及无病生存率低等因素相关。

目前依据 CK5/6 和 EGFR 的阳性表达从三阴性(ER-/PR-、c-erbB-2)乳腺癌中甄别出基底细胞样乳腺癌。基底细胞样乳腺癌具有独特的临床表现、组织病理学及分子生物学特征,患者通常较年轻,临床常较缺乏有效的治疗手段,因此,患者预后较差。研究发现,CK5/6 和 EGFR 在伴有淋巴结及远处转移的三阴性乳腺癌中的表达显著高于淋巴结阴性的乳腺癌,提示 CK5/6 和 EGFR 表达水平升高可能在基底样乳腺癌患者淋巴结转移或远处转移机制中起着重要的作用,可作为转移性肿瘤的预测标志物。一项关于转移性乳腺癌患者随机接受伊立替康、卡铂联合或不联合西妥昔单抗治疗的Ⅱ期临床试验结果提示,联合用药组三阴性乳腺癌患者的治疗反应率有中等程度的提高,为三阴性乳腺癌患者治疗方案的选择提供了一定的帮助。

十三、肾上腺髓质素

肾上腺髓质素(adrenomedulin,ADM)是由 52 个氨基酸组成的多功能肽,属于降钙素基因肽(calcitonin gene related peptide,CGRP)总科,和血管内皮细胞生长因子(VEGF)等其他几种血管生成因子一样,是缺氧所诱导的肽类物质,受缺氧诱导转录因子-1(hypoxia-inducible transcription factor-1,HIF1)的调控。ADM 与恶性肿瘤有密切关系,主要通过促进血管生成、刺激有丝分裂、抑制凋亡和抑制免疫反应而发挥作用。

Oehler 等应用免疫组化检测 33 例患者乳腺癌组织的 ADM 表达,82%(27/33)的病例为中到强表达,并且乳腺癌组织的表达与腋淋巴结转移有关;同时对 20 例乳腺癌患者通过放射性免疫方法检测血液的 ADM 水平,结果乳腺癌患者的肿瘤大小与血浆中的 ADM 浓度显著相关,当肿瘤直径>2cm 或者有腋淋巴结转移时,血浆中 ADM 的水平升高,显著高于肿瘤直径≤2cm 和正常人的血浆 ADM 水平,与月经状况、肿瘤的分级、ER/PR 表达无关。由此认为:①ADM 广泛表达于乳腺癌;乳腺癌组织的 ADM 表达与腋窝淋巴结转移有关,检测 ADM 血浆水平可以评价淋巴结受累情况;②在乳腺癌患者,肿瘤可能是血浆 ADM 的主要来源;③血浆 ADM 水平能反映肿瘤的大小,但不能区别早期肿瘤和正常对照,所以不太可能成为一个早期发现肿瘤的标志物。

将 ADM 作为肿瘤治疗的靶位,干扰 ADM 与受体的结合及信号转导途径有可能为肿瘤的治疗开辟新的研究思路。

十四、CD105

CD105 又名 Endoglin(内皮糖蛋白)、EDG,是转化生长因子-β(TGF-β)受体复合物的组成部分,它调节细胞对 TGF-β 的反应,参与血管生成,在有新生血管生成的组织及处于增殖状态的肿瘤组织血管内皮细胞中强表达。由于 CD105 参与血管生成过程,且抗 CD105 抗体能够与增殖状态的内皮细胞发生特异性结合,因此,CD105 可成为理想的抑制血管生成的靶点,并可作为从分子水平监测恶性肿瘤发展的可靠指标。

CD105 是一种同型二聚体的膜结合蛋白,由两个单体通过二硫键连接,分子量为 180kDa,为完整的Ⅰ型膜蛋白,编码基因位于人 9 号染色体长臂(9q34-qter),含有 633 个氨基酸残基,其序列中含有精氨酸、甘氨酸、天门冬氨酸(RGD)三肽序列,RGD 序列在细胞黏附过程中是一个关键的识别结构。

CD105 主要抑制 TGF-β 的生物学效应。TGF-β 是调节细胞增殖和分化的多功能细胞因子,主要通过内皮细胞的增殖、游走及细胞外基质的新陈代谢等调控血管的生成,同时还可以有效地抑制乳腺上皮细胞及部分乳腺癌细胞的生长。大量研究表明,

CD105 在激活增殖的内皮细胞中过表达,并能调节内皮间质间的信号传递,参与血管生成过程,CD105 在新生血管内皮细胞上强表达,是内皮细胞增殖的标志之一。

Li 等采用 ELISA 法检测 92 例早期乳腺癌患者和 77 例健康人血浆 CD105 的水平,发现健康人与乳腺癌患者血浆 CD105 的含量不同,92 例患者中 21 例发生腋下淋巴结和(或)远处转移,较对照组 CD105 水平显著升高,差异有统计学意义。在随访过程中血清 CD105 可作为监测实体肿瘤患者发生转移和复发早期信号的有用指标。Takahashi 等也发现,直肠癌、乳腺癌等实体肿瘤发生转移的患者血清 CD105 水平显著高于未发生转移的患者。

十五、CEA、CA153、CA125

癌胚抗原(CEA)是一种酸性糖蛋白,基因编码于 19 号染色体,CEA 相对分子质量 18 万～20 万,含糖 45%,主要有半乳糖、甘露糖、藻岩糖等,附着在肿瘤细胞的表面,大部分集中在糖被膜。1965 年由 Gold 等在结肠癌中首次发现,早期认为是结肠癌的标志物,但以后在胃癌、肺癌、乳腺癌等也有较高表达。正常情况下存在于 5～24 周胎儿的胃肠道细胞表面,在疾病状态下,可以表达于多种人类肿瘤及部分良性疾病(如结肠炎、肝脏病变等)。

目前临床常用的体液中 CEA 的检测方法都是利用抗原-抗体复合物的原理,如放射免疫法(RIA)和酶联吸附免疫法(ELISA)。正常值<5.0μg/L。研究表明:CEA 在乳腺癌早期的诊断意义并不理想,但其在临床分期Ⅲ期、Ⅳ期、淋巴结转移及远处转移时可有明显升高,所以在监测乳腺癌治疗后发生转移复发方面具有重要的指导意义。

癌相关糖蛋白抗原(CA153)是一种乳房上皮细胞分化抗原,固定于细胞膜上的分子量较大的黏液性糖蛋白,存在于乳腺、肺、卵巢和胰腺的恶性肿瘤细胞,对乳腺癌细胞膜片段具有特异性,是较好的乳腺癌血清标志物之一。免疫组织化学染色研究表明 CA153 在乳腺癌组织中呈过表达,而在正常组织中无表达。在乳腺癌的早期,血清 CA153 水平升高不明显,但随着疾病的进展,尤其发生远处转移或治疗后,疾病复发可有明显升高,特别是对乳腺癌的肝、骨、肺转移具有很高的敏感性,是能够用于乳腺癌复发转移监测的较为特异的指标。

糖类抗原 125(CA125)是 1983 年由 Bast 等用卵巢浆液性囊腺癌细胞免疫小鼠并与骨髓瘤细胞杂交得到的单克隆抗体(取名为 OC125)所能识别的抗原,是一种位于染色体 19p13.2 区域,并含有 5797 个碱基对的跨膜糖蛋白,属于 IgG1。由于其氨基酸序列具有一些黏蛋白分子的特性,故将其命名为 CA125(基因为 MUC16),而且通过转染技术已经证实 MUC16 就是 CA125。CA125 相对分子质量为 20 万～100 万,为高分子糖蛋白,外形呈环行结构,含 24% 的糖类,是一种类似黏蛋白的糖蛋白复合物,属于 IgG。健康成人 CA125 的浓度小于 35U/ml。

95% 的健康成年女性 CA125 的水平≤35U/ml。如果患者血清 CA125 的水平是基线水平的两倍,就应立即进行物理检查、TVS(阴道超声)和 CT 检查。

CA125 不仅是卵巢癌的特异性标志物,输卵管腺癌、子宫内膜癌、宫颈癌、胰腺癌、肠癌、乳腺癌和肺癌患者 CA125 的水平也会升高。

(李海平 唐甜甜)

第七节 乳腺癌微转移的检测及其临床意义

恶性肿瘤的一个重要标志是转移。近年来,恶性肿瘤微转移研究发展迅速,有些研究成果已经使临床医生对恶性肿瘤的诊断、临床分期以及治疗理念发生了变化,认识到恶性肿瘤早期就是一种全身性疾病,也即肿瘤早期就可能发生肿瘤细胞的全身播散,这些转移肿瘤细胞是造成以后远处脏器复发、转移的根本原因。循环肿瘤细胞(circulating tumor cells,CTCs)已经被认为是独立的预后指标,及时监测 CTCs 在治疗过程中的变化具有重要的临床意义。

尽管 90% 的乳腺癌患者在初次治疗时无远位转移征象,但仍有 30%～45% 的患者在 5 年内因复发或远处转移而导致治疗失败,即使腋窝淋巴结阴性(axillary lymph nodes negative,ALNN)患者,也有约 25% 的患者将最终死于本病。如何在临床转移灶形成之前做到早发现、早诊断,并对其采取行之有效的治疗措施,成为提高治愈率、延长生存期的关键。

一、微转移的概念

微转移(micrometastasis)是指用常规病理学方法不能检出的非血液系统的恶性肿瘤,在发展过程中播散并存活于淋巴系统、血液系统、骨髓、肝、肺等组织器官中的微小肿瘤细胞灶,患者常无任何临床表现,常规检查方法如 CT、MRI、单抗放射显影技术、普通病理检查等都很难发现。多数学者以 2mm 直径为微转移灶上界,它常以单个细胞或微小细胞团形式存在,随着分子生物学技术的发展,这一概念还包括了所有具有肿瘤细胞分子标志物特征的异常细胞在内。

1869 年 Ashworth 首次报道在 1 例因癌症死亡的患者外周血中发现类似肿瘤的细胞,并首次提出"循环肿瘤细胞"的概念。随着人们对肿瘤认识的逐步深入,有关微转移的名词亦不断出现,但始终缺乏统一标准。类似概念包括微小残存病灶（minimal residual disease，MRD）、循环肿瘤细胞（circulating tumor cells，CTCs）、潜伏肿瘤细胞（occult tumor cells，OTCs）、播散肿瘤细胞（disseminated tumor cells，DTCs）、孤立肿瘤细胞（isolated tumor cells，ITCs）等。但在相当长的时间以来,CTCs 的检测并未在肿瘤病人的诊治中发挥其应有的作用,主要原因就是检测技术的限制。20 世纪末以来,CTCs 的检测技术不断改进,CTCs 检测在临床的应用也愈来愈成熟。2004 年,美国 FDA 批准了 CellSearch 系统在乳腺癌、转移性结直肠癌和前列腺癌治疗中的应用,其安全性、有效性已得到初步确认。

微转移的概念最早由 Huvos 等于 1971 年首先提出,他们检测的是淋巴结,并规定在淋巴结中肿瘤转移病灶直径≤2mm 者,此阶段的肿瘤病灶为无血管期,属于亚临床病灶,即微转移。之后,Fisher 又提出微转移灶最大直径应≤1.3mm。在 2002 年第六版乳腺癌 TNM 分期中,将腋淋巴结微转移大小界定在 0.2～2.0mm 范围内,而<0.2mm 者称为孤立肿瘤细胞。对于存在于外周血和骨髓的单个肿瘤细胞或细胞团,因其直径通常小于 0.2mm,目前多数学者认为应称之为 CTCs。

二、微转移机制

肿瘤转移是指恶性肿瘤细胞脱离原发肿瘤,通过各种转移方式,到达继发组织或器官得以继续增殖生长,形成与原发肿瘤性质相同的继发肿瘤的全过程。肿瘤转移是恶性肿瘤的基本生物学特征,是临床上绝大多数肿瘤患者的致死因素。乳腺癌可进行以手术为主的综合治疗,但对已播散的癌细胞却往往难以用上述手段治愈,因此,肿瘤转移对癌症治疗是一种严重的挑战。

肿瘤转移包括多步骤转移机制。从早期原发癌生长到肿瘤血管生成,之后肿瘤细胞发生上皮间充质转化（epithelial-mesenchymal transition，EMT）,使其具备肿瘤干细胞的特性,脱落并侵入基质,再进入脉管系统,并形成癌栓。癌栓随血运播散后,经间充质上皮转化,瘤细胞得以在继发组织器官定位生长,到达一定数量级后,形成临床转移灶,之后可以继续扩散。肿瘤侵袭时,增殖后脱落的肿瘤细胞溶解细胞外基质,并从原发灶进入血液循环系统,它们转移的器官具有选择性,这是因为肿瘤细胞表型存在差异性,各种组织器官微环境也不尽相同。

微转移是疾病晚期远处转移的先兆,符合癌症转移的共同机制,同时兼具自身特点。骨髓是乳腺癌最易发生转移的部位,研究表明乳腺癌转移患者中,40%～75% 发生骨转移。尸检中骨转移更是高达 80%。骨髓中的微转移细胞可以继续播散至骨髓之外的其他脏器。而淋巴结微转移只限于局部,外周血中一般只是播散的单个细胞或细胞团,它只有播散至骨髓、肝、肺等组织后才有形成转移灶的可能。与晚期转移灶相比,微转移细胞常以单个细胞或微小细胞团形式存在,体积很小,一般无新生血管形成,缺乏血液供应。微转移细胞能否最终发展为临床转移病灶,还有赖于机体免疫系统与肿瘤病灶间的相互斗争,一方面是机体免疫系统对微转移细胞的识别和杀伤,另一方面微转移细胞通过本身遗传性质改变（如细胞黏附分子、细胞调节机制、基质金属蛋白酶分泌、诱发血管生成、增加细胞运动等因素）逃避免疫系统的监视与清除。

三、循环肿瘤细胞的富集及检测方法

由于外周血中 CTCs 的含量极少,如何将其富集并从血细胞中分离、检测就成了 CTCs 实际应用中的主要问题。目前 CTCs 的富集主要集中于物理方法和免疫方法两种,其中物理方法主要有基于 CTCs 与血细胞密度不同的密度梯度离心法以及基于 CTCs 和血细胞直径不同的分子滤过膜筛选法,免疫方法则以基于 CTCs 表面细胞分子标志物的免疫磁性分离法为代表。

（一）密度梯度离心法

由于 CTCs 和单核细胞的密度小于 1.077g/ml,而外周血中粒细胞的密度大于 1.077g/ml,具有不同的密度,因而可利用密度差异加入淋巴细胞分离液进行梯度离心分离。其优点在于不依赖特异性标志物,可分离任何一种 CTCs,并且其价格低,操作简便,离心后仍可保留 CTCs 活力,可采用其他方法进行进一步的检测分析。其缺点在于单个核细胞与 CTCs 密度相近,难以被完全分离;同时 CTCs 可能迁移到血浆层或者聚集成团、标本中的血液凝块改变肿瘤细胞密度,可能丢失部分 CTCs,影响分离效果;此外,细胞分离液长时间接触 CTCs 可能会对细胞产生毒性作用;还需要保证离心中和离心后各个层面不能混杂。此法以 Onco-Quick(BioScience, Frickenhausen, Germany)为代表,此技术通过特殊的膜避免全血交叉污染,之后又发展了一种四聚体复合物(immunorosettes),与非 CTCs 血液细胞结合,结合物可在离心过程中被分离,CTCs 从上清液中提取,以增加 CTCs 检测的准确性和特异性。

(二) 膜过滤筛选法

其主要原理是正常血细胞平均直径在 8～11μm 左右,而 CTCs 平均直径 29.8～33.9μm,CTCs 的体积大于正常血细胞。关键技术在于滤器及聚碳酸酯滤膜:采用激光蚀刻成的直径 8μm 微孔的聚碳酸酯膜过滤较大直径的 CTCs,小直径的淋巴细胞和粒细胞则可通过滤膜。此方法以 ISET(isolation by size of epithelial tumor cells)(Metagenex, Paris, France)为代表,其优点是:操作简便,分离后仍保留 CTCs 细胞活力,可进行生物学活性研究,还可进行细胞形态学分析,不仅富集 CTCs,还可富集循环肿瘤微栓(circulating tumor microemboli, CTM)。其缺点是:易丢失直径小于 8μm 或正发生溶解的肿瘤细胞,缺乏肿瘤特异性,可能造成假阳性,并且目前缺乏较为公认的统一的判断标准。

(三) 免疫磁性分离法

免疫磁性分离法是目前 CTCs 富集检测方法中最成熟、应用最广的方法,此法以 CellSearch(Veridex, LLC, Johnson & Johnson, US)最具代表性。其原理是利用纳米技术制造磁珠,磁珠结合上皮细胞黏附分子(epithelial cellular adhesion molecule, Ep-CAM)标记,Ep-CAM 与 CTCs 特异性结合,复合物于磁场中被定向分离。细胞固定后用荧光染料[2-(4-amidinophenyl)-6-indole carbamidine dihydrochloride, DAPI, 4,6-二脒基-2-苯基吲哚]标记细胞核,CD45 荧光抗体和 CK8、CK18、CK19 或 CKmix 荧光抗体标记细胞,利用四色荧光显微镜分析结果。将 DAPI$^+$、CD45$^-$、CK$^+$ 和 Ep-CAM$^+$ 的细胞定义为 CTCs。其优点是可较好地保存形态结构,不仅可利用荧光显微镜观察荧光染色,还能观察细胞形态;且该法集富集和检测于一体,商品化的半自动检测仪器也已面向市场,大大简化了操作。其缺点是采用上皮细胞标

志筛选将遗漏发生上皮-间质转化(epithelial-mesenchymal transition, EMT)的肿瘤细胞,有较高的假阴性可能。

四、乳腺癌微转移的检测方法

微转移检测的方法很多,如组织病理学方法、免疫组织化学或免疫细胞化学染色法、RT-PCR、流式细胞术、免疫磁珠富集检测等。

1. 组织病理学方法　组织病理学方法是诊断肿瘤的金标准。它通过常规苏木素-伊红(HE)染色在光学显微镜下观察细胞形态与组织结构。此法一般取单张切片,取材部位必定有限,因此微转移的检出率低、漏诊率高。Osborne 等复习常规组织病理学诊断为阴性的淋巴结切片,发现 89 例中有 18 例存在微转移。误诊率高达 20%。因此有人主张通过连续切片提高微转移检出率。但因该方法工作量大而且仍有遗漏可能,不易在临床推广应用。对于骨髓和外周血,常规组织病理学方法应用价值更低。

2. 免疫细胞化学法　免疫细胞化学(immunocytochemistry, ICC)法是在 CTCs 富集的基础上,针对 CTCs 特异蛋白或基因进行原位检测,并对筛选后的细胞进行鉴定。其优点是可进行细胞大小和形态学的分析,缺点是敏感性低,单纯应用免疫细胞化学法难以满足临床诊断的需要,因此在实际应用中多采用多种分子标记和挑选排除相结合的方法。免疫磁性分离法将纳米磁珠和细胞标记物耦联,使富集和检测的方法合二为一。但此方法多采用上皮细胞标记物筛选 CTCs,将遗漏发生 EMT 的肿瘤细胞,使检测结果阳性率偏低。

3. 光纤阵列扫描法　光纤阵列扫描(fiberoptic array scanning technology, FAST)法是在 ICC 法的基础上发展起来的,不需事先进行 CTC 的富集和纯化。主要特点是将外周血细胞固定于玻片上,采用自动化数字显微镜以每秒 30 万个细胞的速度进行高速扫描,在玻片上直接定位经荧光探针标记的肿瘤细胞,该法具有高通量、高灵敏度的优点。由于其探针也采用上皮细胞标记物标记,故同样无法鉴定出 EMT 的肿瘤细胞。

4. 免疫荧光原位杂交法　免疫荧光原位杂交(fluorescent in situ hybridization, FISH)法基于 CTCs 染色体的核型异常,并不依靠于 CTCs 包膜表面分子标记的表达。有学者发现在转移的前列腺癌或乳腺癌患者 CTCs 中 8 号及 17 号染色体缺失或多倍体的现象比例最高。其优点是适合检测上皮细胞特异分

子标记表达弱或者无表达的细胞;缺点是无法检测凋亡或崩解的CTCs,由于外周血中存在大量白细胞,可能会产生假阳性。

5. 反转录聚合酶链反应法　反转录聚合酶链反应(reverse transcription-polymerase chain reaction,RT-PCR)法是目前最常用的CTCs检测方法,其原理是肿瘤组织特异性信使RNA的表达或某些基因改变后DNA分子水平的异常,RT-PCR法可以大量扩增异常信使RNA,可检测多种标记物。德国Adna-Gen公司的商业化产品Adna Test在乳腺癌CTCs中检测Ep-Cam、MUC1、c-erbB-2三个基因位点。其优点是敏感度及特异度均较高;缺点是由于外周血中存在游离DNA,会产生假阳性结果。乳腺癌CTCs检测常检测Ep-CAM、hMAM、MUC1、c-erbB-2、CK19等基因,吴敏等的研究表明hMAM特异性表达于乳腺癌患者外周血,可作为检测乳腺癌外周血肿瘤细胞的标志物。贾海明等的研究结果显示MAGE-A1和MAGE-A3基因mRNA可以作为特异性肿瘤标志物用于检测乳腺癌患者外周血单核细胞中的乳腺癌细胞。但也有报道发现正常人外周血中也发现了低浓度的CK18、CK19、CK20、MUC1、PSA(前列腺特异抗原)、CEA(癌胚抗原)等的表达;此外,活化T淋巴细胞也表达MUC1。且由于此法需裂解细胞,无法进行计数、形态学分析或其他进一步检测。

6. 流式细胞术法　流式细胞术(flow cytometry,FCM)主要应用流式细胞仪对已行表面分子标记的细胞悬液进行快速计算机光电分析,速度可达每秒1000~10 000个细胞。其优点即在于速度快而准,可对靶细胞的物理、化学特点做多参数分析;缺点是敏感性较低,需要的血液样本较多。但Takao等报道了一种称为"iCeap"的新型流式细胞仪,认为此技术可进一步推广。

7. 上皮细胞免疫斑点法　上皮细胞免疫斑点(epithelial immunospot,EPISPOT)法也称分泌蛋白检测法,它运用酶联免疫吸附的方法,首先将CD45+的细胞进行免疫磁性清除,然后对chemokine(C-X-C motif)receptor 4(CXCR4)(一种与转移性肿瘤细胞归巢有关的化学性受体)阳性的细胞富集来完成对CTCs的检测。优点是能够检测到CTCs释放的特异性蛋白,因此该法只能检测有活性且能够分泌特异性蛋白的细胞,限制了应用范围,但在某些特定肿瘤中仍不失为一种有效的方法。

8. CTC芯片检测法　CTC芯片(CTC-Chip)是一种基于微流体技术的筛选方法,CTC芯片是在一张与标准载玻片大小相同的硅片上固定了78 000个微米级固相支持物位点,均包被抗EpCAM、CK、CD45等抗体。外周血细胞通过微流体芯片接触结合,从而进行CTCs的捕获和检测。最近马萨诸塞州总医院的研究人员又开发出了第二代CTC芯片——HB芯片(herringbone-chip),新的芯片增加了血液样本处理量的同时提高了捕获罕见细胞的能力。新的芯片将微芯片安装在标准载玻片上,利用标准的病理检测方法对癌细胞进行鉴别。捕获的循环肿瘤细胞除了进行计数外还可用于其他检测或培育,可捕捉血液样本中超过90%的癌细胞。

9. 阴性细胞丢弃法　以上介绍的方法均是基于筛选出特定的感兴趣阳性标记CTCs细胞,即从外周血中挑选出CTCs。但Casavant等利用微流体细胞集中技术,将外周血中的已知血细胞(即阴性细胞)分离丢弃,筛选剩下的为CTCs,此法具有与EPISPOT法类似的检测敏感性和特异性。此法的优点在于不需要任何细胞表面标记物,适用范围更广。此法可以延伸到分析探测CTCs表面异质性、胞内蛋白分析、核染色标记(如Ki-67、CD133等)。但此法的缺点在于可能存在无法识别的非CTCs细胞,造成假阳性结果。

乳腺癌微转移检测的方法很多,但各种检测手段均存在不足之处,目前倾向于两种及以上检测方法的联合应用,以提高微转移检测的敏感性及特异性。但同时需考虑可操作性及检测成本等因素。相信随着肿瘤基础研究的不断深入,检测手段的改进,微转移检测的准确率会逐步提高。

五、乳腺癌微转移检测的常用标志物

用于微转移检测的标志物分为组织特异性标志物和肿瘤特异性标志物。癌属于上皮来源的恶性肿瘤,如果在间叶组织(如骨髓、血液、淋巴结等)中检测到来源于上皮组织的特异性标志物,则认为存在转移。肿瘤标志物(tumor marker)通常是指由肿瘤组织自身产生,反映肿瘤存在和生长的一类物质。它在肿瘤中高表达,而在正常组织中不表达或低表达。肿瘤特异性标志物至今未能发现,学者们往往推荐多种相关标志物联合检测。

1. 细胞角蛋白　细胞角蛋白(cytokeratin,CK)属于特异的上皮细胞标志物,存在于正常上皮细胞和上皮癌细胞中,为细胞骨架的组分之一。CK分子有不同的亚型,相对分子质量为40 000~68 000。已知CK至少包含20个成员(CK1~20),分为酸性CK和碱性CK两大家族。其中CK19在正常上皮细胞和上皮性癌细胞的表达最为特异,尤其在乳腺癌中具有高表达率,故常用于乳腺癌微转移检测,它可以敏感和特异地反映乳腺癌患者淋巴结、外周血及骨髓中混有的少数转移的乳腺癌细胞,被认为是乳腺癌微转移检测的最佳指标。

2. 上皮细胞黏附因子 上皮细胞黏附因子(epithelial cell adhesion molecule,EpCAM)亦属于上皮细胞标志物,在第 8 届国际人类白细胞分化抗原专题讨论会上该因子被正式命名为 CD326、HEA-125。EpCAM 是一种跨膜糖蛋白,分子量为 40kDa,起着介导 Ca^{2+} 非依赖性同源细胞-细胞间的黏附作用,其表达于上皮来源的细胞表面,在上皮源性癌组织中表达水平明显升高,是用于区别上皮源性肿瘤与非上皮源性肿瘤的标志蛋白。

3. 人乳球蛋白 人乳球蛋白(human lactoglobu-lin,hMAM)表达于乳腺上皮细胞,在乳腺癌患者中常上调表达。该基因位于染色体 11q12-13,编码相对分子质量为 10 000 的分泌型糖蛋白,氨基酸序列与上皮细胞分泌蛋白相似,属于子宫球蛋白家族,都由染色体相同区域的基因组编码。研究发现,hMAM 在 95% 的早期乳腺癌组织中表达,而在正常淋巴结中不表达,进一步表明 hMAM 在乳腺及乳腺癌中的表达特异性。Suchy 等研究发现,由于 hMAM 在乳腺癌组织中并非全部表达,实际检测值可能较估计值偏低。

4. 癌胚抗原 癌胚抗原(carcinoembryonic anti-gen,CEA)是一种分子量为 18 000 的糖蛋白,属于肿瘤特异性标志物,多种恶性肿瘤均可表达该标志物,但其阳性率并不太高。血清中癌胚抗原的水平升高,通常可以作为诊断和检测恶性肿瘤转移的一个临床指标。但是,CEA 亦可表达于非肿瘤患者血液和淋巴结中。

5. 黏蛋白 黏蛋白(MUC1)是一种高分子量糖蛋白,主要存在于某些上皮组织和器官中,特别是在所有正常及癌变乳腺组织中均表达,而在间叶组织中不表达。由于 MUC1 的表达具有组织特异性,即主要表达于乳腺等上皮组织中,而在间叶组织来源的淋巴及血液中不表达,因此,MUC1 可作为某些乳腺癌微转移检测的有效标志物。

6. CD44 肿瘤干细胞 CD44 肿瘤干细胞的研究是当今学者关注的热点。2002 年,Clarke 等将乳腺癌组织制成单细胞悬液,经流式细胞仪分选出表达 CD44、B38.1 和 ESA 的细胞,并注射到裸鼠体内后形成了肿瘤,证明分选出的细胞具有肿瘤源性。这是人类首次从实体瘤中分离出肿瘤干细胞。之后

又有研究人员得到类似的实验结果。目前有学者建议将 CD44 等干细胞表型用于乳腺癌微转移检测。但因乳腺癌干细胞和其他干细胞具有类似的表型,需将 CD44 与其他标志物联合应用才能提高特异性。

好的标志物的选取需考虑到其肿瘤特异性、组织特异性、敏感性、操作简便、经济实用等因素。目前尚未发现完全符合以上标准的标志物。目前普遍认为联合多种标志物检测乳腺癌微转移更有意义。

六、临床常用的微转移检测

目前开展微转移检测的常见部位有骨髓、外周血、淋巴结等。

1. 乳腺癌骨髓微转移(bone marrow micrometastasis,BMM)检测 骨髓是乳腺癌最易发生远处转移的部位之一。乳腺癌骨髓微转移阳性检出率为 30%~60%,病期的早晚、所采用的标志物不同以及检测方法的不同是造成阳性检出率差异的主要原因。Sharp 等将乳腺癌患者骨髓中分离出来的癌细胞体外培养可以形成克隆,接种裸鼠后则可形成肿瘤,从而证实了骨髓中检出的恶性肿瘤细胞具有生物学活性。

骨髓标本的采集部位,常用的有双侧髂前上棘、髂后上棘、胸骨、肋骨、骶骨等。不同穿刺部位微转移检出率存在差异。这可能与标本采集量有关。理论上,标本量越多,采集细胞数越多,可能发现的微转移细胞数就越多。目前文献报道中常用的穿刺部位是髂骨和胸骨。乳腺癌绝大多数发生于成年女性,且中年女性居多,髂骨和胸骨骨髓含量最为丰富。同时有学者主张行多点骨髓穿刺,如髂骨和胸骨多点联合穿刺,可将微转移阳性检出率提高一倍。

乳腺癌骨髓微转移检测较腋窝淋巴结及外周血更能反映恶性肿瘤细胞的全身播散状况,骨髓微转移已成为乳腺癌患者的一个独立预后因素。笔者等对 102 例原发性乳腺癌,以 hMAM 为标志物,用 RT-PCR 检测 BMM 阳性率为 37.3%,BMM 与肿瘤大小、临床分期有关,特别是肿块小且无淋巴结转移的早期乳腺癌,仍有近 20% 的 BMM 发生,随访结果表明,BMM 阳性组发生远位器官转移及死亡的概率增加。Braun 等检测了 150 例淋巴结阴性的 Ⅰ、Ⅱ 期乳腺癌患者的骨髓及淋巴结微转移,结果发现,骨髓微转移阳性率为 29%(44/150),淋巴结阳性率为 9%(13/150),多因素分析证明骨髓微转移是独立预后

因素。Cote 等检测 49 例 I、II 期乳腺癌患者，骨髓微转移检出率为 37%，其中 I 期为 23%，II 期为 38%，腋窝淋巴结阴性者为 27%，阳性者为 41%。平均随访 29 个月，共有 12 例(24%)出现复发，骨髓转移最多(6 例)，其次为肝脏(3 例)。骨髓微转移阳性者复发率为 33%，而阴性者仅为 3%。若与淋巴结转移情况相结合，两者均为阳性的乳腺癌患者，两年复发率为 42%；两者均阴性者无复发，差异非常显著。Braun 等对世界范围内 9 个研究中心的 4703 例乳腺癌患者的骨髓微转移资料进行荟萃分析，并随访 10 年，发现 BMM 阳性患者 1277 例(30%)，分层分析表明，BMM 阳性率与肿瘤大小、淋巴结转移数目及肿瘤组织学分级明显相关；ER、PR 阴性者 BMM 检出率高；BMM 阳性者远处转移率高，总生存期及乳腺癌特异性生存期均缩短；经术后辅助治疗者，远期生存率提高，但其中微转移阳性者仍较阴性者生存期短、生存率低。因此提出乳腺癌骨髓微转移是判断预后的独立指标。

2. 乳腺癌外周血微转移检测　外周血组织量最为丰富，标本获得方便，且可以反复多次采集。但目前多数研究认为，对于乳腺癌，单纯监测血液循环中肿瘤细胞意义不大。原因是乳腺癌属于实体瘤，即使出现瘤细胞播散入血，其细胞数也不会很多。对于治疗及研究最为有价值的中、早期乳腺癌，情况更是如此。而且早期乳腺癌肿瘤细胞即使播散入血，也不会是持续性的，根据实体瘤生长增殖规律，瘤细胞不会始终处于增殖期，瘤细胞播散入血呈间断性。且机体免疫系统对于早期播散、微小转移事件必然采取应对措施，血液循环中大量的免疫监视细胞短时间内即可将其清除。

依据 Jamses Ewing 的血流携带理论，外周血与骨髓在微转移检出上存在的差异，BMM 检出率较高的原因可能为：①外周血对肿瘤细胞的稀释作用，外周血是肿瘤细胞转移途径中的中转站，而骨髓对肿瘤细胞具有网络浓缩作用；②癌细胞转移具有组织选择性，骨髓是乳腺癌患者最易发生远处转移的部位。

3. 前哨淋巴结微转移检测　前哨淋巴结取材较为方便，但淋巴结的获得不可重复，获得的淋巴结个体差异较大，同时，腋淋巴结属于癌症病灶局部范畴，淋巴结微转移对判断预后及指导治疗的意义有局限性。

七、微转移检测的临床意义

1. 指导个体化治疗　目前治疗肿瘤的基本原则之一是"个体化治疗"，即根据不同患者的特点制定不同的治疗方案。肿瘤细胞的增殖活性、浸润能力强弱、癌细胞外膜结构特点、血管生成快慢等都不同程度地影响肿瘤的浸润和转移过程。CTCs 的检测和监控本质上就是对恶性肿瘤的个性化治疗进行监测，对实施的治疗方针所产生的效果进行反馈，从而指导并调整适合的治疗方式。Neoadjuvant Gepar-Quattro 临床试验中有 8 例患者原发病灶 c-erbB-2 为阴性，而 CTCs 检测 c-erbB-2 为阳性。对这部分患者采用曲妥珠单抗治疗后改善了预后。

2. 判断疗效与耐药性　治疗肿瘤过程中往往面临患者对药物耐受的问题，但此时肿瘤已有宏观进展，更换药物为时已晚。随着 CTCs 技术的成熟，在 CTCs 动态观察中一旦发现 CTCs 数目显著增加，即提示应及时更换治疗方案。Pachmann 等研究了 30 例行新辅助化疗的乳腺癌患者，检测其治疗前后 CTCs 水平，提示 CTCs 数量减少与原发肿瘤体积减小呈一致性趋势，其认为 CTCs 可用于监测新辅助化疗旳疗效。

3. 判断预后与生存　在肿瘤治疗过程中，治疗的目的在于延长患者生存期，CTCs 在判断预后及生存方面具有独特的价值，可以作为判断疾病预后、转归和生存时间的依据。Patriarca 等评估了 1767 例乳腺原发癌患者，结果显示 1500 例接受系统治疗的患者中，治疗前有 10% 的患者 CTCs 大于 1 个/7.5ml 全血，这些病例经治疗后仍有 10% 呈现 CTCs 阳性，治疗后 CTCs 持续存在的患者的无进展生存期(PFS)和总生存期(OS)均显著缩短。

随着 CTCs 研究的进一步深入，相关细胞表面标志物可能会成为开发热点。同时在肿瘤细胞的 EMT 中仍有不少分子机制尚未阐明。Jiang 等提出了一种"疫苗"治疗方法：微流体芯片黏附有外周血中的肿瘤细胞，从而达到"过滤"外周血的目的，再经过疫苗"捕杀"达到"血液净化"，如能进一步发展，则可达到遏止肿瘤远处转移的目的。我们期待通过 CTCs 的研究，带动一系列研究技术的发展进步，达到从基因甚至分子层面治疗的目的。

（刘运江）

第八节 乳腺癌的临床表现

乳腺癌的早期多无症状,随着病情的发展,可能表现出局部及全身症状。而且不同的病理类型、症状及体征亦不尽相同。现将乳腺癌临床表现详述如下。

一、肿块

肿块是乳腺癌最常见的首发症状,大多数患者是在无意中发现的。Spratt 等报道的 774 例乳腺癌患者中,首发症状为肿块者占 77%。杨名添等报道乳腺癌 6263 例,其中 96.2% 的患者以乳腺肿块为主要临床表现。笔者统计四川大学华西医院 925 例乳腺癌患者中,首发症状为肿块者 875 例(占 95.4%)。

1. 部位 国外报道多数乳腺癌肿块位于外上象限(47%～50%),其次是内上及乳头乳晕区(分别为 12%～15%、15%～22%),下方相对较少。国内报道 1980 例乳腺癌肿块部位,外上象限 36.1%,内上 16.9%、中上 12.4%、外下 6.1%、外中 5.5%、内下 4.1%、内中 2.8%、下方 2.7%、全乳 2.9%、不详 2.4%。笔者统计 925 例乳腺癌病例中外上象限占 46.7%,内上 13.2%,中上 8.7%,乳头乳晕区 7.9%,外下 7.1%,外中 4.3%,内下 4.4%,内中 2.5%,中下 2.3%,全乳 1.5%,腋下 1.4%。

2. 数目、大小及进展速度 绝大多数乳腺癌肿块为单个,临床上也可见多个肿块(2 个到 4 个不等)。但不少病理学家通过对乳腺癌患者的手术标本进行连续切片检查,常发现乳腺癌呈多中心性。国内傅西林报道全乳腺连续大切片方法连续检查 236 例女性乳腺癌根治术标本,多原发灶检出率为 19.9%,多原发灶中 76% 的肿块直径≤1cm。

患者就诊时的肿块大小不一。肿块直径 1cm 时即容易扪及,偶可扪及 0.5cm 直径者,但多数患者就诊时,肿块直径已在 2cm 以上。

3. 形状及边界 多数肿块形状呈不太规则的圆形或卵圆形,也有呈扁平状或条索状,亦可为极不规则的形状或小结节。如乳房肥大,癌肿体积小、位置较深时,或周围伴囊性增生时,可能仅扪及局限的、中心略硬的增厚块。

多数肿块不光滑,边界不清楚。但少数癌肿可扪及较清楚的边界,特别是某些特殊类型癌,如黏液腺癌、乳头状癌等。

4. 硬度 由于肿瘤的病理类型不同而乳腺癌硬度有一定差异,绝大多数为硬、实性,有的坚硬如石,有的则相对较软,如小叶癌、髓样癌,在乳房脂肪丰富而肿块位置较深且体积较小时,触摸感觉可能较柔软。

5. 活动度 乳腺癌肿块的活动度一般较差。当肿块局限在乳腺组织内时,可以随乳腺组织一同被推动。如肿瘤已侵及乳腺外组织,如皮肤、胸肌筋膜等,活动度就会减小,如累及胸壁,肿块即不能被推动。

二、疼痛

多数乳腺癌患者缺乏疼痛症状。Donegun 等报道的 1205 例乳腺癌患者中,有疼痛者仅 58 例(5%)。Ackerman 等连续观察 100 例乳腺癌患者,12 例有局部疼痛(12%)。由于疼痛发生较少,乳腺癌不易被早期发现。疼痛常表现为乳腺刺痛、胀痛或隐痛,如癌周伴有乳腺囊性增生也可出现周期性疼痛。笔者统计乳腺癌患者有疼痛症状者所占比例稍高,占 40.3%,其中胀痛 33.0%,刺痛 23.8%,隐痛 13.0%,余为钝痛、牵扯痛、跳痛等。不同作者报道疼痛发生率的差异可能与临床分期有关,早期患者疼痛症状少见。

三、乳房皮肤改变

1. 酒窝征 乳腺组织被位于皮下的浅筋膜所包绕,深浅筋膜之间由 Cooper 韧带相连。由于浅筋膜与皮肤相连,当乳腺癌侵及乳腺间的 Cooper 韧带使之缩短时,会牵拉皮肤,使局部皮肤凹陷,如同酒窝,称之为"酒窝征"。另外肿瘤直接与皮肤粘连也可能造成此种情况。酒窝征在乳腺癌较早时即可出现,在患侧手臂上下活动时更为明显,这个征象是鉴别肿瘤良恶性的重要体征之一(图 9-21)。

2. 发红及肿胀 生长较快,体积较大的肿瘤,可出现皮肤表浅静脉怒张。由于癌组织生长代谢较旺盛,血液供应丰富,肿瘤局部皮温升高。如肿瘤接近皮肤表面时皮肤可发红(图 9-22)。如癌细胞阻塞了皮下淋巴管,即可出现皮肤水肿,由于水肿部位皮肤毛囊不能随着肿胀因而局部深陷,使水肿的皮肤酷似橘子皮样,故称"橘皮样变"(图 9-23)。

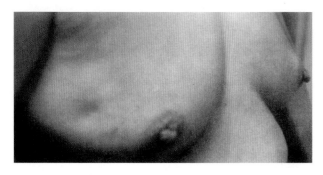

图 9-21　乳腺癌早期征象"酒窝征"

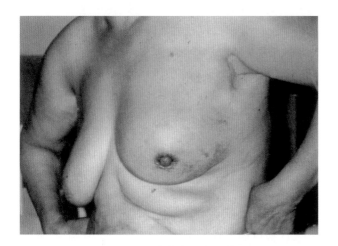

图 9-22　乳腺癌皮肤红肿

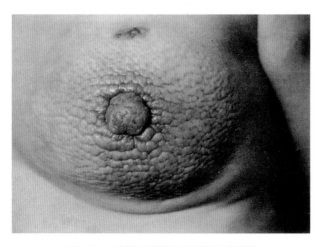

图 9-23　晚期乳腺癌特征"橘皮样变"

　　乳腺癌皮肤红肿以炎性乳腺癌最为典型,此种乳腺癌是各型乳腺癌中恶性程度最高的一种,发展迅速。其特点是皮下淋巴管网内充满癌栓,导致癌性淋巴管炎,使皮肤颜色变为浅红或深红,由局限的一块很快扩展到大部分乳腺,乃至全乳。触诊时,整个乳腺增厚变硬,有坚实感,皮温增高,且肿胀、粗糙,有明显的橘皮样变。

　　3. 皮肤破溃　肿瘤发展到晚期,肿块长大,可使皮肤隆起,如血供不足,随着皮肤发红、变薄,可发生破溃。瘤体较小的如硬癌、单纯癌等溃疡一般较

小。较大的癌肿破溃后,随着大量坏死组织及血性液体的排出,可在肿瘤上形成溃疡型深洞。有的破溃后皮肤外翻,肿瘤组织呈菜花状。如继发感染,即发出腐败臭味。患者常伴疼痛,有时剧痛难忍。由于创面有大量的坏死组织及血性分泌物渗出,患者常因此出现消瘦、贫血征象。此体征属晚期表现,但并非手术的绝对禁忌证(图 9-24)。

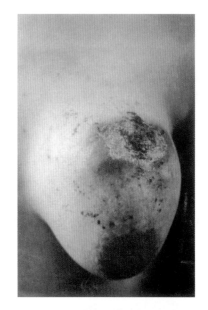

图 9-24　晚期乳腺癌皮肤破溃

　　4. 皮肤结节　由乳腺癌局部扩散引起。结节分布在病变周围的皮肤时,称卫星结节,它是癌细胞沿淋巴管、乳腺导管或浅筋膜梁索直接浸润于皮肤所致。不同于晚期乳腺癌广泛转移时,通过血运转移到皮肤上的结节。卫星结节可单个或数个,后者多呈分散分布(图 9-25、图 9-26)。

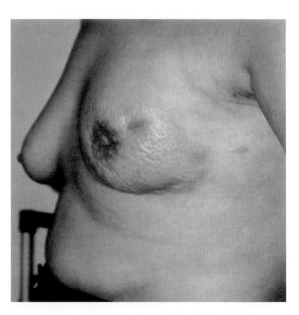

图 9-25　左乳晚期癌橘皮样变合并卫星结节

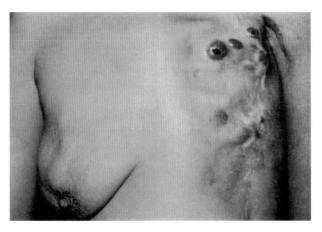

图 9-26 乳腺癌切除术后,胸壁复发卫星结节

5. 铠甲癌 数个皮肤结节融合成片,可使皮肤变得硬而厚,表面粗糙,呈暗红色,一般不破溃,亦不太疼痛。成片的硬块可覆盖整个患侧胸壁,并可延及腋窝至背部,甚至可超过胸骨中线,延伸到对侧胸壁。厚硬成板块的皮肤好似古代士兵所穿的铠甲,故称为铠甲癌。它缩紧胸壁,如面积较大,可使呼吸受限。此属乳腺癌的晚期表现,现在比较少见。

四、乳头和乳晕改变

1. 乳头回缩及朝向改变 生长在乳头下或导管旁的乳腺癌,侵及导管或周围的纤维组织,使之挛缩,可致乳头回缩、凹陷或乳头朝向改变。朝向改变与肿瘤的位置有关,如癌肿在乳头的正下方,乳头就可能回缩,如肿瘤在乳腺导管旁,当导管及纤维组织挛缩时,乳头便向瘤侧偏移。乳腺癌所致的乳头下陷与先天性乳头内陷不同。后者经常可用手牵拉提出,而乳腺癌所致的乳头回缩不可能被拉出,而且进行性加重,乳头下或周围可扪及肿块。除乳腺癌外,

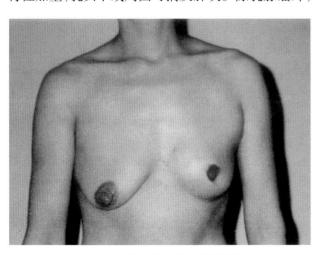

图 9-27 左乳腺癌乳头牵拉抬高

其他一些疾病如乳腺导管扩张症及慢性炎症等也可产生乳头回缩,应仔细鉴别(图 9-27、图 9-28)。

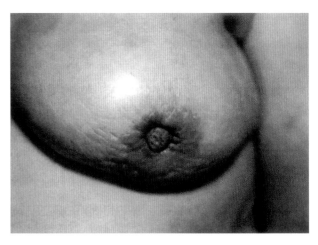

图 9-28 乳腺癌三大特有体征之一"乳头凹陷"

2. 乳头的湿疹样改变 此种改变是乳腺湿疹样癌(Paget 病)的典型表现。最初为乳头瘙痒,乳头上皮增厚、脱屑、渗液,逐渐出现糜烂,糜烂面反复结痂、剥脱,乳晕皮肤剥脱后出现红色肉芽,乳头可慢慢变平,最后消失(图 9-29)。部分患者可在乳头或乳晕下扪及质硬的肿块,这是瘤体之所在。

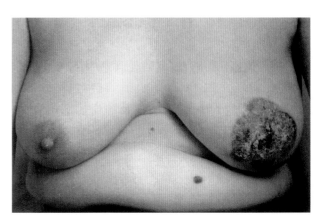

图 9-29 乳头(乳晕)湿疹样癌

五、乳头溢液

在乳腺疾病中,据报道乳头溢液占 5% 左右,Leis 等报道 8703 例经手术治疗的乳腺疾病中,乳头溢液者占 7.4%。在乳头溢液的患者中,乳腺癌的发生率各家报道不一,约为 2% ~45%,平均 15%。Parthasarathy 等报道在乳腺癌病人中,伴有乳头溢液的约占 1.6% ~13%。此类病人多为导管原位癌或乳头状癌。

乳头溢液伴肿块者,乳腺癌所占的比例较大。

Leis 报道,在乳腺癌患者中,伴乳头溢液者80%可扪及肿块,无肿块者为12%~20%。尽管如此,对未伴肿块的乳头溢液仍不能忽视。李云英等曾报道276例T0期的乳腺癌患者中,以乳头溢液为主诉者140例,约占50%。笔者统计925例乳腺癌,乳头溢液者占8.1%。

乳头溢液可能是一些早癌,特别是导管内癌的首发症状。50岁以上,有单乳单导管溢液者,乳腺癌的可能性很大,据报道,其发生率可高达51%。因此,对年龄较大,伴乳头单孔溢液者最好早做手术治疗。

乳腺癌伴乳头溢液的性质多种多样,但以浆液、血性为多。溢液多是自发性、间歇性的,多为单侧、单孔。

六、区域淋巴结肿大

在乳腺癌的生长过程中,随着癌肿向乳腺周围组织浸润,很快即可出现区域淋巴结转移。由于腋淋巴结是乳腺的主要引流区域,腋淋巴结即为乳腺癌的主要转移途径。部分乳腺癌可向内乳淋巴结转移,此两组淋巴结均为淋巴转移的第一站,锁骨上淋巴结为淋巴转移的第二站,属乳腺癌的远处转移。

有报道指出,病理证实的乳腺癌中,50%以上有腋淋巴结转移(Harris 等,1988)。腋淋巴结转移与原发肿瘤的大小、病期的早晚及肿瘤的部位有关。病期越晚、肿瘤越大,经淋巴结转移的概率越高,这已为多个研究证实(表9-13)。

表9-13 乳腺癌腋窝淋巴结转移与肿瘤大小的关系

肿瘤大小(cm)	淋巴结受累百分比(%)		
	Nomotoetal 等	Haagensen 等	Fisher 等
<1.0	21	29	20
1.0~1.9	34	27	39
2.0~2.9	43	29	57
3.0~3.9	50	41	54
4.0~4.9	57	50	56
≥5.0	65	49	62

从表9-13可看出,直径大于5cm(Ⅲ期)的肿瘤,腋淋巴结转移占50%以上,而小于1cm的,淋巴结转移为25%左右。国内姜军等(1992)报道14例未扪及包块的乳腺癌,淋巴结均为阴性。李云英等

报道的 T0 期乳腺癌234例,7.7%淋巴结有转移。

腋淋巴结转移与乳腺肿瘤所在部位有关。不少研究发现肿瘤位于外侧较位于内侧者腋淋巴结转移的发生率高。Haagensen(1986)曾报道917例乳腺癌根治术患者的淋巴结转移情况:肿瘤位于外上象限者腋淋巴结转移率为47%,位于外下者转移率为38%;肿瘤位于内上及内下者,腋淋巴结转移率分别为30%及23%。Fisher 等(1969)发现肿瘤位于外侧半者腋淋巴结转移为52%,位于内侧半者腋淋巴结转移为39%。据四川大学华西医院乳腺外科资料,在850例乳腺癌患者中,肿瘤原发灶位于乳腺外侧、内侧、乳晕区的分别为563、213、74例,其腋窝淋巴结转移发生率分别为43.5%、31.0%、52.7%。其次是同侧内乳淋巴结(胸骨旁淋巴结)转移,发生率较腋淋巴结低。Sampson(1975)报道1000例乳腺癌患者淋巴结活检结果,腋淋巴结转移(54%)较内乳淋巴结转移(22%)发生率高,腋淋巴结阳性者内乳淋巴结转移(35%)较腋下淋巴结阴性者(8%)为高。原发癌位于内侧或中心区者内乳淋巴结转移较肿瘤位于外侧者转移高。但是,即使位于乳腺内侧或中心区域的肿瘤,腋下淋巴结转移(42%)仍然高于内乳淋巴结转移(28%)。吴凯南报道112例内侧及中央区的乳腺癌,腋淋巴结转移为56%,内乳淋巴结转移为26.8%。由于内乳淋巴结的位置在胸骨旁肋软骨下,临床上很难发现其有无转移。

转移的腋淋巴结随病情的发展逐渐长大,由单个变为多个,由散在可推动到融合固定。肿大的淋巴结可压迫腋静脉,使上肢静脉及淋巴回流受阻,而致上肢肿胀。晚期固定的腋淋巴结还可穿破皮肤,形成溃疡。

肿大的内乳淋巴结在晚期可将胸骨旁的肋软骨顶起,表现为胸骨旁隆起、质硬、边界不清的肿物。并可出现锁骨上、对侧腋窝淋巴结肿大,偶尔可出现腹股沟淋巴结转移,这些都属于远处转移情况。

在乳腺癌中,有以淋巴结转移为首发症状就诊者,即临床上尚未发现乳腺内肿块,在腋窝却发现了肿大的转移淋巴结,即所谓隐性乳腺癌。此种类型的乳腺癌由 Halsted 在1907年首先提出,以后相继有多位作者报道。隐性乳腺癌的原发肿瘤相当微小,以至于很难找到。国内外报道,在隐性乳腺癌中原发癌的检出率为45%~80%。用连续大切片检查乳腺,可提高原发癌的检出率。

隐性乳腺癌的主要表现为腋部肿块(肿大的淋巴结)。常为患者自己或体检时偶然发现。腋淋巴结小至刚可触及,大者可超过5cm直径,可为单个,

多数为多个,质硬。少数患者可出现同侧锁骨上淋巴结肿大,或其他远转移的表现。牛昀等曾报道20例隐性乳腺癌,3例有锁骨上转移,1例伴腹壁软组织肿块。亦有报道伴胸膜及肺转移者。

值得提出的是,乳腺癌患者腋窝淋巴结肿大并不意味着一定有淋巴转移,相反,未扪及腋窝淋巴结肿大并不意味着无淋巴结转移,在进行乳腺癌根治术时应常规清理和送检腋窝淋巴结,这对估计乳腺癌分期及预后均有重要意义。

七、乳腺癌的血行转移

乳腺癌可经血行转移至身体的任何一个器官或组织,但以肺、胸膜、骨、肝、脑及软组织较多见,偶尔也可出现在心包、肾、肾上腺、胰、腹膜、卵巢、子宫等器官,血行转移是乳腺癌治疗失败的主要原因。其具体临床表现详见第十章第八节。

（赵扬冰　李志宇）

第九节　乳腺癌的诊断与鉴别诊断

根据病史、体检及必要的检查,临床上诊断典型的乳腺癌并不困难。但对于那些临床表现不典型的早期病例,要及早发现,就要求临床医生了解乳腺癌的特点及其临床表现的多样性,根据临床表现,选择恰当的检查手段,才能及早做出诊断与鉴别诊断。

一、对乳腺癌患者的临床及辅助检查

（一）采集病史,发现高危和可疑病人

对于一个就诊的病人,采集病史是首要的步骤。医生在采集病史时,要耐心倾听、详细了解病人首发症状的时间、症状有何变化,经过何种检查和治疗。以乳腺肿块为首发症状为例,应了解发现肿块的时间,初发时的大小,生长速度,是否伴有疼痛及其与月经的关系,是否伴有发热和皮肤红肿,肿块大小是否随着月经周期而变化,有无腋下和锁骨上区肿块;如果有,应了解其发现时间、大小及其变化。是否有妊娠或哺乳情况。对乳腺肿块是否做过影像检查和病理检查,是否做过治疗及治疗后反应。对上述症状要注意结合患者的年龄进行分析。

另外,还要了解患者的既往史、月经、生育及其哺乳史,个人生活史及家族史。

（二）临床体格检查

乳腺手法检查是诊断乳腺疾病的重要手段,不少乳腺癌患者即通过有经验的医生临床检查获得初步诊断,得到了早期治疗,获得了良好治疗效果。有经验的医师手法检查诊断的准确性有时甚至胜过某些特殊检查,因此应重视乳腺手法检查。关于乳腺检查的正确方法和步骤,请参阅本书第二章第二节,此处不再赘述。

通过临床体格检查发现有以下情况者应嘱患者注意每月自查,定期(3~6个月)复查,以便通过动态观察发现早癌。

1. 乳腺有局部增厚块,特别是中心略硬,但乳腺照片和彩超未发现乳腺癌征象者。

2. 乳头、乳晕湿疹,常规治疗不奏效者。

3. 乳腺内某部位有恒定的压痛。

4. 乳头溢液,特别是单侧单孔溢液者,即使乳管造影和溢液细胞学检查为阴性,也要定期复查细胞学。

5. 影像学检查发现可疑的微小病灶,如乳腺彩超发现小结节,尤其是边界不清楚、形态不规则的小结节,或钼靶照片发现少量细小钙化点,而患者不愿意做侵袭性的检查或手术。

综合分析病史及体检资料,对于症状体征较典型者,诊断不难。但是有些情况容易被医生忽视而导致误诊或漏诊。主要有以下三个方面:一是年龄在35岁以下,尤其是30岁以下者,易误诊为良性病变;二是某些特殊类型乳腺癌和临床表现不典型的早期乳腺癌,如湿疹样乳腺癌和炎性乳腺癌,非专科医生易误诊;三是无临床症状和体征的早期乳腺癌,容易被漏诊。因此,对临床表现不典型的早期乳腺癌或某些特殊类型乳腺癌,以及对有乳腺癌高危因素或有可疑体征的患者,应进行进一步的检查,以及时确诊。

（三）影像学检查

1. 乳腺X线摄片　对中年以上患者是较好的检查方法,在乳腺良、恶性病变的鉴别诊断和乳腺癌早期诊断方面,目前还没有其他方法能完全取代它。其优点是影像清晰、直观,能发现无任何临床表现的早期乳腺癌。对乳腺癌的确诊率可达80%～90%。有钼靶和干板摄片两种方法。

X线平片有以下特征时,要考虑为乳腺癌:

（1）肿块影:乳腺癌的肿块影多表现为不规则或呈分叶状,无明显界限,中心密度高,有的其边缘有短的毛刺,外突而呈星状表现。或有僵直的索状

带向外周延伸,或肿块周围结构紊乱变形,或伴有砂粒样钙化,或见有增粗扭曲的血管影,或可见到邻近皮肤增厚、凹陷或乳头凹陷。不过也有部分乳腺癌肿块表现边界清楚而周围无浸润改变。笔者曾遇到过几例病人,体检发现肿块边界欠清,活动差,但 X 线片表现为良性肿块影,手术后病理证实为癌。

(2) 钙化影:有部分病人临床上扪不到肿块,X 线片上也可能没有肿块影,而单纯表现为簇状细砂粒样钙化影,或伴有斑片状密度稍高影像,多见于导管内癌。有资料显示,细砂粒样钙化,其密度大于 5 个/cm²,其大小不一,密度不均,形态怪异多变,动态观察数目增多时,多为乳腺癌。如大于 15 个/cm² 即可临床诊断。

2. 乳腺导管造影 适用于乳头血性、浆液性及水样溢液。乳腺导管可因癌肿的浸润、梗阻、破坏而显示管壁僵硬,局部狭窄,不规则破坏,导管中断或充盈缺损,或本应呈树枝状分枝的导管树整体走向扭曲异常。此检查禁用于碘过敏者及乳头乳晕区感染者。

3. 超声检查 自 20 世纪 70 年代以后彩超广泛用于临床乳腺检查。因其简便、经济、无创,尤其是高频彩超可以发现小于 5mm 直径的肿块,受到医生及病人的欢迎,已成为乳腺检查的主要手段。并且对无体征的肿块可以在彩超引导下进行定位穿刺活检或 Mammotome 切除活检。但在显示微小钙化灶方面不如钼靶照片。乳腺癌的典型彩超表现为非均质的弱回声团块,边界不规则,锯齿状或多形性,呈"蟹足"样,内部回声不均,可见点状强回声,一般其周围可伴有强回声带,后部有不同程度的衰减,肿块纵横径比>1,可见肿块内部或周边血流较丰富,正常乳腺结构被破坏,肿块处皮肤增厚等。

4. 乳管镜检查 乳管镜检查是唯一可直视下诊断乳头溢液原因的检查方法,它直接、安全、有效、准确性较高,是乳头溢液疾病诊断及治疗的新方法。乳管镜在诊断乳腺癌,主要是导管内癌方面具有早期诊断、定位病灶及冲洗液细胞学检查等多方面应用价值。乳管镜下乳腺癌具有如下特征:新生物呈红色或黄色,基底宽,不活动,表面不光滑,不规则,可伴有出血,管壁呈斑片样或不规则隆起、变硬。

5. CT 检查 X 线计算机断层摄影术(X-ray computed tomography,CT)作为一种先进的影像技术,能清晰显示乳腺的解剖结构,CT 平扫和增强扫描能显示病灶的各种征象,能提高诊断准确率。在某些情况下优于其他方法,尤其对致密型乳腺中乳腺癌术前检查具有很大价值。乳腺癌的主要 CT 表现与钼靶片相似,表现为不规则肿块或结节状影,有分叶和放射状毛刺;或表现为腺体结构扭曲,密度高于周围正常腺体组织,局部皮肤受累或脂肪间隙变形、消失;强化后肿瘤组织增强明显,CT 值平均升高 45Hu 以上;可显示肿块内的细小钙化灶;可显示腋窝等部位转移淋巴结,尤其是可以显示有无乳内淋巴结转移;肿块侵犯胸壁时后间隙消失。虽然 CT 扫描在某些方面有一定优势,但价格昂贵,增强扫描需要静脉注射造影剂,且其对乳腺癌的诊断正确率不一定高于彩色多普勒超声和数字钼靶片。因此,CT 不宜作为乳腺病变的常规检查方法。

6. 磁共振检查 磁共振(magnetic resonance imaging,MRI)是一种新的影像诊断技术,对乳腺癌的诊断有其独到之处。乳腺癌的 MRI 表现与钼靶片相似,表现为不规则肿块或结节状影,有分叶和放射状毛刺,与周围结构分界不清,内部不均匀,边缘强化明显。有时可见肿块与乳头之间存在不规则条索状强化影。MRI 可发现早期病灶,并对多病灶、对胸壁有无侵犯、对乳内淋巴结和腋下淋巴结的显示有明显优势。磁共振动态增强扫描可判断肿瘤血供情况,对肿瘤良性、恶性的诊断提供重要依据。但对细小钙化灶不敏感,对安装了心脏起搏器的患者不能采用 MRI 检查。MRI 检查过程复杂,价格贵,目前国内还未作为常规检查。

7. 电脑近红外线扫描检查 电脑近红外线扫描对乳腺癌诊断敏感度各家报道不一,为 77% ~ 93%,检查无痛,对良、恶性病变鉴别诊断灵敏度高,动态观察更有助于确诊。适用于乳腺肿块的鉴别诊断及大面积人群普查筛选乳腺癌,但其假阳性高,临床应用不多。影像学特征:在显示器里可见到由浅到深灰甚至黑色、多个灰度中心的阴影,其可大于实际肿块,边界不清,形状不规则,同时其周边伴有异常的血管影,粗大、扭曲、中断,呈放射状、条束状、鼠尾状或蝌蚪状。

(四) 生化检查

乳腺癌患者某些血清生化指标可有升高,检测这些指标对乳腺癌的诊断有一定意义。主要有癌胚抗原(CEA)、CA15-3、CA12-5 等指标。动态观察对发现乳腺癌术后的早期复发有帮助。

(五) 病理检查

1. 乳头溢液细胞学检查 用于单乳乳头溢液者。乳头溢液细胞学诊断经济方便,其准确率 40% ~ 70%,假阳性率一般小于 4%。

2. 皮肤破溃区刮片细胞学诊断 对乳头乳晕有湿疹样病变者可直接进行涂片或刮片检查,有助于诊断早期湿疹样乳腺癌。

3. 针吸细胞学检查　对乳腺癌的确诊率为76.3%，假阳性率小于1%，方法可靠，一旦针吸细胞学检查发现癌细胞即可确诊。但阴性不能排除乳腺癌。对性质不定的乳腺肿块，均可做针吸活检，仔细操作不会影响病人预后。

4. 空心针穿刺活检　是组织病理学诊断，准确可靠，无假阳性，但阴性不能排除癌。可配合进行免疫组化检查，如检查雌、孕激素受体和癌基因。一般用于术前和新辅助治疗前的定性诊断。可在超声引导下进行。

5. 切除活检　对临床怀疑为乳腺癌可能性大者一般采取术中冰冻活检。一旦明确诊断，则一次性行根治性手术。对疑诊为乳腺良性肿瘤者，可在门诊切除肿瘤，若病理诊断为恶性时尽快入院行根治性手术。

6. 乳腺X线立体定位下切除活检　用于临床触不到肿块，但X线片上显示的钙化区疑为恶性病灶者，在X线下用金属丝定位以保证切取的准确性。将切除组织送冰冻活检或石蜡切片检查，一旦发现恶性细胞即可确诊。这对早期乳腺癌的诊断和治疗具有重要意义。

7. 乳管内镜咬取活检　对于乳头溢液的患者，乳管内镜能够直观地发现乳管内的病变，并能够咬取组织活检，对早期乳腺癌的诊断有重要价值。但因乳管内镜直径限制，获取标本量有限，往往仅能做细胞学检查，病理诊断难度较大。

二、特殊类型乳腺癌的诊断

（一）早期乳腺癌

临床上肿瘤直径小于0.5cm或扪不到肿瘤，无乳腺外转移表现的为早期乳腺癌。由于肿块小，不易被发现，往往被漏诊，这应引起临床医生的重视，特别是对如乳腺癌高危人群，应通过触诊、钼靶照片、彩超甚至CT或MRI检查，发现可疑病灶后可在超声监控下进行空心针穿刺活检，或在X线或超声立体定位钢丝标记下切除活检。伴有溢液者，做涂片细胞学检查及美蓝指示切除活检，一旦病检发现癌细胞，可做出诊断。

（二）隐性乳腺癌

乳房未发现肿块，而以转移灶如腋淋巴结或其他远处转移灶为表现的乳腺癌即是隐性乳腺癌。病人多在无意中发现腋淋巴结长大或其他乳腺外包块，其中以腋窝淋巴结长大占多数，一般不痛，较硬，

边界可清楚也可不清，活动度可好、可差。对这类病人，应仔细检查乳腺情况，做钼靶照片，有条件者可做CT或MRI检查，以发现乳房病灶。或做淋巴结活检（最好是术中冰冻活检），但有时一般的病理切片活检难以区别到底是乳腺癌转移而来或是其他部位肿瘤转移来的，这就需要做电镜超微结构分析或免疫组织化学检查。

（三）炎性乳腺癌

是乳腺癌中预后最差的一种，可发生于任何年龄，但以妊娠及哺乳期常见。表现为乳房皮肤充血、发红、发热，整个乳房增大、变硬，犹如急性炎症，但病人没有全身感染中毒症状，乳腺常无明显的局部肿块，发展迅速，转移早，常侵及对侧乳腺。医生面对这种病人，一定要想到炎性乳腺癌，但要与乳腺炎鉴别。彩超检查对诊断有一定的参考价值，可通过空心针穿刺活检，确定诊断。

（四）湿疹样乳腺癌

主要表现为乳头瘙痒、皲裂和糜烂，乳晕区慢性湿疹样改变，皮肤发红、糜烂、潮湿或覆盖黄褐色鳞屑样痂皮，病变皮肤发硬，边界清楚，有时乳头可内陷或完全损坏。根据临床表现及细胞学检查，不难诊断，关键是有上述临床表现时要想到湿疹样乳腺癌的可能性，特别是经久不愈的乳头湿疹要做印片检查或活检。

三、乳腺癌的鉴别诊断

临床上需要与乳腺癌进行鉴别的疾病主要有以下几种。

（一）乳腺囊性增生症

本病好发于40岁前后女性。多为双侧，有很多病人伴有不同程度的疼痛，并可影响到肩、背部，经前明显，乳腺癌患者一般无疼痛。部分病人可伴有乳头溢液，前者多为双侧多孔的浆液性溢液，而后者多为单孔溢液。触诊时前者可扪及乳房腺体局限增厚或整个乳房散乱结节感，多以外上部较明显，质地较韧，有时可在多结节基础上扪及较大的囊肿，扪不到分界清楚的肿块，而后者多可扪及边界不清、质硬、活动差的肿块，并且有时有皮肤及乳头的改变。前者X线片表现，乳腺部分散在斑片状或全部为密度增高影，密度不均，边缘模糊，形似云团或棉花样，有时可见大小不一的圆形或椭圆形致密影，密度均匀，边界光滑，前者彩超无实质占位表现，而后者的X线片和彩超可有特殊的征象。但对高危人群且临床可疑者以及局限性腺病者，仍须做针吸活检或切

除活检。

（二）浆细胞性乳腺炎

又称乳腺导管扩张症。好发于30岁左右女性及绝经前后，多数患者有授乳困难或发生急性乳腺炎历史，临床表现酷似乳腺癌。术前常被误诊，有作者报告术前32.6%误诊为乳腺癌。临床表现：乳房肿块硬、边界不清、活动差，可有乳头及皮肤凹陷，并且可伴有腋淋巴结肿大，X线及彩超均可呈恶性样表现。因此，临床上难以与乳腺癌区别。但前者很多患者有急性炎症样改变，可有疼痛，经抗炎症治疗，临床症状可略有好转，但不能完全控制，并且其肿大的淋巴结可缩小，而乳腺癌一般不痛，其包块及腋淋巴结随病程将逐渐长大。穿刺活检即可明确诊断。

（三）乳腺结核

表现为乳房局部肿块，质硬，边界不清，可穿破皮肤形成窦道或溃疡，腋窝淋巴结肿大。乳腺X线片也可表现为似乳腺癌样改变，并且约5%可合并乳腺癌。多见于中青年女性，常继发于肺、颈淋巴结及肋骨的结核病变，可有全身结核中毒症状，抗结核治疗后病灶及腋淋巴结缩小。而乳腺癌多发生于中老年，无全身结核中毒症状，抗结核治疗无效。确诊困难者仍须针吸或切除活检。

（四）脂肪坏死

好发于中老年，以乳房肿块为主要表现，肿块硬、边界不清、活动差，可伴皮肤发红并与皮肤粘连，少数可有触痛，乳腺X线片也可表现为乳腺癌样改变，部分患者临床表现酷似乳腺癌。但前者部分患者可有乳腺外伤的历史，乳腺肿块较长时间无变化或有缩小；而后者多逐渐长大。确诊靠针吸或切除活检。

（五）积乳囊肿

好发于30岁左右或哺乳期妇女。表现为乳腺肿块，合并感染者可有疼痛，触诊可扪及界清、光滑、活动的包块，如合并感染则边界不清。X线片可见界清、密度均匀的肿块影。彩超显示囊性占位，壁光

滑，诊断并不困难。穿刺抽得乳汁即确诊。

（六）乳腺纤维腺瘤

好发于18～25岁女性，表现乳腺肿块，呈圆形或椭圆形，有时有分叶状，边界清楚，表面光滑，质坚韧，活动好，生长较慢。彩超显示实性占位，边界清楚，回声均匀。这需要与界限清楚的乳腺癌鉴别。不过乳腺癌肿块有时虽然界限较清楚，但是其活动度差，质地坚硬，生长较快，并且可以有腋窝淋巴结肿大。要确诊仍须针吸活检或切除活检。

（七）急性乳腺炎

好发于哺乳期妇女，表现为乳腺胀痛，压痛性肿块，界不清，活动差，皮肤发红水肿，腋淋巴结长大，需要与炎性乳腺癌鉴别。但前者同时伴有全身感染中毒表现。脓肿形成时可扪及波动感，外周血白细胞增高。彩超检查可发现液性占位，边界不规则，穿刺抽出脓液。而后者无全身感染中毒表现，疼痛无或不明显，针吸活检可明确诊断。

（八）腋窝淋巴结肿大

与隐性乳腺癌较难区别，如为炎性肿块如腋淋巴结核，可伴有全身症状，局部可有压痛。如为其他部位恶性肿瘤的转移，可有原发病灶的相应表现。确诊须靠病理检查或特殊的免疫组织化学检查。

（九）乳房湿疹

常为双侧，也可为单侧，表现为乳房皮肤红斑，脱屑糜烂，结痂或皮肤肥厚，皲裂，但病变较软，不形成溃疡，进展快。应与湿疹样乳腺癌鉴别。前者不侵犯乳头，外用氟轻松等皮质激素，效果好。但对经久不愈者应做刮片细胞学检查，如发现Paget细胞即为湿疹样乳腺癌的特征。

（十）导管内乳头状瘤

临床以乳头单孔溢液为主要表现，偶可于乳晕周围伴肿块，应与乳头状癌及管内癌鉴别，可借助造影、涂片细胞学检查或内镜检查帮助诊断，确诊靠美蓝指示下切除活检。

（李宏江　赵扬冰）

第十节　乳腺癌的临床分期及临床意义

对恶性肿瘤进行正确、合理的分期具有十分重要的意义。它有助于详细记录病变范围、播散程度，准确估计病情，判断预后，并制定有针对性的治疗方案。数十年来对乳腺癌的临床分期，各家、各地有不同的分期法，合理的分期法必须满足以下要求：①简明易记；②不同期别的自然病程在统计学上有明显

差异；③不同期别的治疗策略有所差异；④用于分期的指征容易获得并与客观情况有较高的吻合性；⑤可以客观评价疗效，便于不同的医疗中心交流信息及比较疗效、促进癌症研究的深入开展。

尽管对乳腺癌有不同的分类分期法，但仍以TNM法应用最为广泛，在国际上已达成共识。国际

抗癌联盟（Union International Center of Cancer，UICC）经过多年反复酝酿、总结与修改，1968 年正式推出 UICC 恶性肿瘤 TNM 分类分期（第 1 版），随后又有美国癌症联合会（American Joint Committee on Cancer，AJCC）及 UICC 分别于 1972、1978、1988、1997、2002、2010 年先后 6 次对乳腺癌的 TNM 分期进行修订。我国 1978 年在天津召开乳腺癌座谈会，同意在全国推广使用乳腺癌 TNM 分类分期，与UICC 和 AJCC 一直沿用至今。随着科技进步以及对肿瘤生物学行为的深入认识，TNM 分期越来越细化，并且有超越单纯解剖学分期，包含更多肿瘤标记物，以更好地评估肿瘤的趋势。现将 TNM 分类分期介绍如下。

一、2009 年 AJCC 乳腺癌 TNM 分期

各种检测手段的进展使得乳腺癌的更多细节展现出来，由此 AJCC 于 2009 年对乳腺癌 TNM 再次修订，出版了第 7 版（表9-14）。与第 6 版相比，主要区别在于：①增设了ⅠB 期，将原ⅡA 期中的肿瘤大小为 T_0（无原发肿瘤证据）或 T_1（肿瘤最大直径≤2cm）且淋巴结出现微转移者（N_1mi）划归为ⅠB 期（$T_{0\sim1}$，N_1mi，M_0）；② 在原有的临床 TNM 分期（cTNM）和病理 TNM 分期（pTNM）基础上，加上了新辅助治疗后的临床或病理 TNM 分期（ycTNM，ypTNM）。

表 9-14　乳腺癌 TNM 分期（2009 年 AJCC 第 7 版）

T——原发肿瘤

原发肿瘤（T）：临床（cT）与病理（pT）均采用相同的 T 分类标准，测量应准确至毫米。对于略微超过 T 分类临界值者（如 1.1mm 或 2.01cm）可记录为 1mm 或 2.0cm。与第 6 版相比，T 分类标准没有变化

T_x　原发肿瘤无法评估

T_0　没有原发肿瘤证据

Tis　原位癌

Tis(DCIS)　导管原位癌

Tis(LCIS)　小叶原位癌

Tis(Paget)　不伴有肿瘤的乳头 Paget 病（伴有肿块时，按肿瘤大小分期）

T_1　肿瘤最大直径≤2cm

T_1mi　微小浸润最大直径≤0.1cm

T_1a　肿瘤最大径>0.1cm，≤0.5cm

T_1b　肿瘤最大径>0.5cm，≤1.0cm

T_1c　肿瘤最大径>1.0cm，≤2.0cm

T_2　肿瘤最大径>2.0cm，≤5.0cm

T_3　肿瘤最大径>5.0cm

T_4　任何大小的肿瘤直接侵犯胸壁或皮肤

T_4a　侵犯胸壁（胸壁包括肋骨、肋间肌、前锯肌，但不包括胸肌）

T_4b　乳房皮肤水肿（包括橘皮样变）、破溃或限于同侧乳房皮肤的卫星结节

T_4c　上述两者同时存在

T_4d　炎性乳腺癌*（诊断标准见正文）

* 炎性乳腺癌的定义为：典型的皮肤受累面积至少占据乳房皮肤面积的 1/3。组织学发现皮肤淋巴管癌栓是支持诊断的证据，但并非必须，而且只有皮肤淋巴管受累的组织学证据而没有典型临床表现者也不足以诊断炎性乳腺癌

N——区域淋巴结

N_x　区域淋巴结无法评估（已切除）

N_0　无区域淋巴结转移

N_1　同侧腋窝Ⅰ、Ⅱ级淋巴结转移，可活动

N_2　同侧腋窝Ⅰ、Ⅱ级淋巴结转移，互相融合或与其他组织固定；或临床明显内乳淋巴结转移而无临床证据，表明同侧腋窝淋巴结转移

N_2a　同侧腋窝Ⅰ、Ⅱ级淋巴结转移，互相融合或与其他组织固定

N_2b　仅有临床证据**显示内乳淋巴结转移，而无临床证据表明同侧腋窝淋巴结转移

** 临床证据的定义为：影像学检查（除外淋巴显像）或体检发现，或大体病理标本即可见的异常

N_3　同侧锁骨下淋巴结（Ⅲ级腋窝淋巴结）转移，伴或不伴Ⅰ、Ⅱ级腋窝淋巴结转移；或有临床证据显示同侧内乳淋巴结转移，并且显示腋窝Ⅰ、Ⅱ级淋巴结转移；或同侧锁骨上淋巴结转移，伴或不伴同侧腋窝或内乳淋巴结转移

N_3a　同侧锁骨下淋巴结转移

N_3b　同侧内乳淋巴结及腋窝Ⅰ、Ⅱ级淋巴结转移

N_3c　同侧锁骨上淋巴结转移

pN——病理学区域淋巴结

与第 6 版相比,对于孤立肿瘤细胞的定义更加严格。除成团的肿瘤细胞病灶大小<0.2mm 之外,对于分散不融合的肿瘤,每个淋巴结单张组织切片中肿瘤细胞数<200 个

pNx 区域腋窝淋巴结无法评估(如此前已切除,或未被切除行病理学检查)

pN$_0$ 组织学检查无区域淋巴结转移,未行进一步孤立肿瘤细胞*** 检测

*** 孤立肿瘤细胞定义为不超过 0.2mm 的孤立或小灶瘤细胞,一般仅通过免疫组化(IHC)或分子方法检测到,但可能由 HE 染色证实,不一定显示恶性行为

pN$_0$(i-) 组织学检查区域淋巴结无转移,IHC 技术检查阴性

pN$_0$(i+) 组织学检查区域淋巴结无转移,IHC 技术检查阳性,但小簇细胞直径≤0.2mm

pN$_0$(mol-) 组织学检查区域淋巴结无转移,分子生物学方法(RT-PCR)测定阴性

pN$_0$(mol+) 组织学检查区域淋巴结无转移,分子生物学方法(RT-PCR)测定阳性

注:pN 分类以腋窝淋巴结切除或前哨淋巴结活检为基础,如果仅实施前哨淋巴结活检,未行腋窝淋巴结切除,则应特别标示(sn)代表前哨淋巴结,如 pN$_0$(i+)(sn)(RT-PCR 指反转录/多聚合酶链反应)

pN$_1$ 微小转移;腋窝淋巴结转移 1~3 枚;和(或)经前哨淋巴结活检检出的内乳淋巴结镜下转移(不包括临床明显的内乳淋巴结转移)

pN$_1$mic 微小转移(>0.2mm 或单个淋巴结单张组织切片中肿瘤细胞数量>200 个)但最大直径<2.0mm

pN$_1$a 腋窝淋巴结转移 1~3 枚,至少一处转移灶>2.0mm

pN$_1$b 经前哨淋巴结活检,发现内乳淋巴结微转移(镜下转移),但不包括临床明显的内乳淋巴结转移

pN$_1$c pN$_1$a+pN$_1$b

pN$_2$ 腋窝淋巴结转移 4~9 枚,或临床明显的内乳淋巴结转移而无腋窝淋巴结转移

pN$_2$a 腋窝淋巴结转移 4~9 枚,至少一处转移灶>2.0mm

pN$_2$b 临床明显的内乳淋巴结转移而无腋窝淋巴结转移

pN$_3$ 腋窝淋巴结转移≥10 枚;或锁骨下淋巴结(Ⅲ级腋窝淋巴结)转移;或临床明显的内乳淋巴结转移且伴有至少 1 枚腋窝淋巴结转移;或 3 枚以上腋窝淋巴结转移伴有经前哨淋巴结活检检出的内乳淋巴结镜下转移(不包括临床明显的内乳淋巴结转移);或同侧锁骨上淋巴结转移

pN$_3$a 腋窝淋巴结转移≥10 枚,(至少一处肿瘤转移灶>2mm),或锁骨下淋巴结(Ⅲ级腋窝淋巴结)转移

pN$_3$b 临床明显的内乳淋巴结转移伴有至少 1 枚同侧腋窝淋巴结转移;或 3 枚以上腋窝淋巴结转移伴有经前哨淋巴结活检检出的内乳淋巴结镜下转移(不包括临床明显的内乳淋巴结转移)

pN$_3$c 同侧锁骨上淋巴结转移

M——远处转移

与第 6 版相比,取消了 MX(远处转移无法评估),新增了 cM$_0$(i+)

M$_0$ 无远处转移的临床或影像学证据

cM$_0$(i+) 无远处转移的临床或影像学证据,但通过组织学或分子学方法检测到骨髓、血液或其他器官中不超过 0.2mm 的转移灶,患者没有转移灶的症状和体征

M$_1$ 临床及影像学检查发现远处转移灶,或组织学证实有>0.2mm 的转移灶

二、乳腺癌临床分期

与第 6 版相比,新增了ⅠB 期,详见表 9-15。

三、乳腺癌分期的临床意义

乳腺癌由 AJCC 和 UICC 制定的 TNM 分类分期已经多次修改,不断补充、完善,力求全面和客观,对指导临床治疗和判断预后,起到了重大作用。我国的乳腺癌临床分期也采用国际 TNM 分类分期,目前以 2009 年 AJCC 乳腺癌 TNM 分期为准。该分期内容详尽,反映了乳腺癌自然病程在统计学上的差异,可以指导临床工作,客观评价疗效,便于交流,促进癌症研究的深入开展。

(一) 临床分期与治疗的关系

乳腺癌的手术治疗,采取什么术式和临床分期直接相关,临床分期直接反映病情的早晚。临床Ⅰ期患者可采用保留乳房的乳腺癌切除术;不适合保乳术,则可行改良根治术。Ⅱ、Ⅲ期患者术前应用新辅助化疗,有些患者仍可实施保乳术,Ⅱ期偏晚的患者可行改良根治术,Ⅲ期患者一般选择改良根治术。目前根治术开展较少,除胸大肌明显受侵者可行根治术。Ⅳ期患者以综合治疗为主,依情可行乳腺癌姑息性切除术。对腋窝淋巴结临床检查不考虑转移者,可行前哨淋巴结活检,这种方法可减轻手术创伤,减少手术并发症,且术后的局部复发率未见明显增加,是近些年乳腺癌手术的一大突破。新辅助化疗后能否施行前哨淋巴结活检还没有成熟的意见。

表 9-15 乳腺癌临床分期

分期	原发肿瘤	区域淋巴结转移	远处转移
0 期	Tis	N_0	M_0 *
ⅠA 期	T_1 **	N_0	M_0
ⅠB 期	T_0	N_1mi	M_0
	T_1 **	N_1mi	M_0
ⅡA 期	T_0	N_1	M_0
	T_1 **	N_1	M_0
	T_2	N_0	M_0
ⅡB 期	T_2	N_1	M_0
	T3	N_0	M_0
ⅢA 期	T_0	N_2	M_0
	T_1 **	N_2	M_0
	T_2	N_2	M_0
	T_3	N_1,N_2	M_0
ⅢB 期	T_4	N_0,N_1,N_2	M_0
ⅢC 期	任何 T	N_3	M_0
Ⅳ期	任何 T	任何 N	M_1

注:* M_0 包括 M_0(i+);** T 包括 T_1mi

(二) 临床分期与预后的关系

未经治疗的乳腺癌患者平均生存期约为 3~4 年,故根据患者的临床分期,大致可以推测患者的预后。对于经过手术治疗或其他综合治疗的患者,其预后或其 5 年生存率也主要决定于治疗前的病变程度;肿瘤期别即为最重要的预后因素,不同期别的患者 5 年生存率相差很大,期别越早,预后越好,反之则越差。

原发肿瘤大小,和发生淋巴结转移有关,一般认为肿瘤大小仍然是一个独立的预后因素。特别是病理检查无腋窝淋巴结转移时,原发肿瘤大小就成为最重要的预后因素。同样,原发肿瘤大小一样,腋淋巴结未转移的比已转移的预后为优。同样为 N 的情况相同时,T 值愈大其预后愈差。

(三) 临床分期与分子分型的关系

传统的临床分期以形态学分类为主,为临床治疗提供了有力的依据。但随着医学的发展,对乳腺癌认识也越来越深入。目前认为乳腺癌是异质性很强的一组恶性肿瘤,而分子分型可以在一定程度上对这些异质性进行区分,有利于对乳腺癌预后及治疗效果进行判断,为乳腺癌患者个体化治疗的指导会有极大帮助。而目前又兴起了精准医疗,这就需要我们对乳腺癌的分期、分类、分型进行更细致的划分或整合,只有如此才能更好地服务于临床。

(李云涛)

第十一节 乳腺癌前哨淋巴结活检

一、前哨淋巴结的定义

从解剖学角度讲,前哨淋巴结(sentinel lymph node,SLN)是指收纳某器官或组织区域淋巴液的第 1 站淋巴结。从临床角度讲,前哨淋巴结是某器官原发肿瘤的第 1 站淋巴结。具体到乳腺癌,即为乳腺癌癌细胞转移的第 1 站淋巴结。乳腺癌的前哨淋巴结通常位于腋窝,少数情况下亦可位于腋窝外。也可以将前哨淋巴结理解为最早可能发生转移的淋巴结,其组织病理学状态可反映整个区域淋巴结的转移状态。前哨淋巴结活检(sentinel lymph node biopsy,SLNB)是腋窝淋巴结准确分期的一项微创活检技术。理论上如果前哨淋巴结没有转移,那么腋窝淋巴引流区的其他淋巴结也不会出现转移。

前哨淋巴结活检术的发明和应用是外科发展史上,特别是乳腺外科史上具有里程碑意义的事件,它是目前公认的评价乳腺癌患者腋窝有无转移的标准方法。目前的共识是当前哨淋巴结活检是阴性时不需再进行腋窝淋巴结清扫术,当前哨淋巴结是阳性时需进行腋窝淋巴结清扫术以进一步控制肿瘤的转移。40%~70% 的乳腺癌患者没有腋窝淋巴结的转移,这就意味着常规进行腋窝淋巴结清扫对多数早期乳腺癌患者没有治疗和腋窝分期意义,但却有很多并发症的发生,如患侧上肢淋巴水肿、上肢疼痛、肩部活动受限、手臂感觉麻木等,成为影响患者术后生活质量的主要原因。所以有条件的医院应选择适合的患者积极开展前哨淋巴结活检手术,以前哨淋巴结活检提供外科腋窝分期,指导治疗。

二、乳腺癌与前哨淋巴结

回顾乳腺癌临床研究的 100 余年历史,乳腺癌外科治疗历经了 19 世纪末的 Halsted 根治术、20 世纪 50 年代的扩大根治术、20 世纪 60 年代的改良根治术和 20 世纪 80 年代的保留乳房的乳腺癌切除术

4 个主要阶段。无论基本术式如何演变，腋淋巴结清除（axillary lymph node disssection，ALND）都是乳腺癌外科治疗的重要组成部分。然而从总体水平看，ALND 范围对改善乳腺癌患者生存率的影响远不如想像的那么重要，而诸如上肢水肿、感觉障碍等并发症却严重影响了患者治疗后的生活质量。如何合理缩小 ALND 范围一度成为乳腺外科界研究的热点。20 世纪 90 年代 SLNB 技术应用于乳腺癌的治疗，为乳腺癌患者腋窝淋巴结的外科处理拓展了新的思路。其中最引人关注的，也是较早的相关报道是美国的 NSABP B-32 研究。NSABP B-32 是一项多中心前瞻性随机对照试验，也是迄今为止规模最大的 III 期临床试验，是关于临床检查腋窝淋巴结阴性的乳腺癌患者仅接受 SLNB 或 SLNB+ALND 后的局部控制率、无病生存率（desease free survival，DFS）及总生存率（overall survival，OS）的研究。研究共纳入 5611 例患者，随机接受 SLNB + ALND 或仅进行 SLNB，3989 例患者（71.1%）为 SLNB 阴性，分两组：SLNB+ALND（第 1 组），仅做 SLNB（第 2 组）。10 年随访结果显示：两组患者 10 年 OS 无显著差异（HR = 1.11，P = 0.27），10 年 OS 比例在 SLNB 组为 87.8%，在 SLNB+ALND 组为 88.9%，两组 DFS 也无显著差异（HR = 1.01，P = 0.92），10 年 DFS 比例在两组中均为 76.9%。两组局部事件的累计发生率均较低（SLNB 组 4.0%，SLNB+ALND 组 4.3%），两组间无显著差异（HR = 0.95，P = 0.77）。其中 SLNB 的准确率为 97.1%，假阴性率为 9.8%。研究结论认为，前哨淋巴结活检后病理诊断为阴性的患者可以避免进一步的腋窝治疗。SLNB 之后经历了从证实 SLN 阴性患者免行进一步手术，到部分 SLN 阳性患者免行 ALND 达 20 余年的发展。

1. 前哨淋巴结的示踪方法　目前前哨淋巴结的示踪方法主要有以下 4 种：

（1）蓝色染料示踪法：即将有机蓝色染料注射在肿块周围或乳晕区，蓝色染料通过淋巴管将前哨淋巴结蓝染，沿着蓝染的淋巴管寻找到被蓝染的淋巴结即为乳腺前哨淋巴结。国内主要采用亚甲蓝，又称美蓝，其有易于显影、价格便宜、没有过敏反应等优点。该方法简便易行，不需要特殊仪器设备，中心医院、基层医院均可开展。缺点是由于蓝染料分子量较小，在淋巴结滞留时间短，增大了手术难度，导致学习曲线延长，并且会导致局部组织坏死。前哨淋巴结的定位完全凭借主刀医师的临床经验判断，加上乳腺癌患者的解剖结构差异较大，所以检出率不稳定。

（2）放射性核素示踪法：即将放射性核素注射在肿块周围或乳晕区，常用的核素示踪剂为标记 ^{99m}Tc 的硫胶体或白蛋白胶体，然而放射性核素标记大分子示踪剂的生产、存储以及应用过程复杂，需要核医学科的配合。术中需要昂贵的仪器，手术时间延长。另外其放射性对前哨淋巴结的发现存在干扰，尤其外上象限的肿瘤会降低前哨淋巴结检出率。

（3）放射性核素联合蓝染料示踪法：即将上述两种方法相结合起来以提高前哨淋巴结的检出率。有文献报道，单独使用蓝色染料示踪法准确率为 90%，单独使用放射性示踪剂的准确率仅 42%，两者结合使用准确率达到 95%。

（4）近年来，人们开始将实时荧光显像技术应用于前哨淋巴结活检，利用其可视性降低手术操作难度，提高成功率。早期 Parungo 等和 Soltesz 等分别利用荧光物质进行淋巴示踪寻找食管和肺门前哨淋巴结，为自发荧光物质作为淋巴示踪剂奠定了基础。Kitai 等首先利用吲哚菁绿的自发荧光特性进行乳腺癌前哨淋巴结活检，成功率达 94%（17/18）。Aoyama 等报道，414 例乳腺癌患者单独使用吲哚菁绿作为淋巴示踪剂，SLNs 检出率为 100%，平均检出 SLNs 3.41 枚。Sugie 等报道了一项多中心临床试验结果，411 例乳腺癌患者接受吲哚菁绿联合蓝色染料作为淋巴示踪剂，吲哚菁绿示踪 SLNs 检出率为 99%，高于蓝染料 SLNs 检出率。Wishart 等报道，100 例乳腺癌患者接受吲哚菁绿联合蓝染料及放射性核素作为淋巴示踪剂。单独使用吲哚菁绿示踪 SLNs 检出率为 100%，高于其他方法。这些回顾性以及非随机对照的临床试验结果均显示，自发荧光物质作为淋巴示踪剂具有良好的应用前景。

2. 前哨淋巴结的活检手术方式

（1）示踪剂注射部位：文献报道示踪剂的注射部位包括肿瘤周围的乳腺实质内、肿瘤表面的皮下组织和（或）真皮内，患侧乳晕下组织或原发肿瘤切除后残腔周围的乳腺组织内等，不同部位注射对前哨淋巴结的检出率和正确率无影响。Kargozaran 等报道，联合应用肿瘤周围注射硫胶体 ^{99m}Tc 和乳晕下注射淋巴蓝的方法，成功地对 122 例乳腺癌患者进行了前哨淋巴结活检，结果两种方法的符合率为 91.9%，并认为该研究进一步证实，乳腺实质和乳晕下丛引流至相似的腋淋巴结，两种方法的成功率都很高，而且具有互补的作用。注射后可行局部轻轻按摩，以促使蓝染料或放射性核素进入前哨淋巴结。肿瘤内注射的方法有促进肿瘤转移之嫌，不宜提倡。

（2）手术方式：蓝染料的用量通常为 3～5ml，

于手术前5~30分钟注射,并行轻微局部按摩,手术切口应选择在腋毛下的边际部位,做一弧形切口,切开皮肤皮下组织,找到蓝染的淋巴管,循此淋巴管解剖即可找到蓝染的淋巴结,有时也可出现输出淋巴管的蓝染。也可在行乳房切除游离皮下组织至乳腺尾叶时寻找蓝染的淋巴管。放射性核素的注射时间,应根据胶体颗粒的大小,可在手术前2~10小时注射,关键是γ-探测器的正确使用,当浓聚的放射性核素所发出的γ-射线与探测器探头的准直管完全准直时,计数最大;探测角度的微小变化,将会导致计数急剧下降,而影响定位的准确性。若手术前采用ECT协助定位热点(hot-spot)的方法,将会提高前哨淋巴结活检的成功率。近来多数学者主张,在行前哨淋巴结活检时,应将所有蓝染或放射性核素浓聚淋巴结及周围发现的淋巴结或可疑的淋巴结一并切除,按前哨淋巴结进行病理检查。

3. 前哨淋巴结活检的禁忌证和适应证　目前临床上对于前哨淋巴结活检的禁忌证和适应证已基本达成共识。SLNB的常规适应证包括查体和影像学均未发现明显肿大淋巴结的临床早期乳腺癌患者。

SLNB的绝对禁忌证:术前穿刺活检(组织学或细胞学)已证实腋窝淋巴结阳性,示踪剂(蓝染料和硫胶体)过敏及炎性乳腺癌。

SLNB的相对禁忌证:①既往乳房或腋窝手术史、新辅助化疗及放疗史;②腋窝淋巴结可疑阳性,乳腺癌保乳治疗联合SLNB后乳腺癌复发患者,多中心或多灶性肿瘤;③T₃期肿瘤,导管内癌,妊娠期及哺乳期女性。

4. 前哨淋巴结的检出情况和学习曲线

(1) 前哨淋巴结的检出情况:影响前哨淋巴结活检检出率的因素包括患者年龄、肿瘤位置、肿瘤大小、肿瘤病理类型、术者的经验。前哨淋巴结活检成功的两个重要因素是检出率和假阴性率。国外报道,前哨淋巴结活检的检出率为66%~99%,预测腋窝淋巴结状态假阴性率为5%~10%。临床上腋窝淋巴结Ⅲ水平跳跃性转移发生率为3%~4%,通常的腋窝淋巴清扫也只做到Ⅰ、Ⅱ级水平,因而推测腋窝淋巴清扫本身也有3%~4%漏检率,如果前哨淋巴结活检的假阴性率也能降到这个水平,其完全可以代替腋窝淋巴结清扫术,减轻术后并发症,因此曾有文献报道最为理想的前哨淋巴结活检是检出率高于95%和假阴性率低于5%。虽然假阴性率是远期生存率影响的危险因素,但这种危险因素可能被乳腺癌的综合治疗部分或完全消除。然而还有文献

报道,前哨淋巴结活检提示转移阴性的患者术后腋窝复发的发生率约为0.13%,仍在腋窝淋巴结清扫术后腋窝复发率范围之内(0.25%~3%),即使前哨淋巴结活检后出现腋窝淋巴结转移再行手术也并不影响患者的长期生存率。因此,在前哨淋巴结转移阴性乳腺癌患者中前哨淋巴结活检替代腋窝淋巴清扫,避免腋窝淋巴结的清扫是安全可行的。

对于前哨淋巴结微转移和孤立细胞转移的乳腺癌患者是否行腋窝淋巴结的清扫一直还存在争议。Csemi认为当前哨淋巴结是微转移时,腋窝淋巴结的转移率约为15%。前哨淋巴结转移是孤立肿瘤细胞转移时,非前哨淋巴结转移的可能性只有9%。美国SEER数据库研究报道,对于原发肿瘤大小不大于2cm,淋巴结转移灶小于2mm的乳腺癌患者,其5年及10年的生存率只比淋巴结阴性的患者低1%。

(2) 前哨淋巴结活检的学习曲线:前哨淋巴结活检假阴性率的高低受操作医师熟练程度的影响,操作者活检经验越丰富,操作越娴熟,假阴性率就越低,反之假阴性率就会升高,这就是通常所说的学习曲线。

前哨淋巴结活检的学习曲线是指外科医生从熟悉到熟练掌握SLNB技术的过程。目前有三个已公布的和一个未公布的多中心实验可以作为乳腺癌前哨淋巴结活检学习曲线的分析数据,第一个公布的实验数据是由Krag等仅利用⁹⁹锝所进行的前哨淋巴结活检。每位参加实验的外科医生为了学习这项技术都有至少5例前哨淋巴结活检的经历,并且这些活检经历都不参与本次实验数据分析。对于每位外科医生来说,假阴性率可高达28%,但没有数据能够得出一个学习曲线。第二个多中心实验专门研究学习曲线特征,由Cox等在1999年完成。他们的数据结果表明要想获得90%的阳性率,每位外科医生至少亲自操作23例活检手术,95%的阳性率则需要操作至少50例以上的活检手术。由于其实验患者仅仅接受了前哨淋巴结活检,而没有行腋窝淋巴清扫,所以假阴性率无法进行计算。不幸的是,决定前哨淋巴结活检成功与否的两个参数——阳性率和假阴性,后者才是目前临床中最重要的参考数据。

以上两个多中心实验数据都将接受腋窝淋巴清扫的患者和在外科医生学习阶段所进行的前哨淋巴结活检病例包含在内。

Tafra等的研究表明外科医生一旦有10次活检手术经历,阳性率将会升至90%,但在具有30次活检手术经历之前,假阴性率则持续在5%以上。

Dr. Kelly McMasters 所开展的一项 2148 例的大样本实验(患者签署协议,内容包括接受腋窝淋巴结清扫)发现,要达到 90% 的阳性率至少要亲自操作 10 例前哨淋巴结活检手术,假阴性率低于 5% 则需要操作 20 例。这一大样本数据同样可以评价医生的熟练程度对学习曲线的影响。

5. 前哨淋巴结和微转移 关于前哨淋巴结微转移的定义,目前国际上仍然存在争议。主要采取美国癌症联合委员会的定义:最大直径超过 2mm 的转移灶为宏转移(pN_1),其能够通过常规检查方法检测出,$0.2 \sim 2mm$ 的转移灶为微转移,(pN_1mi),小于 0.2mm 的微小转移灶为孤立肿瘤细胞(ITCs),其中无论是通过 HE 染色或免疫组化法,所有转移至腋窝的淋巴结不超过 0.2mm 的转移病灶都定义为 $pN_0(i+)$,未检测到肿瘤细胞,则定义为 $pN_0(i-)$。

(1)术中诊断前哨淋巴结的方法:术中准确诊断前哨淋巴结(SLN)的状态是开展前哨淋巴结活检(SLNB)手术的关键之一,2005 年影像学发现的乳腺癌诊断与治疗共识会推荐使用冰冻快速病理(FS)和印片细胞学(TIC)作为 SLN 术中诊断的检测方法。在中国,FS 和 TIC 已经应用于 SLN 的术中诊断。目前,联合 FS 和 TIC 诊断已成为 SLN 术中诊断标准,两者或任一阳性,均作为 SLN 阳性而进行 ALND。FS 检测的组织只进行 $1 \sim 2$ 个层面的检测,并且冰冻切片较厚,染色欠佳,当存在较小转移灶时容易漏诊。TIC 检测印片细胞较少,染色过程中容易脱落,加上主观性较强,敏感性也较低。Brogi 等报道 FS、TIC 总的敏感性分别为 59.0% 和 57.0%,其中对 SLN 宏转移灶检测的敏感性分别为 96.0% 和 93.0%,而对 SLN 微转移灶诊断的敏感性均仅为 27.0%。Menes 等报道了 FS 和 TIC 对宏转移灶的敏感性分别为 83.0% 和 78.0%,对微转移灶的敏感性分别为 78.0% 和 57.0%。FS 和 TIC 这两种方法各有优缺点,就敏感性、特异性、准确性等方面来说没有很大的差异,而且两种方法均对较大的转移灶更敏感。杨耿侠等对 150 例患者的 400 枚 SLN 进行 2 个层面 FS、TIC 及两者联合检测,术后以间隔 100μm 连续切片 1 个层面的 HE 染色病理为标准,TIC 和 FS 的敏感性分别为 71.9% 和 83.1%($P > 0.050$);两者联合诊断的敏感性为 96.6%,显著高于 FS 和 TIC 单独诊断的敏感性($P < 0.001$)。术中冰冻病理和印片细胞学两者或任一诊断阳性,均作为 SLN 阳性而进行 ALND。

(2)SLN 分子诊断标志物的选择:随着乳腺癌 SLNB 技术的广泛应用,反转录聚合酶链反应(RT-PCR)用于检测淋巴结转移灶的研究日益受到重视。Mitas 等研究显示乳腺球蛋白、乳腺组织特异度基因 PIP、细胞角蛋白 19(CK-19)、乳腺球蛋白 B、黏蛋白 muc1 及癌胚抗原(CEA)可以用于检测乳腺癌 SLN 中的癌转移。Manzdtti 等利用 CK-l9、maspin、乳腺球蛋白、CEA 及 muc1 检测乳腺癌 SLN 转移,发现乳腺球蛋白的敏感性最高(77.8%),muc1 的特异性最高(100%)。Gimbergues 等检测乳腺癌患者 SLN 中乳腺球蛋白、CEA、CK-19 的表达情况后,发现乳腺球蛋白的敏感性、特异性均为 100%,可作为诊断 SLN 转移最准确的标志物。Nissan 等研究了 CK-19、乳腺癌分化肿瘤抗原 NY-BR-1 敏感性高于乳腺球蛋白 B,但其表达在不同患者之间存在不一致性,联合 CK-19 和乳腺球蛋白可用于检测乳腺癌 SLN 的转移情况。

(3)SLN 微小转移灶中国病理专家共识

1)如果有多个转移灶,则测量最大转移灶。

2)如果单个肿瘤细胞、细胞簇或细胞巢呈连续性,或仅被几个正常细胞($2 \sim 5$ 个)所分隔开,则被视为一个转移灶而测量。

3)如果肿瘤细胞、细胞簇或细胞巢互相均匀地分隔开,在整个淋巴结内规律性分布(如多个小管均匀分布或小叶癌样分布方式),则将其视为一个总转移灶测量。

4)当肿瘤细胞、细胞簇或细胞巢不均一地多灶性分布,则视其之间的距离而定:间距小于最小转移灶长径,则将其总体视为一个转移灶:间距大于最小转移灶长径,则将其视为分开的单独转移灶,测量最大转移灶的最大径(如果为弥漫分布视为总体一个转移灶)。

5)不管有无核分裂象,均按测量癌转移灶大小计算。

6)间质反应中无癌细胞为无转移;间质反应中有癌细胞则视为至少微转移,伴纤维化的转移灶超过 2mm 者为宏转移。

7)位于脉管、被膜下窦或淋巴窦内的转移灶,按大小测量。

8)同一组织块多于一张切片有转移者,按最大转移灶的最大径测量。

9)在最大转移灶 0.2mm 和 2mm 临界值时,测量大于临界值即按照高标准判断。

(4)SLN 不同转移类型的预后意义及腋窝处理

1)宏转移的处理原则:术后标本经连续切片病理发现宏转移是比较容易的,对于宏转移的患者腋窝 SLN 转移的概率较高,国外研究报道约有 50% 的患者腋窝前非前哨淋巴结(nSLN)阳性,因此,ALND是标准治疗,特别是通过 ALND 进一步获得的预后临床资料综合制定治疗方案,如果预后资料不改变治疗策略,腋窝放疗可以作为替代治疗。

2)微转移和孤立肿瘤细胞的处理原则:微转移(MMs)和孤立肿瘤细胞(ITC)的检出主要依赖于 SLN 的切片间距及是否联合免疫组织化学染色法(IHC)。MMs 通常是由连续切片或者逐层切片 HE 染色或 IHC 发现,而 ITC 通常由 IHC 发现。王春建研究报道,对 245 例患者的 569 枚初始诊断为阴性的 SLN 以间隔 $100\mu m$ 间距进行连续切片病理检查,经 HE 或者 HE 联合 IHC 检测,发现转移患者分别为 36 例(14.7%)、49 例(20.0%),两者差异有统计学意义($P = 0.000$)。HE 检出隐匿性淋巴结 39 枚(6.9%),HE 联合 IHC 检出隐匿性淋巴结 53 枚(9.3%),两者差异有统计学意义($P = 0.000$)。在所有的 5741 张切片中,HE 染色法发现 180 张(3.13%)有转移,IHC 发现 307 张(5.35%)转移,HE 联合 IHC 发现 322 张(5.61%)转移($P = 0.001$)。连续切片 HE 和 HE+IHC 病理分别检出宏转移 6 例($P = 1.000$),分别检出 MMs 22 例和 25 例($P = 0.250$),分别检出 ITC 8 例和 18 例($P = 0.002$),连续 HE+IHC 病理检查的优势更多体现在对 ITC 的检出。行多层连续切片检测 SLN 隐匿性转移时,应用 HE 染色时,其最佳间距为 $200\mu m$,而应用 HE 联合 IHC 法时,最佳间距也为 $200\mu m$。

MMs 患者约 20% 左右的腋窝 nSLN 阳性(大于 5mm 的浸润性导管癌),且大多数为宏转移(80%),ALND 可导致 15% 左右的患者分期提高,7% 左右的患者辅助治疗改变。SLN MMs 患者的腋窝处理同宏转移患者。对 ITC 患者,腋窝 nSLN 转移的概率<8%(大于 5mm 的浸润性导管癌),ALND 可导致 4% 左右的患者分期提高。目前认为 ITC 对患者预后有不良影响,与 MMs 患者一样可以通过辅助全身治疗获益。De Boer 报道了一项大样本研究结果,入组 856 例腋窝 SLN 无转移组患者,856 例未接受系统治疗的 MMs 或 ITC 组患者,995 例接受系统的辅助治疗的 MMs 或 ITC 组患者相比较,随访 5.1 年结果显示:未接受系统的辅助治疗的 MMs 或 ITC 组患者的 5 年无病生存率低于 SLN 无转移患者(76.7% vs. 85.7%),其复发风险显著增高;而接受系统的辅助治疗的 MMs 或 ITC 组患者的 5 年无病生存率显著高于未接受系统的辅助治疗的 MMs 或 ITC 组患者(86.3% vs. 76.7%),其复发风险显著降低。研究结论:MMs 或 ITC 组患者的 5 年无病生存率的降低与未接受系统辅助治疗相关,MMs 或 ITC 组患者经系统辅助治疗后,可提高 5 年无病生存率。SLN 阴性患者不需进行腋窝处理。对于 SLN 阴性接受保乳手术患者,加速部分乳腺照射(APBI)的病例选择条件同 ALND 阴性患者。但文献荟萃分析显示,SLN 阴性患者接受全乳照射后其腋窝复发率显著下降。

6. 几个值得关注的问题

(1)腋窝放疗替代腋窝淋巴结清扫术局部治疗:腋窝区放疗(ART)可以作为腋窝治疗的一种选择。EORTC AMAROS 10981 试验:荷兰癌症研究所的肿瘤外科学家 Rutgers EJ 博士近期公布了欧洲一项Ⅲ期临床试验(AMAROS 试验)研究结果,它是针对 SLNB 后阳性的早期乳腺癌患者随机分组进行 ART 和 ALND 的治疗效果进行的研究比较。该研究共纳入了 4860 例患者($cT_{1-2}N_0$ 期)。对于其中前哨淋巴结活检阳性的患者,随机分配接受 ALND 治疗($n = 744$)或 ART 治疗($n = 681$)研究的中位随访时间为 6.1 年。ALND 组和 ART 组患者总体 5 年腋窝淋巴结复发率(ARR 为 0.54% 和 1.03%)均较低。两组患者预计 5 年 OS(92.5% 和 93.3%)和 DFS(82.6% 和 86.9%)均无显著性差异。但是两组发生淋巴水肿的患者数量却有明显差异。治疗后 1 年内,ALND 组和 ART 组患者淋巴水肿的发生率分别为 40% 和 22%。治疗后第 5 年,两组患者淋巴水肿的发生率分别为 28% 和 14%。ALND 的淋巴水肿率是 ART 的 2 倍。本研究结果表明:对于需进行腋窝淋巴结治疗的患者来说,ART 是 ALND 较好的替代方案,它可以降低淋巴水肿的发生率,但不改善患者的生存率。ART 可以与乳腺或胸壁切线位的放疗联合一起进行。另外 Hurkmans 等公布 AMAROS 试验结果也证实腋窝放疗代替 ALND 是可行的。

然而,对 SLN 阳性的乳腺癌患者是否可以全部避免 ALND 是存有争议的。一部分研究者认为 SLNB 阳性患者需要行 ALND,进一步获得预后资料来改变治疗决策,同时还能获得最佳的局部控制率和潜在的改善总生存率,所以对有高危因素的 SLN 阳性乳腺癌患者我们应该慎重考虑。

(2)SLNB 与新辅助化疗:新辅助化疗(NAC)的乳腺癌患者可以进行 SLNB,但 SLNB 的时机存在争议。最近德国报道了 SENTINA 试验结果,这是一项前瞻性、多中心队列研究。该试验共纳入 1022 例乳腺癌患者,cN_0 患者在新辅助化疗之前均接受了前哨淋巴结活检(A 组),检出率是 99.1%。如果该前哨淋巴结是阳性(pN_1),在新辅助化疗后进行第二次淋巴结活检（B组），检出率是60.8%，假阴性率是51.6%。cN+患者在新辅助化疗后临床淋巴结转阴的C组，检出率是80.1%，假阴性率是14.2%。仅有临床淋巴结持续阳性（ycN₁）并且没有进行前哨淋巴结活检而直接接受腋窝清扫的患者为D组，发现新辅助化疗之后，行SLNB会有一个比较低的检出率和较高的假阴性率。研究提示，在新辅助化疗之前进行前哨淋巴结活检更为可靠。另有18项研究结果也表明，完成NAC之后进行SLNB，淋巴结的检出率为89%，假阴性率为10%（0～33%）。由于新辅助化疗后SLNB假阴性率较高，一些研究者不提倡新辅助化疗后行SLNB，而建议直接行ALND。

ACOSOG Z1071研究纳入701例cT₀₋₄N₁₋₂M₀乳腺癌患者在新辅助化疗后接受SLNB+ALND（所有淋巴结阳性均通过细针或粗针穿刺活检确认），SLNB准确率为91.2%，假阴性率为14.7%，多变量分析显示cN₁组双染料法及前哨淋巴结检出数≥3个时，假阴性率明显下降（双标记法的10.8%与单标记法的20.3%；前哨淋巴结数为2个时的21.1%与前哨淋巴结数≥3个时的9.1%）。同时该研究还显示如果新辅助化疗前穿刺时在阳性淋巴结中放置定位标记夹，并在后续的SLNB中将标记的淋巴结切除送检，假阴性率可降低至7.4%。虽然指南未详细阐述以上数据，但基于上述结果，新辅助化疗后开展SLNB应遵循以下两点：①新辅助化疗前已行SLNB且阳性者不建议再行SLNB，应直接行ALND；②穿刺确诊的新辅助化疗前腋窝淋巴结阳性患者，

新辅助化疗后转为临床阴性可行SLNB，但推荐用核素和染料双标记法，且前哨淋巴结检出数≥3个；为了进一步降低假阴性率，最好在新辅助化疗前，在阳性淋巴结中放置定位标记夹，并在后续的SLNB时将其切除活检。

（3）SLNB阳性患者的个体化处理：美国学者GiuliaJlo发起的Z0011试验证明ALND对于肿瘤直径≤5cm、仅1～2个前哨淋巴结转移并接受保乳和全乳放疗的早期乳腺癌患者没有临床获益的趋势。试验随访6.2年的结果显示，SLNB的局部控制和生存情况不劣于ALND：两组的5年总生存率分别是92.5%和91.8%；两组总的局部复发率分别是2.8%和4.1%。对于符合Z0011试验入组条件的患者目前指南已经推荐如果仅1～2个前哨淋巴结转移并接受保乳和全乳放疗可以不进一步行ALND，但是不能盲目扩大适应证。AMAROS试验将1425例SLNB阳性患者随机分配到ALND组（n=744）和腋窝放疗组（n=681，放疗包括锁骨上窝的内侧部），中位随访6.1年的研究结果显示，对于仅有前哨淋巴结转移的早期乳腺癌患者（肿块直径在0.5～3.0cm之间），腋窝放疗与ALND的患者5年总生存率和无病生存率相似（92.5%与3.3%，82.6%与86.9%），然而ALND组患者淋巴水肿的发生率却是腋窝放疗组的2倍（第1年为40%与22%，第5年为28%与14%），此研究为部分患者提供了一种重要的非手术备选治疗手段。

（马　力）

第十二节　乳腺癌的治疗

一、手术治疗

从Halsted经典根治术到今天已经快120年了，其间经过了4个历程：19世纪末的：Halsted根治术，20世纪50年代的扩大根治术和超根治术，60年代的改良根治术（modified radical mastectomy），80年代的保乳手术。乳腺癌的最佳手术一直是争论和研究的热点。大宗资料实践证明，术式缩小加上放化疗，保乳手术不仅考虑了生存率和复发率，还兼顾了术后上肢功能和形体效果。医学基础研究的深入和前瞻性随机对照试验的开展，不断冲击和推动着乳腺癌外科及有关学科的发展；新理论、新观念、新技术使乳腺癌的外科治疗更科学、更合理，国家"十五"课题证实，保乳手术在我国是可行的。随着社会进步，经济发展，人们保健和防癌意识提高，先进乳腺检测设备的出现，早期乳腺癌筛查的开展和普及，为保乳手术的开展提供了机会和保证，保乳手术将越来越多地被人们重视和接纳，乳腺癌治疗将更趋于个体化、合理化和人性化，保乳治疗将成为我国乳腺癌早期主要治疗的模式。

目前我国乳腺癌受多种因素影响，乳腺癌早诊率偏低，导致了保乳手术的不高。不同类型、不同期别的乳腺癌，不能靠一种术式解决。为此，有必要将常用的术式进行介绍，以便制定个体化治疗方案。

（一）乳腺癌根治切除术

标准的乳腺癌根治术，切除乳腺组织及周围脂肪组织，切除胸大肌、胸小肌，清除腋下及锁骨下脂肪组织和淋巴结。切除组织不能零碎，必须整块切除。

1. 适应证　主要适应临床Ⅲ期的患者,或肿瘤偏大、侵犯胸肌、腋窝淋巴结多发转移的患者。个别患者手术前尚可配合新辅助化疗或内分泌治疗,然后再行手术。目前Ⅰ、Ⅱ期的患者多采用改良根治术。

2. 禁忌证

(1) 肿瘤远处转移者。

(2) 年老体弱不能耐受手术者。

(3) 呈现恶病质者。

(4) 重要脏器功能障碍,不能耐受手术者。

(5) 临床Ⅲ期偏晚患者有下列情况之一者:①乳房皮肤橘皮样水肿超过乳房面积的一半;②乳房皮肤出现卫星结节;③乳腺癌侵犯胸壁;④临床检查胸骨旁淋巴结肿大,且证实为转移;⑤患侧上肢水肿;⑥锁骨上淋巴结明显转移,且多发固定;⑦炎性乳腺癌。

(6) 有下列情况之二者也不宜行根治术:①肿瘤破溃;②乳房皮肤橘皮样水肿占全乳房面积1/3以内;③肿瘤与胸大肌固定;④腋下淋巴结多发转移,其中最大径超过2.5cm;⑤腋下淋巴结彼此粘连或与皮肤、深部组织粘连。

3. 术前准备

(1) 术前诊断:在拟行手术治疗以前,应尽量取得较准确的临床或病理诊断。如对乳房病变行超声波检查,乳腺X线钼靶摄片以及针吸细胞学检查等,如仍不能作出定性诊断,应行空芯针穿刺活检,必要时再行定位切除活检或术中冰冻病理切片检查,以确定诊断。

1) 分期诊断:目前对术式的选择主要依据为临床分期。因此,必须通过病史、体检、辅助检查等,获得较准确的临床分期。

2) 了解具体病例的特殊性:应详细了解患者肿瘤的部位,肿瘤确切大小,肿瘤的浸润范围,乳房的形态、大小,以及患者对手术的耐受性和心理素质、心理要求等。据此,可对手术方式、切口设计、麻醉方式及术式选择等作出合理的安排。

(2) 一般性术前处理

1) 改善全身状况:术前应了解患者的身体素质,营养状况,有无伴发病。应在有限的时间范围内,予以处理,尽可能使其改善。

全面检查心、肺、肝、肾主要脏器功能。对有功能障碍者,应给予尽可能的纠正,使其达到可以耐受手术的程度。

2) 心理准备:恶性肿瘤患者心理反应强烈,往往有不同程度的恐惧、烦躁或消沉、过激行为等。医护人员应对患者做深入细致的思想工作,恰当的心理护理是术前必需的。根据患者的年龄、职业、文化程度、心理素质,耐心而适度地与患者分析病情,讲明手术的意义,同时了解患者的意愿(如对乳房切除的接受程度等),使患者树立战胜疾病的信心,取得患者的理解和信任,是手术成功的重要因素。

(3) 术前综合治疗:对进展期的乳腺癌,常需进行必要的术前化疗和(或)放疗等。术前综合治疗的目的在于:①尽可能地缩小肿瘤,便于手术切除;②预防肿瘤的术中播散;③通过综合治疗缩小手术的范围,提高生活质量。术前放疗或化疗应掌握适当的剂量,如术前放疗的目的在于缩小肿瘤的范围和降低肿瘤细胞的活性,便于手术切除,提高生存率。因此,一般以中等剂量、短期放疗为宜。放疗后,在未出现放疗并发症之前施行手术。术前化疗应选用适当的方案,进行2~4周期的化疗,停药1~2周期后进行手术。术前放、化疗若出现反应,如厌食、呕吐、白细胞减少等应予以纠正。避免因放、化疗反应延误手术时机。

(4) 特殊情况下的术前准备

1) 肿瘤破溃:肿瘤破溃是晚期恶性肿瘤的表现,破溃后常合并出血、感染。合并感染者,有大量恶臭的分泌物。术前应用有效的抗生素是必要的,同时应行适当的局部处理,一般可用过氧化氢溶液每日冲洗破溃处2~3次,或用苯扎溴铵等药物持续湿敷,在肿瘤红肿消退、炎症控制后再行手术治疗,以免手术引起感染扩散。同时,术前应采用适当的方法以预防血行播散和术中的医源性扩散。一般多采用术前化疗,由于溃疡的存在,多不宜行放射治疗。

2) 肿瘤出血:晚期肿瘤可因外伤破溃或发生自发性破裂,破裂后常有不同程度的出血,甚至出现大出血。对突发性大出血应予以急症手术。

(5) 合并其他疾病的术前准备:乳腺癌患者以40~49岁的年龄段最多。尽管乳腺癌行乳房切除术,侵袭性比较小,术中并发症也较少。但是,术后都不发生并发症的可能性没有。而且,随着今后社会高龄化的出现,有多种并发症的高龄乳腺癌患者在增加。在乳腺疾病外科,要充分把握患者的一般状况,对有并发症的患者进行必要的检查,判定并发症的严重程度,在术前进行治疗,适当改善病情,以便满足手术的要求。

1) 高血压:入院的当天,患者因为入院的因素稍微有些紧张,有高于平时血压的倾向。因此,以入院后第2天和第3天的血压测定值为基准。舒张压

90mmHg 以下符合要求,收缩压不超过140mmHg,手术前日给予降压药的继续给药即可。

2）心脏病:合并有缺血性心脏病的时候,要做标准12导联心电图检查,观察有无心律失常、传导阻滞、心肌功能障碍以及心脏负荷等,一定要探讨这些病变的严重程度。判断心脏功能低下的程度,Ⅲ度以上者不适合做根治术。

3）呼吸系统疾病:主要的疾病有支气管哮喘、慢性支气管炎、肺气肿等。对于支气管哮喘的患者,要认真询问好发时期、诱因、严重程度、发病频度、治疗方法、有无给予激素等。对患有呼吸系统疾病者术前一般处理:①严格遵守戒烟;②训练深呼吸,练习腹式呼吸,训练和增加肺活量;③喷雾器湿化吸入,促进排痰,净化气道;④有气道感染时给予祛痰剂、抗生素;⑤给予氨茶碱等支气管扩张剂,给予抗过敏剂;⑥去除患者的不安感。

4）内分泌疾病:代表性的疾病主要是糖尿病。乳房切除术是侵袭性较小的手术,不要求术前严格的控制,食物疗法后进一步给予胰岛素,一般均能控制血糖,达到手术的要求。

5）肝硬化:肝硬化患者术后并发多种脏器功能障碍的危险性较高,应检查肝功能、储备功能,检查是否合并食管静脉曲张。肝功能评价为C类者不适合全身麻醉,B类时慎重决定手术。

6）脑血管功能障碍:有闭塞性和出血性脑血管功能障碍者,在慢性期症状稳定者可以手术。但是,术后再发作的可能性很高,且与手术的大小无关,必须记住这一点。闭塞性脑血管功能障碍的病例,持续服用降压药、抗凝药(阿司匹林、华法林等)和血管扩张药等,有必要进行谨慎地药物核对,术前停止使用抗凝药,而且必须更换其他药物。

4. 根治术操作方法

(1) 患者体位:平卧位,患侧上肢外展90°,肩胛部垫高,消毒后将上肢用无菌巾包紧,手术台向健侧倾斜,即可将患乳的位置抬高。

(2) 切口选择:具体选择哪种切口,不仅要看对术野的显露和功能的影响,还要结合肿瘤的位置和大小,看哪种切口距肿瘤边缘的距离较大以及切口张力更小。根据肿瘤的位置不同。切口可选择以乳头和肿瘤为中心的任意方向。切口一般选择梭形切口,切口的轴线方向大致为肿瘤与乳头连线的方向,依肿瘤位置的不同,切口可为纵行,也可为横向。横梭形切口,内侧达胸骨线,外侧达腋中线,不要切入腋窝;纵梭形切口,切口上端始自患侧锁骨下缘外、中1/3交界处,下端至锁骨中线肋弓交界处,不

宜将切口引向上臂。当肿瘤位于乳房内上或外下象限时,也可选择新月形切口。对局部晚期肿瘤或多病灶,有时需要选择不规则切口。切口皮肤不足可转移皮瓣或植皮。皮肤切口距肿瘤边缘3cm以上,如肿瘤与皮肤有粘连或皮肤有水肿时,皮肤切除范围应更广一些(图9-30)。

(3) 切开皮肤:手术切开皮肤时,应绷紧切口周围皮肤,再用手术刀切开。也可先切开皮肤至真皮层,然后用电刀完全切开真皮,可以减少真皮下血管出血。但要注意,电刀最好选用单纯电切模式,或者电切加轻度混凝模式,并且电刀功率尽量调至较低挡,切开时电刀不要接触表皮。如用电凝模式或者功率挡位过高,可能导致切缘皮肤坏死。在切开皮下组织时,可使用电凝模式或混凝模式,这样止血效果会更好,但要注意,电凝模式较电切模式对组织的损伤稍大,因此,要合理选择电刀的功能模式。

(4) 皮瓣的分离:要求分离层次正确,厚薄均匀,保障血运、出血少。经验表明,以皮肤真皮层下散在少量点状脂肪岛(脂肪颗粒)为宜。游离的范围,上到锁骨下,内侧到中线,外侧到背阔肌前缘,下到肋弓及腹直肌上部。对根治性乳房切除的皮瓣分离,不同单位、不同医生的习惯不同,只要应用恰当即可。

1）手术刀剥离皮瓣法:可直接剥离,也可先于剥离范围内真皮下注射1/20万的肾上腺素生理盐水后再剥离皮瓣。注射肾上腺素盐水后,皮肤与皮下组织之间形成一水肿区,组织密度降低,成为一潜在的腔隙,因此,分离皮瓣非常方便,并可减少术中出血。

2）电刀分离皮瓣:用电刀分离皮瓣的优点是出血少,理论上对防止癌细胞播散有意义。但应用不当时,皮肤坏死率较高。一般说来,应用电刀剥离的皮瓣应略厚些,即皮瓣上所留的"脂肪岛"密集些。只要掌握得好,并不影响皮瓣的成活。一般采用电刀或氩气刀分离为好,超声剪止血效果虽好,但分离速度慢,而超声剥离刀止血和速度均差,其他如等离子刀等价格昂贵,优势不大。分离时先将皮肤切缘以缝线或拉钩(或者专用自动拉钩、组织钳和血管钳等)牵引提起,然后从切缘开始由薄到厚逐渐向四周分离,在靠近切口的大部分区域分离皮瓣时,应贴近真皮层分离皮下组织,保持皮瓣的厚度在0.5cm以内,在远离切口的部位分离时应逐渐转向深面,皮瓣的厚度逐渐增加。分离皮瓣时助手与术者的良好配合非常重要,可由一个助手提起缝线或牵引钳以牵开皮肤,另一助手扒开深面乳腺和脂肪组织显露分

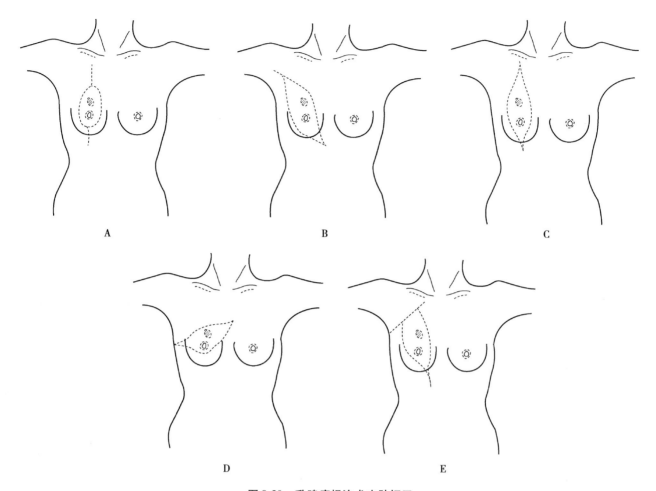

图 9-30　乳腺癌根治术皮肤切口
A. Halsted 原始切口；B. Meyer 原始切口；C. Halsted-Meyer 综合切口；D. Stewart 横切口；E. Rodman 切口

离处，并负责用纱布蘸血和钳夹止血，术者左手拇指在内、其余四指在外捏住皮瓣以感知皮瓣的厚薄，并用力提起，使分离处组织保持一定张力，右手持电刀与待分离皮肤保持15°～30°角进行分离。电刀或氩气刀的工作模式以喷洒式电凝模式为好，单纯电切模式止血效果差。电凝火花不宜过大，功率要适中，以免加重组织损伤。

（5）止血：外科手术的止血方法多种多样，常用的有压迫、钳夹或止血夹夹闭、结扎、缝扎、热凝（如电凝等）止血以及药物、生物胶和止血明胶与纤维等止血。压迫止血一般用于较小的渗血和紧急止血；钳夹多用于临时性止血；止血夹、结扎和缝扎用于较大的血管出血；热凝止血简便快速，应用广泛，常用于较小的血管出血和较广泛的渗血，在大血管和神经等重要解剖结构附近应慎用；药物和生物胶多用于广泛的渗血；止血明胶和纤维则在上述方法无效时使用。

（6）无菌和无瘤技术：无菌和无瘤技术是肿瘤手术最基本的原则。乳腺手术一般为无菌手术，但如有皮肤溃破或肿瘤继发感染则为污染手术。对肿瘤溃破处，手术消毒前应先予双氧水清洗和蒸馏水冲洗，再以洗必泰或碘伏消毒，然后更换器械消毒术区正常皮肤，最后再消毒溃烂部位。在铺手术巾和切皮之前，先以护皮塑料薄膜覆盖溃烂处，或以多层纱布覆盖并缝合其四周以隔离肿瘤，所用器械应弃用。

因此，应在分离后的乳房与尚未清除的腋窝组织之间以粗丝线紧紧结扎以阻断乳房的血液循环，或者在乳房与腋窝组织连接的薄弱处确认无淋巴结和转移灶后，以电刀切断并移除整个乳房，然后行腋窝清除，这样的方法也许更为科学合理。

（7）显露、分离与清除：手术视野暴露的好坏与切口的大小和方位有关，在切口确定之后，暴露的好坏则与助手的牵拉有很大关系。牵拉时要选用合适的拉钩，使用适当的力度，尤其在乳腺癌根治手术中，用拉钩牵拉时要注意以纱垫保护皮瓣，用力不要过度，如牵拉力度大、时间久，可能造成皮瓣的挫伤和缺血坏死。

手术中正确的显露与分离是防止误伤重要结构的关键。要做到这一点,首先必须熟悉解剖,对重要结构的位置与相互关系心中有数,其次,要有规范熟练的手术基本操作。对乳腺根治手术而言,要特别注意腋窝神经血管的显露与分离。

(8)切除胸大肌、胸小肌:首先游离乳腺的边缘,显露出胸筋膜等,助手以皮肤拉钩牵开切口上端皮肤,在锁骨下方露出胸大肌的纤维,保留一条宽约1~2cm的胸大肌横行纤维(在不影响彻底切除的情况下,保留胸大肌的锁骨部,可保护头静脉不受损伤,不必故意去寻找此血管,并有利于术后患肢活动),分离胸大肌,术者用左手示指伸入胸大肌纤维的后方,向肱骨游离,在尽量靠近肱骨部直至胸大肌止点(肱骨大结节嵴)处,用刀自深层向浅层切除胸大肌之纤维和筋膜(胸大肌扁腱)。

切开胸大肌深面的喙锁肌膜,暴露胸小肌,将胸小肌内、外两缘游离,并与深部组织分开(此肌肉的深面即锁骨下血管,应小心不要损伤),向上一直达到肩胛骨之喙突,术者左手示指钩住胸小肌,右手用剪刀或电刀将此肌自喙突止点剪断,并钳夹切断胸小肌动脉。胸大肌、胸小肌切断后即露出锁骨下的血管和臂丛。

(9)腋部及锁骨下血管的解剖:用锐刀切开血管鞘膜,自臂丛下方起,将血管周围的疏松组织自上而下地解剖,并结扎切断走向胸壁的动、静脉及神经。肩胛下血管和胸背神经是腋窝外界的标志,一般情况下,应保留此血管和神经。

当自锁骨下血管下行的分支均被结扎切断后,用血管拉钩将大血管向上轻轻拉开,进一步解剖胸壁表面,胸长神经自内上向外下通过(此神经分布至前锯肌),一般情况下应予保留,此时锁骨下及腋窝的脂肪和淋巴组织已完成解剖清除。

清除锁骨下和腋窝脂肪和淋巴组织时除保留肩胛下动、静脉,胸背神经和胸长神经外,还应保留第2、第3肋间的肋间臂神经。肋间臂神经支配上臂内侧的感觉,由于保留了此神经,上臂内侧感觉麻木的出现率和程度都减轻。在手术中,解剖腋窝淋巴结的过程中,明确胸小肌的外缘后,再进行胸侧壁处理,在此处,可观察到肋间臂神经穿过胸壁的部位,以后的操作主要是防止损伤该神经。肋间臂神经穿过胸壁的高度,恰在胸小肌外缘相同高度的背侧,所以,到此水平高度为止,可以大胆地处理胸侧壁。当腋窝淋巴结转移阳性时,若保留肋间臂神经导致腋窝廓清不充分时,可以结扎,切断该神经。

(10)规范的腋淋巴结清除:无论是传统根治术或改良根治术,腋淋巴结清除仍为手术的重要部分,主要目的是确定腋淋巴结有无转移和有几个淋巴结转移,对判断预后,决定辅助化疗或放疗起决定性作用。腋淋巴结清除首先应统一和明确腋淋巴结的范围。腋淋巴结根据与胸小肌的关系分为三个平面(level),也称水平:Ⅰ平面为胸小肌外侧的淋巴结(肩胛下血管周围淋巴结),Ⅱ平面为胸小肌背侧和腹侧(包括 Rotter 淋巴结)以及腋静脉下面的淋巴结,Ⅲ平面为胸小肌内侧和锁骨下的淋巴结。根治术要求清除腋下Ⅰ、Ⅱ、Ⅲ平面淋巴结,清除淋巴结在 10 枚以上,所有淋巴结全部病检,检查淋巴结的数量和转移的多少,关系术后辅助治疗和患者的预后,不同期别,不同术式,淋巴结清扫范围会有所增减。

腋窝清扫:首先要找准腋静脉的位置,并将其显露出来予以保护。显露时一般有两种方法,一种是沿着胸小肌外侧的血管分支进行分离并追踪至其根部,即可找到腋静脉;另一种方法是先剪开腋窝胸锁筋膜后,推开深面脂肪组织,便可找到腋静脉,在腋静脉上缘分别为腋动脉与臂丛神经。

腋静脉锁骨下段的显露可有三种方法:一是在清除胸大小肌间结缔组织时,显露出胸肩峰血管的胸肌支和伴行的胸前内侧神经并予保护,然后沿该血管向上分离至其根部即可显露腋静脉锁骨下段;二是自腋窝沿腋静脉向内侧分离至锁骨下段;三是 Crose 改良根治术方法,即在锁骨下方分开胸大肌纤维,剪开胸锁筋膜后,显露腋静脉锁骨下段。第二种方法较为简便,即从胸小肌外侧缘剪开胸锁筋膜后顺着腋静脉向内侧分离至胸小肌内侧即可显露锁骨下静脉。但由于清除腋窝淋巴结时,应按照与淋巴回流相反的顺序进行清除,即先清除锁骨下的Ⅲ水平淋巴结,然后清除胸小肌深面的Ⅱ水平淋巴结及其外侧的Ⅰ水平腋窝淋巴结,因此,第一种锁骨下静脉显露方法更符合要求。

清除锁骨下淋巴结时,先提起胸大肌并清除胸大小肌间组织,显露出腋静脉锁骨下段,再分离胸小肌内侧缘及其深面,将胸小肌向外牵拉,即可方便地清除腋静脉锁骨下段和胸肩峰血管根部的锁骨下淋巴结和结缔组织。清除胸小肌深面的淋巴结和腋静脉前方的组织后,沿腋静脉下缘分离至深部,可见胸背血管及与之伴行的胸背神经,在该神经内侧紧贴胸壁钝性分离即可显露胸长神经,如要保留肋间臂神经,可在胸壁第二肋间找到其根部,或在清除腋窝脂肪组织时予以显露保护。清除胸大小肌间组织与锁骨下淋巴结时,将肘关节屈曲并向内侧调整上臂的位置可使胸大肌外缘内移并保持松弛,更有利于锁骨下的显露和清除。

(11)切除标本:腋部解剖结束后,助手将标本自胸壁提起,将乳房、腋窝脂肪和淋巴结、胸大肌、胸小肌自胸壁的起始部切断,标本整块切除。仔细结扎出血点,冲洗伤口。

(12)引流:乳腺癌根治术后多放置引流管,创面较大的有时需放置多根,术后接持续负压吸引,以便引流渗液并使皮瓣紧贴胸壁。引流条或引流管多放置于残腔(如腋窝)内或易发生出血和积液的部位,经手术创面最低处引出,并妥善固定,防止误缝、脱落或者滑入伤口内。

(13)缝合切口:乳房对维持女性美十分重要,因此,乳房切口的缝合应更加注重美观。乳腺肿瘤手术缝合时应注意皮肤切缘有无缺血和挫伤,如皮肤切缘缺血或挫伤较重,应做切缘修剪,否则术后易发生皮缘坏死,导致切口瘢痕。乳房切口目前多采用皮内美容缝合,以便尽可能保持乳房的美观,同时在切口皮内和皮下尽可能不要残留不可吸收缝线,以防瘢痕增生。乳腺癌根治手术切口如无明显张力,也可采用皮内缝合,并可通过环绕切口皮内缝合1周后收紧缝线以缩小切口。如张力较大,应适当向周围分离皮瓣和切除多余的皮下脂肪,以免张力过大导致皮瓣缺血坏死,必要时可行减张缝合。如皮肤仍不能对合,应行植皮或皮瓣转移。

(14)植皮与皮瓣转移:对癌肿较大或伴有皮肤浸润需大面积切除皮肤及乳房较小的患者,切除后皮肤缺损较大,如向周围分离后切口仍不能对合,常需植皮或行皮瓣转移。由于这类患者术后常需放疗,而皮瓣转移对放疗的耐受性优于游离植皮,且术后美容效果和皮肤感觉也佳,故皮瓣转移应为首选。

游离植皮时,供皮区可选身体其他部位,如股部前外侧或头皮等,但如有可能,应尽量选邻近切口的多余皮肤,以减少创伤。在股部前外侧等平坦部位取大片皮肤时,以取皮鼓取皮为好,取得的皮片较完整均匀;如取小张皮或取头皮时,辊轴取皮刀较为方便。皮片的大小应较缺损部位略大,取下的皮片应放入庆大霉素生理盐水中保存备用。手术时,先切取此供皮区,用取皮鼓取皮后保存备用。如切口中部皮肤缺损较多,在保证皮肤足够对合的情况下,梭形切口两端可尽量设计宽一些和长一些,以便提供尽可能大的皮片。

植皮前,尽量将切口周围的皮肤向中心拉拢缝合,以缩小缺损区,并使皮肤切缘与胸壁固定,必要时可行减张缝合,减张线走行于皮片浅面,这样,皮肤切缘可以不与胸壁缝合固定。植皮时,创面应修整平坦,冲洗干净,无渗血和多余脂肪。如皮片较大,应预先在皮片上散在戳孔,以便植皮后渗液经孔溢出。

植皮后近期,患侧上肢应适当制动,活动幅度不要过大。以免带动胸壁,引起皮片错位。植皮部位不宜过早拆开换药,首次更换敷料一般在术后5~7天,此时存活的皮片与创面愈合已较牢固。更换时,先拆除外部包裹,然后以生理盐水完全浸湿皮片处敷料,待敷料松动后以镊子压住皮片,小心轻揭敷料,观察皮片是否存活。必要时,保留紧贴皮片的内层纱布待以后更换,以免皮片被揭掉。

(15)术后处理

1)一般处理:手术完毕,检查切口对合情况,并用吸引器抽吸引流管,吸净渗液和皮瓣下之空气,使皮瓣贴敷于胸壁,同时检查切口或引流管有无漏气,如果切口处漏气,可用油纱布敷盖,如果引流管周漏气,应重新缝合引流口处,以免术后影响引流效果。

术后包扎一般采用胸带包扎或用特制的尼龙套包扎。包扎前在锁骨下窝和腋窝处放一大小适中的纱布团或纱布垫,以防此处皮瓣漂浮。包扎的松紧应适度,在有负压引流的情况下,一般不需包扎过紧,否则,不但影响呼吸,还易造成皮瓣受压,影响血运。

在出手术室前,应检查患者的血压、脉搏、呼吸等一般情况。一般情况不稳定者,应在手术室就地处理。一般情况稳定后方可离开手术室。

回病房后,应仔细观察患者的一般情况,检查血压、脉搏,如果持续性低血压,应注意是否有活动性出血,或血容量不足。注意体温变化,一般自手术结束后6~8小时开始有体温升高,2~3天内达高峰,最高体温一般不超过38.5℃,如果有持续高热,应考虑是否有继发感染的发生。同时注意患侧手臂血运情况和活动能力。

手术后当日禁食,术后第1天可进水和流质饮食,3天后可进普通饮食。

2)引流管的护理:负压引流是确保术后不发生积液的关键,同时为观察有无术后出血提供了方便条件。负压引流量,一般手术后第1个24小时可引出50~150ml淡红色液体,术后第2个24小时一般为20~50ml淡红色液体,第3个24小时一般仅有<20ml血清样液体。如果引流量较多,可缓至术后4~7天拔管。术后5天引流量仍多,需分析原因,如创面仍有渗血、淋巴漏、感染等,分别对症处理。

引流管自始至终应保持通畅,若不通畅可试用少量含抗生素药物的生理盐水冲洗,或在皮下可触及引流管的位置不当,适当移动引流管。每日倾倒引流液1次,注意负压吸引器(或囊)保持无菌。

3)术后患侧上肢管理:术后48小时内患侧肩关节轻度内收,约45°制动,48小时后开始逐渐练习上肢活动,肩关节可保持近90°,如此愈合后腋窝处可保持圆滑平整,有利于上肢功能的恢复,同时也便于术后放疗的实施。术后勿在患侧上肢输液。

有下列情况者,肩关节活动可适当延迟和减少活动量:①有腋下积液、积气,皮瓣尚未充分与胸壁、腋壁贴合者;②术后第3天腋窝引流量仍较多,24小时超过60ml者;③近腋区的皮瓣较大面积的坏死或植皮者。

4)拆线:乳腺癌患者术后的拆线一般在2周后进行,由于剥离皮瓣范围大,血运不良,尤其是乳腺癌根治术,切口愈合常较慢。宜先做间断拆线,视切口愈合情况择日完全拆线。

5)抗生素的应用:大部分乳腺癌手术属无菌手术,术后可不用抗生素。下列情况可选用一定的抗生素:①肿瘤有破溃、出血等;②伴有身体其他部位感染性病灶;③有呼吸道症状或咳痰不畅者,尤其在全身麻醉下手术者;④术中有术野或切口污染之嫌者;⑤术中曾发生休克者;⑥行大面积植皮者;⑦术后有积液、皮瓣坏死或炎症征象者;⑧曾行术前化疗和(或)放疗,白细胞较低者;⑨年老体弱、全身状态不良者。

不应扩大预防抗生素的使用范围,但只要应用,宜将抗革兰阳性和抗革兰阴性的抗生素联合、足量、短期应用。有明显感染者,应根据临床表现和细菌培养结果选择敏感抗生素。

(二)乳腺癌改良根治术

该类手术是切除患侧全部乳腺组织包括胸大肌筋膜,保留胸大肌、胸小肌或切除胸小肌保留胸大肌,同时廓清同侧腋淋巴结。这种手术既能达到根治术的治疗效果,又能保持患侧上肢的良好功能,并减轻术后胸部毁坏程度。目前改良根治术主要适用于Ⅰ期、Ⅱ期和Ⅲa期的乳腺癌,其围术期的处理、手术麻醉、体位和切口选择均同根治术。

改良根治术保留胸肌功能,必须完整保留胸肌的神经,否则将引起胸肌萎缩,失去保留胸肌的意义。吴祥德等于20世纪80年代发表保留胸前神经的乳腺癌改良根治术的文章,对支配胸肌的胸前神经作了详细的描述,也称为功能性的改良根治术。熟悉胸大肌、胸小肌的神经支配和腋淋巴结的部位,是做好该类手术的关键。

胸大肌、胸小肌的神经支配在一般外科学中很少提及,大体解剖学通常提供的仅仅是一个概要。支配胸大肌、胸小肌的神经,发源于臂丛。神经根出椎间孔后形成三个干,上、中干前股合成外侧束,下干前股独成内侧束,三干后股组成后束。胸前神经根据臂丛起始部位的不同分为:从内侧束发出者叫胸内侧神经,主要支配胸小肌和胸大肌下半部;从外侧束发出者叫胸外侧神经,支配胸大肌上半部。这样的命名方法则与实际位置和支配部位相反,很易混淆。Darvan对胸大肌、胸小肌及其神经支配,与腋窝淋巴结的关系作了详细的解剖学研究。他把胸前神经按实际位置与支配胸大肌的部位来命名,位于内侧者叫胸内侧神经,位于外侧者叫胸外侧神经(恰与解剖学的命名相反)。胸内侧神经分2~4支,随胸肩峰血管分支伴行进入胸大肌,支配胸大肌胸骨部分,在其行程中与锁骨下群淋巴结关系密切。这个神经比胸外侧神经粗大,神经分布于肌肉的数量大,术中损失,可致胸大肌明显萎缩。胸外侧神经起于胸小肌后面,常下降为一个单支绕过胸小肌外缘,也可分为2~3支,1支绕过胸小肌,1~2支穿过胸小肌,支配胸小肌和胸大肌下1/3的肌肉,在其行程中与中央群淋巴结关系密切。术中损伤,可致胸大肌部分萎缩。我们认为Darvan的意见符合临床实际,现多数文章依此来命名。

目前改良根治术术式较多,说明不同术式有不同的优缺点,临床上不断地予以改进,现分别介绍如下。

1.保留胸大肌、胸小肌的改良根治术(Auchincloss手术) 该手术也称改良根治术Ⅰ式,主要适用于Ⅰ期、Ⅱ期临床无明显腋窝淋巴结转移者,该术式一方面保持手术的根治性,另一方面保留了胸肌的功能和胸部外形,是目前应用最多的术式。

该手术的皮肤切口及皮瓣分离原则同根治术。先行全乳腺切除(胸大肌筋膜一并切除),用电刀切开锁骨下脂肪组织,暴露出胸大肌锁骨下的横行肌纤维,再沿胸骨外缘由上向下切离脂肪组织,显露出乳腺的边缘,结扎切断胸廓内动、静脉于各肋软骨间发出至乳腺的穿支,从乳腺的内上开始将乳腺连同胸大肌筋膜一并切除。下方在肋骨弓附近切离腹直肌筋膜后,由此再向上方进行剥离。至此,乳腺的上方、内侧、下方的胸大肌筋膜已经被切离,将乳腺向外上方牵拉,继续切离侧方的胸大肌筋膜,到达胸大肌外缘。在最外侧,胸大肌筋膜没有切离,从背阔肌外缘开始向内侧,剥离前锯肌筋膜,进入腋窝。背阔肌筋膜在靠近上肢的部分,不要过多地剥离,剥离过多,易切断肋间臂神经的末梢侧,就不能保留该神经了。将整个乳腺组织翻转向外,翻转至胸外侧达胸大肌的外缘,游离胸大肌的外侧缘,用拉钩提起胸大肌,继续向胸大肌里面切离,注意胸大肌上部的神经、血管予以保留。相当于腋静脉的走行切开胸筋膜深层,向上向内提拉胸大肌,显露胸小肌,注意保留胸肩峰血管的胸肌支及其伴随的神经,保护胸小肌外缘第2、3肋间穿出的肋间臂神经。清除胸肌间淋巴结,可以单独取出送病理检查,或解剖至腋窝部。游离胸小肌,将胸小肌下方和胸壁的附着少切离一部分,使胸小肌适当松弛,将胸大肌、胸小肌用拉钩向内、上牵拉,显露出腋静脉,清扫腋窝淋巴结,其方法如同根治术,但一般仅能清除第Ⅰ、Ⅱ水平的淋巴结,保留肩胛下血管及胸背神经和胸长神经,最后将腋窝淋巴结和脂肪组织连同乳腺行整块切除。该术式是在保留胸大肌、胸小肌的情况下完成腋窝淋巴结清除术,这种术式损伤胸前神经的机会小,但锁骨下淋巴结清除受限制为其不足。

2. 保留胸大肌、切除胸小肌的改良根治术(Patey 手术)　该手术也称改良根治术Ⅱ式。手术切口和皮瓣游离同前术式,将乳腺游离至胸大肌外缘后,显露出整个胸大肌,切断胸大肌第4、5、6肋的附着点并翻向上方,用肌肉拉钩拉持以扩大手术野。显露出胸小肌,清理胸小肌内、外缘,示指伸入胸小肌的后方肩胛骨喙突部切断胸小肌附着点,保留胸前神经,将胸小肌切除,有时胸前神经穿过胸小肌,需分离劈开肌纤维后切除。以下步骤基本同根治术,将乳腺、胸小肌及腋窝淋巴组织整块切除,胸大肌复位缝合之。该术式清除腋窝淋巴结无困难,但切除胸小肌可能会损伤胸外侧神经或其分支,可造成胸大肌纤维部分性萎缩。

另一种保留胸大肌、切除胸小肌的术式,是胸大肌不切断翻转;患者体位和手术切口均同根治术,术侧上肢全部消毒并用无菌巾包裹,置于无菌手术区内,使该侧上肢能按术中需要随时变换位置以松弛皮肤和胸大肌,有利于切除胸小肌及清除腋窝淋巴结的术野显露。

切口选择和游离皮瓣同根治术,切除乳腺组织由内向外,将乳腺组织从胸大肌表面分离,当乳腺组织分离至胸大肌外缘时,助手将翻起的乳腺向外拉紧,用拉钩将胸大肌外缘向内相对牵拉,沿胸大肌外缘与乳腺组织分界处纵向切割,这样胸大肌渐向内翻,其后方与胸小肌间的脂肪、淋巴组织(Rotter 淋巴结)即整块切归到乳腺组织一方,此时胸小肌即可显露。接着将患者已消毒的、置于手术无菌区的患

侧上肢,屈肘屈肩向健侧轻轻转动,则胸大肌可松弛,将胸大肌向内拉开,则整个腋窝、胸大肌后方所属神经满意显露。此时胸小肌也完全显露,即可看到胸小肌内缘中上 1/3 交点向后向前发出的胸肩峰血管神经束胸肌支,其中可有分支穿出胸小肌达胸大肌内上,即胸肌神经内侧支。于胸小肌外切开喙锁胸筋膜,将胸小肌从喙突止点切断向下翻转,尚可发现胸肌神经外侧支,可以从胸小肌内穿出,分别支配胸大肌。切断胸小肌时,为保护其中穿支,常需将胸小肌劈开,从神经间拉出,切开喙锁胸筋膜,切除胸小肌后,锁骨下血管、腋血管全程显露,清除腋窝淋巴结同根治术。

3. 劈开胸大肌的改良根治术(Kodama 手术)　该手术也称改良根治术Ⅲ式,参照其他改良根治术游离乳腺组织,向外侧翻转,显露整个胸大肌,于锁骨下胸大肌间沟下方 1~2cm 处分离胸大肌横行肌纤维,保留其中纵行的胸肩峰动静脉胸肌支和胸内侧神经,廓清胸小肌前面组织,剥离胸小肌内、外侧缘,将保留的胸肩峰动静脉和胸内侧神经牵向内侧,以手指分离胸小肌并向外牵拉,沿腋静脉由内向外清扫锁骨下淋巴结区域,缝扎标记线后单独送检,按 Halsted 根治术要求清扫腋窝淋巴结脂肪组织,如此将腋窝第Ⅰ、Ⅱ、Ⅲ水平的淋巴结清除,连同乳腺组织整块切除。

该术式主要适应证和 Halsted 根治术类似,即没有侵犯胸肌的Ⅲ期乳腺癌患者。该手术既保留了胸大肌、胸小肌,又达到了根治术清扫腋淋巴结的要求,需要注意的是在劈开胸大肌和分离胸小肌时不可损失胸肩峰血管和胸前神经,以免造成出血或胸肌的功能障碍。

4. 保留乳头的改良根治术(樱井武雄手术)　是在 Auchincloss 改良根治术的基础上,实施保留乳头的改良根治术,实际上应该称保留乳头乳晕复合体的手术。该手术尽量保持了患者的形态美观,同时还利于一期或二期的乳房再造成形,提高患者的生活质量。

手术适应证:①癌肿直径≤2cm;②癌肿距乳晕边缘的最短距离≥3cm;③乳头无凹陷;④皮肤无浸润、溃疡、水肿等表现,癌肿未侵及胸肌;⑤乳头无异常分泌物;⑥乳房 X 线摄片,癌肿块与乳头之间无异常阴影相连;⑦同侧腋窝未触及肿大淋巴结或触及淋巴结,但临床判断是非转移性淋巴结。

手术方法:保留乳头的乳腺癌根治术,除了切口选择,皮瓣游离及乳头保留上与 Auchincloss 手术不同外,其淋巴结廓清方法、要求及神经保留等方面完

全相同。

根据肿瘤位置选择一个或两个皮肤切口。肿瘤位于乳房外上或外下象限者,仅取一个乳房外侧沿胸大肌外缘的弧形纵切口,在肿瘤表面演变为棱形切口。肿瘤位于内上或内下象限者,取一个外侧纵弧形切口外,另外在乳房内上或内下象限肿瘤表面取一个横棱形切口。依肿瘤位置的深浅决定切口距肿瘤边缘的距离。

皮瓣游离范围要求上缘达锁骨下缘,内至胸骨旁,下达肋骨弓,外至背阔肌前缘。皮瓣近肿瘤处及乳晕处要薄,远离肿瘤处皮瓣要求逐渐增厚,距切缘3cm以上之皮瓣厚度可逐渐增至10mm,以保证术后血运良好。一般乳头组织仅保留约7mm厚度,乳晕下要求仅保留"乳晕下肌肉组织",厚度约5mm(乳头正下方取乳腺表面相应部位组织块送快速病理检查,以决定是否有癌残留)。腋淋巴结廓清方法同Auchincloss手术。

必要时还可以放假体,假体置于皮瓣下方或胸大肌、胸小肌之间,可使患者术后双侧"乳房"对称,美容效果较好。身体较瘦、乳房较小的患者,不应用假体,亦可获得良好的美容效果。皮肤缝合后,纱布覆盖切口,不加压包扎,腋下放引流管负压吸引。

该手术的适应证和保留乳房的乳腺癌切除术相类似,但有其本身的优点:①行全乳腺切除,因此,可以解决乳腺的多发癌灶问题;②行全乳腺切除,保留乳头乳晕的相应乳腺组织病理证实无残留癌,不会增加局部复发的机会;③因选择早期病例,一般情况下术后不需追加放射治疗;④如行假体植入,其乳房外形良好。

(三)保留乳房的乳腺癌切除术

1. 保乳治疗的必要条件

(1)医疗单位应该具备相关的技术和设备条件以及外科、病理科、影像诊断科、放疗科和内科的密切合作(上述各科也可分布在不同的医疗单位)。

(2)患者在充分了解乳腺切除治疗与保乳治疗的特点和区别之后,了解保乳术后可能的局部复发风险,本人具有明确的保乳意愿。

(3)患者客观上有条件接受保乳手术后的放疗以及相关的影像学随访,如乳腺X线、B超或MRI检查等(必须充分考虑患者的经济条件、居住地的就医条件及全身健康状况等)。

2. 适应证

(1)经组织学证实为乳腺癌的女性患者。

(2)临床Ⅰ期、Ⅱ期的早期单发乳腺癌患者。

(3)肿瘤的最大直径不超过3cm者。

(4)患者有保乳意愿且无保乳禁忌证。

(5)乳房有适当的体积,肿瘤与乳房体积比例适当,术后能够保持良好的乳房外形的早期乳腺癌患者。

(6)Ⅲ期患者(炎性乳腺癌除外),经术前化疗或内分泌治疗降期后,达到保乳手术标准时也可以慎重考虑。

3. 绝对禁忌证

(1)妊娠期间放疗者。

(2)患者拒绝保乳手术。

(3)病变广泛或确认为多中心病灶,广泛或弥漫分布的可疑恶性微钙化灶,且难以达到切缘阴性或理想外形者。

(4)肿瘤经局部广泛切除后切缘阳性,再次切除后病理切缘仍为阳性者。

(5)炎性乳腺癌患者。

4. 相对禁忌证

(1)活动性结缔组织病,尤其硬皮病和系统性红斑狼疮或胶原血管疾病者,对放疗耐受性差。

(2)同侧乳房既往接受过乳腺或胸壁放疗者,需获知放疗剂量及放疗野范围者。

(3)肿瘤直径大于5cm者。

(4)靠近或侵犯乳头(如乳头Paget病)者。

(5)影像学提示多中心病灶。

(6)已知乳腺癌遗传易感性强(如 *BRCA1* 突变),保乳后同侧乳房复发风险增加的患者。

5. 保乳治疗前的谈话

(1)经大样本临床试验证实(超过1万名患者),早期乳腺癌患者接受保留乳房治疗和全乳切除治疗后生存率以及发生远处转移的概率相似。

(2)保留乳房治疗包括保留乳房手术和术后的全乳放疗,其中保留乳房手术包括肿瘤的局部广泛切除及腋窝淋巴结清扫或前哨淋巴结活检。

(3)术后全身性辅助治疗基本上与乳房切除术相同,但因需配合全乳放疗,可能需要增加相关治疗的费用和时间。

(4)同样病期的乳腺癌,保留乳房治疗和乳房切除治疗后均有一定的局部复发率,前者5年局部复发率为2%~3%(含第二原发乳腺癌),后者约1%,不同亚型和年龄的患者有不同的复发和再发乳腺癌的风险。保乳治疗患者一旦出现患侧乳房复发仍可接收补充全乳切除术,并仍可获得较好疗效。

(5)保留乳房治疗可能会影响原乳房的外形,影响程度因肿块的大小和位置而异。

(6)虽然术前已选择保乳手术,但医生手术时有可能根据具体情况更改为全乳切除术(例如术中或术后病理报告切缘阳性,当再次扩大切除已经达不到美容效果的要求,或再次切除切缘仍为阳性时)。术后石蜡病理如切缘为阳性则可能需要二次手术。

(7)有乳腺癌家族史或乳腺癌遗传易感(如 *BRCA1*、*BRCA2* 或其他基因突变)者,有相对高的同侧乳腺复发或对侧乳腺癌风险。

6. 保乳手术

(1)术前准备

1)乳房的影像学评估,包括双侧乳腺 X 线和乳房超声(对绝经前、致密型乳腺者,在有条件的中心,可考虑行双侧乳房 MRI 检查)。

2)签署知情同意书。

3)推荐在术前行病灶的组织穿刺活检,有利于与患者讨论术式的选择及手术切除的范围。空芯针活检前应与活检医生密切协商沟通,选取合适的穿刺点,以确保术中肿瘤和穿刺针道的完整切除。没有确诊时,患者可能心存侥幸,不能正确、严肃地考虑保乳和前哨的优缺点。容易在术后表现出对手术方式和复发风险的不信任。

4)体检不能触及病灶者应在手术前行 X 线、MRI 或超声下病灶定位,也可采用活检放置定位标记。

5)麻醉宜采用全身麻醉或硬膜外麻醉。

6)其余术前准备同乳腺肿瘤常规手术。

(2)手术操作

1)切口的选择:切口设计应同时考虑既要有利于手术解剖,又要获得较理想的乳腺形体效果。按美国乳腺与肠道外科辅助治疗研究组(National Surgical Adjuvant Breast and Bowel Project,NSABP)推荐的肿瘤切除与腋窝淋巴结清扫分别做切口。肿瘤位于乳头上方者做弧形切口,肿瘤位于乳头下方者做放射状切口,腋窝解剖另做切口。保乳手术切除原发灶的切缘检测非常重要,术后局部复发与手术切缘不净关系密切。保乳手术要求镜下切缘阴性。2005 年意大利米兰保乳共识会议上大多数放射肿瘤学专家认为,浸润性导管癌安全切缘至少 1～2mm;导管原位癌(DCIS)安全切缘从 1mm 到 10mm,<1mm 应视为切缘不足。保乳手术由乳房手术和腋窝淋巴结手术两部分组成。遵循恶性肿瘤的无瘤观念应首先进行腋窝部位手术,再进行乳房手术,术前已确定腋窝淋巴结转移患者除外。

美国 NSABP 推荐乳腺癌保乳手术肿瘤切除的切口设计以乳头为中心将乳腺分为上、下两部分,肿瘤位于乳头上方行平行于乳晕的弧形切口,肿瘤位于乳头两侧行沿乳头的水平切口,肿瘤位于乳头下方行以乳头为中心的放射状切口;腋窝解剖的切口设计为平行于腋褶线且位其下方 2cm 的弧形切口,前端不超过胸大肌外侧缘,后端不超过背阔肌前缘,长约 5～6cm。有的医院对位于外上象限的肿瘤采用斜向腋窝的单一切口,既切除肿瘤又清扫腋窝淋巴结,但术后乳腺形体效果不如两切口为佳(图 9-31、图 9-32)。若未行前哨淋巴结活检,腋窝淋巴结清扫范围应包括第Ⅰ、Ⅱ水平的所有淋巴结,即从背阔肌前缘至胸小肌内侧缘(图 9-33)。

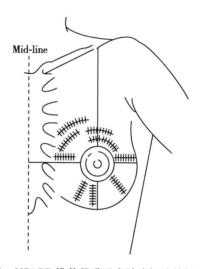

图 9-31　NSABP 推荐保乳手术肿瘤切除的切口设计

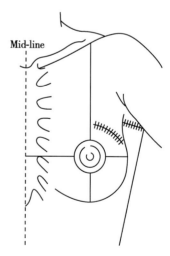

图 9-32　NSABP 推荐保乳手术腋窝淋巴结清扫与乳腺肿瘤切除以两切口为宜

若肿瘤位于乳腺尾部,可采用一个切口。切口方向与大小可根据肿瘤部位及保证术后美容效果来选择弧形或放射状切口。肿瘤表面表皮可不切除或切除小片。如果肿瘤侵犯 Cooper 韧带,需要考虑切除凹陷皮肤。

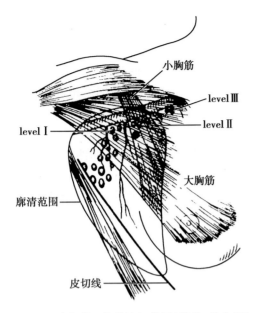

图 9-33　腋窝淋巴结的清扫范围（第 I、II 水平）

乳房原发病灶切除范围：乳房原发灶切除范围包括肿瘤、肿瘤周围一定范围（如 1～2cm）的乳腺组织以及肿瘤深部的胸大肌筋膜。活检穿刺针道、活检残腔以及活检切口皮肤瘢痕应包括切除范围内。

原发灶标本切缘标记：对切除标本进行上、下、内、外、表面及基底等方向的标记。钙化灶活检时，应对术中切除的标本行钼靶摄片，以明确病灶是否被完全切除及病灶和各切缘的位置关系。

标本切缘的评估及处理：对标本各切缘进行评估（如切缘染色，或术中快速冰冻切片及印片细胞学检查），术后需要石蜡病理切片检验。若术中或术后病理报告切缘阳性，则需扩大局部切除范围以达到切缘阴性。虽然对再切除的次数没有严格限制，但当再次扩大切除已经达不到美容效果的要求或再次切除切缘仍为阳性时建议改行全乳切除。

病灶残腔的处理：乳房手术残腔止血、清洗，推荐放置 4～6 枚钛夹，作为放疗瘤床加量照射的定位标记（术前告知患者）。逐层缝合皮下组织和皮肤。

2）腋窝淋巴结清扫：腋窝淋巴结清扫是保乳手术的组成部分，因切口小，解剖范围广，手术操作应精细，为避免损伤血管、神经，应先显露腋静脉。

具体方法：平行于腋褶线且位其下方做弧形切口，长约 5～6cm。皮肤切开后牵开皮缘剥离两侧皮瓣，内侧皮瓣剥离至胸大肌外侧缘，外侧皮瓣剥离至背阔肌前缘。沿胸大肌外侧缘向上方解剖，可见到腋静脉前方的胸锁筋膜，用镊子提起剪刀剪开胸锁筋膜后即可显露腋静脉。腋静脉有几支大的血管分支，如胸肩峰血管的胸肌支和胸外侧血管，切断后丝线结扎。沿腋静脉由此向内侧扩大解剖范围，用拉钩向内侧拉开胸大肌，清扫位于胸大、小肌之间的 Rotter 淋巴结。再进一步向内上方拉开胸小肌，显露和清扫胸小肌后侧组淋巴结，即第 II 水平淋巴结。在胸壁前锯肌外侧约 0.5～1cm 处可发现胸长神经，加以保护。再沿腋静脉向外侧解剖，显露并保护肩胛下血管及胸背神经，在胸小肌外侧缘至背阔肌前缘之间的淋巴结，原乳腺外侧组、中央组、肩胛下组及腋静脉淋巴结，即第 I 水平淋巴结，Rotter 淋巴结亦归本组。肋间臂神经即第 2 肋间神经的外侧皮支，为腋静脉下方，横穿腋窝淋巴脂肪组织，到达上臂内侧与内侧皮神经会合，尽量保留该神经。此时将腋静脉前、后及下方，肩胛下肌前方的所有脂肪结缔组织及第 I、II 水平的所有淋巴结全部清扫。标本切除后应仔细检查创面，认真止血，并用蒸馏水或生理盐水冲洗手术野。用蒸馏水冲洗的目的是想利用它的低张作用，来破坏脱落的肿瘤细胞的细胞膜，减少肿瘤种植。为避免术后积液，于腋窝部位放置一根多孔引流管，戳口引出接负压球吸引。此时可以缝合切口，亦可在完成乳腺病灶切除后一并缝合。切口可一层缝合亦可两层缝合。两层缝合可先用可吸收线行深部真皮间断缝合，使皮瓣靠拢，再用 3-0 或 4-0 可吸收线或尼龙线连续皮内缝合，以防水自粘类敷料覆盖，外敷无菌纱布。若不影响下面的病灶切除，亦可通过旋转托手板适当收回外展上肢，增加对腋窝手术区的压力，减少手术创面的渗出。

3）原发病灶的切除：乳腺肿瘤切除术按设计好的切口切开皮肤，为扩大切除范围需潜行剥离皮瓣，剥离范围由切除范围决定。若肿瘤边界清楚，至少切除肿瘤周围 1cm 的正常组织；若肿瘤边界不甚清楚，应适当扩大切除范围。由皮下、腺体直至胸肌筋膜，连同肿瘤表面的皮肤一并切除。若肿瘤边缘不整齐，可疑部位切缘应进行术中冰冻，切缘镜下阳性，还应补切；若多次冰冻阳性，应放弃保乳手术。肿瘤标本离体后应立即对切缘的位置进行标记，如在肿瘤标本上方系 1 根丝线而内侧系 2 根丝线，相对应的即为下方及外侧，基底若能明显辨认，则不必标记，目的是方便术后病理科医师了解标本的方位，并对四周切缘及基底进行病理学检查。

如肿瘤切除范围小，可直接缝合皮肤（皮内缝合），不放引流，残腔由血清和纤维蛋白渗出充填，保持原病灶区轮廓。如肿瘤切除范围较大，彻底止血后应将残腔四周的腺体拉拢缝合，若缝合以后原“瘤床”部位不能位于缝合切口的正下方，则应在腺体拉拢缝合前，在残腔四周留置标记再拉拢缝合，有利于术后放疗科医师确定推量照射的靶区范围。如手术医师术中采取留置标记的方法定位瘤床,术前应告知患者及家属,并签署知情同意书。皮肤切口可行一层(皮内缝合)或两层缝合,防水自粘类敷料覆盖。连同腋窝部切口可用胸带加压包扎,腋窝部位引流管接负压吸引。

(四) 乳房单纯切除术

极少数乳腺癌患者采用乳房单纯切除手术(simple mastectomy),据中国女性原发性乳腺癌抽样回顾性调查数据显示,自1999年至2008年10年间,乳房单纯切除术平均占乳腺癌手术的1.13%,比例最高的1年也仅占2.72%。导管原位癌、老年人乳腺癌,还有一些不适合行改良根治术的浸润性乳腺癌,可考虑行乳房单纯切除术。这里介绍的是切除乳房不行腋窝淋巴结清扫。乳房发育因人而异,多数女性乳房位于胸前2~6肋骨之间,内侧至胸骨旁线,外侧至腋前线。乳房大部分位于胸大肌表面,外侧部分位于前锯肌表面。也有少数女性乳房超出上述范围,上方至锁骨下缘,下方至腹直肌前鞘,内侧至前正中线,外侧至背阔肌前缘。多数女性乳房外上方存在一狭长的乳腺组织,突出并伸向腋窝,称为乳房的腋尾部或角部,乳房单纯切除术应切除乳腺腋尾部(尾叶)。手术时患者体位、切口设计及皮瓣剥离范围均可参考乳腺癌改良根治术。手术要求切除全部乳腺及胸肌筋膜。横切口由下方开始解剖,纵切口由内侧开始解剖,遇有胸壁穿出的血管(特别是靠近胸骨旁处),应结扎切断。最后切除乳房尾叶,切除范围内若有淋巴结应一并切除,但不行腋窝淋巴结清扫。标本离体后仔细止血,彻底冲洗手术野,置"Y"形引流管,缝合切口,加压包扎,术后护理同改良根治术。

NCCN乳腺癌临床实践指南(2011年版)中提出:为了治疗肿瘤,乳房切除术需切除乳头乳晕复合体,现有的研究数据尚不足以支持保留乳头乳晕复合体的手术在前瞻性临床试验之外用于乳腺癌的治疗。对于有选择的个别病例开展保留乳头乳晕复合体的乳房切除术时,为避免乳头乳晕的全部或部分坏死,乳头乳晕下方应保留少量腺体,术后加压包扎时乳头乳晕区域应有别于周围部位适当减压,以保证局部血运和乳头乳晕的成活。

(五) 乳腺微小钙化灶的切除活检

行乳腺X线摄影的女性约1/3可以发现乳腺钙化灶。乳腺癌细胞含钙、磷较多,代谢旺盛,容易形成钙盐。乳腺癌患者乳腺钙化的发生率高达30%~48%,若采用放大摄影技术,乳腺钙化的显像率可提高到53%。根据乳腺影像报告及数据系统(breast imaging reporting and data system,BI-RADS)4类、5类均需要活检。目前对临床触诊阴性乳腺钙化灶可采用X线引导下的粗针穿刺活检,超声引导下的粗针穿刺活检和X线引导下金属线定位的外科切除活检。相比之下微小钙化灶的显像率X线优于超声,钙化灶活检的完整性手术切除优于粗针穿刺。

患者先被送到影像科,借助带定位装置的金属定位线即留置在钙化灶处,随即将患者送进手术室。先设计切口位置。患者定位时采用立位或坐位,而手术时采用仰卧位或侧卧位,体位的改变给准确切除钙化灶带来困难。再确定钙化灶的位置。根据金属定位线进入乳腺皮肤的角度、放入的深度,轻轻提拉定位线确定定位线前端即倒钩处,也就是钙化灶的位置;同时参考穿刺针和定位线放置时的X线片,确定手术体位下钙化灶的位置。设计出合理的切除范围和切口位置。若钙化灶位于乳头上方,多采用平行于乳晕的弧形切口;若钙化灶位于乳头下方,多采用以乳头为中心的放射状切口。乳腺钙化灶若发现癌不适合保乳,需要行改良根治术,故术前设计的切口位置应包含在根治性手术切除的范围内。常规消毒、铺巾。一般采用局部麻醉。若钙化灶位置较深且散在,或患者过于紧张,也可采用局部麻醉加监护性麻醉。活检手术虽小应认真细致,因看不到钙化灶给手术医师带来不便,应在金属定位线的引导下切除预先设计好的切除范围(图9-34)。带倒钩的金属定位线应保证完整切除。使用高频电刀应注意避免接触到金属定位线,否则会导致金属定位线术中折断和组织损伤。切除带有定位线的标本应先送影像科照相,对照术前X线片确定钙化灶是否切

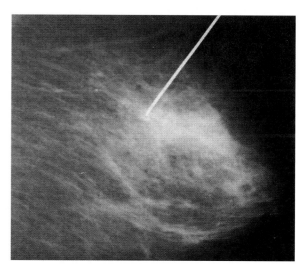

图9-34　乳腺X线引导下用内置金属定位线的穿刺针穿刺到钙化部位

除,如术前会诊决定切除的钙化灶已切除,则可将标本送病理科行组织学诊断;如发现预定切除的钙化灶尚未切净,还应补切。标本送检后可以缝合切口,待冰冻回报后决定是结束手术还是继续行根治手术。随着乳腺癌筛查的广泛开展和乳腺影像学设备与技术的逐步完善,越来越多的临床触诊阴性乳腺病灶被发现,乳腺微小钙化灶的定位与活检,无疑将会提高乳腺癌的早诊率。

(六) 内乳淋巴结的处理

1. 内乳淋巴结转移状况及活检 Morrow 等复习了 7070 例有腋淋巴结及内乳淋巴结(internal mammary nodes,IMN)组织学检查的乳腺癌患者资料,单纯 IMN 转移的发生率是 5% ~ 10%,强调了 IMN 活检对制定进一步治疗计划影响的意义。Veronesi 等报道 1965 年至 1979 年米兰国家癌症研究院乳腺癌扩大根治术 1119 例,IMN 转移率与肿瘤的大小有关,<2 和 ≥2cm 组分别为 16.1% 和 24.5%($P=0.007$);与患者的年龄有关,<40 岁、41 ~ 50 岁和>50 岁三组分别为 27.6%、19.7% 和 15.6%($P=0.01$);与腋淋巴结转移的状况有关,腋淋巴结转移阳性和阴性两组分别为 29.1% 和 9.1%;与原发肿瘤的部位无关。IMN 转移对预后有明显的影响,腋淋巴结与 IMN 均阴 10 年生存率是 80.4%,两者均阳性者仅为 30.0%,腋淋巴结转移阳性或 IMN 阳性分别为 54.6% 或 53.0%,认为选择性(依据年龄、肿瘤大小、腋淋巴结转移状况)的 IMN 活检是有必要的。日本学者报道的资料可手术乳腺癌 IMN 的转移率是 17.0% ~ 18.5%,肿瘤位于乳房内侧和外侧者分别为 20.4% 和 14.0%,肿瘤位于内侧的 I 期病例转移率是 15.9%,肿瘤位于内侧的单纯 IMN 转移率是 4.8%,认为内乳淋巴结转移状况是独立的预后因素,可手术乳腺癌行内乳淋巴结清除对于分期是必要的。Cody 等对 195 例选择性行乳腺癌扩大根治术(选择依据为肿瘤体积较大且位于乳房内侧),发现全组病例 IMN 转移率为 24%;T_1N_0 期病例,IMN 转移率为 19.6%。腋淋巴结转移阳性和阴性组分别为 36% 和 18%($P=0.0023$),与肿瘤的大小及患者的年龄无明显的相关性。随访 10 年的结果表明,IMN 是否转移($P=0.004$)是仅次于腋淋巴结是否转移($P<0.0005$)的第 2 位预后因素;腋淋巴结阴性的病例,IMN 转移者 10 年局部复发及死亡的危险性 2 倍于 IMN 阴性者;认为 IMN 转移状况的了解,对决定 I 期乳腺癌患者的治疗策略有意义。Sugg 等回顾性分析了 1956 年至 1987 年进行 IMN 清除的 286 例乳腺癌患者的资料,中位随访 186 个月,中位年龄 52 岁(21 ~ 85 岁),肿瘤直径的中位数是 2.5cm。IMN 转移率为 25%,IMN 转移与肿瘤的大小($P<0.0001$)、腋淋巴结转移数目($P<0.0001$)有关,但与肿瘤的部位和年龄无关。伴有 IMN 转移的病例 20 年 DFS 明显下降($P<0.0001$),但在亚组分析发现,原发肿瘤直径 ≤2cm、腋淋巴结转移阳性的有 IMN 转移与没有转移的病例比较,20 年生存率无差异。提示 IMN 转移状况的了解对预后的判断及治疗计划的制定是有一定意义的。

2. IMN 治疗措施对预后的影响 IMN 的处理对于乳腺癌的治疗意义是有争议的。著名的乳腺癌外科专家 Urban 于 20 世纪 70 年代报道的资料,对可手术乳腺癌扩大根治术的效果优于经典的根治术,565 例乳腺癌,其中 40% 的病例有腋淋巴结转移,应用乳腺癌改良根治术、乳腺癌根治术、乳腺癌扩大根治术治疗,全组 10 年生存率是 61%,局部复发率是 7.7%。对于有腋淋巴结转移的病例,扩大根治术优于根治术,10 年生存率分别是 54% 和 33%。复旦大学附属肿瘤医院李月云等于 20 世纪 80 年代有类似的报道。日本 Noguchi 等报道以扩大根治术 118 例,根治术 105 例的对比研究资料,单因素分析 10 年生存率分别为 86.0% ±3.3% 和 77.0% ±4.2%($P=0.073$),1 ~ 3 个腋淋巴结转移,扩大根治术组优于根治术组($P=0.016$)。英国 Deemarski 等报道治疗 $T_{1-2}N_{0-1}M_0$ 期原发肿瘤位于中央区或乳房内侧半的乳腺癌资料,扩大根治术(Urban-Kholdin)478 例,根治术(Halsted-Meyer)519 例。扩大根治术组,单纯 IMN 转移率是 17.7%。无论区域淋巴结有无转移,扩大根治术的 5、10 和 20 年 DFS 均优于根治术组。而 Veronesi 等报道 1964 年至 1968 年,米兰国家癌症研究院行根治术或扩大根治术治疗 737 例 $T_{1-3}N_{0-1}$ 期乳腺癌,所有病例没有进行术后放疗及全身治疗,随访 30 年,两组总生存曲线及与乳腺癌相关的特定生存曲线(specific survival curves)没有不同,死亡 558 例,其中 395(71%)死于乳腺癌(根治术组 201 例,扩大根治术组 194 例)。

对于非活检情况下乳腺癌根治术后内乳区放射治疗价值的研究,Fisher 等报道 NSABP 随机分组进行的乳腺癌根治术、单纯全乳切除术加区域淋巴引流区放疗、全乳切除术不加放疗(随后发现腋淋巴结转移阳性者进行腋淋巴结清除术)疗效对比研究,随访 10 年的结果显示,原发肿瘤的部位对预后没有影响,对肿瘤位于乳房内侧的病例,内乳区放疗对预后的改善没有意义。Marks 等、Fowble 等的回顾性资料及 Freedman 等于 2000 年复习文献的结论是,既往的随机分组研究结果表明,乳腺癌扩大根治术或乳腺癌改良根治术后内乳区放疗对生存率的改善无意义,但对肿瘤位于乳房内侧半及中央区、腋淋巴结转移阳性的亚组有益。但内乳区放疗对化疗的影响及心血管的毒副作用也构成对治疗后的 10 年生存率的影响因素。同时内乳区联合胸壁放射治疗对心脏的毒副作用抵消了乳腺癌胸壁放疗的治疗意义。结合胸壁和锁骨上区的内乳区放射治疗仅对病理确诊有 IMN 转移的病例起到改善肿瘤区域控制的作用。

3. 替代 IMN 活检方法的研究　尽管有文献报道超声检查对发现 IMN 转移是有价值的,但临床实践的经验对这一研究结果并非认可,除非极晚期以形成明显内乳区肿块病例,无论 IMN 有无转移,通常其直径多<3mm,如此小淋巴结,超声检查的检出率是难令人满意的。内乳淋巴管造影、CT/MRI 对判断 IMN 的转移状况是没有意义的。SLNB 技术研究发现,SLN 可以定位于 IMNs,尤其是肿瘤位于乳房的内侧。目前所有文献报道的 SLNB 研究的资料,IMN 的转移率均低于既往文献报道的 IMN 清除术的资料。如 Noguchi 等对 41 例原位癌及临床可手术乳腺癌患者行染料示踪及核素示踪 SLNB,所有病例均行包括腋淋巴结清除术的外科治疗,其中 IMN 活检 19 例。在内乳淋巴链有染料示踪或有热点显示的 5 例患者,组织学检查没有发现 IMN 转移。在 5 例有淋巴管蓝染或最终蓝染淋巴结者,组织学检查发现 1 例 IMN 转移。36 例既没有淋巴管或淋巴结蓝染,又没有同位素示踪热点的患者,14 例行 IMN 活检,组织学检查发现 1 例 IMN 转移。因此其结论是 SLNB 用于鉴别 IMN 转移的状况是不可靠的。

4. IMN 处理的总结　①IMN 活检对乳腺癌的分期意义是肯定的,对于可手术乳腺癌,IMN 活检可避免 10% ～20% 的病例分期不足。②IMN 清除术或内乳区放射治疗效果相似,仅对组织学证实有转移病例有益,可提高此类病例的局部控制率,对改善生存率的意义不肯定,尤其是放射治疗尚有远期的心血管毒性。因此,对于可手术乳腺癌,可能绝对受益者为 20% 左右,如果用放射治疗替代胸骨旁淋巴结清除术,受益的人群受益程度还将部分被心脏毒性所抵消。③目前尚没有可靠的方法术前预测 IMN 的转移状况,也没有成熟的避免不必要的淋巴结清除术的方法。

综合以上的研究结果,提出对对 IMN 转移高危因素的患者的处理建议:①由于内乳区放射治疗与

IMN 清除术的治疗意义是一致的,同时由于放射治疗技术的进步,放射治疗的负效应减少。无论是进行保留乳房治疗还是乳房切除术,原则上只要依据腋淋巴结转移指标选择性地进行放射治疗即可,不提倡 IMN 清除术或活检。②在应用核素示踪显示 SLN 同时定位于腋区及内乳区的患者,对于保留乳房治疗者,无论腋区的 SLN 是否有转移,不提倡同时进行内乳区 SLN 的活检,术后依据常规病理检查腋淋巴结转移状况决定放射治疗范围的取舍即可;对于进行乳房切除术的患者,同时进行腋区 SLNB 及内乳区 SLNB 还是可取的方法,尤其是对肿瘤位于乳房的中央区或乳房的内侧半,肿瘤的体积较大(如肿瘤的直径为 4～5cm),患者年龄≤60 岁者,内乳区 SLNB 或 IMN 清除术是避免不必要的放射治疗的必要措施。在外科技术相当进步的今天,胸骨旁淋巴结清除术是相当安全的,也没有远期的副效应。

（七）乳腺癌患者乳房的修复与再造

乳腺癌治疗应严格遵循肿瘤学治疗原则,在规范化综合治疗的基础上,充分与患者及家属沟通,若患者有乳房修复或再造的需求,在有条件的医院可开展乳腺癌根治性手术加即刻(Ⅰ期)乳房修复与再造或延迟(Ⅱ期)再造。

1. 病例选择　大多选择Ⅰ、Ⅱ期乳腺癌,术前评估可以根治的患者,并向患者充分说明可能出现的手术并发症。

2. 术式选择　乳房修复与再造手术需综合考虑患者的身体状况、乳腺癌分期及根治手术创伤程度、健侧乳房情况等。

（1）局部肿瘤切除的患者,组织缺损较小,可采用局部乳腺组织转移塑形、部分背阔肌肌皮瓣转移等方法修复;若对侧乳房体积较大或伴有下垂,则同时行对侧乳房缩小或上提术。

（2）单纯乳房切除无乳房皮肤缺损或缺损较小,术后无须放射治疗的年轻患者,可直接于胸大肌下放置假体。

（3）根治手术造成组织严重缺损,可选用自体肌皮瓣移植到胸部再造乳房,如背阔肌肌皮瓣、腹壁下动脉穿支皮瓣、腹直肌肌皮瓣等。

（4）术前如能预计患者术后,需要放射治疗,则首选自体组织修复再造的方式,不选择植入假体。若患者不能在术前确定是否术后需要放射治疗,若皮肤缺损小于 4cm,可采用胸大肌下即刻放置组织扩张器,待放射治疗结束后,再更换成永久性假体。

3. 术后护理　为不影响后续治疗的开始时间,必须重视乳房再造术后护理。假体乳房再造或扩张

器植入除按隆乳术常规护理外，必须确保引流通畅，皮瓣下无死腔。自体组织再造乳房术后要密切观察皮瓣血运，采用腹部皮瓣的患者要保持良好的体位和制动。

（八）手术并发症的预防及其处理

1. 乳腺癌根治术

（1）出血：常见的出血部位是胸肌的胸骨缘处的肋间血管穿支，以第 2 肋骨上缘及第 3、4 肋间较多，手术中应注意各穿支，予以钳夹、切断和结扎。其次是胸壁，尤其在胸大肌表面及前锯肌表面静脉丛，在用电刀操作时，有时凝血不完全或术后负压吸引时凝结的血痂脱落引起出血。预防的方法主要是对较大的血管应予以结扎。缝合切口之前，应冲洗创面，仔细检查有无活动性出血。少量出血可经加压包扎和用止血药处理，若出血量多，引流量超过 200ml/h，甚至影响到患者的血压和脉搏，应该立即手术止血。血肿大、血块多者，穿刺抽吸效果常常不佳，宜行手术引流，清除积血和血块，置引流管。

（2）皮瓣坏死：比较多见，发生率 10% ~ 71%，多发生在两侧皮瓣边缘。根据坏死的宽度，可分为轻度<2cm、中度（2 ~ 5cm）和重度（≥5cm）坏死，临床以轻度和中度多见。造成皮瓣坏死的原因多由于皮瓣分离不当，厚薄不均，皮下微血管网未予保留；缝合时皮瓣张力过大；有时皮瓣太长、术后皮下积血和积液等。手术应当掌握皮瓣分离方法，皮瓣太厚易引起局部复发，因而一般在肿瘤周围皮瓣分离较薄，以后逐渐变厚，避免形成梯度，术后防止皮下积液等可以减少皮瓣坏死。皮肤坏死一般在术后早期即可有所表现，在皮瓣周围有颜色变深的界限，并逐步加深，坏死区域较宽时，可逐渐变成灰色，再转成黑色。

坏死早期可见皮瓣出现水疱，内有血性液体，皮肤颜色青紫，此时可拆除部分缝线，并用注射器抽出水疱内液体，局部以 75% 乙醇纱布覆盖。坏死区域不大时，可不必将其切除，待其逐步硬结后脱落，痂下自行愈合；轻度坏死，仅见于皮瓣边缘，范围有限，不影响创口愈合。坏死范围较大者，应将坏死部分剪除，加强换药，待肉芽新鲜，早期植皮，通常采用全厚皮瓣游离植皮。采用术后及时修补大面积（一般指>5cm）皮瓣缺损，采用 I 期游离植皮，常常难以成活。为预防皮瓣坏死，龚益平等采用上腹推移皮瓣修补法，一次成功地修复乳腺癌术后大面积皮瓣缺损，如图 9-35 所示，做横梭形切口"A"，行乳腺癌根治术。根据切口"A"的缺损大小，在切口下方约 8 ~ 12cm 平肋弓处做一与"A"平行、等长的切口"A'"。

游离切口"A"及"A'"间皮瓣，切除皮下脂肪，根据皮瓣张力大小，适当游离切口"A'"下方皮瓣，切除其下部分脂肪组织。先缝合切口"A"，将切口"A'"下方皮瓣尽量上提，并以双 4 号线及小纱布垫在位置"B"处，将皮瓣固定于胸壁。缝合切口"A"，于内外侧各置负压引流管 1 根。

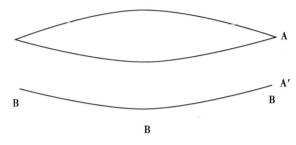

图 9-35　手术示意图

用该方法修补皮瓣应满足两个条件，一是适宜做横切口根治术（肿块位于中央区、内中或外中附近最佳）；二是上腹皮下脂肪相对较厚。以致有足够的皮肤松解余地。由于需做皮瓣修补者多为肿块较大、病期偏晚的患者，因此应特别注意遵循无瘤原则，采取有效措施，防止肿瘤被种植。具体做法是，标本切离后，用生理盐水洗创面 3 次，再用浸有 10mg 氮芥的盐水纱布覆盖创面 10 分钟。更换手套，另换一套器械进行皮瓣修补术。保持适度的皮瓣张力及术后引流是皮瓣成活的关键。切口"A"和"A'"间的皮瓣上提后，切口"A"两端的皮瓣可能会臃余，可适当加以修剪。为固定皮瓣及减轻切口"A"周围皮瓣的张力，可于位置"B"处用双 4 号线加垫小纱布结将皮瓣缝合固定于胸壁 2 ~ 4 针。为保证引流，除在内外侧端放置负压引流外，可在切口"A"和"A'"间的皮瓣上切 2 ~ 4 个小孔，并放入橡皮条引流。

（龚益平）

若坏死区域较大，可将坏死皮肤切除，待其基底部肉芽长出后再行二期植皮。一般不影响乳腺癌术后辅助化疗，在辅助放疗之前可以愈合。近年来，多主张早期切除坏死组织，清创后一期缝合或植皮，效果较好。

（3）腋部及皮下积液：一般乳腺癌术后有 10% ~ 20% 的病例可能出现皮下积液口。液体的积聚可能由于皮下及组织间的陈旧出血未能完善引流，或由于皮下淋巴管的开放而使淋巴液渗出。如果术后包扎不恰当，引流管负压引流不畅可引起积液。皮下积液可以使伤口延期愈合，亦因为积液，皮肤不能紧贴于胸壁而引起皮瓣坏死。

在手术缝合切口之前将皮肤与胸壁做适当的固定,引流管放置于合适的位置,术后保持负压引流,引流管通畅,一般引流液在<10ml/24h 时再予以拔管,拔管后如果有必要可予以加压包扎,防止皮下积液。

(4) 臂丛神经损伤:手术时如将臂丛神经表面的鞘膜或将神经分支损伤,则术后引起上肢相应部位的麻木或肌肉萎缩。一般较多见的是尺神经的损伤,术后引起上臂尺侧的麻木及小鱼际肌肉的萎缩。在解剖喙锁筋膜及腋静脉时,注意不要损伤臂丛神经及其表面鞘膜。

(5) 腋静脉损伤常发生于腋窝淋巴结清除术中,可因肿大淋巴结与腋静脉鞘粘连、浸润而强行剥离,或做切开腋静脉鞘清除。可因术者操作不慎,于分离喙锁胸筋膜时误伤;也可于结扎腋静脉分支使残端保留过短而滑脱、撕裂,或因腋静脉牵拉成角而误伤。静脉壁小缺损可以用细线缝合,缺损较大者勉强缝合可导致静脉狭窄从而进一步发生静脉栓塞。此时可向远端稍加游离腋静脉,切除损伤处后做静脉对端吻合,也可采用自体静脉(如头静脉和大隐静脉)做一期血管重建。腋静脉一般口径较大,对端缝合较易成功。术后患肢需有可靠的内收位固定,注意血运,适当应用抗凝药。

(6) 上肢水肿:较常见,1/3 ~ 1/2 的乳腺癌根治术后会出现程度不一的上肢水肿,为腋窝淋巴结清除后上肢淋巴回流受阻所致。术后早期出现主要是因为包扎过紧,上肢血液循环受阻。早期上肢水肿为凹陷性,后期因为皮下大量纤维组织增生,皮肤变硬,肿胀为非凹陷性。根据水肿的范围和程度,可分为:①轻度水肿:肿胀主要在上肢近端后内侧,该处周径增加<3cm;②中度水肿:全上肢肿胀,持久不退,周径增加≥3cm;③重度水肿:整肢肿胀,硬如橡皮,关节活动受限。

轻度水肿可不予处理,中、重度应予治疗。治疗分非手术和手术两种。前者包括抬高患肢、限钠水摄入、弹力绷带支持、烘绑治疗及肢体正压和负压交替治疗等;严重者应用带蒂网膜移植、淋巴管-静脉吻合及淋巴管移植等方法,但效果不甚理想。

预防上肢水肿的方法有:①准确设计皮瓣,切忌将手术切口引向腋下,术中仔细解剖腋窝部组织,减少腋血管的损伤;②近腋部组织避免大块结扎,减少瘢痕形成;③术中严密止血,适度加压包扎,避免血肿和感染发生;④术中妥善安置引流管,防止皮下积液形成;⑤术后不在患侧上肢进行输液、抽血和测血压等影响静脉回流的治疗和检查;⑥早期抬高患肢,

术后 2 周进行早期功能锻炼。

(7) 患侧上肢抬举受限:主要是术后活动减少,皮下及胸大肌瘢痕牵引所致或切口至腋窝部,形成瘢痕挛缩所致。术后及早进行功能锻炼,是预防其发生的关键,不要采用弯向腋窝的切口。一般在拔除引流管后即术后 6 ~ 7 天即行锻炼,术后 1 个月内可活动自如。

(8) 乳糜漏:非常少见。曾有文献报道 4 例。乳腺癌根治术后出现乳糜漏原因不明,可能系解剖变异或胸导管阻塞所致。因乳腺淋巴引流外侧和上部淋巴管其输出管合成锁骨下干和颈干,右侧注入右淋巴导管,左侧注入胸导管,最后注入颈静脉角。漏扎较大的淋巴管后,淋巴液倒流,从而形成了乳糜漏。漏出部位有报道在切口下部肋弓缘处皮下,方向为腹至胸引流;也有报道在腋窝区。如果手术时能及时发现则可在漏出部位进行缝扎。术后出现者可先试沿着术区肋弓缘处重点进行加压包扎,如果无效可沿着术侧肋弓缘做漏出部位的远端绞锁缝合,从而阻断其向上的引流途径。

在行乳腺癌根治术时一定要按操作规范,对所遇血管及索条状组织一定要一一结扎,术毕用洁白纱布检查创面,如发现渗血渗液应妥善处理,术后引流要切实有效,使皮肤与胸壁早日贴合。一旦形成积液,日久由于纤维素沉积,皮瓣与胸壁即形成光滑的"镜面",贴合困难。西南医院乳腺中心曾遇到 1 例(患者经 40 天引流,皮下形成线状窦道,经注射纤维蛋白凝胶和缝扎,最终愈合)。

(9) 上臂淋巴管肉瘤:以前本病曾被认为是皮肤复发,1948 年 Stewart 等首先明确本病,此后有相继报道。上臂淋巴管肉瘤发生于乳腺癌根治术后上肢淋巴水肿的情况下,且水肿均为长期、顽固较严重者。术后 10 年左右,水肿的上臂皮肤出现多数小结,微外凸,橡皮样硬,紫红色,有轻度触痛,无溃疡。皮肤结节逐渐相连成片,沿着周围皮肤扩展,不久可发生肺转移而死亡。病理上均为淋巴管性肉瘤。治疗上可试行放疗及手术,可以配合化疗和中药等。新近有文献报道 6 例该病采用早期根治性切除术(截肢术)取得了较好的治疗效果。

2. 乳腺癌扩大根治术 虽然此种手术已经很少应用,但对于偏远地区,辅助放疗等设备缺乏,乳腺癌分期较晚的患者仍是实用的手术方式。扩大根治术在经典根治术的基础上,整块切除患侧胸骨旁淋巴链,分为胸膜内和胸膜外两种术式,胸膜内操作复杂,并发症多,已经废弃。

胸膜外乳腺癌扩大根治术在乳腺癌根治术后,

在接近胸骨处分离第2~4肋软骨,在第1和第5肋间结扎切断胸廓内血管,将距离胸骨3~4cm的2~4肋软骨及其后方的内乳淋巴链切除。所以除与乳腺癌根治术相同的手术并发症之外,尚有以下可能发生的并发症。

(1) 胸膜穿破:胸膜穿破是内乳淋巴结切除的常见并发症,发生概率为10%左右。一般容易发生在第1肋间分离内乳血管时胸膜被血管钳的尖端戳破,或手指在推胸膜时损伤。有时内乳淋巴结与胸膜粘连,在分离时亦容易损伤。

手术在全身麻醉下进行时,如胸膜有破损穿孔,可立即出现反常呼吸等症状,如在硬膜外麻醉下进行,常引起肺萎陷或张力性气胸等。一般胸膜破损较大时常导致肺萎陷,同时可引起患者突然呼吸困难和血压下降等,此时可用面罩加压给氧,使肺复张。如果损伤不大,可以做修补,缝合时用肌肉瓣填塞即可。缺损较大不能修补者,可以不必硬行修补。手术后创面用负压吸引,可以不必再放置胸腔引流管。但是创面的止血必须彻底,尤其肋软骨缺损的周围,手术创面缝合完善避免漏气。有时小的破损不易修补,反而可能引起张力性气胸,此时可以将破损部稍扩大,手术结束时通过膨肺排出胸腔积气,若术后胸腔有积气,可通过胸腔穿刺排气处理。

(2) 胸腔积液和肺不张:胸腔积液和肺不张为胸膜损伤所致。有报道,曾比较1740例乳腺癌根治术及1091例扩大根治术,发现扩大根治术后最多的是胸腔积液,0.02%(20/1091),其次为肺不张,0.008%(9/1091);而且指出,如果术后注意引流管通畅,鼓励患者咳嗽,可以防止及减少胸腔的并发症。

(3) 内乳血管出血:在第1肋间分离内乳血管时,有时有内乳血管的小分支撕裂引起出血,此时应用纱布将该肋间予以填塞,避免在视野不清晰的情况下用血管钳盲目钳夹或分离,因为这样容易刺破胸膜,引起气胸。在填塞后再从第4肋间进入,一次切断第4、3、2肋软骨后在直视下很容易将内乳血管分离、结扎。

3. 乳腺癌改良根治术 在我国乳腺癌改良根治术是目前应用最多的术式,对Ⅰ、Ⅱ期和部分ⅢA期乳腺癌患者都适合,既根治肿瘤又保留了胸大肌和胸小肌,使患者的胸部畸形和上肢功能受限得到了改善。术后并发症及其处理同乳腺癌根治术外,可能发生的并发症有术后胸肌萎缩,原因是手术损伤胸前神经分支。重要的在于预防。在清除胸肌间脂肪淋巴结组织时,注意保护胸肩峰血管及其旁边

的胸前神经内侧支,保留胸小肌外侧的胸前神经外侧支。

4. 乳腺癌保留乳房手术 对于一些较早期的Ⅰ、Ⅱ期乳腺癌患者,可以采用保留乳房的手术方式,术后应用放射治疗,其疗效与传统根治术相似。保留乳房手术一般分为两个部分,一部分是原发灶的切除,另一部分是腋窝淋巴结清除。原发灶的切除方法有肿瘤切除、局部广泛切除、肿瘤广泛切除及1/4象限切除等。肿瘤广泛切除是目前最常用的方法,其要求将肿瘤完整切除,并在肿瘤外有1~2cm的正常乳腺组织。手术中由病理科医师对各切缘进行冰冻组织切片以明确是否有切缘癌残留。腋窝淋巴结清除取腋窝皱襞小切口,清除范围可根据需要选择全腋淋巴结清除术或部分腋淋巴结清除术等不同术式。

手术并发症常见是出血,其次为病理切缘有小区癌残留,可再次扩大切除或放疗时局部给予补充剂量。当然必要时可以改做单纯乳房切除术。

保留乳房变形常常是选择病例不当,肿瘤体积较大而乳房体积相对较小。肿瘤扩大切除后,仔细止血,腺体组织并不要求拉拢缝合,因为有时拉拢缝合后常使乳房的外形受到影响,使外形呈皱起状,同时过多地考虑缝合会影响手术时切除肿瘤外1~2cm的要求。乳腺组织两切缘缝合有困难时可以不必对缝,可与胸肌筋膜稍稍固定,创面可不放置引流条,如有少许渗液可使局部缺损得到填充,使外形得以改善。

(骆成玉 吴祥德 韩宝三 董守义)

二、微创外科治疗

现代生物科学、信息科学、材料科学、计算机科学、网络技术等学科的深入发展,医疗技术的进步,新器械的应用,为乳腺外科微创治疗乳腺癌奠定了基础,已成为21世纪肿瘤学者追求的目标。我们可以以极其微小的手术(如腔镜技术、穿刺技术)将癌肿切除,术后配合放、化疗等辅助治疗,以达到与根治术等同的效果,又兼顾了病人美观心理的需求。新的肿瘤生物学理论支持乳腺癌保留乳房治疗,这是乳腺癌外科治疗范围缩小的理论基础。高质量的医学影像等诊断技术发展或应用,为原位癌的检出、早期乳腺癌诊断率大幅度上升提供了可靠的保证。实践证明乳腺癌术式的改变(保乳手术、微创手术等),只要掌握好适应证,病人术后的生存率、生活质量与传统的大手术相比没有显著差异。

（一）主要适应证

巨大男性乳房发育，乳房不大的女性乳腺多发性良性病变（如纤维囊性增生症、乳头状瘤病）及早Ⅱ期以下乳腺癌不愿或不宜保乳者。2003年骆成玉等报告了腔镜乳腺切除术和腔镜腋窝淋巴结清扫术取得较好的近期临床效果。乳腔镜开创乳腺癌微创外科新天地，已显示出良好的前景。

（二）全腔镜皮下乳腺切除术

病人取对侧斜卧位20°~40°，患肢消毒后包裹置于头架侧。在胸侧壁距乳腺边缘3~5cm纵形做3个穿刺孔，观察孔位于一端，主操作孔和辅操作孔相互靠近，以便术毕将两切口连通后取出腺体组织。全身麻醉，术前以记号笔标出手术分离范围。置入穿刺鞘前，先建立操作空间。操作空间的建立有两种方法，一是经穿刺孔直接以血管钳或剪刀在皮下分离出间隙，二是经穿刺孔注射溶脂剂后吸脂建立操作空间。置入穿刺鞘后，充气至6~8mmHg维持，以超声刀分别分离乳房后间隙和皮下脂肪层，整块切除全部乳腺腺体，分次经操作孔取出。冲洗止血后，放置引流管经穿刺孔引出固定，术后接持续负压吸引。

良性病变和早期恶性病变无需腋窝清扫和放疗的病人，在行腔镜皮下乳腺切除术后可行一期假体植入乳房成形。由于假体置于胸大肌后，体积有限，所以更适合乳房较小者，大乳房者在行皮下乳房切除术后由于皮肤过多，会造成下垂，影响美学效果。对不放置假体的病人和男性乳腺发育的病人，要注意保持皮瓣厚薄均匀一致和修整皮瓣四周的皮下组织厚度，使术后保持平整的外观和良好的手感。

（三）乳腔镜辅助小切口乳腺癌改良根治术

采用乳腔镜辅助完成小切口乳腺癌改良根治术，仅距离肿瘤边缘1~2cm切开皮肤，切口两端不必再扩大，按标准游离皮瓣至无法直视手术时，借助现代外科腔镜技术辅助完成乳腺癌改良根治术。乳腔镜辅助小切口手术可以达到与传统改良根治术相同的肿瘤切除效果和淋巴结清扫范围，可以避免常规手术中对肿瘤的挤压，真正做到无接触"no touch"手术。利用腔镜良好的照明和放大作用，可快速直视下建立腔镜操作空间，而且易于掌握手术层次和游离皮瓣厚度，同时又免除了CO_2充气造成高碳酸血症之虑。突出的美容效果使我们看到了乳腺癌手术最终摆脱胸壁巨大、丑陋切口瘢痕的可能性，且因保留了更多的胸部皮肤为二期整形手术创造了条件，病人术后精神和心理康复具有常规手术难以达到的突出效果，提高患者自信心和生活质量，已被患者很好地接受。乳腔镜辅助小切口乳腺癌根治切除手术的方法，可能改变部分传统外科治疗的理念，具有更加深远的意义。

（四）乳腔镜腋窝淋巴结清扫

腋窝淋巴结清扫（axillary lymph node dissection，ALND）是乳腺癌临床分期和判断预后的重要步骤。Halsted等认为，腋窝淋巴结是癌细胞扩散至远处的"Filter Utensil（滤器）"，可将癌细胞限制在局部区域。因此，ALND一直被认为是外科"治愈"乳腺癌手术的常规步骤。但到20世纪70年代，NASBP-B-04多项系列研究表明，ALND对生存的影响不大，因此许多学者致力于探索判断腋窝淋巴结有无转移所必需的ALND范围。但多数学者认为Ⅰ和Ⅱ水平的清扫仍是需要的，反映患者有无转移的准确性可达98%以上。缺点是并发症仍屡见不鲜。ALND本身对腋窝淋巴结阴性者有弊无利，手术后并发症，特别是上肢淋巴水肿，影响了患者的生活质量，是目前国内、外临床治疗上的一大难题。由于ALND所发挥的实际作用和其在乳腺癌治疗中占有的地位，促使人们重新审视所有乳腺癌患者均行ALND的必要性。

腔镜腋窝淋巴结清除术（MALND），只需在腋下部位打3个小孔，腋窝部位脂肪被溶解、抽吸后，放入trocar，充起气腔，原本实性的腋窝变得似蜘蛛网状结构，肿大的淋巴结就像蜘蛛悬挂在网上，通过器械很容易完成操作。同时，其特殊的手术视野，实现了腋窝解剖结构的清晰暴露，使原本十分隐蔽但有用的腋窝解剖结构实现了理想又方便的保留，特别是肋间臂神经、胸内侧神经、胸外侧血管、胸上腹静脉。MALND在保证手术安全可靠和肿瘤切除的前提下，实现了手术微创、功能保留和外形美观三重效果，受到医患双方欢迎，患者生活质量提高，在乳腺癌外科治疗中，真正实现了科学与人文的结合。

1. 乳腔镜腋窝淋巴结清扫的适应证　临床触诊或彩超检查腋窝淋巴结阴性或即使肿大其直径不大于1cm者，原则上均可选择。如果腋窝淋巴结过大或融合成大块，势必造成在本就狭小的空间内操作更困难，好在这种情况临床少见。若肿大的淋巴结经新辅助化疗缩小或消失后，当然也可考虑。

保乳手术实施MALND的优势容易理解，全乳切除（改良根治）实施MALND目的在于：①首先是获得MALND的三重优势（手术微创、功能保留和外形美观）；②不需为做ALND而有意或无意向腋窝方向延长切口，乳房切除手术切口大大缩小。这样一来,前胸手术瘢痕缩小,增加了美观,上肢功能活动受限制也得以减轻。

2. 乳腔镜腋窝淋巴结清扫的术前准备

(1) 配制脂肪溶解液:生理盐水 200～250ml、双蒸馏水(或蒸馏水)200～250ml、2% 利多卡因 20ml 和 0.5～1mg 肾上腺素的混合液(图 9-36)。

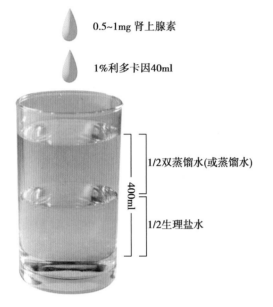

图 9-36　脂肪溶解液配制

(2) 麻醉与体位:全身麻醉,局部浸润麻醉或/+静脉强化则对于下列两类患者可以适当考虑,即合并严重心脑血管、呼吸系统疾病和糖尿病的年老、身体状况差的乳腺癌患者,以及个别因惧怕气管内插管全身麻醉而拒绝的患者。

麻醉采用仰卧位,患侧肩关节外展,肘部屈曲,前臂悬吊于头架附近(图 9-37)。

3. 手术程序

(1) 腋窝脂肪抽吸:于腋窝多点、分层次注入

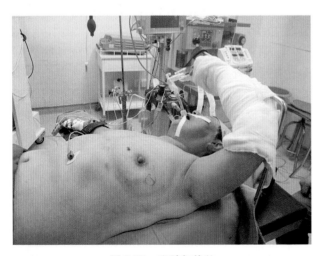

图 9-37　麻醉与体位

脂肪溶解液,注入体积约 200～500ml,可根据患者的胖瘦,调整注射量。10 余分钟后,从腋窝下方腋中线乳头水平上方戳孔 1cm,伸入顶端钝圆、开口在侧方(避免在脂肪抽吸时损伤腋静脉)的负压吸引器头,抽吸腋窝脂肪(图 9-38～图 9-41)。

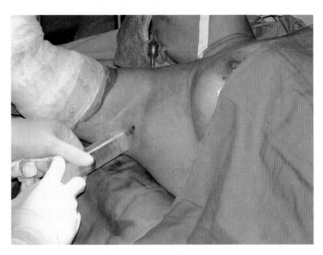

图 9-38　注入溶脂剂

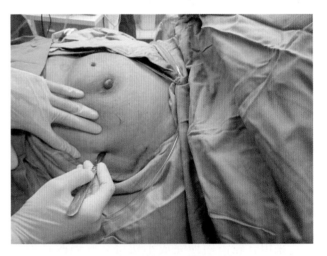

图 9-39　准备切开脂肪抽吸的皮肤位置

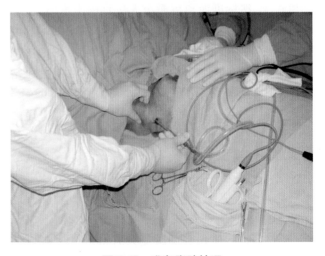

图 9-40　准备脂肪抽吸

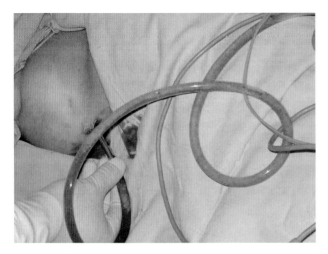

图 9-41 抽吸腋窝脂肪

（2）腋窝气腔的形成：于脂肪抽吸孔置入 10mm trocar，固定于皮肤，注气，使气压控制在 8mmHg 左右。观察吸脂效果，对不满意的区域再补充吸脂。

（3）腋窝淋巴结清扫：从 10mm 的 trocar 孔放入 30°角 10mm 腔镜，在腋窝上部胸大肌外侧缘和背阔肌前缘各切 5mm 的 trocar 孔，旋入塑料螺纹 trocar，插入短臂分离钳和电剪，进行分离。

4. 分离路线 原则上从气腔中央向腋顶部分离，直至见到腋窝重要标志——腋静脉，剔下其前下方的脂肪淋巴组织，然后转向两侧、向下分离，完成腋窝Ⅰ、Ⅱ和（或）Ⅲ水平淋巴结的切除。剪断形如蜘蛛网样的纤维间隔，剔除附着在血管、神经间隔上的脂肪和淋巴结。切下的少量组织可直接从 5mm 的 trocar 取出，较多的组织可立即从 10mm 的 trocar 取出，此时应从腋窝上方前端 trocar 中，另放入 0°角 5mm 腔镜作为观察镜。也可将较多的组织暂时放在腋腔底部，分批取出（图 9-42、图 9-43）。

5. 腋窝创面的处理 为了尽量预防腋窝肿瘤

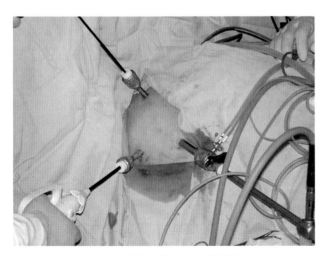

图 9-42 腋窝 3 个 trocar 安置完毕

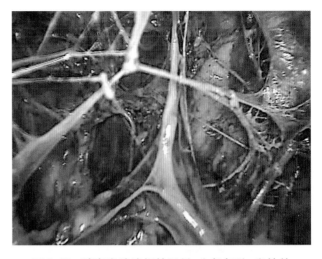

图 9-43 腋窝脂肪溶解抽吸后，充起气腔，实性的腋窝变得像蜘蛛网样

复发或 trocar 处种植机会，我们强调在手术即将结束时，使用温蒸馏水冲洗腋窝，以期杀灭腋窝可能残留的游离癌细胞，如同对胃肠道肿瘤术中温蒸馏水灌洗腹腔一样。手术操作完成后拔出穿刺锥鞘，从前方操作孔用 50ml 注射器加压推入 500ml 左右的蒸馏水，冲洗腋窝。此时带有细小脂肪块或组织碎屑的蒸馏水就会一起从后方操作孔以及腔镜入孔溢出，可以用弯盘在腋窝下方接收。放置引流管一根，从腋窝下方的 trocar 孔引出，接负压吸引。

6. 乳腔镜腋窝淋巴结清扫的"六步"流程 正确的手术流程一方面可确保手术安全，另一方面可大大加快手术速度。

（1）肋间臂神经：肋间臂神经是手术最先碰到的主要结构，位置表浅。腋窝充气、置入腔镜后，稍加分离蜘蛛网状结构，在腋窝中部即可"遭遇"横跨于腋窝腔、像"横梁"的 1～3 根较粗的肋间臂神经条索，不要误以为无用的结构而剪断。常规腋窝淋巴结清扫术中常将其切除，术后可致患者患侧上臂内侧感觉障碍，如麻木、疼痛、烧灼感或痛觉、温觉迟钝等，范围约有 15cm×6cm～5cm×4cm，感觉异常发生率达 47.5%，疼痛者达 26.5%，相当一部分患者的感觉障碍属难恢复性的。肋间臂神经由第 2 肋间神经外侧皮支的后支，与第 1、3 肋间神经的外侧皮支（有时还包括臂内侧皮神经）组成。此神经于前、侧胸壁交界处，即胸长神经前 2～3cm 处穿过肋间肌和前锯肌，向外侧行走于腋静脉下方的脂肪组织中，横过腋窝，于背阔肌前方穿臂固有筋膜进入上臂内侧，分布至上臂内侧及背侧皮肤，下可达鹰嘴附近。该神经在腋窝行径中有许多淋巴结与其伴行，用电剪剔除其上的脂肪淋巴组织。保留肋间臂神经能使患臂内侧感觉障碍,如麻木、疼痛、烧灼感或痛觉、温觉迟钝等的发生率大幅度减低(图9-44～图9-46)。

(2)腋静脉:原则上,在处理肋间臂神经后,从气腔中央直指腋窝顶部推进腔镜,向腋顶部略做分离,在肋间臂神经的前下方即为腋静脉中部的解剖

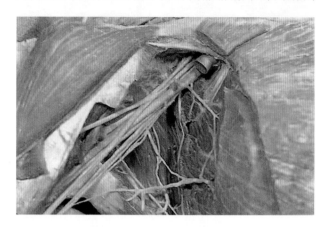

图9-44 肋间臂神经解剖位置

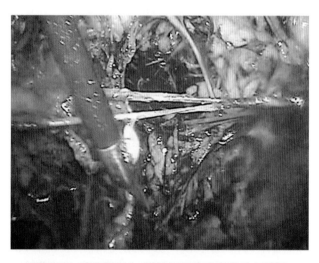

图9-45 刚进镜不久,横架于腋窝中部的肋间臂神经呈现在镜头前,手术尚未向深部进行

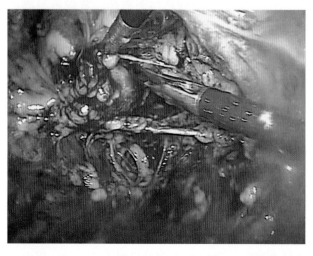

图9-46 正在清理肋间臂神经和腋静脉之间肿大的淋巴结

学位置。此处腋窝部脂肪溶解抽吸往往比较充分,腋静脉通常暴露在镜下视野。剔下其前下方的脂肪淋巴组织,然后转向两侧、向下分离。脂肪抽吸特别充分时,腋静脉已能清晰可见;如果腋静脉周围脂肪抽吸不够彻底,此时应该根据腋静脉解剖学行程,小心分离其表面的脂肪纤维组织和腋血管鞘,发蓝的腋静脉就会显露,上方为腋动脉,有搏动,最上后方白色的是臂丛。一旦腋静脉清楚暴露,就可放心大胆地进行操作,向下的小分支用电剪带电夹住剪断即可,必须保留的粗大的分支为肩胛下血管(图9-47)。

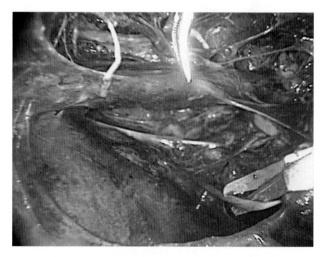

图9-47 腋静脉周围脂肪溶解抽吸十分彻底

(3)肩胛下血管和胸背神经血管:腋窝部腋静脉中段略向底部、再向下方走行的片状条索为肩胛下血管(主干直径为2～3cm),很快发出转向外后的旋肩胛动脉及其向下的延伸——胸背血管。胸背神经起自锁骨下部的臂丛神经后束,达腋静脉下方时它在肩胛下血管的内侧,随后向外下行走,锐角斜跨于胸背血管上方,和胸背动脉伴行,支配背阔肌(图

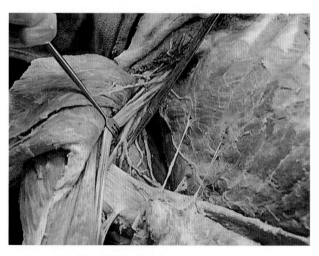

图9-48 肩胛下动脉(subscapular artery)

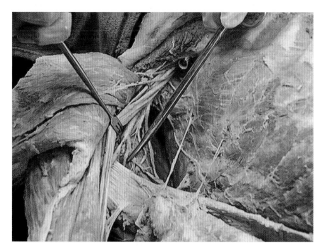

图 9-49 旋肩胛动脉(circumflex scapular artery)

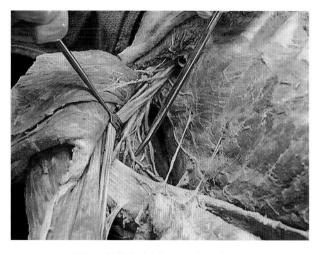

图 9-51 胸背动脉(thoracodorsal artery)

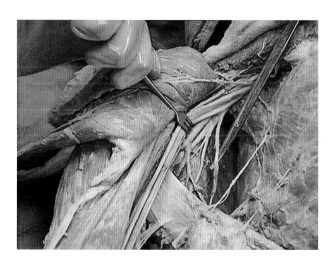

图 9-50 胸背神经解剖位置

9-48 ~图 9-54)。

（4）胸长神经:胸长神经起自臂丛神经的根部 C5、C6、C7 脊神经,位置深在,比较隐蔽,从腋顶深处钻出,沿胸侧壁下行分布到前锯肌。手术时,应该提起胸廓外下方与腋窝底部交界处最深面的脂肪组织,胸长神经似"电线"被拉紧,剔除周围脂肪淋巴组织(图 9-55 ~图 9-60)。

（5）胸外侧动脉和腋静脉胸小肌后段:胸外侧动脉发自腋动脉,沿胸小肌外缘向下行走至前侧胸壁,常有 1 ~3 条,并分出许多细小血管支配乳房、胸肌,静脉伴随其中(图 9-61、图 9-62)。所以手术解剖分离过程中很易出血,需特别小心,否则一旦出血,量虽少,却影响视野(图 9-63、图 9-64)。常规开

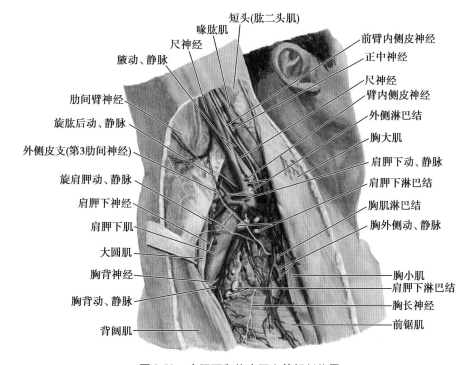

图 9-52 肩胛下和旋肩胛血管解剖位置

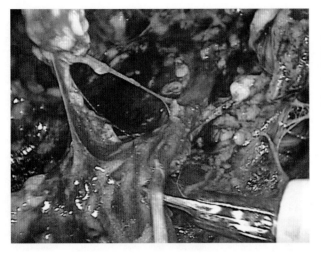

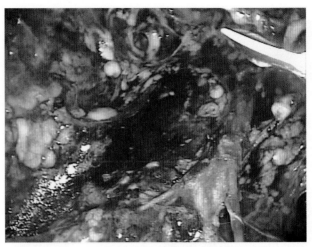

图 9-53　分离胸背神经血管。下方剪刀挑起的是神经,左上角为分离钳从胸背神经血管索上分下来的脂肪淋巴组织

图 9-54　胸背神经血管分离完毕

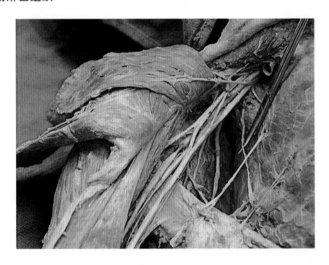

图 9-55　胸长神经解剖位置

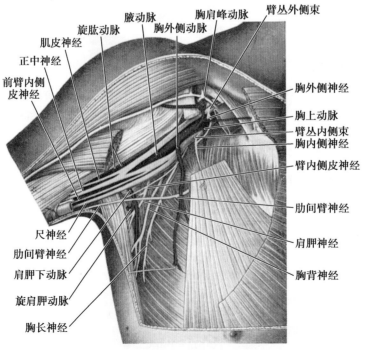

肌皮神经
正中神经
前臂内侧皮神经
旋肱动脉
腋动脉
胸外侧动脉
胸肩峰动脉
臂丛外侧束
胸外侧神经
胸上动脉
臂丛内侧束
胸内侧神经
臂内侧皮神经
肋间臂神经
肩胛神经
胸背神经
尺神经
肋间臂神经
肩胛下动脉
旋肩胛动脉
胸长神经

图 9-56　胸长胸背神经(thoracodorsal nerve)解剖位置

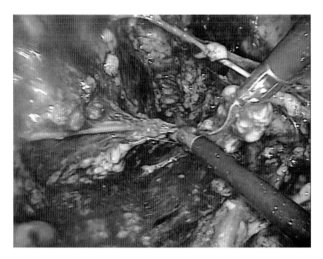

图 9-57　胸长神经被牵起

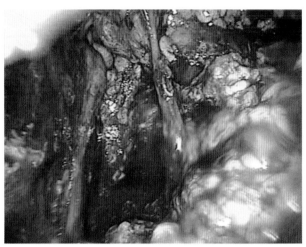

图 9-58　胸长神经全程

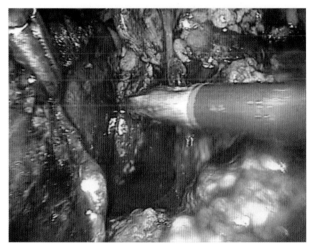

图 9-59　左侧分离钳下方为胸长神经,右下方为已经分离下的腋窝脂肪淋巴组织暂堆放在腋窝

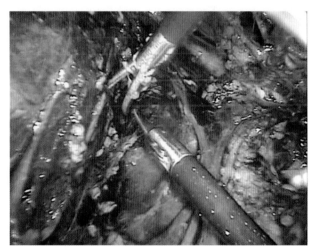

图 9-60　胸长神经、胸背神经和腋静脉下方已清理干净

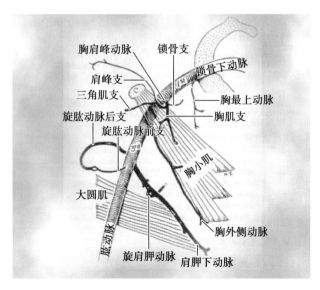

图 9-61　胸外侧血管(lateral thoracic)解剖位置

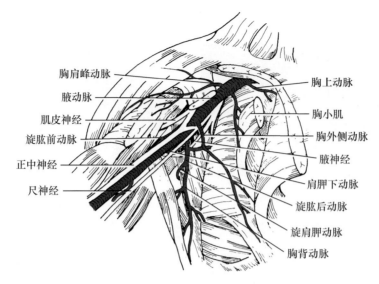

图 9-62　胸外侧血管解剖位置

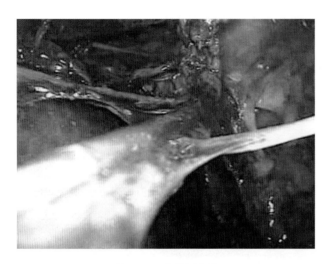

图 9-63　胸外侧血管

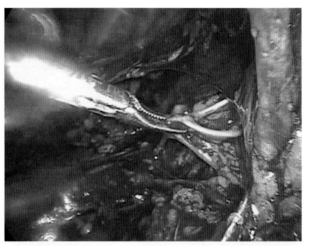

图 9-64　腋窝内上部胸外侧血管、手术易出血处

放性腋窝淋巴结清扫是将其全部切断。由于它们直径较大，可以也易于保留，其细小支可以用电剪带电剪断，以防出血影响视野。较粗的分支可以保留，随后向内侧清扫胸小肌后方腋静脉下方的脂肪淋巴组织（即第Ⅱ水平淋巴结）（图 9-65）。对于腋窝淋巴结肿大明显可疑转移的病例，尤其胸小肌后第Ⅱ站淋巴结可疑转移者，继续清扫第Ⅲ水平淋巴结。入路 1：经胸小肌后方；入路 2：经胸小肌前方（胸肌间间隙）。

（6）胸大小肌间隙（Rotter 淋巴结）：手术转向内上，进入胸大小肌间隙。胸内侧神经起自臂丛内侧束，穿行于腋动、静脉间，再穿过胸小肌，从胸小肌的中上部穿出，到达胸大肌（图 9-66、图 9-67）。由于胸大小肌之间没有其他致密性纤维条索，腔镜下该神经显示良好，只要意识到它的存在，多不会损伤，因而可避免发生虽已保留的胸大肌日后瘫痪萎缩，进而胸部变形，达不到原先期望的胸前局部保持

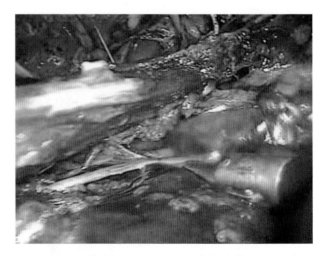

图 9-65　乳腔镜视野角度的改变使腋静脉胸小肌后段清扫变得容易

外形和功能的目的。

7. 腋窝注射溶脂剂的要点　注射的穿刺针头

332

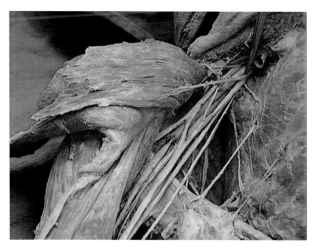

图 9-66 胸内侧神经(medial pectoral nerve)

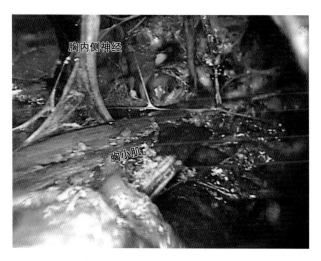

图 9-67 从胸小肌穿出的胸内侧神经,到达胸大肌

偶尔可能会刺入腋动脉或腋静脉,当注射溶脂液前回抽时,可见血液涌入注射器内。此时不必慌张,拔出注射器,压迫局部数秒即可,随后可以继续注射溶脂液。当然,为了尽量避免出现这种情况,第一,穿刺前,从腋窝皮肤外大致了解腋动静脉的走行方向;第二,注射前必须回抽注射器(任何时候注射麻醉药前都应该遵守的通则);第三,为小心起见,如果需要,可以使用气腹针进行穿刺、注射溶脂液。气腹针前端钝圆,不会刺入血管。

(1)腋窝脂肪抽吸的技巧:抽吸时有时可见吸引管内变为红色,可能是血管的一些细小分支破裂,不会出现大量出血,不必担心,对手术不产生任何影响。抽吸时从皮肤外大概了解腋静脉的走行,我们不要也不会非要冲着腋静脉强烈抽吸。另外,最好采用顶端钝圆、口在侧方(担心在脂肪抽吸时吸住并损伤腋静脉)负压抽吸器头抽吸腋窝脂肪。经济、实惠、耐用的人工流产所用的8号吸引头也不失为一个方便的选择。估计抽吸差不多时,进镜观察吸脂

效果,对不满意的区域再补充吸脂。一种方法是拔出腔镜及其外面的 trocar,吸引头从腔镜及其 trocar 拔出口进入腋窝,根据先前看到抽吸不彻底部位进行针对性补吸;另一种方法,不拔出腔镜和 trocar,将腔镜缩到 trocar 内,用腔镜冲洗器从另一 trocar 直视下补吸。如果腔镜没有缩到 trocar 内,吸引时腋窝塌陷萎瘪,腔镜镜头势必被污染,又要重新擦拭,耽误手术时间。

(2)分离入路手术流程的优化:我们的"六步"淋巴结清扫手术流程优化为①肋间臂神经-②腋静脉-③肩胛下血管和胸背神经血管-④胸长神经-⑤胸外侧动脉和腋静脉胸小肌后段-⑥胸大小肌。这样一来,即使在处理胸外侧血管时有小量出血,出血流到腋窝底部,而此时腋窝底部已经处理完毕,对后续手术已没有任何影响,随后的手术是在腋窝底部水平面以上的部位(第⑤步的后半程"腋静脉胸小肌后段"和第⑥步)操作。此后,MALND 手术时间进一步缩短。这一优化后的 MALND 六步手术流程已作为规范化标准化手术程序被国内外学者普遍采用。

整个手术流程遵循"自下而上、从低到高"的"空间解剖顺序",即从腋窝底部(胸背神经血管、胸长神经)往上,到腋窝中部(胸外侧血管、腋静脉胸小肌后段即第 II 水平淋巴结),再到腋窝顶部(胸大小肌间隙 rotter 淋巴结及第 III 水平淋巴结),避免了高位手术解剖分离时可能出血的渗血流向低位,以及对低位手术解剖分离的干扰。

(3)腋静脉的寻找:只要腋静脉不损伤,其他任何的损伤都对腋窝淋巴结清扫手术整体影响不大。一旦腋静脉损伤,后果不良:一是必须马上中转开放手术,消毒血管吻合器械,进行血管吻合,前后大约需要一个小时;二是手术时间的延长影响手术室医生护士的抱怨情绪;三是影响以后该项手术的继续开展。绝大多数的手术中转都系为避免腋静脉损伤而来。所以,对于腋静脉周围的处理极为慎重,需要果断抉择,宁左勿右。只有先暴露出腋静脉,才不致盲目损伤腋静脉。

有时腋静脉未能良好暴露,一是由于腋窝淋巴结较多,淋巴结之间会有许多纤维连接,客观上影响了腋窝脂肪抽吸;二是可能患者较肥胖,腋窝脂肪本身就很多;三是吸脂不细致、不到位。这些情况下,有两种入路可供选择以找到腋静脉:入路一,循胸背神经、血管向上至肩胛下血管;入路二,循胸外侧血管向上。总体上就是从腋静脉(血管)分支远端,循静脉(血管)往其汇入之根部寻找腋静脉,十分

安全。

（4）腋静脉分支的处理：腋静脉向前下的分支在距离腋静脉主干约 1cm 处用电剪钳住、通电，先将血管分支电凝略长一点时间，确保待切断处有一段血管被凝固，然后在已经凝固的血管段的下部剪断。这样就不必顾虑腋静脉切断的分支再出血。

（5）腋静脉粘连淋巴结的分离：遇有腋静脉周围，特别是胸小肌后方腋静脉周围有肿大的淋巴结与腋静脉粘连紧密时，可用一把分离钳夹住肿大的淋巴结并牵起。如果它和腋静脉之间尚有纤维连接，可使用电剪短暂通电切断连接；如果该淋巴结仍与腋静脉紧密附着、难易分开时，适时中转开放手术则是正确的手术选择，不是手术的失败。

（6）胸背血管侧支的解剖：在剔除胸背血管周围淋巴脂肪组织过程中，可能会撕破血管而出血；特别是其中下部位分支渐多，分离时可能出现小量出血。MALND 手术时单极电凝线通常是接在电剪上的，很小的出血点出血，可以直接将电剪靠到出血点处，通电止血。稍大的出血点出血，可用电剪钳住出血处小血管，通电电剪止血；或用另一手里的分离钳夹住出血处小血管，电剪靠到分离钳上，通电电剪止血；或用另一手里的分离钳夹住出血处小血管，将插在电剪上的单极电凝线换插到分离钳上，通电分离钳止血。

（7）胸长神经的定位：提起胸廓外下方与腋窝底部交界处最深面的脂肪组织，胸长神经即可显露。如果腋窝底部还是有所渗血，可用腔镜吸引器吸出。还可以间断使用吸引器抽吸同时加以钝性剥离，起到一个剥离棒的作用。在帮助寻找和分离胸背神经血管时，该种手段也可借鉴，较为方便。

8. 第Ⅲ水平淋巴结的清扫　第Ⅲ水平淋巴结位于喙突、锁骨下肌和胸小肌之间的筋膜称（喙）锁胸筋膜的下方，其中胸肩峰动脉和胸（前）外侧神经穿出锁胸筋膜。胸肩峰动脉为一短干，在胸小肌上缘发自腋动脉，胸锁筋膜穿出后分为锁骨支、肩峰支、三角肌支、胸肌支。胸肌支行于胸大、小肌之间，并分布于该二肌；三角肌支行走在三角肌与胸大肌之间，主要分布于三角肌；肩峰支向外经三角肌深面至肩峰。锁骨支自胸肩峰动脉主干分出后，向内上方走行分布于锁骨中内段骨膜及锁骨下肌。胸（前）外侧神经穿出锁胸筋膜后，在胸小肌内侧缘与胸肩峰动脉胸肌支伴行，进入胸大肌深面，其中的一小分支支配胸大肌锁骨部，其余分支支配胸大肌胸肌部的内 1/3。这些分支的伴行静脉分别注入头静脉或腋静脉。胸（前）外侧神经的完整可使胸大肌

的功能进一步得到保留。而头静脉和淋巴管则自外侧穿入锁胸筋膜，进入腋窝，分别注入腋静脉和腋淋巴结。清扫第Ⅲ水平淋巴结时必须注意上述血管和神经，特别是血管，否则一旦出血，位置都比较深，腔镜下则可能难以控制，即使中转开放切口去止血，其中的困难可想而知。

纵观 100 余年来乳腺外科的变革过程，手术方式的变化体现了对疾病本质认识的深入，体现了医学诊断技术进步和支撑这些技术的学科的发展，也体现了人文科学对医学的深刻影响以及社会公众对疾病治疗效果的新要求：不但要治愈疾病，而且要实现生理和心理的康复。乳腺癌临床治疗的目标是提高生存率，改善生活质量。从 Halsted 经典根治手术到扩大根治性手术的失败，再折返到保留胸肌的改良根治手术，以致后来的保留乳房手术和 SLNB，这一路的发展无不烙下了乳腺癌外科治疗向微创与功能方向进展的一步步惨痛的印记。在这样的背景下，乳腺外科呈现在规范化治疗的基础上追求个体化、微创化、精准化、保护功能、注重形体和心理康复的发展趋势，成为乳腺外科理想与现实的抉择。

（骆成玉）

三、放射治疗

放射治疗在各期乳腺癌治疗中均有重要地位。放射治疗既可以作为根治乳腺癌的主要方法，也可以用于乳腺癌根治术后辅助治疗，还可以用于卵巢去势治疗及姑息治疗。

（一）早期乳腺癌的放射治疗

1. 导管内癌和小叶原位癌的放射治疗　随着乳腺癌普查的开展以及诊断技术的不断改进和提高，导管内癌和小叶原位癌的发现率日益增多。导管内癌和小叶原位癌若不经过治疗均可发展成浸润性癌。由于导管内癌可以表现为多中心的病变，但较少侵犯对侧乳腺及腋下淋巴结。因此导管内癌的治疗方法一般不主张行腋窝淋巴结清扫术，可选择全乳切除术或肿瘤局部切除加胸壁放疗。两者疗效相似，而且对于肿瘤局部切除加胸壁放疗的病人出现局部复发再行乳房切除术仍然可以取得很好的疗效。行肿瘤局部切除后，胸壁放疗的剂量为 4600～5000cGy，然后对原发部位缩野加量照射 1000cGy。

2. Ⅰ、Ⅱ期乳腺癌保乳术后的放射治疗　目前研究显示保留乳房手术加局部放疗的疗效与根治性手术的疗效相似，而且可以减少根治术的并发症，保留乳房的外形。原则上所有保乳手术后的患者均需

要放射治疗,可选择常规放射治疗或适形调强放射治疗。70 岁以上、TNM 分期为 I 期、激素受体阳性的患者可以考虑选择单纯内分泌治疗。

保留乳房手术的同时应进行腋下淋巴结取样或前哨淋巴结活检,根据乳腺原发肿瘤的部位和腋下淋巴结的转移情况决定放疗的范围(表 9-16)。

表 9-16 保留乳房手术后放疗的范围

病变范围	照射范围
Tis DCIS	全乳腺
T_1N_0	全乳腺,选择性内乳区照射
T_2N_0	全乳腺及胸壁,选择性内乳区照射
$T_{1-2}N_1$	全乳腺及胸壁,建议锁骨上下区、选择性内乳区
$T_{1-2}N_2$	全乳腺、胸壁、锁骨上下区、选择性内乳区照射

注:如未行腋窝淋巴结清扫,则靶区还包括同侧腋窝淋巴结

在 2013 年的美国临床肿瘤学会(ASCO)的年会上,AMAROS 试验的研究结果显示,对于仅有前哨淋巴结转移的早期乳腺癌女性患者来说,腋窝放疗(ART)与腋窝淋巴结清扫术(ALND)在患者治疗后的 5 年总体生存率和无疾病生存率方面,结果大致相当。然而,接受手术治疗的女性患者,其淋巴水肿副作用的发生率却是放疗组的两倍。因此,对于需要对腋窝淋巴结进行处理的患者来说,ART 治疗是 ALND 较好的替代治疗方案,它可以降低淋巴水肿的发生率,提高患者术后生活质量,但不会影响患者的生存率。

照射剂量:乳腺切线野为 4500 ~ 5000cGy/4.5 ~ 5 周,如原发肿瘤已彻底切除,根据术中银夹标记定位或手术瘢痕周围外放 2 ~ 3cm,用合适能量的电子线或 X 线小切线野。补量总剂量:DT 10 ~ 16Gy/1 ~ 1.5 周。也可采用高剂量率近距离治疗技术进行瘤床补量。如原发肿瘤切除不彻底,则追加剂量 1500 ~ 2000cGy。区域淋巴结引流区放疗剂量为 4500 ~ 5000cGy。

2006 年 ASTRO 报告一项随机研究比较保乳术后乳腺调强放疗和常规楔形板技术放疗的临床结果,发现调强放疗显著降低了乳腺皮肤,特别是乳腺下部皮肤皱折处的 2 ~ 4 级湿性反应的发生率。类似报道也得出一致结论,认为调强放疗对比常规楔形板技术放疗,显著降低乳腺急性放射性皮炎、水肿和色素沉着,并显著降低乳腺晚期水肿发生率。CT 定位和三维治疗计划设计适形照射可以显著提高靶区剂量均匀性和减少正常组织不必要的照射,尤其当治疗涉及左侧患者需要尽可能降低心脏的照射剂量,存在射野的衔接,以及胸部解剖特殊的患者常规设野无法达到满意的正常组织安全剂量时,三维治疗计划上优化尤其体现出优势,是目前推荐的治疗技术。其中全乳靶区勾画要求如下:上界为触诊乳腺组织上界上 5mm,下界为乳腺下皱褶下 1mm,内界一般位于同侧胸骨旁,参照临床标记点,外界位于触诊乳腺组织外界外 5mm。前界为皮肤下方 5mm,包括脂肪组织,后界为肋骨前方。

(二) 乳腺癌根治术后放射治疗

I、II 期乳腺癌,原发灶在乳腺外象限,腋下淋巴结病理检查阴性,根治术后不放疗。对 T_{3-4},皮肤有水肿、破溃、红斑、与胸肌固定,或腋窝淋巴结转移 >20% 或 ≥4 个,术后放疗靶区应包括胸壁加锁骨上下淋巴结区。如果 $T_{1-2}N_0$,但手术切缘 ≤1mm 或伴有脉管癌栓,则考虑仅行胸壁照射。近年研究表明,术后照射腋窝对降低复发意义不大,对生存率也未能增加,且术后腋窝区的放射治疗会导致同侧上肢水肿,故不建议术后行腋窝放疗。尽管内乳淋巴结受侵率较高,但临床内乳淋巴结复发率约 0 ~ 7%,且内乳淋巴结照射还可导致心血管病变和肺损伤,故是否应将内乳淋巴结区作为术后放射治疗靶区至今争议很大,目前,对内乳淋巴结的处理有 3 种可行方案:①不做内乳区照射;②改善照射技术,在不增加心肺并发症的前提下行内乳区照射;③缩小内乳区照射范围,只包括同侧第 1 ~ 3 肋间。

照射剂量:5000cGy/5 周(以 3 ~ 4cm 深度计算组织量)。

目前研究资料证实乳腺癌细胞的 α/β 与正常晚反应组织相当。因此有学者开展了低分割照射的研究。2008 年 ASTRO 报道了一项乳腺癌低分割照射的临床研究(START),比较低分割照射(分次量 3 ~ 3.2Gy,总剂量 39 ~ 41.6Gy)和常规照射(分次量 2Gy,总剂量 50Gy)在根治术后分期为 $T_{1-3}N_{0-2}$ 乳腺癌中疗效和不良反应。中位随访时间为 5.1 ~ 6 年,结果显示两组局部复发率均为 3% 左右,无显著差异,但低分割照射组乳腺硬结、毛细血管扩张及乳腺水肿的发生率明显降低。

(三) 乳腺癌的术前放疗

适应证:①原发灶 ≥5cm,估计手术有困难者;②皮肤受累或与胸壁有粘连;③炎性乳腺癌;④新辅助化疗肿瘤缩退不理想的病例;⑤肿瘤生长迅速,短期内明显增大者。一般认为术前放疗能够降低局部复发率,提高 5 年生存率。术前放疗也存在一些弊

端,如经术前放疗后对术后的正确分期、组织学诊断及激素受体的检测均有影响,同时对术后伤口的愈合也有影响。目前,由于化学治疗的发展和广泛应用,化疗不仅可以控制局部肿瘤,而且对可能出现的远处隐匿的微小转移灶也具有效果。因此术前放疗有被术前新辅助化疗取代的趋势。

照射方法:T_3N_0 病例行患侧全乳切线照射,肿瘤量 30 ~ 40Gy/3 ~ 4 周;皮肤有侵犯或腋下淋巴结有转移的Ⅱ、Ⅲ期病例,术前行患侧全乳房切线照射,根据病情设或不设腋下照射野。一般在放疗结束 2 周后行手术治疗。

(四) 局部晚期乳腺癌的放疗

局部晚期的乳腺癌包括乳腺局部肿块较大(T_{3-4})或腋下淋巴结肿大并与周围组织粘连(N_2);同侧锁骨上、下淋巴结转移或肿瘤导致上肢水肿(N_3),但远处尚未发现转移。这些病人以后出现远处转移的可能性非常大。因此对局部晚期乳腺癌病人以全身化疗为主,辅以手术治疗和放射治疗等。经化疗和(或)放疗后,如果肿瘤局部明显缩小,可以行根治性手术者应尽量手术。

(五) 卵巢功能的去势放疗

乳腺癌为雌激素依赖性肿瘤,减少体内雌激素的产生就可以限制肿瘤的生长。绝经前的病人卵巢功能正常,可分泌雌激素。因此卵巢的去势治疗可以取得一定的疗效。卵巢的去势治疗可行卵巢切除术,卵巢放疗和药物去势。一般认为,去势治疗对 ER 阳性病人的疗效要优于 ER 阴性病人。绝经后的病人不需使用卵巢的去势治疗。

多数主张卵巢功能的去势治疗主要在复发和远处转移时进行,首次治疗的病人一般不行预防性去势治疗。由于卵巢一般位置变化较大,在放疗时多采用前后对穿野照射,最好先用 B 超或 CT 确定卵巢的位置。照射剂量为 2500 ~ 3000cGy。

(六) 乳腺癌常规放疗技术

1. 乳腺及胸壁的放疗技术 癌进行乳腺及胸壁放疗的情况有:①术前放疗;②早期乳腺癌做单纯乳房切除或单纯肿块切除后;③局部晚期肿瘤单纯放射治疗;④乳腺根治术后某些情况需行胸壁照射者。一般选用 ^{60} 钴射线或 4 ~ 6MV X 射线进行切线野照射,然后针对原发部位给予缩野追加剂量照射。

切线野照射的范围:上界一般在第 2 前肋水平;下界在乳房皱襞下 2cm;外切野在腋中线或腋后线;内切野按是否包括内乳淋巴结而位于不同的位置,如包括内乳淋巴结则位于体中线健侧 3cm,如不包括内乳淋巴结则位于体中线。由于进行切线野照射

时不可避免地要照射到一部分肺组织,在进行设野时,肺组织受照射的越少越好,一般肺组织受照射的厚度在 3cm 左右。切线野的定位应在模拟定位机下进行。因胸廓的上下径不一致,上部较小,而下部较大,在设切线野时应使切线野的底边与胸廓的平面平行,具体的方法为:①在病人背部放置一楔形垫板,使病人胸廓上部垫高;②调整治疗机小机头的角度。

在进行切线野照射时,为减少肺组织的照射量,最好使内外切线野在肺组织的边缘相重合,为达到这一目的可以在模拟机定位时使内外切线野的交角稍大于 180°,也可以使用独立准直器实现。作者在实际工作中认为使用独立准直器较为方便。

在内、外切线野治疗时必须使用组织补偿块或楔形滤过板技术,以使胸壁及乳腺的受量均匀,减少皮肤受照剂量。

局部缩野追加剂量照射可以采用适当能量的电子线或 ^{192} 铱做组织间插植近距离放疗。低能量 X 线由于使肺组织的受剂量较高,一般很少使用。电子线应用较广泛。其使用简单方便,易于掌握,但其照射剂量一般应控制在 1500cGy 以下,剂量过高可能引起皮肤及皮下组织的晚期放射损伤,而影响美容效果。^{192} 铱组织间插植近距离放疗是局部追加剂量较好的方法,可以给予局部较高的剂量,而皮肤剂量较小。但是 ^{192} 铱组织间插植对技术设备要求很高,对病人也有一定的创伤。

2. 乳照射野与胸壁切线野的相邻技术 内乳区照射野内界在体中线,外界在体中线患侧 5 ~ 6cm 处,上界与锁骨野下缘相接,下界包括第 5 肋间。内乳淋巴结一般采用内乳野的垂直照射技术,该技术应用简便,内乳区受照剂量准确。为使内乳淋巴结得到足够的剂量,使皮肤及纵隔器官避免受到过高剂量的照射,一般选用 4 ~ 6MV X 线或 ^{60} 钴与电子线的混合照射,也可使用 4 ~ 6MV X 线或 ^{60} 钴与深部 X 线和单纯电子线照射。

当内乳垂直野与切线野联合应用时,在与内切线野相交的胸壁处可能出现低剂量区,特别是体胖和胸廓较宽的病人,从而影响治疗的效果。如果将内切线野与内乳野部分重叠可以解决低剂量区的问题,如重叠过多又可能出现高剂量区。

可以将内乳野做一偏角照射,应用偏角照射可以解决与内切野相交导致的剂量不均匀性的问题。一般偏角照射技术选用电子线照射,否则肺组织受照射的体积就会增加。该技术应用中比较复杂,需要一定的技术条件和治疗精度作为保证。

当用内切线野代替内乳野照射内乳淋巴结时，虽然解决了内乳野与切线野衔接问题，但不可避免地使肺组织受照射的体积增加而加重肺组织的损伤，同时要求病人内乳淋巴结的位置较浅，一般为胸廓较窄、体瘦的病人。

在临床应用过程中应根据每个病人的具体情况选用不同的照射技术。乳腺原发灶位于外象限胸廓较宽者可用内乳单独一野垂直照射；原发肿瘤位于内象限，胸廓较窄者可用内乳野偏角照射；如原发肿瘤很接近体中线时宜用内切野包括内乳淋巴结的技术。

3. 骨上、下野与胸壁切线野的相邻技术 上、下野上界平环甲膜，内缘在中线，外界在肱骨头外缘，下界在第 2 肋软骨上缘。也可以将锁骨上、下野内缘定在中线健侧 1cm 处，机架向健侧偏 15°，以保护气管、食管和脊髓。由于锁骨上、下野与胸壁切线野为非共面照射以及射线散射的特点，在两野相交的部位可能产生剂量重叠，而造成皮下组织及肺尖部的放射损伤。为了消除两野连接处的剂量重叠，可以采用以下方法：①可用半野照射技术消除锁骨上下野的散射；②通过用悬挂的垂直挡块来消除切线野的扩散；③通过转动治疗床的位置，使切线野的上界与锁骨上下野的下界重合。

（陈元 于世英 熊慧华）

四、化学药物治疗

化学治疗是一种应用抗癌药物抑制癌细胞分裂，破坏癌细胞的治疗方法，简称化疗。手术和放疗杀伤特定部位的癌细胞，而化疗对人体全身起作用。化疗可以消灭已扩散到全身各部位的癌细胞。目前，大约有 90 多种化疗药物被用于癌症治疗。这些化疗药物在化学成分、使用方法、治疗某种癌症的疗效和副作用上都各不相同。1982 年 Frei 提出早期辅助化疗的概念，对于手术治疗的肿瘤病人应尽早应用辅助化疗。对非转移性肿瘤在应用局部治疗前进行的全身性的、系统性的细胞毒性药物治疗称为新辅助化疗（neoadjuvant systemic chemotherapy，NST），新辅助化疗已是目前世界上乳腺癌治疗的一种新趋势。

（一）化疗药物

1. 蒽环类药物（anthracyclines） 一个被发现的蒽环类抗生素是柔红霉素，由放线菌门的波赛链霉菌（Streptomyces peucetius）自然产生。不久之后科学家研制出阿霉素，随后又有很多衍生物被合成出来。蒽环类药物包括阿霉素（多柔比星）、表阿霉素（表柔比星）、脂质体阿霉素、米托蒽醌（属衍生物蒽醌类）、柔红霉素（道诺霉素）、阿柔比星、伊达比星、戊柔比星（仅用于治疗膀胱癌）等。

（1）蒽环类药物作用机制：环类药物主要有三种作用机制。①通过嵌入 DNA 双链的碱基之间，形成稳定复合物，抑制 DNA 复制与 RNA 合成，从而阻碍快速生长的癌细胞的分裂。②抑制拓扑异构酶Ⅱ，影响 DNA 超螺旋转化成为松弛状态，从而阻碍 DNA 复制与转录。有研究显示拓扑异构酶Ⅱ抑制剂（除蒽环类药物，还包括依托泊苷）能够阻止拓扑异构酶Ⅱ的翻转，而这点对于它从它的核酸底物上脱离是必需的。这就意味着，拓扑异构酶Ⅱ抑制剂使拓扑异构酶Ⅱ的复合物在 DNA 链断裂之后才能更稳定，导致后者催化了 DNA 的破坏；同时，拓扑异构酶Ⅱ抑制剂还能阻碍连接酶对 DNA 的修复。③螯合铁离子后产生自由基，从而破坏 DNA、蛋白质及细胞膜结构。

（2）常用的蒽环类药物

1）阿霉素（adriamycin，ADM）：阿霉素具有较强的抗肿瘤作用，因其结构中既含有脂溶性的蒽环配基，又有水溶性的柔红糖胺；并有酸性酚羟基和碱性氨基。作为一种周期非特异性抗癌化疗药物，阿霉素对各期细胞均有作用，但对 S 期的早期最为敏感，M 期次之，而对 G_1、S 和 G_2 期有延缓作用。其作用机制在于可直接作用于 DNA，插入 DNA 的双螺旋链，使后者解开，改变 DNA 的模板性质，抑制 DNA 聚合酶，从而既抑制 DNA，也抑制 RNA 合成。此外，阿霉素具有形成超氧基自由基的功能，并有特殊破坏细胞膜结构和功能的作用。

阿霉素对乳腺癌的有效率为 30% ~ 50%。成人单独给药 50 ~ 60mg/m²，每 3 ~ 4 周 1 次或每日 20mg/m²，连用 3 日，停用 2 ~ 3 周后重复。分次用药的心肌毒性、骨髓抑制和胃肠道反应（包括口腔溃疡）较每 3 周用药一次为轻。联合用药为 40mg/m²，每 3 周 1 次或 25mg/m²，每周 1 次，连用 2 周，3 周重复。总剂量按体表面积不宜超过 400mg/m²。

阿霉素静脉给药后与血浆蛋白结合率很低，迅速分布于心、肾、肝、脾、肺组织中，但不能透过血脑屏障。主要在肝内代谢，经胆汁排泄，50% 以原形排出、23% 以具活性的阿霉素代谢物阿霉醇排出，在 6 小时内仅 5% ~ 10% 从尿液中排泄。阿霉素的清除曲线是多相的，其三相半衰期（$t_{1/2}$）分别为 0.5 小时、3 小时和 40 ~ 50 小时。

2）表柔比星（epirubicin，E-ADM）：是阿霉素的

一个衍生物,其抗癌作用与阿霉素相似,但其心脏毒性副作用较轻。体内代谢和排泄较多柔比星快,平均血浆半衰期约 40 小时,主要在肝脏代谢,经胆汁排泄。48 小时内,9% ~ 10% 的给药量由尿排出,4 天内,40% 的给药量由胆汁排出,该药不通过血脑屏障。对有肝转移和肝功能受损的患者,该药在血浆中的浓度维持时间较长,故应适当减小剂量。肾功能正常与否对本品的药代动力学特性影响不大。

本品总限量为按体表面积 550 ~ 800mg/m^2。9411 名使用表柔比星治疗的患者,其中大部分为实体瘤晚期患者,当累积剂量达到 550mg/m^2 时,临床上出现明显充血性心力衰竭的患者约为 0.9%;当累积剂量达到 700mg/m^2 时,临床上出现充血性心力衰竭的患者约为 1.6%;当累积剂量达到 900mg/m^2 时,临床上出现明显充血性心力衰竭的患者约为 3.3%。使用表柔比星辅助治疗乳腺癌,临床试验中最大累积剂量为 720mg/m^2。

常规剂量:表柔比星单独用药时,成人剂量为按体表面积一次 60 ~ 120mg/m^2,当表柔比星用来辅助治疗腋下淋巴阳性的乳腺癌患者联合化疗时,推荐的起始剂量为 100 ~ 120mg/m^2 静脉注射,每个疗程的总起始剂量可以一次单独给药或者连续 2 ~ 3 天分次给药。根据患者血象可间隔 21 天重复使用。

优化剂量:高剂量可用于治疗肺癌和乳腺癌。单独用药时,成人推荐起始剂量为按体表面积一次最高可达 135mg/m^2,在每疗程的第 1 天一次给药或在每疗程的第 1、2、3 天分次给药,3 ~ 4 周一次。联合化疗时,推荐起始剂量按体表面积最高可达 120mg/m^2,在每疗程的第 1 天给药,3 ~ 4 周一次。静脉注射给药。根据患者血象可间隔 21 天重复使用。

3)吡柔比星(pirarubicin;THP ADM):是阿霉素的另一个衍生物,其抗癌作用亦相似,而心脏毒性、脱发也较轻,应用剂量、方法与阿霉素相同。

吡柔比星为半合成的蒽环类抗癌药,进入细胞核内迅速嵌入 DNA 核酸碱基对间,干扰转录过程,阻止 mRNA 合成,抑制 DNA 聚合酶及 DNA 拓扑异构酶Ⅱ(Topoisomerase Ⅱ,Topo Ⅱ)活性,干扰 DNA 合成。因吡柔比星同时干扰 DNA、mRNA 合成,在细胞增殖周期中阻断细胞进入 G$_2$ 期而干扰瘤细胞分裂、抑制肿瘤生长,故具有较强的抗癌活性。

吡柔比星体内代谢和排泄较多柔比星快,平均血浆半衰期约为 15 小时。吡柔比星主要在肝脏代谢,经胆汁排泄,48 小时内,7.5% ~ 10% 的给药量由尿排出,20% 的给药量由胆汁排出。吡柔比星静脉注射后迅速吸收,组织分布广,以脾、肺及肾组织浓度高,心脏内较低。对有肝转移和肝功能受损的患者,给予吡柔比星时应考虑减小剂量。

将吡柔比星加入 5% 葡萄糖注射液或注射用水 10ml 溶解。可静脉、动脉、膀胱内注射。一般按体表面积一次 25 ~ 40mg/m^2;乳腺癌联合用药推荐每次 40 ~ 50mg/m^2。每疗程的第 1 天给药,根据患者血象可间隔 21 天重复使用。

骨髓抑制为剂量限制性毒性,主要为粒细胞减少,平均最低值在 14 天,第 21 天恢复,贫血及血小板减少少见;心脏毒性低于多柔比星,急性心脏毒性主要为可逆性心电图变化,如心律失常或非特异性 ST-T 异常,慢性心脏毒性呈剂量累积性;吡柔比星急、慢性心脏毒性的发生率约为多柔比星的 1/7 和 1/4。吡柔比星脱发总体发生率约为 40%,显著低于多柔比星(80%);重度脱发的发生率约为 20%,显著低于多柔比星(60%)。

4)脂质体阿霉素(liposome doxorubicin):自从 1965 年 Bangham 发现脂质体后,1971 年 Gregoriadis 和 Rymen 首次报道将脂质体作为药物载体,20 世纪 70 年代末脂质体开始作为蒽环类抗肿瘤药物的有效载体。聚乙二醇脂质体是一种与肿瘤细胞表面高度表达的蛋白相结合的脂质体。脂质体是类似生物膜结构的双分子小囊,是具有单个或多个双层磷脂膜的囊泡,其主要成分是磷脂,磷脂分子中含磷酸基团的部分具有强烈极性(亲水性),碳氢链具有非极性(疏水性)。具有下述优点:①体内可被生物降解,免疫原性小;②水溶和脂溶性药物都可包埋运载,药物缓释,药效持续时间长;③通过细胞内吞融合作用,脂质体可直接将药物送入细胞内,避免使用高浓度游离药物,从而降低不良反应;④正常组织毛细血管壁完整,大部分的脂质体不能渗透,而肿瘤生长部位毛细血管的通透性增加,使脂质体阿霉素聚集量增加,并由于阿霉素的缓释,直接用于肿瘤部位,增加了治疗效果。一方面,通过包裹蒽环类化疗药物,使其与肿瘤细胞表面蛋白特异性结合,从而达到增强抗肿瘤作用。另一方面,心肌细胞低表达这种与脂质体相结合的蛋白,能减轻蒽环类药物与心肌细胞接触的概率,降低了心脏毒性作用。Lin 等通过小鼠 HT-29 肠道肿瘤模型,比较游离蒽环类药物与脂质体蒽环类药物的抗肿瘤作用及心脏毒性。结果显示,脂质体蒽环类药物可增强抗肿瘤效果,减轻心脏毒性,对于原发性及转移性肿瘤均有效。

2. 杉类药物

(1)紫杉醇(paclitaxel,Taxol、泰素、紫素、安素

泰,简称 PTX):一种新的抗微管药物。紫杉醇是 1979 年从短叶红豆杉的树皮中分离而得。紫杉醇通过促进微管蛋白聚合并抑制解聚,保持微管蛋白稳定,致使快速分裂的肿瘤细胞被牢牢固定在有丝分裂阶段,使微管不再分开,阻滞细胞于细胞周期的 G 与 M 期,使癌细胞复制受阻而死亡。然而,其下游的分子机制却是多种多样的,例如,由于其抑制了有丝分裂,增多的 cyclin B/CDK1 复合物使抗凋亡蛋白骨髓细胞白血病-1(Mcl-1)分子磷酸化,进而降解 Mcl-1 的下调,激活了促凋亡蛋白 Caspase-1 的表达,最终导致细胞死亡。另外,也有研究者提出,紫杉醇可以不通过其稳定微管的特性,而是通过刺激细胞分泌诱导凋亡的细胞因子如肿瘤坏死因子来促使细胞凋亡。紫杉醇也可以抑制与血管生成有关的细胞迁移、扩增和胶原酶的分泌。

单药治疗乳腺癌的有效率为 32% ~62%,二线治疗的有效率为 26% ~33%。静脉给予紫杉醇,药物血浆浓度呈双相曲线。本品蛋白结合率 89% ~98%,与 24 小时相比,3 小时给药方案所致的白细胞减少较轻。白细胞减少的程度与超过阈浓度药物(可能为 0.05 ~1μmol/L)的接触时间有关。紫杉醇主要在肝脏代谢,随胆汁进入肠道,经粪便排出体外。经肾清除只占总清除的 1% ~8%,肾功能不全一般不影响紫杉醇的使用。

对药物相互作用的研究表明,先用 DDP 会加重紫杉醇的主要毒副作用,可能由于 DDP 对细胞色素 P450l 酶的调节作用,导致紫杉醇的血浆清除率下降。体外实验证实,先用紫杉醇、后用 DDP,毒性作用小,对肿瘤细胞的杀伤作用较大。单次给药135 ~350mg/m^2,紫杉醇平均血浆浓度为 0.23 ~10μmol/L,这要高于可以抑制微管的浓度。多数研究显示 135 ~170mg/m^2 3 ~24 小时输注为非线性药代特征,与阿霉素同时使用不影响紫杉醇的药代动力学特征。

用法:为防止发生过敏反应,在用紫杉醇治疗之前 12 小时给予地塞米松 10 ~20mg 口服,治疗前 30 ~60 分钟给予苯海拉明 40mg 肌内注射或 50mg 口服。静脉注射西咪替丁 300mg 或雷尼替丁 50mg。用生理盐水或 5% 葡萄糖稀释至浓度为 0.3 ~1.2mg/ml 后静脉滴注 3 小时。联合用药为 135 ~175mg/m^2,3 ~4 周重复。

毒副作用:①过敏反应:发生率为 39%,其中严重过敏反应发生率为 2%。多为 I 型变态反应,表现为支气管痉挛性呼吸困难、荨麻疹和低血压。几乎所有的反应都发生在用药后最初 10 分钟内,严重

反应者常发生在用药后 2 ~3 分钟。②骨髓抑制:表现为中性白细胞减少,血小板减少较少见,一般在用药后 8 ~10 日发生,15 ~21 日恢复。③神经毒性:周围神经症状发生率为 52%,表现为轻度麻木及感觉异常,严重症状发生率为 4%。可发生闪光暗区为特征的视神经障碍。剂量>170mg/m^2 时,会发生瞬间肌痛。为防止神经毒性,在治疗期间可配以维生素 B$_6$ 10mg 和维生素 B$_1$ 10mg,口服,每日 3 次。④心血管毒性:可有低血压和无症状的短时间心动过缓,后者发生率为 29%。有 30% 病例出现心电图异常。⑤关节和肌肉痛:见于 55% 病例,出现于用药后的 2 ~3 日内,数日内恢复。⑥胃肠道反应:恶心和呕吐、腹泻、黏膜炎的发生率分别为 59%、43% 和 39%,一般为轻、中度。⑦其他:肝脏毒性,脱发,放射部位可有炎性皮肤反应。

(2)多西他赛(Docetaxel,Doc,多西紫杉醇;泰索蒂,taxotere,TXT):是紫杉类药物,其作用机制与紫杉醇相同。稳定微管作用比紫杉醇大 2 倍,并能诱导微管束的装配,但不改变泵丝数量。本品是细胞周期特异性药物,能将细胞阻断于 M 期。对增殖细胞作用大于非增殖细胞。一般不抑制 DNA、RNA 和蛋白核酸合成。实验研究证实,多西他赛与紫杉醇之间具有不完全交叉耐药。单药治疗晚期乳腺癌的有效率为 59%,二线治疗的有效率为 46%,对曾用蒽环类为主方案治疗的复发转移者的有效率为 41%。

用法:单药剂量及用法为 100mg/m^2,国内用 75mg/m^2,联合用药 60mg/m^2,静脉滴注 1 小时,每 3 周重复。毒性副作用:主要剂量限制性毒性是中性粒细胞减少,但与紫杉醇不同的是白细胞减少呈剂量依赖性而非时间依赖性。可有轻度血小板减少(12.9%),贫血常见(85.5%)、IV 度贫血(2.4%)、皮肤毒性反应(36.9%)、脱发(54.5%)、恶心呕吐(41.6%)、腹泻(31.8%)、口腔炎(18.4%)、咽炎(5.5%)、厌食(14.5%)、头痛(5.9%),感觉、运动与视神经毒性(分别为 27.8%、12.5% 和 1.6%),还可有便秘(3.5%)、体液潴留(25.9%)、体重增加(9.4%)、乏力(20%)、注射局部反应(13.3%)、肝转氨酶类升高(12.9%)、肌痛(8.6%)、味觉异常(7.8%)、呼吸困难(6.7%)、咳嗽(4.7%)、心律失常(5.1%)、低血压(4.3%),轻度过敏反应表现为瘙痒、潮红、皮疹,严重过敏反应约 4%,表现为低血压、恶心、支气管痉挛、弥漫性荨麻疹和血管神经性水肿,严重过敏反应不多见,但临床上仍采用预防用药,方法同紫杉醇前、后用药。

（3）脂质体紫杉醇：目前临床常用的紫杉醇注射液（如 Taxol）以 6mg/ml 紫杉醇混合于 Cremophor EL-无水乙醇（1∶1）媒介为主。紫杉醇脂质体可避免聚氧乙烯蓖麻油复合溶媒带来的不良反应。

脂质体系指将药物包封于类脂质双分子层内而形成的微型泡囊体。脂质体具有如下特点：①靶向性和淋巴定向性：肝、脾网状内皮系统的被动靶向性；②缓释作用：缓慢释放，延缓肾排泄和代谢，从而延长作用时间；③降低药物毒性；④提高主药稳定性。

脂质体制剂静脉给药的紫杉醇最大耐受量可达 200mg/kg，而普通注射制剂紫杉醇的最大耐受量仅为 30mg/kg，说明脂质体在动物体内的毒性明显小于注射液。

常用剂量为 135～175mg/m^2，使用前先向瓶内加入 10ml 5% 葡萄糖溶液，置专用振荡器（振荡频率 20Hz；振幅：X 轴方向 7cm、Y 轴方向 7cm、Z 轴方向 4cm）上振摇 5 分钟，待完全溶解后，注入 250～500ml 5% 葡萄糖溶液中，采用符合国家标准的一次性输液器静脉滴注 3 小时。为预防紫杉醇可能发生的过敏反应，在使用本品前 30 分钟应静脉注射地塞米松 5～10mg 或肌内注射苯海拉明 50mg；静脉注射西咪替丁 300mg。

本品常见的不良反应为：①过敏反应：表现为潮红、皮疹、呼吸困难、低血压及心动过速，如发生严重过敏反应，应停药并进行治疗，曾发生过敏的患者不宜再次使用本品。②骨髓抑制：为主要剂量限制性毒性，表现为中性粒细胞减少，血小板降低少见，一般发生在用药后 8～10 日。严重中性粒细胞减少发生率为 47%，严重的血小板降低发生率为 5%，贫血较常见。③神经毒性：周围神经病变发生率为 62%，最常见的表现为轻度麻木和感觉异常，严重的神经毒性发生率为 6%。④心血管毒性：可有低血压和无症状的短时间心动过缓，肌肉关节疼痛，发生率为 55%，发生于四肢关节，发生率和严重程度呈剂量依赖性。⑤胃肠道反应：恶心呕吐、腹泻和黏膜炎发生率分别为 59%、43% 和 39%，一般为轻和中度。⑥肝脏毒性：ALT、AST 和 AKP 升高。⑦脱发：发生率为 80%。⑧局部反应：输注药物的静脉和药物外渗局部的炎症。

（4）白蛋白结合型紫杉醇：英文商品名 Abraxane。白蛋白结合型紫杉醇是一种将紫杉醇嵌入白蛋白中的纳米颗粒，紫杉醇和白蛋白结合的纳米微粒，一个白蛋白分子能和 7 个紫杉醇分子结合，与普通紫杉醇相比，它能在较短的输注时间内达到较高

的剂量，并且可以在肿瘤中产生较高的药物浓度。

与白蛋白结合的紫杉醇颗粒平均直径 130nm。白蛋白结合型紫杉醇利用白蛋白作为人体疏水性分子的自然载体的生物特性增加了紫杉醇在肿瘤细胞中的分布，因此不必使用合成的溶剂。白蛋白结合型紫杉醇中的白蛋白部分与血管内皮细胞膜表面的特异的白蛋白细胞表面受体（gp60）结合，激活细胞膜囊泡的主要成分窖蛋白-1，导致受体介导的白蛋白药物复合体进入细胞膜穴样凹陷，随后完成跨膜转运，药物进入肿瘤细胞。肿瘤组织间隙对白蛋白结合型紫杉醇的摄取和蓄积通过白蛋白与 SPARC（富含半胱氨酸的酸性分泌蛋白）蛋白之间的相互作用得到加强。肿瘤分泌的 SPARC，功能类似白蛋白受体，能专门吸引和黏附白蛋白，因此 SPARC 蛋白能特异性地吸附与白蛋白结合的细胞毒药物，并把它聚集在肿瘤细胞上，从而提高了局部药物浓度，增强对肿瘤的杀伤能力。

用法：注射用紫杉醇（白蛋白结合型）适用于联合化疗治疗失败或辅助化疗 6 个月内出现复发的转移性乳腺癌。如无显著禁忌证，病人在使用注射用紫杉醇（白蛋白结合型）前应接受过蒽环类药物治疗。对联合化疗失败的转移性乳腺癌或辅助化疗后复发的乳腺癌，建议使用剂量 260mg/m^2 静脉滴注 30 分钟，每 3 周给药一次。

静脉给予注射用紫杉醇（白蛋白结合型），紫杉醇的血浆浓度呈双相性分布。初始的血液浓度快速下降期（α 期）代表药物向外周扩散；缓慢期（β 期）代表药物的清除。半衰期大约 27 个小时。注射用紫杉醇（白蛋白结合型）的药代动力学和用药维持时间无关。推荐临床用量为 260mg/m^2 时，注射用紫杉醇（白蛋白结合型）的平均最大血药浓度（C_{max}）在滴注结束后出现，为 18741ng/ml，平均总清除容量为 15L/(h·m^2)。平均分布容量为 632L/m^2。分布容量大提示注射用紫杉醇（白蛋白结合型）血管外的广泛结合和（或）和组织结合率高。

骨髓抑制是白蛋白结合型紫杉醇常见的毒性，以粒细胞减少为主。Ⅲ 期临床试验结果显示，80% 患者为 Ⅱ、Ⅲ 度粒细胞减少，下次治疗前多可恢复。Ⅳ 度粒细胞减少发生率仅为 9%，白蛋白结合型紫杉醇对血小板和血红蛋白水平的影响较小，Ⅲ 度血小板减少和血红蛋白降低发生率均小于 1%。

Ⅲ 期临床研究结果显示，白蛋白结合型紫杉醇的过敏反应发生率不到 1%，较传统紫杉醇显著降低，用药前不需进行抗过敏预处理。白蛋白结合型紫杉醇的神经毒性主要为 Ⅰ、Ⅱ 度感觉神经病变，发

生率为71%，Ⅲ度感觉神经病变为10%，但恢复到Ⅱ度或正常所需的中位时间，ABI-007为22天，显著少于紫杉醇组的78天，未见Ⅳ度感觉神经病变和运动神经病变的发生。

研究还发现，白蛋白结合型紫杉醇恶性呕吐发生率低于传统紫杉醇（发生率分别为20%、38%），治疗中没有病人出现高血糖、面部潮红等不良反应。骨关节和肌肉酸痛发生率为20%～30%，多为轻中度，在用药后1周内出现，下周期化疗前可缓解。

使用注射用紫杉醇（白蛋白结合型）过程中，出现严重中性粒细胞缺乏（中性粒细胞计数 $<0.5\times10^9/L$，持续1周或更长）或严重的感觉神经病变，应在之后的治疗中减量至 $220mg/m^2$。反复出现的重度中性粒细胞缺乏或严重的感觉障碍，剂量应减至 $180mg/m^2$。3级感觉神经病变应停止治疗直至感觉障碍缓解至1～2级，并在之后的治疗中进一步减量。

3. 其他类别的药物

（1）环磷酰胺（cyclophosphamide，CTX）：是烷化剂中较早和较为有效的抗乳腺癌药物之一。其作用机制是环磷酰胺在体内，在肝线粒体酶类的作用下，转化为中间产物，如具有活性的丙烯醛及磷酰胺芥，与DNA键交联，而阻止细胞分化。对各期增殖细胞均有杀伤作用，对S期有更强的细胞毒活性。单药有效率为24%～35%。常用方法：每次50mg，每日2～3次，口服；或200mg，静脉注射，每日或隔日1次；或600mg，静脉注射，每周1次，总量8～10g。主要毒副作用是骨髓抑制，白细胞、血小板减少，出血性膀胱炎，胃肠反应和脱发等。常用于联合化疗方案。

（2）氟尿嘧啶（5-fluorouracil，5-FU）：是抗代谢类较为有效的抗乳腺癌药物之一。其作用机制是5-FU在细胞内转化为5-氟尿嘧啶脱氧核苷酸（5-FU-dump），而抑制脱氧胸腺苷酸合成酶（thymidylate synthetase），阻止脱氧尿苷酸（dump）甲基化转变为脱氧胸苷酸（dTMP），从而影响DNA的生物合成，主要为S期特异性药物，但5-FU在体内转化为5-氟尿嘧啶核苷酸（5FUR）后，也能渗入RNA中干扰蛋白质合成，故对其他各期细胞亦有作用。其有效率为26%～30%。常用方法：500～750mg，静脉注射，每周1～2次，或10～12mg/（kg·d），每日1次，3～5天后剂量减量，隔日1次，总量5～10g为一疗程，1～2个月重复。主要毒副作用为骨髓抑制、食欲减退、恶心、呕吐、腹痛、腹泻和血便等。常用于联合化疗方案。

（3）长春瑞滨（vinorebine）：其他名称有去甲长春碱、去碳长春碱、Navelbine、诺维本、酒石酸长春瑞滨胶丸（盖诺，国产药名），简称NVB、NVR，主要用于进展期乳腺癌。本品是一种新的半合成长春碱类化合物，其药理作用是通过阻滞微管蛋白聚合形成微管和诱导微管解聚，使细胞分裂停滞于有丝分裂中期，因此属于细胞周期特异性药物。NVB对轴索微管的亲和力差，高浓度时才对轴索微管产生影响，因而神经毒性较低。法国和意大利一项多中心研究，用单药NVB每周 $30mg/m^2$，治疗转移性乳腺癌，一线治疗的有效率为40%～60%，在二、三线治疗中也获满意疗效，有效率为30%。Fumoleau等报道，采用NVB每周 $30mg/m^2$ 一线治疗25例晚期转移性乳腺癌，总有效率60%，其中CR 20%。另一项多中心研究组治疗初治晚期或转移性乳腺癌145例，NVB $30mg/m^2$ 治疗至病情进展，总有效率为41%（CR 7%、PR 34%），稳定30%，中位进展期6个月，中位生存期18个月。常用方法：只能静脉用药，单药化疗剂量25～30mg/m²；联合用药通常每次25mg/m²，每周1次，连用2次为一个周期，给药时需要用生理盐水50～100ml稀释，并在短时间内（6～10分钟）静脉滴注或静脉冲入，随后沿此静脉冲入地塞米松5mg，再用生理盐水250ml静脉滴注，可以减轻对血管的刺激。主要毒副作用：①血液毒性：粒细胞减少，Ⅲ～Ⅳ度占11%～50%，中度贫血，血小板减少少见，无积累性毒性。②神经毒性：周围神经毒性，一般限于腱反射消失，感觉异常少见，长期用药后可发生下肢短暂性感觉异常。可有胃肠自主神经麻痹所致的便秘。麻痹性肠梗阻罕见。③胃肠毒性：轻度恶心、呕吐、便秘少见。④支气管肺毒性：偶有呼吸困难和支气管痉挛，可在注射药物后数分钟或几小时后发生。⑤其他：中度脱发、注射部位局部反应、静脉炎、谷丙转氨酶升高，下颌痛偶见。

（4）丝裂霉素（mitomycin，MMC）：是抗生素类抗肿瘤药物。其作用机制是在细胞内通过还原酶活化后起作用，可使DNA解聚，同时阻断DNA的复制。高浓度时对DNA和蛋白质的合成亦有抑制作用。主要作用于晚 G_1 期和早S期。其有效率为37%～38%。常用方法：2mg，静脉注射，每日1次或6～8mg，静脉注射，每周1～2次；总量40～60mg为一疗程；或8～10mg/m²，静脉注射，每3周一次或与其他药物联合。主要毒副作用为骨髓抑制明显，白细胞和血小板严重减少，其他尚有恶心、呕吐、食欲缺乏等胃肠道症状，偶有肝、肾和肺毒性。

（5）顺铂（cisplatin，顺氯氨铂，DDP）：是金属类化合物。其作用机制为抑制蛋白合成，它可引起 DNA 链间交联，影响 DNA 的模板功能，进而抑制 DNA 和 RNA 的合成，属周期非特异性药物，但在 G_1 期最敏感。其有效率为 9% ~52%。常用方法：15 ~20mg/m^2，静脉滴注，每日 1 次，连用 5 天，每3 ~4 周重复，多饮水；或 50 ~100mg/m^2，静脉滴注，每 3 ~4 周重复。主要毒副作用是肾脏损害。（后种给药方法需加"水化"，即用药的前 1 天和用药的 1 ~3 天内，每天需补液体不少于 2000ml，并加氯化钾及甘露醇或呋塞米等，以减轻肾脏毒性），胃肠道反应较重，骨髓抑制、耳神经毒性、重听甚至失听等。

（6）卡铂（carboplatin,CBP）：是铂类第二代络化物，抗癌作用、疗效与顺铂相当，毒副作用如肾毒性、胃肠道反应、神经毒性等比顺铂明显低，故用药时无需水化利尿等，但其骨髓抑制比顺铂明显。常用方法：100mg，静脉滴注，每日 1 次，连用 5 天，每 3 ~4 周重复；或 500 ~600mg 静脉滴注 1 次，每 3 ~4 周重复。

（7）吉西他滨（gemcitabine,GEM，商品名健择）：本品和阿糖胞苷一样进入人体内后由脱氧胞嘧啶激酶活化，由胞嘧啶核苷脱氨酶代谢，为嘧啶类抗肿瘤药物。其作用机制和阿糖胞苷相同，其主要代谢产物在细胞内参入 DNA，主要作用于 G_1/S 期。GEM 还能抑制核苷酸还原酶，导致细胞内脱氧核苷三磷酸酯减少；与阿糖胞苷另一不同点是它能抑制脱氧嘧啶脱氨酶减少细胞内代谢物的降解，具有自我增效的作用。与阿糖胞苷的抗瘤谱不同，对多种实体瘤有效。单药临床试验，最初研究结果是由 Carichacl 等发表于 1995 年，44 例晚期乳腺癌入选单一应用吉西他滨治疗的 Ⅱ 期试验，40 例可评价疗效，其中 3 例 CR、7 例 PR，总有效率（ORR）25%、中位生存期 11.5 个月。常用方法：800 ~1200mg/m^2，静脉滴注，30 ~60 分钟，第 1、8 天，每 3 周为一个周期。毒副作用：其剂量限制性毒性是骨髓抑制，中性粒细胞和血小板减少较常见，有轻、中度消化道反应，如便秘、腹泻、口腔炎等。可引起发热、皮疹和流感样症状。少数患者可有蛋白尿，血尿，肝、肾功能异常和呼吸困难。

（8）卡培他滨（capecitabine,希罗达）：本品化学名称为 5′-脱氧-5-氟-N-[（戊氧基）羰基]胞啶。在肠道内吸收较好，经肠黏膜吸收后透过肝脏的羧酸酯酶转化为 5′-脱氧-5-氟胞苷（5′-DFCR），然后经肝和肿瘤细胞中的胞苷脱氨酶转化为 5′-脱氧-5-氟尿苷（5′-DFUR），最后经胸腺嘧啶磷酸化酶（TP，该酶在肿瘤组织中的浓度较高）转化为氟尿嘧啶

（FU）。北美一组多中心 Ⅱ 期临床研究，对 163 例乳腺癌应用蒽环类和紫杉醇药物治疗后进展的患者，用卡培他滨每日 2510mg/m^2，分 2 次口服，连用 14 天，停药 7 天，3 周后重复。结果有效率为 20%，包括 3 例 CR、病变稳定者 43%。法国一组研究中，44 例 ADM 治疗失败的乳腺癌患者随机分为卡培他滨组和紫杉醇组，前组有效率为 36%，其中 3 例 CR；后组有效率为 21%，无 CR 病例。用法：每日 2500mg/m^2，分 2 次早晚饭后半小时用水送服，连用 2 周，停 1 周后重复。应根据患者情况和不良反应调整剂量。毒性副作用：①消化道反应：常见腹泻、食欲缺乏、恶心、呕吐、腹痛、口腔炎等。②手足综合征：约有半数患者有不同程度的手足综合征，3 ~4 度者有 10% 左右。表现为麻木、感觉迟钝和异常、针刺感、疼痛；皮肤肿胀或红斑、脱屑、水疱或疼痛，严重者可脱皮、脱指（趾甲）。脱发常见，但较轻。③心血管系统：少数患者可有下肢水肿。④骨髓抑制：主要是粒细胞减少，多为 1、2 度，可引起贫血和血小板减少，但均不多见。

（二）乳腺癌的分子分型与术后复发危险因素

1. 分子分型　美国斯坦福大学的 Perou 等在 2000 年最先报道了乳腺癌的分子分型，包括管腔样（Luminal-like）型、正常乳腺样（Normal-like）型、c-erbB-2 过表达型（HER2-positive）、基底细胞样（Basal-like）型。之后的研究还将 ER 阳性的 Luminal 型分为 A、B 两个亚型。近年来，该分型方式通过基因突变、DNA 拷贝数、DNA 甲基化、RNA、MicroRNA、蛋白质等多层次的数据整合和研究分析获得进一步的验证。但考虑到基因芯片有诸如应用不便、检测费用高的缺点，2011 年 St. Gallen 国际乳腺癌大会上的多数专家认为，根据免疫组化（immunohistochemistry, IHC）检测的 ER、PR、c-erbB-2 和 Ki-67 的结果，如作为基因芯片的近似替代将乳腺癌划分为上述 4 种类型在临床工作中是可行的。在 2013 年 St. Gallen 大会上，有 72.9% 的专家认为 Ki-67 可以用于 Luminal A 和 B 型的区分，但对于甄别值（cut-off value）尚有争议，通常认为 14% 是合理的选择。从预后角度讲，Luminal A 型较好，而 Basal-like 型较差。Basal-like 型乳腺癌和三阴性乳腺癌（triple negative breast cancer, TNBC）虽有近 80% 的重合，但后者不是从基因芯片角度进行的分型，特指 ER、PR 和 c-erbB-2 均阴性的乳腺癌，其还包含一些如低危（典型）髓样癌和腺样囊性癌等特殊的组织学类型。乳腺癌分子分型的标志物检测和判定见表 9-17。

表 9-17 乳腺癌分子分型的标志物检测和判定

分子分型	标志物	备　注
Luminal A 型	"Luminal A 样" ER/PR 阳性且 PR 高表达 HER-2 阴性 Ki-67 低表达	ER、PR、Ki-67 表达的判定值建议采用报告阳性细胞的百分比。Ki-67 高低表达的判定值在不同病理实验中心可能不同,可统一采用 14% 作为判断 Ki-67 高低的界值。同时,以 20% 作为 PR 表达高低的判定界值,可进一步区分 Luminal A 样和 Luminal B 样(HER-2 阴性)
Luminal B 型	"Luminal B 样(HER-2 阴性)" ER/PR 阳性 HER-2 阴性 且 Ki-67 高表达或 PR 低表达 "Luminal B 样(HER-2 阳性)" ER/PR 阳性 HER-2 阳性(蛋白过表达或基因扩增) 任何状态的 Ki-67	上述不满足"Luminal A 样"条件 Luminal 样肿瘤均可作为"Luminal B 样"亚型
ERBB2+ 型	"HER-2 阳性" HER-2 阳性(蛋白过表达或基因扩增) ER 阴性和 PR 阴性	
Basal-like 型	"三阴性(非特殊型浸润性导管癌)" ER 阴性 PR 阴性 HER-2 阴性	三阴性乳腺癌和 Basal-like 型乳腺癌之间的吻合度约 80%。但是三阴性乳腺癌也包含一些特殊类型乳腺癌如髓样癌(典型性)和腺样囊性癌,这类癌的复发转移风险较低

2. 术后复发危险因素　乳腺癌术后复发风险(表 9-18)在 2005 年由 St Gallen 专家团提出,当时认为除了乳腺癌分期,肿瘤免疫组化表型,尤其 c-erbB-2 状态在预测预后以及治疗方式的选择中具有重要意义,提出在 TNM 分期基础上增加 c-erbB-2 表达状态、脉管癌栓等内容,综合评估复发风险分级。2007 年了修订危险因素,增加了 ER/PR 表达分析,强化了免疫组化表型在指导治疗决策中的价值,推荐应用高质量组织病理学检查进行危险度分级和治疗靶点确定。2009 年共识不再提及复发风险分级。共识将辅助治疗模式分为内分泌治疗、抗 c-erbB-2 治疗和细胞毒化疗三类,推荐临床应根据肿瘤特征和亚型制定个体化治疗方案;尤其强调了 Ki-67 指数在评价疾病进展及细胞毒药物化疗反应预测中的价值。但是在实际临床工作中,乳腺癌术后危险因素在辅助治疗中仍然具有十分重要的作用,可供全面评估患者手术以后复发风险的高低,也是制定全身辅助治疗方案的重要依据。

表 9-18 乳腺癌术后复发风险的分级

危险度分级	判别要点	
	转移淋巴结	其　他
低度	阴性	同时具备以下 6 条:标本中病灶大小(pT)≤2cm;分级 1 级;瘤周脉管未见肿瘤侵犯;ER 和(或)PR 表达;HER-2/neu 基因没有过度表达或扩增;年龄≥35 岁
中度	1~3 枚阳性	以下 6 条至少具备 1 条:标本中病灶大小(pT)>2cm;分级 2~3 级;有瘤周脉管肿瘤侵犯;ER 和 PR 缺失;HER-2 基因过度表达或扩增;年龄<35 岁 未见 HER-2 过度表达和扩增,且 ER 和(或)PR 表达
高度	≥4 枚阳性	HER-2 过度表达或扩增,或 ER 和 PR 缺失

(三) 新辅助化疗

新辅助化疗(neoadjuvant chemotherapy),亦称术前化疗(preoperative chemotherapy),已是近 20 年来的发展趋向。1982 年,Frei 提出新辅助化疗的概念,2001 年 NSABP B-18 大型随机研究显示:与未获得病理完全缓解(pCR)的患者相比,达 pCR 患者 DFS

和 OS 均有显著改善。该项研究结果显示:①对于临床 I 期和 II 期乳腺癌患者,新辅助化疗与辅助化疗同样有效;②新辅助化疗能增加保乳手术的机会;③新辅助化疗能显著改善达 pCR 患者的 DFS 和 OS;④肿瘤对新辅助化疗的反应可作为预测患者预后的指标。之后,NSABP B-27 试验再次证实,经新辅助化疗获得 pCR 的患者有生存获益。新辅助化疗方案的选择应以获得更高 pCR 为目标的观点由此而产生。新辅助化疗已经成为乳腺癌多学科综合治疗的主要部分。2004 年 9 月在德国更新了 2003 年出版的新辅助化疗全球专家讨论共识,确定了仍沿用 neoadjuvant systemic chemotherapy(NST)一词,且新辅助化疗着重讨论的是可手术乳腺癌。

1. 新辅助化疗的理论依据与意义

(1) 新辅助化疗的理论依据:乳腺癌新辅助化疗的理论依据主要来源于两个生物学假说:①Fisher 等研究表明,切除鼠原发肿瘤会导致转移的肿瘤细胞增殖加快。在切除鼠 C3H 乳腺癌原发病灶后,有标记的远处转移灶在 7~10 天内均有增大,在 7 天后也有肿瘤倍增时间的缩短和肿瘤增大。这种现象提示肿瘤原发病灶切除后,转移病灶中大量的 G_0 期肿瘤细胞进入增殖期,转移灶可很快出现快速增长。在手术前后特别是术前给予环磷酰胺能够阻止转移灶的生长和延长鼠生存时间。②Bhalla 等研究认为,原发肿瘤切除后,转移灶肿瘤细胞的倍增时间缩短,肿瘤迅速增长,同时耐药细胞数大增。

这两种理论是相互统一的,后者认为肿瘤转移病灶增大的同时还包含有耐药细胞数的增多,耐药细胞数的增加不仅源于其自身固有的增殖性,还源于非耐药细胞株的不断突变。在术前开始全身的药物治疗,可以防止微小转移病灶的肿瘤细胞出现加速增殖,并达到尽早控制原发灶的目的,同时减少肿瘤细胞在增殖过程中耐药细胞的产生。以上实验结果为术前化疗提供了生物学的理论基础。

(2) 新辅助化疗的意义

1) 降低临床分期,利于肿瘤切除及增加保乳手术机会。新辅助化疗确实能够使乳腺癌患者临床分期降低,临床总体疗效达到 60%~90%,只有 5% 的患者在治疗期间可能进展,这使乳腺癌患者的保乳机会明显增加。此外,新辅助化疗还能使 3%~30% 的患者达到 pCR,化疗联合赫赛汀(曲妥珠单抗)方案对 c-erbB-2 过表达患者 pCR 达到 50% 左右,而且临床研究也一致证实病理完全缓解患者的生存期明显提高。NSABP B-18 研究中新辅助化疗和术后辅助化疗组的 DFS 和 OS 无明显差异,新辅

助化疗组保乳率为 68%,而直接手术组的保乳率为 60%;后续随访 9 年发现新辅助化疗组中 pCR 患者的 DFS 和 OS 分别为 85% 和 75%,而手术后有肿瘤残留的患者 DFS 和 OS 分别为 73% 和 58%。NSABP B-27 研究显示,新辅助化疗获得 pCR 的患者,其 DFS(HR 为 0.45,$P<0.01$)和 OS(HR 为 0.33,$P<0.001$)明显延长。经过新辅助化疗获得 pCR 的患者最终获得生存优势,因此新辅助化疗方案的选择应以获得更高的 pCR 为目标。pCR 的定义为手术切除标本中原发灶和腋下淋巴结(ALN)同时均无浸润性癌残留。

2) 了解肿瘤对化疗药物的敏感性和化疗方案的合理性。新辅助化疗可直接观察化疗前、后肿瘤的大小、病理学及生物学指标的变化,直观地了解化疗药物及方案对具体肿瘤是否有效,是最为可靠的体内药敏试验。通过新辅助化疗模型发现某些不敏感的化疗药物,可及时调整、更换有效化疗药物,为制定高效化疗方案提供可信依据,最大可能地提高化疗效果。

3) 杀灭或减少微转移灶,提高病理缓解率。在动物模型研究中发现,切除小鼠的肿瘤原发灶后,其远处转移病灶的肿瘤细胞增殖指数增高。尽早应用化疗药物治疗,可以防止微小转移灶出现增长加速的现象,同时有利于减少肿瘤细胞产生耐药的概率。NSABP B-18、NSABP B-27 试验亦证实新辅助化疗可以提高 pCR,进而转化为生存的获益。

4) 防止远处转移。新辅助化疗提供了尽可能早的全身性、系统性的治疗,由于术前血管完整,药物可到达肿瘤的内部,避免由于术后肿瘤血管床的改变而降低肿瘤组织中的药物浓度,从而提高化疗的效果;且新辅助化疗可抑制术中肿瘤细胞的转移活性及术后微转移灶肿瘤细胞的快速生长,有利于减少肿瘤播散、消灭微小转移灶。

2. 新辅助化疗的适应证与禁忌证

(1) 适应证

1) 临床 II、III 期有保乳意愿的患者:2011 年美国国立癌症网络乳腺癌临床实践指南(中国版)中提出,对于临床 IIA、IIB 和 IIIA(仅 $T_3N_1M_0$)期的患者,如果排除了肿瘤大小,其他条件符合保乳手术的其他标准,且患者有保乳意愿,应给予新辅助化疗。

2) 局部晚期浸润性乳腺癌(非炎性乳腺癌):局部晚期乳腺癌(locally advanced breast cancer,LABC)指肿瘤直径大于 5cm(T_3),或侵犯胸壁、皮肤(T_4)包括橘皮征、皮肤溃疡水肿、卫星灶和(或)区域的腋淋巴结互相融合(N_2)或同侧锁骨上淋巴结

转移(N_3)的乳腺癌。临床分期中不可手术的局部晚期乳腺癌主要是指ⅢA期($T_{0-2}N_2$或T_3N_2)的乳腺癌、ⅢB期T_4N_X、ⅢC期T_XN_3的乳腺癌。

3）炎性乳腺癌（inflammatory breast cancer, IBC）：是临床诊断，指乳腺1/3以上面积皮肤充血水肿（橘皮征），且充血区有明显可触及的边界，皮肤温度升高，类似炎症（NCCN标准）。《AJCC癌症分期手册》第7版根据淋巴结受累情况和是否有远处转移将IBC分期定义为ⅢB、ⅢC期或Ⅳ期。IBC的原发病灶被定义为T_4d，即使乳腺没有明显的包块。IBC通常不可手术，预后较差。

4）隐匿性乳腺癌行新辅助化疗的可行性：隐匿性乳腺癌定义为腋窝淋巴结转移为首发症状，而乳房未能检出原发灶的乳腺癌，在排除其他部位原发肿瘤后，尽管临床体检和现有的影像学检查均不能发现乳房肿块，甚至术后病理也未查及乳腺内的原发病灶，但还是可以诊断这是一类特殊的乳腺癌。对不可手术的隐匿性乳腺癌行新辅助化疗是可行的。

（2）禁忌证：①未经组织病理学确诊的乳腺癌。推荐进行组织病理学诊断，并获得ER、PR、c-erbB-2及Ki-67等免疫组化指标，不推荐将细胞学作为病理诊断标准。②妊娠早期女性。妊娠中期女性患者应慎重选择化疗。③年老体弱且伴有严重心、肺等器质性病变，预期无法耐受化疗者。

3. 新辅助化疗方案与疗程　选择有效的新辅助化疗方案，提高客观有效率（objective response rate, ORR）和pCR率是新辅助化疗的重要目标之一。根据美国NCCN最新指南，目前辅助化疗的有效方案均可作为新辅助化疗方案，主要是含蒽环类和（或）紫杉类的2～3联的方案。

（1）新辅助化疗的方案

1）CMF方案：1976年，Bonadonna等发表在《新英格兰杂志》上的研究报告是显示联合药物化疗有效性的里程碑式的文章，奠定了CMF作为乳腺癌辅助化疗的金标准地位。Erol等报道，使用CMF方案3个周期后，4.1%的局部晚期乳腺癌患者行保乳手术，95.9%的患者行改良根治术，术后所有患者接受放疗和3个周期CMF方案化疗，结果显示总缓解率为88%，其中完全缓解率为14.9%，部分缓解率为73%，疾病进展率为2.8%，病理缓解率为18.9%，中位随访62个月，平均无病生存时间为64.9个月，平均总生存时间为97.5个月，5年无病生存率和总生存率分别为52%和79.9%，其常见不良反应为恶心、呕吐、黏膜炎、脱发和白细胞减少。

证实在局部晚期乳腺癌治疗中CMF方案有较高的总缓解率，不良反应可耐受。

2）含蒽环类的方案：蒽环类药物的使用是乳腺癌治疗史上重要的里程碑，新辅助化疗常用的含蒽环药物方案有AC/EC（阿霉素/表阿霉素+环磷酰胺）、FAC/FEC（5-氟尿嘧啶+阿霉素/表阿霉素+环磷酰胺），ORR 50%～85%，pCR率0～24%，蒽环类是乳腺癌新辅助化疗的基本药物。

1998年早期乳腺癌试验协作组（EBCTCG）的荟萃分析结果显示，与CMF方案比较，使用蒽环类方案能使患者复发和死亡危险进一步降低11%与16%，5年和10年病死率分别降低3.5%与4.6%。

NSABP B-18是第一个关于新辅助化疗和辅助化疗的随机前瞻性研究。这个试验的患者被要求肿瘤较小，且不包括T_4期的患者，目的是研究新辅助化疗和术后化疗相比是否能提高生存率；同时，也为研究新辅助化疗是否能使肿瘤缩小，以便可以开展更多的保乳手术。1500例Ⅰ～Ⅲ期的患者随机分成术前和术后两组接受4个疗程的AC化疗方案，保乳患者术后放疗，>50岁的患者化疗结束后口服他莫昔芬（TAM）内分泌治疗，随访5年后结果显示，术前化疗可使原发肿瘤及淋巴结降期，总缓解率达79%，其中完全缓解率为36%，部分缓解率为43%，68%患者接受了保乳治疗，病理缓解率为13%，随访9年后，肿瘤复发率为10.7%。Mouret-Reynier等研究表明，应用FEC 100方案（5-氟尿嘧啶500mg/m^2、表柔比星100mg/m^2和环磷酰胺500mg/m^2），用于Ⅰ～Ⅲ期初发可手术乳腺癌患者的新辅助化疗，6周期后行手术与放疗，结果显示，总缓解率为75%，其中完全缓解率为22.5%，70%患者接受了保乳手术，病理缓解率为40%，随访29.5个月，3例发生转移性复发；FEC 100方案的主要毒性是骨髓抑制，51.3%患者发生3～4级中性粒细胞减少症。证实FEC 100化疗方案对早期可手术乳腺癌患者有效且可良好耐受。

3）含紫杉类药物的方案：紫杉类药物的问世是肿瘤化疗的重大突破之一。20世纪90年代中期，紫杉醇开始用于乳腺癌术后辅助化疗。几个大型的临床试验（CALGB 9344、NSABP B-28、BCIRG 001）结果显示，加入紫杉类药物可显著改善腋窝淋巴结阳性乳腺癌患者的无病生存率或总生存率。对于紫杉类联合蒽环类药物是否可以在新辅助化疗中进一步提高疗效，多项试验进行了研究。

NSABP B-27研究将可手术的乳腺癌患者随机分为3组：A组，784例患者接受4周期AC化疗后手术;B 组,783 例患者接受 4 周期 AC 化疗再序贯 4 周期多西他赛化疗后手术;C 组,777 例患者接受 4 周期 AC 化疗后手术,术后再行 4 周期多西他赛化疗。评价术前或术后序贯多西他赛能否改善患者的无病生存和总生存时间,同时观察术前加用多西他赛能否提高临床和病理缓解率,降低腋窝淋巴结转移率。1995 年至 2000 年共有 2411 例乳腺癌患者被纳入研究,化疗剂量为 AC $60/600mg/m^2$,多西他赛 $100mg/m^2$。随访 68.8 个月。结果显示:与 A 组相比,B 组和 C 组的 5 年 OS、DFS 无显著提高;B 组对 A 组,OS 分别为 83%、81%,DFS 为 72%、67%;C 组对 A 组,OS 均达到 81%,DFS 分别为 70%、67%。但与 A 组相比,B 组无复发生存率(RFS)显示优势(69% vs.74%,$P=0.03$),而 C 组 RFS 未显示优势。进一步将两个含多西他赛治疗组数据合并后,发现含有多西他赛者可增加 RFS 优势(72% vs.69%,$P=0.06$)。研究显示,新辅助化疗获得 pCR 的患者,其 DFS(HR 为 0.45,$P<0.01$)和 OS(HR 为 0.33,$P<0.001$)明显延长。与 AC 方案化疗后手术组相比,术前予以 AC 序贯 T 组具有更好疗效,总缓解率为 91%,其中完全缓解率为 65%,病理完全缓解率为 26%。

鉴于在蒽环类药基础上加用紫杉类药可进一步提高 ORR 和 pCR,2009 年 St Gallen 会议专家共识推荐,新辅助化疗首选含紫杉和蒽环的化疗方案。2010 年 NCCN 临床实践指南推荐的新辅助化疗方案包括 TAC、AC 序贯 T、FEC 序贯 T。

4)化疗联合靶向治疗的方案:曲妥珠单抗(赫赛汀):有 20% ~ 25% 的乳腺癌存在 c-erbB-2 基因过度表达。曲妥珠单抗是重组 DNA 衍生的人源化单克隆抗体,目前研究认为,曲妥珠单抗可能通过多种机制发挥作用:主要包括曲妥珠单抗激活抗体介导的细胞毒作用(ADCC),协助机体免疫系统杀伤 c-erbB-2 阳性肿瘤细胞;可能作用于配体不依赖性的 ErbB2/ErbB3 二聚体,使之解聚,从而抑制 c-erbB-2 受体下游信号的激活;通过加强抑癌基因 PTEN 定位到细胞膜上和增强其磷酸酶活性,抑制 PI3K/AKt 信号通路。

对 c-erbB-2 阳性晚期乳腺癌,化疗联合曲妥珠单抗可提高有效率,延长 TTP,提高总生存率。NOAH 试验中,c-erbB-2 阳性局部晚期乳腺癌患者使用相同的新辅助化疗方案(阿霉素+紫杉醇 3 个周期后序贯紫杉醇 4 个周期再序贯环磷酰胺+氨甲蝶呤+5-氟尿嘧啶 3 个周期,共 10 个周期),一组化疗同时使用赫赛汀(117 例),手术后继续完成赫赛汀 1

年治疗;另一组单用化疗(118 例)。结果显示,加用赫赛汀组 ORR、pCR 明显优于单独化疗组,分别为 87% vs.74%(P = 0.009),38% vs.19%(P = 0.001)。中位随访时间 3.2 年,3 年无事件生存率(EFS,定义为从随机分组至复发、转移或任何原因的死亡)两组分别为 71% 和 56%(P = 0.013),赫赛汀的应用使事件发生率大大下降。不良反应方面,第一组尽管同时应用了阿霉素、紫杉醇、赫赛汀,症状性心衰发生率<2%,研究者认为在控制蒽环药剂量和较少的周期数、密切监测心功能的前提下,赫赛汀与蒽环药同时应用是安全的。该试验随访 5.4 年的结果显示:c-erbB-2 阳性乳腺癌患者,5 年 EFS 在 CT+H 组和 CT 组分别为 57.5% 和 43.3%(HR = 0.64,P=0.016),含曲妥珠单抗的新辅助治疗较不含者 5 年复发风险降低 36%;5 年 OS 两组分别为 73.5% 和 62.9%(HR = 0.66,P = 0.055),含曲妥珠单抗组的患者具有生存优势,但无有统计学意义。交互作用分析显示,获 pCR 的患者中,用曲妥珠单抗者较未用者复发风险降低 71%;曲妥珠单抗组获 pCR 的患者较未获 pCR 者复发风险降低 83%。增加曲妥珠单抗可显著改善预后,提示治疗方案和 pCR 有显著的交互作用(P = 0.037)。曲妥珠单抗的 EFS 获益与 pCR 显著相关,甚至限定于 pCR 的患者;经曲妥珠单抗治疗且获 pCR 的患者,可有 EFS 的显著获益,而未经曲妥珠单抗治疗的患者,pCR 和 EFS 的关联较小且无统计学意义。两组心脏毒性均较小。但目前乳腺癌各项指南仍然不建议曲妥珠单抗应与蒽环类药物同时应用。

Buzdar 等完成的一项Ⅲ期随机临床试验,对 c-erbB-2 阳性可手术患者(Ⅱ ~ ⅢA 期)行紫杉醇序贯 FEC 方案化疗 8 个周期(紫杉醇 $225mg/m^2$ 静脉输注 24 小时,每 3 周为 1 个周期,共 4 个周期,序贯 5-氟尿嘧啶 $500mg/m^2$ d1、4+环磷酰胺 $500mg/m^2$ d1+表阿霉素 $75mg/m^2$ d1,每 3 周为 1 个周期,共 4 个周期)或化疗同时联合赫赛汀治疗(赫赛汀首次 $4mg/m^2$,后续 $2mg/m^2$,每周 1 次)。42 例患者入组后监察委员会停止了该试验,因为赫赛汀加化疗组(23 例)pCR 为 65.2%,显著优于单化疗组(19 例)的 26.3%(P=0.016)。随后又有 22 例患者入赫赛汀加化疗组,赫赛汀加化疗组(45 例)总的 pCR 为 60%。随访结果显示,赫赛汀联合化疗组 DFS 明显提高(化疗组 3 年 DFS 为 85.3%,赫赛汀加化疗组 3 年 DFS 为 100%,P=0.041)。

ACOSOG Z1041 试验验证了靶向药物应用时机对疗效的影响,即传统 FEC 序贯 TH 对比 TH 序贯

FEC+H。共入组280例肿瘤直径大于2cm或有腋窝淋巴结转移的早期可手术乳腺癌患者,结果两组的原发灶pCR率分别为55.1%和54.2%(P=0.72);腋窝淋巴结转移灶pCR率亦无统计学差异,分别为50.7%和48.6%(P=0.88)。该试验说明,在新辅助治疗阶段,靶向药物曲妥珠单抗的应用时机并不影响疗效。研究指出,在传统的含蒽环和紫杉类方案基础上增加曲妥珠单抗的新辅助治疗,可获得较高的pCR率。曲妥珠单抗给药时机对乳腺及腋窝淋巴结病灶的pCR率无显著影响,同步给予蒽环类和曲妥珠单抗并不能改善pCR率。

目前多个随机试验(Ⅱ和Ⅲ期)探索了在c-erbB-2阳性乳腺癌的新辅助化疗中加入曲妥珠单抗的疗效,其一致的结论是与未加入曲妥珠单抗相比,新辅助化疗中加入曲妥珠单抗后pCR得到了明显提高(26%~65%)。2009 St Gallen专家共识及2010年NCCN临床实践指南推荐Her-2阳性乳腺癌新辅助化疗应加抗Her-2药物。

A. 拉帕替尼(lapatinib,商品名Tykerb)是一种口服小分子酪氨酸激酶受体抑制剂(TKIs),其可与c-erbB-2和EGFR的胞内三磷酸腺苷结构域结合而抑制这两种受体的自磷酸化,拉帕替尼这一功能可抑制受体的激活并影响其下游如PI3K/AKT和丝裂原活化蛋白激酶(MAPK)等信号通路的传递,进而影响基因转录、细胞增殖和凋亡,目前批准用于曲妥珠单抗治疗后进展的c-erbB-2阳性晚期乳腺癌患者的治疗。Gepar Quattro进行的GBG44试验是一项随机的Ⅲ期临床试验,目的是比较拉帕替尼和曲妥珠单抗在新辅助治疗上的优劣,pCR为首要终点。620例患者被随机分到拉帕替尼组和曲妥珠单抗组,联合化疗方案为4个疗程EC(表柔比星+环磷酰胺)序贯4个疗程多西他赛。结果发现拉帕替尼组pCR率为22.7%,低于曲妥珠单抗组的30.3%(P<0.04);拉帕替尼组靶向药物剂量降低比曲妥珠单抗组更常见(32% vs.1%),主要是由腹泻和皮疹造成的。

Ⅱ期随机试验GEICAM 2006-14应用的化疗方案与GBG44试验相同,其结果也与之相似,曲妥珠单抗组患者的pCR率(48%)为拉帕替尼组(24%)患者的2倍。

拉帕替尼作为一种单独的抗HER-2药物,其疗效的降低可能与剂量降低或治疗中断有关,亦可能是拉帕替尼阻滞c-erbB-2通路的能力不如曲妥珠单抗。曲妥珠单抗还可能通过细胞介导的细胞毒作用产生额外的抗肿瘤活性。拉帕替尼治疗早期乳腺癌的这些结果可能会导致我们不推荐其在临床试验以外单独用于抗c-erbB-2靶向辅助治疗。

B. 贝伐珠单抗(bevacizumab,Avastin)是重组的人源化单克隆抗体。2004年2月26日获得FDA的批准,是美国第一个获得批准上市的抑制肿瘤血管生成的药。通过体内、体外检测系统证实IgG1抗体能与人血管内皮生长因子(VEGF)结合并阻断其生物活性。在GBG44试验中,对于c-erbB-2阴性患者,研究者将贝伐珠单抗(Bev)引入到EC-Doc(EC序贯多西他赛)化疗方案中,试图进一步提高该组患者的pCR率,但结果并未达到预期,EC-Doc组与EC-Doc+Bev组患者的pCR率分别为15%与17%,保留乳房手术率分别为66.6%与65.8%。Bev与细胞毒性药物联合的新辅助治疗方案未显示任何优势。

C. 来那替尼(neratinib)是一种口服、不可逆转的全酪氨酸激酶抑制剂,与曲妥珠单抗和帕妥珠单抗靶向于c-erbB-2阳性癌细胞表面的c-erbB-2受体的作用机制不同,neratinib同时具有抗HER-1、HER-2和HER-4活性,是目前唯一进入Ⅲ期临床的c-erbB-2阳性新的靶向性药物。2014年美国癌症研究协会年会(AACR)上发表了neratinib的Ⅱ期临床研究,将分期为Ⅱ期、肿瘤大小至少62.5px、乳腺化验检查确定其处于复发高危状态的患者进行评估。应用贝叶斯运算法则,将115例患者分配到neratinib+化疗方案组,其他78例患者被分配到对照组。对照组中HER-2阳性的患者应用紫杉醇+曲妥珠单抗方案治疗,而c-erbB-2阴性的患者仅应用紫杉醇治疗。研究结果显示:neratinib对于c-erbB-2阳性、ER阴性的乳腺癌有效。与曲妥珠单抗相比,应用neratinib治疗的c-erbB-2阳性、ER阴性患者达到pCR的百分比更高(56% vs.33%)。研究者们计算出,在Ⅲ期试验中,neratinib治疗c-erbB-2阳性、ER阴性的乳腺癌的效果优于曲妥珠单抗的可能性为95%。这些患者从neratinib中获益的可能性为79%。neratinib组患者1级或2级腹泻的发生率(95%)高于对照组(45%)。neratinib组患者3级腹泻的发生率为39%。该试验提及,在主要研究终点pCR方面,neratinib优于曲妥珠单抗的可能性为95%。

基于这一试验的统计学设计,预计这一包含300例患者的Ⅲ期随机试验未来的成功概率为79%。研究者们认为,对c-erbB-2阳性乳腺癌患者而言,neratinib联合新辅助治疗的疗效明显优于曲妥珠单抗+紫杉醇的可能性为72.7%。

347

5）靶向药物的联合应用:尽管 c-erbB-2 阳性乳腺癌的新辅助化疗中加入曲妥珠单抗的 pCR 率得到了提高,仍有相当一部分患者未达到 pCR,而在 pCR 的患者中,仍有一定的复发或转移的风险。因此,在 c-erbB-2 过表达的乳腺癌患者中,曲妥珠单抗耐药是主要的问题,其耐药机制与其作用机制密切相关,如曲妥珠单抗作用靶点被膜相关糖蛋白黏蛋白 4(MUC4)封闭,阻止曲妥珠单抗作用于 c-erbB-2 受体,PTEN 蛋白表达下降或缺失,PI3K/AKt 信号通路激活等,而双通路阻断可能是克服耐药的策略之一。

A. 曲妥珠单抗与拉帕替尼联合:NSABP B-41 试验在 529 例可手术的 c-erbB-2 阳性乳腺癌患者中比较新辅助化疗联合曲妥珠单抗、拉帕替尼或两者同时使用的疗效。化疗方案为 AC(多柔比星+环磷酰胺),序贯周方案紫杉醇。在使用紫杉醇的同时患者随机分为曲妥珠单抗周剂量组、拉帕替尼 1250mg/d 组,周方案曲妥珠单抗联合拉帕替尼 750mg/d,直至手术,所有患者在术后继续接受曲妥珠单抗治疗至 52 周。结果发现 pCR 率在曲妥珠单抗组为 52.5%(93/177)、拉帕替尼组 53.2%(91/171)、两药联合组为 62%(106/171)。该研究发现拉帕替尼和曲妥珠单抗组 pCR 率相似,两药联合组 pCR 率虽然有所升高,但差异无统计学意义($P=0.095$)。

NeoALLTO 试验入组了 455 例 c-erbB-2 阳性初治患者,随机分为 3 组:拉帕替尼组 154 例(34%),曲妥珠单抗组 149 例(33%)和拉帕替尼联合曲妥珠单抗组 152 例(33%)。随访 3.77 年时,拉帕替尼组 3 年无事件生存率为 78%(95%CI:70%～84%),曲妥珠单抗组为 76%(95%CI:68%～82%),联合治疗组为 84%(95%CI:77%～89%)。拉帕替尼和曲妥珠单抗组间的无事件生存率无差异(HR=1.06,95%CI:0.66～1.69,$P=0.81$),联合治疗组与曲妥珠单抗组也无差异(HR=0.78,95%CI:0.47～1.28,$P=0.33$)。中位随访期 3.84 年,拉帕替尼组、曲妥珠单抗组和联合治疗组的 3 年总生存率分别为 93%(95%CI:87%～96%)、90%(95%CI:84%～94%)和 95%(95%CI:90%～98%)。拉帕替尼和曲妥珠单抗组之间的总生存期没有显著差异(HR=0.86,95%CI:0.45～1.63,$P=0.65$),联合治疗组与曲妥珠单抗组间也无差异(HR=0.62,95%CI:0.30～1.25,$P=0.19$)。三组患者的 pCR 率分别为 24.7%、29.5%、51.3%,联合治疗组 pCR 显著高于曲妥珠单抗组($P=0.0001$),而曲妥珠单抗组和拉帕替尼组的 pCR 率无显著差异($P=0.34$)。与未实现 pCR 的患者相比,实现 pCR 的患者其 3 年无事件生存期明显改善(HR=0.38,95%CI:0.22～0.63,$P=0.0003$),3 年总生存期也明显改善(HR=0.35,95%CI:0.15～0.70,$P=0.005$)。不良反应方面,拉帕替尼组 149 例患者(99%),曲妥珠单抗组 142 例患者(96%),以及联合治疗组 147 患者(99%)出现不良事件,最常见的不良反应为腹泻、皮疹或红斑、肝功能不良事件和中性粒细胞减少(与化疗方案无关)。NeoALTTO 研究显示:对 c-erbB-2 阳性的原发性乳腺癌患者而言,应用拉帕替尼联合曲妥珠单抗双重抗 c-erbB-2 治疗拥有更高的乳腺癌病理完全缓解率,虽然无事件生存率和总生存率没有差异,但结果证实,新辅助抗 c-erbB-2 治疗后实现 pCR 的患者其无事件生存期和总生存期较无 pCR 患者长。

CHER-LOB 研究比较了蒽环+紫杉醇联合拉帕替尼、曲妥珠单抗或拉帕替尼和曲妥珠单抗新辅助治疗 c-erbB-2 阳性乳腺癌的疗效,主要研究终点为 pCR 率。研究共入组 121 例Ⅱ～ⅢA 期 c-erbB-2 阳性乳腺癌初治患者,随机分为 3 组:A 组(36 例),化疗+每周曲妥珠单抗;B 组(39 例),化疗+拉帕替尼组(1250mg,口服,每日);C 组(46 例),化疗+每周曲妥珠单抗+拉帕替尼组(750mg,口服,每日)。化疗方案为 4 周期 FEC 序贯 12 周紫杉醇。结果显示,80 例患者完成手术,可以评价疗效。总 pCR 率为 36.2%(A 组 28%,B 组 32%,C 组 48%),与靶向药物治疗相比,靶向药物联合治疗 pCR 率显著提高 50% 以上。保乳手术率分别为 A 组 68.6%、B 组 58.3% 和 C 组 70.4%。研究表明,与既往的多项 c-erbB-2 阳性乳腺癌新辅助治疗结果相比,化疗+双靶向药物的治疗模式,可进一步提高 pCR 率。

CALGB 40601 研究拟证明Ⅱ、Ⅲ期可手术 c-erbB-2 阳性乳腺癌患者可以从两种抗 c-erbB-2 靶向药物联合化疗的新辅助治疗中获益更多。入组的 296 例患者被随机分为 3 组:紫杉醇联合曲妥珠单克隆抗体(TH)组,紫杉醇联合曲妥珠单克隆抗体及拉帕替尼(THL)组,紫杉醇联合拉帕替尼(TL)组。结果显示,在 TH 基础上增加拉帕替尼(L)治疗,虽然在数值上获得了较高的 pCR 率,但两组间差异并未达到统计学意义,并且接受拉帕替尼治疗的患者Ⅲ级毒性反应发生率明显较未接受拉帕替尼治疗者高。该研究还发现,激素受体阴性患者的 pCR 率比受体阳性患者高。

B. 曲妥珠单抗与帕妥珠单抗联合:帕妥珠单抗(pertuzumab)是一种针对 c-erbB-2 胞外结构域人工

合成的单克隆抗体,与 c-erbB-2 受体胞外结构域Ⅱ区结合,在空间上阻断 c-erbB-2 与 EGFR 及 EGFR3 之间的异二聚体形成。以往的研究显示,c-erbB-2 和人类表皮生长因子受体-3(HER-2/HER-3)二聚体的形成可激活 PI3K/AKT 信号通路,促进肿瘤的形成与发展。因此,帕妥珠单抗阻断这种二聚体的形成而起到控制肿瘤的作用。美国食品和药品监督管理局(FDA)于 2012 年 6 月 8 日批准帕妥珠单抗联合曲妥珠单抗和多西他赛治疗既往未接受过抗 c-erbB-2 治疗的 c-erbB-2 阳性的晚期乳腺癌患者。2013 年 9 月 30 日,美国 FDA 授权加速批准帕妥珠单抗用于早期乳腺癌患者完整治疗方案的一部分(术前新辅助治疗)。帕妥珠单抗的新适应证是用于 c-erbB-2 阳性、局部晚期、炎症或早期乳腺癌(肿瘤直径大于 2cm 或淋巴结阳性)患者,他们处于癌症复发或扩散(转移)或具有疾病死亡高风险。该药物在手术前与曲妥珠单抗和其他化疗联合应用,根据所用治疗方案,可能之后还要接受术后化疗,手术后患者应继续接受曲妥珠单抗完成 1 年治疗。

帕妥珠单抗的新辅助治疗加速批准是根据一项检测 pCR 的 NeoSpher 研究,是一项随机、多中心的Ⅱ期试验,在 78 个医疗中心开展,受试者为 417 例从未接受赫赛汀治疗、初诊为 c-erbB-2 阳性的早期炎性或局部晚期乳腺癌女患者,对于可行手术的或局部晚期/炎性 c-erbB-2 阳性乳腺癌患者,若之前未行化疗且原发肿瘤<2cm,亦可纳入本研究。研究者将受试者随机分配接受以下 4 种治疗方案之一:多西他赛+曲妥珠单抗(n=107),多西他赛+曲妥珠单抗+帕妥珠单抗(n=107),曲妥珠单抗+帕妥珠单抗(n=107),以及多西他赛+帕妥珠单抗(n=96)。各组患者均在术前接受 4 个周期的治疗,治疗周期为每 3 周静脉用药一次。帕妥珠单抗的负荷剂量为 840mg,维持剂量为 420mg;曲妥珠单抗的负荷剂量为 8mg/kg,维持剂量为 6mg/kg;多西他赛的初始剂量为 $75mg/m^2$,若能很好地耐受此剂量,则可将剂量递增至 $100mg/m^2$。术后,所有患者均接受 1 年的曲妥珠单抗治疗和 3 个周期的标准治疗(FEC)。在接受 FEC 治疗前,曲妥珠单抗+帕妥珠单抗新辅助治疗组的患者还接受多西他赛治疗。主要终点为 pCR。在意向性治疗群体中,多西他赛+曲妥珠单抗治疗组到手术时的 pCR 率为 29%,而多西他赛+曲妥珠单抗+帕妥珠单抗治疗组为 46%,多西他赛+帕妥珠单抗治疗组为 24%,曲妥珠单抗+帕妥珠单抗但未联用化疗药物的新辅助治疗组为 17%。多西他赛+曲妥珠单抗治疗组与曲妥珠单抗+帕妥珠单

抗治疗组之间的 pCR 具有显著差异(P=0.0198),多西他赛+曲妥珠单抗与多西他赛+曲妥珠单抗+帕妥珠单抗治疗组之间、多西他赛+曲妥珠单抗+帕妥珠单抗治疗组与多西他赛+帕妥珠单抗治疗组之间(P=0.003)的 pCR 比较情况亦如此。曲妥珠单抗+帕妥珠单抗二联疗法的疗效非常突出地表现在 c-erbB-2 阳性肿瘤的根治比例上。

2015 年 ASCO 报道了 NeoSpher Ⅱ期试验的 5 年分析结果:多西他赛+曲妥珠单抗+帕妥珠单抗组和多西他赛+曲妥珠单抗组比较的 3 年 DFS、PFS 分别为 92% vs. 85%、90% vs. 86%;在曲妥珠单抗+帕妥珠单抗组和多西他赛+帕妥珠单抗组中,3 年生存率分别为 DFS 88% 和 84%,PFS 81% 和 82%;4 个治疗组合并分析,所有达到 pCR 的患者和所有未达到 pCR 的患者,DFS 的 HR 为 0.68(95% CI:0.36 ~ 1.26),PFS 的 HR 为 0.54(95% CI:0.29 ~ 1.00)。3 年生存率的结果与主要研究终点 pCR 的结果一致,表明尽管使用了相同的辅助治疗,在曲妥珠单抗联合多西他赛后加入帕妥珠单抗的新辅助治疗,随着时间推移仍然持续获益。这个结果也支持 pCR 与长期生存改善相关。

(2)三阴性乳腺癌的新辅助治疗:根据免疫组化分型的三阴性乳腺癌是指雌激素受体(ER)、孕激素受体(PR)和人表皮生长因子受体(c-erbB-2)均为阴性的乳腺癌,其与基底细胞样乳腺癌具有很大的重叠。由于这种乳腺癌不表达激素受体及 c-erbB-2,故不能从内分泌治疗及抗 c-erbB-2 靶向治疗的曲妥珠单抗中受益。目前的临床数据显示三阴性乳腺癌具有较强的侵袭性,年轻患者多见,预后较差,同时更多发生乳腺癌易感基因 1(breast cancer susceptibility gene,BRCA1)基因的突变。目前因为缺乏治疗的靶点,化疗和手术治疗是主要的治疗手段。在新辅助化疗中研究发现三阴性患者比非三阴性患者 pCR 率高,而且在 pCR 的患者中总生存也得到了明显提高。因此,三阴性乳腺癌的新辅助化疗研究中,pCR 成为了追求的目标。三阴性乳腺癌往往具有较高的 BRCA1 基因的突变,DNA 修复途径可能存在缺陷,因此对于干扰双链连接的药物可能具有较高的敏感性,比如铂类、聚腺苷二磷酸核糖聚合酶[poly(ADP-ribose)polymerase,PARP]抑制剂等。

1)含铂类方案:既往关于铂剂提高三阴性乳腺癌 pCR 率的研究多为小样本的临床研究。

Garber 等对 28 例Ⅱ~Ⅲ期三阴性乳腺癌行顺铂单药($75mg/m^2$,21 天为 1 个周期)新辅助化疗 4 个周期,pCR 率为 22%。Byrsk 等报道对 BRCA1 缺

失的 10 例 I ~ Ⅲ 期乳腺癌患者(其中 9 例进行免疫组化检查为三阴)行顺铂单药 75mg/m² 新辅助化疗,每 21 天为 1 个周期,化疗 2 ~ 4 个周期,pCR 为 90%。Torrisi 等入组 30 例 Ⅱ ~ ⅢA 期三阴性乳腺癌,新辅助化疗方案为表阿霉素 25mg/m² d1 ~ 2+顺铂 60mg/m² d1+5-氟尿嘧啶 200mg/m² d1 ~ 21 持续泵入,每 21 天为 1 个周期,共 4 个周期后序贯紫杉醇 90mg/m² d1、8、15,每 28 天为 1 个周期,共 3 个周期,pCR 率为 40%。Frasci 等入组 74 例三阴性乳腺癌($T_{2-3}N_{0-1}$,T>3cm)新辅助化疗,方案为表阿霉素 50mg/m²+紫杉醇 120mg/m²+顺铂 30mg/m²,每周 1 次,共 8 周,pCR 率为 62%。

2013 年圣安东尼奥乳腺癌大会(San Antonio Breast Cancer Symposium, SABCS)报道的随机 Ⅱ 期试验则探索了在 TNBC 术前标准化疗方案(紫杉醇 80mg/m²,每周 1 次,共 12 次,接着用多柔比星 60mg/m²+环磷酰胺 600mg/m²,每 2 周 1 次,共 4 次)的基础上添加卡铂和(或)贝伐珠单克隆抗体的效果,共入组患者 454 例。该研究的初步结果表明,对 Ⅱ ~ Ⅲ 期 TNBC 患者而言,标准新辅助化疗方案中加入卡铂或贝伐珠单克隆抗体能够提高 pCR 率。同时加入卡铂和贝伐珠单克隆抗体有相加作用,乳腺 pCR 率为 60.6%,乳腺和腋窝同时 pCR 率为 50%。但增加贝伐珠单克隆抗体也会明显增加毒性反应,因此,研究者建议不应将贝伐珠单克隆抗体常规加入新辅助化疗中。

近期发表在《柳叶刀·肿瘤学》的一项研究认为:卡铂联合方案增加三阴性乳腺癌缓解率。该研究纳入 Ⅱ ~ Ⅲ 期的三阴性和 c-erbB-2 阳性的乳腺癌患者,接受为期 18 周的紫杉醇(80mg/m²,每周 1 次)和非聚乙二醇化脂质体多柔比星(20mg/m²,每周 1 次)。三阴性乳腺癌患者同时接受贝伐珠单抗(每 3 周 1 次 15mg/kg);c-erbB-2 阳性的乳腺癌患者同时接受曲妥珠单抗治疗(初始剂量为 8mg/kg,之后为 6mg/kg,每 3 周 1 次)和拉帕替尼治疗(每日 750mg)。将所纳入的受试者按照 1:1 随机分为两组,并根据其生物学亚型和 Ki-67 水平进行分层,一组接受卡铂治疗,另一组不接受卡铂治疗。研究的主要终点事件为达到 pCR 的受试者所占的比例。卡铂组纳入了 296 例受试者,无卡铂治疗组纳入了 299 例受试者,开始治疗的受试者在两组分别为 295 例和 293 例。在最后的分析中,卡铂组的 129 例(43.7%)达到了 pCR,而在无卡铂治疗组中则为 108 例(36.9%),OR 为 1.33,差异不具有显著统计学意义。分层分析:在三阴性乳腺癌患者中,在接受

卡铂治疗的 158 例受试者中有 84 例(53.2%)达到了 pCR,在不接受卡铂治疗的 157 例受试者中有 58 例(36.9%)达到了 pCR,两组差异具有显著统计学意义。在 c-erbB-2 阳性的乳腺癌患者中,接受卡铂治疗的 137 例受试者中有 45 例(32.8%)达到了 pCR,在不接受卡铂治疗的 136 例受试者中有 50 例(36.8%)达到了 pCR,两组差异不具有显著统计学意义。在卡铂组中,研究者观察到了血液系统毒性和非血液系统毒性反应的显著增加,包括 3 级或 4 级的中性粒细胞减少、3 级或 4 级的贫血、3 级或 4 级的血小板减少,以及 3 级或 4 级的腹泻。接受卡铂治疗的患者更容易出现与治疗剂量相关的治疗中断。该项研究结果指出:在紫杉烷类药物、蒽环类药物和靶向治疗的基础上联合应用卡铂治疗能显著增加达到 pCR 的患者比例,但是这一治疗方案主要是增加三阴性乳腺癌患者的缓解率,对于 c-erbB-2 阳性的乳腺癌患者而言,并未出现缓解率的显著变化。

我国徐兵河教授的一项研究纳入局部晚期三阴性乳腺癌 92 例,接受紫杉醇(或多西他赛)+卡铂(TC)43 例或紫杉醇(或多西他赛)+表柔比星(TE)49 例,每 3 周 1 次,治疗 4 ~ 6 个疗程以上。结果显示:TC 组 pCR 率较 TE 组高(37.2% vs. 16.1%,$P=0.032$)。TC 组和 TE 组临床缓解率相似(83.7% vs. 87.8%,$P=0.500$)。两组间的 3 ~ 4 级中性粒细胞减少和发热性中性粒细胞减少发生率无显著差异。研究结论认为通过 pCR 检测发现,治疗局部晚期三阴性乳腺癌时,铂类为基础的新辅助化疗优于非铂类方案。

2)PARP 抑制剂:PARP 抑制剂在细胞 DNA 损伤修复中起着关键作用,PARP 识别并结合断裂的 DNA 链,然后募集烟酰胺腺嘌呤二核苷酸(nicotinamide adenine dinucleotide, NAD)依赖的 ADP 核糖单位、组蛋白以及各种 DNA 修复相关酶,通过一系列的催化调节反应,完成 DNA 修复过程。PARP 在细胞中的作用不仅是参与 DNA 的损伤修复,同时也参与 DNA 的甲基化修饰和转录、细胞信号转导、细胞周期调控以及细胞的有丝分裂。21 世纪以来,PARP 抑制剂在抗癌药物的研发中取得了突破性的进展。PARP 抑制剂的抗癌机制主要包括:①阻滞 DNA 损伤修复,造成 DNA 损伤累积,最终杀死肿瘤细胞;②增加细胞对其他内外源 DNA 损伤因子的敏感性;③抑制血管生成;④增强正常细胞的免疫力,从而抵抗癌细胞的入侵。PARP 抑制剂在乳腺癌新辅助化疗中的疗效报道不一。

在 2013 年 ASCO 年会报道了西班牙安东尼奥

（Antonio）等设计的一项随机Ⅱ期研究，以评估iniparib（PARP抑制剂）联合紫杉醇每周方案的疗效和耐受性。此项研究分析了74例未经化疗的Ⅱ～ⅢA期三阴性乳腺癌患者，其中位年龄为50岁。患者被随机分入紫杉醇每周方案组（25例）、紫杉醇联合iniparib每周1次方案组（25例）和紫杉醇联合iniparib每周2次方案组（24例）。全组预计治疗时间为12周，中期研究终点是经病理学家独立评估的乳腺pCR率。结果显示，三组分别有2例、2例和3例患者因疾病进展而中止研究。另外，因调查者建议或严重不良反应等原因，三组分别有3例、2例和2例患者中止研究。共13例出现治疗相关急性不良反应，包括中性粒细胞减少症、高血钾、肺栓塞等。三组中被证实达pCR者分别有4例、4例和6例。全组人群的中期报告显示，在紫杉醇每周方案中加入iniparib并未显著增加毒性反应，但各组间pCR率也无显著差异。

同年SABCS公布了I-SPY 2试验的结果。该试验是在生物标志物亚型内采用自适应随机方法，针对高危的Ⅱ、Ⅲ期乳腺癌女性，评价一系列新药/联合方案加入标准新辅助治疗（T/AC：紫杉醇，每周1次，共12次；多柔比星和环磷酰胺，每2～3周1次，共4次）对比单用T/AC（对照组）疗效的多中心Ⅱ期试验。主要研究终点是pCR率。结果显示，在标准术前化疗方案中添加PARP抑制剂velparib（ABT-888）和化疗药物卡铂可改善TNBC的疗效，其pCR率大约为52%，对照组仅为26%。

（3）新辅助化疗的周期和密度

1）疗程数：在新辅助化疗的最适宜的疗程问题上，目前尚无一致意见。von Minckwitz等汇总分析了包括3332例乳腺癌患者的7项德国大型新辅助化疗临床试验后发现，每增加2个疗程的新辅助化疗，其pCR率可提高18%。多数研究提示，4个疗程以下的新辅助化疗的pCR率明显较低。然而，过多的疗程不仅无法获得更好的疗效，也势必导致更多的不良反应和手术时机的拖延，尤其是后者可能是多数患者难以接受的。

根据国际上大多数临床试验经验，通常4～6个疗程的新辅助化疗是比较适宜的；对于序贯的新辅助化疗方案，甚至可以延长至8个疗程以上。从促使肿瘤达到完全缓解这一目的出发，在不导致严重化疗不良反应的前提下，对新辅助化疗有效的患者延长化疗疗程，有可能提高这些患者的长期生存率。这其中的关键在于对"有效"患者的及时评估。

GEPARTRIO研究是德国88个中心的Ⅲ期临床试验，该试验共入组2090例局部进展期乳腺癌患者。首先进行2个周期TAC（紫杉醇、多柔比星、环磷酰胺）新辅助化疗后，采用B超评价疗效。以肿瘤缩小50%作为评价是否有效的标准，缩小50%以上者，继续给予4或6个周期TAC（第一组）；不足50%者，继续原方案（第二组）或改用4个周期NX（诺维本、希罗达）方案（第三组）。研究的主要目的为比较有效者与无效者的缓解率，次要目的为比较传统的新辅助化疗策略与疗效指导治疗方案的DFS和OS。结果显示：三组cCR分别为50.5%、22.5%和21.9%，pCR分别为22.9%、7.3%和3.1%；早期评估有效者的最终pCR率显著高于无效者。在早期评估有效的患者中，比较TAC方案6个周期和8个周期，尽管两者pCR差异无统计学意义（$P>0.05$），但TAC×8方案的患者DFS显著延长（HR=0.79，$P=0.026$），OS有获益趋势（HR=0.76，$P=0.061$）；同样，对于早期评估无效的患者，比较继续TAC（常规治疗组）还是换成NX（疗效指导的治疗组），pCR差异也无统计学意义（$P>0.05$），但在NX治疗组中患者DFS也显著延长（HR=0.6，$P=0.001$），OS差异无统计学意义（$P>0.05$）。另外，较之TAC组，NX组患者的化疗不良反应较少。根据乳腺癌的表型对疗效进一步的分析显示，DFS的获益主要集中在Luminal A（$P=0.003$）、Luminal B（c-erbB-2阴性，$P=0.006$；c-erbB-2阳性，$P=0.04$）亚型。而对于c-erbB-2阳性（$P=1.0$）和三阴性（$P=0.5$）两个亚型患者，根据疗效调整方案并没有看到DFS的额外获益。对于这两个亚型，以及Luminal B（c-erbB-2阴性）型，获得pCR的患者DFS延长该试验提示：①在新辅助治疗中，早期评估疗效可以指导后续的治疗，患者能够从有针对性的换药方案中获益；②开放性的新辅助方案制定有赖于临床工作者在患者新辅助治疗期间的密切评估和关注；③pCR并不是评价疗效的唯一标准，不必一味追求pCR。

ABCSG-14试验显示ED方案（表柔比星+多西他赛）从3个周期增加到6个周期，pCR从7.7%提高到18.6%，$P=0.0045$。

以上试验均提示过少的化疗周期可降低pCR率及DFS、OS的获益，故4～6个周期化疗是适宜的，且如无特殊情况，均应在术前完成，而不应分为术前、术后化疗两部分。如果患者耐受性好，肿瘤敏感，尽量完成6个周期的化疗，争取pCR；经4～6个周期化疗后，对治疗中度敏感难pCR者或已达治疗目的者，应及时手术，避免过度化疗所致不良反应。

2）量密集化疗：缩短治疗时间的剂量密集化疗

在术后高危人群辅助治疗中取得了较好的疗效,在新辅助化疗中是否优于常规化疗,结果不一。GeparDuo 试验入组 913 例可手术的乳腺癌患者($T_{2-3}N_{0-2}M_0$)。随机分为 2 组,ADOC 组患者 455 例接受 AD(多柔吡星 50mg/m²,多西他赛 75mg/m²)方案,每 2 周 1 次,4 个疗程,然后采用多西他赛(100mg/m²)序贯治疗,每 3 周 1 次,共 4 个疗程。AC-DOC 组患者 458 例接受 AC(多柔吡星 60mg/m²,环磷酰胺 600mg/m²)3 周方案,共 4 个疗程;同样采用多西他赛(100mg/m²)序贯治疗,每 3 周 1 次,共 4 个疗程。双周与三周的 ORR 分别为 68.6% 和 78.6%($P<0.001$),pCR 率分别为 7.0% 和 14.3%($P<0.001$),最终结果证实,序贯化疗组无论在 pCR 率、临床缓解率和保乳率方面均高于密集治疗组。

AGO 临床试验从 1998 年 1 月至 2002 年 5 月入组 668 例乳腺癌患者(肿块 ≥3cm 或者炎性乳腺癌)。患者随机分配到剂量密度组和标准治疗组,剂量密度组患者序贯两周 1 次共 2 个疗程的表柔比星(150mg/m²)和紫杉醇(250mg/m²),标准治疗组接受 3 周 1 次共 4 个疗程的表柔比星(90mg/m²)和紫杉醇(175mg/m²)。最终剂量密度组($n=242$)比标准治疗组有更高的 pCR 率(18% vs.10%,$P=0.030$),患者取得保乳机会更多(66% vs.55%,$P=0.016$)。非炎性乳腺癌患者接受剂量密度治疗的 DFS 和 OS 均更长($P=0.005,P=0.013$)。剂量密度治疗会带来更多的非血液学毒性、贫血、血小板减少,但中性粒细胞和感染发生率相似。

Untch 等对 ET 方案剂量密集与常规给药进行了比较。剂量密集组予表阿霉素 150mg/m²,每 2 周为 1 个周期,3 个周期后序贯紫杉醇 250mg/m²,每 2 周为 1 个周期,共 3 个周期,每个周期予粒细胞集落刺激因子(G-CSF)支持;常规组予表阿霉素 90mg/m²+紫杉醇 175mg/m²,每 3 周为 1 个周期,化疗 4 个周期。结果发现双周 ET 方案可提高 pCR(18% vs.10%,$P=0.008$),并且 5 年 DFS 获益(70% vs.59%,$P=0.011$),5 年 OS 也获益(83% vs.77%,$P=0.041$),提示剂量密集方案是更有效的新辅助化疗方案,尽管非血液学毒性较常规化疗严重,但粒细胞减少及感染并无差异。

4. 新辅助化疗的疗效评价 pCR 为新辅助化疗疗效的评价标准,特别对 HER-2 乳腺癌的新辅助化疗的疗效评价,我们习惯将 pCR 作为追求目标,那么是否 pCR 的提高最终能转化为疾病生存的提高呢?回顾既往的临床试验,就会发现不同的临床试验中,pCR 的定义及与患者预后的关系有所不同。

2012 年 SABCS 公布了由新辅助乳腺癌协作研究(CTNeoBC)开展的一项荟萃分析的结果,对统一 pCR 的界定提供了依据,该分析纳入包含至少 200 例患者的 12 项国际新辅助化疗随机对照研究,共纳入 11 955 例患者。该研究首先肯定了 pCR 与预后的相关性:与未获得 pCR 的患者相比,pCR 的患者无事件生存期(EFS)(HR = 0.48,$P<0.001$)及总生存期(OS)(HR = 0.36,$P<0.001$)均获得显著延长。更为重要的是,通过比较 3 种不同定义下的 pCR(乳腺和腋窝淋巴结无浸润性肿瘤,无原位癌;乳腺和腋窝淋巴结无浸润性肿瘤,可有原位癌;乳腺无浸润性肿瘤,无论是否淋巴结侵犯,可有原位癌)与预后的相关性,发现新辅助化疗后乳腺及腋窝均无浸润性肿瘤(伴有或不伴有原位癌)的患者预后最好。2012 年 5 月,FDA 发布病理学完全缓解(pCR)指南草案,将其定义为在乳腺和淋巴结中缺乏浸润性癌症,并作为支持一种用于高风险、早期乳腺癌新辅助治疗药物加速批准的一个主要终点。

CTNeoBC 荟萃分析对不同分子分型患者的 pCR 率进行比较:①c-erbB-2 阳性患者在新辅助治疗中联合曲妥珠单抗可大幅提高 pCR 率,特别对于其中 HR(雌/孕激素受体)阴性的患者,pCR 率可达 50%;②三阴性患者的 pCR 率为 34%;③ER 阳性/HER-2 阴性患者则最低。而在不同亚组的对比中,pCR 与预后的相关性存在差异,例如,虽然 Luminal A 型患者的 pCR 率在 4 个分型中是最低的,但长期疗效最佳。

2012 年 SABCS 会议上的另一项有关年轻乳腺癌患者新辅助化疗的研究则同时关注了年龄和分子分型对新辅助化疗的影响。该研究发现与中年(36～50 岁)和老年(≥51 岁)乳腺癌患者相比,≤35 岁的年轻乳腺癌患者三阴性亚型的比例更高,也更易获得 pCR(青年至老年组的 pCR 率分别为 23.6%、17.5%、13.5%,$P<0.0001$)。进一步分析不同亚型乳腺癌患者中,年龄以及近期疗效(pCR)和远期疗效(DFS)的相关性发现,年轻女性中 ER 阳性/HER-2 阴性(Luminal A 型)患者获得 pCR 者预后更好。因此建议非常年轻的 HR 阳性/HER-2 阴性患者应考虑接受(新)辅助化疗。

Eleftherios Mamounas 博士在 2014 年乳腺癌讨论会(BCS 2014)报道了关于 CTNeoBC 荟萃分析的进一步研究,该项回顾性分析显示:将肿瘤的亚型、手术的类型和病理缓解三种独立因素联合考虑,可以使新辅助化疗后的乳腺癌患者治疗前的肿瘤分期对局部复发(locoregional recurrence,LRR)的预测作用的影响最小化。此项研究纳入患者的年龄中位数为 49 岁,61% 的患者肿瘤分期为 T_2 期,47% 的患者未累及淋巴结,对 5252 例患者的 5 年累计分析发现,LRR 率为 8.8%,c-erbB-2 阳性、ER 阴性的乳腺癌亚型患者($n=709$)的 LRR 率最高(14.8%)。其次,三阴性乳腺癌患者(ER 阴性/HER-2 阴性)的 LRR 率为 12.2%。行乳腺肿瘤切除术的患者,LRR 率为 7.8%,而行乳房切除术的患者 LRR 率为 10.4%。对于乳房肿瘤切除术的患者而言,最有预测作用的复发因子是 ER 阴性、c-erbB-2 阳性亚型,其 ER 为 7.90($P<0.0001$)。在乳房切除术组,病理完全缓解状态是最具预测作用的因子,其 HR 为 3.88($P<0.0001$)。

2014 年 ASCO 大会上的乳腺癌口头报告中,有一项 AVATAXHER Ⅱ 期试验(EUDRACT 2009-013410-26)评估了曲妥单抗+多西他赛(D)新辅助治疗中添加贝伐珠单抗(B)是否能改善实现病理学完全缓解可能性较低的肿瘤(根据一个 T+D 疗程后 FDG 肿瘤摄取的相对变化[ΔSUV]预测)的 pCR 率。纳入 18 岁以上,T_2/T_3 分期,N_0/N_1 c-erbB-2 阳性乳腺癌患者,接受 2 个 T(8mg/kg,之后 6mg/kg)+D(100mg/m²)疗程治疗(3 周 1 个疗程)。1 个和 2 个疗程间 PET 值 ≥70% ΔSUV 的患者再接受 4 个疗程以上的 T+D 治疗,1 个疗程的 T 治疗,之后进行手术(标准组)。那些 $\Delta SUV<70\%$ 的患者按 2:1 的比例随机分配接受 4 疗程的 T+D+B(15mg/kg,a 组)或 T+D(b 组)治疗,之后都接受 1 个疗程的 T 治疗和手术治疗。主要终点指标是手术时的 pCR 率。对有关 pCR 率的 ΔSUV 阳性(PPV)和阴性预测值(NPV)以及安全性也进行了研究。研究结果显示:26 个试验点招募了 152 例患者(10 例终止预治疗;病例数 ITT=142)。标准组 53.6%(37/69)的患者达到 pCR,a 组和 b 组分别为 43.8%(21/48)及 24.0%(6/25)。激素受体 ER-/ER+患者的 pCR 率分别为 69.0%/42.5%(标准组),57.9%/34.5%(a 组)和 40.0%/13.3%(b 组)。共有 133 例患者接受保守手术治疗。标准组保守手术患者占手术患者的 84.8%,a 组占 67.4%,b 组占 62.5%。未进行 B 治疗的患者中,1 个疗程后的 ΔSUV 可预测 pCR,PPV 为 52.9%,NPV 为 75%。FDG-PET 预测能达到缓解的患者组、贝伐珠单抗组和不含贝伐珠单抗组中 3 级或 4 级不良反应发生率相似,最常见的是中性粒细胞减少(6%、11%、12%),发热伴中性粒细胞减少(1%、6%、4%)和肌肉痛(6%、0%、4%)。严重不良反应的发生率分别为 6%、21% 和 4%。试验过程中未出现死亡病例。研究者总结,c-erbB-2 阳性乳腺癌患者中,早期应用 PET 评估可以协助发现对多西他赛+曲妥珠单抗方案新辅助治疗不敏感的患者。在这些患者中,增加贝伐珠单抗可以提高达到 pCR 患者的比例。PET 的新作用和贝伐珠单抗的疗效需要在大样本的 Ⅲ 期试验中加以验证。

现有的证据尚不支持仅依赖于 pCR 作为 DFS 和 OS 的替代终点,选择新辅助化疗方案应以已知的化疗疗效及分子分型进行个体化选择。对于恶性程度高的乳腺癌,如三阴性、c-erbB-2 阳性型、Ki-67 指数高的乳腺癌,pCR 具有预测预后的意义,这类患者的新辅助化疗应追求 pCR,若患者无希望获得 pCR,应尽早手术,避免无谓的方案调整或疗程延长;其次,对于恶性程度较低的乳腺癌,如 Luminal A、Luminal B(c-erbB-2 阳性)乳腺癌,新辅助化疗时应根据疗效及时调整治疗方案,不宜追求 pCR。另外,对于 c-erbB-2 阳性的乳腺癌,已有充分证据证实新辅助化疗应与靶向药物联合,以期获得更高的 pCR 率。未来应以不同的分子亚型设计相应的临床试验,以期更加确切地选择合理的新辅助治疗方案。

(四) 辅助化疗

乳腺癌的辅助化疗(adjuvant chemotherapy)是指手术或放疗后给予的化疗,目的是清除隐性转移灶,延迟复发。大多数乳腺癌患者术后都需要辅助治疗,辅助治疗包括辅助化疗、辅助放疗和辅助内分泌治疗。乳腺癌术后辅助全身治疗的选择应基于复发风险个体化评估与肿瘤病理分子分型及对不同治疗方案的反应性。而辅助化疗方案的制定应综合考虑肿瘤的临床病理学特征、分子分型、术后复发风险、TNM 分期、采用辅助治疗获益的程度、治疗的毒性反应和合并疾病。

1. 辅助化疗开始的时间　目前对于乳腺癌患者手术后辅助化疗开始的最佳时间(TTC)NCCN 指南没有明确的规定。2013 年 ESMO 指南建议在术后 2~6 周开始辅助治疗,在术后 12 周之后开始辅助治疗则会降低系统治疗的疗效。采用 CMF 化疗方案的回顾性研究 IBCSG 试验发现,在激素受体阴性、绝经前患者术后 21 天开始治疗与延迟治疗比较,10 年 DFS 显著改善(60% *vs.* 34%, $P=0.0003$)。MD Anderson 癌症中心将 6827 例 Ⅰ~Ⅲ 期乳腺癌接受辅助化疗的患者根据 TTC 分为三组: ≤30 天,30~60 天,≥61 天。根据 TTC 和分子亚型对生存期预后进行评估和比较,结果显示:手术后 ≥61 天开始化疗和 Ⅱ 期乳腺癌患者(DRFS:HR=1.20;95% CI,1.02~1.43)和 Ⅲ 期乳腺癌患者(OS:HR=1.76;95% CI,1.26~2.46;RFS:HR

=1.34;95% CI,1.01~1.76;DRFS:HR=1.36;95% CI,1.02~1.80)的不良预后具有相关性。三阴性乳腺癌肿瘤患者和那些接受曲妥珠单抗治疗的 HER-2 阳性肿瘤患者于手术后≥61 天开始化疗,与那些在手术后 30 天内接受治疗的患者对比,会表现较差的生存期(TNBC 组:HR=1.54;95% CI 1.09~2.18;HER-2 组:HR=3.09;95% CI 1.49~6.39)。该项研究表明:TTC 影响生存期预后;Ⅲ期乳腺癌、三阴性乳腺癌和接受曲妥珠单抗治疗的 c-erbB-2 阳性肿瘤的患者推迟化疗会表现较差的预后,对高风险群体患者应该及早开始化疗。

2. 辅助化疗的适应证 2013 版《中国抗癌协会乳腺癌诊治指南与规范》辅助化疗的适应证为:①肿瘤>2cm;②淋巴结阳性;③激素受体阴性;④c-erbB-2 阳性(对 T_{1a} 以下患者目前无明确证据推荐使用辅助化疗);⑤组织学分级为 3 级。

2015 版美国国立综合癌症网络(NCCN)乳腺癌指南建议:有淋巴结转移或肿瘤直径>1cm 的患者适于接受全身辅助治疗(1 类推荐)。对于淋巴结阴性、激素受体阴性、肿瘤直径>1cm 的患者,推荐进行化疗(1 类推荐)。淋巴结阴性、激素受体阳性患者接受联合化疗的叠加获益较小,因此,专家组推荐在为淋巴结阴性、激素受体阳性患者制定化疗相关计划时,应考虑激素受体状态。这一点对于以下患者尤为重要:肿瘤直径 0.6~1.0cm 且激素受体阳性并且肿瘤分级 2 或 3 级或者伴不良预后因素,或肿瘤直径>1cm 且激素受体阳性和 c-erbB-2 阴性。无论如何,不能仅凭雌激素受体阳性就不给予患者化疗。淋巴结阳性的患者应接受化疗,如果肿瘤激素受体阳性,也应联合内分泌治疗(1 类推荐)。

2015 版欧洲肿瘤内科学会(ESMO)指南建议乳腺癌辅助治疗策略选择的依据应基于 ER/PR、c-erbB-2 和 Ki-67 的表达评估或基于基因组的亚型分组决定全身辅助治疗以及患者的年龄、体质、健康状况和选择意愿。不同分子亚型乳腺癌辅助治疗建议见表 9-19。

表 9-19　不同分子亚型乳腺癌辅助治疗建议

分子亚型	建　议	辅助治疗
Luminal A-型	多数单纯内分泌治疗	考虑化疗:(i)瘤负大(4 个及以上淋巴结阳性,T3 以上)(ii)组织分化Ⅲ级
Luminal B 型(HER-2 阴性)	多数内分泌+化疗	
Luminal B 型(HER-2 阳性)	化疗+抗 HER-2+内分泌	如果化疗禁忌可考虑内分泌+抗 HER-2 治疗,虽然无随机数据存在
HER-2 阳性型	化疗+抗 HER-2	
三阴型	CT	

注:ET(内分泌治疗):endocrine therapy;CT(化疗):chemotherapy

3. 辅助化疗方案

辅助化疗方案:(具体用法见后续)

(1) HER-2 阴性乳腺癌方案见表 9-20。

(2) c-erbB-2 阳性乳腺癌方案见表 9-21。

4. 不同辅助化疗方案间的比较 对于早期乳腺癌,St. Gallen 共识、NCCN 指南和中国抗癌协会乳腺癌专业委员会的《乳腺癌诊治指南与规范》均将蒽环和紫杉类药物作为基础药物进行推荐。蒽环类和紫杉类为基础的三药化疗方案能够为早期乳腺癌的辅助治疗带来获益,辅助治疗的选择应依据患者的临床病理特征及分子分型个体化定制。

(1) 经典 CMF 方案:20 世纪 70 年代意大利医师 Bonadonna 等率先开展乳腺癌的辅助化疗,所选择的方案是环磷酰胺+甲氨蝶呤+氟脲嘧啶(CMF),并在 2005 年的英国医学杂志 *BMJ* 发表了其随访 30 年的结果:相对复发风险降低 34%,死亡下降 22%;

12 周期的结果并不比 6 周期优越。牛津综述分析了 47 个大多数以 CMF 为基础化疗方案的临床试验,结果显示辅助化疗显著降低了复发和死亡风险。获益与腋窝淋巴结状态、激素受体和是否应用他莫昔芬均无关,但是获益程度与年龄和绝经状态有关。对于<50 岁的淋巴结阳性患者,化疗显著提高 10% 的 10 年存活(53% *vs.* 42%);对于<50 岁的淋巴结阴性患者,化疗获益 6%(78% *vs.* 71%)。《柳叶刀》杂志发表了早期乳腺癌临床试验协作组(Early Breast Cancer Trialists' Collaborative Group,EBCTCG)的荟萃分析结果,表明化疗和内分泌治疗均能使死于乳腺癌的概率在 15 年时降低一半,以蒽环类为主的 6 个月化疗可以使 50 岁以下的女性乳腺癌患者年病死率降低 38%,50~69 岁的女性乳腺癌患者年病死率降低 20% 左右。虽然含蒽环类药物的方案已经成为乳腺癌术后辅助化疗的主流方案,但是

表 9-20　HER-2 阴性乳腺癌方案

首选的辅助方案	其他辅助方案
剂量密集 AC(多柔比星/环磷酰胺)→紫杉醇 2 周疗	剂量密集 AC(多柔比星/环磷酰胺)
剂量密集 AC(多柔比星/环磷酰胺)→紫杉醇周疗	FAC/CAF(氟尿嘧啶/多柔比星/环磷酰胺)
TC(多西他赛/环磷酰胺)	FEC/CEF(环磷酰胺/表柔比星/氟尿嘧啶)
	CMF(环磷酰胺/甲氨蝶呤/氟尿嘧啶)
	AC→多西他赛 3 周疗
	AC→紫杉醇周疗
	EC(表柔比星/环磷酰胺)
	FEC/CEF→T(环磷酰胺/表柔比星/氟尿嘧啶序贯多西他赛/紫杉醇周疗)
	FAC→T(氟尿嘧啶/多柔比星/环磷酰胺序贯紫杉醇周疗)
	TAC(多西他赛/多柔比星/环磷酰胺)

表 9-21　HER-2 阳性乳腺癌方案

首选的辅助方案	其他辅助方案
AC→T+曲妥珠单抗±帕妥珠单抗(多柔比星/环磷酰胺序贯紫杉醇加曲妥珠单抗加减帕妥珠单抗)	AC→多西他赛+曲妥珠单抗±帕妥珠单抗
	FEC→多西他赛+曲妥珠单抗+帕妥珠单抗
TCH(多西他赛、卡铂、曲妥珠单抗)±帕妥珠单抗	FEC→紫杉醇+曲妥珠单抗+帕妥珠单抗
	帕妥珠单抗+曲妥珠单抗+多西他赛→FEC
	帕妥珠单抗+曲妥珠单抗+紫杉醇→FEC

CMF 方案并没有完全退出历史舞台,对于那些淋巴结阴性、低危复发的,尤其年龄较大(尤其是 70 岁以上者),伴有心脏基础疾病或对蒽环类药物过敏者,CMF 仍然是一个可供选择的辅助化疗方案。

(2) 含蒽环类药物方案:目前在全球已完成或正在进行中的蒽环类药物的临床试验多达 300 余项,大量充分的循证证据和国内外权威指南共同推荐蒽环药物为乳腺癌辅助治疗的基础方案,含蒽环的辅助化疗方案显著提高无复发生存率和总生存率。MA.5 研究是第一项头对头比较 FEC 方案与 CMF 方案辅助化疗疗效的多中心、随机Ⅲ期临床试验。该研究共入组了 710 例绝经前和围绝经期腋窝淋巴结阳性早期乳腺癌患者,术后随机给予 6 个周期 FEC 或 CMF 方案治疗。随访 10 年结果显示,FEC 组患者的 10 年 RFS 率较 CMF 组显著提高(52% vs.45%,P = 0. 005) 10 年 OS 率(62% vs. 58%,P = 0. 047),该结果奠定了 FEC 方案作为早期乳腺癌辅助化疗基石方案的基础。EBCTCG 对 16 组试验的 14 000 例患者比较了含蒽环类药物方案与 CMF 方案的疗效,结果表明,与 CMF 方案相比,含蒽环类药物方案可使年复发和死亡风险分别降低 11% 和 16%,5 年和 10 年死亡率分别降低 3. 5% 与 4. 6%。含蒽环类药物的方案比 CMF 方案可增加绝对生存益处 3%。目前认为,除了对于那些淋巴结转移数目较少、年龄较大、复发风险较低的病人可考虑选择 CMF 方案以外,对淋巴结阳性的乳腺癌患者一般应采用含蒽环类药物方案。

近期发表在《柳叶刀·肿瘤学》杂志的 EBCTCG 荟萃分析显示,与 CMF 方案相比,蒽环类方案辅助化疗使患者的任何死亡事件发生率显著降低 16% (P = 0. 0002,HR = 0. 84),10 年绝对获益 3.9%,且这种获益不依赖于患者年龄、淋巴结状态、激素受体状态及受体阳性患者是否接受辅助内分泌治疗。目前的各项研究表明含蒽环药物的辅助化疗方案较传统化疗方案能更有效地降低早期乳腺癌患者的复发及死亡率。

(3) 含紫杉类药物方案:20 世纪 90 年代以来,随着新药的相继出现,含紫杉类药物化疗方案的问世使乳腺癌的化疗疗效得到了进一步提高。1994 年美国食品与药物管理局 FDA 批准紫杉醇用于治疗复发转移的乳腺癌,2000 年批准用于早期乳腺癌术后的辅助治疗。

CALGB9344 试验比较了 AC 方案中不同剂量阿霉素($60mg/m^2$、$75mg/m^2$、$90mg/m^2$)的治疗效果和毒性,并且比较了 AC 方案 4 个周期后序贯应用 4 个周期的紫杉醇的临床疗效。结果表明,三个剂量组阿霉素的疗效相似,而 AC 方案 4 周期后序贯应用 4 个周期的紫杉醇进一步提高了疗效,DFS 由 86% 提高至 90%,OS 由 95% 提高至 97%。多因素分析表明,复发率下降 22%,死亡率下降 26%。2003 年发表了最终结果,在 AC 方案的基础上,加用紫杉醇可使淋巴结阳性乳腺癌病人复发率下降 17%,死亡率下降 18%。

NSABP B-28 试验将 3060 例淋巴结阳性乳腺癌患者随机分为 4 周期 AC 或 4 周期 AC 加 4 周期紫杉醇,对受体阳性者化疗后口服他莫昔芬 5 年。在 2003 年的 ASCO 会议上报道了中位随访 64 个月的结果,加或不加紫杉醇组的事件数分别为400和461个,HR为0.83($P=0.008$);死亡数分别为243和255例,HR为0.94($P=0.46$)。表明加用紫杉醇后提高了DFS,但对OS无影响。原因可能为本组病人低危及受体阳性者居多,转移淋巴结数目偏少,紫杉醇的作用被他莫昔芬所抵消。

BCIRG 001研究对1491例淋巴结阳性的乳腺癌患者进行6个周期TAC方案化疗与6个周期FAC方案化疗的比较。对两组所有激素受体阳性的患者化疗后再口服TAM治疗5年。在随访55个月的两次中期分析结果显示,DFS率分别为75%和68%(HR=0.72,$P=0.001$);OS率分别为87%和81%(HR=0.70,$P=0.008$),两组均有显著统计学差异。对淋巴结阳性的乳腺癌含多西他赛的TAC方案组DFS及OS显著高于FAC方案组,肿瘤复发危险下降了28%,死亡危险下降了30%。

上述临床试验奠定了紫杉类药物在乳腺癌辅助治疗中的地位。

紫杉醇和多西他赛用于辅助治疗的疗效已分别在大量临床研究中得到验证,但对两者疗效直接进行比较的研究不多,ECOG1199研究发现含紫杉醇和多西他赛方案的5年DFS和OS均比较接近,其中以紫杉醇周疗方案的DFS和OS为最优,目前仍无更确切的证据证实哪种紫杉类药物疗效更佳。CALGB 9741研究结果表明每2周紫杉醇方案优于每3周紫杉醇方案;而E1199研究则提示,每周紫杉醇方案优于每3周紫杉醇方案。因此,2011版NCCN指南建议不再选择每3周紫杉醇方案用于乳腺癌辅助化疗。

US Oncology 9735临床试验,共纳入1016例Ⅰ、Ⅱ、Ⅲ期的乳腺癌患者,淋巴结状况(阴性48%)、激素受体(阳性71%)不限,但在组间均衡。随机接受4周期标准剂量AC($60mg/m^2$和$600mg/m^2$,510例)或者TC($75mg/m^2$和$600mg/m^2$,506例)。中位随访7年,DFS分别为75%和81%(HR=0.74,$P=0.033$);OS分别为82%和87%(HR=0.69,$P=0.032$)。正是基于这一结果,2008版NCCN指南在术后辅助化疗章节增加了TC方案。7年随访无论DFS还是OS,TC均优于AC。并且对于65岁以上的老年患者也同样如此。根据HER-2状态进行的亚组分析显示,即便是c-erbB-2阳性的患者,TC方案也更有效。该试验结果并未颠覆蒽环类的地位,但给我们提供辅助化疗方案的另一选择,特别是对于老年或者既往有心脏病史,对使用蒽环类药物有所禁忌的患者。

BCIRG 006研究纳入3222例c-erbB-2阳性早期乳腺癌的女性作为研究对象,将其随机分为3组:①AC-T($n=1073$),4周期的阿霉素(A,$60mg/m^2$)和环磷酰胺(C,$600mg/m^2$)(每3周重复)以及随后的4周期多西他赛(T,$100mg/m^2$)(每3周重复);②AC-TH($n=1074$),4周期AC(每3周重复)、4周期多西他赛(T,$100mg/m^2$)(每3周重复)、曲妥珠单抗(H,$4mg/kg$负荷剂量以及随后与T合并使用的每周$2mg/kg$)以及曲妥珠单抗单药疗法(每3周$6mg/kg$)来完成1年的治疗;③TCH($n=1075$),包括6周期多西他赛(T,$75mg/m^2$)和卡铂[C,AUC $6mg/$($ml\cdot min$)](每3周重复)、曲妥珠单抗(H,$4mg/kg$负荷剂量以及随后与TC合并使用的每周$2mg/kg$)以及曲妥珠单抗单药疗法(每3周$6mg/kg$)来完成1年的治疗。该研究的首要目标是将每种试验法(TCH或AC-TH)的无病生存率与标准的基于anthracycline的化学疗法(AC-T)进行比较。次级目标包括评估总生存率和心脏毒性。结果显示:与AC-T控制组相比,TCH治疗组(HR=0.67,95% CI:0.54~0.83,$P=0.0003$)中无病生存率显著改善了1/3(33%),AC-TH组(HR=0.61,95% CI:0.49~0.77,$P<0.0001$)则改善了39%。无论病人的年龄、肿瘤激素反应(激素受体状况),还是癌症是否扩散到淋巴结(淋巴结状况),TCH和AC-TH组都体现了无病生存率优势。TCH和AC-TH两个试验组中无病生存率没有统计学上的显著差异。与AC-T控制组相比,TCH组中总生存率也显著改善,死亡风险(HR=0.66,95% CI:0.47~0.93,$P=0.0182$)降低了34%。同样,与AC-T控制组相比,AC-TH组的死亡风险(HR=0.58,95% CI:0.40~0.83,$P=0.0024$)降低了42%。TCH和AC-TH两个试验组中总生存率没有统计学上的显著差异。与AC-TH组相比,TCH组中症状性心脏病与充血性心力衰竭(AC-T、AC-TH和TCH组分别为0.3%、1.9%和0.4%)的3年累积发病率更低。基于此项研究,FDA批准TCH方案用于c-erbB-2阳性乳腺癌患者的术后辅助治疗。

(4)剂量密集方案:剂量密集化疗的定义是相对于传统的两个疗程或周期之间的3周间歇时间来说,缩短间歇时间的化疗,包括周疗和2周疗法等。其理论基础为Norton-Simon模型,即肿瘤组织体积缩小的速度与肿瘤细胞的再生长速度呈正比,因此缩小化疗间歇期能有效地减少残存肿瘤负荷。

众多临床试验验证密集化疗在乳腺癌辅助治疗中的作用和地位,其中最著名的是CALGB9741大规模随机临床试验,该试验采用2×2析因设计,入组2005例淋巴结阳性的乳腺癌术后患者,随机分为4组:阿霉素(A)60mg/m² 4周期(A×4),序贯紫杉醇(T)175mg/m² 4周期(T×4),继之环磷酰胺(C)600mg/m² 4周期(C×4),每3周重复;A×4→T×4→C×4,每2周重复;AC×4→T×4,每3周重复;AC×4→T×4,每2周重复。密集化疗组常规采用重组人粒细胞集落刺激因子(G-CSF)支持,中位随访36个月,结果表明,密集化疗方案可以减少复发风险26%($P=0.01$),减少死亡风险31%($P=0.013$),4年无病生存率82%(密集化疗组)vs.75%(非密集化疗组)($P=0.0100$),对侧乳腺癌的发生率15/985 vs.3/988($P=0.0004$),由于G-CSF的常规使用,3~4级中性粒细胞减少的发生率更少(33% vs.6%,$P<0.01$)。研究结果表明含紫杉醇的2周剂量密度方案的疗效优于传统的3周方案。该项研究动摇了对淋巴结阳性的乳腺癌患者术后应该采用每3周为1个治疗周期的观点。自2005年之后《美国NCCN乳腺癌治疗指南》中均将剂量密集方案作为早期乳腺癌辅助治疗的标准方案之一。

ECOG1199研究是第一个直接比较紫杉醇和多西他赛在序贯方案辅助治疗乳腺癌的试验,同时也是一个直接比较紫杉类药物3周方案和单周方案的关键试验。研究入组条件为T_{1-3}、N_{1-2}或T_{2-3}、N_0的浸润性乳腺癌,经过乳房保留或改良根术,无心肌梗死、充血性心力衰竭、心肌缺血或瓣膜疾病史、c-erbB-2阴性患者。共4950例符合条件,所有患者首先接受4个疗程的AC(多柔比星+环磷酰胺),然后随机分为4组:①P3:紫杉醇每3周1次(175mg/m²×4);②P1:紫杉醇每周1次(80mg/m²×12);③D3:多西他赛每3周1次(100mg/m²×4);④D1:多西他赛每周1次(35mg/m²×12)。研究结果显示,中位随访63.8个月,共发生1048例复发,686例死亡。4组患者的DFS分别为76.9%、81.5%、81.2%与77.6%,P1和D3组患者的5年DFS优于其他组;4组患者的OS分别为86.5%、89.7%、87.3%与86.2%,P1组患者的OS也优于其他组(差异均有统计学意义)。D3组患者有更严重的中性粒细胞减少或中性粒细胞减少伴发热和感染;而P1组患者更多见神经病变。对高危或需缩短化疗时间的患者剂量密集化疗是一种可行的选择。

GEICAM/2003-02研究评估了紫杉醇周疗(wP)在治疗淋巴结阴性乳腺癌方面的疗效及其安全性。该研究纳入了T_{1-3}/N_0期的乳腺癌术后患者,至少具有一项复发高风险因素的乳腺癌患者1925例,随机分配接受FAC治疗(氟尿嘧啶+多柔比星+环磷酰胺,共6周期)或FAC-wP治疗(先4周期氟尿嘧啶+多柔比星+环磷酰胺治疗,再8周期紫杉醇周疗)。结果表明,在平均随访63.3个月后,93%接受FAC-wP方案治疗的患者和90.3%接受FAC方案治疗的患者疾病无进展(HR=0.73;95% CI:0.54~0.99;对数秩检验$P=0.04$)。并且,接受FAC-wP方案治疗的患者中有31例死亡,而接受FAC方案治疗的患者中有40例死亡(其中分别有1例和7例死于心血管疾病,HR=0.79;95% CI:0.49~1.26;对数秩检验$P=0.31$)。此项研究表明:对于具有高风险因素的淋巴结阴性乳腺癌患者来说,FAC-wP比FAC更能够延长患者的无病生存期,且毒性反应可控,特别是对心脏的长期影响方面。

(5)其他方案:已有大量研究显示卡培他滨、吉西他滨、长春瑞滨等联合其他药物对转移性乳腺癌具有良好的疗效,但是在早期乳腺癌辅助化疗中除卡培他滨被证实在部分乳腺癌中的疗效以外,其他细胞毒药物并未得到证实。

1)卡培他滨联合基础化疗方案:FinXX试验是由芬兰乳腺癌研究组(FBCG)开展的一项前瞻性大型、开放、多中心随机临床试验,比较T-CEF(多西他赛-环磷酰胺+表柔比星+5-氟尿嘧啶)方案与XT-CEX(就是用卡培他滨代替5-氟尿嘧啶并且提前联合多西他赛),其入组标准为淋巴结阳性或者直径大于20mm同时孕激素受体(PR)阴性的乳腺癌患者,按照阳性淋巴结数目(≤3或>3),c-erbB-2状态(阳性或阴性)和试验中心进行分层。初期分析(中位随访3年)结果显示卡培他滨组复发率要低,但随访到59个月时,两组复发无差异,总生存(OS)率也无差异。但亚组分析提示三阴性乳腺癌患者及初诊时已有3个以上淋巴结转移的患者可以从卡培他滨的辅助化疗中获益,提高其乳腺癌特异性生存(HR=0.64,95% CI:0.44~0.95,$P=0.027$)和RFS。

另一项在辅助化疗中加入卡培他滨的Ⅲ期临床试验是USON01062试验,比较了4个周期AC方案(多柔比星+环磷酰胺)→4个周期T(多西他赛)(AC→T组)与4个周期AC方案→4个周期TX方案(多西他赛+卡培他滨)(AC→TX组)辅助化疗的疗效。中位随访5年,结果显示:两组间的DFS没有统计学差别,AC→TX组患者的OS显著优于AC→T组($P=0.011$)。

2)单药卡培他滨方案:目前乳腺癌相关的各项指南并没有将卡培他滨单药纳入辅助化疗方案,但目前有研究证实在老年乳腺癌患者的辅助化疗中,针对激素受体状态的不同，单药卡培他滨辅助化疗的效果不同。对于老年患者在临床方案的选择中要综合患者的分子分型、复发风险、辅助化疗的获益程度综合判断。

CALGB/CTSU 49907 研究针对老年早期乳腺癌，比较了卡培他滨单药与标准辅助化疗方案（CMF 或 AC）的疗效。研究于 2001 年 9 月至 2006 年 12 月期间，入组 633 例年龄≥65 岁的 $T_{1-4}N_{0-3}M_0$ 期患者，并将其随机分为卡培他滨单药组（$2000mg/m^2$，第 1～14 天，每 3 周 1 次，共 6 个周期）和 CMF 6 个周期或 AC 4 个周期标准辅助化疗组。69% 的入组患者为腋窝淋巴结阳性。中位随访 2 年的结果显示，无论是无复发生存率（RFS）还是 OS，卡培他滨组均劣于标准化疗组，主要是在激素受体阴性的患者中差异较大。因此，当卡培他滨用于乳腺癌辅助治疗时，尤其是激素受体阴性的乳腺癌患者，应该选用联合化疗。

在 2009 年圣加仑（St. Gallen）早期乳腺癌研讨会上有学者指出，在雌激素受体（ER）阳性的患者中，卡培他滨单药治疗与 CMF/AC 疗效相当，提示 ER 阳性的 65 岁以上的乳腺癌患者可用卡培他滨单药进行辅助治疗。

5. 基因检测　近年来，乳腺癌易感基因 1（BRCA1）、21 基因复发评分（Oncotype DX）、MammaPrint 检测、辅助在线（Adjuvant! Online）等技术的相继出现，为临床实践带来了新的理念，均有助于乳腺癌治疗方案的确定，但各种预测工具均有不同的特点及局限性。

21 基因复发评分检测首次将个体化治疗理念用于临床，是基础研究成果应用于临床个体化治疗的有益尝试。2007 年美国临床肿瘤学会（ASCO）公布乳腺癌治疗方案制定过程中应该考虑为雌激素受体呈阳性、淋巴结未扩散的早期乳腺癌患者进行乳腺癌 21 基因检测。NCCN 在 2008 年乳腺癌治疗指南中，建议使用乳腺癌 21 基因检测。2011 年 St. Gallen 会议对于乳腺癌分子亚型的定义，绝大部分专家团成员同意对于 Luminal B（c-erbB-2 阴性）经过其他检测后仍存在不确定性的内分泌敏感患者，应使用 21 基因标记（Oncotype DX）来预测化疗的疗效。NCCN 2011 指南中，对于 ER 阳性/HER-2 阴性患者的化疗指征评定需要结合 21 基因检测来判断。2013 St. Gallen 会议共识中，对于 Luminal A 型乳腺癌，21 基因评估高危险评分（RS）的患者需要化疗。

乳腺癌 21 基因检测是指检测乳腺癌肿瘤组织中 21 个不同基因的表达水平。肿瘤相关基因包括增殖相关基因（Ki-67、STK15、Survivin、Cyclin B1、MYBL2），侵袭相关基因（Stromelysin3、Cathepsin L2），c-erbB-2 相关基因（GRB7、c-erbB-2），激素相关基因（ER、PR、Bcl-2、SCUBE2），GSTM1、BAG1、CD68，而 5 个参考基因则为 Beta-actin、GAPDH、RPLPO、GUS、TFRC。这个检测能够提供个体化的治疗效果预测和 10 年复发风险的预测。通过检测 21 个基因，观察他们之间的相互作用来判断肿瘤特性，从而可预测乳腺癌复发指数以及接受化疗的效益比。

从乳腺癌石蜡组织中提取 RNA，进行 PT-QPCR 实时荧光定量 PCR 反应，分别得到待测样本的 21 个基因的 Ct 值，Ct 值范围设置为 15～35 个循环，将 5 个参考基因的 Ct 值取平均值，分别求出此均值与其余 16 个基因的差值，代入公式得出 RSU 值，再将 RSU 转换为 RS（0～100）。RS<18 时为低度复发风险，应谨慎选择化疗；18≤RS<31 时为中度复发风险，在考虑是否化疗时必须结合其他临床因素；当 RS≥31 时，为高度复发风险，化疗获益较大。乳腺癌患者的复发风险和化疗获益程度是不同的，21 基因检测可以预测早期乳腺癌患者的化疗获益和 10 年内的远期复发风险。

临床上传统的乳腺癌预后预测方法是基于患者年龄、肿瘤大小、淋巴结浸润及组织学分级等临床病理特征来进行个体复发风险的评估。而 RS 评分则不依赖于年龄和肿瘤大小，对远处复发有较好的预测能力。Paik 等对 NSABP B-14 临床试验中的 668 例 ER 阳性、淋巴结转移阴性且仅接受他莫昔芬治疗的乳腺癌患者进行 OncotypeDx 基因检测和 RS 系统评分。结果显示，RS 低危组、中危组和高危组中分别有 6.8%、14.3% 和 30.5% 的患者在 10 年中发生疾病复发事件的差异有显著性（$P<0.001$），且与肿瘤大小、年龄等因素无关。

Eleftherios 等将 NSABP B-14 和 B-20 的数据进行 Kaplan-Meier 生存分析，发现 10 年局部复发率和 RS 评分密切相关。在他莫昔芬治疗组中，低风险、中风险、高风险组 10 年局部复发的比例分别为 4.3%、7.2%、15.9%。在安慰剂组中，低风险、中风险、高风险组 10 年局部复发的比例分别为 10.8%、18.4%、20.0%。在他莫昔芬联合化疗组中，低风险、中风险、高风险组 10 年局部复发的比例分别为 1.6%、2.7%、7.8%。

NCCN 在乳腺癌指导意见中对于 ER 阳性、c-erbB-2 阴性、腋窝淋巴结阴性、直径为 0.6～1.0cm 的中低分化或伴不良预后因素者，或直径>1.0cm 的浸润性乳腺癌行 21 基因检测。根据 RS 评分结果选择进一步的治疗方案,如果 RS 评分小于 18,则给予内分泌治疗;RS 评分在 18~31 分之间,根据病人意愿,联合或不联合内分泌治疗和辅助化疗;RS 评分大于 31 分,则联合应用内分泌治疗和辅助化疗。

6. 不同分子分型乳腺癌的辅助治疗原则　乳腺癌中 4 种亚型所占比例在各个文献中报道并不一致,Carey 等报道,Luminal A 型 51.4%,Luminal B 型 15.5%,c-erbB-2 阳性型 6.7%,三阴型 20.2%。有报道,美国 Luminal A 型乳腺癌约占 50.4%,Luminal B 型占 16.1%,c-erbB-2 过表达型占 6.7%,基底细胞样型占 20%。Kim 等研究显示,Luminal A 型占 44.5%,Luminal B 型占 7.8%,c-erbB-2 过表达型占 17.1%,基底细胞样型占 14.7%。袁中玉等对 1280 例乳腺癌进行分析,Luminal 型、c-erbB-2 过表达型及基底细胞样型分别占 55.9%、20.9%、23.2%。虽然各研究方法不同,研究对象有差异,但不同报道均显示 Luminal A 型乳腺癌占多数,c-erbB-2 过表达型及基底细胞样型相对较少。

LLuminal A 型乳腺癌通常存在内分泌依赖,化疗敏感性差;Luminal B 型,虽然 ER 阳性,但内分泌依赖性较差,需要化疗;三阴性乳腺癌不依赖内分泌治疗,目前没有明确有效的分子靶向治疗,更需要化疗;c-erbB-2 阳性型适合用化疗联合曲妥珠单抗治疗。但是在决定术后辅助化疗时还是要强调临床病理分期的重要性,如腋窝淋巴结阳性,尤其是 3 个以上阳性淋巴结,21 基因或 70 基因检测复发风险高等因素依然是决定化疗的重要因素。

(1) Luminal A 型乳腺癌:Luminal A 型乳腺癌发病率占乳腺癌的 40%~50%,也有学者认为其比例可达 65%~70%,是乳腺癌最为常见的类型,并且预后较其他亚型最好,内分泌是最主要的治疗方式,对化疗相对抵抗,在内分泌治疗的基础上加用辅助化疗的可能获益较少,因而不建议积极化疗,而且目前尚无公认有效的化疗方案供选择。

BCIRGOOI、CALGB9344、GECAM、TACT 四组试验的 Mata 分析发现:Luminal A 型乳腺癌患者不能从含紫杉类药物的方案中获益。EBCTCG 的数据显示:接受 CMF 方案和含蒽环类方案的乳腺癌患者术后辅助治疗的 10 年复发率分别是 36.5% 和 31.8% ($P=0.0000$),死亡率分别是 27.1% 和 22.4% ($P=0.0000$),其中 ER 阴性患者的死亡率分别是 36.5% 和 30.4%($P=0.0005$),ER 阳性患者分别是 27.1% 和 23.0%($P=0.01$),ER 阳性乳腺癌患者从蒽环类药物中获益程度明显小于 ER 阴性患者。

2013 年第 13 届 St. Gallen 专家共识:Luminal A 型乳腺癌患者若具备肿瘤较大(直径超过 5cm)、组织学分级 3 级、淋巴结转移多于 4 枚、有脉管癌栓等高危因素,可考虑术后进行规范的辅助化疗,化疗后进行内分泌治疗。

NCCN 指南对该亚型的辅助化疗进一步进行了规范,在激素受体阳性、c-erbB-2 阴性乳腺癌的辅助治疗方案中,伴有腋窝淋巴结转移者,需要进行化疗和内分泌治疗;无腋窝淋巴结转移,肿瘤直径 ≤0.5cm 者只需行内分泌治疗,肿瘤>0.5cm 者进行 21 基因检测分析复发风险评分。风险评分<18 分者为低度复发风险,只需进行内分泌治疗;风险评分 18~30 分者为中度复发风险,内分泌治疗±化疗,其能否从化疗中获益尚无定论;风险评分 ≥31 分者为高度复发风险,需要化疗+内分泌治疗,且患者能够从辅助化疗中获益。未进行 21 基因检测分析者可考虑内分泌治疗±化疗。

对 Luminal A 型患者有必要根据基因和生物学特征进行治疗方案的选择,相当多的 Luminal A 型患者不需要细胞毒化疗,从而避免过度治疗。

(2) Luminal B 型乳腺癌:Luminal B 型乳腺癌发病率约占乳腺癌的 8%,虽然预后不是最差的,但其早期复发风险却远大于其他三种亚型。Ki-67 作为划分 Luminal 亚型的特异性指标尚存在一些争议,主要争论点在于 Ki-67 作为增殖性指标的临界点上,Reiki 等通过 3652 例乳腺癌样本研究表明,Ki-67 增殖指数>14% 则应将其划入 Luminal B 型范畴,St Gallen 会议对 Luminal A、B 型进行讨论,部分专家认为 Ki-67 增殖指数的临界点大于 14% 即可划分到 Luminal B 型,而德国专家则认为 Ki-67 增殖指数 ≥10% 就能作为区分 Luminal B 亚型乳腺癌。

Luminal B 型由于 HER-2 基因扩增或细胞增殖活跃,对化疗的敏感性明显高于 Luminal A 型乳腺癌。2013 NCCN 指南建议对于无淋巴结转移的 Luminal B 型患者,如果肿瘤直径 ≤0.5cm 者可以单用内分泌治疗,肿瘤直径 0.6~1.0cm 者需要内分泌治疗+靶向治疗±化疗,肿瘤直径大于 1.0cm 者行内分泌治疗+靶向治疗+化疗;而伴有淋巴结转移者,无论肿瘤大小均需联合内分泌治疗、化疗和靶向治疗。内分泌治疗加抗 c-erbB-2 治疗仅适用于不宜或不愿意接受化疗的患者。

(3) c-erbB-2 阳性乳腺癌:c-erbB-2 阳性乳腺癌患者在临床经常表现为病情进展迅速,易于转移,生存期短,c-erbB-2 阳性是乳腺癌独立的预后不良因素。对于 c-erbB-2 过表达型乳腺癌,曲妥珠单抗是非常重要的辅助治疗药物,所有试验结果均显示辅助治疗中含曲妥珠单克隆抗体可提高 DFS,而对 NSABP B31、NCCTG N9831 和 HERA 试验的联合分析也证实在高危 c-erbB-2 阳性患者中使用曲妥珠单克隆抗体可显著改善 OS。对于高危患者,应用 TCH 或 AC-TH;对中低危患者可在 4 个周期 TC 方案化疗后序贯曲妥珠单抗治疗。

关于曲妥珠单抗辅助治疗时长的问题,FinHER 研究 5 年随访结果显示,短程 9 周曲妥珠单抗联合化疗较单纯化疗的 OS 未显示有差异,HERA 研究 8 年随访结果显示,曲妥珠单抗辅助治疗 2 年组的 8 年 DFS 率和 OS 率与 1 年相当,但继发心脏事件和其他不良事件有所增加。PHARE 研究随访 42.5 个月结果显示,曲妥珠单抗辅助治疗 12 个月组较 6 个月组可降低疾病复发风险 28%。基于此,国内外指南推荐曲妥珠单抗辅助治疗的标准疗程为 1 年。

(4)三阴性乳腺癌:三阴性乳腺癌患者约占乳腺癌的 15%,通常发病年龄早、病理分级高、复发转移发生时间早、缺乏有效的治疗手段、预后差,大多在术后 3 年内复发;预后因素和非三阴性乳腺癌也不完全相同,如主要预后因素是淋巴结状态,但转移淋巴结数目的多少对预后影响不大。

大量的三阴性乳腺癌案例证实启动子甲基化可使乳腺癌易感基因(*BRCA1*)失活。为了探究 *BRCA1* 的甲基化状态对三阴乳腺癌或非三阴乳腺癌患者辅助化疗效果的影响,我国的一项研究从 1163 例非选择的乳腺癌患者中,用甲基化特异性 PCR(MSP)评估 *BRCA1* 启动子甲基化情况。结果发现:在 167 个接受辅助化疗的三阴性乳腺癌患者中,*BRCA1* 甲基化的患者相比 *BRCA1* 非甲基化的患者要多出 10 年的无病生存期(DFS)(78% *vs.* 55%,$P = 0.009$)和疾病特异存活期(DSS)(85% *vs.* 69%,$P = 0.024$),并且在多变量分析中 *BRCA1* 甲基化是 DFS 和 DSS 的独立预测指标(DFS:HR = 0.45,95% CI:0.24 ~ 0.84,$P = 0.019$;DSS:HR = 0.43,95% CI:0.19 ~ 0.95,$P = 0.044$)。作为对比,在 675 例接受辅助化疗的非三阴性乳腺癌患者中,*BRCA1* 甲基化并不是 DFS 和 DSS 的独立预测指标(DFS:HR = 1.56;95% CI:1.16 ~ 2.12;$P = 0.003$;DSS:HR = 1.53;95% CI:1.05 ~ 2.21;$P = 0.026$)。该项研究认为:*BRCA1* 甲基化的三阴性乳腺癌患者对辅助化疗的敏感性较好,相比 *BRCA1* 非甲基化的三阴性乳腺癌患者拥有较可观的生存期。

对三阴性乳腺癌患者,将蒽环类和紫杉类药物纳入辅助化疗方案已经基本达成共识,但总体预后仍较差,剂量密集化疗可作为选择。铂类药物和抗血管生成药物在三阴性乳腺癌的新辅助化疗及晚期解救治疗中的临床试获益已经得到大量临床试验的证实,但其在辅助治疗中的作用至今仍无证据支持。目前只有少数的几项研究支持在三阴性乳腺癌辅助化疗中可以加入卡培他滨,如之前提及的 FINXX 研究,亚组分析提示三阴性乳腺癌患者及初诊时已有 3 个以上淋巴结转移的患者可以从卡培他滨的辅助化疗中获益,提高其乳腺癌特异性生存和 RFS。

(五)各种辅助治疗方案推荐

1. c-erbB-2 阴性乳腺癌方案

(1)首选的辅助方案

1)剂量密集 AC(多柔比星/环磷酰胺)→紫杉醇 2 周疗

- 多柔比星 60mg/m² d1,静脉输注
- 环磷酰胺 600mg/m² d1,静脉注射
- 14 天为 1 个周期,共 4 个周期
- 序贯
- 紫杉醇 175mg/m²,静脉输注 3 小时
- 14 天为 1 个周期,共 4 个周期

(所有周期均用 G-CSF 支持)

2)剂量密集 AC(多柔比星/环磷酰胺)→紫杉醇周疗

- 多柔比星 60mg/m² d1,静脉注射
- 环磷酰胺 600mg/m² d1,静脉注射
- 14 天为 1 个周期,共 4 个周期
- 序贯
- 紫杉醇 80mg/m²,静脉输注 3 小时
- 7 天为 1 个周期,共 12 个周期

(所有周期均用 G-CSF 支持)

3)TC(多西他赛/环磷酰胺)

- 多西他赛 75mg/m² d1,静脉注射
- 环磷酰胺 600mg/m² d1,静脉注射
- 21 天为 1 个周期,共 4 个周期

(所有周期均用 G-CSF 支持)

(2)其他辅助方案

1)AC 方案

- 多柔比星 60mg/m² d1,静脉注射
- 环磷酰胺 600mg/m² d1,静脉注射
- 14 天为 1 个周期,共 4 个周期

2)TAC 方案

- 多西他赛 75mg/m² d1,静脉注射
- 多柔比星 50mg/m² d1,静脉注射
- 环磷酰胺 500mg/m² d1,静脉注射
- 21 天为 1 个周期,共 6 个周期

（所有周期均用 G-CSF 支持）

3）FAC 方案

- 5-FU 500mg/m² dl、d8 或 dl、d4,静脉注射
- 多柔比星 50mg/m² dl,静脉注射（或 72 小时持续静脉滴注）
- 环磷酰胺 500mg/m² d1,静脉注射
- 21 天为 1 个周期,共 6 个周期

4）CAF 方案

- 环磷酰胺 100mg/m² dl ~ 14,口服
- 多柔比星 30mg/m² dl、d8,静脉注射
- 5-FU 500mg/m² dl、d8,静脉注射
- 28 天为 1 个周期,共 6 个周期

5）CEF 方案

- 环磷酰胺 75mg/m² d1 ~ 14,口服
- 表柔比星 60mg/m² d1、d8,静脉注射
- 5-FU 500mg/m² d1、d8,静脉注射
- 28 天为 1 个周期,共 6 个周期

予复方磺胺甲噁唑片支持治疗

6）CMF 方案

- 环磷酰胺 100mg/m² d1 ~ 14,口服
- 氨甲蝶呤 40mg/m² d1、d8,静脉注射
- 5-FU 600mg/m² d1、d8,静脉注射
- 28 天为 1 个周期,共 6 个周期

7）AC→多西他赛

- 多柔比星 60mg/m² d1,静脉注射
- 环磷酰胺 600mg/m² d1,静脉注射
- 21 天为 1 个周期,共 4 个周期
- 序贯
- 多西他赛 100mg/m² d1,静脉注射
- 21 天为 1 个周期,共 4 个周期

8）AC→紫杉醇周疗方案

- 多柔比星 60mg/m² d1,静脉注射
- 环磷酰胺 600mg/m² d1,静脉注射
- 21 天为 1 个周期,共 4 个周期
- 序贯
- 紫杉醇 80mg/m²,静脉输注 1 小时
- 每周 1 次,共 12 个周期

9）EC 方案

- 表柔比星 100mg/m² dl,静脉注射
- 环磷酰胺 830mg/m² d1,静脉注射
- 21 天为 1 个周期,共 8 个周期

10）FEC→多西他赛方案

- 5-FU 500mg/m² d1,静脉注射
- 表柔比星 100mg/m² d1,静脉注射
- 环磷酰胺 500mg/m² d1,静脉注射

- 21 天为 1 个周期,共 3 个周期
- 序贯
- 多西他赛 100mg/m² d1,静脉注射
- 21 天为 1 个周期,共 3 个周期

11）FEC→紫杉醇周疗

- 5-FU 600mg/m² d1,静脉注射
- 表柔比星 90mg/m² d1,静脉注射
- 环磷酰胺 600mg/m² d1,静脉注射
- 21 天为 1 个周期,共 4 个周期
- 随后 3 周无治疗
- 序贯
- 紫杉醇 100mg/m²,静脉输注
- 7 天为 1 个周期,共 8 个周期

12）FAC→紫杉醇周疗

- 5-FU 500mg/m² dl、d8 或 dl、d4,静脉注射
- 多柔比星 50mg/m² dl,静脉注射（或 72 小时持续静滴）
- 环磷酰胺 500mg/m² d1,静脉注射
- 21 天为 1 个周期,共 6 个周期
- 序贯
- 紫杉醇 80mg/m²,静脉输注
- 7 天为 1 个周期,共 12 个周期

2. c-erbB-2 阳性乳腺癌方案

（1）首选的辅助方案

1）AC→T 方案+曲妥珠单抗

- 多柔比星 60mg/m² d1,静脉注射
- 环磷酰胺 600mg/m² d1,静脉注射
- 21 天为 1 个周期,共 4 个周期
- 序贯
- 紫杉醇 80mg/m²,静脉输注 1 小时
- 每周 1 次,共 12 个周期
- 加曲妥珠单抗 4mg/kg,静脉注射,与第 1 次使用紫杉醇时一起用
- 随后曲妥珠单抗 2mg/kg,静脉注射,每周 1 次,共 1 年;或者曲妥珠单抗 6mg/kg,静脉注射,每 3 周 1 次,在完成紫杉醇治疗之后应用,共 1 年

（基线时、3 个月、6 个月和 9 个月时监测心功能）

2）AC→T 方案+曲妥珠单抗+帕妥珠单抗

- 多柔比星 60mg/m² d1,静脉注射
- 环磷酰胺 600mg/m² d1,静脉注射
- 21 天为 1 个周期,共 4 个周期
- 序贯
- 帕妥珠单抗 840mg d1,静脉注射;随后 420mg,静脉注射

- 曲妥珠单抗 8mg/kg d1,静脉注射;随后 6mg/kg,静脉注射
- 紫杉醇 80mg/m² d1、8、15,静脉注射
- 21 天为 1 个周期,共 4 个周期
- 曲妥珠单抗 6mg/kg d1,静脉注射
- 每 3 周 1 次,共 1 年

(基线时、3 个月、6 个月和 9 个月时监测心功能)

3)剂量密集 AC(多柔比星/环磷酰胺)→紫杉醇 2 周疗方案+曲妥珠单抗

- 多柔比星 60mg/m² d1,静脉注射
- 环磷酰胺 600mg/m² d1,静脉注射
- 14 天为 1 个周期,共 4 个周期
- 序贯
- 紫杉醇 175mg/m²,静脉输注 3 小时
- 14 天为 1 个周期,共 4 个周期

(所有周期均用 G-CSF 支持)

- 加曲妥珠单抗 4mg/kg,静脉注射,与第 1 次使用紫杉醇时一起用
- 随后曲妥珠单抗 2mg/kg,静脉注射,每周 1 次,共 1 年;或者曲妥珠单抗 6mg/kg,静脉注射,每 3 周 1 次,在完成紫杉醇治疗之后应用,共 1 年

(基线时、3 个月、6 个月和 9 个月时监测心功能)

4)TCH 方案

- 多西他赛 75mg/m² d1,静脉注射
- 卡铂 AUC=6 d1,静脉注射
- 21 天为 1 个周期,共 6 个周期
- 加曲妥珠单抗 4mg/kg,第 1 周
- 随后曲妥珠单抗 2mg/kg,共 17 周
- 随后
- 曲妥珠单抗 6mg/kg,静脉注射,每 3 周 1 次,共 1 年

(基线时、3 个月、6 个月和 9 个月时监测心功能)

5)TCH 方案+帕妥珠单抗

- 曲妥珠单抗 8mg/kg d1,随后 6mg/kg,静脉注射
- 帕妥珠单抗 840mg d1,随后 420mg,静脉注射
- 多西他赛 75mg/m² d1
- 卡铂 AUC=6 d1,静脉注射
- 21 天为 1 个周期,共 6 个周期
- 随后曲妥珠单抗 6mg/kg,静脉注射,每 3 周 1 次,共 1 年

(基线时、3 个月、6 个月和 9 个月时监测心功能)

(2)其他辅助方案

1)AC→多西他赛+曲妥珠单抗

- 多柔比星 60mg/m² d1,静脉注射
- 环磷酰胺 600mg/m² d1,静脉注射
- 21 天为 1 个周期,共 4 个周期
- 序贯
- 多西他赛 100mg/m² d1,静脉注射
- 21 天为 1 个周期,共 4 个周期
- 加曲妥珠单抗 4mg/kg,第 1 周
- 随后曲妥珠单抗 6mg/kg,静脉注射,每 3 周 1 次,共 1 年

(基线时、3 个月、6 个月和 9 个月时监测心功能)

2)AC→多西他赛+曲妥珠单抗+帕妥珠单抗

- 多柔比星 60mg/m² d1,静脉注射
- 环磷酰胺 600mg/m² d1,静脉注射
- 21 天为 1 个周期,共 4 个周期
- 序贯
- 帕妥珠单抗 840mg d1,随后 420mg,静脉注射
- 曲妥珠单抗 8mg/kg d1,随后 6mg/kg,静脉注射
- 多西他赛 75~100mg/m² d1,静脉注射
- 21 天为 1 个周期,共 4 个周期
- 随后曲妥珠单抗 6mg/kg d1,静脉注射,每 3 周 1 次,共 1 年

(基线时、3 个月、6 个月和 9 个月时监测心功能)

3)FEC→帕妥珠单抗+曲妥珠单抗+多西他赛

- 5-FU 500mg/m² d1,静脉注射
- 表柔比星 100mg/m² d1,静脉注射
- 环磷酰胺 600mg/m² d1,静脉注射
- 21 天为 1 个周期,共 3 个周期
- 序贯
- 帕妥珠单抗 840mg d1,随后 420mg,静脉注射
- 曲妥珠单抗 8mg/kg d1,随后 6mg/kg,静脉注射
- 多西他赛 75~100mg/m² d1,静脉注射
- 21 天为 1 个周期,共 3 个周期
- 随后曲妥珠单抗 6mg/kg d1,静脉注射,每 3 周 1 次,共 1 年

(基线时、3 个月、6 个月和 9 个月时监测心功

能）

4）FEC→帕妥珠单抗+曲妥珠单抗+紫杉醇

- 5-FU 500mg/m² d1,静脉注射
- 表柔比星100mg/m² d1,静脉注射
- 环磷酰胺600mg/m² d1,静脉注射
- 21天为1个周期,共3个周期
- 序贯
- 帕妥珠单抗840mg d1,随后420mg,静脉注射
- 曲妥珠单抗8mg/kg d1,随后6mg/kg,静脉注射
- 紫杉醇80mg/m² d1、d8、d15,静脉注射
- 21天为1个周期,共3个周期
- 随后曲妥珠单抗6mg/kg d1,静脉注射,每3周1次,共1年

（基线时、3个月、6个月和9个月时监测心功能）

（姜达 李颖）

五、耐药问题

乳腺癌与其他恶性肿瘤一样,在治疗过程中都不可避免地遇到药物耐药问题。肿瘤细胞耐药性机制相当复杂,概括有以下几点:①药物的转运或摄取过程障碍;②药物的活化障碍;③靶酶质和量的改变;④增加利用内在的代谢途径;⑤分解酶增加;⑥修复机制增加;⑦由于特殊的膜糖蛋白增加,细胞排出药物增多;⑧DNA链间或链内交联减少;⑨激素受体减少或功能丧失等。

肿瘤对化疗药物的耐药可分为原发性耐药和获得性耐药,两者有着相同的生物学基础。临床上根据耐药产生的不同原因,合理地选择药物,应用合适的剂量和恰当的时间,尽可能减少获得性耐药产生,以取得最佳治疗效果。

乳腺癌常用的抗癌药物如蒽环类药物、紫杉类、长春碱类、铂类、抗代谢药类和烷化剂等许多种类药物,各种不同类的药物产生耐药机制不尽相同,而同一种药物可能产生多种耐药机制,因此,耐药是一复杂的问题。一般来说,对一种抗肿瘤药物产生耐药性,可能会对结构和功能相似的药物产生交叉耐药,但对其他类型的药物是敏感,也有对一种药物产生耐药,就可能对其结构和功能完全不同的药物产生交叉耐药,这种广谱耐药称多药耐药(multidrug re-sistance,MDR)。多药耐药机制很多,目前研究已知有以下几种。

（一）多药耐药机制

1. 多药耐药基因 MDR1 系典型的多药耐药基因,定位于肿瘤细胞膜上一种膜型糖蛋白,即 P-gp,在正常人体组织中,P-gp 的表达较为广泛,但水平较低,而且乳腺组织不表达 P-gp。而肿瘤细胞中 P-gp 的表达则可能使其在 MDR 型药物诱导下产生多药耐药性,这可能是这些肿瘤产生原发性耐药的主要因素,因此,P-gp 低表达也可能成为临床化疗中一个有用的预测指标。在乳腺恶性肿瘤中,MDR1 过度表达并非肿瘤细胞的特性,而是在肿瘤组织和瘤周正常组织中均可见到的普遍现象,无论肿瘤细胞或是正常细胞,化疗均可诱导此基因的表达。此外,无论术前化疗与否,化疗耐药相关基因的表达均与局部进展期乳腺癌的腋窝淋巴结受侵状况有关,它可能反映了乳腺癌内源性耐药的存在,且有助于判断预后。

P-gp 致肿瘤细胞的耐药机制包括 3 个方面:①药物扩散进入细胞内后与 P-gp 结合,继而 ATP 水解提供能量,促使药物排出;②部分亲脂性药物穿过细胞膜所需的时间较长,在膜的脂质双分子层之间便与 P-gp 相结合,药物未进入细胞内就被泵出,发挥所谓"疏水真空泵"的作用;③P-gp 亦存在于胞质内膜上,进入细胞内的药物先被 P-gp 泵入胞质内膜腔,再排出细胞外。此外,还有人提出了 P-gp 间接降低细胞内药物浓度的假说,如通过增加膜内、外 pH 梯度或降低膜电荷,减少细胞内阳离子化合物的浓度等,在耐药细胞株已观察到这种现象。

在乳腺癌耐药的研究中还发现一些与 P-gp 相关的蛋白或化合物,如蛋白激酶 C(proteinkinase C,PKC)、葡萄糖苷鞘氨醇(glucosylceramide;GC)、环氧合酶-2(cyclooxygenase;COX2)、Y-box 转录调节因子 YB-1 等。多种物质之间相互作用,共同介导乳腺癌 MDR 的发生。

2. 多药耐药相关蛋白 多药耐药相关蛋白(multidrug resistance-related protein,MRP)是从具有 MDR 表型但无 P-gp 过表达的人小细胞肺癌细胞系 NCIH69 耐药株 H69/AR 克隆得到的新型耐药基因。它也是能量依赖性药泵,属于 ATP 结合的盒式转运蛋白超家族(ABC 转运蛋白超家族)。MRP 在肌肉、肺、睾丸等正常组织,以及胃癌、肺癌、食管癌等肿瘤组织中均有表达,在乳腺癌组织中则普遍存在。而

且在乳腺癌组织中的 MRP 表达阳性率明显高于其癌旁正常乳腺组织和乳腺纤维腺瘤组织。乳腺癌组织的 MRP 表达水平与年龄、原发灶大小、淋巴结转移数、组织学类型和分级等因素无关，提示该多药耐受表型隐含在乳腺癌中，与恶性表型同时发生，是乳腺癌的本质特征，不受化学药物的诱导和疾病发展的影响。目前认为，MRP 的表达是乳腺癌化疗耐药的重要因素之一。其原因，一是先天性获得，即癌细胞在突变形成过程中 MRP 基因被激活，产生 MRP 蛋白，使癌细胞获得自我保护能力；二是因为化疗药物剂量不足或敏感性较低而诱导 MRP 基因的激活、转录与翻译，使癌细胞产生抗药性，即获得性耐药。

MRP 引起的耐药机制与 P-gp 相似，但仍有所差异。首先，两者的转运底物明显不同，MRP 能识别和转运与谷胱甘肽（GSH）耦合的底物如 VP16、柔红霉素、顺铂等，故又称为 GS-X 泵，其转运步骤可能为 GSH 合成→GSH 与药物耦合→MRP 将药物泵出细胞外，甚至可逆浓度梯度减少胞内药物浓度而导致细胞耐药。其次，作为能量依赖性主动转运蛋白，MRP 还可将抗癌药从核内转移到细胞质中。此外，MRP 尚可影响离子通道，通过改变细胞质及细胞器的 pH 值，影响细胞内药物的分布，使药物局限于核周囊泡，呈房室分布，形成所谓的药物分隔或散点模式，从而难以发挥细胞毒作用。

3. 乳腺癌耐药蛋白　乳腺癌耐药蛋白（breast cancer resistance protein，BCRP）亦称为 Mx 耐药蛋白（mistoxantone resistance protein，MxRP）或 ATP 结合盒式蛋白（ATP-binding cassette protein，ABCP）、BCRP 与 P-gp 和 MRP 同属 ABC 转运蛋白超家族。正常情况下，BCRP 高表达于胎盘、肝脏、前列腺、卵巢、乳腺导管及乳腺小叶、小肠和结肠上皮细胞以及静脉和毛细血管的内皮细胞等部位；在乳腺癌、胃癌、结肠癌 SM123、纤维肉瘤、多发性骨髓瘤等的耐药细胞中均有 BCRP 过度表达。在乳腺癌中，BCRP 的表达水平与患者年龄、肿瘤 TNM 分期和雌、孕激素受体状况等无明显相关性。

BCRP 与 P-gp 和 MRP 不但在结构上具有一定的同源性，而且在功能上也具有相似性，均作为药物排除泵，依赖 ATP 提供能量将化疗药物泵出细胞外，导致细胞内药物浓度降低而产生耐药。BCRP 表达所致多药耐药表型与 P-gp 介导的耐药现象有交叉，过度表达 BCRP 的细胞对米托蒽醌和蒽环霉

素的敏感性强于 P-gp 过表达的细胞。

4. 谷胱甘肽 S-转移酶-π　谷胱甘肽 S-转移酶-π（glutathione S-transferase-π，GST2P）是一组具有解毒保护功能的同工酶家族，根据其生化和免疫学特征可分为 GST-α、-μ、-π、-θ 和一种微粒体的同工酶 5 类。其中，GST-π 在乳腺癌中表达最高，与 MDR 关系最密切。生理状况下，GST-π 广泛分布于人体正常组织，以泌尿系统、呼吸道及消化道表达水平最高，乳腺组织相对较低，这与其在机体内的解毒作用及毒性物质的排出是一致的。

目前认为，GST-π 活性增加与乳腺癌内源性耐药有关，其可能的机制主要有：催化谷胱甘肽与各种亲电子分子和疏水性分子结合，使其更有极性而加强外排；通过非酶结合的方式将细胞内的毒性化学药物排出，达到解毒目的。GST-π 介导 MDR 的现象可以理解为肿瘤细胞在遭受毒性物质攻击时，解毒作用增强的一种表现。

5. DNA 拓扑异构酶 Ⅱ　DNA 拓扑异构酶（Topo）是在 DNA 复制、转录和染色体分离中起重要作用的核酶。Topo 有两种类型，即 Topo Ⅰ 和 Topo Ⅱ，其中 Topo Ⅱ 与乳腺癌多药耐药现象的关系研究较多。肿瘤细胞内 Topo Ⅱ 水平直接影响 Topo Ⅱ 抑制剂的抗肿瘤活性。Topo Ⅱ 表达水平下降，使肿瘤对抗癌药物的敏感性下降，耐药性增高。人体细胞内 Topo Ⅱ 又可分为两种亚型，即 Topo Ⅱα 和 Topo Ⅱβ，目前的研究主要集中在 Topo Ⅱα 与 MDR 的关系上，但具体的耐药机制尚无定论，较为公认的是耐药细胞中酶的活性降低、表达减少或基因突变，从而使抗癌药物的靶点减少或丧失，产生耐药。有研究表明，在局部进展期乳腺癌患者中，Topo Ⅱα 与 c-erbB-2 基因共扩增者，对蒽环霉素治疗的敏感性较高。其基因的错配修复亦与 Topo Ⅱα 所致耐药机制相关。

（二）化疗药物耐药的临床处理与预防

1. 对原发性耐药的处理及预防　最佳方法是在肿瘤治疗前能检测其对化疗药物的敏感性及耐药性，选择敏感有效的药物，避免无效药物或方案的使用，通过个体化治疗达到最佳疗效。对化疗药物敏感性及耐药性检测问题国内外多年来做过许多探索和研究，理想的化疗敏感性及耐药性检测法（CSRAs）应该能够提高疗效、延长生存期，避免不必要的治疗及毒副作用，节省医疗费用。但由于技术成熟程度及检出率上的不足。目前，大多数学者认

为仍然缺乏足够的证据支持 CSRAs 法在临床中的应用。CSRAs 的结果与临床应用不全吻合，很多情况下与现有标准方案存在矛盾，即检测出的药物刚好是常用标准方案中的组成药物之一，而敏感药物又是通常认为无效的药物，这些结果使我们临床医生无所适从，不知道该参考和依据哪种结果，是标准方案还是药敏试验结果。不过由于 CSRAs 是体外试验，其环境条件不同，目前尚缺乏大规模、前瞻性的临床试验对其应用进行评价，因此，CSRAs 仅限于临床研究，而不推荐作为常规应用于临床，作为指导用药的依据。

2. 对获得性耐药的处理 重在预防，通过制定一些合理的化疗方案，给予足够的剂量强度及治疗周期，以达到最大的肿瘤杀灭，最大限度地控制肿瘤的生长和取得最佳疗效。

（1）制定合理的化疗方案是指根据患者的病期，肿瘤发展的趋势及机体的耐受情况并参考肿瘤组织的一些生物标记物来确定所用药物，联合化疗方案应该是经大规模临床研究证实疗效确切的一、二线方案，而不是医生凭经验认为好的方案。

（2）剂量强度是克服获得性耐药的重要因素。通过提高药物剂量有可能克服一些细胞的耐药性。细胞周期非特异性药物的疗效存在着剂量效应，剂量增加 5～10 倍可克服内在耐药。对乳腺癌来说术后辅助化疗的剂量强度尤为重要，而这一点又是很多医生容易忽视的问题。往往有些医生用的方案和药物是对的，但剂量不足。例如：表柔比星 $75mg/m^2$ 为一个周期是标准剂量，按多数人的体表面积1.5～$1.7m^2$ 计算，其剂量应该为一个周期 80～130mg，但是有不少医生却只给用 60～80mg。不足量会降低药物对肿瘤细胞的杀伤力，而且也降低了化疗的效果，也会导致更容易产生耐药。

高剂量化疗虽提高了有效率，但相关毒性亦增加，特别是治疗相关死亡率较高。临床研究证明，在干细胞支持下的高剂量化疗可提高转移性乳腺癌的完全缓解率和有效率，可延长有高危预后因素乳腺癌患者术后无病生存期，但不能延长总生存期。另外，由于大剂量用药时副作用可能会表现得很严重，故提高药物剂量强度的前提是使用正确的化疗药，且只能用于提高剂量强度有可能增加疗效的肿瘤。

（3）化疗间期是指一个化疗周期的时间。多数乳腺癌化疗方案每周期的时间是 3 周或 4 周。近年来，有些方案缩短到 2 周为一个周期。通常每周

期时间的制定是根据组成药物的骨髓抑制恢复时间和肿瘤细胞的倍增时间来确定的，随意延长或因其他原因过多延长化疗间期，实际上是给肿瘤细胞一个再增殖的时间，肿瘤细胞很快会产生耐药，造成治疗失败。

3. 对已经产生耐药的乳腺癌 如何逆转耐药也是临床和实验研究的重点。如果一线治疗失败的患者，可选择无交叉耐药的二线标准方案。单用紫杉醇治疗蒽环类耐药的晚期转移性乳腺癌的有效率为 35.4%～49.0%。在蒽环类失败的复发转移性乳腺癌中，紫杉类与长春瑞滨合用、紫杉类与铂类合用均显示出较高的疗效。Maiche 等应用紫杉醇与顺铂联合应用治疗 32 例难治性转移性乳腺癌的有效率达 50%。采用紫杉醇与长春瑞滨联合治疗 33 例蒽环类耐药的转移性乳腺癌，有效率 48.5%（16/33）。

含多西他赛的方案治疗蒽环类耐药乳腺癌的有效率为 36%～61%，显示出较高的活性。Airoldi 等采用多西他赛联合长春瑞滨作为一线方案治疗 40 例蒽环类耐药的转移性乳腺癌，总有效率 61%，5 例完全缓解，19 例部分缓解；PFS 8.5 个月，中位生存期 17 个月；并通过药代动力学研究发现，多西他赛在长春瑞滨前给予，毒性较低。Fountzila 等采用吉西他滨联合多西他赛治疗 39 例蒽环类耐药的转移性乳腺癌，有效率 36%，其中完全缓解 3 例（7.5%），但血液学毒性较大，3～4 度中性粒细胞减少发生率为 49%。

在紫杉类为基础的联合方案耐药后，另外一些药物联合方案也有研究报道。发表于 *Lancet* 杂志的一项Ⅲ期临床试验，既往经蒽环类和紫杉烷治疗的转移性乳腺癌患者被随机分为吉西他滨联合长春瑞滨联合治疗组和单药长春瑞滨组。结果显示联合治疗可显著延长患者中位无进展生存期（6 个月 *vs.* 4 个月，$P=0.003$）。客观缓解率在联合治疗组有更高的趋势（36% *vs.* 26%，$P=0.09$），但总生存无显著差异（15.9 *vs.* 16.4 个月，$P=0.8$）。3 级或 4 级非血液学毒性两组相似，但在联合治疗组中性粒细胞减少更为常见。

伊沙匹隆联合卡培他滨对比卡培他滨单药可显著延长无进展生存期，这在两个Ⅲ期临床试验中获得验证。第一项研究入组了经蒽环类药物治疗或耐药且紫杉类耐药的患者，联合组对比卡培他滨单药的中位无进展生存期为 5.8 个月 *vs.* 4.2 个月（$P=0.0003$）。联合组的客观缓解率显著更高（35%

vs. 14%，*P*<0.001）。总生存数据也倾向于联合组，但无统计学差异（12.9 个月 *vs.* 11.1 个月，*P* = 0.19）。第二项试验入组了既往经蒽环类或紫杉烷类治疗的转移性乳腺癌患者，但耐药与否并不作为入组标准。同样的，伊沙匹隆联合卡培他滨对比单药卡培他滨显著改善无进展生存期（6.2 个月 *vs.* 4.2 个月，*P*<0.001）、客观缓解率（43% *vs.* 29%，*P*<0.001），但总生存无统计学差异（16.4 个月 *vs.* 15.6 个月，*P*=0.12）。

4. 曲妥珠单抗耐药

（1）曲妥珠单抗耐药机制：2001 年 Albanell 等首次提出"曲妥珠单抗耐药"概念，表明 IGF-ⅠR 信号通路抑制 p27^{Kip1}，导致曲妥珠单抗对肿瘤生长抑制作用减弱，参与形成曲妥珠单抗耐药。目前关于曲妥珠单抗耐药机制的研究报道如下：①PI3K/Akt 信号通路过度活化，主要因素包括肿瘤抑制因子 *PTEN* 表达缺失或 *PI3K* 突变表达增高，以及 c-erbB-2 空间结构改变导致曲妥珠单抗与 c-erbB-2 结合受阻，包括 p95^{HER-2} 表达增高或黏蛋白 4（MUC4）位阻。②细胞周期中增殖启动。Akt 信号通路活化，增强 p27 磷酸化，导致其从细胞核易位至细胞质，从而阻断其与 CDK2/cyclin E1 的相互作用，造成 CDK2/cyclin E1 释放，诱导细胞周期中增殖启动。③免疫机制改变，主要包括：a. 免疫细胞 Fcγ 受体的多态性影响曲妥珠单抗 Fc 区域与之结合；b. NK 细胞的杀伤抑制受体（KIR）表达增强，抑制了 NK 活性；c. 肿瘤细胞释放的细胞因子发挥免疫抑制作用；d. 肿瘤表达抗凋亡蛋白 BH3 家族，从而对抗细胞毒淋巴细胞或 NK 细胞介导的凋亡。④乳腺癌干细胞导致耐药。研究表明乳腺癌干细胞的某些改变，如 *PTEN* 缺失、*PI3K* 突变、NF-κB 通路活化以及 Notch 或 Wnt 信号通路的作用造成曲妥珠单抗治疗敏感性降低。

（2）曲妥珠单抗耐药定义：中国进展期乳腺癌共识指南（CABC 2015）指出，原发性曲妥珠单抗耐药是指转移性乳腺癌经曲妥珠单抗治疗 8～12 周内出现疾病进展，或第 1 次影像学疗效评价即出现疾病进展，早期乳腺癌术后辅助曲妥珠单抗治疗过程中出现复发转移；或曲妥珠单抗治疗结束后 12 个月内出现复发转移。继发性曲妥珠单抗耐药是指转移性乳腺癌行曲妥珠单抗治疗，首次进行疗效评价有效，在后续治疗过程中出现疾病进展。

（3）曲妥珠单抗耐药后的治疗策略

1）保留曲妥珠单抗、更换化疗方案：利用对曲妥珠单抗耐药的 c-erbB-2 过表达乳腺癌移植物模型进行研究，对比曲妥珠单抗联合紫杉醇与紫杉醇单药的抗瘤作用。结果显示，尽管肿瘤细胞已对曲妥珠单抗产生耐药性，当与化疗药物联用时，该单克隆抗体仍可提高肿瘤细胞对化疗药物的敏感性，从而继续发挥其抗肿瘤的作用。

GBG-26 研究对应用曲妥珠单抗期间出现病情进展后，是否应继续使用曲妥珠单抗进行分析。这些患者被随机分为卡培他滨单药治疗组或与曲妥珠单抗联合治疗组。中位随访 15.6 个月，单药治疗组与联合治疗组的中位 TTP 分别为 5.6 个月和 8.2 个月（*P*=0.0338）。

可见耐药后保留曲妥珠单抗、调整化疗方案仍可延长对曲妥珠单抗耐药患者的 ITP 及 PPS，是可选择的策略之一。

2）更换靶向治疗药物

A. 拉帕替尼：该药通常被用于曲妥珠单抗治疗失败的患者，尤其是曲妥珠单抗治疗中出现脑转移的患者，常用方案为曲妥珠单抗联合拉帕替尼。一项国际多中心Ⅲ期临床试验（EGF100151）评价了拉帕替尼联合卡培他滨的疗效，入组曲妥珠单抗治疗失败、既往接受过含蒽环或紫杉类药物治疗的患者，将患者随机分为拉帕替尼/卡培他滨联合治疗组和卡培他滨单药治疗组；结果显示，联合治疗组患者的 mTTP 为 27.1 周，单药治疗组为 18.6 周（*P*<0.001）；提示拉帕替尼联合卡培他滨可以用于曲妥珠单抗治疗失败的 HER-2 阳性乳腺癌。

B. T-DM1：T-DM1 是曲妥珠单抗与一种细胞毒药物的偶联物，同时具备了曲妥珠单抗的抗 c-erbB-2 向作用及美登素的衍生物（DM1）的微管抑制作用。T-DM1 将药物定向传递给 c-erbB-2 过表达的肿瘤细胞，在加强杀灭瘤细胞作用的同时降低对正常组织的杀伤作用。EMILIA 研究对比了 T-DM1 与拉帕替尼联合卡培他滨在 c-erbB-2 过表达乳腺癌患者中疗效及安全性。入组患者随机分为两组，试验组患者应用 T-DM1（3.6mg/kg，静脉注射，21 天为一周期），对照组应用拉帕替尼联合卡培他滨，主要研究终点为 PFS、OS 及安全性。结果显示，试验组与对照组的中位 PFS 分别为 9.6 个月及 6.4 个月；在 OS 方面，T-DM1 也具有显著优势，两组的中位 OS 分别为 30.9 个月及 25.1 个月（HR=0.68；95% CI：0.55～0.85；*P*=0.0006），客观有效率分别为 43.6% 及 30.8%。安全性方面，T-DM1 治疗组的血小板减少、转氨酶升高发生率较高,而腹泻、恶心呕吐及手足综合征发生率较低,3 度以上的不良事件率较低,仅约 41%,而对照组高达 57%。表明 T-DM1 可显著延长 PFS 及 OS。美国 FDA 于 2013 年 2 月正式批准 T-DM1 作为治疗 c-erbB-2 阳性进展期乳腺癌的药物。

3)靶向药物联合应用

A. 曲妥珠单抗联合帕妥珠单抗:帕妥珠单抗直接作用于 c-erbB-2 胞外域,但其结合区域与曲妥珠单抗不同。帕妥珠单抗与 c-erbB-2 受体二聚化表位结合,抑制了 c-erbB-2 与 c-erbB-2 之间以及与其他 EGFR 家族受体之间的二聚化作用。除了阻断信号转导,帕妥珠单抗和曲妥珠单抗均能诱导 ADCC 效应。因此,曲妥珠单抗与帕妥珠单抗的作用方式具有协同性。

CLEOPATRA 研究结果显示,一线治疗中,曲妥珠单抗/帕妥珠单抗/多西他赛联合组患者的 mPFS 显著优于曲妥珠单抗/多西他赛组(18.5 个月 vs.12.4 个月,P<0.001),1 年生存率分别为 23.6% 和 17.2%;证实化疗/曲妥珠单抗/帕妥珠单抗联合方案较化疗/曲妥珠单抗方案有明显的生存获益,特别是对于既往未使用曲妥珠单抗的患者。另有研究结果显示帕妥珠单抗不能单独发挥作用,而需要与曲妥珠单抗联合应用。

B. 曲妥珠单抗联合拉帕替尼:EGF104900 研究将曲妥珠单抗及拉帕替尼这两种作用机制不同、作用位点不同的靶向药物联合应用,与拉帕尼替单药治疗做对照,对比两种方案对曲妥珠单抗耐药后的疗效。入组患者被随机分为两组,试验组口服拉帕替尼的同时静脉注射曲妥珠单抗,当接受拉帕替尼单药治疗至少 4 周后出现病情进展的患者,可交叉至联合治疗组。结果显示,与拉帕替尼单药治疗相比,联合治疗可显著延长患者的 PFS,二者分别为 8.1 周与 11.1 周(HR=0.73;95% CI:0.57~0.93;P=0.008)。而联合治疗组中,PFS 维持 6 个月以上的患者比例也显著高于单药治疗组,二者分别为 13% 及 28%(P=0.003),中位 OS 分别为 14 个月及 9.5 个月(HR=0.74;95% CI:0.57~0.97;P=0.026)。因此拉帕替尼联合曲妥珠单抗的双靶向治疗可能是曲妥珠单抗耐药后新的治疗选择之一。

C. 曲妥珠单抗联合依维莫司:依维莫司是哺乳动物雷帕霉素靶蛋白(mTOR)抑制剂,该药物通过与胞内受体 FKP12 结合,抑制 mTOR 通路活化,进而阻滞细胞生长及血管生成。基于 BOLERO-2 研究

的结果,2012 年 7 月 20 日,美国 FDA 批准依维莫司联合依西美坦治疗非甾体类芳香化酶抑制剂治疗失败的绝经后激素受体阳性、c-erbB-2 阴性的晚期乳腺癌患者。

一项Ⅲ期随机研究(BOLERO-3)对依维莫司联合曲妥珠单抗及长春瑞滨在对曲妥珠单抗耐药的 c-erbB-2 过表达晚期乳腺癌患者中的疗效进行分析。患者入组后被随机分为两组,试验组患者同时应用依维莫司(5mg 每日连续口服)、曲妥珠单抗及长春瑞滨,对照组患者应用安慰剂替代依维莫司,主要研究终点为 PFS。结果显示,试验组与对照组的 PFS 分别为 7 个月及 5.8 个月(P<0.01),试验组较对照组降低肿瘤进展风险 22%(HR=0.78,P=0.0067),因随诊时间较短,OS 结果尚未显示统计学意义,但两组 OS 曲线表现了明显的分离趋势。

中国进展期乳腺癌共识指南(CABC 2015)建议:对于 c-erbB-2 阳性乳腺癌患者,化疗/曲妥珠单抗/帕妥珠单抗的联合是最佳的一线治疗方案。鉴于帕妥珠单抗未在中国上市且费用昂贵,目前推荐的一线治疗方案仍是化疗联合曲妥珠单抗;没有化疗适应证的激素受体阳性患者,也可考虑接受曲妥珠单抗或拉帕替尼联合内分泌治疗。对于曲妥珠单抗治疗失败的 c-erbB-2 阳性乳腺癌,T-DM1 是最佳的治疗选择,但是 T-DM1 也没有在中国上市。因此,可以选择拉帕替尼联合卡培他滨,或继续使用曲妥珠单抗,仅更换化疗或内分泌治疗方案,也可以考虑曲妥珠单抗联合拉帕替尼的双靶向治疗。

综上所述,乳腺癌多药耐药机制复杂,是多种因素共同作用的结果,表现多样性并可随治疗而产生动态变化。临床医生应从循证医学角度,恪守治疗原则,个体化、合理化选择化疗方案,给予足够的剂量和充分的化疗周期来减少耐药的产生而取得最佳的疗效。

(姜达　李颖)

六、化疗效果评定和毒性反应分度标准

(一)化疗效果评定

世界卫生组织(WHO)1977 年和 1979 年召开了两次国际会议,随后于 1979 年发表了新修订的抗肿瘤治疗客观疗效的评价标准。20 多年来,这个标准被国内外的研究者和研究组普遍采用,但

WHO 的标准存在如下问题:①没有对需要测量的病灶,即需要进行评价的病灶做一个统一的规定;②未明确规定所应测量的最小病灶的大小及所应测量病灶的数量;③对判断为疾病进展的标准不确定,没有明确是评价单个肿瘤病灶还是全部肿瘤;④未考虑淋巴结转移灶;⑤对已经在临床广泛应用的 CT 和 MRI 影像并未涉及。因此,多年来造成了对于单个药物、联合化疗方案及治疗方法各研究组之间的疗效评价存在差异而难以比较,往往导致不正确的结论。

为了简化测量的步骤,提高准确性,1994 年欧洲癌症研究与治疗组织(European Organization for Research and Treatment of Cancer,EORTC)、美国国立癌症研究所(National Cancer Institute,NCI)和加拿大 NCI 在回顾 WHO 疗效评价标准基础上,进行了

充分的交流和讨论(表 9-22),直至 1998 年 10 月取得一致的意见,在 WHO 疗效评价标准基础上进行了必要的修改和补充,采用简易精确的单径测量代替传统的双径测量方法,新的实体瘤疗效评价标准(Response Evaluation Criteria in Solid Tumors,RECIST),并于 1999 年在美国的 ASCO 会议上报道,又于次年的 *JNCI* 杂志上正式发表。随着 RECIST 标准在临床工作中广泛运用,在积累一定临床经验的基础上,临床工作者也发现了一些必须进一步改进和明确的问题。为此,2009 年 1 月 *EJC* 杂志发表了一篇关于 RECIST 标准 1.1 版本的修订版(表 9-23)。新版标准采用了新的肿瘤大小测量方法,使得肿瘤大小的测量误差更小、重复性更好。

1. 肿瘤病灶的测量

(1)肿瘤病灶的定义见表 9-22 和表 9-23。

表 9-22　WHO 标准对肿瘤病灶基线期的基本定义(1979 年)

病灶类型	基 本 定 义
可测量病灶	临床或影像学可测量病灶最大直径与其垂直径的病灶。X 线检查证实至少长度 ≥10mm×10mm,CT 证实至少 ≥20mm×10mm 的可以测量的病灶
单径可以测量病灶	临床或影像学能够测量病灶最大直径或其垂直径的病灶
可以评价,不可以测量的病灶	细小病灶无法测量直径,比如肺内粟粒样转移灶、早期无法确定的病灶
不可以测量病灶	包括成骨性转移、脑膜病变、腹水、胸腔积液、心包积液、肺的癌性淋巴管炎、影像学不能确诊和随访的腹部肿块和囊性病灶

表 9-23　RECIST1.1 标准对肿瘤病灶基线期的定义

病灶类型	基 本 定 义
可测量病灶	至少在一个方向(长径)上可以准确测量,应用常规技术,病灶直径长度 ≥20mm 或螺旋 CT ≥10mm 的可以精确测量的病灶。淋巴结 CT 测量靶病灶短轴 ≥15mm,10mm ≤ 非靶病灶 ≤15mm(CT 扫描层厚 <5mm),非病理组织 <10mm
不可测量病灶	所有病灶,包括骨病灶、脑膜病变、腹水、胸腔积液、心包积液、炎症、皮肤或肺的癌性淋巴管炎、影像学不能确诊和随诊的腹部肿块或囊性病变;对于淋巴结最大长轴 <10mm、10mm ≤ 病理淋巴结短轴 <15mm
靶病灶	当存在多个可以测量的病灶时,按照病灶大小及可以重复测量的原则,每个脏器最多选取 2 个病灶,总共不超过 5 个病灶
非靶病灶*	除靶病灶外的所有病灶,包括其他可以测量病灶和不可以测量病灶

注:* 所有非靶病灶应在基线记录,不需要测量其大小,但是在随访期间应注意其存在和消失

(2)测量方法:基线状态和随诊应用同样的技术和方法进行病灶评估。如果影像学方法和临床查体检查同时用来评估疗效时,应以前者为主。建立在解剖结构基础上得医学影像技术包括 X 线平片、CT、X 线血管造影、超声波和 MRI 技术。这些影像技术均能够提供精确的解剖结构

的信息。

临床查体:可触及的浅表病灶,如淋巴结或皮肤结节,皮肤病灶应用标尺标记大小制成彩色照片存档。

X 线胸片:肺实质内清晰明确的病灶可作为可测量病灶,但仍推荐 CT 扫描方法。

CT 与 MRI:是目前最可靠、重复性最好的疗效评价方法。对于胸、腹和盆腔,常规 CT 和 MRI 用 10mm 或更薄的层厚连续扫描,螺旋 CT 用 5mm 层厚连续重建模式完成,而头颈部及特殊部位的扫描方案应个体化定制。

B 超检查:当实验研究的终点目标为客观疗效时,超声波不能用来作为评价手段。仅可用于测量表浅可扪及的淋巴结、皮下结节和甲状腺结节,亦可用于确认临床查体后浅表病灶的完全消失。

内腔镜:作为客观肿瘤疗效评价至今尚未广泛应用。但这种方法取得的活检标本可证实病理组织上的 CR。

肿瘤标志物:不能单独用来评价疗效。但治疗前肿瘤标志物高于正常水平时,治疗后评价 CR 时,所有的标志物需恢复正常。

细胞学和病理组织学:在少数病例,细胞学和病理组织学可用于鉴别 CR 和 PR,区分治疗后的良性还是残存的恶性病变。若可测量病灶为缓解、稳定,但伴有治疗中出现任何渗出性液体,需细胞学证实无瘤细胞,若找到瘤细胞,则应评为进展。

2. 肿瘤治疗疗效评价

(1)基线状态评价:为了评价客观疗效,对基线状态的肿瘤总负荷进行评价,以便与治疗后的结果进行比较。对于临床药物研究来说,只有在基线状态有可测量病灶的患者才能进入研究。如果可测量病灶为孤立性病灶,则需要组织/细胞病理学证实。

(2)疗效评价标准见表 9-24 和表 9-25。

表 9-24　WHO 标准对肿瘤疗效的具体评价标准(1979 年)

疗效	可测量病灶	不可测量病灶	不可评价病灶	骨转移灶
CR	所有可见病灶均消失,持续 4 周以上	所有可见病灶消失并持续 4 周以上	所有可见病灶消失并持续 4 周以上,对于成骨性病灶,骨扫描恢复正常不少于 4 周	X 线及骨骼扫描等检查,原有病变完全消失,至少 4 周
PR	与基线检查比较,病灶缩小≥50% 以上;单径可测量病灶则取各病灶最大直径之和减少 50% 以上,持续 4 周以上	肿瘤总量估计减少 50% 以上,并持续 4 周以上		溶骨性病灶部分缩小、钙化或成骨病变密度减低,至少 4 周
NR	双径可测量病灶各病灶最大两垂直直径乘积之总和增大<25% 或减少<50%,单径可测量病灶则取各病灶直径之和增大<25% 或减少<50%,持续 4 周以上。判断 NC 至少需经 2 周期(6 周)治疗	至少经过 2 个周期(6 周)治疗后,病灶无明显改变,包括病灶稳定或估计减少<50% 及增多<25%	病灶无明显改变,持续至少 4 周。包括病灶稳定,估计病变减少<50% 或增加<25%	病变无明显变化。由于骨病往往变化慢,判定 NC 至少应在开始治疗的第 8 周后
PD	至少有一个病灶,或所有病灶增大≥25%,或出现新的病灶	出现新的病灶,或原有病灶估计增大>25%	出现新的病灶,或原有病灶估计增加>50%	原有病灶扩大和(或)新病灶出现

注:完全缓解(complete remission,CR);部分缓解(partial remission,PR);无变化(no change,NC);进展(progressive disease,PD)

表 9-25　RECIST 1.1 标准对肿瘤不同病灶疗效的评价标准

疗效	靶病灶	*非靶病灶
CR	所有靶病灶全部消失,淋巴结短轴<10mm,并至少持续 4 周	病灶消失和治疗后肿瘤标志物恢复正常
PR	所有靶病灶的最大长径总和减少 30% 以上,并至少持续 4 周以上	——
PD	观察期间与最小值相比较最大长径的总和增加 20%,或至少病灶增加 5mm,或出现新的病灶	出现新的病灶或已经存在的非靶病灶有明显的变化
SD	既不能满足 PR,又不能满足 PD 的病变	既不满足 CR,又不满足 PD

注:* 根据病灶最大长径的总和来计算结果进行判断

（3）疗效评价替代指标：抗肿瘤药物疗效评价的理想终点指标应该是生存期、无病生存期或无复发生存期。但是，这些指标只有在治疗使肿瘤达到完全缓解或者病人长期无病生存时，才能作为理想的疗效评价指标。然而，临床实际情况是，对于复发或转移性的肿瘤，药物的抗肿瘤效果往往难以使得肿瘤完全缓解。因此，在临床新药物治疗疗效的评价中就采用替代指标。这些替代指标主要有客观有效率（objective response rate，ORR）、疾病进展时间（time to progression，TTP）、无进展生存时间（progression-free survival，PFS）、生活质量、临床收益率和临床不良反应等。TTP是指从随机开始到肿瘤进展的时间。PFS是指从随机到肿瘤进展或任何原因死亡的时间。

（4）各评价标准之间的比较见表9-26。

3. PERCIST评价标准 RECIST标准1.1版本最大的问题在于并没有将代表最先进医学影像的分子影像图像PET/CT的信息纳入标准内容，而是仅在确定病灶时参考PET图像。

PERCIST标准是建立在PET/CT分子影像基础上的对实体瘤治疗疗效评价的标准。PERCIST 1.0标准基于肿瘤对18F-FDG摄取率，并使用肝脏18F-FDG摄取率作为参考计算包括总病灶糖酵解（total lesion glycolysis，TLG）。该标准采用完全代谢缓解（complete metabolic response，CMR）、部分代谢缓解（partial metabolic response，PMR）、代谢无变化（stable metabolic disease，SMD）和代谢恶化（progressive metabolic disease，PMD）等作为治疗疗效评价的描述。

表9-26 WHO与RECIST、RECIST 1.1对实体瘤疗效评价标准的比较

比较要点		WHO标准	RECIST标准	RECIST 1.1标准
测量方法		二维测量法：肿瘤两个最大直径乘积，以肿瘤面积确定	一维测量法：肿瘤最长径的总和，以肿瘤（总）长度确定	一维测量法：肿瘤最长径的总和，以肿瘤（总）长度确定
淋巴结		全部肿瘤消失，并维持4周	全部肿瘤消失，并维持4周	全部肿瘤消失，淋巴结<5mm，并维持4周
疗效	CR	缩小50%以上（但未达到CR），维持4周	缩小30%以上，维持4周	缩小30%以上，维持4周
	PR	缩小50%以上（但未达到CR），维持4周	缩小30%以上，维持4周	缩小30%以上，维持4周
	PD	病灶增加25%，或出现新的病灶	观察到的所有小病灶之和≥20%，或出现新的病灶	观察到的所有小病灶之和≥20%，或病灶增加5mm
	SD/NC	NC：非PR/PD	SD：非PR/PD	SD：非PR/PD
新增加评价指标		—	TTP/PFS	TTP/PFS

对可以测量的病灶，该草案首先要求明确以下几点：①确定评价参数：可测量的病灶是指单个摄取18F-FDG的病灶。病灶对18F-FDG摄取测量采用病灶感兴趣区（ROI区）域峰值替代传统的最大值或平均值。峰值是在1.2cm直径球体内获得1cm³最高值。采用SUL（lean body mass）取代传统的SUV。②确定肿瘤病灶基线：按照肿瘤病灶的SUL峰值，应当是1.5×肝脏平均SUL+2倍标准差。如果肝脏有疾病，那么肿瘤病灶最小有代谢可测量肿瘤的活性可以看作2.0×血池活性+2倍纵隔标准差。③选择肝脏和血池本底：在肝脏右下叶勾画3cm ROI作为本底区（不能包含大血管组织）。假如肝脏异常，

原发肿瘤摄取应当>2.0×SUL（在降主动脉）。当存在多个可以测量的病灶时，按照病灶大小及可以重复测量的原则，每个脏器最多选取2个病灶，总共不超过5个病灶。靶病灶以外的所有病灶被看作非靶病灶。不可以测量的病灶是指未摄取18F-FDG的病灶。

RECIST和PERCIST标准之间存在极好的互补性。对于不摄取18F-FDG肿瘤病灶或以细胞毒性治疗为主的治疗RECIST标准是最佳的选择，而对于以靶向治疗药物为主，或希望监测到肿瘤治疗早期的治疗疗效，那么PERCIST是最佳的选择（表9-27）。

表 9-27　PERCIST 1.0 标准草案对肿瘤靶病灶和非靶病灶疗效的评价标准

病灶类型	靶　病　灶	非靶病灶
CMR	在可测量的靶病灶[18]F-FDG 摄取完全消失以至于低于肝脏病平均放射活性,并且不能与血池本底相区别。所有其他病灶消失至血池本底水平。在可以测量区域 SUL 降低应该记录,治疗开始后的时间也应该记录(如 CMR-90,4)。假如 RECIST 是进展疾病,应该通过随访来验证	所有[18]F-FDG 病灶消失
PMR	在可测量靶肿瘤[18]F-FDG SUL 峰值降低至少 30%。最好,SUL 绝对值下降到至少是 0.8SUL 单位。测量通常是以同一病变作为基准,但也可以是不同病变。如果病变以前存在,治疗后是目前最活跃的病变。对于 PMR 并不要求肿瘤[18]F-FDG 摄取范围减少。应该记录 SUL 降低的百分数,还有治疗开始后时间(W)(如 PMR-40,3),并没有新的病灶出现	^{18}F-FDG 非目标病灶明显进展或典型肿瘤[18]F-FDG 摄取呈现新的病灶
PMD	^{18}F-FDG SUL 峰值增加 30%,并且与基准扫描相比,肿瘤峰值 SUV 增加大于 0.8SUL 单位,该肿瘤具备典型肿瘤模式,没有炎症或治疗效应。或者[18]F-FDG 肿瘤摄取可见范围扩大(TLG 体积 75%,SUL 没有降低)。在代谢目标病灶 SUL 峰值应该被记录,还应该有最近开始治疗的时间(周)(如 SMD-15,7)	既不满足 CMR,又不是 PMD

4. 骨转移灶疗效 MD Anderson 评价标准(MDA criteria) 由于骨转移瘤形态不规则、难以测量,RECIST 标准最初将骨转移瘤定为不可测量病灶(非靶病灶),到 RECIST 1.1 标准才将伴有软组织侵犯>10mm 的骨转移瘤定义为可测量病灶,但均没有采用 X 线平片检查结果。美国 MD Anderson 肿瘤中心综合国际抗癌联盟(Union for International Cancer Control,UICC)、WHO 和 RECIST 1.1 有关骨转移瘤评价的标准,于 2004 年推出基于 X 线片、CT、MRI 和骨显像的乳腺癌骨转移灶疗效评价标准,并于 2010 年提出修订版,以适用于不同肿瘤来源的骨转移灶。

骨放射性核素扫描(ECT)是骨转移初筛诊断方法。具有灵敏度高、早期发现、全身成像不易漏诊的优点。骨 ECT 检查推荐用于乳腺癌出现骨疼痛、骨折、碱性磷酸酶升高或高钙血症等可疑骨转移患者的常规初筛诊断检查,也可用于局部乳腺癌($T_3N_1M_0$ 以上)和复发转移乳腺癌患者的常规检查。

骨 X 线、CT 扫描、磁共振扫描(MRI)是骨转移的主要影像学诊断手段。对于骨 ECT 扫描异常的患者,应该针对可疑骨转移灶部位进行 X 线、CT 或 MRI 检查,以确定是否有骨破坏并了解骨稳定性。X 线平片是骨转移诊断的最基本的方法,特异性高,但敏感度低,仅 44%~50%。CT 扫描诊断骨转移敏感度和特异度均高。MRI 扫描诊断骨转移敏感度高,特异度低于 CT,椎体 MRI 检查对了解脊柱稳定性很重要,但由于骨转移影像学确诊的要点指标是骨破坏,而 MRI 在此方面存在不足,因此对 MRI 用于确诊骨转移尚存在争议。

(1) 评价要求:治疗前、后均进行 X 线片和(或)CT、MRI 和骨扫描显像。

(2) 疗效评价

CR:X 线片或 CT 见溶骨性病灶完全硬化、骨密度恢复正常,MRI 见信号强度正常,骨显像放射性分布正常。

PR:X 线片或 CT 见溶骨性病灶出现硬化边缘或局部硬化,X 线片/CT/MRI 上靶病灶垂直双径之和下降≥50%,X 线片/CT/MRI 上不可测量(ill-defined)病灶垂直双径之和主观判定下降≥50%,X 线片/CT/骨显像见成骨闪烁现象,主观判定骨显像病灶放射性摄取下降≥50%。

SD:病灶无变化,或靶病灶垂直双径之和增加<25%、降低<50%,主观判定 X 线片/CT/MRI 上不可测量病灶增加<25%、降低<50%;且无新骨转移灶。

PD:X 线片/CT/MRI 上任一靶病灶垂直双径之和增加≥25%,主观判定 X 线片/CT/MRI 上不可测量病灶双径之和增加≥25%,或主观判定骨显像病灶放射性摄取增加≥25%;或出现新骨转移灶。

(二) 常见不良反应事件评价标准(CTCAE)

分级是指将不良事件(AE)的严重程度进行归类。CTCAE 在基于下述基础原则的基础上运用独特的临床描述将不良事件(AE)的严重程度分为1~5 级(表 9-28):

表 9-28 第四版常见不良反应事件评价标准（CTCAE）

不良事件	分级				
	1 级	2 级	3 级	4 级	5 级
血液和淋巴系统疾病					
贫血	血红蛋白<正常值下限～10g/dl；<正常值下限～6.2mmol/L；<正常值下限～100g/L	血红蛋白<10.0～8.0g/dl；<6.2～4.9mmol/L；<100～80g/L	血红蛋白<8.0～6.5g/dl；<4.9～4.0mmol/L；<80～65g/L；需要输血治疗	危及生命；需要紧急治疗	死亡
弥散性血管内凝血（DIC）	—	实验室证据，无出血	有实验室证据，伴有出血	危及生命；需要紧急治疗	死亡
发热性中性粒胞减少	—	—	绝对中性粒细胞数<1.0×10⁹/L，伴随体温>38.3℃（101°F）或者温度持续≥38℃（100.4°F）超过1小时	危及生命；需要紧急治疗	死亡
中性粒胞减少	<正常值下限～1.5×10⁹/L	<(1.5～1.0)×10⁹/L	<(1.0～0.5)×10⁹/L	<0.5×10⁹/L	—
白细胞减少	<正常值下限～3.0×10⁹/L	<(3.0～2.0)×10⁹/L	<(2.0～1.0)×10⁹/L	<1.0×10⁹/L	—
血小板计数减少	<正常值下限～(10～75.0)×10⁹/L	<(75.0～50.0)×10⁹/L	<(50.0～25.0)×10⁹/L	<25.0×10⁹/L	—
血栓性血小板减少性紫癜	红细胞破坏的证据（裂体细胞），不伴有临床症状	—	实验室检查发现并伴有临床症状（例如：肾功能不全，瘀斑）	危及生命（例如：中枢神经系统出血或血栓形成/栓塞或肾衰竭）	死亡
胃肠道					
腹胀	无症状；仅临床诊断发现无需治疗	有症状；影响工具性日常生活活动	极度不适；影响个人日常生活活动	—	—
便秘	偶然或间断性出现；偶然使用粪便软化剂、缓泻剂、饮食习惯调整或灌肠	持续使用缓泻剂或灌肠；影响工具性日常生活活动	需手工疏通的顽固性便秘；影响个人日常生活活动	危及生命；需要紧急治疗	死亡
腹泻	与基线相比，大便次数增加，每天<4次；造瘘口排出物轻度增加	与基线相比，大便次数增加，每天4～6次；静脉补液<24小时，造瘘口排出物中度增加	与基线相比，大便次数增加，每天≥7次；大便失禁；需要住院治疗；造瘘口排出物重度增加；影响个人日常生活活动	危及生命；需要紧急治疗	死亡
胃炎	无症状；仅临床检查和诊断发现；无需治疗	有症状；胃肠道功能中度改变；需要治疗	进食或胃功能重度改变；需要全肠外营养或住院治疗	危及生命；需要紧急手术治疗	死亡

续表

不良事件	1 级	2 级	3 级	4 级	5 级
胃溃疡	无症状,仅临床检查和诊断发现;无需治疗	有症状,胃肠道功能改变;需要内科治疗;影响工具性日常生活活动	胃肠道功能重度改变;需要全肠外营养;择期手术治疗,或内镜治疗;致残影响个人日常生活活动	危及生命;需要紧急手术治疗	死亡
口腔黏膜炎	无症状或症状轻微;无需治疗	中度疼痛;不影响经口进食;需要调整饮食	重度疼痛;影响经口进食	危及生命;需要紧急治疗	死亡
恶心	食欲降低,不伴进食习惯改变	经口摄食减少,不伴明显的体重下降;脱水或营养不良	经口摄入能量和水分不足;需要鼻饲,全肠外营养或者住院	—	—
呕吐	24 小时内 1 ~ 2 次发作(间隔 5 分钟)	24 小时内 3 ~ 5 次发作(间隔 5 分钟)	24 小时内发作≥6 次(间隔 5 分钟),需要鼻饲,全肠外营养或住院治疗	危及生命;需要紧急治疗	死亡
一般病情					
疲劳	疲劳,休息后缓解	疲劳,休息后不能缓解;影响工具性日常生活活动	疲劳,休息后不能缓解;影响个人日常生活活动	—	—
发热	38.0 ~ 39.0℃(100.4 ~ 102.2 ℉)	>39.0 ~ 40.0℃(102.3 ~ 104.0 ℉)	>40.0℃(>104.0 ℉)≤24 小时	>40.0℃(>104.0 ℉)超过 24 小时	死亡
流行性感冒样症状	轻微流感样症状	中度症状;影响工具性日常生活活动	严重症状;影响个人日常生活活动	—	—
输液相关反应	轻微的,暂时性反应;无需中断输液;无需治疗	需要治疗或输液中断,但对症治疗(抗组胺,NSAIDS,麻醉品,输液,治疗)快速收效;预防给药≤24 小时	症状缓解拖延[例如:对症治疗和(或)输液中断,不能快速改善后复发;需要住院治疗后遗症	危及生命;需要紧急治疗	死亡
输液部位渗漏	—	红斑,伴相关症状(例如:水肿,疼痛,硬结,静脉炎)	溃疡形成或坏死;严重的组织损伤;需要手术治疗	危及生命;需要紧急治疗	死亡
速发性过敏反应	—	—	有症状的支气管痉挛伴有或不伴有荨麻疹;需要肠外治疗;血管性水肿/水肿;过敏性;低血压	危及生命;需要紧急治疗	死亡
导管相关感染	—	局限的;需要局部治疗;口服药物治疗(例如:抗生素)	需要静脉给予抗菌剂,抗真菌或抗病毒药物治疗;需要放射学,或手术治疗	危及生命;需要紧急治疗	死亡
黏膜感染	需要局限的,局部的治疗	中度症状;需要口服药物治疗(抗生素,抗真菌或抗病毒治疗)	需要静脉给予抗菌剂,抗真菌或抗病毒药物治疗;需要放射学,或手术治疗	危及生命;需要紧急治疗	死亡

续表

不良事件	分级				
	1级	2级	3级	4级	5级
指甲感染	需要局限的,局部的治疗	中度症状;需要口服药物治疗(抗生素,抗真菌或抗病毒治疗)	需要静脉给予抗菌剂,抗真菌或抗病毒药物治疗;需要放射学,或手术治疗	—	—
上呼吸道感染	—	中度;需要口服药物治疗(抗生素,抗真菌或抗病毒治疗)	需要静脉给予抗菌剂,抗真菌或抗病毒药物治疗;需要放射学,内镜或手术治疗	危及生命;需要紧急治疗	死亡
尿路感染	—	局限的;局部治疗(例如:局部抗生素,抗真菌或抗病毒治疗)	需要静脉给予抗菌剂,抗真菌或抗病毒药物治疗;需要放射学,或手术治疗	危及生命;需要紧急治疗	死亡
实验室检查					
丙氨酸氨基转移酶增高	>正常值上限~3.0倍正常值上限	>3.0~5.0倍正常值上限	>5.0~20.0倍正常值上限	>20.0倍正常值上限	—
天冬氨酸氨基转移酶增高	>正常值上限~3.0倍正常值上限	>3.0~5.0倍正常值上限	>5.0~20.0倍正常值上限	>20.0倍正常值上限	—
碱性磷酸酶增高	>正常值上限~2.5倍正常值上限	>2.5~5.0倍正常值上限	>5.0~20.0倍正常值上限	>20.0倍正常值上限	—
活化部分凝血活酶时间延长	>正常值上限~1.5倍正常值上限	>1.5~2.5倍正常值上限	>2.5倍正常值上限;出血	—	—
INR增高	>1~1.5倍正常值上限;>1~1.5倍基线水平(抗凝时)	>1.5~2.5倍正常值上限;>1.5~2.5倍基线水平(抗凝时)	>2.5倍正常值上限;>2.5倍基线水平(抗凝时)	—	—
血胆红素增高	>正常值上限~1.5倍正常值上限	>1.5~3.0倍正常值上限	>3.0~10.0倍正常值上限	>10.0倍正常值上限	—
肌酸磷酸激酶增高	>正常值上限~2.5倍正常值上限	>2.5~5倍正常值上限	>5~10倍正常值上限	>10倍正常值上限	—
肌苷增高	>1~1.5倍基线数值;>正常值上限~1.5倍正常值上限	>1.5~3.0倍基线数值;>1.5~3.0倍正常值上限	>3.0基线数值;>3.0~6.0倍正常值上限	>6.0倍正常值上限	—
射血分数降低	—	静息射血分数50%~40%;低于基线值10%~19%	静息射血分数39%~20%;低于基线值>20%	静息射血分数(EF)<20%	—

续表

不良事件	分级				
	1级	2级	3级	4级	5级
低白蛋白血症	<正常值下限~3g/dl；<正常值下限~30g/L	<3~2g/dl；<30~20g/L	<2g/dl；<20g/L	危及生命；需要治疗	死亡
骨骼肌肉结缔组织疾病					
关节痛	轻度疼痛	中度疼痛；影响工具性日常生活活动	剧痛；影响个人日常生活活动	—	—
骨痛	轻度疼痛	中度疼痛；影响工具性日常生活活动	剧痛；影响个人日常生活活动	—	—
肌痛	轻度疼痛	中度疼痛；影响工具性日常生活活动	剧痛；影响个人日常生活活动	—	—
骨质疏松症	存在骨质疏松放射学证据或骨矿物质密度T分数-1至-2.5（骨质减少）；没有身高变化,不需要治疗	骨矿物质密度T分数<-2.5；身高降低<2cm；需要抗骨质疏松治疗；影响工具性日常生活活动	身高降低≥2cm；需要住院治疗；影响个人日常生活活动	—	—
肿瘤化疗引起的白血病	—	—	—	出现	死亡
骨髓增生异常综合征	—	—	—	危及生命的结果；需要紧急干预	死亡
肾脏和泌尿系统疾病					
急性伤	肌酐水平增加大于0.3mg/dl；或者肌酐超过基线的1.5~2.0倍	肌酐超出基线2~3倍	肌酐超出基线3倍或大于4.0mg/dl；需要住院治疗	危及生命；需要透析治疗	死亡
慢性肾脏病	肾小球滤过率或者肌酐清除率59~60ml/(min·$1.73m^2$)；尿蛋白定量大于0.5	肾小球滤过率或者肌酐清除率29~30ml/(min·$1.73m^2$)；蛋白尿++；	肾小球滤过率或者肌酐清除率29~15ml/(min·$1.73m^2$)	肾小球滤过率或者肌酐清除率小于5ml/(min·$1.73m^2$)；需要透析或移植肾脏	死亡
血尿	无症状,仅临床观察或诊断所见,不需要治疗	轻微症状,需要导尿管或膀胱清洗；影响工具性日常生活活动	大量血尿,需要输血,需要择期内镜,静脉给药或膀胱治疗；需要手术治疗或手术治疗；个人自理能力受限	危及生命；需要紧急放射学或手术治疗	死亡

不良事件	分级				
	1级	2级	3级	4级	5级
蛋白尿	蛋白尿+,24小时尿蛋白小于1.0g	蛋白尿++,24小时尿蛋白1.0~3.4g,儿童(蛋白质/肌酐)比值0.5~1.9	成人:24小时尿蛋白大于等于3.5g,儿童:尿蛋白质/肌酐比值大于1.9	—	—
尿潴留	可以小便;不需要导尿管;尿液有残留	需导尿管;需要药物	需要择期手术或放射学治疗;患侧肾功能或肾实质出现质性障碍	危及生命;器官衰竭;需要紧急手术治疗	死亡
呼吸道、胸膜和纵隔疾病					
过敏性鼻炎	轻度症状,不需要干预	中度症状,需要药物治疗	—	—	—
咳嗽	轻度症状;需要非处方药治疗	中度症状;需要药物治疗;影响工具性日常生活活动	重度症状;个人自理能力受限	—	—
呃逆	轻度症状;不需要干预	中度症状;需要干预;影响工具性日常生活活动	重度症状;影响睡眠,个人自理能力受限	—	—
嘶哑	轻度或间歇性声音改变;能完全被理解;自愈	中度或持久的声音改变;需要偶尔重复叙述,但电话中可以被理解;需要医学评估	重度声音改变,包括持久的低语	—	—
喉水肿	无症状;仅诊断所见,不需要干预	有症状;医学干预(地塞米松、肾上腺素、抗组胺药)	鸣音;呼吸困难;需要住院	危及生命气道障碍;需要紧急治疗(气管切开术或插管)	死亡
鼻塞	轻度症状;不需要干预	中度症状;需要医学干预	伴随血液性鼻分泌物或鼻出血	—	—
肺部纤维化	轻度低氧血症;影像学显示纤维化小于肺25%的肺体积	中度低氧血症;存在肺动脉高压证据;影像学发现肺体积的25%~50%出现纤维化	重度低氧血症;存在右心衰竭证据;纤维化达肺体积的50%~75%	危及生命(血流动力学或肺部并发症),辅助通气插管,纤维化大于75%伴有严重的蜂窝样改变	死亡
皮肤和皮下组织疾病					
脱发	头发丢失少于50%,远看没有看区别,但近看能看出。需要改变发型来掩饰头发丢失,但不需要假发块来掩饰	头发丢失大于50%,症状明显,需要假发或假发块,心理有影响	—	—	—
皮肤干燥	覆盖小于10%,但是没有红疹和瘙痒	覆盖10%~30%,伴有红疹和瘙痒;影响工具性日常生活活动	覆盖超过30%,伴有瘙痒,个人自理能力受限	—	—

续表

不良事件	分　级				
	1级	2级	3级	4级	5级
紫癜	损伤小于10%体表面积	损伤在10%~30%,创伤时出血	损伤大于30%体表面积,自发的出血	—	—
痤疮样皮疹	丘疹和脓包小于10%体表面积,有/不伴有瘙痒和敏感	丘疹和脓包10%~30%体表面积,伴有/不伴有瘙痒和敏感,有心理障碍;影响工具性日常生活活动	丘疹和脓包大于30%体表面积,伴有/不伴有瘙痒和压痛,影响个人日常生活活动,需要口服抗生素治疗二重感染	丘疹和脓包覆盖任何体表面积,伴有/不伴有瘙痒和敏感,需要静脉给予抗生素治疗广泛的多重感染;危及生命	死亡
皮肤色素沉着	色素沉着小于10%体表面积,没有心理影响	色素沉着大于10%面积,伴有心理影响	—	—	—
皮肤色素减少	色素减少小于10%体表面积,没有心理影响	色素减少大于10%面积,伴有心理影响	—	—	—
瘙痒症	轻度或局限的,经典的干预	集中的或广泛分布,间歇性发作,搔抓引起皮肤改变(肿胀,丘疹,脱皮,苔藓样,渗出),需要口服药治疗;影响工具性日常生活活动	集中或广泛分布,持续性发作;影响个人日常生活活动或睡眠;需要口服免疫抑制剂或可的松	—	—
手足症候综合征	轻微皮肤改变或皮炎(红斑,水肿,角化过度,不痛)	皮肤改变(剥落,水泡,出血,肿胀,角化过度),疼痛,影响工具性日常生活活动	重度皮肤改变(剥落,水泡,出血,水肿,角化过度),疼痛,个人自理能力受限	—	—

1级:轻度;无症状或轻度症状;仅临床或诊断发现,无需治疗。
2级:中度;最小的,局部的或非人侵人性治疗指征;年龄相关工具性日常生活活动受限*。
3级:重度或重要医学意义,但不会立即危及生命;住院治疗或延长住院时间指征;致残;自理性日常生活活动受限**。
4级:危及生命,需要紧急治疗。
5级:死亡。
*工具性日常生活活动是指做饭,购买杂货或衣服,使用电话,理财等。
**自理性日常生活活动是指洗澡,穿衣和脱衣,进食,如厕,服用药物,而不是卧床不起。

（姜达　李颖）

377

七、化疗药物毒副反应及处理

自抗肿瘤药物在临床应用以来,不断吐故纳新,抗肿瘤药物被广泛合理应用,使肿瘤化疗的疗效得到改善和提高。然而,几乎所有抗肿瘤药物在杀伤或抑制肿瘤细胞的同时,亦对正常组织、器官产生损伤或毒副作用,从而限制了剂量的增加,阻碍疗效的发挥或提高。现就其常见的毒副反应及处理概述如下。

(一)胃肠道毒副反应

1. 恶心和呕吐 恶心和呕吐是药物引起的最为常见的早期毒性反应,严重的呕吐可导致脱水、电解质紊乱、体重减轻,有时可使患者拒绝接受进一步有效的化疗。除了化疗药物直接刺激胃肠道引起呕吐之外,血液中的药物可以引起肠道壁嗜铬细胞释放5-羟色胺(5-HT),它可作用于小肠的5-HT₃受体,被激活后通过迷走神经传至位于第四脑室最后区的化学感觉诱发区(CTZ);5-HT也可直接激活CTZ的5-HT受体,CTZ接着激活位于延脑的呕吐中枢,引起呕吐。

化疗引起的呕吐可分为急性呕吐、延缓性呕吐和预期性呕吐等。急性呕吐是指化疗后24小时以内发生的呕吐;延缓性呕吐是指化疗后至5~7天所发生的呕吐;预期性恶心呕吐是指患者在第一个治疗周期中经历了难受的急性呕吐之后,在下一个治疗周期给药前所发生的呕吐,是一种条件反射。

化疗药物引起恶心、呕吐的程度各不相同,由重至轻的顺序为:顺铂→达卡巴嗪→放线菌素D→氮芥→六甲嘧胺→环磷酰胺→卡铂→亚硝脲→阿霉素→柔红霉素→异环磷酰胺→阿糖胞苷→长春瑞滨→丝裂霉素→依托泊苷→博来霉素→氨甲蝶呤→5-FU→长春新碱。

目前临床常用的止吐药物有:

(1) 恩丹西酮(ondansetron):又名枢复宁、Zofran。国产名:恩丹西酮、枢丹、富米汀、欧贝和Ondansetron等,简称Ond。恩丹西酮是最常见的应用于临床的5-HT₃受体拮抗剂,对抗癌药物引起的呕吐有良好的效果,一般有效率为69%~85%,对非DDP药的呕吐效果更好。其标准给药方法:化疗前30分钟,1次8mg静脉缓慢注射(或冲入,20分钟左右),而后第4小时和第8小时再各给一次,亦可改为口服。如同时联用地塞米松10~20mg静脉冲入效果可以增高。少数患者有头痛(6%)、嗜睡(3%)、便秘(2%)、腹泻(0.5%)等副作用,无锥体外系反应。如一日多次使用,易发生便秘,可用缓泻剂对症处理。

(2) 格拉司琼(granisetron):又名康泉、Kytril。国产名:格拉司琼、雷塞隆、凯特瑞、枢星等,简称Gra。是第二个用于临床的5-HT₃受体拮抗剂,其作用比Ond强,而半衰期为9小时,一次给药3mg,可维持止吐效果24小时以上,临床效果甚佳。Didier等用康泉40μg/kg一次。预防大剂量顺铂所致呕吐的14例患者,在24小时内13例未发生呕吐,完全控制率达93%。给药方法:每次3mg,加生理盐水或5%葡萄糖20~50ml,缓慢静脉注射,每日1次。最大剂量为9mg/24h。口服每次1mg,每日2次,或每次2mg,每日1次。副作用小,无锥体外系征,少数患者有头痛、倦怠、便秘、嗜睡、发热和腹泻,偶有转氨酶升高。

(3) 托烷司琼(tropisetron):又名呕必停、Navoban、托普西龙、Tropisetron,简称Tro。又是另一种5-HT₃受体拮抗剂,为瑞士产品,尚无国产品牌。口服用药后3小时达血浆峰浓度,消除半衰期为8小时,5mg/d给药一次,不加地塞米松,可维持止吐效果24小时。Seineu等用Tro对高剂量顺铂所致呕吐等的完全控制率为77%,CR+PR为94%。Benoirt等观察的总有效率为97%,完全控制率为67%。用药方法:托烷司琼5mg加生理盐水或5%葡萄糖100ml,第1日或用药当天,静脉滴注或缓慢静脉注射1次,其后可改为口服2天,如无呕吐可停用,需用时每次5mg,于饭前1小时应用,每日1次。该药的副作用小,少数患者有头痛、便秘、头晕、疲劳、腹痛、腹泻等,无锥体外系征。

(4) 阿扎司琼(azasetron,Aza):日本产,商品名苏罗同、Senotone,药理作用同恩丹西酮,是5-HT₃受体拮抗剂。其拮抗作用为甲氧氯普安(胃复安)的900倍,与格拉司琼基本相同。临床研究,Aza的镇吐作用可以持续24小时,日本报道260例对顺铂等抗癌药物引起的恶心、呕吐,进行双盲对比临床试验,其中219例可以评估疗效,其有效率为84%。用法:阿扎司琼10mg,加注射用生理盐水或葡萄糖溶液,静脉缓注,每日1次。该药副反应发生率很低,在452例临床试验中结果是:头痛(1.8%)、畏寒(0.4%)、GOT上升(1.8%)、GPT上升(2.5%)、r-

GT 上升（1.0%）、LDH（1.2%）、总胆红素上升（1.8%）等。

（5）氟哌啶醇（halopezidol）：其药理作用与氯丙嗪（冬眠灵）相似，作用原理亦相同，抗焦虑症、抗精神分裂症，仍有镇吐作用。小剂量可抑制延脑催吐化学敏感区的多巴胺受体，大剂量可直接抑制呕吐中枢。用于止吐时，口服，每次 12.5～25mg。副作用主要有口干、视物不清、上腹不适、乏力、嗜睡、便秘、心悸、偶见泌乳、乳房肿大、肥胖、闭经等。大剂量可引起直立性低血压。

（6）苯海拉明（diphenhydiamina）：是一种 H$_1$ 受体拮抗剂，同时对中枢神经有较强的抑制作用，主要是抗过敏作用，亦有止吐作用。用法：25～50mg，每日 2～3 次，口服；20～40mg，肌内注射，每日 1～2 次。不能皮下注射，因有刺激征。

（7）地塞米松（dexamethasone）：抗炎、抗过敏作用，对垂体-肾上腺皮质轴的抑制作用强。与其他止吐药联用可提高有效率，其作用机制不甚清楚。用法：口服，0.75～3mg，每日 2～3 次；肌内注射或静脉滴注，每次 5～10mg。有糖尿病、高血压者慎用。

2. 黏膜炎　黏膜组织是增殖最活跃的组织，对化疗药物格外敏感，极易受损，而易引起口腔炎、唇黏膜炎、舌炎、食管炎和口腔溃疡，导致疼痛，影响进食。最常见的药物有氨甲蝶呤、抗癌抗生素和 5-FU 等。其发生率和严重程度与用药剂量和方法有相关性。大剂量 5-FU 可引起黏膜炎并发血性腹泻。

黏膜炎的治疗以对症治疗为主，口腔炎或溃疡疼痛可用局麻药止痛，如 2% 利多卡因 15ml 含漱半分钟，每 3 小时一次，或于进食前应用，也可用温盐水含漱。可用吸管吸食流质饮食，减少疼痛程度。必要时给予静脉输注营养支持治疗。如合并真菌感染，可用制霉菌素悬液含漱及服用 30 万 U，每日 3～4 次。

3. 腹泻和便秘　最常引起腹泻的化疗药物是 Ara-c、Act-D、5-FU、HU、MTX、HCPT、CPT-11 和亚硝脲类。其中 5-FU、CPT-11 引起腹泻最常见。普通剂量少产生腹泻，但大剂量或连续给药可导致黏膜炎至血性腹泻。持续腹泻需要治疗，以减少脱水、电解质失衡、衰弱、热量不足和体重减轻等并发症的发生。应该避免刺激性饮食，进食少渣含蛋白质、钾和热量高的食物，补充足够的水分，每日 3000ml 液体。

根据病情使用能够止泻药物，如腹泻较重或导致肠蠕动，可立即给予洛呱丁胺（易蒙停）治疗，首次口服 2 片，然后每 2 小时 1 片，同时补充足量水分和电解质。如经上述处理腹泻仍持续超过 48 小时，则应开始给予预防性口服广谱抗生素喹诺酮类药物，疗程 7 天，且患者应住院接受胃肠道补液支持治疗。停用洛呱丁胺，改用其他抗腹泻药物，如生长抑素八肽奥曲肽控制化疗相关以及类癌综合征相关的腹泻常常有效。

长春碱类药物，尤其长春新碱可影响肠道的运动功能，产生便秘和麻痹性肠梗阻、老年人和长春新碱用量高患者容易发生。一般在用药后 3 天发生，不一定合并有周围神经病变。用保守治疗，症状通常在 2 周内消失，应注意和避免药物过量。便秘预防措施包括增加饮食中纤维的含量，应用充足的液体，适当的身体运动，使用大便的软化剂或缓泻剂，如乳果糖 10～30ml，口服，每日 3 次。

（二）骨髓抑制

骨髓抑制作用与血细胞的半寿期有关，众所周知，红细胞的半寿期为 120 天，血小板的半寿期为 5～7 天，而粒细胞的半寿期只有 6～8 小时，因此，化疗后通常先出现白细胞减少，然后出现血小板减少，而少有红细胞减少，且通常前者比后者严重，而且不会引起严重贫血。各种化疗药物抑制骨髓的程度不同，可引起Ⅲ度者有蒽环类、氮芥、抗叶酸类、抗嘧啶类、亚硝脲类、卡铂和达卡巴嗪等；引起Ⅱ度者有抗嘌呤类、鬼臼毒类、烷化剂、顺铂、羟基脲、丝裂霉素和丙卡巴肼等；引起Ⅰ度者有长春新碱、门冬酰胺酶、博来霉素和皮质激素等，而皮质激素甚至有某种程度的保护骨髓作用。

1. 粒细胞减少　粒细胞减少的主要后果是严重感染的危险性增加。如果白细胞的最低值在 $1×10^9/L$ 或以上，发生感染的机会很少，但是，如果白细胞数在 $1×10^9/L$ 以下，持续 7～10 天，尤其粒细胞绝对数低于 $0.5×10^9/L$ 持续 5 天以上，发生严重感染的机会明显增加。如患者有寒战和体温高于 38.5℃，应做血培养和可疑感染部位的病原菌培养，并尽早用有效的广谱抗菌药，大多可以得到控制或治疗。对较重、难以控制者可以输注粒细胞。

（1）一般升白药：其疗效评价尚无统一标准，对其疗效难以作出确切评价。多年来，此类药物层出不穷，品种非常多，但升白作用较差，尤其对严重白细胞减少者多无明显效果。临床常用的有:利血生(leucogen),每次 20mg,每日 3 次,口服;鲨肝醇(betylacohol),每次 100mg,每日 3 次,口服;维生素 B₄,每次 20mg,每日 3 次,口服;血宁片(花生衣),每次 6 片,每日 3 次,口服;茴香烯(升血宁,anethole),每次 450mg,每日 3 次,口服;肌苷(inosine),每次 200 ~ 600mg,每日 3 次,口服,等等。还有许多中成药,如升血丸,每次 1 袋,每日 2 次,口服;血康口服液,每次 10 ~ 20ml,每日 3 次,口服等。

人参皂苷是从人参茎叶中提取的有效成分,据中国医学科学院肿瘤医院的临床比较研究结果,其升白作用较鲨肝醇、利血生、维生素 B₄ 和胱氨酸等升白药有更高的有效率。其用法:每次 50 ~ 100mg,每日 3 次,口服。

(2)激素类升白药:去氢甲睾酮(大力补,danabol,metanabol),对提升白细胞有一定作用。每次 10mg,每日 3 次,口服,2 ~ 4 周为 1 个疗程。长期使用可出现痤疮、多毛、声音变粗和闭经等,故不宜长期使用和不合适使用女性激素的恶性肿瘤患者。

雌三醇(estriol)和雌二醇(estradiol)具有炔雌醇相似的作用。E₃:每次 10mg,肌内注射,每周 2 ~ 3 次,2 周为 1 个疗程。E₂:每次 2mg,肌内注射,每周 2 ~ 3 次,2 周为 1 个疗程。长期使用可出现乳房胀痛、乳房肿块、白带增多等,故不可长期使用和不宜用于不合适使用女性激素的恶性肿瘤患者。

临床研究表明,炔雌醇(Estrovia,Estinyl,Menolyn,Quinestrol)对放射线有保护作用,能促进骨髓内成熟粒细胞向外周血中释放,具有升高白细胞的作用。用法:每次 0.25 ~ 0.5mg,每日 2 次,口服,2 周为 1 个疗程。应用时与维生素 C 同服,可提高该药在血中的浓度。不良反应:食欲缺乏、恶心、呕吐,少数患者有头晕、乏力、嗜睡、失眠和皮疹;长期用药可出现乳房胀痛,乳房肿块、乳晕发黑、乳头增大和月经失调。

(3)粒细胞集落刺激因子(granulocyte colony stimulating factor):基因重组粒细胞集落刺激因子(rHG-CSF)作用于骨髓中粒细胞系的造血干细胞,促进其分化和增殖,加速成熟中性粒细胞的生成,并促进其从骨髓向外周血释放,增强成熟中性粒细胞的功能、游走能力和吞噬杀菌能力,从而使外周血中的粒细胞增加。制剂:非格司亭(Gran),进口产品,

在我国于 1993 年上市,以后国产品牌不断增多;商品名:瑞血新、瑞白、吉粒芬、泉升等;每支剂量由 75μg 至 100μg、150μg、300μg 不等;应在 2 ~ 8℃下保存,勿冰冻。常用方法:化疗后患者白细胞减少至 2.0×10⁹/L 以下时,每次 50 ~ 100μg/m²,皮下注射,每日 1 次,待白细胞回升至 10×10⁹/L 以上时才可停药。要格外注意,用药期间,隔日检查白细胞和粒细胞计数,根据情况调整剂量或停药,避免化疗开始前或化疗同时使用本品,最佳用药时间是在化疗结束后 48 小时开始用,待白细胞升至 10×10⁹/L 以上时再停止;不要与其他药物混合注射;有过敏史或过敏体质者要慎用。CSF 不良反应:肌肉痛、关节痛,偶有发热、皮疹、皮肤发红、恶心、呕吐、头痛、心悸、一过性血压下降、尿酸和肌酐升高、转氨酶、ALP 和 LDH 升高。

聚乙二醇化重组人粒细胞刺激因子(pegylated recombinant human granulocyte colony stimulating factor,PEG-rhG-CSF):重组人粒细胞刺激因子是与 20kDa 的聚乙二醇交联反应并经纯化得到的。PEG-rhG-CSF 作用机制是粒细胞刺激因子与造血细胞的表面受体结合,从而刺激增生和阻止功能活化细胞增生。受体结合机制及中性粒细胞功能的研究表明:PEG-rhG-CSF 和 rhG-CSF 具有相同的作用机制。与 rhG-CSF 相比,PEG-rhG-CSF 能降低血浆清除率,延长半衰期。化疗药物给药结束后 48 小时皮下注射本品,推荐的使用剂量为皮下注射 100mg/kg,每个化疗周期注射 1 次。PEG-rhG-CSF 至少在化疗前 14 天或化疗后 24 小时必须使用,如果化疗周期少于 14 天,不能使用。

PEG-rhG-CSF Ⅱ、Ⅲ 期临床试验研究采用多中心、随机的、自身交叉对照的方法,比较同一病人同一化疗方案不同化疗周期注射一次受试药(PEG-rhG-CSF)和连续注射阳性对照药(rhG-CSF)预防中重度中性粒细胞减少的有效性和安全性。结果显示:PEG-rhG-CSF 预防化疗后中性粒细胞减少和 rhG-CSF 同样有效,其有效作用时间可保持一个化疗周期,两组 Ⅲ、Ⅳ 度中性粒细胞减少症的发生率没有显著差异。另外,PEG-rhG-CSF 组和 rhG-CSF 组中性粒细胞减少性发热的发生率、Ⅲ/Ⅳ 度中性粒细胞减少发生率、中性粒细胞减少分级、抗生素使用率均无明显差异。在 Ⅱ、Ⅲ 期临床试验研究中,中性粒细胞计数低于 1.5×10⁹/L 的发生率两组间无明显差异,而中性粒细胞计数恢复时间方面 PEG-rhG-CSF

略好于 rhG-CSF。

2. 血小板减少 化疗药物抑制骨髓导致血小板减少远比白细胞减少要少,吉西他滨引发血小板减少较其他药物多见。化疗诱发血小板减少而导致严重出血并不常见,当血小板减少至低于 $50 \times 10^9/L$ 时,会有出血危险;当血小板低于 $10 \times 10^9/L$ 时,很容易发生危及生命的中枢神经系统出血、胃肠道大出血和呼吸道出血等。对于化疗引起的短期血小板显著减少,可用低剂量皮质激素治疗,如泼尼松 $5 \sim 10mg$,每日 2 次。但严重血小板减少时患者出现出血症状或血小板低于 $15 \times 10^9/L$ 时,通常可输血小板,或根据血小板计数的变化和病情,成人每次输血小板 $5 \sim 10$ 单位(每单位平均包含 6×10^9 个活血小板),每 $3 \sim 5$ 天输一次。近些年来,已研究出一些能促进血小板生成的细胞因子,如促血小板生成素(TPO)、白介素-3(IL-3)、白介素-11(IL-11)等,这些细胞因子已能通过基因重组技术生产。

(1) 血小板生成素(thrombopoietin, TPO)和巨核细胞生长发育因子(megakaryocyte growth and development factor, MGDF):研究试验证明,TPO 对巨核细胞的增殖和分化有明显的促进作用。由日本麒麟公司和美国东进公司共同开发。临床试验表明对化疗引发的血小板减少具有明显促进血小板恢复的效果,TPO 特异性地作用于巨核细胞-血小板系的分化和成熟。在预计药物剂量可能引起血小板减少及诱发出血且需要升高血小板时,可于给药结束后 $6 \sim 24$ 小时皮下注射 TPO,剂量为每日每公斤体重 300U,每日 1 次,连续应用 14 天;用药过程中待血小板计数恢复至 $100 \times 10^9/L$ 以上,或血小板计数绝对值升高 $\geqslant 50 \times 10^9/L$ 时即应停用。当化疗中伴发白细胞严重减少或出现贫血时,TPO 可分别与重组人粒细胞集落刺激因子(rhG-CSF)或重组人红细胞生成素(rhEPO)合并使用。

(2) 白细胞介素-11(interleukin-11):其他名称有重组人白介素-11、巨和粒、迈格尔、Neumega、Megakazyo,简称 rhIL-11。是一种新的生长因子,在体内主要由骨髓基质细胞产生。它可以直接刺激骨髓造血干细胞和巨核细胞祖细胞的增殖,诱导巨核细胞的成熟分化,增加体内血小板计数并增强其功能。美国 FDA 于 1997 年批准上市。rhIL-11 可以单独用于血小板减少症,同时有白细胞减少的患者可合并使用粒细胞集落刺激因子(rhG-CSF)。国外推荐每次剂量为 $25 \sim 50\mu g/kg$,皮下注射。国内推荐剂量以 $25\mu g/kg$ 为宜。可在化疗药物给药结束后 $6 \sim 24$ 小时使用,每日 1 次,一般 $7 \sim 14$ 天为 1 个疗程。其包装是每支含 $0.75mg$、$1.5mg$、$3mg$,故每日常用 $1.5mg$,皮下注射,每日 1 次,还可根据病情、血小板计数情况来调节剂量。本药不良反应大多为轻、中度,且停药后迅速消退。少数患者出现可逆性贫血,非剂量相关,可能是血浆容量增加而引起的,即血细胞比容下降约 $10\% \sim 15\%$ 时。其他可逆性副作用,包括头痛、关节痛、肌痛、腹痛、疲劳、恶心、呕吐、便秘、心悸、心动过速、心房颤动、心房扑动、呼吸困难、胸膜渗出,结膜充血、水肿和注射部分硬结等。应用时注意事项:rhIL-11 可引起体液潴留,对有明显充血性心力衰竭或有充血性心力衰竭病史者慎用;对有视乳头水肿或中枢神经系统肿瘤者特别慎重;对心房颤动或有严重贫血者应慎用;rhIL-11 应在每周期末次给药后 $6 \sim 24$ 小时开始使用,不宜在化疗前或与化疗药物同时使用;稀释药物时,注射用水应沿瓶壁注入,并轻振荡溶解,不可用力过度振荡,以防止药物活性降低;药品稀释后应尽早应用,一般在 $2 \sim 8℃$ 冷藏或低于 $25℃$ 的室温条件下,应在 3 小时内使用;最后在用药过程中隔日检测 1 次血小板的变化,密切注意外周血小板计数的变化,血小板计数达到所需指标时,应及时停药。

3. 贫血 由于红细胞半寿期长,受化疗药物影响程度轻。抗代谢药物如抗叶酸类、抗嘧啶类、抗嘌呤类和一些烷化剂影响真核红细胞中 DNA 合成,对红细胞生成影响较大,但化疗引起严重贫血需要输血的情况不常见。如果血红蛋白低于 $90g/L$ 或 $100g/L$,要排除其他可引起血红蛋白降低的原因,如溶血、失血等。但出现贫血症状或血红蛋白低于 $90g/L$ 以下时,往往需要输血,多采用成分输血、输红细胞。

红细胞生成素(erythropoietin)或基因重组人红细胞生成素(rHuEPO),EPO 在体内成人主要由肾脏分泌,胎儿由肝脏分泌,作用于骨髓干细胞,促进红细胞生成。用法:接受化疗的癌症患者贫血的初始剂量为,EPO 每次 $150\mu g/kg$,皮下注射,每周 3 次。如用后 8 周无改善,可增至 $300\mu g/kg$,每周 3 次。如血细胞比容超过 40%,应停药,直至血细胞比容下降到 36%。不良反应:未见直接毒性反应或严重过敏反应,少数反应与晚期癌症症状一致。

因血细胞比容显著增加所致高血压者并不多见,然而,在原有高血压或心血管病者应密切观察其血压变化。

(三) 心脏毒性

抗肿瘤治疗诱发心脏毒性,包括充血性心力衰竭的心包炎、心肌病、心电图改变,严重心律失常、心肌缺血和心肌梗死等。但肿瘤患者以往就存在心脏病变更为常见。因此,抗肿瘤治疗时应密切关注其原有心脏状况,具体分析,以防过早终止抗癌的有效治疗和避免出现与治疗有关的并发症。

蒽环类药是最常引起心脏毒性的化疗药物之一,按照出现的时间进行分类,蒽环类药物导致的心脏毒性可以分成急性、慢性和迟发性心脏毒性。①急性或亚急性心脏毒性:多于用药过程中或治疗后的几天出现,发生率约11%,主要包括心律失常(如室上性心动过速、室性期前收缩)、低血压及多种心电图异常(如非特异性的 ST-T 改变,电轴左偏、QRS 波电压降低,QT 间期延长),这些变化一般是可逆的。急性左心衰竭、心包炎、心肌炎也可出现,但极少见。②慢性心脏毒性:主要表现为心肌病和充血性心力衰竭,发生率为 1.7%,病死率约 50%。其发生与蒽环类药物累积剂量、峰值水平及是否同时合用其他具有心脏毒性的抗肿瘤药物有关。③迟发性心脏毒性:发生在治疗结束后 1 年至几十年,表现为隐匿性左室功能障碍、心力衰竭和心律失常。患者平时无心功能损害的症状,在感染、手术、妊娠等应激情况下,心脏负担加重,诱发症状出现。

多数患者在给予蒽环类药物后可较快地发生心肌损伤,且随着时间的延长愈加明显。在给予蒽环类药物的数年后,超过 50% 的患者可发生左心室组织和功能亚临床心脏超声变化,例如后负荷的增加或收缩能力的下降。蒽环类药物的慢性和迟发性心脏毒性与其累积剂量呈正相关(表 9-29)。常用蒽环类药物导致心脏毒性的剂量可以进行换算(表 9-30)。

1. 蒽环类药物导致心脏毒性的危险因素 ①累积药物剂量:这是引起心脏损害的独立危险因素,心脏毒性表现为剂量依赖性;②年龄及性别:研究发现女性及儿童较男性及成人更容易产生心脏毒性;③化疗联合放射、靶向治疗等;④遗传因素:基因改变导致细胞膜通透性、抗氧自由基的能力、代谢等发生改变,易患心脏疾病;⑤生活习惯

表 9-29 常用蒽环和蒽醌类药物的最大累积剂量

蒽环和蒽醌类药物	推荐最大累积剂量
阿霉素(ADM)	550mg/m^2(放射治疗或合并用药,<350~400mg/m^2)
表阿霉素(EPI)	900~1000mg/m^2(用过 ADM,<800mg/m^2)
吡喃阿霉素(THP)	950mg/m^2
柔红霉素(DNR)	550mg/m^2
去甲氧柔红霉素(IDA)	290mg/m^2
阿克拉霉素(ACM)	2000mg(用过 ADM,<800mg)
米托蒽醌(MIT)	160mg/m^2(用过 ADM 等药物,<120mg/m^2)

表 9-30 蒽环类药物剂量换算表

蒽环类药物	转换系数	5% 发生心脏毒性的蒽环累积剂量
阿霉素	1	450mg/m^2
表阿霉素	0.5	900mg/m^2
柔红霉素	0.5	935mg/m^2
去甲氧柔红霉素	2	225mg/m^2
米托蒽醌	2.2	200mg/m^2

及其他:存在心血管疾病及危险因素,治疗过程中肌钙蛋白及 N 末端 B 型利钠肽原(NT-proBNP)水平升高,吸烟、嗜酒等不良生活方式均可能加重心脏毒性。

2. 蒽环类药物心脏毒性的机制 ①氧化应激产物的形成:自由基和超氧化物的形成以及脂质过氧化反应可导致细胞膜的完整性遭到破坏,引起组织损伤。最近的研究发现,蒽环类药物可以引起血管内皮损伤。同时线粒体功能受损,ATP 合成障碍也是心脏收缩舒张功能不全的一个原因。②细胞凋亡:动物实验证实,阿霉素可直接引起细胞凋亡。转录因子信号的激活更促进了细胞凋亡。凋亡使心肌细胞内铁和过氧化氢进一步沉积,最终导致心力衰竭。③钙超载:动物实验证实,因应用柔红霉素引起的心脏收缩功能不全可能与心肌组织内钙超载有关。

3. 蒽环类药物心脏毒性的诊断 药物性心脏毒性指接受某些药物治疗的患者,由于药物对心肌和(或)心电传导系统毒性作用引起的心脏病变,包括心律失常、心脏收缩/舒张功能异常甚至心肌肥厚

或心脏扩大等。抗肿瘤药物心脏毒性的定义,指具有下面的一项或多项表现,但不包含化疗/靶向药物使用早期发生的亚临床的心血管损伤:①左心室射血分数(LVEF)降低的心肌病,表现为整体功能降低或室间隔运动明显降低;②充血性心力衰竭(CHF)相关的症状;③CHF 相关的体征,如第 3 心音奔马律、心动过速,或两者都有;④LVEF 较基线降低至少5% 至绝对值<55% ,伴随 CHF 的症状或体征;或LVEF 降低至少 10% 至绝对值<55% ,未伴有症状或体征。

4. 药物性心脏毒性的主要临床表现　可为胸闷、心悸、呼吸困难、心电图异常、LVEF 下降以及心肌酶谱的变化,甚至导致致命性的心力衰竭,可以结合病史和临床表现,通过临床症状结合心电图、超声心动图及核素扫描等检查进行诊断。心电图和心肌酶谱检测为目前临床常规检测项目,但缺乏特异性。左室射血分数(LVEF)和短轴缩短分数(FS)是常用的监测方法,可以区分危险人群,对预防心力衰竭有重要意义;然而,LVEF 常常低估了心脏损伤,LVEF 正常者可有亚临床的心功能损伤,因此,LVEF 检测早期亚临床心脏疾病并不敏感。已有研究表明舒张功能障碍是蒽环类药物诱导的心功能障碍的早期表现,因此,用多普勒超声心动检查心脏舒张功能对于早期监测心脏毒性是一个敏感的方法。另外,心内膜心肌活检仍是特异性和敏感性较高的监测手段,但是实施困难,仅在必要时应用。

5. 减少蒽环类药物心脏毒性的策略　心脏毒性药物治疗前应充分评估心脏毒性的风险,酌情适当调整用药剂量或方案,加强监测心功能,采用其他剂型(如脂质体剂型)等,大量的高级别循证医学证据表明:右丙亚胺(NQH)是唯一可以有效地预防蒽环类药物所致心脏毒性的药物,目前在美国和欧盟等国家已经被列入临床实践指南,并且广泛应用。目前,已经公认第 1 次使用蒽环类药物前就应该使用右丙亚胺,以有效预防蒽环类药物心脏毒性。

美国《ACC/AHA 成人慢性心力衰竭诊断治疗指南》中指出,右丙亚胺对接受蒽环类药物化疗的患者具有心脏保护作用,但需要注意的是,右丙亚胺是预防蒽环类药物心脏毒性,而非用于治疗蒽环类药物导致的心力衰竭、心肌病等。另外,2013 年《NCCN 非霍奇金淋巴瘤指南》中亦明确指出,如果治疗使用蒽环类药物应当密切监测心功能,可以加用右丙亚胺作为心脏保护剂。《中国白血病诊疗指南》中也明确提出,应联用右丙亚胺与蒽环类药

物,以预防蒽环类药物导致的心脏毒性。

6. 减少蒽环类药物心脏毒性的其他措施　蒽环类药物的慢性及迟发性心脏毒性与其累积剂量相关,因此限制蒽环类药物的累积剂量可以降低其心脏毒性的发生率;使用脂质体蒽环类药物有可能减少蒽环类药物心脏毒性的发生率,目前临床应用的脂质体蒽环类药物有脂质体阿霉素和脂质体柔红霉素等。聚乙二醇脂质体阿霉素因不会被巨噬细胞和单核细胞所吞噬,具有更长的半衰期,该药在心肌的分布浓度减低,降低了毒素在心肌细胞内累积的趋势,因此相对于传统的阿霉素,其心脏毒性降低,提高了安全性。

(四)肝脏毒性

一些抗癌药物可以引起肝脏损害,尤其在患者以往或同时有病毒性肝炎、脂肪肝、肿瘤侵犯肝脏的情况下更容易引起肝损伤,这些损伤包括三种形式:肝细胞性功能障碍(化学性肝炎)、静脉闭塞性疾病(VOD)及慢性肝纤维化。通过肝功能检测,如血清谷丙转氨酶、谷草转氨酶、血清胆红素、血清总蛋白、白蛋白、球蛋白、碱性磷酸酶、γ-谷氨酰转肽酶、肝病毒抗原和抗体标志物等检测,结合病史、体征和影像学来判断是否为药物性、病毒性和(或)其他病因或兼而有之。多数抗肿瘤药物需经肝脏代谢和排泄,如 CTX、BCNU、CCNU、MTX、5-FU、Ara-C、ADM、E-ADM、THP、MXT、MMC、BLM、VCR、VLB、VDS、DTIC、CPT-11、NVB、VM-26、Tax、6-MP 和 PCB 等。对业已存在严重肝功能异常的患者常禁用化疗;对轻微肝功能异常如多项病毒肝炎血清标志物阳性,脂肪肝或轻度肝硬化等,在必须化疗的情况下同时应用护肝药物不失为安全良策。在化疗过程中出现轻度单项谷丙转氨酶升高者,应同时应用护肝药。在严重肝损害,尤其是发生了药物性黄疸者,应停止使用化疗药物,并积极进行护肝治疗。临床常用的保护肝脏的药物较多,通常每次选用 1~2 种,效果不佳再更换其他药物,下面简要介绍一些常用的保肝药物。

1. 维生素类　维生素 B_1、维生素 B_6、复合维生素 B 可早期应用,无黄疸时可口服,黄疸明显者可注射,同时可应用维生素 K。

2. 葡萄糖注射液、能量和消化酶　10% 葡萄糖 500ml,静脉滴注,每日 1 次,需要时可酌情增加输液量,可以促进毒物的排泄作用。输液中可以加入胰岛素、维生素 C、钾和维生素 B_6 等促进肝功能恢复。

3. 肾上腺皮质激素　对严重药物中毒性肝炎

伴黄疸者,可以短期应用肾上腺皮质激素,如地塞米松或泼尼松等。

4. 联苯双酯　能减轻因四氯化碳及硫代乙酰胺所致的血清谷丙转氨酶升高;能提高肝细胞的解毒功能,减轻肝细胞损伤,促进肝细胞再生,达到改善肝功能的目的。用药1个月后,谷丙转氨酶可呈现大幅度降低,但停药后反跳,再用药仍然有效。其制剂每粒1.5mg。成人剂量每次7.5~15mg,每日3次。不良反应较少,偶见轻度恶心。

5. 必需磷脂(肝得健,essentiale)　本品为复方制剂,每粒胶囊含必需磷脂(天然胆碱-磷酸二甘油酯,不饱和脂肪酸,主要是亚油酸,70%为亚麻酸和油酸)175mg,维生素E醋酸盐33mg等。该药可促进肝细胞膜组织再生,磷脂与细胞膜组织酶之间的功能协调,有效地使肝脏的脂肪代谢、蛋白合成及解毒功能恢复正常,防止肝细胞坏死及新结缔组织增生,促进肝病康复。用法:每次2粒,每日3次,口服,整粒吞服,少量开水送服。本品无不良反应。

6. 还原型谷胱甘肽(reduced glutathione,GSH)　又名泰特,TAD,古拉定。其有效成分为谷胱甘肽,参与体内能量代谢,起辅酶作用,激活各种酶,促进糖、脂肪及蛋白质的代谢,并能控制细胞的代谢过程。本品适用于各种药物或放射损伤的肝病及白细胞减少症。用法及剂量:每次300mg肌内注射或静脉滴注,每日2次;重症肝损害时600mg,静脉滴注,每日2次。不良反应偶见皮肤瘙痒,停药后症状可消失。对本药过敏者禁用。

7. 葡醛内酯(glucurolactone,肝泰乐)　本品能增加肝糖原、脂肪贮存减少及一定的解毒作用。适用于急慢性肝炎、肝硬化和药物性肝炎。用法:成人口服,每次0.1~0.2g,每日3次;静脉滴注,5支加5%~10%葡萄糖500ml,每日1次。制剂:每片0.1g,每支0.133g。本品无明显不良反应。

8. 强力宁(potenlin)　本品每支含甘草酸单胺40mg,L-半胱氨酸盐32mg,甘氨酸400mg。药理研究显示强力宁具有皮质激素样作用,但无其他毒副反应。能使血清中γ-干扰素含量增加,减轻肝细胞变性坏死,防止脂肪变性,阻止肝纤维化,促使肝细胞恢复,有解热、抗炎、抗过敏等作用。用法:成人每次40~100ml加入5%或10%葡萄糖注射液500ml静脉滴注,每日1次。无明显不良反应,个别病例偶有胸闷、口渴、低血钾及血压升高,一旦停药后即可消失。

9. 肌苷(inosine)　本品参与体内能量代谢和蛋白质合成,能活化丙酮酸氧化酶类,从而使细胞在缺氧状态下继续代谢,促使受损肝细胞修复。适用于各种原因的肝损伤,白细胞和血小板减少,视神经萎缩,视网膜炎及药物性心脏和肝脏毒副反应。用法:成人每次口服0.2~0.6g,每日3次。

10. 清开灵注射剂　每支2ml(含牛黄、水牛角、黄芩、银花、栀子等)。具有保护肝脏,促进肝损伤细胞的修复,并有清热解毒、镇静安神作用。用法:轻症成人每次肌内注射2~4ml,每日1次;重症者,20~40ml加入10%葡萄糖注射液200ml或生理盐水100ml混匀后静脉滴注。如出现混浊不得使用。

11. 云芝肝泰　本品为多孔科真菌云芝的子实体提取的有效成分葡聚多糖制剂,具有增强机体免疫功能作用。主要用于各型肝炎患者。每次口服1袋,每日2~3次,开水冲服。

12. 益肝灵(水飞蓟宾葡甲胺)　本品系由菊科水飞蓟属植物水飞蓟果实中提取出的一种黄酮类化合物(水飞蓟素、水飞蓟宾、西里马灵、利肝隆)。具有抗毒、保护肝细胞作用,对四氯化碳、硫代乙酰胺毒菌素、鬼笔碱和猪尿豆碱等肝脏毒物所致的肝损害具有不同程度的保护和治疗作用。对各期肝炎、早期肝硬化及高血脂等均可应用。用法:每次2片,每日3次。无不良反应。

13. 齐敦果酸(庆四素,Oleanolic acid,Oleanol,Caryophyllin)　是由叶胆或女贞子中分离提取的五环三萜类化合物。该药能降低肝损伤性血清谷丙转氨酶,减轻肝细胞变性、坏死以及肝组织的炎性反应和纤维化,促进肝细胞再生,加速坏死组织的修复。长期用本品治疗后,动物匀浆的酪氨酸含量明显降低,对肝性脑病可能有防治作用。用法:每次20~80mg,每日3次,连续1个月为1个疗程。少数患者服用后有上腹不适感,对症可消失。个别病例血小板轻度减少,停药后可恢复正常。

14. 朝阳丸(朝阳丹)　纯中药制剂,具有清肝利胆、温补肾阳、安神开胃、理气健脾,调节免疫及澳抗阴转等作用。对乏力、食欲缺乏、腹胀、肝区隐痛、肝脾大、腰酸腿软等有效。对谷丙转氨酶升高有降低作用,对低蛋白、A/G比值倒置有明显改善作用,对乙肝标志物有转阴作用。用法:每次1丸,每日2~3次,口服,饭后半小时温水送服。用药期间忌生、冷、大蒜和饮酒,并停服其他保肝药。

15. 肝复乐　纯中药制剂,采用党参、白术、鳖甲、沉香、柴胡、重楼等20余味中药材制成。具有提高机体免疫功能,抑制乙肝病毒复制,恢复肝功能,降低转氨酶,抑制肝癌、消化道癌等多种癌细胞生长的作用。适用于肝癌、消化道癌的辅助治疗和病毒性或药物性肝炎,对单项转氨酶升高的疗效更佳。用法:每片 0.3g,成人每次 3~10 片,每日 3 次。无明显不良反应。偶有腹泻,一般 2~3 日可自行缓解或减少剂量即可减轻或消失。

16. 注射用促肝细胞生成素 本品是从乳猪肝脏中提取的小分子量多态类活性物质。具有刺激正常肝细胞 DNA 合成,促进肝细胞再生,对肝细胞损伤有保护作用,可以降低谷丙转氨酶,促进损伤肝细胞恢复,能调节机体免疫功能,对吞噬细胞、T 细胞、NK 细胞有免疫增强作用,有抗肝纤维化作用。用法:重症肝炎者,每次 80~120mg 加入 10% 葡萄糖溶液 500ml 中,静脉滴注,每日 1 次,2~3 个月为 1 个疗程;也可用生理盐水稀释后肌内注射。不良反应不常见,偶可出现低热。谨防过敏,有过敏体质者应慎用。

(五) 肾和膀胱毒性

1. 肾毒性 许多抗肿瘤药物及其代谢产物经肾脏排出,肾实质易受到损伤。临床上可表现为无症状性血清肌酐升高或轻度蛋白尿,甚至无尿和急性肾衰竭。引起氮质血症的药物有氨甲蝶呤、顺铂、亚硝脲类、链脲霉素、丝裂霉素和普卡霉素等。引起肾小管损伤的药物有顺铂、环磷酰胺和链脲霉素。

(1) 顺铂(DDP):单一剂量低于 40mg/m² 通常很少引起肾脏损害,如更高的剂量则需要大量水化,否则可发生不可逆性肾衰竭。用生理盐水水化效果最好,因为高浓度氯化钠可抑制顺铂在肾小管水解,使肾脏得到保护。甘露醇可用于利尿,但无证据表明甘露醇是必需的。在顺铂 40~75mg/m² 前 2~4 小时及后 4~6 小时使尿量至少保持 100ml/h,可降低肾毒性,如果顺铂剂量更高,则需要更强烈的水化措施。另外,对肾小管有损伤的药物如氨基糖苷类抗生素等可加重肾小管损害,应避免同时使用。卡铂肾毒性较顺铂低,原有肾损害或大量用卡铂也可造成肾脏损害。

(2) 丝裂霉素(MMC):临床上可表现为缓慢发展的血清肌酐升高,又可为暴发性微血管溶血性贫血(microangiopathic hemolytic anemia, MAHA)。其发生与 MMC 的剂量有关,在停药后几个月仍可发生。有报道当 MMC 累积剂量超过 70mg/m² 时,MAHA 的发生率高达 25%~30%。死亡率达 50%,治疗方法主要是血液透析和血浆取出法,用含有葡萄糖球蛋白 A 的滤器过滤血浆,除去血中免疫复合物,是目前最有效的疗法。

(3) 甲氨蝶呤(MTX):常规剂量极少引起肾毒性,但大剂量可以引起急性肾毒性。主要是其原型

及其代谢产物 7-羟基氨甲蝶呤经肾小球过滤后由肾小管主动分泌,在酸性环境下(pH<5.7),离子化减少,溶解性降低,在肾小管形成沉淀,导致肾功能不全、血清肌酐和血尿素氮升高,患者肾区痛、脱水、少尿甚至无尿。为防止发生肾毒性可用水化和尿液碱化。当 MTX 用量高需要甲酸四氢叶酸钙(CF)解救时,应给予碳酸氢钠碱化尿液(pH>8),保持尿量大于 100ml/h。采用治疗巴比妥酸盐过量患者的炭血过滤(charcoal hemofiltration)法治疗 MTX 肾毒性可取得较好的疗效。

(4) 亚硝脲类:可引起肾小球和近曲小管的损伤,低磷血症和蛋白尿是早期肾毒性的表现。肾小管性酸中毒常伴有糖尿、丙酮尿、高氯血症氨基酸尿,如及时停药通常会消失。后期血清肌酐升高,有时是不可逆的。用药期间水化和利尿会降低肾毒性。

(5) 异环磷酰胺(IFO):此药与环磷酰胺(CTX)结构相似,但 CTX 不引起明显肾毒性,而 IFO 可产生多样的肾异常。大剂量可引起急性肾小管坏死和肾衰竭。如把剂量分成 5 天给药,可降低肾毒性和膀胱毒性。巯乙磺酸钠(mesna)可以预防出血性膀胱炎,但不能防止肾毒性的发生。

2. 膀胱毒性 IFO 与 CTX 在体内的代谢产物如丙烯醛,可损伤泌尿道上皮,尤其是膀胱黏膜上皮细胞。口服 CTX,有 24% 的患者出现泌尿道症状,尿频、尿急、排尿困难和夜尿症;7%~53% 有镜下血尿和 0.6%~15% 可出现肉眼血尿。一旦出现膀胱炎,应立即停药,通常停药几天后膀胱炎消失,偶尔可持续 1 个月以上。水化和利尿可稀释尿中药物代谢产物,降低毒性,大剂量用 IFO 或 CTX 时,还需要泌尿道保护剂,常用药为美司钠(mesna)。它可与药物、代谢产物形成对泌尿道无毒性的复合物,而起到保护作用。美司钠的剂量相当于 IFO 剂量的 20%,于 IFO 用药前 15 分钟和用药后的每 4 小时静脉给药,共 3~5 次。与 CTX 的给药方法相似,但美司钠用量相当于 CTX 剂量的 60%~120%。其副作用很轻,主要是头痛、腹泻和肢体痛。

3. 膀胱内灌注化疗 治疗膀胱浅表性肿瘤时可引起膀胱炎。用塞替派(TSPA)后膀胱炎发生率为 2%~49%,1/3 发生血尿;他莫昔芬(ADM)引起膀胱炎的发生率为 26%~50%;丝裂霉素引起膀胱炎的发生率为 6%~33%,1/3 可有血尿;大多数为镜下血尿,明显出血性膀胱炎不常见,应用止痛、解痉药物有效。如症状持续,可用异烟肼、对乙酰氨基酚或布洛芬治疗,直至症状消失。

（六）肺毒性

少数抗癌药物可以引起肺毒性。较常见的药物有博来霉素、白消安、环磷酰胺、甲氨蝶呤、丝裂霉素和亚硝脲类等。其发生时间长短不一，短者 5 天，长者 5 年。临床表现为干咳、呼吸急促，早期肺部有细啰音，血气分析显示动脉低氧血症、肺功能呈弥散能力降低及限制性肺病变；X 线表现为肺弥漫性间质性病变及肺纤维样变或肺片状浸润。早期诊断较困难，要与肺部感染或肿瘤进展鉴别。

肺毒性的发生往往与抗癌药物应用累积剂量有关，如博来霉素总剂量在 450mg 以下时，肺毒性发生率为 5% ~10%，当总量超过 550mg，10% 的患者可发生致命性肺毒性；70 岁以上老年患者较容易发生肺毒性；以往接受过肺部放射治疗者也较容易发生，再有应用抗癌药物联合方案中使用了有协同肺毒性的药物。

处理肺毒性方法主要是预防及早期诊断，一旦确诊应立即停止使用引起肺毒性的药物，积极对症治疗，吸氧，给予皮质类固醇药物和抗生素。

（七）神经毒性

抗肿瘤药物引起毒性反应并不少见。引起神经毒性可能性高的药物如六甲蜜胺、左旋门冬酰胺、甲氨蝶呤、铂类、阿糖胞苷、5-氟尿嘧啶、丙卡巴肼、异环磷酰胺、紫杉醇、长春碱类和干扰素（高剂量）等。下面介绍几种常见药物的神经毒性。

1. 长春碱类　主要是末梢神经病变，典型表现为初始发生跟腱反射消失，再发展为全反射消失，肢端对称性感觉异常、肌无力、垂足和肌萎缩。自主神经病变可产生便秘、麻痹性肠梗阻、阳痿、尿潴留和直立性低血压。颅神经病变为视神经病变、复视和面瘫等。其毒性发生与剂量、个体差异有关，需及时减量和停药，尚无特殊治疗方法，症状恢复可能需要数周至数月，这取决于神经功能障碍的程度。

2. 顺铂　其诱发的神经病变可表现为末梢神经病、Lhermitle 症、自主神经病变、癫痫发作、脑病、皮质性盲、球后神经炎和视网膜损伤。其发生取决于个体和剂量，如 5 天给予 200mg/m²，发生率近100%；累积剂量达到 300 ~500mg/m² 时，发生率也显著增加。神经毒性症状尤其是末梢神经病变症状需几个月才能恢复，有时可能不会恢复。因为神经毒性治疗效果甚微，目前着重研究细胞保护剂的应用。初步临床研究显示：Amifostine（WR2721）和 Org2766（一种促肾上腺皮质激素同类物）可延缓或预防顺铂神经毒性。

3. 甲氨蝶呤　其神经毒性可表现为脑膜刺激征、短暂性下肢轻瘫和脑病。甲氨蝶呤鞘内给药可诱发头痛、恶心、呕吐、嗜睡、颈强直等脑膜刺激征，几天或几周出现亚急性症状，下肢轻瘫、颅神经麻痹和小脑症状。如反复鞘内给药，尤其经脑室内给药，偶然引起进展性坏死性白质脑病，开始记忆丧失，后来严重痴呆和癫痫发作。甲氨蝶呤静脉给药也可以引起脑病，尤其是药物和脑放射治疗同时应用或甲氨蝶呤大剂量给药时更容易发生。神经功能障碍可能是急性和暂时性的，可以完全恢复；也可以延缓发作，伴有个性改变，发生率 5% 到 15% 不等。经脑放射扫描显示白质异常，可能是不可逆改变。

4. 5-氟尿嘧啶　最常见的神经毒性是小脑功能失调，也可有精神错乱和大脑识别缺损，视神经病和视力下降罕有发生。毒性发生与氟尿嘧啶累积剂量无关，其原因不清楚。完全或部分缺乏二氢嘧啶脱氢酶的患者容易发生氟尿嘧啶毒性。停药后神经毒性通常可以逆转，因为没有累积效应，如果需要，5-氟尿嘧啶可以恢复用药，减低剂量和用药频率可以预防毒性反复。

5. 紫杉醇类　神经毒性发生率30% 左右，已成为紫杉醇的主要不良反应，包括周围神经毒性、运动神经毒性、中枢神经系统毒性等。周围神经毒性主要表现为感觉神经障碍，如感觉异常、刺痛、灼热感、肢端麻木、疲乏无力，先见于手指及脚趾，一般见于用药后 24 ~72 小时；运动神经毒性有肌肉疼痛、关节痛；中枢神经毒性少见，与用药剂量有关，表现为癫痫大发作。在使用粒细胞集落刺激因子升高白细胞数目而加大紫杉醇剂量后，神经毒性成为剂量限制性毒性。对于轻度的神经毒性，一般不考虑采用药物治疗，在停药几天后减轻；对于中重度的神经毒性，一般采用相应的药物来减轻症状，如维生素 B、吲哚美辛等非麻醉性止痛药、神经生长因子等。应用改善外周血液循环的药物也能明显减轻外周神经毒性反应的症状。临床应用紫杉醇治疗期间，务必注意神经毒性，尤其在加大剂量时更需密切观察，及时处理。

（八）性腺功能障碍

化疗药物对性腺功能的影响与药物选择、剂量、年龄和性别等有关。

1. 对男性患者的影响　可引起睾丸生殖细胞减少的化疗药物，肯定的有苯丁酸氮芥（瘤可宁）、环磷酰胺、氮芥、白消安、丙卡巴肼或亚硝脲类；有可能的是阿霉素、长春碱、阿糖胞苷和顺铂；不可能的是甲氨蝶呤、5-氟尿嘧啶、6-巯基嘌呤、长春新碱等。性功能障碍常常是不可逆的，表现为阳痿、精子减少、活动减低、不育等。

2. 对女性患者的影响 可引起卵巢功能障碍的化疗药物,肯定的有环磷酰胺、米尔法兰、白消安和氮芥等;不可能的有氨甲蝶呤、5-氟尿嘧啶、6-巯基嘌呤等,其功能障碍主要表现为月经不调和闭经。

虽然临床上有性功能受影响的一些表现,但是,许多患者在停用化疗后,经过一段时间可以恢复正常生育能力。我们亦常可见到一些患者经多程化疗,且肿瘤治疗后结婚、生育以及子女健康者。

(九) 脱发

一些抗癌药物尤其是蒽环类、鬼臼脂素类药物常发生重度脱发或全秃。是由于抗癌药物作用于毛囊,引起暂时性脱发,表现为毛发减少、稀疏、部分脱发或全秃、体毛脱落。一般在停药后 1~2 个月就可以恢复再生新发,其头发的质地、密度和颜色往往比原来的头发更黑、更好。处理脱发,首先解除患者的心理压力,向患者解释脱发对人体生理无大碍,停药后可以再生长出更秀丽的头发。为了减少脱发可采用冰帽戴在头上,使头皮血管收缩,减少药物进入头皮、毛囊,而减轻毒副作用,或使用头皮止血带来减少药物进入头皮。加强护发,如避免过分洗发和梳头;可使用温和的洗发液和护发液;不要用电吹风过度吹干头发等。

(十) 过敏反应

多数抗肿瘤药物可引起过敏反应,但其发生率达5%的药物仅占极少数。过敏反应发生可能性高的有紫杉醇、左旋门冬酰胺、鬼臼噻吩苷和丙卡巴肼等。可能性低的有蒽环类、异环磷酰胺、博来霉素、卡铂、氮芥、苯丁酸氮芥、顺铂、环磷酰胺、硫唑嘌呤、阿糖胞苷、达卡巴嗪、鬼臼乙叉苷、5-氟尿嘧啶、米尔法兰、甲氨蝶呤、丝裂霉素、米托蒽醌和长春碱类等。紫杉类药物目前很常用,过敏反应是该药主要毒性之一。临床为 I 型过敏反应,包括支气管痉挛、喘鸣、皮疹、焦虑不安、血管水肿和低血压,常发生于第一或第二次接触药物时,通常在输注药物开始后几分钟内发生。目前临床上应用紫杉醇类药物时都采用常规"预处理"来预防高敏反应。

(姜达 李颖 崔彦芝)

八、内分泌治疗

乳腺癌的内分泌治疗至今已有 100 余年历史,因乳腺癌的发生与内分泌激素有关,故治疗不单限于手术治疗,需在手术后行激素受体检测,依受体情况行内分泌治疗。早在 1896 年,Beatson 应用卵巢切除术治疗晚期乳腺癌,有30%病例获得长期的缓解,平均生存达 26 个月。近 30 年来,乳腺癌的内分泌治疗有较大进展,随着内分泌治疗机制的深入研究,乳腺癌激素受体的测定,对预测及选择内分泌治疗具有重要的临床价值。新型有效药物的相继问世,已基本取代传统的内分泌腺切除手术,不但避免了手术后激素内环境的紊乱,并具有停药后可复性优点,为乳腺癌治疗开辟了又一广阔的前景,内分泌治疗已成为晚期乳腺癌的主要治疗方法之一。

(一) 乳腺癌与激素受体

乳腺癌的发生、发展、退缩与激素密切相关,众多资料表明:雌激素与乳腺癌发生有关,Lacassagne在动物实验中发现,雌激素能诱发小鼠发生乳腺癌,如预先摘除小鼠垂体则乳腺癌不会发生,摘除卵巢、肾上腺及垂体,肿瘤可缩小或消失,对乳腺癌患者切除卵巢,肾上腺消除了雌激素的来源,乳腺癌可望好转。但给予生理剂量雌激素,癌肿复发恶化。综上所述,雌激素有致乳腺癌的作用。而作用必须通过垂体才能实现,但雌激素必先与相应受体结合才能发挥生物效应。1971 年 Jensen 发现在许多乳腺癌患者癌组织中有大量雌二醇受体存在,这种受体是一种糖蛋白,分子量约 35 000~90 000,能与雌激素结合,称为雌激素受体(estrogen receptor,ER),现已证明下丘脑、垂体、乳腺、阴道、子宫等都存在 ER,ER 对雌二醇具有特殊的亲和力,两者结合形成激素-受体复合物,具有新的分子构型,转向核内引起基因转录,刺激 DNA 形成新的蛋白质合成,使细胞增殖,其中包括孕激素受体(progestroreceptor,PgR)的合成。PgR 在人体组织中分布广泛,除前列腺生殖器官外,在中枢神经系统、骨骼肌及其他器官也存在。PgR 是在雌激素作用下的最终产物,雌二醇与受体复合物移入细胞核内通过基因转录,导致 PgR 的合成。

此外,细胞内除 ER 及 PgR 外,还有雄激素受体(androgen receptor,AR)和糖皮质激素受体(glucocorticoid receptor,GR),雄激素通过与 AR 的高度特异性结合发挥作用,AR 在人体组织中分布广泛,也分布于前列腺等生殖器官、骨骼肌、神经系统及其他器官中。由肾上腺皮质分泌糖皮质激素,可有效地控制病情,但糖皮质激素必须通过与 GR 特异性地结合,才能发挥作用,在上述激素受体中 ER 仍然被视为选择内分泌治疗的基本标志。

(二) 激素受体测定与内分泌治疗

近年,在内分泌若干进展中主要是激素受体的发现与测定,从而也证明了激素通过受体发挥作用而产生生物学效应的原理,为内分泌治疗奠定了理论基础。

乳腺癌对激素是否有依赖性呢?近年来在检测激素受体的技术方法上有很大改进,如放射免疫生化法可测定癌组织细胞质及胞核内ER,根据测定ER含量的多少划分乳腺癌对激素的依赖性,其含量在3fmol/mg蛋白以下者为阴性(非激素依赖性),3~10fmol/mg蛋白为中性,≥10fmol/mg蛋白为阳性(激素依赖性)。乳腺癌可测得的ER阳性率大约为60%,经ER检测选择病例可使乳腺癌内分泌治疗有效率提高到50%~70%,而ER阴性有效率只有10%左右。因此,临床上测定ER能指导选择病例并提高内分泌治疗的疗效。随着研究的深入,发现肿瘤细胞内ER并不是均匀一致的,肿瘤细胞内激素受体不是绝对阳性或阴性,而只是代表富于或缺乏受体,如ER阳性的细胞相对量较少,乳腺癌对内分泌治疗有效率低。

1998年上海医科大学附属肿瘤医院徐薇苓等以组化法检测45例乳腺癌PgR阳性率53.3%,ER及PgR均阳性者40.0%,ER及PgR均阴性者31.6%,ER阳性PgR阴性者15.6%,ER阴性PgR阳性者13.3%,具体见表9-31。

木村1998年报道了日本1972—1986年间511例乳腺癌的受体检测结果,ER阳性率65.3%,PgR阳性率53.5%,ER及PgR均阳性者46.0%,ER及PgR均阴性者27.2%,ER阳性PgR阴性者19.2%,ER阴性PgR阳性者7.5%。见表9-32。

Weis根据2800例乳腺癌的分析,ER阳性率在绝经前患者为64%,绝经后为75%,PgR阳性率在绝经前、后分别为58%和53%,有人统计应用内分泌药物172例,有效率34%,其中ER阴性者82例,有效率8%,ER阳性者87例,有效率80%,另3例不详。Pawles总结了235例ER阳性乳腺癌经各种

内分泌治疗总有效者128例,占54%,而76例ER阴性者有效率仅达4%。MoGuire等认为在乳腺癌患者中约有35%兼含ER及PgR,这些肿瘤患者75%内分泌治疗有效,而远高于单具有ER阳性者的有效率(约28%)。Osborne报道,ER与PgR均阳性对内分泌治疗有效率为77%,而ER、PgR两者均阴性者有效率为11%,如ER或PgR有一项阳性时有效率为30%~70%。另据报道PgR≥100fmol/mg时,即使ER阴性,内分泌治疗有效率也在80%左右。从而说明乳腺癌组织中PgR测定比单纯的ER测定更能正确估计乳腺癌的激素依赖性。同时反映受体含量越高,内分泌治疗有效率越高,而作用维持时间越长,平均1年以上,最长达18~22个月,ER阴性者即使有效维持,时间一般不超过6个月。

近年,国内外病理学家发展了荧光组织化学技术,以分辨癌细胞是否含ER,如国内李善恒用荧光测定雌二醇,表现为组织中ER阳性的癌组织的比例最少0%(非激素依赖性),最高90%以上(强激素依赖性)。郑树用荧光雌酮化学方法测癌细胞中的ER,发现ER阳性的癌细胞所含的比例至少3%,最多为58%,认为应将ER阳性的癌细胞比例高于10%的癌细胞定为ER阳性的乳腺癌。1986年国内又提出了酶联组化方法,常规石蜡切片观察着色组织的多少以确定ER阳性标准。最近有人用单克隆抗ER抗体技术检测乳腺癌,此抗体可用荧光素放射性物质或酶来标记,此法灵敏度、特异性均高。

有关PgR的测定临床应用不如ER广泛,因孕酮PgR复合物稳定性较ER复合物差,故难度较大,目前所应用的测定方法与ER测定方法基本相类似,随着医学基础的发展,会有新进展更为合理地用于临床。目前在乳腺癌常以雌、孕激素不同配体同时检测ER、PgR状况,有关雌、孕激素受体测定与内分泌治疗效果的关系见下表9-31。

表9-31 激素受体测定与内分泌治疗效果的关系

作者	治疗方法	受体测定结果			
		ER+,PgR+	ER+,PgR−	ER−,PgR+	ER−,PgR−
MeGuire	内分泌药物治疗	77%(99/128)	32%(35/110)	35%(6/17)	8.4%(10/118)
Degenshein	切除内分泌腺体	88%(15/17)	13%(1/8)	0(1/1)	0(0/7)
	内分泌药物治疗	69%(11/6)	33%(2/6)	—	0(0/7)
治疗有效率		78%(125/161)	30%(38/124)	39%(7/18)	7.5%(10/132)

近年,由于分子融合技术的发展,已能制备抗AR的单克隆抗体,使AR在临床中的应用日趋受到人们的关注,Pobeer等在一组乳腺癌患者中检测

AR,绝经前AR阳性率为53.4%,绝经后为45.6%。其中以绝经后患者AR阳性组的预后比AR阴性组的好。

（二）激素受体与预后的关系

乳腺癌激素受体测定不仅是选择内分泌治疗的重要标志，对估计预后也有重要意义。据认为：ER阴性的乳腺癌组织生长速度快，癌细胞侵袭性强，易转移，可能系ER阴性的癌细胞中异型细胞及分化不良的细胞较ER阳性者为多，因而ER阴性的乳腺癌预后差。

上海医科大学附属肿瘤医院分析了受体阴性乳腺癌50%分化差，术后易复发。MoGuire报道196例根治性手术后30个月的随访结果，113例受体阳性者中19例（17%）复发，77例阴性者中，28例（36%）复发，不论有无淋巴结转移，均可看出：乳腺癌ER阴性比ER阳性经初次治疗后复发较早，复发率较高，复发后生存期亦短。

有关激素受体在淋巴结转移中的预后情况近来研究的较多。Clark在2264例淋巴结阴性病例的分析结果：ER阳性者无瘤生存较ER阴性者长1.49倍；Fisher分析一组病例ER阳性组较ER阴性组5年生存率、无远处转移率及总生存率高8%～10%，认为ER阳性者在淋巴结阴性病例中生存率高，而PgR在淋巴结阴性的病例中意义不大。

在淋巴结阳性病例中，ER阳性较ER阴性无瘤生存率高13%；近年有报道指出PgR亦是乳腺癌的重要预后参数。Moson认为尽管PgR测定各家报道差异较大，但从资料分析看PgR阳性较PgR阴性总生存率高，分别为96%及81%，而无复发生存率为68%及53%。这种生存率的差异在绝经后更明显。因此在多因素分析中有人认为不论淋巴结有无转移，ER及PgR均阳性者较阴性者生存率高，但对乳腺癌远期生存率是否有影响，与其他因素有关，尚待进一步研究。ER、PgR与预后关系见表9-32和表9-33。

表9-32　ER与预后的关系

作者	病例数		无病复发率			总生存率		
	ER+	ER−	ER+	ER−	P值	ER+	ER−	P值
Fisher	525	300	74%	66%	<0.001	92%	82%	<0.01
San Antonio	1422	606	76%	67%	<0.001	84%	75%	<0.01

表9-33　PgR与预后的关系

作者	病例数	随访时间（年）	无病复发率			总生存率		
			PgR+	PgR−	P值	PgR+	PgR−	P值
Fisher	1157	5	72%	68%	N.S.	91%	83%	<0.05
Mason	224	2.6	82%	80%	N.S.	94%	89%	N.S.
Sigurdson	325	4	85%	75%	<0.01	92%	79%	<0.01

（四）绝经前后乳腺癌内分泌治疗

乳腺癌的内分泌治疗主要是抑制癌细胞增殖，对晚期或复发转移性乳腺癌起到缓解作用。正确使用内分泌治疗可使肿瘤退缩，提高生活质量，延长生存时间，同时可减少术后复发转移风险以及对侧乳腺癌的发生，适用于不宜手术或放疗的晚期乳腺癌。男性乳腺癌，特别是术后复发转移性乳腺癌，也应用于绝经前后乳腺癌术后的辅助治疗。但要强调必须是雌激素受体和（或）孕激素受体［ER和（或）PgR］阳性乳腺癌。晚期或复发转移性乳腺癌内分泌治疗，绝经前后有所不同，分别叙述。

1. 绝经前患者的治疗　尚未绝经或绝经不足1年的晚期或复发转移性乳腺癌患者，癌组织ER和（或）PR阳性的高危患者。首先手术切除卵巢或放射去势，去除卵巢生成雌激素和雌激素前体而达到抑制肿瘤的作用。在未经选择的患者中，卵巢切除有效率是30%～40%，而在ER阳性患者中，有效率50%～80%，ER含量越高，有效率越高。一般认为，手术切除卵巢见效快，多于1个月生效，疗效维持半年以上者占30%，平均缓解期10个月。Veronesi报道，有效术后平均生存31个月之久，无效者生存达9个月，ER阴性者有效率<10%，从而看来，疗效越显著，缓解期越长，故去势能延长患者的生存期。放射去势的疗效生效慢，一般需6～8周，如8周不见效，方可认为无效，对患者体弱无法手术去势者可行放射去势，同时加用雄性激素以加强去势效果，去势后卵巢功能破坏的程度可用阴道涂片细胞学观察评定或检测促卵泡激素（fecllicle stimulating hor-

mone，FSH）及雌二醇水平是否达到绝经范围，去势治疗对软组织、骨、淋巴结及肺转移疗效较好，对脑、肝转移疗效差。由于手术、放射去势的副作用及对患者心理的影响，目前已很少采用。近年多采用药物性卵巢去势，常用药物促性腺激素释放激素类似物（gonadotropin releasing hormone analogue，GrRH-A），为一类垂体释放激素和黄体生成（LH）素的激动剂/拮抗剂，通过负反馈作用，抑制垂体功能，降低垂体 FSH、LH 的分泌，达到抑制卵巢分泌性激素的功能，与卵巢切除相比，更具有安全性，且由于其作用可逆，较少造成患者心理障碍，总有效率约40%，ER 阳性患者疗效较好，效果与绝经前卵巢切除相同，故又名"药物性卵巢切除"。目前多用的是长效缓释型制品，如戈舍瑞林（goserelin，zoladex，诺雷德）、亮丙瑞林（leuprorelin）、曲普瑞林（triptorelin）。

戈舍瑞林，应用后可检测到血浆中 LH 的水平一过性升高，以后下降到绝经后水平。TOYLOR 分析有关国际多中心临床试验戈舍瑞林治疗晚期绝经前乳腺癌与卵巢切除 PFS 及 OS 相似。Dixon 等报道一组戈舍瑞林治疗初始晚期乳腺癌 75 例，每次 3.6mg 皮下注射，每 4 周一次，3～6 次 1 个疗程，结果：CR 7 例，PR 18 例，SD 11 例，PD 39 例，有效率 33%；另一组 28 例绝经前晚期乳腺癌，经戈舍瑞林治疗持续 1 年观察结果，22 例患者月经恢复，6 例未恢复（年龄 50～55 岁），总恢复率 78.6%，其中 68.2%患者在最后给药 6 个月内恢复了正常月经。因此说明有效率较高而且卵巢功能的可逆性，易使患者接受。常见的不良反应似绝经期综合征，常有发热、盗汗、面部潮热、头痛、失眠、性欲低下、恶心、皮疹或瘙痒，体重增加等，一般不需特殊处理。妊娠期禁用。有报道与 TAM 合用可增加疗效，减少不良反应。中国人民解放军 307 医院最早提出药物性去势，联合第 3 代芳香化酶抑制剂治疗晚期或术后复发转移性绝经后受体阳性乳腺癌收到了较好效果。

2. 绝经后患者的治疗

（1）肾上腺切除及脑垂体切除术：此两种手术均用于绝经后或去除卵巢的女性，以进一步去除体内雌激素的第二个来源，以改变激素环境，使肿瘤消退。肾上腺切除的有效率平均为32%，对以往卵巢切除有效者或 ER 阳性病例有效率可达 50%～60%，有效的病例术后生存期可延长 1～2 年，对骨、软组织、淋巴结、肺及胸膜转移疗效较好；对肝、脑转移常无效。肾上腺切除后常需补充可的松，每日 50～70mg。据报道本手术危险性大，直接手术死亡率 1%～4%，手术后短期死亡率由 11%～25%不

等，加之术后用皮质激素维持相当麻烦，国内较少行此种手术，近年来应用氨鲁米特（AG）可起到化学性肾上腺切除作用。

脑垂体切除术亦为去除绝经后乳腺癌体内雌激素来源的另一种疗法，通过去除垂体来源的促肾上腺皮质激素使肾上腺萎缩，减少了雌激素的产生，但手术后促肾上腺皮质激素（ACTH）的降低，使肾上腺的糖皮质激素、雌激素及黄体素的合成减少，术后需补充肾上腺皮质激素、甲状腺素及血管减压素等。其疗效与肾上腺切除术相似，因手术危险性大，很少施行，目前亦可由内分泌药物来替代。

（2）雄性激素：首先于闭经 5 年以上晚期乳腺癌或有骨转移者，一般在闭经 8 年以上者较好，有效率平均为 20%～31%。ER 阳性者有效率为 46%，阴性者仅 8%，有效者生存期约 10～23 个月，比无效者 9 个月长一倍。年龄越大，距绝经期越长，疗效越好。对骨转移效果较好，80% 骨转移伴骨痛者可得到缓解；对软组织、淋巴结及胸膜转移的有效率为 13%～20%，内脏转移疗效差。因其有同化作用，对贫血及骨髓功能不良者可有改善作用，多于用药后一度显效，随后复发，或停药再用者仍可再度显效。

雄性激素的作用机制尚不完全明了，可能系雄激素可抑制垂体促激素生成，从而使乳腺萎缩。雄激素进入人体后，经 5 甲还原酶转化成二氢睾丸酯酮，与 AR 结合转入细胞核内，二氢睾丸酯酮还可经 5 酮还原酶代谢成雄烯二酮，再转化成雌激素与 ER 结合，使 ER 由细胞质转向核内，防止细胞质内的 ER 再合成。

常用的雄激素制剂：丙酸睾酮，50～100mg，隔日 1 次，深部肌内注射，或 100mg，每日 1 次，连用 5 天后改为每周 3 次，继续用药 4～6 周，若有不可继续用药者直至肿瘤再度恶化可改为化疗，但要注意局部硬结及疼痛；其他如二甲睾酮（calusterone），每日 200mg，分 4 次口服，对软组织转移效果较好；氟羟甲睾酮（fluoxymesterone），每日 20mg，分 2 次口服；也可用甲睾酮，每日 50～100mg，因副作用大，抗癌作用差，多不用；或苯丙酸诺龙，50～100mg，肌内注射，每周 1 次。

雄性激素的副作用有男性化症状，用药后 2～3 个月出现，如痤疮、多毛、声嘶、瘙痒，停药后症状自行消失，10% 患者有高血钙和水钠潴留，故心肾疾病患者慎用。甲睾酮及同化激素苯丙酸诺龙可干扰肝细胞对胆汁的排泄，有时可引起胆汁淤积，形成黄疸，肝功能不良者慎用。上述雄激素因疗效低，副作用大，已少用。

（3）雌激素类：1944 年 Haddow 首先报道绝经后女性乳腺癌口服雌激素类药物肿瘤退缩，以后的临床试验表明约 30% 绝经后患者可获缓解。有效率随年龄或绝经后年数而上升，在 70 岁以上者有效率可达 50%，有效的病例平均生存期 27 个月，无效者仅 10.4 个月。有学者报道，雌激素治疗者 1 年生存率 31%，而未治疗者仅 7%。对软组织有效率高达 36%，内脏转移 23%，骨转移疗效差（7%）。ER 阳性者有效率 60%，ER 阴性者有效率 5%。

关于雌激素治疗乳腺癌的作用原理尚不完全明确，有学者认为乳腺癌的发展要求雌激素及腺垂体分泌的 FSH 双方共同的作用，任何一方明显减少，均可抑制乳腺癌的发展。绝经后女性大量雌激素可反馈抑制垂体 FSH 的分泌，改变了乳腺癌的生长条件，抑制其发展。

常用药物：己烯雌酚（diethylstibestrol）5~10mg/d，分 2~3 次口服，亦可做肌内注射，每次 1~5mg，2~3 天一次，可用 2~3 个月或长期应用；亦可用炔雌醇（ethinylestradiol）0.3~1mg/d，口服。

副作用：常见恶心、呕吐、食欲缺乏、体液潴留、水肿或有心力衰竭，长期大量服用引起子宫内膜增生及子宫出血，广泛骨转移者因雌激素可抑制软骨生长，刺激成骨细胞使少数患者引起高血钙甚至发生死亡，故对骨转移疗效差，尚有危险，多主张不用雌激素。

（4）孕激素类：主要用于绝经后不久或切除卵巢者的二线治疗，一般对软组织转移、局部复发者效果较好，骨转移次之，内脏转移效果差。激素受体阳性者效果好，也可用于手术后的辅助治疗。

孕激素对激素敏感的乳腺癌作用机制是多方面的，据认为可直接与特异性 PgR 结合，竞争性地抑制雌二醇和 ER 的相互结合；此外可减低细胞质和细胞核内 ER 水平，减少进入核内 ER 的量，阻断雌激素对乳腺癌细胞生长的促进作用，同时通过负反馈抑制下丘脑促性腺激素的释放，最终减少卵巢雌激素的分泌，还可通过抑制 ACTH 分泌减少肾上腺皮质的雌激素分泌，从而控制 ER 生成。并通过诱导肝中 5α 还原酶，增加体内雌激素的降解，减少睾酮 A 环芳香转变成雌二醇。有效率为 35%~40%，对他莫昔芬治疗失败的患者有效率仍有 16%~20%，目前公认较有效的药物有甲羟孕酮（medroxyprogesterone acetate，MPA）、甲地孕酮（megestrol acetate，MA）。

MPA 与 MA 的作用相仿，疗效与治疗剂量有关，有效率在低剂量时为 20% 左右，高剂量时达 40%。

目前多采用高剂量。Pannuti 报道用低剂量 MPA 治疗乳腺癌，每天用量 400mg 以下，总有效率 13%（33/255），之后又报道 296 例 ER 不明的乳腺癌患者所用 MPA 剂量在 500~1000mg/d，肌内注射或口服，总有效率 41%（120/296），其中骨转移有效率 53%，软组织转移有效率 37%，内脏转移疗效差（18%）。Bumma 用 MPA 500mg/d，每周 2 次，97 例中有效率 39.2%，无效 41%，软组织有效率 46%，其中 ER、PgR 阳性者 60%，ER、PgR 均阴性者 25%，骨转移有效率 40%，内脏转移有效率 10%，从而说明加大剂量疗效好，激素受体阳性者疗效高。据临床资料总结：MPA 高剂量口服治疗 132 例，有效率为 40%，MA 治疗 506 例，有效率 30%，平均缓解为 11 个月（8~30 个月），从而看出，MPA 与 MA 临床疗效无明显差别。此外，MPA 对骨转移患者止痛效果较好。Pannuei 统计 296 例骨转移患者，65% 骨痛明显减轻。此外，MPA 能有效地改善晚期癌症患者厌食、体重减轻及恶病质并有改善化疗所致骨髓抑制的作用。1995 年河北医科大学第四医院肿瘤内科应用 MPA 观察治疗晚期乳腺癌 75 例与单用化疗组对照分析，除上述疗效外，76%（52/75）患者厌食得到改善，65.3%（49/75）的患者全身状况及体重均有不同程度的提高，平均体重增加 1.5kg，而化疗组改善不明显。

用法：MPA 500~1000mg/d，MA 160~260mg/d，连服 3~6 个月为 1 个疗程。

毒副反应：可见乳房痛、溢乳、阴道出血、月经失调，长期大量服用可致体重增加、糖尿病，少见血栓形成。严重的肝功能受损及骨转移所致的高血钙，正在接受治疗的糖尿病患者慎用。MPA 较 MA 副作用大，一般多用于 TAM 失败后的患者。

达那唑（danazol）可与 PgR 结合，有一定抑制甾体激素合成作用，同时能降低 FSH 及 LH 水平，本身有雄激素作用。Coombes 等将达那唑用于 41 例晚期乳腺癌，其中 37 例为绝经后患者，300~600mg/d，分 3 次口服，结果 2 例完全缓解，3 例部分缓解，7 例（17%）有效，因仅 29 例用药 6 周以上，按此计算有效率为 24%，缓解期超过 7 个月；另一组为绝经前患者 15 例，3 例部分缓解，有效率 20%。绝经前后疗效相差不大。此外的副作用有恶心、颜面潮红、踝部水肿、嗜睡，减量后可消失，偶见男性化及震颤。

（5）抗雌激素类：晚期乳腺癌内分泌治疗最重要的发展是发现了非甾体类抗雌激素药物，抗雌激素治疗适用于闭经前、闭经后的辅助治疗或切除卵巢后 ER 阳性的晚期或复发性乳腺癌患者，也可用于男性乳腺癌患者。抗雌激素制剂是一组合成的类固醇药物，首先是用于临床的氯米芬（clomiphene），以后又发明了苯甲啶（NaFoxidine），因药物毒性大，目前已很少应用。

近年新问世的药物有他莫昔芬（tamoxifen，TAM），是一种三苯乙烯衍生物，结构似己烯雌酚，和雌二醇竞争特异性受体部位，结合成活性较低的抗雌激素受体复合物，没有促进 DNA 合成的作用，因而使依赖激素的乳腺癌停止生长，此药多用于年龄大，有大量受体和以前激素治疗疗效好的晚期和（或）复发性乳腺癌，近年也用于绝经前后手术后辅助治疗。

据报道，TAM 的有效率在未经选择的患者中约为 30%～40%，激素受体阳性者为 50%～60%，绝经前 26%，绝经后 38%。对软组织转移疗效较好，有效率 35%，骨转移有效率 25%，内脏转移有效率 29%，肝转移无效。可能因肝脏内另有抗雌激素受体易与 TAM 结合，使后者不再与 ER 结合而失去治疗作用。Pafferson 统计世界文献应用 TAM 治疗晚期或复发性乳腺癌患者 3089 例，完全有效者 7%，部分有效者 26%，无效者 18%，其中 ER 阳性有效率 48%，ER 阴性有效率 13%，绝经前患者有效率 17.4%，绝经后有效率 42.9%，绝经 10 年后有效率 54.5%，对过去内分泌治疗有效者的有效率 59%，无效者的有效率 20%。

用法：TAM 10mg，每日 2 次或每日 20mg 口服；如服用无效，可增加到 20mg，每日 2 次；闭经前口服量大，40mg/d。有人曾用高剂量以提高疗效，临床资料证实，高剂量 TAM 与常规剂量相比并未提高缓解率及生存期。

TAM 有良好耐受性，毒副反应轻，常见有皮肤潮红（10%～20%）、恶心呕吐（10%）、短暂性血象异常（10%～15%）、高血钙，少数有阴道出血及视网膜病变引起的视力减退。近年有报道长期服用 TAM 导致第二个原发癌——子宫内膜癌，但尚难定论，为此有人建议接受 TAM 治疗者，定期妇科检查，以早发现。但从临床资料看，TAM 用于晚期乳腺癌和术后复发转移性乳腺癌，是安全易耐受的，临床疗效远远超过毒副反应。

（6）药物性肾上腺切除：1973 年，Oriffiths 报道应用氨鲁米特（氨苯哌酮，氨基导眠能，aminogluthimide，aminoblastin，elipten，orineten，AG）治疗转移性乳腺癌取得了 33% 有效率，其效果与肾上腺切除术相似，停药后肾上腺功能仍可恢复，因此，AG 可替代肾上腺切除术。

近年，AG 作为绝经后乳腺癌的一线或二线药物，AG 原系一种抗惊厥药物，通过抑制胆固醇转化为孕烯醇酮来抑制肾上腺皮质中甾体激素的生物合成，并能阻止雄性激素转变为雌激素，AG 在周围组织中具有强大的芳香化酶抑制剂作用。因绝经后女性雌激素主要来源于雄激素前体雄烯二酮，在肝脏、脂肪、肌肉中经芳香化酶作用转化为雌激素，所以 AG 起到了抗雌激素的作用。神经垂体分泌的 ACTH 能对抗 AG 抑制肾上腺皮质激素合成的作用，所以使用 AG 时合用氢化可的松阻滞 ACTH 的这种作用。

AG 用于治疗绝经后晚期乳腺癌，其有效率为 30% 左右，ER 阳性的患者有效率更高，可达 50%～60%，骨转移的疗效较 TAM 好，软组织转移次之，肝转移无效。Hamis 等对未经选择的 215 例闭经后晚期乳腺癌患者应用 AG 加氢化可的松，随访 10 个月～4 年，有效率 28%，病情稳定者占 41%，60 例恶化的患者中，19 例骨痛缓解，骨转移者 30% 病情稳定。

1984 年 Harris 收集文献资料治疗绝经后晚期乳腺癌 1153 例，有效率 31%，缓解期 5～16 个月，卵巢切除 TAM 治疗无效者 AG 可奏效，有效率达 5%～25%；Nemoto 等用 MPA 治疗 28 例，11 例对 AG 仍有效。AG 对骨转移止痛疗效好，可能与 AG 能抑制前列腺素合成酶，使前列腺素水平降低有关，故对骨转移为首选。

用法：AG 250mg 每日 2 次，2 周后改为每日 3～4 次，每日剂量不超过 1g。氢化可的松 20mg，每日 4 次，2 周后减量，20mg 每日 3 次，再 1 周后，20mg 每日 2 次。

AG 的副作用较多，据统计 1029 例中发生率为 45%，多见嗜睡（36%）、眩晕（15%）、恶心呕吐（14%）、共济失调（10%）、皮疹（25%）。多于用药后 10～15 天发生，而后可自行消退，如不改善，可加大氢化可的松用量，有人认为即使低剂量 AG 仍有很大毒性，已少用。

4-羟基雄烯二酮（兰特隆，4-hydroxyandrostenedione，4-OHA）为芳香化酶底物类似物，比芳香化酶底物（雄烯二酮）与芳香化酶的结合力更强，因而抢夺了底物雄烯二酮与芳香化酶的结合位点，4-OHA 芳香化酶活性部位的高亲和力确保了雄激素不能与芳香化酶接触，从而阻断了雌激素的合成，有研究 40 例晚期乳腺癌患者接受 4-OHA 及 TAM 作为一线治疗，用药的三期研究比较发现，4-OHA 治疗的患者中有效率 28%，TAM 有效率 21%，尤其是对软组织疗效最好,4-OHA 有效率 40%,TAM 有效率 45%,缓解期平均 42.5 个月,两种药物从药物和临床上看均无差异。此药对老年人疗效较好,70 岁以上的患者有效率 42%,TAM 组有效率 35%。

用法:250mg 肌内注射,每 2 周一次。

本药有良好的耐受性,常见的副作用有恶心呕吐(6.7%)、皮疹(3.9%)、头疼(4.3%)、头晕(1.8%)、嗜睡(2.3%),3% 的女性出现潮热及少量阴道出血。

阿那曲唑(arimidex,anastrozolo,瑞宁德)、来曲唑(letrozole,femara,弗隆)、依西美坦(exemestane、aromasin,阿诺新)为近年来相继问世的第 3 代芳香化酶抑制剂,具有高选择性的特异性芳香化酶抑制作用,副反应小,耐受性好。阿那曲唑为非甾体类制剂,治疗曾接受 TAM 治疗的 ER 阳性绝经后晚期乳腺癌有效率可达 12.6%,肿瘤稳定超过 24 周者占 29.7%,肿瘤中位进展时间为 4.8 个月,中位生存时间 26.7 个月,在有效的患者中 85% 疗效维持 24 周以上。

用法:每次 1mg,每日 1 次,可长期口服,常见不良反应有无力、恶心、头痛、潮热、皮疹,可有腹泻,但均可耐受。

来曲唑,是第 3 代非甾体类芳香化酶抑制剂,对芳香化酶有高度选择性作用,能有效地降低血中雌二醇水平,从而抑制肿瘤生长,毒性低,耐受性好,有效率可达 20%~30%,主要用于绝经后雌激素受体阳性乳腺癌。一项国际随机双盲多中心临床试验(907 例)表明,来曲唑用于绝经后雌激素受体阳性或激素受体不明的晚期或复发转移性乳腺癌一线治疗,来曲唑疾病进展时间(time to progress,TTP)明显长于 TAM 组(41 周 vs. 26 周),来曲唑治疗减少 30% 疾病进展风险(HR = 0.70,95% CI:0.60~0.82,P = 0.0001)。来曲唑治疗总有效率高(49% vs. 20%,P = 0.0006),临床获益率(49% vs. 38%,P = 0.001)。来曲唑组有 32% 的患者卡氏评分 KPS 提高 10 分以上,而 TAM 组 KPS 仅提高 19%,因此 2001 年美国 FDA 批准来曲唑用于绝经后激素受体阳性晚期或复发转移性乳腺癌的一线内分泌治疗。来曲唑用法,每次 2.5mg,每日 1 次,口服。主要不良反应有恶心、骨痛、关节酸痛、嗜睡、疲乏,少见的有外周血栓、静脉炎、心脑血管事件、心绞痛、心肌梗死。

依西美坦,为新一代甾体类芳香化酶抑制剂,临床研究中,每天 25mg,口服,抑制体内芳香化酶活性的 91.9%,国际上随机双盲Ⅲ期临床研究表明,对

TAM 治疗失败后服用依西美坦治疗,与醋酸甲地孕酮对比,仍有较好的有效率,(15% vs. 12.4%,临床获益时间 60.1 周 vs. 49.1 周,P = 0.025)。肿瘤进展时间(20.3 周 vs. 16.6 周,P = 0.037),治疗失败时间(16.3 周 vs. 15.7 周,P = 0.042),统计学上有显著意义。从而证实依西美坦的生存率明显提高。用法:每次 25mg,每日 1 次,餐后口服。常见的不良反应有多汗、疲劳、潮热、肌肉关节酸痛、水肿、厌食、腹泻、咳嗽均可耐受,一直服用至病情进展或酌情加量,最大量每日不超过 200mg。

(7) 肾上腺皮质激素的应用:肾上腺皮质类固醇能抑制垂体分泌,使肾上腺皮质激素减退,而减少肾上腺皮质分泌雌激素,达到控制乳腺癌生长的目的。此药也能刺激垂体增加促性腺激素的分泌,故对有卵巢功能的患者不利。此药适用于高钙血症、癌性淋巴管炎及晚期的呼吸困难、脑转移昏迷、肝转移所致的黄疸、上臂水肿、胸水等。在各种治疗均已失败的晚期患者皮质激素可为最后手段,口服药有氢化可的松,200~300mg/d,显效改为 50~100mg/d。泼尼松龙 50~100mg/d,开始剂量宜大,在客观显效后,减量维持,10%~20% 可缓解半年以上,最长 37 个月,表现为自觉症状减轻、食欲增加、骨痛减轻、气短改善、体重增加,上述情况多于用药 3 个月左右后出现。凡消化道溃疡、高血压、心力衰竭、活动性肺结核及糖尿病者酌情慎用。

(五) 晚期或术后复发转移性乳腺癌内分泌治疗的选择

1. 绝经与否是预示内分泌治疗效果及药物选择的重要因素之一　因此首先要明确患者是否绝经。2007 年 NCCN 指南指出,凡具备下列任何一条者都认为已达到绝经状态:①双侧卵巢切除术后;②年龄≥60 岁;③年龄<60 岁,未接受过化疗、TAM、托瑞米芬治疗或卵巢抑制干预下闭经≥12 个月;④如患者服用 TAM 过程中,出现闭经、年龄<60 岁,只有 FSH 和雌二醇达到绝经范围。

2. 鉴于晚期或复发转移性乳腺癌的特点,选择毒性小、能耐受的内分泌治疗,以达姑息缓症延长生存之目的。依据 2007 年 NCCN 指南及我国乳腺癌专家共识推荐,内分泌治疗适合于以下患者:①年龄>35 岁;②肿瘤组织 ER 和(或)PR 阳性;③术后无病生存期(DFS>2 年);④仅有骨或软组织或无症状的内脏转移;⑤肿瘤进展缓慢,无危及生命内脏转移的绝经前患者;⑥年老、体差或既往从内分泌治疗中曾获益者;⑦对 ER 阴性患者内分泌治疗有效率<10%,结合病情酌情试用。

3. 晚期或复发转移性乳腺癌内分泌治疗药物的选择 2006 年 NCCN 指南推荐:

(1) 对于 ER 和(或)PR 阳性仅有骨或软组织转移或局限的无症状的内脏转移的患者。以前有过抗雌激素治疗绝经后患者和 1 年内接受过抗雌激素 TAM 治疗的患者中,可选择非甾体类第 3 代芳香化酶抑制剂(阿那曲唑)作为复发后首先一线治疗或孕激素治疗直到肿瘤进展或不能耐受的毒性。

(2) 如没有用过抗雌激素治疗的绝经后患者或抗雌激素治疗超过 1 年的患者,选择性的第 3 代非甾体芳香化酶抑制剂优于 TAM,但差别不大,选择 TAM 或第 3 代芳香化酶抑制剂都是恰当的。

(3) 对以前接受过抗雌激素治疗的晚期绝经前患者或 1 年内接受过雌激素治疗的患者,首先二线治疗手术或放射性卵巢切除术或予以促黄体生成激素释放促进剂联合抗雌激素 TAM 或第 3 代芳香化酶抑制剂以及其他内分泌药物治疗。

(4) 接受较长时间内分泌治疗无效或出现症状时,除部分尚可耐受化疗者考虑化疗外,也可以考虑接受新的内分泌治疗的临床试验。

晚期复发性乳腺癌采用何种内分泌治疗,绝经前后不同。绝经后患者 ER 阳性可以内分泌治疗为主,药物的选择取决于应用是否方便,副作用的多少及价格等因素,对绝经后晚期或复发性乳腺癌患者第一线内分泌药物常选择 TAM,第二、三线药物常选用孕激素及芳香化酶抑制剂,较少采用大剂量雌激素及外科手术,因 TAM 治疗后的患者 30% ~50% 对孕激素或第 3 代芳香化酶抑制剂有效,即使 TAM 治疗无效的患者,也有部分对二、三线药物有效。

对绝经前患者,外科手术后或药物去势可长期缓解(3 年以上)或已有软组织、骨转移无内脏转移 ER 阳性者对内分泌治疗也有效,大量资料表明 TAM 和(或)多种内分泌药物联合应用与单独应用 TAM 比较疗效无明显差别,尚有毒副作用增加,因此,不宜盲目同时合用多种内分泌药物,最好选择一种药物或几种药物交替应用。关于内分泌治疗与化疗合用,多数研究认为,在其治疗初时,缓解率有所提高,但患者的生存期并无延长,因此,究竟选择何种方案,如何合理地将内分泌疗法与化疗联合有待进一步研究。

(六) 术前新辅助内分泌治疗

乳腺癌新辅助内分泌治疗是指对部分晚期乳腺癌在局部治疗前(手术)进行的全身性系统内分泌治疗。

适用于不能耐受化疗的激素受体阳性局部晚期或不适合保乳手术的患者,以及年老、体差和(或)有相关内科疾病难以耐受手术、化疗患者,以期达到缩小肿瘤,降期争取手术或保乳手术及延长生存期的目的。

据报道,一组口服 TAM 对年龄 70 岁以上受体阳性或不明乳腺癌患者,进行中位期 1.5 ~9 个月的治疗后,有效率达 37% ~81%。从而证明 TAM 术前治疗对可手术的部分晚期乳腺癌患者疗效明确,对肿瘤降期争取手术较为理想。但显效时间长,多需 3 ~9 个月,通过早期临床试验发现新辅助内分泌显效时间长。治疗疗效通常出现在治疗后 3 个月左右,有研究把乳腺新辅助内分泌治疗的时间标准定为 3 个月。

另有在国际 Ellis 等研究中,不适合行保乳手术的 ER 阳性和(或)PR 阳性患者,接受新一代芳香化酶抑制剂来曲唑 2.5mg/d 或 TAM 20mg/d,新辅助治疗为期 4 个月,结果发现来曲唑组 60% 患者获得缓解,48% 的患者接受了保乳手术,而 TAM 组只有 41% 患者缓解($P=0.0004$),36% 患者接受了保乳手术($P=0.036$)。而 c-erbB-2 和(或)HER-1 阳性患者对来曲唑的治疗反应更好(88% *vs.* 21%)($P=0.0004$),从而提示来曲唑作为新辅助内分泌治疗,为提高患者手术效果提供了新的选择。

目前国际上还有一项类似上述比较阿那曲唑和 TAM 新辅助内分泌治疗疗效的临床试验尚在进行中。

对乳腺癌新辅助内分泌治疗及与相关情况的影响,如患者及家属对手术的企盼及渴望,术前必须行激素受体的检测,受体阳性方可进行,起效时间长等使术前新辅助内分泌治疗的开展受到一定限制,因此目前尚缺乏国际大宗报道及循证资料,对新辅助内分泌治疗的适应证,以及是否提高总生存时间,降期后手术时机的选择,内分泌治疗药物的选择,新辅助内分泌治疗疗效的预测,尚需要进行更深入研究。

(七) 术后辅助内分泌治疗

乳腺癌术后辅助内分泌治疗适用于雌激素和(或)孕激素受体[ER 和(或)PR]阳性,不论年龄大小,绝经状态,有无区域淋巴结转移的患者,其目的是降低肿瘤复发率及转移率,提高总生存时间,减少对侧乳腺癌的发生。

辅助内分泌治疗研究最多、应用最广泛的药物是抗雌激素制剂他莫昔芬(tamoxfen,TAM)。1986 年美国 FDA 经论证批准 TAM 用于 ER 和(或)PR 阳性乳腺癌术后辅助内分泌治疗的基本药物。

1998 年 EBCTG(Early Breast cancer Frialisis colaborative Group)总结全球范围 37 000 例乳腺癌术后辅助内分泌治疗,随机分组临床试验结果显示,雌激素阳性乳腺癌患者术后口服 TAM 5 年,可使 5 年复发率及死亡率分别降低 47% 及 26% ,并使对侧乳腺癌发生率降低 50% 。因此,2007 年美国国家综合癌症网络(NCCN)指南及瑞士 St. Gallen 乳腺癌会议推荐 TAM 作为 ER 和(或)PR 阳性乳腺癌患者术后辅助内分泌治疗标准用药。

有关 TAM 与化疗同时应用还是序贯给药的问题,说法不一,实验室研究发现,由于内分泌药物可减缓乳腺癌细胞的增殖,降低细胞膜的脂溶性,可明显干扰细胞周期特异性化疗药对乳腺癌细胞的杀伤,提示序贯给药为佳,一些临床试验也证实了上述结果。因此,2007 年 NCCN 指南中明确指示在激素受体阳性乳腺癌患者中,不论患者的特征如何,辅助化疗结束后序贯应用 TAM 都能降低乳腺癌患者复发率和死亡率。目前多采用化疗结束后序贯应用 TAM。

关于 TAM 应用时限,EBCTCG 临床研究表明:术后应用 2 年或 1 年可使肿瘤复发危险下降分别为 28% 及 21% ,而应用 5 年发生危险下降 50% ,5 年以上或 10 年者未证实进一步提高疗效,反而可增加第二种原发癌,特别是子宫内膜癌发生的危险,这可能与长期服用 TAM 耐药有关,增大 TAM 剂量亦无证据表明可增效,因此,口服 TAM 最佳时限是连服 5 年。TAM 用量为每次 20mg,每日 1 次口服,或每次 10mg,每日 2 次口服。治疗期间注意避孕,每半年至 1 年进行一次妇科检查,通过 B 超了解子宫内膜厚度,对有肝功能异常者慎用,雌激素可影响疗效,应引起注意。

其次抗雌激素制剂有托瑞米芬(toremifen,法乐通)、雷洛昔芬(raloxifene),疗效与 TAM 相似,不良反应略低。

近年来,第 3 代芳香化酶抑制剂的应用是乳腺癌辅助内分泌治疗的重大进展,其代表药物已如前述。甾体类如来曲唑、阿那曲唑,以及非甾体类依西美坦具有高选择性及特异性,在 2007 年 NCCN 指南中推荐可用于高复发风险,c-erbB-2 过度表达,对 TAM 禁忌或应用中出现中重度反应的患者以及 TAM 20mg/d 应用 5 年后的高风险患者。国际多中心随机对照研究,ATAC(arimidex tamoxifen olone or in combination)试验(9366 例)证实:应用 5 年阿那曲唑比应用 5 年 TAM 疗效好,生存率分别为 86.9% 及 84.5%($P=0.01$),阿那曲唑复发、死亡率较 TAM 组降低 2.8% ,对侧乳腺癌发生率较 TAM 低,副反应

低,药物耐受性好,美国 FDA 2002 年批准阿那曲唑用于早期绝经后受体阳性乳腺癌辅助内分泌治疗。国际乳腺癌研究组(international breast cancer study group)BiG1-98 实验(4742 例)证实了应用 5 年来曲唑优于于应用 5 年 TAM 疗效,来曲唑初始治疗组风险下降 31.9% ,远处转移风险下降了 27% ,具有统计学意义,而来曲唑在复发高危因素的患者中也有优势。MA-17 研究(National cancer institute of canncade Clinical Trials Group,NciCCTG)结果(5187 例)显示,应用 5 年 TAM 后再用 5 年来曲唑,疗效进一步提高。IES-031 研究(intergroup Exemestane study)(4740 例)证实了绝经及受体阳性乳腺癌患者应用 TAM 2~3 年后序贯应用依西美坦 2~3 年比使用 TAM 疗效提高,而依西美坦较 TAM 的 DFS 增加了 24%($P>0.0001$),死亡风险较 TAM 降低 17%($P=0.05$)。无论是来曲唑、阿那曲唑还是依西美坦,阴道充血、宫内膜病变等 TAM 相关的副反应均降低,但长期服用可见骨相关事件。鉴于上述试验结果,2005 年 St. Gallen 专家组指示:TAM 成功用于临床 25 年之后,第 3 代芳香化酶抑制剂已成为乳腺癌患者绝经后确实有效的治疗选择。

对绝经前患者辅助内分泌治疗,2007 年 NCCN 指南推荐:一般情况下首选 TAM 20mg/d×5 年,卵巢去势多用于高风险且化疗后未导致闭经的患者,去势后可与 TAM 合用,也可与第 3 代芳香化酶抑制剂合用。因手术或放射性去势的不良反应,目前多采用药物性卵巢去势,戈舍瑞林治疗 2~3 年,如达绝经状态可与第 3 代芳香化酶抑制剂合用,但未绝经患者,如阿那曲唑等不能充分抑制卵巢雌激素合成,故不能应用。

辅助内分泌治疗药物的选择,St. Gallen 会议专家共识指示:

(1) 应用 5 年的 TAM 仍然是一种可行的选择。

(2) 序贯应用内分泌治疗疗效优于与化疗同时应用。

(3) 对绝经后乳腺癌患者,口服用 2~3 年 TAM 之后,建议改为芳香化酶抑制剂。

(4) 大多数专家不支持在绝经后女性辅助治疗中采用芳香化酶抑制剂的初始治疗。

(5) 芳香化酶抑制剂的初始治疗用于高危患者(如 c-erbB-2 阳性患者)。

(6) 不主张对绝经后患者预先制定服用 5 年 TAM 后再应用芳香化酶抑制剂的计划。

(7) 支持淋巴结阳性绝经后患者服用 5 年 TAM 后再继续芳香化酶抑制剂治疗。

（8）由于芳香化酶抑制剂可引起骨质丢失，建议年轻绝经后患者定期检查卵巢功能抑制状况。

（9）绝经后患者开始服用芳香化酶抑制剂之前提倡做骨密度检测，同时使用钙剂及维生素 D 适当增加运动，以预防治疗相关骨丢失。

（10）反对在绝经前患者中单用芳香化酶抑制剂行内分泌治疗。

（11）绝经前乳腺癌患者，在化疗后或辅助内分泌治疗中绝经，可接受芳香化酶抑制剂治疗，但必须在接受芳香化酶抑制剂前证实卵巢功能已丧失（绝经）。一些研究表明乳腺癌 c-erbB-2 癌基因过度表达与激素抵抗有关，但相关研究没有证实这种结论，NCCN 指南仍建议对 c-erbB-2 过度表达，受体阳性乳腺癌仍予以辅助内分泌治疗。

总之，乳腺癌辅助内分泌治疗随着大规模临床试验结果不断更新，应结合患者具体情况制定合适的个体化治疗方案。

展望

乳腺癌基因检测预测内分泌治疗的疗效：新近，圣安东尼奥乳腺癌大会上发表的几项研究提示新的基因检测可预测接受内分泌治疗的疗效，据报道一种 81 种基因检测方法可以正确区分 84% 的治疗无效者，尽管患者一直接受 TAM 治疗，但肿瘤仍会进展。得克萨斯大学 MD Anderson 癌中心研制出一种高敏感性的基因检测方法，能够估计手术后接受 TAM 治疗的患者 10 年生存率，另一国际研究组发现，雌激素相关基因的信使 RNA 水平有助于预测芳香化酶抑制剂的疗效。

由于目前临床上 ER 阴性的患者不采用芳香化酶抑制剂，芝加哥西北大学研究所采用 PCR 技术检测 116 例接受阿那曲唑或来曲唑治疗的晚期乳腺癌患者的冰冻组织标本分析 6 种雌激素相关基因的信使 RNA（mRNA）表达水平，结果显示：78 例 ER 阳性患者中有 50 例（64%）用芳香化酶抑制剂治疗后疗效良好，达到至少 6 个月的完全缓解、部分缓解或疾病稳定。同样 38 例 ER 阴性患者中，有 7 例同样效果良好，进一步分析显示 38 例 ER 阴性患者中，ERα 和 AKRic3 这两种雌激素相应基因其作用抑制雄烯二酮转化为睾酮的 RNA 水平是芳香化酶抑制剂疗效最有利的预测因子。

上述结果显示用 PCR 分析乳腺癌中雌激素相应基因，能够提供需要的内分泌治疗疗效的分子预测信息，因此 ER 阴性的人群中找到对内分泌治疗有效的患者支持了对 ER 表达低于 10fmol/mg 的患者也可采用内分泌治疗。相信在国际上基础和临床多个循证医学的深入研究中，乳腺癌内分泌治疗在不同阶段确实显示出了不可替代的作用。

（齐义新）

九、分子靶向治疗

乳腺癌的分子靶向治疗是指针对乳腺癌发生、发展有关的癌基因及其相关表达产物进行的治疗。近年来，分子靶向治疗已成为乳腺癌的有效治疗手段之一，并取得了令人瞩目的进展。乳腺癌可以说是最早开展靶向治疗的肿瘤。

（一）抗 c-erbB-2 药物

c-erbB-2 受体是人表皮生长因子受体 2，为具有酪氨酸激酶活性的跨膜蛋白。由原癌基因 c-erbB-2 编码，是 EGFR 家族的一员，其基因表达水平和基因拷贝数目在乳腺癌细胞中显著升高，在约 20% ~ 30% 的晚期乳腺癌的癌组织中有 c-erbB-2 受体基因的扩增或过表达。c-erbB-2 过表达或称 c-erbB-2 阳性的乳腺癌患者无病生存（DFS）和总生存（OS）下降，同时，可能预示着对某些化疗和内分泌治疗药物耐药。*HER-2* 基因扩增是导致 c-erbB-2 受体过表达的根本原因。由于 c-erbB-2 蛋白位于细胞表面，易被抗体接近，故 c-erbB-2 可以作为分子靶向治疗的重要靶点。目前已出现多种针对 c-erbB-2 的靶向治疗药物。

1. 曲妥珠单抗　曲妥珠单抗（trastuzumab，Herceptin，赫赛汀），是一种人源化单克隆抗体，该抗体于 1998 年 10 月由美国 FDA 批准上市，是第一个用于临床的靶向治疗药物，主要用于治疗 c-erbB-2 阳性的乳腺癌。其作用机制是诱导凋亡、阻断配体介导的生物功能、下调受体数量、提高其他药物的细胞毒作用和抑制肿瘤细胞生长和存活重要蛋白的表达、拮抗生长因子对肿瘤细胞生长的调控以及加快过度表达 c-erbB-2 受体的降解，其与 c-erbB-2 受体结合后干扰后者的自身磷酸化及阻碍异源二聚体形成，抑制信号传导系统的激活，从而抑制肿瘤细胞的增殖；在人体内诱导针对肿瘤细胞的抗体介导的细胞毒效应。曲妥珠单抗单用有效率为 11% ~ 36%，该药与铂类、多西他赛、长春瑞滨有协同作用，与阿霉素、紫杉醇、环磷酰胺有相加作用，而与 5-氟尿嘧啶有拮抗作用。

曲妥珠单抗用于治疗乳腺癌的适应证是乳腺癌细胞中存在 c-erbB-2 的扩增或过度表达，在给予曲妥珠单抗治疗前，应行分子病理检查。实验室测定 c-erbB-2 状态最常用的检测手段是免疫组化（IHC）

和荧光原位杂交(FISH)。IHC 检测+++或 FISH 检测阳性扩增为曲妥珠单抗应用的适应证。

临床前的研究表明,多西他赛(T)、卡铂(C)和曲妥珠单抗(H)之间有协同作用。在 2006 年美国临床肿瘤学会(ASCO)年会上,Forbes 代表 BCIRG (Breast Cancer International Research Group)报告了一项国际多中心 Ⅲ 期临床试验(BCIRG 007)的结果。该试验在 c-erbB-2 阳性的转移性乳腺癌患者中,比较了 TCH(多西他赛+卡铂+曲妥珠单抗)与 TH(多西他赛+曲妥珠单抗)的疗效。该研究入组了 263 例 HER-2 FISH 检查阳性的晚期乳腺癌患者,分为两组,分别给予 TH(T 100mg/m²)或 TCH(T 75mg/m² 和 C AUC=6)治疗,每 3 周为 1 个周期。H 2mg/kg 每周 1 次(负荷剂量为 4mg/kg)。共治疗 8 周期,以后 H 6mg/kg 每 3 周 1 次,直到肿瘤进展。主要研究终点为肿瘤进展时间(TTP),次要终点为总生存(OS)、缓解率(RR)、缓解时间(DR)、临床受益(CBR)和安全性。每组有 131 例患者接受治疗,两组间患者的临床特征均衡。但是,只有 52% 的患者接受了试验方案中卡铂的特定剂量。204 例患者出现肿瘤进展时,进行了疗效分析。TH 和 TCH 在中位 TTP(11.1 个月 vs. 10.4 个月,P=0.57)、ORR(两组均是 73%)、DR(10.7 个月 vs. 9.4 个月)和 CBR(两组均是 67%),均无统计学差异。最常见的 3、4 度毒性是感染(44% vs. 30%)、中性粒细胞减少性感染(22% vs. 12%)、血小板减少(2% vs. 15%)、中性粒细胞减少性发热(12% vs. 13%)、衰弱(5% vs. 12%)、贫血(5% vs. 11%)和腹泻(2% vs. 9%)。TCH 组有 2 例(1.5%)患者因败血症死亡。绝对左室射血分数下降>15% 的发生率在 TH 和 TCH 组中分别是 5.5% 和 6.7%。TH 组中有 1 例(0.8%)患者发生了有症状的慢性心衰。BCIRG 007 研究表明,曲妥珠单抗联合多西他赛是治疗 c-erbB-2 阳性晚期乳腺癌的有效方案,加用卡铂治疗并不能使患者从中受益。

HERA 试验是乳腺癌国际组(Breast International Group,BIG)的一项国际多中心 Ⅲ 期随机临床试验。该试验对 c-erbB-2 阳性的早期乳腺癌患者,在完成局部治疗和最低 4 个周期化疗后,随机分为 3 组:第 1 组接受曲妥珠单抗治疗 2 年(1694 例),第 2 组接受曲妥珠单抗治疗 1 年(1694 例),第 3 组为观察组(1693 例)。作者在 2005 年初报道了 1 年治疗组和观察组的结果。中位随访 1 年,共有 347 个事件数,其中治疗组 127 个,观察组 220 个,HR 为 0.54 (P<0.001)。两组 DFS 的绝对差异为 8.4 个百分

点,但总生存尚无显著差异(治疗组 29 例,对照组 37 例)。治疗组女性有 0.5% 出现严重的心脏毒性。近期结果显示,与对照组相比,曲妥珠单抗 1 年组(1703 例)校正后 3 年无病生存率 HR 为 0.63 (80.6% vs. 74.0%,P<0.0001),总生存率的 HR 为 0.63(92.4% vs. 89.2%,P=0.0051)。然而,对于使用 2 年曲妥珠单抗治疗组是否具有更好的疗效,还有待今后的随访观察。

BCIRG 006(Breast cancer international research group 006)试验在 c-erbB-2 阳性的乳腺癌患者中,比较了 4 周期 AC(阿霉素+环磷酰胺)+4 周期 T(多西他赛)、4 周期 AC+4 周期 T+1 年曲妥珠单抗(H)与 TCH(多西他赛+卡铂+1 年曲妥珠单抗)的疗效。主要研究终点为无病生存(DFS)。第一次中期总结时间是 2005 年 6 月 30 日,2006 年 12 月美国圣安东尼奥乳腺癌年会报道了第二次中期结果。4 年 DFS 分别为 77%、83% 与 82%,OS 分别为 86%、92% 与 91%。Ⅲ~Ⅳ 级慢性充血性心衰(CHF)发生例数分别为 4、20 和 4 例,后两组相比,P=0.0015;LVEF 相对降低>10 的比率分别为 10%、18% 与 8.6%,AC-TH 与 AC-T 相比,TCH 与 AC-T 相比,P 值均<0.0001,而 TCH 与 AC-TH 相比,P=0.5。以上结果表明,曲妥珠单抗辅助治疗除了能够显著提高 c-erbB-2 阳性乳腺癌患者的 DFS 和 OS,也存在增加心脏毒性的风险,但是,曲妥珠单抗联合非蒽环类药的心脏毒性相对较低。

2. 帕妥珠单抗(pertuzumab) 帕妥珠单抗是另一种抗 c-erbB-2 治疗的人源化单克隆抗体。它通过静脉给药,并被认为作用于与曲妥珠单抗不同的靶点,从而使得 c-erbB-2 阳性乳腺癌细胞的生长和生存进一步降低。其与 c-erbB-2 蛋白的结合区域是受体二聚化的结构域,可阻断 c-erbB-2 蛋白的同源和异源二聚化,抑制受体介导的肿瘤发生。

一项涉及 808 例 c-erbB-2 阳性转移性乳腺癌患者的单一临床试验评价了帕妥珠单抗的安全性和有效性,这些患者在治疗前接受检查,以确定 c-erbB-2 蛋白是否增加。患者被随机分配接受帕妥珠单抗+曲妥珠单抗联合多西他赛,或是曲妥珠单抗+多西他赛联合安慰剂。这项研究旨在观察患者在癌症未进展的情况下存活的时长,即无进展生存期(PFS)。包含有帕妥珠单抗的联合治疗组的中位 PFS 为 18.5 个月,而包含有安慰剂的联合治疗组的中位 PFS 为 12.4 个月。观察显示,接受帕妥珠单抗联合曲妥珠单抗和多西他赛治疗者最常见的不良反应是腹泻、脱发、对抗感染的白细胞减少、恶心、乏力、皮

疹和神经损伤(周围感觉神经病变)。

帕妥珠单抗的初始用量为840mg,60分钟内静脉输注,之后每3周给药420mg,30~60分钟内静脉输注。联用曲妥珠单抗和帕妥珠单抗,曲妥珠单抗的初始剂量应为8mg/kg,90分钟内静脉输注,之后每3周给药6mg/kg,30~90分钟内静脉输注。多西他赛的初始剂量为75mg/m²,静脉输注。如果患者耐受良好,多西他赛剂量可逐步增至100mg/m²,每3周给药1次。

(二) 抗表皮生长因子受体(EGFR)治疗

研究表明,EGFR信号转导通路是调控细胞生长和增殖的重要信号通路,在肿瘤细胞的生长、增殖和凋亡等方面具有极重要的作用。目前针对EGFR为靶点的药物主要有拉帕替尼、吉非替尼、来那替尼/诺拉替尼等。

1. 拉帕替尼(lapatinib) 是小分子4-苯胺基喹唑啉类受体酪氨酸激酶抑制剂,抑制表皮生长因子受体(ErbB1)和人表皮因子受体2(c-erbB-2)。拉帕替尼对曲妥珠单抗耐药的肿瘤细胞株有效。口服吸收不完全,而且个体差异较大,约4小时后达到最大浓度(C_{max}),半衰期24小时,每日给药后6~7天达到稳态。每天给药1250mg,C_{max}为2.43μg/ml (1.57~3.77μg/ml),血浆浓度-时间曲线下面积(AUC)为36.2μg/(ml·h)[23.4~56μg/(ml·h)]。分开服用较每日1次AUC增加一倍,与食物同服,AUC增加3~4倍。

拉帕替尼与卡培他滨联合治疗乳腺癌的有效性及安全性的Ⅲ期临床试验EGF100151中,c-erbB-2过度表达的晚期或转移性乳腺癌患者,蒽环类、紫杉类及曲妥珠单抗治疗失败的患者随机入组,一组拉帕替尼1250mg,每日1次,且在第1~14天给予卡培他滨2000mg/(m²·d),另一组第1~14天给予卡培他滨2500mg/(m²·d)。研究终点为肿瘤进展时间,399例患者参加了试验,平均年龄为53岁,14%患者年龄超过65岁,91%为白种人,48%的患者ER阳性或PR阳性,95%为c-erbB-2 IHC+++或IHC++(FISH确认扩增),95%患者经过蒽环类、紫杉类及曲妥珠单抗治疗。4个月后拉帕替尼与卡培他滨联合治疗组与单用卡培他滨的肿瘤进展时间分别为27.1周和18.6周,具有统计学显著差异($P = 0.043$),中位总生存时间分别是75.0周和64.7周。临床试验中观察到的大于10%的不良反应主要为胃肠道反应,包括恶心、腹泻、口腔炎和消化不良等,皮肤干燥、皮疹,其他有背痛、呼吸困难及失眠等。与卡培他滨合用,不良反应有恶心、腹泻及呕吐,掌

跖肌触觉不良等。个别患者可出现左心室射血分数下降,间质性肺炎。其最常见的不良反应为肠胃消化道系统方面的不良反应,即恶心、呕吐、腹泻等症状,其他还有皮肤方面的红肿、瘙痒、疼痛及疲倦等。另外还有极少见但是严重的不良反应,包括心脏方面以及肺部方面。当患者出现Ⅱ级(New York Heart Association,NYHA class 2)以上的心脏左心室搏出分率(left ventricle ejection fraction,LVEF)下降时,必须停止使用,以避免产生心脏衰竭。当LVEF恢复至正常值或患者无症状后2周可以较低剂量重新用药。与蒽环类的化疗药品相比,拉帕替尼的心脏毒性为可逆的,不像蒽环类的不可逆性并有一生最多使用量,拉帕替尼并没有一生最多使用量。

2. 吉非替尼(gifitinib,Iressa) 吉非替尼是第一个由美国FDA批准应用于临床治疗的强有力的EGFR酪氨酸激酶抑制剂,主要应用于非小细胞肺癌的二线治疗,尤其是在亚洲人群中疗效较好。吉非替尼治疗乳腺癌的临床前期研究较多,但多数研究结果显示,吉非替尼单药治疗复发转移乳腺癌疗效较差。临床研究显示,在联合治疗中吉非替尼在体外与多西他赛有协同作用。与芳香化酶抑制剂联合治疗雌激素受体阳性和EGFR阳性的晚期乳腺癌也有协同作用,可抑制细胞增殖及肿瘤的生长。一项Ⅱ期试验表明吉非替尼与激素疗法联用可提高特定类型的转移性乳腺癌治疗效果。这项试验结果令人意外,这是吉非替尼(在首个试验中表现出对乳腺癌的肯定性结果,也是此类药物——表皮生产因子受体(EGFR)酪氨酸激酶抑制剂得出对乳腺癌的肯定性结果的第一个试验。这项93名受试者参加的Ⅱ期试验原本是想证明吉非替尼(可降低患者对激素疗法的抵抗性,不想结果证明接受阿那曲唑(arimidex)与吉非替尼(组的患者无进展生存期为14.5个月,没有增加使用吉非替尼(组的患者无进展生存期为8.2个月,降低了45%的风险。

3. 来那替尼/诺拉替尼(neratinib) 来那替尼是一种不可逆的全酪氨酸激酶抑制剂,具有抗HER-1、c-erbB-2和HER-4活性。一项Ⅰ/Ⅱ期试验:第一部分实体瘤研究中,确定了240mg/d Neratinib + 80mg/d紫杉醇(T)治疗剂量;第二部分研究中,99例c-erbB-2阳性转移性乳腺癌患者接受此剂量治疗,68例获ORR,其中一线治疗的33例患者的ORR为70%。雌激素受体阳性、既往接受内分泌治疗和多西他赛治疗患者的ORR分别为84%、80%和76%。28%的患者出现3、4级不良反应,主要为腹泻。

一项Ⅱ期临床研究评价 240mg/d Neratinib 治疗进展期 c-erbB-2 阳性乳腺癌患者的安全性。结果显示腹泻一般在治疗第 3 天开始,随时间的延长有所缓解。37% 的患者因腹泻减少用药剂量,但 PFS 与腹泻发生无相关性,未见明显的心脏毒性。一个Ⅲ期的登记试验(NALA;EUDRACT No. 2012-004492-38)开始时为了比较来那替尼+卡培他滨方案与拉帕替尼+卡培他滨方案治疗以前应用过两种 c-erbB-2 直接靶向治疗的 c-erbB-2 阳性转移性乳腺癌患者的疗效。研究者们总结,来那替尼联合卡培他滨方案的毒性反应容易处理,对于以前应用过曲妥珠单抗和拉帕替尼治疗的 c-erbB-2 阳性的转移性乳腺癌患者而言,有较高的抗肿瘤活性。

(三) 抗肿瘤血管生成(VEGF)的靶点治疗

肿瘤持续生长和侵袭转移离不开肿瘤新生血管的营养供给。血管生成本身又是一个包括内皮细胞增殖、迁移、血管再通等多个步骤的复杂过程。肿瘤血管形成受一系列促进或抑制的可溶性因子共同调节。高血管密度是乳腺癌的高危因子之一。如何抗肿瘤血管的生成已成为防治乳腺癌的研究热点之一,并逐渐形成一种新的靶向治疗模式。

1. 贝伐珠单抗(bevacizumab, Avastin, 阿瓦斯汀) 贝伐珠单抗是重组的人源化单克隆抗体。2004 年 2 月 26 日获得 FDA 的批准,是美国第一个获得批准上市的抑制肿瘤血管生成的药。通过体内、体外检测系统证实 IgG1 抗体能与人血管内皮生长因子(VEGF)结合并阻断其生物活性。而阿瓦斯汀包含了人源抗体的结构区和可结合 VEGF 的鼠源单抗的互补决定区。阿瓦斯汀是通过中国仓鼠卵巢细胞表达系统生产的。2012 年发表的 E2104 研究之后,2014 年 ASCO 大会报告了 c-erbB-2 阴性乳腺癌的辅助治疗中添加贝伐珠单抗的 E5103 研究的结果。研究表明,在蒽环类药物和紫杉醇的辅助治疗中添加贝伐珠单抗并不能改善 c-erbB-2 阴性高危乳腺癌患者的 DFS 或者 OS。应用贝伐珠单抗确实增加了不良事件,导致贝伐珠单抗的早期停药事件发生率高。无论在 c-erbB-2 阳性乳腺癌(BETH 研究,辅助化疗/曲妥珠单抗 +/- 贝伐珠单抗),还是在 TNBC(BEATRICE 研究,辅助化疗 +/- 贝伐珠单抗),以及 c-erbB-2 阴性伴高危因素的乳腺癌(E5103 研究),辅助治疗化疗基础上增加贝伐珠单抗均未增加生存获益。到目前为止的证据显示贝伐珠单抗不适合乳腺癌辅助治疗。2014 年 ASCO 大会报告的另一项有关贝伐珠单抗维持治疗的Ⅲ期临床研究是 AROBASE 研究。该研究对 117 例 ER 阳性,

c-erbB-2 阴性转移性乳腺癌患者一线紫杉类+贝伐珠单抗治疗后,将无进展的患者随机分入两组,一组继续紫杉类化疗+贝伐珠单抗,另一组行依西美坦+贝伐珠单抗维持治疗,直至肿瘤进展或出现不能耐受的毒性,比较两组维持治疗方案的疗效及安全性。中期分析时,内分泌治疗联合贝伐珠单抗未取得优于化疗组的无进展生存结果,研究提前终止。化疗+贝伐珠单抗组与内分泌+贝伐珠单抗组中位 PFS 无差别(8.1 个月 vs. 7.6 个月,HR = 1.00,95% CI:0.66 ~ 1.51,P = 0.998)。该研究虽然未取得预期的优效性结果,但由于内分泌+贝伐珠单抗治疗组良好的耐受性,对于 ER 阳性、c-erbB-2 阴性的晚期乳腺癌,不失为一线治疗后维持治疗的一个选择。

2. 索拉菲尼 索拉菲尼是一种新型多靶向性的治疗肿瘤的口服药物。临床前研究显示,索拉非尼能同时抑制多种存在于细胞内和细胞表面的激酶,包括 RAF 激酶、血管内皮生长因子受体-2(VEGFR-2)、血管内皮生长因子受体-3(VEGFR-3)、血小板衍生生长因子受体-β(PDGFR-β)、KIT 和 FLT-3。由此可见,索拉非尼具有双重抗肿瘤效应,一方面,它可以通过抑制 RAF/MEK/ERK 信号传导通路,直接抑制肿瘤生长;另一方面,它又可通过抑制 VEGFR 和 PDGFR 而阻断肿瘤新生血管的形成,间接抑制肿瘤细胞的生长。索拉非尼能选择性地靶向某些蛋白的受体,后者被认为在肿瘤生长过程中起着一种分子开关样的作用。一项名为 RESILIENCE 的Ⅲ期试验结果显示,索拉非尼与卡培他滨合并用药与卡培他滨加安慰剂相比,不能改善晚期乳腺癌患者的无进展生存期。

(四) PI3K/mTOR 抑制剂

依维莫司(everolimus)属于西罗莫司衍生物,可特异性抑制 mTOR 蛋白活性。该药 2003 年首次在瑞典上市,当时临床主要应用于预防肾移植和心脏移植手术后的排斥反应。之后大量的临床研究显示,依维莫司在多种肿瘤具有抗肿瘤活性。依维莫司作为 PI3K/AKT/mTOR 通路抑制剂,可直接作用于肿瘤细胞,抑制肿瘤细胞的生长和增殖;还可以通过抑制肿瘤细胞的缺氧诱导因子 HIF-1 和 VEGF 的生成及 VEGF 诱导内皮细胞增殖的间接作用,抑制肿瘤血管生成,发挥抗肿瘤作用。依维莫司在早期乳腺癌治疗疗效尚未得到证实,因而也限制了其在晚期乳腺癌中的应用。现在已经开展了一系列被称之为 BOLERO 的研究。现其中的六项研究已经完成。BOLERO-2 研究结果已发表在《新英格兰医学杂志》,其研究芳香酶抑制剂治疗后病情进展的患者

接受依西美坦加或不加依维莫司的疗效。在无进展生存方面可延长 5 个月,但是最近更新的研究结果中发现患者在总体生存期方面无获益。BOLERO-3 研究是观察 c-erbB-2 阳性、多重治疗的转移性乳腺癌患者接受长春瑞滨和曲妥珠单抗加或不加依维莫司的疗效,在无进展生存期方面延长了 1.22 个月,达到了阳性统计结果的终点。BOLERO-6 研究纳入接受过阿那曲唑或来曲唑治疗的激素受体阳性 c-erbB-2 阴性晚期乳腺癌患者,对比接受依维莫司联合依西美坦,依维莫司单药以及卡培他滨单药化疗这三种治疗方法的患者其无进展生存期的差异;而 BOLERO-4 是一项国际多中心开放单臂 Ⅱ 期研究,主要目的是评估依维莫司联合来曲唑用于 ER 阳性 c-erbB-2 阴性转移性乳腺癌一线治疗的安全性和有效性。在研究中出现进展的患者将继续接受依维莫司联合依西美坦二线治疗。依维莫司的缺点是已知的不良反应。患者每天服用 10mg 的依维莫司有超过 1/3 的概率出现不良反应,包括口腔溃疡、乏力和皮疹。

(五) 聚腺苷酸二磷酸核糖转移酶抑制剂

聚腺苷酸二磷酸核糖转移酶(PARP)抑制剂通过抑制肿瘤细胞 DNA 损伤修复,促进肿瘤细胞发生凋亡,从而可增强放疗以及烷化剂和铂类药物化疗的疗效。

在 2009 年 5 月底的 ASCO 年会中,公布了奥拉帕尼(olaparib)和依尼帕尼(iniparib)两种 PARP 抑制剂的 Ⅱ 期研究结果证实了转移性三阴性乳腺癌治疗中吉西他滨与卡铂联合化疗加用试验药 PARP 抑制剂的生存优势。该研究共报告了 123 例雌激素受体、孕激素受体以及 c-erbB-2 阴性、转移部位中位数为 3、既往接受不超过 2 种细胞毒性药物治疗方案的乳腺癌患者。其中,62 例被随机分入吉西他滨(1000mg/m², 静脉注射)和卡铂(AUC = 2, 静脉注射)治疗组,在每 3 周的第 1 天和第 8 天用药,61 例被随机分入同一化疗方案+依尼帕尼治疗组,在第 1、4、8 和 11 天用药。其结果显示,单用吉西他滨和卡铂治疗的中位无进展生存期为 3.6 个月,而加用依尼帕尼——聚腺苷二磷酸核糖聚合酶-1(PARP1)抑制剂可使中位无进展生存期显著增至 5.9 个月(HR = 0.59, P = 0.012),使中位总生存期由 7.7 个月增至 12.3 个月(HR = 0.57, P = 0.014);临床收益率由 33.9% 增至 55.7% (P = 0.015),总缓解率由 32.3% 升至 52.5% (P = 0.023)。临床收益率(完全或部分缓解或病情稳定持续至少 6 个月)是安全性和耐受性的复合主要终点。此外还有多个 PARP 抑

制剂的临床试验正在进行中,针对不同临床分期的三阴性乳腺癌患者,期待更多临床数据理论的公布。

(六) 其他

1. T-DM1 T-DM1(trastuzumab emtansine)是曲妥珠单抗通过硫醚键同微管抑制药物美坦新(DM1)偶联后制备的一类全新的单抗药物。其通过特殊的连接体将 DM1 与曲妥珠单抗偶联后的药物能特异地与 c-erbB-2 过表达的肿瘤细胞结合,药物内化,在肿瘤细胞内释放出 DM1。因此,T-DM1 既保留了曲妥珠单抗对 c-erbB-2 阳性乳腺癌的靶向性,又携带高效的细胞毒药物 DM1 进入肿瘤细胞,抑制微管蛋白聚合和微管动力学,发挥抗肿瘤作用。理论上,T-DM1 可以克服曲妥珠单抗的耐药性。

T-DM1 的早期临床研究均显示出了很好的疗效,在曲妥珠单抗治疗失败的患者,单药有效率可达 26% ~ 44%。在 Ⅱ 期研究中发现,T-DM1 与曲妥珠单抗联合多西他赛比较,可进一步延长 c-erbB-2 阳性晚期乳腺癌患者 5 个月 PFS,并且耐受性和安全性明显优于两药联合。T-DM1 临床试验所采用的给药方法是 3.6mg/kg,每 3 周重复。主要不良反应包括乏力、恶心、血小板减少、白细胞减少、腹泻、水肿和脱发等,但大多在可耐受范围。

2. 阿法替尼 阿法替尼是表皮生长因子受体(EGFR)和人表皮生长因子受体 2(c-erbB-2)酪氨酸激酶的强效、不可逆的双重抑制剂。LUX 试验是一个综合性的大型项目,由全球 10 多项试验组成,是一项针对晚期乳腺癌患者的全球、开放标签的随机研究,研究阿法替尼在各种实体瘤中的作用。基于对 c-erbB-2 阳性乳腺癌患者的 Ⅱ 期试验结果,研究者将阿法替尼加入到 Ⅲ 期试验中,这些患者在经过曲妥珠单抗治疗后,病情发生了恶化。皮肤不良反应和腹泻是最常见的副作用,但大多较易控制。

3. 西妥昔单抗 西妥昔单抗(cetuximab, Erbitux, IMC-225, 艾比特思)也是一种抗 EGFR 单克隆抗体,与伊利替康联用,主要用于治疗 EGFR 阳性、含伊利替康方案治疗失败的转移性结直肠癌,单药用于不能耐受伊利替康的 EGFR 阳性晚期结直肠癌的治疗。

近来,有不少研究机构也开始尝试用西妥昔单抗治疗乳腺癌。其中之一是将其他抗肿瘤药物做成脂质体,再将脂质体与西妥昔单抗联合,利用西妥昔单抗可以与 EGFR 特异性结合,将抗肿瘤药物直接、特异性地输送到 EGFR 高表达或突变的 EGFRvⅢ 肿瘤细胞中,经体内实验证实,抗肿瘤药物的半衰期延长(达 21 小时),瘤体中的药物浓度上升到 15% ID/

g。这些结果显示了西妥昔单抗将来可能应用于 EGFR 高表达的乳腺癌的治疗中。

（周　涛）

十、生物治疗

近年来，随着分子生物学、免疫学、微生物学、细胞生物学和肿瘤生物学的发展，人们对肿瘤的发生、发展和转移，以及机体的抗肿瘤机制的认识进入更深的研究层次，各种新的肿瘤生物制剂和手段相继问世。自 20 世纪 50 年代 Fisher 等提出乳腺癌是一种全身性疾病开始，乳腺癌的治疗重点已从以往单纯的手术治疗向综合治疗发展。特别是近年来人类基因组研究取得的丰硕成果进一步推动了生物治疗的发展，目前乳腺癌的生物治疗已成为最活跃的研究领域之一。肿瘤的生物治疗是指通过肿瘤宿主防御机制或生物制剂的作用，以调节机体自身的生物学反应，从而抑制或消除肿瘤生长的治疗方法。从广义上讲，生物治疗本身也是一种包括免疫治疗、基因治疗、免疫细胞治疗、干细胞治疗、抗血管治疗、内分泌治疗、诱导凋亡治疗等多种方法的综合治疗。随着研究的进展和应用的不断深入，生物治疗已逐渐成为临床上重要而有效的辅助治疗手段，是继手术、化疗、放疗、内分泌治疗和靶向治疗之后，一种能潜在提高乳腺癌患者预后的治疗方案。

（一）肿瘤生物免疫治疗基础

肿瘤的发生与机体的免疫系统有关，机体本身存在免疫监视、免疫防御及抗肿瘤的免疫功能，它是预防肿瘤发生和发展的一道天然屏障。在正常情况下，免疫系统通过天然免疫和获得性免疫的配合，对"自己"和"非己"抗原的识别及应答来发挥免疫防御作用，从而抵御病原微生物及其毒素的侵害，保护机体安全。免疫系统还可通过免疫监视功能识别、杀伤、清除突变的细胞，防止发生癌变。免疫自稳功能则通过不断清除自身受损、衰老、变性的细胞，维持机体内环境的稳定。肿瘤的发生、发展说明机体的肿瘤防御机制已经出现了不同程度的缺陷，免疫监视和免疫防御作用已经发生了不同程度的缺失，机体自身的抗肿瘤免疫已不足以阻止肿瘤细胞的生长，同时在肿瘤生长的过程中，其自身还可产生各种免疫抑制性因子，不但可使其逃逸机体免疫系统的监视和攻击，并可能促进肿瘤生长。因此，临床上应采取各种措施激发和保护患者自身的免疫功能，改善其免疫功能状态，以加强机体自身抗肿瘤的效果，清除肿瘤细胞。

1. 肿瘤免疫编辑理论　1909 年 Paul Ehrlich 首次提出人体免疫系统可以识别、清除最初发生的肿瘤细胞，50 年后，Lewis Thomas 和 Frank MacFarlane Burnet 在上述理论的基础上提出 T 淋巴细胞在肿瘤免疫防御机制中起重要作用，并由此提出了"免疫监视"的概念：免疫系统始终处于警觉状态，随时识别并清除突变的细胞。但这一理论始终存在争议，直到 2001 年 Schreiber 和 Dunn 于 2002 年在英国 *Nature* 杂志上提出的"免疫编辑学说"，系统地解释了肿瘤与免疫系统之间的关系。该学说将抗肿瘤免疫反应分为免疫清除、免疫平衡和免疫逃逸三个阶段（图 9-68）。

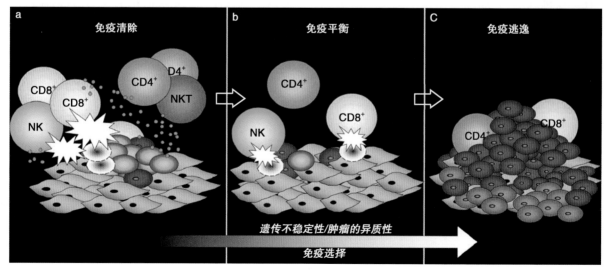

图 9-68　肿瘤的免疫编辑

生长中的肿瘤细胞被标记为蓝色，变异的肿瘤细胞被标记为红色，基质和正常细胞被标记为灰色，增殖的变异肿瘤细胞被标记为橙色。原图来源：Cancer immunoediting：from immunosurveillance to tumor escape. Nature Immunology. 2002，153（2）：991-998.

免疫编辑的三个阶段：①清除期：免疫细胞识别并清除肿瘤细胞；②平衡期：在清除期存活下来的肿瘤细胞经历了免疫系统的选择之后可以更有效地逃避免疫系统的杀伤；③逃逸期：经免疫塑型之后的肿瘤细胞在免疫功能低下的机体内大量增殖。

在免疫清除期，免疫系统将识别肿瘤抗原并清除肿瘤细胞，清除期有4个时相：①天然免疫细胞识别肿瘤细胞。NK细胞、NKT细胞、γδT细胞、巨噬细胞和树突状细胞等天然免疫细胞被募集到达肿瘤部位并产生IFN-γ，IFN-γ通过抗增殖、诱导凋亡、抗血管生成等作用清除肿瘤细胞。②DC的成熟及抗原呈递。DC吞噬坏死的肿瘤细胞后，逐渐成熟并迁移至肿瘤引流淋巴结（tumor-draining lymph node，TDLN）。③肿瘤抗原特异性T淋巴细胞产生。随着肿瘤部位NK细胞和巨噬细胞的增加，IL-12、IFN-γ、穿孔素等具有抗肿瘤作用的细胞因子的含量逐渐增加，同时促进更多的DC成熟。在TDLN中，DC将肿瘤抗原呈递给初始T细胞，促使初始T细胞向肿瘤特异性的效应T细胞分化。④肿瘤特异性T细胞进入肿瘤区域并清除肿瘤细胞。肿瘤特异性T淋巴细胞迁移至肿瘤部位，在INF-γ作用下，特异性杀伤肿瘤抗原过表达的肿瘤细胞，而免疫原性较低的肿瘤细胞则得以存活。存活的肿瘤细胞将进入免疫平衡期并在该阶段将发生"免疫塑形"，即在漫长的时间里，随着肿瘤细胞不断发生变异，免疫系统不断地选择能够在完备的免疫环境中生存的变异肿瘤细胞，这些肿瘤细胞能够与免疫系统保持长期的动态平衡过程而不被清除并逐渐进入逃逸期。

在免疫逃逸期，肿瘤细胞不仅不受免疫系统识别和清除，甚至还利用免疫系统促进自身生长或转移，主要包括局部和全身两种机制。其局部机制与肿瘤微环境密切相关，包括：①降低自身免疫原性。肿瘤能够减少MHC分子或肿瘤抗原表达，其机制包括MHC基因丢失、甲基化、转录因子丧失等，这将造成肿瘤抗原不能被有效呈递。②逃避NK细胞杀伤。肿瘤细胞通过释放MHC样分子，如MHC-Ⅰ类相关分子A和B抑制NK细胞的活性，逃避NK细胞的识别和杀伤。③抑制淋巴细胞增殖及功能。肿瘤细胞能够表达Fas配体、肿瘤坏死因子相关的凋亡诱导配体（TNF-related apoptosis-inducing ligand，TRAIL）、吲哚胺-2，3双加氧酶（indoleamine-2,3-dioxygenase，IDO）等抑制肿瘤浸润淋巴细胞的功能。许多肿瘤细胞还能够表达B7-H1结合肿瘤特异性CTL表达的PD-1，引起CTL凋亡。④蛋白聚糖增加。糖基化除参与肿瘤的转移和新生血管形成外，

还能阻断T细胞受体的信号，促进CD95介导的T细胞凋亡。同时，肿瘤还通过抑制全身的免疫反应来形成免疫逃逸，机制包括：①DC细胞功能改变。肿瘤细胞能够产生基质细胞衍生因子募集不成熟DC和调节性DC，这些抑制性DC过表达IDO和IL-10，促进调节性T细胞增殖、抑制T细胞增殖和活化。②调节性T细胞。CD4⁺T细胞包含一类具有免疫抑制功能的亚群，即调节性T细胞（regulatory T cell，Treg），Treg细胞能够抑制Th和CTL细胞的功能，还能降低DC的抗原呈递能力。肿瘤细胞能够分泌IL-10和转化生长因子-β（transforming growth factor-β，TGF-β），诱导产生Treg细胞。③髓系抑制性细胞。肿瘤能够诱导其他细胞向髓系抑制性细胞（myeloid-derived suppressor cell，MDSC）分化，MDSC可以过表达精氨酸酶，通过释放活性氧而抑制CTL的活性。④上调VEGF表达水平。肿瘤细胞能够高表达血管内皮生长因子（vascular endothelial growth factor，VEGF），VEGF能够抑制DC的成熟分化。进入免疫逃逸期的肿瘤细胞能够不断增殖成为具有临床表现的肿瘤。

由此可见，利用机体免疫系统对肿瘤细胞的识别和杀伤能力，改善肿瘤微环境，理论上可以有效地杀灭肿瘤细胞。因此，免疫细胞治疗一方面旨在加强对肿瘤细胞的识别，刺激机体产生强大的特异性抗肿瘤免疫反应；另一方面绕过机体内的免疫抑制因素或者清除抑制性免疫因素，激活免疫细胞的抗肿瘤反应能力，达到抑制肿瘤进展的目的。

2. 肿瘤免疫逃逸机制 肿瘤细胞可通过多种方式逃脱机体免疫系统的识别和杀伤，例如：①肿瘤抗原的免疫原性弱及抗原调变；②肿瘤细胞表面MHC分子表达降低；③肿瘤细胞分泌一些免疫抑制性细胞因子，或诱导免疫抑制细胞的升高，从而抑制机体免疫系统的反应；④协同刺激分子及黏附分子表达下降；⑤肿瘤细胞高表达FasL，可通过FasL-Fas途径介导肿瘤特异性T细胞凋亡，同时肿瘤细胞低表达Fas或某些Fas信号传导分子缺陷，抵抗FasL介导的细胞凋亡。

（1）T细胞应答能力下降或缺失：T细胞首先通过TCR识别MHC肽分子，启动下游的信号传导，方能激发特异性免疫反应。近来发现，肿瘤患者或荷瘤动物体内T细胞信号传导缺陷。结果表现为：①肿瘤抗原特异性T细胞激发受限；②信号传导缺陷的T细胞易被破坏。CD4⁺T细胞可辅助幼稚CD8⁺T细胞的激活和单独对某些MHCⅡ类分子阴性的肿瘤细胞产生杀伤作用，同时CD4⁺T细胞对于

激发和维持免疫记忆也是必不可少的。在某些肿瘤模型中,去除 CD4$^+$ T 细胞,抗肿瘤免疫应答就不会发生。肿瘤细胞可诱导 CD4$^+$ T 细胞产生特异性免疫耐受,研究表明肿瘤局部的 CD4$^+$ T 细胞出现 Th2漂移现象,并且与肿瘤微环境中的细胞因子有关。CD8$^+$ T 细胞是肿瘤免疫中最主要的效应执行细胞。在正常的状况下,CD8$^+$ T 细胞接受 APC 提供的双刺激信号而被激活,迁徙到肿瘤组织部位,发挥特异性细胞毒效应,释放细胞毒性物质,如穿孔素破坏细胞膜,颗粒酶进入靶细胞降解 DNA;或通过表达 FasL与靶细胞的 Fas 结合,诱导细胞凋亡;也可合成分泌细胞因子,如 IFN-γ、TNF-α 和 TNF-β 等发挥免疫效应。

（2）B 细胞与免疫逃逸:B 细胞在肿瘤微环境中的免疫抑制作用于 1993 年被发现。去除 B 细胞的小鼠,其负荷的肿瘤生长明显变慢甚至消除,而且在肿瘤发展的早期阶段,B 细胞可以通过使 CD4$^+$ T细胞失活,导致 CTL 免疫功能降低,从而促进肿瘤的生长。研究发现,紫外线可以通过激活淋巴结内B 细胞来抑制 DC 的功能,从而介导肿瘤免疫耐受。Matsumura 等进一步研究表明,这种作用可能是通过皮肤角化细胞分泌血清素和血小板活化因子导致的。总的说来,目前 B 细胞介导肿瘤免疫耐受的机制尚不完全清楚,有待进一步研究。

（3）NK 细胞功能降低:自然杀伤细胞(NK)是机体天然免疫的主要承担者。在人体,NK 细胞通常定义为 CD3$^-$、CD16$^+$、CD56$^+$ 淋巴细胞,占外周血淋巴细胞的 5%~20%。NK 细胞表面表达的抑制性杀伤细胞免疫球蛋白样受体(KIR)和活化性受体NKG2D 是调节 NK 细胞杀伤活性的主要受体。NK细胞通过其细胞表面的活化性受体和肿瘤细胞表面的相应配体结合,激活 NK 细胞的杀伤活性。一方面,NK 细胞至少表达一种 KIR,表达多种 KIR 的 NK细胞在识别肿瘤细胞表面分子时能接收多种识别不同 HLA 等位基因而传递的阴性或阳性信号,其对肿瘤细胞的作用取决于多种信号的综合。当某一种肿瘤细胞丢失一种能被 CTL 细胞识别的等位基因时,CTL 不对其发挥杀伤作用,但癌细胞表达的其他等位基因能被 NK 细胞相应的 KIR 识别,传递阴性信号,导致 NK 细胞不对其发挥作用。另一方面,NK细胞在杀伤肿瘤细胞的同时和肿瘤细胞之间发生了相互免疫编辑作用,结果导致肿瘤细胞表面 NKG2D配体表达的降低或者肿瘤细胞表面 NKG2D 配体以可溶性的形式释放到外周血中与 NK 细胞结合;NK细胞受肿瘤细胞的编辑作用导致其细胞表面

NKG2D 受体表达的下降,抑制性杀伤细胞免疫球蛋白样受体表达增强,使得 NK 细胞的抗肿瘤效应减弱。

（4）树突状细胞的凋亡及功能缺陷:树突状细胞(dentritic cell,DC)是 1973 年由 Steinman 和 Cohn首次发现,已被证明是目前发现的功能最强大的抗原递呈细胞(APC),它在抗原的捕获、加工、呈递和活化淋巴细胞产生免疫应答中起着重要的作用,而肿瘤患者 DC 的功能常存在缺陷。肿瘤细胞可以通过释放 IL-10、粒细胞/巨噬细胞集落刺激因子(GM-CSF)、VEGF 等细胞因子阻碍 DC 的分化和(或)抗原呈递功能。与正常 DC 相比,89%~97% 的肿瘤浸润 DC 不表达激活 T 细胞所必需的共刺激信号B7,因此缺乏刺激 T 细胞增殖及产生细胞因子的能力。Zheng 研究显示,肿瘤微环境,包括肿瘤细胞产生的透明质烷碎片在内,能够诱导 DC 形成半成熟表型,然后诱导 CD3ε 的下调以及癌巢 T 细胞的删除,从而诱导肿瘤免疫逃逸。

（5）免疫卡控点异常表达:T 细胞只有在充分活化后才能发挥特异性抗肿瘤杀伤效应,该活化过程需要两个信号,第一信号来自 T 细胞受体(TCR)与主要组织相容性复合物(MHC)-抗原肽的复合物,第二信号来自共刺激分子。共刺激分子包括活化性共刺激分子和抑制性共刺激分子,其中抑制性共刺激分子又被称为免疫卡控点(immune checkpoint)。免疫卡控点是免疫系统固有的维持自身免疫耐受和机体免疫稳态,调节免疫反应,避免组织损伤的众多抑制性分子,在免疫应答中起到"刹车"的作用。免疫卡控点主要包括负性 B7 家族分子、细胞毒性淋巴细胞相关抗原-4(cytotoxic T lymphocyte associated antigen-4,CTLA-4)和 Tim-3 等。正常情况下,活化性共刺激分子和抑制性共刺激分子的表达水平处于动态平衡状态,然而在肿瘤微环境中,多种因素诱导肿瘤细胞或免疫细胞异常表达一系列负性共刺激分子,形成抑制性免疫微环境,抑制肿瘤抗原特异性 T细胞主导的抗肿瘤免疫应答,促进肿瘤免疫逃逸。

（6）MHC I 类分子表达异常:多数肿瘤细胞表面 MHC I 类分子表达下降或缺失,HLA-I 类抗原表达下降是细胞由正常向异常转化的环节之一,其下降的程度与肿瘤的恶性程度及转移呈正相关。肿瘤细胞 MHC I 类分子改变,导致免疫应答刺激信号产生障碍,影响 MHC 抗原肽-TCR 三元体结构的形成,MHC I 类分子以及 LMP、TAP 等抗原加工呈递相关分子的改变,对肿瘤免疫应答第一信号的产生有直接影响。HLA I 类抗原的缺失或变异,使肿瘤细胞

不能被 T 细胞识别,从而导致肿瘤的免疫逃逸,使其能在机体多重免疫监视下发生发展。

(7) 肿瘤细胞产生细胞因子诱导免疫抑制:肿瘤细胞能自发分泌多种细胞因子,抑制 T 细胞的分化,促进 Th1/Th2 平衡向 Th2 漂移,下调编码穿孔素和颗粒酶 B(granzyme B)的基因而抑制 CTL 的产生,下调 T 细胞黏附和(或)共刺激分子的表达,诱导对肿瘤特异性 CTL 的耐受。

上皮来源的肿瘤及其细胞株可分泌异常高量的 TGF-β,其 mRNA 检测呈较高水平的表达。其蛋白阳性表达定位在肿瘤细胞质、胞膜及胞外结缔组织;瘤组织中的浸润淋巴细胞(tumor infiltrating lympho-cyte,TIL)、CD4+ CD25+ Treg 细胞和无能 T 细胞亦可见分泌。TGF-β 是介导肿瘤免疫逃逸最有效的免疫抑制分子,可抑制各种免疫细胞在瘤组织中的浸润、增殖、分化、活化,并通过下调 Bcl-2 mRNA 表达而诱导免疫活性细胞凋亡;抑制瘤细胞表面靶细胞识别抗原的表达,诱导 HLA Ⅱ 类分子、B7-1、细胞间黏附分子低表达或不表达;抑制 Th1 型及炎性细胞因子的产生及活性,促进 Th2 漂移;封闭由细胞因子启动的信号传导通路;抑制 CTL、NK 细胞 CD3、FcR Ⅲ 分子中 ξ 链及胞质信号蛋白磷酸化,阻碍转录因子的活化,导致穿孔蛋白、颗粒酶 B 合成受阻;增强 CD94/NKG2A 在 T 细胞、NK 细胞中的表达,明显下调活化受体 NKp30、NKG20D 的表达,影响 T 细胞、NK 细胞的活化和抑制信号的平衡;抑制免疫球蛋白的分泌,减少 B 细胞膜 IgM、IgG 的表达;直接或间接促进肿瘤细胞生长。

IL-10 在早期肿瘤中由 TIL 及肿瘤细胞产生,晚期则主要由肿瘤细胞产生;CD8+ T 细胞、癌性上皮细胞、浸润的 CD4+ CD25+ Treg 亦可见高表达。IL-10 可阻抑 APC 在肿瘤组织的浸润、分化、成熟及对抗原的趋化反应,诱导其表面 HLA Ⅰ ~ Ⅱ 类分子、B7-1、B7-2、CD40 和细胞间黏附分子低表达或不表达;直接或通过功能缺陷型 APC 使 CTL 处于免疫无能状态,而这种无能 T 细胞又能产生 TGF-β,加重免疫抑制状态;直接或通过抑制 APC 的抗原呈递和辅助信号传递功能而间接抑制 Th1 细胞的活化和 Th1 类细胞因子的产生,诱导 Th1 向 Th2 偏移;抑制 JAK3 的表达及 STAT5 的酪氨酸磷酸化,抑制 IL-2Rβ、IL-2Rγ 的表达,进而阻断 IL-2 依赖性信号通路和 JAK/STAT 通路;诱导效应性 T 细胞、NK 细胞表面杀伤抑制性受体 CD94/NKG2A 的表达,上调肿瘤细胞表面 HLA-G 的表达,从而影响活化和抑制信号的平衡。

IL-4:肺癌、胃癌、结直肠癌、白血病、淋巴瘤、骨髓瘤、膀胱癌、黑色素瘤、乳腺癌、卵巢癌等肿瘤组织中均可出现高水平的 IL-4 分泌及其 mRNA 表达。分泌的 IL-4 主要来源于肿瘤细胞、浸润的 CD8+ T 细胞。IL-4 可抑制 Th1 型免疫应答,介导 Th2 型细胞的发育。IL-4 是促使肿瘤细胞产生 IL-10 的启动因子之一,IL-10 又可促进形成新的 Th2 型 TIL,后者再促进 IL-10 的产生,从而形成了 TIL-IL-4-IL-10 的恶性反馈循环作用,使机体陷入深度肿瘤免疫抑制状态。

VEGF 由大多数肿瘤细胞及其细胞株产生,也可由肿瘤间质细胞和浸润 Mφ 释放。在目前已知高表达的肿瘤中,胃癌组织中的 VEGF、膀胱癌细胞的 VEGF 受体 KDR 表达尤为亢进。VEGF 可影响树突状细胞的分化和成熟,阻碍其抗原呈递功能,进一步影响 CTL 的扩增、活化及瘤细胞对 CTL 杀伤的敏感性;通过上调 Bcl-2 而抑制瘤细胞凋亡;为成纤维细胞和血管内皮细胞的植入提供基质,促进血管支持物的生长,最终导致新生血管的大量形成。

前列腺素 E2(PGE2)是一种广泛的促炎症因子,其主要作用是促进 DC 产生 IL-10,直接或者间接发挥抑制 DC 功能的效应。肺癌细胞株 A549 培养上清液中 PGE2 的含量可达(1639±13)pg/ml;乳腺癌、前列腺癌、肺癌、恶性脑肿瘤、黑色素瘤、肠癌等肿瘤细胞及浸润的 Mφ 中均可分泌 PGE2。PGE2 可抑制 Th1 类细胞因子的合成,促进肿瘤细胞产生 Th2 类细胞因子,是 IL-10 的潜在诱导剂;阻断 IFN、TNF 和 IL-1 的形成,通过不依赖 IL-10 的机制抑制 Mφ 中产生 IL-12,使 IL-10 与 IL-12 之间平衡失调;直接抑制 T 细胞的增殖,阻碍 NK、LAK、CTL 的抗瘤活性;抑制 Mφ 产生一氧化氮及过氧化物,损伤 Mφ 的免疫杀伤活性;通过诱导肿瘤 Bcl-2 基因突变,调节抗凋亡因子的表达而抑制肿瘤细胞凋亡;直接或通过 EP 受体/cAMP 途径调节肿瘤中 VEGF 基因的转录表达而间接刺激肿瘤新生血管的形成;可通过触发胞内信号调节激酶 2-促有丝分裂信号途径,或作为胞外信号通过胞内磷脂酶 A2 的激活促进肿瘤细胞的过度生长。

肿瘤细胞表面表达肿瘤坏死因子受体(TNFR)是保证 TNF 杀瘤作用的重要因素。最近发现胞内鞘磷脂酶活性改变可能是肿瘤细胞逃避 TNF 介导的细胞凋亡的又一机制。TNF 结合蛋白(TNF-BP)是 TNFR 的可溶性形式,TNF-BP 可与 TNF 特异性结合,抑制 TNF 活性,可促进皮下接种 meyhA 肉瘤的生长。因而,抵抗 TNF 介导的杀伤作用为肿瘤免疫逃逸的又一方式。

（二）乳腺癌的生物免疫治疗

基于以上基本原理，所有免疫治疗的基本原则有二：一是免疫反应调节（免疫激动、免疫刺激和免疫修饰等）；二是直接使用免疫相关细胞因子。至于免疫治疗范畴外的生物治疗，如内分泌（激素）治疗、凋亡诱导治疗、抗血管生成治疗等，其理论基础是该类生物药物能够通过受体、配体、信号传导分子等发挥作用，对细胞的生长、分化、激活、凋亡、转移等生物学行为产生影响，或产生间接的生物学效应，减缓、抑制肿瘤的发生与发展。

1. 乳腺癌的主动免疫治疗

（1）肿瘤疫苗治疗：肿瘤细胞对宿主免疫应答的逃逸是乳腺癌发生、发展的重要机制之一。肿瘤细胞疫苗是利用自体或同种异体肿瘤细胞或其粗提物，经物理、化学或生物的方法去除其致癌性，保留其免疫原性，导入患者体内以打破免疫耐受现象，激发抗肿瘤免疫。①自体肿瘤疫苗：Ahlert 等在 1991 年至 1995 年，在三组患者中研究了一种纯化的自体肿瘤细胞 NDV 疫苗对预防微小转移灶发生的有效性。这种疫苗由感染 NDV 的肿瘤细胞组成，原理是 NDV 诱发强大的免疫反应，通过分泌细胞因子，激活抗原递呈细胞或是两者都有，使得对肿瘤细胞的局部细胞反应成为可能。作者接种了 63 个原发性乳腺癌患者，27 个既往经过治疗的转移性乳腺癌患者，31 个既往治疗过的转移性卵巢癌。动态观察表明生存率和无瘤生存率的增加与疫苗中减少死亡细胞和增强的细胞活性呈正相关。②异体肿瘤疫苗：Wiseman 等报道了一项 10 年随诊研究，分析了 13 个经外科、化疗、放疗和异体肿瘤细胞/卡介苗免疫治疗的炎性乳腺癌患者。4 例患者在 10 年随诊时仍然存活，达到痊愈效果。作者建议多种方式的治疗对高危型乳腺癌是可行的，而且可能获得长期生存时间。③自体和异体混合的肿瘤疫苗：Jiang 等报道了使用包括自体乳腺癌细胞、异体乳腺癌细胞株 MCF-7 和肿瘤相关抗原（CA153、CEA 和 CA125），加入少量的 GM-CSF 和 IL-2 组成的多抗原疫苗。42 例手术后的乳腺癌患者（4 例 Ⅱ 期，14 例 Ⅲ 期，24 例 Ⅳ 期）皮下注射疫苗。在 2 例患者中观察到疾病改善。其中 1 例有多发性肝转移的患者在疗程结束时所有的肝转移病灶缩小，部分消失。另 1 例 Ⅳ 期的骨转移患者在疗程结束时骨转移消失。

近来有报道利用树突状细胞（dendritic cell，DC）的高抗原递呈性，将乳腺癌细胞与 DC 融合，从而激活机体免疫反应，促进抗瘤效应。在乳腺癌早期，患者 DC 的功能即受到抑制，因而以 DC 为基础的疫苗是当前乳腺癌细胞免疫治疗的重要领域。DC 由于其强大的抗原提呈功能，在肿瘤免疫治疗中起重要作用。Kobayashi 等用自体肿瘤裂解物致敏的 DC 治疗 1 例乳腺癌合并双侧腋窝淋巴结转移的患者，将此 DC 注射入右侧腋窝淋巴结，结果转移灶消退，组织学检查发现此淋巴结内有大量的 $CD45^+$ T 细胞聚集。证实 DC 在晚期乳腺癌治疗中能产生安全有效的抗肿瘤作用。Kass 等用乳腺癌细胞碎片冲击致敏 DCs，在体外诱导出人类白细胞抗原 Ⅰ 型限制的特异性 CTL，特异性 $CD8^+$ CTL 能有效地杀死同源性肿瘤细胞。Bohnenkamp 等用乳腺癌全细胞裂解物与 DC 共培养后再激活 T 细胞，发现能激活大量 Th1 细胞，证实全细胞抗原致敏 DC 可用于肿瘤的免疫治疗。Berard 等用灭活的乳腺癌细胞与 DC 融合，发现未成熟的 DC 能有效地捕获灭活的乳腺癌细胞，并分化成熟，向 $CD8^+$ 和 $CD4^+$ T 细胞呈递 MHC Ⅰ、Ⅱ 类分子，诱导的 CTL 不需 IFN-γ 即可有效杀伤肿瘤细胞。Koido 等用患者自体 DC 与乳腺癌细胞融合，发现融合后两种细胞的胞质相互融合，但胞核依然独立。同时发现 DC 融合细胞能分泌 IFN-γ，诱导特异性 CTL 细胞。Avigan 等在一项 Ⅰ 期临床试验中，将转移乳腺癌或肾癌患者的自体癌细胞与 DCs 在含生长因子的条件下共同培养后融合。23 例患者接受了这种自体癌细胞与 DCs 融合细胞疫苗。结果，其中 2 例患者乳腺癌肿块显著消退，1 例转移乳腺癌和 5 例肾癌患者病情稳定，半数患者的 T 细胞明显增殖。研究还证实，该疫苗耐受良好，且未发现自身免疫的临床证据，而后者是应用完整细胞疫苗治疗时担心的问题。

（2）肿瘤抗原蛋白/肽为基础的疫苗：近年来，肿瘤抗原肽如 c-erbB-2、CEA、MUC1 和 p53 冲击 DC 治疗乳腺癌，也观察到了一定的疗效。

1）c-erbB-2 疫苗：c-erbB-2 基因和蛋白过度表达于 20% ~ 40% 的乳腺癌患者，并与预后相关。Knutson 等用来源于 HER-2/neu 的 3 种多肽，以 GM-CSF 作为免疫佐剂的疫苗治疗 57 例晚期乳腺癌患者，每月 1 次，共接种 6 次。结果 22 例接种 6 次的患者中 21 例出现了 T 细胞增殖反应，16 例出现了针对 c-erbB-2 的特异性反应，并且此特异反应具有长效性，在某些患者免疫后 1 年仍能检测出。Bernhard 等的研究显示，接种 c-erbB-2 蛋白疫苗的患者能够产生明显的抗肿瘤免疫应答，且活化的 $CD4^+$、$CD8^+$ T 细胞不会对表达正常水平 c-erbB-2 的组织细胞产生损伤，多数患者此特异性免疫应答维持时间超过 1 年。Rohrbach 等制备出了融合蛋白疫苗,它由细胞毒性淋巴细胞相关抗原-4(CTLA-4)胞外结构域和 c-erbB-2 蛋白特异性抗原片段组成,利用 CTLA-4 与抗原呈递细胞表面分子 B7 特异性结合的靶向性,将 c-erbB-2 蛋白特异性抗原片段携带至 APC 表面,更容易被 APC 摄取、处理,进而呈递给免疫效应细胞,诱导抗 c-erbB-2 的特异性免疫应答。实验证实,CTLA-4-HER-2 融合蛋白疫苗可促进针对过表达 c-erbB-2 肿瘤细胞的免疫杀伤作用,并可形成特异性的免疫记忆。Holmes 等在一项 I 期临床试验中研究了第一个预防性乳腺癌疫苗,Ii-键混合 c-erbB-2 肽(AE37)疫苗。结果显示该疫苗安全,可耐受,即使不使用免疫佐剂也能诱导 c-erbB-2 特异性免疫反应,有效预防 c-erbB-2 阳性乳腺癌复发。Peoples 等用 c-erbB-2 来源的抗原肽 E75,以 GM-CSF 为佐剂,接种高危乳腺癌患者。结果显示该疫苗毒性低,可引起剂量依赖性的免疫反应。治疗 20 个月后随访,治疗组复发率 5.6%,而对照组复发率达 14.2%($P=0.04$)。

2)MUC1 疫苗:MUC1 存在于腺上皮细胞的顶端表面,在大多数乳腺癌中它明显过量表达而且发生糖基化不全,导致新的抗原肽表位暴露,从而具有免疫原性,成为肿瘤主动特异性免疫治疗的靶分子。现已发现在乳腺癌细胞有 3 种糖抗原(T 抗原)暴露出来,它们是 TF(thomlmon friedenreieh)抗原、Tn 抗原、TF 的单糖前体及 STn(sialated Tn)抗原。

一项 II 期临床试验用氧化甘露聚糖-MUC1 作为疫苗,与安慰剂分别皮下注射治疗 31 例 II 期乳腺癌患者,经 5.5 年随访,发现安慰剂组的复发率为 27%(4/15),氧化甘露聚糖-MUC-1 组无一例复发(0/16),有 10 个病例样本可测到 MUC-1 特异性 T 细胞反应,而安慰剂组没有一个样本可以测出相类的免疫反应。由 Biomira Inc 公司开发的 Theratope 疫苗是唯一进入 II 期临床试验的乳腺癌疫苗。Theratope 的结构为 STn-KLH,由合成的 STn 和 KLH 组成。此疫苗能刺激抗 STn 抗体的产生和 MUC-1 特异性 T 细胞反应。临床试验表明 Theratope 在乳腺癌患者中可良好耐受,并能降低复发和死亡风险。2004 年 ASCO 会议上报道了一项多中心、随机、双盲的 III 期临床试验结果,1028 例经环磷酰胺预处理的转移性乳腺癌患者接种了 Theratope 疫苗或对照 KLH,其中 34% 患者同期接受内分泌治疗。虽然在 1028 例患者总体中,治疗组和对照组疾病无进展生存期(PFS)和总生存期(OS)未观察到显著差别,但在同期接受内分泌治疗的患者中,Theratope 组患者体内

产生的抗 STn IgG 滴度显著提高,且 Theratope 组平均 OS 达 41.1 个月,而 KLH 组平均 OS 为 25.4 个月。说明 Theratope 疫苗有较好的临床治疗效果。

3)CEA 疫苗:癌胚抗原(CEA)并非乳腺癌早期诊断的理想肿瘤标志物,但与肿瘤临床分期、淋巴结转移程度、远处转移关系密切,在淋巴结转移≥4 枚或有远处脏器转移时,CEA 表达显著升高,是乳腺癌术前预测转移、监测及评估预后的有效指标。乳腺癌组织 CEA 的高含量和 CEA 相对较高的特异性,使 CEA 成为特异性主动免疫治疗最具潜能的靶抗原,尤其是经历过手术和放化疗的患者,肿瘤转移灶是体内 CEA 表达的唯一组织。此外,CEA 过度表达可影响肿瘤细胞与正常细胞的黏附,因此,CEA 主动免疫治疗在预防转移方面可能更有意义。

将编码完整 CEA 的基因导入痘苗病毒或复制缺陷的鸟病毒重组鸟瘤病毒(ALVAC),用其免疫患者可诱导特异性 CTL 的产生。重组人 CEA 疫苗病毒(rV-CEA)是以 CEA 为靶抗原的肿瘤免疫治疗突出进展之一。1996 年美国批准 rV-CEA 进行临床 I 期试验,26 例转移性腺癌(包括胃肠道、肺和乳腺癌)患者接受了免疫,每月 1 次,共 3 次。研究证实,rV-CEA 安全性好,不良反应轻微,可以激发 CEA 特异性淋巴细胞增殖反应,并已建立了能溶解 CEA 阳性肿瘤细胞的 T 细胞系。值得注意的是这种免疫反应的产生,与人白细胞 HLA 型有关,T 细胞介导的溶解作用仅限于 HLAI-A2 型患者。T 细胞的激活有赖于抗原和 B 细胞共同刺激因子的双重信号的刺激。导入 B7-1、ICAM-1 和 LFA-3 三种共刺激分子基因可显著促进 CEA 疫苗引起的特异性 T 细胞反应,延长 CEA 阳性晚期乳腺癌患者疾病稳定时间。

4)hTERT 疫苗:人端粒酶反转录酶(hTERT)是端粒酶的催化亚单位。在成熟分化的正常体细胞中 hTERT 基因的表达处于关闭状态,当细胞通过外源性强制表达 *hTERT* 基因而重获端粒酶活性时,这些细胞就能够延长存活期,直至获得永生化。目前已鉴定出 hTERT 上的两个 HLA-A2 位点,并在体外诱导了特异性 CTL 的产生。该 CTL 能溶解 HLA-A2 阳性的乳腺癌细胞系 MCF-7,但不能溶解 HLA-A2 阴性的乳腺癌细胞系 SK-BR3,而这两种细胞系都是 hTERT 阳性。Domchek 等用 hTERT 肽疫苗免疫 19 例转移性乳腺癌患者,接种后一部分患者体内产生了针对端粒酶的 CD8[+] T 细胞和 TIL 细胞,并且这些患者平均 OS 较未产生 hTERT 特异性反应者显著延长。

5)survivin 疫苗:survivin 在乳腺癌中表达阳性

率为 70% 左右。Mesri 等用含 survivin 突变体的腺病毒 pAd-T34A 感染 MCF-7 细胞注射入裸鼠体内，结果发现，pAd-T34A 抑制了新生肿瘤的形成，已形成的肿瘤生长抑制了 40%，而且腹膜内肿瘤的扩散减少。Andersen 等证明在乳腺癌中，自发性细胞毒性 T 细胞能对 survivin 源性 MHC-Ⅰ类限制性 T 细胞抗原决定簇发生反应，这种对 survivin 发生反应的细胞毒性 T 细胞对于不同组织类型的 HLA 匹配的肿瘤具有细胞毒性。Tsuruma 等用 survivin 的一个剪切异构体 survivin-2B 制作的抗原肽免疫乳腺癌患者，证实该疫苗耐受良好，并且混合佐剂 IFA 的 survivin-2B 肽疫苗能更有效地诱导 survivin-2B 特异性的 CTL 产生。

6）Globo H 疫苗：Globo H 是近年来新发现的一种糖蛋白，在正常体细胞上无表达，仅见于乳腺癌、肺癌、卵巢癌、胰腺癌和直肠癌细胞表面，因而 Globo H 可作为乳腺癌疫苗治疗的靶抗原。Gilewski 等用含三个合成的 Globo H-KLH 分子多价疫苗，以 QS-21 为佐剂，接种了 27 例转移性乳腺癌患者，每人接种 5 次。结果显示该疫苗耐受良好，大多数患者体内产生了 Globo H 特异的 IgM 反应，16 例患者检测到能结合 MCF-7 细胞的 IgM 反应，3 例患者产生显著的 IgG 反应，部分患者检测到补体依赖的细胞毒反应。动物实验证实，这种疫苗在免疫佐剂 QS-21 的辅助下，能较好地刺激免疫系统产生相应的抗体。

（3）其他类型乳腺癌疫苗

1）肿瘤基因工程疫苗：Pulaski 等报道用感染了 B7 和 MHC-Ⅱ基因的肿瘤细胞免疫动物，可在乳腺癌动物模型中打破因共刺激分子缺乏所致的免疫耐受，恢复肿瘤特异性免疫反应。另外也可导入基因产物直接杀伤肿瘤。

2）抗独特型抗体疫苗：90% 以上的乳腺癌中存在乳脂小球抗原，该抗原在正常组织中很少表达。11D10 是模拟人乳脂小球抗原表位的一种鼠抗独特型抗体。进展期乳腺癌应用抗独特型抗体疫苗 11D10 已完成了临床ⅠB 期试验。11D10 免疫产生的抗体可介导补体依赖的细胞毒性、抗体依赖的细胞介导的细胞毒性（ADCC）及独特型特异性 T 细胞应答。已将 11D10 接种用于化疗有效的转移性乳腺癌患者自体干细胞移植后。自体移植后，11D10 接种能被很好耐受，最常见的毒性反应是红斑和注射部位疼痛或炎性硬结。

2. 过继性免疫效应细胞治疗（adoptive cellular immunotherapy，ACI）　过继性免疫细胞治疗可作为

肿瘤综合治疗的一部分，也可作为肿瘤手术、化疗和放疗后巩固治疗的手段之一，对抑制肿瘤的复发和转移具有较好的作用。在肿瘤患者体内存在的特异性及非特异性免疫调节网络往往限制了免疫活性细胞的扩增，而体外培养可突破此调节网络，大量扩增免疫效应细胞。在体外培养条件下，免疫细胞可绕过体内肿瘤免疫障碍的种种因素，使肿瘤抗原特异性耐受的免疫细胞被逆转。目前，基因工程可大量克隆不同的细胞因子、肿瘤抗原及多肽，这使体外活化、扩增大量的抗肿瘤免疫细胞更为可行。免疫细胞的体外活化、扩增避免了一些制剂体内大量应用带来的严重不良反应。对一些免疫原性较强的恶性肿瘤（如肾癌、恶性黑色素瘤、恶性神经胶质瘤）或对化疗和放疗不敏感肿瘤（原发性肝癌）在手术或介入微创治疗后可直接接受细胞免疫治疗；通常在进行体细胞免疫治疗前，要降低肿瘤负荷；体细胞免疫治疗联合抗肿瘤的细胞因子、抗肿瘤抗体、分子靶向药物能取得更好的疗效；因此，肿瘤患者在综合治疗原则下辅以个体化的细胞免疫治疗，能取得更好的疗效，加之不良反应小，越来越引起人们的关注。

（1）免疫细胞治疗病例选择：①体细胞免疫治疗可作为肿瘤综合治疗的一部分，即联合手术、化疗、放疗的综合治疗；②常规治疗方法（放疗、化疗、激素疗法、手术疗法）结束后的巩固治疗；③对现有标准治疗方案（放疗、化疗、激素疗法、手术疗法）失败；④患者综合身体情况：生存质量卡式评分≥60%；⑤患者血常规检测，白细胞总数达到 $3 \times 10^9/L$ 以上；⑥患者没有严重的贫血，血红蛋白的含量在 80g/L 以上；⑦患者凝血功能没有明显异常：凝血酶原活性度（PTA）>50%，血小板（PLT）>$50 \times 10^9/L$；⑧有患者或法定代理人签字的知情同意书。

（2）病例排除标准：①心脑血管疾病、严重高血压和糖尿病、肾功能不全或衰竭者；②器官移植后长期使用免疫抑制剂的患者；③正在使用免疫抑制药物的患者；④有严重的贫血，血红蛋白的含量在 80g/L 以下；⑤凝血功能明显异常：凝血酶原活性度（PTA）<50%，血小板（PLT）<$50 \times 10^9/L$；⑥白细胞总数低于 $3 \times 10^9/L$ 以下；⑦有明确感染或者发热的患者；⑧T 细胞淋巴癌，骨髓瘤；⑨自身免疫性疾病的患者；⑩HIV 阳性，有其他免疫缺陷疾病的患者；⑪孕妇或哺乳期患者。⑫患者不能进行淋巴细胞分离术或者少量多次抽血者，如冠心病患者、外周静脉通道不能开放者等。

根据有关体细胞免疫治疗适应证的相关规定，不能随意无原则擅自扩大治疗的范围。为安全起

见,患者接受体细胞免疫治疗必须在病区进行,不提倡异地采血、异地回输。确有特殊情况的 VIP 病人,需由病人向生物治疗研究中心和医院医务处提出书面申请,由医务处根据具体情况考虑决定。

（3）过继性免疫细胞治疗种类:目前,用于过继细胞免疫治疗的免疫效应细胞,根据其作用的特异性的不同可分为非特异性的免疫效应细胞包括自然杀伤细胞(NK)、巨噬细胞(Mφ)、淋巴因子激活的杀伤细胞(LAK)、细胞因子诱导的杀伤细胞(CIK)、CD3 单抗激活的杀伤细胞(CD3AK)、自然杀伤 T 细胞(NKT)和 γδT 细胞等,特异性的免疫效应细胞包括特异性的细胞毒性 T 细胞(CTL)、肿瘤浸润 T 细胞(TIL)和嵌合抗原受体的 T 细胞(CAR-T)等。

1）NK 细胞作为机体的天然免疫屏障,具有非特异性、非 MHC 分子限制性杀伤肿瘤细胞的作用。NK 细胞的主要功能是对肿瘤细胞及受到病毒感染的细胞的直接杀伤作用。首先 NK 细胞与靶细胞结合,进而 NK 细胞向靶细胞释放伤害信号,从而导致靶细胞的凋亡。而 NK 细胞本身并不会受到伤害,每个 NK 细胞在这一过程中,顺次循环发现新的靶细胞并对其进行杀伤。因此,获得大量的 NK 细胞也是临床免疫细胞治疗近年来研究的热点。

NK 的抑瘤机制包括:①通过释放胞质颗粒杀伤靶细胞;②细胞因子介导的抑瘤作用;③死亡受体介导的靶细胞凋亡;④抗体依赖性细胞介导的细胞毒效应(ADCC)。NK 的临床应用主要包括细胞因子激活的 NK、特殊 NK 克隆以及 NK 在异基因骨髓移植中的应用。总之,NK 是肿瘤免疫治疗中的一个重要部分,对 NK 表面受体以及 NK 效应分子等方面的进一步研究,将会使 NK 在肿瘤免疫治疗中发挥更重要的作用。

2）Mφ:是由血液中的单核细胞进入组织后发育而成的,单核细胞来源于骨髓造血干细胞。巨噬细胞具有吞噬、抗原递呈、免疫调节等功能,是天然免疫反应中的重要组分,参与构成皮肤、黏膜、肺、消化道等抵御外来微生物的第一道防线,在抗肿瘤的免疫反应中也起着重要作用。研究表明,巨噬细胞经 IFN-γ 活化后有抗肿瘤活性,合用脂多糖 LPS 时可增加巨噬细胞抗肿瘤作用。

3）LAK:是指由 IL-2 激活的淋巴细胞。LAK 可识别并杀伤多种不同来源的肿瘤细胞,而正常的组织细胞则不会被 LAK 识别和杀伤,这可能与 LAK 的异质型及表面存在的多种与肿瘤识别有关的特异性分子有关。LAK 不需抗原刺激就能杀伤 NK 所不能杀伤的肿瘤细胞,其识别和杀伤作用是非特异性和非 MHC 限制性的,具有广泛的靶细胞杀伤谱,对自体肿瘤细胞、同种或异种的肿瘤细胞均有杀伤作用。

4）CIK:CIK 细胞是一种由美国斯坦福大学率先发现的新型免疫细胞,是自体外周血单个核细胞经多种细胞因子共同诱导培养产生的一类 CD3+CD56+ 双阳性的杀伤细胞,兼有 T 淋巴细胞强大的抗肿瘤能力和 NK 细胞的非 MHC 限制性杀瘤活性。与 LAK 细胞和 TIL 细胞相比,CIK 细胞具有更大的优势:①CIK 细胞的杀伤活性更强,杀伤效率更高;②CIK 细胞增殖能力更强,易于获得足够的数量;③CIK 细胞对人体的骨髓干细胞及造血祖细胞几乎没有毒性;④CIK 细胞对多种耐药的肿瘤细胞株也有杀伤作用,在一定程度上可逆转肿瘤患者的耐药。近年来随着 CIK 细胞技术的不断发展,其增殖能力和杀伤能力都逐渐提高,已经成为临床上最常用的过继性免疫细胞技术之一。

Ⅰ期、Ⅱ期临床试验显示,CIK 细胞能有效地抑制和杀灭乳腺癌细胞且无明显不良反应,远较 LAK 细胞治疗安全可靠。特别是对术后患者清除微小转移灶,防止癌细胞的扩散和复发,提高患者自身抗肿瘤免疫能力有重要作用。CIK 细胞治疗胸、腹水患者,控制和排除胸、腹水,杀灭胸、腹水中的癌细胞有良好的效果。对于无法手术或对化疗耐受的中晚期肿瘤患者也可以起到改善生活质量,延长生命的作用。对于耐阿霉素人乳腺癌细胞系 MCR7adr,CIK 细胞可使其上过度表达的 P-糖蛋白明显降低,使瘤细胞内阿霉素积累量明显增加,协同提高对 MCR7adr 细胞的杀伤活性。CIK 细胞与化疗联合作用,可提高多药耐药肿瘤细胞对化疗药物的敏感性,有希望成为中晚期耐药乳腺癌有效的综合治疗方案。将自体肿瘤抗原致敏的 DC 与 CIK 共培养后治疗乳腺癌,患者细胞免疫功能明显提高,治疗效果更好。Nesselhut 等采用乳腺癌细胞溶解产物诱导 DC 成熟,共有 143 例晚期乳腺癌患者接受治疗,其中完全缓解 7 例,部分缓解 4 例,病情稳定 3 例,中位生存期达到 25 个月,3 年存活率 16%;而在 87 例无反应者中,中位生存期仅为 4 个月,3 年存活率约 1%。Kobayashi 在治疗 1 例双腋窝淋巴结转移的晚期乳腺癌患者时,将肿瘤相关性抗原致敏的 DC 注射于右侧腋窝淋巴结时,发现在右侧淋巴结出现大量 T 淋巴细胞聚集,转移灶消退,证实致敏后的 DC 能产生明显的抗肿瘤作用。解燕华等利用 CIK 免疫治疗 35 例常规治疗后的乳腺癌患者,结果其中有 24 例完全缓解,6 例部分缓解,1 例疾病稳定,近期有效率达到 85.71%,疾病控制率 88.57%。另外,中山大学附属肿瘤医院夏建川教授观察了 90 例三阴性乳腺癌根治性术后合并高危因素的患者,结果表明化疗联合 CIK 细胞治疗可有效防止肿瘤的复发和转移,DFS 和 OS 都较没有进行 CIK 治疗组显著延长。因此,免疫细胞治疗在乳腺癌的综合治疗中发挥重要作用。如何更有效地联合手术、放化疗、内分泌治疗及靶向药物治疗等乳腺癌常规治疗手段,需要我们进一步探讨。

5）抗原特异性 T 细胞治疗:CTL 和 TIL 均属于 T 细胞,在介导抗肿瘤的特异性免疫反应中起到了主要的作用。

CTL 细胞是一种特异 T 细胞,专门分泌各种细胞因子参与免疫作用。对某些病毒、肿瘤细胞等抗原物质具有杀伤作用,与自然细胞构成机体抗病毒、抗肿瘤免疫的重要防线。CTL 细胞是机体抗肿瘤最重要的效应细胞,由肿瘤抗原激活并赋予抗肿瘤的特异性。每个 CTL 细胞都表达克隆型独特的 TCR 以识别特定的靶抗原,CTL 识别的是递呈在肿瘤细胞表面的并与 MHC-Ⅰ类分子结合的抗原肽片段,被激活后的 CTL 主要通过分泌型杀伤(通过胞吐颗粒释放效应分子如穿孔素、颗粒酶、淋巴毒素、TNF 相关蛋白等引起靶细胞裂解或凋亡)或非分泌型杀伤(通过表达 FasL 和 TRAIL,与靶细胞表面的相应受体分子结合,启动信号转导途径而诱导凋亡)途径摧毁靶细胞。

TIL 为浸润在肿瘤组织中具有抗肿瘤效应的淋巴细胞,主要成分为存在于肿瘤间质中的 T 淋巴细胞,受 IL-2 诱导激活而大量增殖,在体外扩增后回输患者体内,对自身肿瘤具有很强的特异性杀伤活性。TIL 取源于切除的肿瘤组织,不需抽取外周血,在体外可以长期培养扩增并保持生物活性,杀伤活性具有 MHC 限制性,对 IL-2 依赖性小,仅需较少量 IL-2 即可发挥明显的抗肿瘤效果,故毒副作用相对降低,杀瘤能力强于 LAK,与细胞因子或化疗药物有协同作用。对晚期乳腺癌具有一定治疗意义。

6）DC-CIK 细胞:DC 可有效地诱导初始 T 细胞增殖、分化和应答,促进细胞毒性 T 淋巴细胞和辅助性 T 淋巴细胞的生成,是机体免疫反应的启动者和参与者。在体内,DC 表面表达的抗原在其迁移到二级淋巴器官之后被呈递给 T 细胞,从而启动 MHC-Ⅰ类限制性细胞毒 T 细胞免疫反应和 MHC-Ⅱ类限制性辅助 T 细胞免疫反应。虽然 T 细胞是肿瘤免疫应答的执行者,但其功能和抗原识别力依赖 DC,所

以 DC 是诱导特异性肿瘤免疫应答中最关键的部分。细胞因子对 DC 的分化和成熟起到关键作用,临床上我们多提取患者外周血单个核细胞,在不同时期加入不同剂量和种类的细胞因子,获得大量成熟的 DC 细胞。

另外,CIK 细胞联合 DC 细胞免疫治疗是目前过继性细胞免疫治疗的新趋势,DC 能够摄取肿瘤相关抗原并识别肿瘤特异性抗原,再抗原递呈给 T 淋巴细胞,使淋巴细胞浸润在肿瘤组织周围,从而启动机体自身的抗肿瘤免疫反应,产生抗肿瘤作用,CIK 为 NKT 样淋巴细胞,具有 T 淋巴细胞强大的抗肿瘤活性,同时还具有 NK 细胞非 MHC 限制性地杀伤肿瘤作用,二者联合应用,确保了一个高效的免疫反应,成为了肿瘤免疫治疗的主力军。DC-CIK 细胞共培养的生物学特性:①CIK 细胞数量明显增多;②CIK 细胞增殖活性高;③CIK 细胞毒性强;④CIK 分泌大量细胞因子;⑤DC 细胞成熟标记物表达增高。

7）TLR 配体激活的免疫效应细胞:哺乳动物包括人类的体内存在一组结构和功能都与 Toll 类似的蛋白,称为 Toll 样受体(Toll-like receptor,TLR)。TLR 是一类模式识别受体,能够被微生物的特异性成分和某些宿主分子所激活,构成防御很多病原体的第一道防线,在固有免疫系统中起着决定性的作用。此外,TLR 还是连接天然免疫和获得性免疫的关键蛋白。目前发现的 TLR 共 13 种,人类有 10 种。TLR 被认为是天然免疫反应中的受体,能够激活针对病原体的天然免疫反应,为感染性、炎症性、一些自身免疫性疾病及肿瘤的认识和研究提供了广阔的思路。

8）CAR-T 细胞:CAR-T 细胞通过抗原-抗体的识别区与 TCR 的信号分子融合诱导 T 细胞特异性活化,该过程不需要识别 MHC 分子,克服了肿瘤细胞 MHC 分子表达水平低的限制性,并且免疫特异性强、亲和力高。目前 CAR-T 细胞已发展至第四代,能够在具有免疫抑制性的肿瘤微环境中释放特定的抗肿瘤细胞因子,募集并活化更多的免疫细胞以增强抗肿瘤免疫反应。2010 年的一项临床试验中识别 CD19 的 CAR-T 细胞用于治疗晚期 B 细胞淋巴瘤中,疗效显著,在至少 39 周的时间内淋巴瘤细胞完全消失。在随后的临床试验中,CD19 特异性的 CAR-T 细胞被用于治疗慢性淋巴细胞白血病和淋巴瘤时亦观察到了极其优异的疗效。通过分析 CD19 特异性 CAR-T 细胞在血液系统疾病中的疗效发现总反应率为 48%,PFS 和 OS 显著延长。在这些临床试验中,回输低剂量的 T 细胞即可在体内大量扩增,

CD19$^+$ B 细胞可迅速得到清除,表明 CAR-T 细胞在治疗血液系统肿瘤中极具潜力。

但是由于 CAR-T 细胞依赖于特异性的肿瘤抗原,而实体瘤异质性强,目前缺乏特异性的抗原作为靶点。另外,实体瘤的肿瘤微环境更为复杂,包含更多的免疫抑制因素,并且还存在物理屏障影响 T 细胞的浸润。在目前实体瘤临床试验中还观察到几例患者在应用 CAR-T 细胞后发生了严重的不良反应,包括细胞因子风暴、肺水肿和正常组织损伤等,严重时甚至危及患者生命。这些因素严重限制了 CAR-T 细胞在实体瘤中的应用。尽管 CAR-T 细胞目前在乳腺癌中的研究较少,但是随着相关研究的发展,CAR-T 细胞仍有极大希望突破当前限制进入实体瘤临床应用,为广大乳腺癌患者带来福音。

3. 乳腺癌的免疫卡控点治疗 目前研究较透彻的免疫卡控点主要是负性 B7 家族中的 B7-H1 以及 CTLA-4,相关药物已有部分被美国 FDA 批准上市用于治疗恶性肿瘤。

B7-H1,又被称为程序性死亡配体-1(programmed death ligand-1,PD-L1),在与 PD-1 结合后能够抑制 T 细胞的增殖与活化。目前以 PD-L1 为靶点的免疫治疗药物 Pembrolizumab、Nivolumab 和 Atezolizumab 已成功上市,用于治疗黑色素瘤、肺鳞癌和膀胱癌。CTLA-4 是一种主要表达于 Treg 细胞表面的负性免疫共刺激分子,当与抗原提呈细胞表面的 CD80 或 CD86 结合后可通过上调 IDO 等免疫抑制分子显著抑制抗肿瘤免疫应答。目前以 CTLA-4 为靶点的免疫治疗药物 Iplimumab 已被美国 FDA 批准用于治疗黑色素瘤和肺鳞癌。尽管目前尚缺少充分的证据证实以 PD-L1 和 CTLA-4 为靶点的免疫治疗药物在乳腺癌中的疗效,但是已有研究发现在乳腺癌,尤其是三阴性乳腺癌的肿瘤微环境中 PD-L1 和 CTLA-4 的基因和蛋白表达水平均较高,与预后呈显著负相关关系,提示乳腺癌患者很可能是免疫治疗药物的获益人群。

4. 肿瘤生物免疫治疗相关的细胞因子 细胞因子(cytokines,CK)是一类由活化的免疫细胞和非免疫细胞(如成纤维细胞、血管内皮细胞、上皮细胞及某些肿瘤细胞)所分泌的小分子蛋白物质的统称,包括 IFN、IL 和胸腺肽等。细胞因子通过自分泌或旁分泌的方式发挥作用,具有调节免疫效应、炎症反应等多种生物学活性。多数细胞因子在乳腺癌的治疗中还没有足够的数据,处于临床探讨阶段。

(1)IFN:是由病毒或干扰素诱生剂刺激有核细胞分泌的一种糖蛋白,具有抗病毒、抗肿瘤和调节免疫反应等多种生物学活性。目前恶性肿瘤的干扰素治疗多以联合应用为主。IFN-γ 主要由活化的 T 细胞(包括 CD4$^+$Th1 和几乎所有的 CD8$^+$T 细胞)、原始的 Th0 和 NK 产生。目前 IFN-γ 已由美国 FDA 批准上市用于治疗黑色素瘤、肾癌、HIV 相关的卡波西肉瘤、毛细胞白血病和慢性粒细胞白血病。

(2)IL:目前在肿瘤治疗领域研究最多、临床应用较广的是 IL-2。IL-2 的主要生物学作用包括:①促进 T 细胞增殖及相应的细胞因子的分泌;②刺激 NK 生长并增强其杀细胞活性;③诱导 LAK、NK、TIL 扩增及细胞因子的分泌;④促进 B 细胞分化、增殖和产生抗体;⑤参与机体的炎症反应、抗肿瘤免疫反应和移植排斥反应等。目前,IL-2 已被批准用于治疗黑色素瘤、肾细胞癌,另外,目前已有许多研究正在尝试将 IL-2 用于治疗其他恶性肿瘤,包括乳腺癌、卵巢癌、结肠癌、胃癌、前列腺癌、血液系统等。

(3)胸腺素(thymosin):胸腺素可分为 α 族和 β 族 2 种,各族又可分为不同的亚型。α 族胸腺素具有免疫增强作用,可促进 T 细胞、NK、LAK、外周血单核细胞(PBMC)的增殖及杀伤活性,促进 IL-1α、IL-2 和 TNF-α 等细胞因子的分泌。另外,其还与细胞的有丝分裂和细胞分化有关。β 族胸腺素如 4、10 和 15 参与细胞骨架的形成,通过对肌动蛋白的调节,增强细胞的运动性,其可能在某些肿瘤的转移中发挥作用。目前,应用于临床治疗的胸腺素主要是胸腺素 α1(Tα1),其主要用于恶性肿瘤、免疫缺陷病、自身免疫病以及慢性感染如病毒性肝炎的治疗。

(三)乳腺癌生物免疫细胞治疗与传统方法联合治疗

随着对乳腺癌生物学行为认识的不断深入,以及治疗理念的转变与更新,乳腺癌的治疗进入了综合治疗时代,形成了乳腺癌局部治疗与全身治疗并重的治疗模式。医生会根据肿瘤的分期和患者的身体状况,酌情采用手术、放疗、化疗、内分泌治疗、生物靶向治疗及中医药辅助治疗等多种手段。外科手术在乳腺癌的诊断、分期和综合治疗中发挥着重要作用。放疗是利用放射线破坏癌细胞的生长、繁殖,达到控制和消灭癌细胞的作用。手术、放疗均属于局部治疗。化学治疗是一种应用抗癌药物抑制癌细胞分裂,破坏癌细胞的治疗方法。内分泌治疗是采用药物或去除内分泌腺体的方法来调节机体内分泌功能,减少内分泌激素的分泌量,从而达到治疗乳腺癌的目的。分子靶向治疗是近年来最为活跃的研究领域之一,与化疗药物相比,是具有多环节作用机制的新型抗肿瘤治疗药。中医治疗肿瘤强调调节与平衡的原则,恢复和增强机体内部的抗病能力,从而达到阴阳平衡治疗肿瘤的目的。乳腺癌的治疗目前多提倡个体化的综合治疗。早期乳腺癌经过合理、及时的治疗,其长期治愈率可达90%以上,但晚期乳腺癌仍被认为是不可治愈的一种疾病,约有40%的晚期乳腺癌患者死于复发及转移,其5年生存率仅为21%,防止乳腺癌的复发和进展以及晚期乳腺癌的治疗任重而道远。肿瘤的免疫治疗是指通过调节机体自身的生物学反应,调整机体对肿瘤的免疫反应而产生抗肿瘤作用的治疗方法,一方面可以提高机体的免疫功能,从而抑制或消除肿瘤生长,同时还可提高机体对放、化疗的耐受能力,目前已成为乳腺癌治疗最活跃的领域之一。因此,乳腺癌免疫细胞治疗联合传统治疗方法具有良好的应用前景。

1. 生物免疫治疗联合手术治疗 手术是将癌症的原发病灶(癌症最初发生的部位)及转移病灶(由原发灶转移的部位)一并切除的治疗方法,作为治愈癌症的一种方法(无法从根本上治愈癌症)从古代开始应用至今。就目前来说,大部分乳腺癌以手术治疗为主要手段,肿瘤如超越局部及区域淋巴结则很难通过手术治愈。手术可以快速清除肿瘤体积,降低机体内肿瘤负荷,术后立即使用生物治疗,能迅速清除散在癌细胞和微小病灶,有效预防肿瘤复发转移,并且迅速提高免疫力。自体免疫细胞疗法配合手术的最佳时机是术前采血,术后2周即开始回输或者术后1~2周采血,待细胞培养成熟后回输。

2. 生物免疫治疗联合化疗 传统的观点认为化疗诱导肿瘤细胞凋亡,凋亡细胞致免疫无反应性或免疫耐受,化疗引起的骨髓抑制则可抑制抗肿瘤免疫反应,化疗主要对免疫反应产生负性调节作用。随着认识的深入,现在发现化疗可能从多个方面,如肿瘤抗原释放、肿瘤抗原提呈、T细胞增殖和迁移和免疫记忆等,对抗肿瘤免疫应答起正向调节作用。过继细胞免疫治疗是通过输注抗肿瘤免疫效应细胞的方法增强肿瘤患者的免疫功能,以达到抗肿瘤的目的。通常过继细胞免疫治疗输注的效应细胞可选择性杀伤机体肿瘤细胞,而对正常细胞无害;符合组织相容性原则,原则上以自体细胞为主;在应用其他治疗方法降低肿瘤负荷之后,给予过继免疫细胞回输,效果更好。传统的观点认为化疗诱导肿瘤细胞凋亡,凋亡细胞致免疫无反应性或免疫耐受,化疗引起的骨髓抑制则可抑制抗肿瘤免疫反应,化疗主要对免疫反应产生负性调节作用。随着认识的深入,现在发现化疗可能从多个方面,如肿瘤抗原释放、肿

瘤抗原提呈、T细胞增殖和迁移、免疫记忆等,对抗肿瘤免疫应答起正向调节作用。过继细胞免疫治疗是通过输注抗肿瘤免疫效应细胞的方法增强肿瘤患者的免疫功能,以达到抗肿瘤的目的。通常过继细胞免疫治疗输注的效应细胞可选择性杀伤机体肿瘤细胞,而对正常细胞无害;符合组织相容性原则,原则上以自体细胞为主;在应用其他治疗方法降低肿瘤负荷之后,给予过继免疫细胞回输,效果更好。

近年来,乳腺癌的化疗呈现新的特点:①乳腺癌术后辅助化疗已从非蒽环类发展到含蒽环类,继而又发展到含紫杉醇类药物的联合化疗;②化疗方案从单一药物发展到联合用药;③化疗策略已经从"实施最大可以耐受的治疗"转变为"最小有效的治疗",也就是合理有效"量体裁衣"的个体化治疗原则,而不是过去大剂量化疗"全体杀灭"的方法;④重视化疗开始时间、化疗密度和交替化疗的合理性。规范化、个体化是乳腺癌辅助化疗的趋势,但是化疗后的复发和转移以及毒副作用依然是目前临床上面临的难题。

免疫细胞治疗与化疗联合应用在肿瘤治疗中有协同效应。一方面是由于化疗(特别是在低剂量药物作用下)通过增加肿瘤细胞免疫原性、加强抗原的加工提呈、消除免疫抑制相关的MDSC和Treg细胞等方式,激发特异性抗肿瘤免疫反应,另一方面,免疫细胞和细胞因子通过增强肿瘤细胞对化疗的敏感性细胞和细胞因子通过增强肿瘤细胞对化疗的敏感性以提高化疗效果。细胞免疫疗法结合化疗的最佳应用时机是化疗后一个星期进行免疫细胞治疗。自体免疫细胞疗法通过提高机体免疫功能,抑制肿瘤细胞耐药性,降低治疗中的感染发生率,并提高对化疗的敏感性,从而提高治疗有效率并可提高化疗的疗效,减轻不良反应。具体方法如下:①化疗后一个星期,血常规分析判断是否能进行免疫细胞治疗;②免疫细胞治疗疗程结束后可再进行化疗,化疗后可进行生物治疗下一个疗程。所以,免疫细胞治疗时间选择尤为重要。一般来说,化疗结束后再给予免疫治疗通常比化疗前给予更加有效。另外,如何选择适合乳腺癌患者个体合适的免疫效应细胞以及联合何种化疗方案都需要进一步研究。

3. 生物免疫治疗联合放疗 放疗应用于肿瘤治疗的历史已经超过100年,放疗是肿瘤的局部治疗手段,其目标是最大限度地杀伤肿瘤细胞,同时也最大限度地保护肿瘤周围的正常组织。肿瘤细胞的放射敏感性在很大程度上受到宿主免疫状态的影响。放疗所诱导的死亡细胞、濒死细胞、它们的微环

境和宿主免疫系统之间有复杂的相互作用。体内实验证实放疗可以激活天然免疫系统的免疫细胞,使其产生导致基因组不稳定的前炎症介导因子。同时,放疗可改变肿瘤微环境,放大免疫效应。在临床治疗中,放疗的不良反应会不可避免地出现,为最大限度地提高肿瘤控制率,同时最大限度地降低治疗毒性,多采用联合治疗。

免疫细胞治疗联合放疗治疗,一方面可提高放疗的疗效,有效杀伤癌细胞,防止肿瘤转移与复发;另一方面放射治疗在杀伤肿瘤细胞的同时可以释放肿瘤抗原,提高免疫细胞治疗的杀伤敏感度,并且放疗还可以使肿瘤基质通透性增加,免疫细胞更容易到达肿瘤局部发挥作用,可有效防止肿瘤的复发和转移。放疗结束后给予免疫细胞治疗输注,还可以降低放疗的不良反应,提高患者生活质量、延长生存期。自体免疫细胞疗法配合放疗使用的最佳时机:免疫细胞治疗疗程结束后5~7天以上可进行放疗,放疗后2天可进行下一个疗程免疫细胞治疗。免疫细胞治疗与放疗联合已经在临床治疗中显示出增强优势,但是两者联合治疗的最佳时机、药物和照射的最佳剂量仍需进一步研究。

4. 生物免疫治疗联合内分泌治疗　随着分子生物学的发展,乳腺癌治疗已经进入分子分型时代,根据乳腺癌 Luminal 分型,Luminal A 型乳腺癌患者对内分泌治疗敏感。所以,在临床工作中,对于 ER 或 PR 阳性的浸润性乳腺癌患者,无论其年龄、绝经情况、淋巴结情况、肿瘤 c-erbB-2 状态如何,都考虑行辅助内分泌治疗。内分泌治疗则是通过降低体内雌激素水平或抑制雌激素的作用,达到抑制肿瘤细胞的生长。但是,乳腺癌内分泌治疗在临床面临的主要问题是原发和继发性耐药。即使 ER 和 PR 均为阳性,也只有 70% 左右的患者治疗有效,即约有 30% 受体阳性的患者存在原发性耐药。并且几乎所有在初治有效的患者应用内分泌治疗药物一段时间后会出现治疗无效,即继发性耐药。对于内分泌治疗的耐药机制目前尚未完全明确,且内分泌治疗过程中复发和转移的患者往往已经经历手术和放化疗。这些患者往往已无手术指征,且对放化疗不敏感,采用依维莫司与依西美坦联合内分泌治疗耐药的晚期乳腺癌往往获益不多。因此,采用免疫细胞治疗为基础的综合治疗是其治疗的方向,其目标是改善生活质量、控制疾病症状及延长患者生存。但是,目前还缺少足够的临床治疗病例来证明其在乳腺癌治疗中的临床效果。

5. 生物免疫治疗联合靶向药物治疗　H 型乳腺癌患者一般需要抗 c-erbB-2 过表达的靶向治疗,这些药物治疗无疑给患者带来希望,但是往往患者在应用靶向药物治疗期间出现获得性耐药,依然出现肿瘤的复发和转移。研究报道 Herceptin 可显著抑制 c-erbB-2 受体高表达乳腺癌细胞的增殖,与 CIK 细胞联用具有协同效应,在乳腺癌治疗中具有潜在应用价值。另外,有研究报道免疫效应细胞上的 Fc 受体可与曲妥珠单抗的 Fc 段结合,激活抗体依赖性细胞介导的细胞毒作用,可进一步改善晚期乳腺癌疗效。

6. 生物免疫治疗联合中医药治疗　中医认为,乳腺癌是由于患者的正气不足、邪气盛实所致,在治疗上应采取“急则治其标,缓则治其本”的原则。中医药对乳腺癌可以起到综合性的治疗作用。乳腺癌患者免疫功能普遍低下,而现有的治疗手段如手术、放疗、化疗等可能会使患者免疫功能进一步低下。故关注肿瘤患者的免疫状态、增强患者的免疫功能也是临床工作中需要重视的问题。研究报道在 CIK 细胞治疗基础上联合胸腺肽类免疫增强药物或健脾益气类中药治疗,可提高患者的免疫功能和生活质量。

总之,免疫细胞治疗即是伴随肿瘤个体化治疗而产生的一种新疗法。随着对乳腺癌发生、发展过程中分子机制及基因改变的深入认识,免疫细胞治疗已逐渐成为临床上治疗乳腺癌的一种重要而有效的辅助治疗手段,成为四大传统治疗手段之外的另一种很有前景的治疗方法。

（四）生物免疫治疗评价标准

WHO 标准和 RECIST（Response Evaluation Criteria in Solid Tumors）标准是目前国际公认的实体肿瘤治疗疗效评估的金标准,以瘤体大小变化来衡量疾病是否缓解,根据病灶缩减的百分比将临床疗效分为完全缓解（CR）、部分缓解（PR）、病变进展（PD）、病变稳定（SD）。但是无论是 WHO 的实体瘤评价标准还是改良的 RECIST 评估体系,对生物免疫治疗来说,都存在明显的不足:①影像学资料作为评价疗效的唯一标准是以局部的疗效来判定疾病的整体治疗效果;②仅以瘤体缩小持续 4 周以上来评价,反映的只是患者近期的疗效;③以单一的客观标准来反映复杂的人体病变,忽视了人的主观感受以及生存质量。肿瘤免疫细胞治疗相比传统肿瘤治疗手段,临床疗效出现较慢,且多表现为生活质量的提高和生存期的延长。所以,传统的肿瘤评估标准显然不适用于新兴的肿瘤治疗方法。

与常规的肿瘤治疗手段相比,肿瘤生物免疫治疗的特点是具有低水平的客观有效率和免疫疗效的延迟效应。常规的评价手段往往不能正确评估免疫细胞治疗的疗效。针对肿瘤免疫治疗的特点，Wolchok教授对现有WHO标准进行了相应修改并升级为免疫治疗疗效评价标准（immune-ralated response criteria，irRC）。对于irRC而言，可测量的新发病灶被计入总肿瘤负荷并与基线肿瘤负荷进行比较，这一点与传统WHO标准不同。此外，对肿瘤直径的测量从原先的每个器官5个可测量病灶增加到每个内脏器官10个病灶或5个皮肤病灶，将所有测量结果相加以获得患者总肿瘤负荷并进行比较。irRC中的疗效评定根据观察点比较总肿瘤负荷与基线肿瘤负荷增加或减少的程度，并通过间隔不少于4周的两个连续观察点进行重复确认来评估具体分为以下四类：irCR——所有病变均完全消失；irPR——在连续的检测中，与基线肿瘤负荷相比降低≥50%；irSD——并不符合irCR和irCR标准，并未出现irPD；irPD——与基线肿瘤负荷相比增加≥25%。

生物免疫疗效评价标准与传统WHO标准的区别见表9-34。irRC的创新之处在于将可测量的新发病灶计入总肿瘤负荷中，并且将其与基线肿瘤负荷进行比较。在此新规定下，即使有新病变出现，只要总肿瘤负荷并没有增加25%以上，也可不认定为疾病进展。与化疗不同，肿瘤免疫治疗后的短期肿瘤负荷增加不一定是由肿瘤生长所导致的，也可能是因为暂时的免疫细胞浸润，而这种情况往往发生在出现明显的抗肿瘤效应之前。此外，新病变的出现也可能来源于那些原先无法用影像学检测发现的微小肿瘤灶中大量淋巴细胞浸润所导致的局部炎症反应。根据WHO或RECIST标准，在肿瘤治疗过程中一旦发生PD应立即停止治疗。而对于肿瘤免疫治疗而言，如果肿瘤患者在初次评价时已达irPD，在病情没有急剧恶化的情况下仍需继续治疗并进行二次评价，因为肿瘤很有可能在irPD确定后4周内开始缩小，只有连续两次评价肿瘤负荷均有增加，并且大于25%才被认定为irPD。而对于那些肿瘤负荷下降缓慢，虽然超过25%但不足50%的irSD患者，irRC认为他们同样属于临床获益。因此，虽然irRC评估标准比传统WHO评估标准相比具有一定的进步，但是，该标准尚不能全面概括所有的临床疗效类型，仍需要进一步完善和开展更深入的研究（表9-34）。

表 9-34　irRC 与传统 WHO 标准相比

项目	WHO 标准	irRC
新发现可测量病灶（如≥5mm×5mm）	永远代表 PD	需要纳入总肿瘤负荷再评价是否进展
新发现不可测量病灶（如<5mm×5mm）	永远代表 PD	不定义为疾病进展
CR	在间隔不少于4周的两次连续的观察点均证实所有病灶消失	在间隔不少于4周的两次连续观察点均证实所有病灶消失
PR	在至少间隔4周的两次连续的观察点均证实所有可测量的病灶直径较基线下降50%及以上，未见新发病灶或其他病变进展	在至少间隔4周的两次连续观察点均证实总肿瘤负荷较基线肿瘤负荷下降50%及以上
SD	在两次连续的观察点检测到病灶直径较基线下降不足50%，或肿瘤直径增大不足25%，未见新发病灶或其他病变进展	在两次连续的观察点证实总肿瘤负荷较基线肿瘤负荷下降不足25%，或增加不足25%
PD	在任一观察点检测到病灶直径较基线增加至少25%，和（或）出现新发病灶，和（或）出现其他病变进展	在至少间隔4周的两次连续观察点的任一时间检测到总肿瘤负荷较基线肿瘤负荷增加至少25%

（五）乳腺癌生物免疫治疗问题与展望

近年来，对于肿瘤免疫应答机制的研究已经取得一些进展，免疫细胞治疗在临床抗肿瘤免疫方面有效的报道也越来越多。但是生物免疫治疗，还不能像手术、化疗和放疗等传统治疗一样在临床普及，目前还缺少足够的临床治疗病例来证明其在乳腺癌中的临床效果。但是其在乳腺癌综合治疗中，有效延长生存期及提高患者生存质量方面所显现出的作用愈来愈得到广大医患人员的瞩目。今后，需要基础与临床研究人员的紧密配合，应用肿瘤循证医学，为免疫细胞治疗在乳腺癌的临床应用与效果评定方面建立一些可供借鉴的客观、全面的标准。

生物免疫治疗特别是免疫细胞未达到预期的临床疗效。目前仍然存在一些亟需解决的问题：①体外扩增技术尚需进一步研究和完善，目前效应细胞增殖达到临床需要的数量级所需时间较长，且成本较高。另外，效应细胞到达体内后无法发挥体外实验中的杀伤能力，这可能与体内复杂的生理及免疫环境有关。②肿瘤患者具有明显的个体差异性，如何根据不同的肿瘤类型、分期选择合适的免疫细胞治疗方案也是临床工作中面对的难题。③免疫细胞治疗回输后在体内的作用机制尚未完全阐明。④免疫细胞治疗如何序贯联合应用不同的治疗方法使疗效最大化还有待进一步研究。⑤免疫细胞治疗的给药途径、应用时机、治疗方案、评估标准等问题有待进一步探讨。另外，肿瘤免疫治疗还要考虑免疫细胞本身、肿瘤微环境、肿瘤细胞的识别及其与免疫细胞间的相互作用。

临床工作中，过继性免疫细胞治疗还存在许多问题。首先是给药途径，临床上包括静脉注射、皮内注射、皮下注射、淋巴结注射等，多项研究表明各种给药途径均可激活 T 细胞免疫应答，但其反应的质量和抗原特异性抗体的诱导与免疫途径具有相关性，究竟何种免疫方法和采用多大剂量的 DC 治疗才能取得最大的治疗效果仍没有确定。其次，在肿瘤的临床免疫治疗中，免疫佐剂的使用也是受到关注的问题，临床上多给予细胞因子 IL-2 以及中药抗肿瘤药物以加强免疫治疗的效果。再次，对于免疫治疗的间隔时间及疗程，目前还没有一个完备的标准及评价体系，仍在探讨中。另外，从技术方面来看，免疫细胞疗法包括细胞分选、体外扩增、基因工程技术处理、将处理后的 T 细胞回输于患者体内四个治疗步骤，是一种一对一的个性化治疗手段，必须从患者体内抽血，培养之后回输到体内。这与大药厂所熟悉的商业模式是完全不一样的，目前还未能找到规模化生产的方式。在管理方面，由于目前国内监管缺位，市场混乱，我国细胞治疗市场发展无序。目前美国细胞免疫治疗是按药审批，欧洲主要是按技术审批，日本是备案制，而我国目前是按第三类医疗技术审批，质量控制和疗效差别大，未来监管有待加强。

无论如何，生物免疫治疗在基础研究和临床应用中都已取得进步。以体细胞为基础的免疫细胞治疗联合乳腺癌的综合治疗体系可改善肿瘤微环境，增强肿瘤内部的抗肿瘤免疫应答；另外，体外培养的免疫活性细胞绕过了体内免疫系统中复杂的负性调控系统的影响，活性和杀伤力更强。随着分子生物学、免疫学及基因工程学的飞速发展，生物免疫治疗作为肿瘤综合治疗的手段之一必然发挥重要作用。

（刘丽华　贾云泷）

十一、中医中药治疗

中医治疗乳腺癌已有上千年的历史。乳腺癌归于中医"乳岩"的范畴。其特点是乳房部出现无痛、无热、皮色不变而质地坚硬的肿块，推之不移，表面不光滑，凹凸不平，或出现乳头溢血，晚期溃烂，凹如泛莲。目前治疗乳腺癌的方法日益增多，在乳腺癌的综合治疗中，中医药具有重要的地位。无论是单独中医药治疗还是术后调理，治疗乳腺癌并发症、放化疗副反应，以及干预内分泌药物治疗的不良反应等，中医药均可取得良好效果，具有不可替代的优势。下面从辨证论治，常用中成药，治疗乳腺癌转移，治疗手术、放疗、化疗毒副反应及并发症，干预内分泌药物治疗的不良反应，情绪调控、日常锻炼等方面展开论述。

（一）辨证论治

需要说明的是，随着患者接受现代医学的各种治疗及疾病发展的不同阶段，疾病证型也会相应发生变化，本节所论述证型为基本证型，多为未接受现代医学治疗所表现出的证型，临床时需知常达变，灵活运用。

1. 肝气郁结

证候：肿块胀痛，经期不准或经期乳房胀痛，情绪抑郁或急躁，胸闷太息，胁肋胀痛，遇精神刺激则症状加重，苔薄白，脉弦有力。

治法：疏肝解郁佐以化痰散结。

方药：柴胡疏肝散（《景岳全书》）加减。

醋柴胡 15g，醋香附 15g，枳壳 15g，陈皮 10g，川芎 10g，郁金 10g，醋青皮 10g，全瓜蒌 30g，山慈菇 10g，当归 15g，橘叶 15g，海藻 15g，露蜂房 10g。

方中用醋柴胡，醋香附疏肝理气解郁为君；青皮疏肝破气，散结消滞；郁金活血止痛，行气解郁；橘叶疏肝行气，消肿散结，三味药均能辅助君药疏肝解郁共为臣；当归配白芍养血敛阴，柔肝养肝使肝之疏泄条达顺畅，瓜蒌宽胸理气化痰，海藻消痰软坚以散结，山慈菇解毒散结，川芎活血祛瘀，行气开郁，陈皮理气化痰共为佐；柴胡引诸药至病所兼为使。柴胡、香附、青皮醋炒后更易入肝经，同时避免理气药辛香走窜而伤肝阴。

414

加减:兼见心烦急躁、口苦口干、尿黄便干、舌红苔黄、脉弦数等气郁化火之象,酌加栀子黄芩龙胆草等清肝之品;如有胁痛、肠鸣、泄泻者,为肝气横逆,脾失健运之证,酌加白术、茯苓、泽泻、薏苡仁以健脾止泻。

2. 肝郁化火

证候:乳房肿块,质硬,心烦易怒,便干溲赤,口苦咽干,舌红苔黄,脉弦数。

治法:解郁清肝,佐以活血软坚。

方药:清肝解郁汤(《外科正宗》)加减。

药用陈皮 15g,白芍 15g,当归 15g,川芎 15g,生地黄 15g,半夏 15g,香附 15g,青皮 12g,远志 12g,茯神 12g,浙贝母 12g,桔梗 12g,甘草 8g,栀子 8g,穿山甲(研末冲服)3g,龙葵 10g,漏芦 10g,山慈菇 10g,牡蛎 20g,鳖甲(先煎)20g。

方中香附疏肝理气,青皮疏肝破气、散结消滞,栀子清肝热共为君;川芎通达气血、活血行气开郁,龙葵、漏芦、山慈菇清热解毒散结,四药协助君药解郁清肝共为臣;白芍、当归、生地黄养血敛阴柔肝以配合香附、青皮疏肝解郁,生地黄兼能凉血清热,陈皮理气化痰,半夏、浙贝母化痰散结,穿山甲活血通络,牡蛎、鳖甲软坚散结共为佐;桔梗祛痰兼载药上行为使。

加减:肝火上炎而见头痛、目赤、耳鸣者,加菊花、钩藤、刺蒺藜清热平肝;热盛伤阴者,加麦冬、山药滋阴健脾。

3. 热毒蕴结证

证候:乳房肿块、疼痛、红肿,甚则破溃翻花,血水外渗恶臭,溃难收口,或发热,小便黄赤,大便秘结,舌红或暗红,苔黄腻,脉滑数。

治法:清热解毒,化瘀消肿。

方药:五味消毒饮(《医宗金鉴》)合桃红四物汤(《医宗金鉴》)加减。

金银花 30g,蒲公英 15g,紫花地丁 15g,野菊花 15g,桃仁 20g,红花 15g,赤芍 15g,当归 25g,白花蛇舌草 20g,半枝莲 20g,土茯苓 15g,山慈菇 8g,漏芦 15g。

方中金银花两清气血热毒为君,公英、紫花地丁、野菊花、白花蛇舌草、半枝莲、山慈菇、漏芦均各有清热解毒之功,合用则清热解毒之力尤强为臣;桃仁、红花、赤芍、当归活血化瘀,以消肿散结为佐使。

加减:便秘者,加大黄以通腑泄热。

4. 气滞血瘀

证候:乳房肿块,疼痛,质地坚硬,有情志抑郁史,经血色暗有血块或伴痛经,面色晦暗,胸闷,太

息,舌或有瘀斑瘀点,苔微腻,脉弦涩。

治法:行气活血,祛痰散结,佐以解毒。

方药:理气活血散结汤(经验方)加减。

醋柴胡 15g,枳壳 15g,白芍 15g,当归 15g,川芎 15g,三棱 15g,莪术 15g,穿山甲(冲)3g,海藻 15g,昆布 15g,生瓦楞子 20g,海蛤壳 20g,川贝母 15g,白芥子 15g,山慈菇 8g。

方中川芎、三棱、莪术、穿山甲,活血化瘀散结为君;海藻、昆布、生瓦楞子、海蛤壳、川贝母、白芥子消痰化痰,软坚散结为臣,当归、白芍、柴胡、枳壳柔肝疏肝理气为佐,山慈菇解毒散结为使。

加减:若嗳气、恶心、脘闷不舒,为肝胃不和,胃失和降,酌加半夏、陈皮、生姜以和胃降逆。

5. 寒凝痰结

证候:乳中肿块,皮色不变,口中不渴,舌淡苔白,脉沉细。

治法:温阳补血,散寒祛痰。

方药:阳和汤(《外科证治全生集》)加减。

熟地 15g,肉桂 8g,麻黄 4g,鹿角胶 10g,白芥子 10g,姜炭 5g,生甘草 8g,土贝母 15g,全蝎 6g,姜黄 10g。

本方所治乳岩属阳虚营血不足,寒凝痰滞痹阻于乳络而成。方中重用熟地黄温补营血,鹿角胶填精补髓,助熟地黄以养血为君;寒凝痰滞,非温通经脉不足以解散寒凝,故以炮姜、肉桂温中有通为臣;麻黄开腠理以达表,白芥子、土贝母、姜黄祛痰散结为佐;甘草解毒、调和诸药,全蝎通络为使本方既温补营血不足,又解散阴凝寒痰,使其阴破阳回,寒消痰化。对阳和汤的应用,古代医家马培之曾言:"此方治阴证,无出其右,乳岩万不可用!"证若确系寒凝痰结,阳和汤不妨用之,马氏之说可作参考。

6. 痰瘀互结

证候:乳房肿块,质硬或痛,皮色晦暗或紫,时而有痰,肢体酸沉,口唇爪甲紫暗,痛经或闭经、经色暗或有血块,舌淡暗或紫、有瘀斑瘀点,苔白滑或白腻,脉弦、滑或细涩。

治法:化痰活血,理气散结。

方药:海藻玉壶汤(《医宗金鉴》)合血府逐瘀汤(《医林改错》)加减。

海藻 15g,昆布 15g,浙贝母 15g,半夏 15g,陈皮 15g,青皮 10g,当归 15g,桃仁 15g,红花 10g,川芎 15g,川牛膝 15g,王不留行 15g,穿山甲(冲)3g。

方中海藻、昆布、浙贝母、半夏化痰,软坚散结为君,当归、桃仁、红花、川芎、川牛膝、王不留行、穿山甲活血化瘀,通络散结为臣;青皮、陈皮理气化痰为

佐使。

7. 冲任不调

证候:乳房肿块胀痛,腰膝酸软,月经不调,烦劳体倦,五心烦热,头晕耳鸣健忘,口干咽燥,舌质红,苔少,脉细或细数无力。

治法:补益肝肾,调理冲任。

方药:左归丸(《景岳全书》)加减。

熟地黄30g,山药15g,山茱萸15g,枸杞子15g,鹿角粉(冲)5g,川牛膝15g,龟板(先煎)30g,菟丝子15g,香附15g,枳壳15g,当归15g,川芎10g,山慈菇8g,莪术15g。

左归丸滋补肝肾;佐以香附,枳壳疏理气机,当归补血养肝,川芎为血中之气药,既能活血祛瘀,又能行气开郁;莪术活血祛瘀,行气止痛,山慈菇解毒散结。以上诸药合用共奏调理冲任之效。

加减:失眠者,加酸枣仁、柏子仁、夜交藤养心安神;盗汗者,加煅龙牡、浮小麦收敛止汗。

8. 气血两虚

证候:头晕目眩,面色晄白,神疲乏力,气短懒言,或肿块溃烂,血水淋沥,舌质淡或淡胖,苔白,脉虚弱。

治法:益气养血,解毒散结。

方药:十全大补汤(《太平惠民和剂局方》)加减。

党参20g,茯苓20g,白术15g,炙甘草10g,当归20g,川芎15g,白芍15g,熟地黄15g,黄芪30g,肉桂8g,山慈菇8g,露蜂房10g。

方中黄芪,四君子汤补气,四物汤益气养血为主;少量肉桂配入补气养血药中,有温运阳气、鼓舞气血生长的作用;山慈菇、露蜂房解毒散结共为佐使。

加减:若气虚卫表不固,自汗、易感冒,应重用黄芪,加防风、浮小麦益气固表敛汗;脾虚湿盛泄泻或便溏者,当归减量,加薏苡仁、炒扁豆健脾祛湿。

9. 气阴两虚

证候:乳房肿块,质硬,伴食欲不振,少气懒言,头晕目眩,疲倦乏力,口咽干燥,五心烦热,潮热,盗汗,舌质淡或红,苔薄或少苔,脉弱或细数。

治法:益气养阴,解毒散结。

方药:益气养阴散结汤(经验方)加减。

药用沙参20g,麦冬15g,天冬15g,女贞子15g,制何首乌15g,五味子10g,石斛15g,玉竹15g,黄芪8g,太子参15g,生晒参10g,山慈菇8g,露蜂房10g。

方中黄芪、太子参、生晒参益气养阴为君;沙参、麦冬、天冬、女贞子、制何首乌、五味子、石斛、玉竹养

津液精血为臣,山慈菇、露蜂房解毒散结为佐使。

加减:潮热甚者,加秦艽、银柴胡、白薇清退虚热;自汗多者,加浮小麦、煅牡蛎、糯稻根固表敛汗。

(二)常用中成药

古方、成药在乳腺癌的治疗中有一定疗效,应注意发掘,深入研究。兹略述几种如下:

犀黄丸(《外科证治全生集》):由牛黄、麝香、乳香、没药组成。具有清热解毒、活血散瘀、消肿止痛之效。适用于辨证属于热毒壅结者。每次3g,每日2次。

醒消丸(《外科证治全生集》):由乳香、没药、麝香、雄黄组成。黄米饭为丸。本方解毒消肿、活血定痛,其清热解毒作用弱于前方。

小金丹(《外科证治全生集》):由白胶香、制草乌、五灵脂、地龙、木鳖、乳香(去油)、没药(去油)、当归身(酒炒)、麝香、墨炭组成。功用化痰祛湿、祛瘀通络。适用于辨证属于痰瘀互结者。每次2~5丸,一日2次。

蟾酥丸(《外科正宗》):由蟾酥、轻粉、枯矾、寒水石(煅)、铜绿、乳香、没药、胆矾、藿香、雄黄、蜗牛、朱砂组成。功用解毒消肿、活血定痛。适用于辨证属于血瘀毒结者。每次服3丸,一日2次。

上述中成药多属祛邪之峻药,临床应用时应慎重,视患者体质状态而用药,在邪实且正不虚的情况下方可使用,且应注意中病即止。正气大亏、脾胃虚弱者,孕妇等慎用。

(三)乳腺癌转移的治疗

1. 骨转移 患者如见受累骨骼持续性疼痛、夜间常加剧,痛如针刺,消瘦神疲,舌质晦暗,苔薄,脉沉涩或沉细。益肾壮骨,活血止痛,归肾丸加减。熟地黄,山茱萸,山药,枸杞子,杜仲,菟丝子,续断,怀牛膝,茯苓,当归,桃仁,香附,延胡索,山慈菇,白花蛇舌草,蜀羊泉;痛入骨髓,彻夜难眠者加蜈蚣、僵蚕;血瘀重者加三棱、莪术。

2. 脊髓压迫症状 多发于胸段脊髓,椎板减压术可减轻症状,有少数病例可同时切除肿瘤,术后辅助放疗。可配合中药地黄饮子加减,地黄饮子加全蝎、地龙、僵蚕、姜黄。

3. 肺转移 如咳嗽,痰中带血或咯血,胸痛,舌质红,苔薄黄,脉细数者,治以滋阴润肺,化痰解毒,用百合固金汤加减。药用百合,生地黄,熟地黄,麦冬,玄参,浙贝母,桔梗,仙鹤草,藕节,鱼腥草,徐长卿,白花蛇舌草,半枝莲,甘草。

4. 胸腔积液 患者见气急气短,胸闷,咳嗽引胸胁痛,或胸背掣痛不得息,全身无力,舌淡苔白,脉

沉弦,治以益气理气,化痰逐饮法,葶苈大枣泻肺汤加味,药用葶苈子,大枣,桑皮,香附,旋覆花,芦根,桃仁,薏苡仁,陈皮,姜半夏,桂枝,茯苓,猪苓,泽泻,白术,紫菀。

中医外治:中药膏剂外敷,生黄芪60g,牵牛子20g,桂枝10g,猪苓20g,莪术30g,桃仁10g,薏苡仁60g,车前子20g,大腹皮20g,熬制浓缩添加赋形剂,保存于200ml瓶中,摊于纱布上敷于胸腔积液对应体表处。

5. 肝转移 若患者面目俱黄,胁痛腹胀,纳少呕吐,大便秘结,小便黄,伴有腹水,舌红苔黄腻或白腻,脉弦,治以清肝利胆,养肝健脾,用茵陈蒿汤合六君子汤加减。药用茵陈,栀子,大黄,党参,茯苓,白术,山药,延胡索,香附,白花蛇舌草,蚤休,蜀羊泉,徐长卿。

6. 脑转移 在西医治疗的同时,患者若见头痛,神昏,视物模糊,抽搐,甚至昏迷,舌红而干,脉弦数,可试用育阴潜阳,祛风解毒,以羚角钩藤汤加减。药用羚羊角粉,钩藤,生地黄,竹茹(姜制),僵蚕,天麻,川芎,珍珠母,白花蛇舌草,龙齿,石决明,蜀羊泉,蚤休。肝肾阴虚者加山茱萸、熟地黄;抽搐者加全蝎、蜈蚣、地龙;热毒内盛加水牛角、葛根、黄芩;气虚痰壅加西洋参、石菖蒲、郁金、莱菔子。

中医外治:肝火上炎者可耳尖放血平肝泄热。若脑转移引起脑水肿,证见头晕、头痛、视物模糊、走路不稳等,甚者出现喷射性呕吐,在现代医学常规处理基础上可给予细辛3g、川椒目10g、生黄芪10g、桂枝10g、龙葵10g研粉醋调敷于头顶百会穴,并每天艾灸百会穴半小时。

(四)手术后并发症的治疗

手术治疗是乳腺癌的主要治疗方法之一,手术后可出现淋巴水肿、切口不愈合等并发症。

1. 淋巴水肿 术后较常见,水肿程度可分为三度:Ⅰ度出现肿胀有凹陷,抬高肢体肿胀减轻;Ⅱ度质地较硬,无凹陷,皮肤指甲改变,脱毛;Ⅲ度象腿症,皮肤厚,有巨大皱褶。舌质多紫暗,舌脉轻度曲张。

治法:理气活血,通络除痹。

方药:身痛逐瘀汤。药用秦艽、川芎、桃仁、红花、甘草、羌活、没药、当归、灵脂、香附、牛膝、地龙。加丝瓜络、路路通、漏芦、王不留行、穿山甲,通经络、活瘀血。若发生患侧上肢肿胀时,加用利水消肿药,常用药物有路路通、水蛭、三棱、莪术、茯苓、泽泻等。

中医外治:亦可患肢先行向心方向刮痧,然后选取肿胀明显、皮肤较硬处点刺放血,拔罐拔出淤血浊水,最后放血处艾灸扶正通络。

2. 刀口不愈 中医认为乳腺癌根治术后创面不愈属"久不收口"范畴。患者常有心悸胸闷、神疲乏力等虚症,采用内治外治相结合的方法,疗效颇佳。常灵活运用托、补二法。

治法:益气活血,托里透脓。

方药:托里透脓汤。药用人参、白术、穿山甲、白芷、升麻、甘草、当归、黄芪、皂角刺、青皮。

中医外治:刀口处艾灸。

珍珠散(经验方):煅白石脂9g,煅石决明7g,煅龙骨15g,冰片3g,煅珍珠3g,共研为细末,装瓶备用。功效:生肌收敛。适用于手术切口溃疡不收者,用法:将药沫洒于伤口外贴红油膏。

红油膏(经验方):凡士林30g,九一丹30g,铅丹4.5g;先将凡士林烊化,将两丹调入和匀成膏,与纱布高压后备用。功效:祛腐生肌。适用于乳腺癌术后切口溃疡不敛。用法:外涂。

(五)化疗毒副反应的中医治疗

中医药配合化疗的目的在于减轻其毒副反应,保持机体内环境的稳定和良好的体质状况,提高化疗完成率及远期疗效。化疗期间以减轻毒副反应为主,不用抗肿瘤中药。针对不同的化疗反应,选用不同的中药,以最大限度地降低化疗的反应,保证整个化疗进程的顺利完成。

1. 胃肠道反应 恶心、呕吐、纳差、便溏等胃肠道反应,舌淡红,苔薄白或微腻、脉弦滑等。

治法:和胃降逆,益气运中。

方药:六君子汤合旋覆代赭汤。药用人参、白术、茯苓、炙甘草、陈皮、半夏、旋覆花、代赭石、生姜、半夏、人参、甘草、大枣。

中医外治:针刺内关、足三里、上巨虚、下巨虚、中脘。便溏者可艾灸神阙穴。

2. 骨髓抑制 面色苍白无华,身倦乏力,头昏目眩,心烦,舌淡体胖,苔白,脉沉细乏力。

治法:大补气血,健脾益肾。

方药:调营饮。药用白芍、川芎、当归、熟地、山药、山萸肉、何首乌、丹参等。

中医外治:白细胞低下可艾灸中脘、气海、关元、足三里,并附片、血竭、当归、干姜、肉桂、冰片、黄芪等份,研细末,取适量,敷脐,外用艾条灸治,每日1次,每次1小时。

以上方法适用于骨髓抑制辨证属于气血虚弱者,需要说明的是并非所有的白细胞低下属于虚证,临床患者化疗后白细胞低下,且脉弦滑,苔黄腻,辨证属于湿热蕴结者亦不在少数,此时不可拘泥于温补气血,应辨证给予清热利湿之品。

血小板降低可予后背双侧膈腧、肝腧、肾腧刺血拔罐。

3. 肾功能损伤 常见腰酸乏力,尿少水肿,肾功能检查尿素氮、肌酐升高。舌黯淡,苔薄白,脉沉细无力。

治法:补肾活血,利尿解毒。

方药:肾气丸加减。药用熟地黄、山药、山茱萸、泽泻、茯苓、丹皮、桂枝、炮附子。加泽泻、大黄、丹参、益母草、泽兰、桃仁、三七粉等,活血化瘀,以利毒素排除。

4. 毛发脱落 患者常伴有倦怠乏力,神疲懒言,腰膝酸软,两目干涩,舌质黯淡,脉弦细。

治法:滋补肝肾,去瘀生新。

方药:杞菊地黄丸。药用枸杞子、菊花、熟地黄、山萸肉、牡丹皮、山药、茯苓、泽泻。益精生发加何首乌、女贞子、黑芝麻、旱莲草等。祛瘀药加当归、桃仁、丹参等。

5. 肝损害 谷丙转氨酶增高,恶心,厌油腻,纳差乏力,肝区不适,腹胀便溏,或皮肤黄疸,尿黄,舌红苔白,脉弦。

治法:疏肝健脾,理气化湿。

方药:六君子汤合茵陈蒿汤。药用人参、白术、茯苓、炙甘草、陈皮、半夏、茵陈、栀子、大黄等。

6. 心脏损伤 心前区疼痛,心悸胸闷,气急气短,少气懒言,舌淡苔白,脉细弱。

治法:益气养心,养阴生津。

方药:天王补心丹加味。药用生地、人参、元参、天冬、麦冬、丹参、当归、党参、茯苓、石菖蒲、远志、五味子、酸枣仁、柏子仁、黄芪、桔梗。

7. 化疗药外漏所致静脉炎

溃疡油外敷(李佩文教授验方):紫草60g,当归60g,红花60g,生黄芪60g,生大黄60g,白及60g,清香油煎煮半小时,留油备用,涂于患处。

(六)放射治疗的减毒增效作用

放射治疗在乳腺癌的治疗中有重要作用,虽近年来有了很大进展,但还是不可避免一些毒副反应,常表现为炎症反应、消化道反应、骨髓抑制等。这些反应轻则造成患者的痛苦,重则可终止治疗,直接影响患者的生存质量及疗效。中医药在减轻放疗毒副反应,增强疗效方面有其优势。

1. 放疗增敏 使用活血化瘀药可以改善细胞的携氧能力,从而使放疗增敏,常用药为黄芪、太子参、当归、赤芍、生地、红花、莪术等。

2. 放射性皮炎 皮肤灼热、疼痛,进而脱皮屑,

脱皮毛,瘙痒难忍,则皮肤皲裂、渗液,舌质红,舌苔黄或腻,脉细数。

治法:益气凉血,清热解毒。

方药:金银花、野菊花、蒲公英、生地、黄芪、当归、白鲜皮、丹皮、大青叶等。

中医外治:《外科正宗》生肌玉红膏,由当归、白芷、白蜡、轻粉、甘草、紫草、血竭、麻油等组成。应用于放射性皮肤溃疡日久不愈,术后切口感染或皮瓣坏死,晚期乳腺癌肿瘤破溃。摊于纱布上敷贴。

3. 放射性肺炎或肺纤维化 咳嗽,痰黄不易咳出,胸闷气短,口渴喜饮,舌暗红有瘀斑,脉沉细数。

治法:养阴清肺,化痰通络。

方药:百合固金汤合千金苇茎汤。药用生地黄、熟地黄、当归身、芍药、甘草、百合、贝母、麦冬、桔梗、玄参、芦根、薏苡仁、冬瓜子、桃仁。

4. 放射性食管炎 出现进食梗噎感,食管烧灼感,食不下咽,入食即吐。

治法:滋阴润燥,活血止痛。

方药:沙参麦冬汤合益胃汤。药用北沙参、玉竹、麦冬、天花粉、扁豆、桑叶、生甘草、生地。加桃仁、丹参活血祛瘀。

(七)内分泌治疗不良反应的中医治疗

近年来,乳腺癌内分泌治疗在基础和临床研究方面均取得了丰硕成果,内分泌药物治疗的不良反应也越来越引起临床医生的广泛重视,运用中医药干预内分泌药物治疗的不良反应取得了良好的效果。

1. 类更年期综合征 又称停经综合征,为抗雌激素药物作用于其他器官而产生类似于绝经期的症状。汗出,腰膝酸楚、目睛干涩、记忆力减退、潮热汗出、夜寐不宁。

治法:滋补肝肾,调和脏腑。

方药:地黄丸加减合二仙汤加减。药用熟地黄、山萸肉、山药、泽泻、丹皮、茯苓、仙茅、仙灵脾、巴戟天、当归、黄柏、知母。心情烦躁、胸中烦闷、胁肋疼痛、睡眠辗转,善太息,舌质偏暗,脉弦时,可辨证为肝气郁滞证。治以疏肝理气、柔肝养阴,常以逍遥散加减。

2. 骨质疏松 其发生的关键是雌激素下降所致的骨质代谢失衡。腰膝疼痛,久则肢节屈伸不利,或麻木不仁。

治法:补肝肾,益气血,止疼痛。

方药:独活寄生汤。药用独活、桑寄生、杜仲、牛膝、细辛、秦艽、茯苓、肉桂、防风、川芎、人参、甘草、当归、芍药、干地黄。骨关节痛加五灵脂、牛膝等,腰

酸乏力加杜仲、狗脊、女贞子、旱莲草、菟丝子、补骨脂等。

3. 卵巢囊肿　可出现小腹坠胀、疼痛，白带增多，腹部触诊可触及包块。

治法：活血祛瘀，行气止痛。

方药：少腹逐瘀汤。药用小茴香、干姜、延胡索、没药、当归、川芎、官桂、赤芍、蒲黄、五灵脂。

（八）情绪调控，日常锻炼

良好的情绪在肿瘤患者的康复过程中非常重要，对于乳腺癌患者更是如此，大量观察发现，乳腺癌患者多为情绪急躁、易怒者，或者情绪出现大的波动后，病情急转直下，出现多发转移。

中医的音乐疗法对患者情绪调控具有很好的作用。祖国医学的经典著作《黄帝内经》两千年前就提出了"五音疗疾"。《史记》云："故音乐者，所以动荡血脉，通流精神而和正心也。"中医的音乐疗法是根据宫、商、角、徵、羽5种民族调式音乐的特性与五脏五行的关系来选择曲目，进行治疗的。其中角调式乐曲构成了大地回春、万物萌生、生机盎然的旋律，曲调亲切爽朗，具有"木"之特性，可入肝。当遇到挫折、情绪极度恶劣时，应听角调式音乐，如《春之声圆舞曲》《蓝色多瑙河》《江南丝竹乐》；在情绪急躁发火时，应听些羽调式音乐，如小提琴协奏曲《梁祝》《二泉映月》《汉宫秋月》等，能缓和、制约、克制急躁情绪。

"恬淡虚无，正气从之，精神内守，病安何来。"（《内经》）而太极拳、易筋经、八段锦等中国传统运动要求形神一体，舒缓松静，与《内经》所讲的恬淡虚无、精神内守正是不谋而合，对于肿瘤患者的康复至关重要，可指导患者坚持练习，大有裨益。

（李晶　赵伟鹏）

十二、局部微创治疗

（一）概述

乳腺癌的实质是一类"乳腺组织细胞 DNA 发生异常变异，并引起局部组织无序生长的全身性疾病，目前认为是一种可控制的慢性疾病"。由于人们对乳腺癌的病因、发病机制等还没有完全揭示，所以在治疗上也有一定的局限性。传统的治疗以手术、化疗、放疗三种方法为主，在一定时期发挥了极其重要的作用，取得了很大的成绩，但随着医学科学的发展和人们对科学治疗的不断追求，其弊端逐渐显现。

例如手术疗法，对于早期肿瘤可取得根治性效果，但中晚期肿瘤往往失去了最佳手术时机，治疗中常常广泛切除周围组织，极易导致身体缺陷，造成患者不应有的身心创伤。

放、化疗的方法，在治疗中既杀伤了肿瘤细胞，又对人体的正常组织和免疫系统造成一定损害，往往导致严重的过度治疗。

众多的实践证明，传统的治疗方法，既没有降低死亡率，也没有增加生存率，已经不能完全适应人们对乳腺癌治疗的需要和期望。

近年来出现的肿瘤微疗法（亦称微疗）是一种既能有效杀灭癌细胞又能尽量保护正常组织，同时还能提高全身免疫力的治疗肿瘤的全新方法。该方法借助 CT、MRI、B 超等影像设备的导向，以肿瘤为靶子，利用经皮穿刺技术，直接将穿刺针扎到肿瘤内部，通过穿刺针，把物理性、化学性或放射性的能源送到肿瘤内部，达到杀灭肿瘤的目的。其优势是只扎针，不开刀，创伤小，痛苦少，较安全，疗效高。由于有影像设备导引的精确定位，可以进行精确治疗，所以并发症少，疗效确切。另一优势是不但可治疗各种原发乳腺肿瘤，还可治疗术后复发又不愿或不能二次手术的肿瘤和全身各处的转移瘤。早期肿瘤可以根治，晚期肿瘤可达到消除肿瘤负荷，增强机体免疫力的效果。

因为微疗只是局部治疗，没有全身的毒副作用，对患有高血压、糖尿病、心脏病的高龄肿瘤患者，甚至不能或不愿手术、化疗、放疗或疗效不好的"顽固性肿瘤"也能治疗，也有确切的疗效，可使患者从微疗中减轻痛苦，有效延长生存期。

肿瘤"微疗"是一种非常有挑战性的治疗肿瘤的新模式，是一种集先进的医学影像技术、组织间放射治疗技术，各种物理疗法、药物疗法、生物疗法、基因技术和其他高新技术为一体的现代肿瘤治疗方法，很大程度上可以满足患者对形体美的追求，极大地改变目前乳腺肿瘤治疗的现状，具有良好的应用前景。但是微疗与手术、化疗、放疗一样，也不可能是唯一的或是万能的方法，在乳腺肿瘤的治疗时，还必须结合传统的放疗、化疗、手术方法和中医中药、分子靶向治疗、生物治疗等，对乳腺肿瘤病人进行规范化、个体化的序贯综合治疗，才能真正达到以病人为中心的最合理、最正确的治疗目的。

（二）乳腺癌微疗法的适应证和禁忌证

乳腺癌有多种微创治疗手段，其适应证和禁忌证都基本相同，现总结如下。

1. 微疗的适应证

（1）孤立的小的侵袭性乳腺癌，不适宜或不愿手术或放化疗者。

（2）Ⅲ期和Ⅳ期乳腺癌不能常规手术治疗者。

（3）复发性乳腺癌伴全身广泛性转移者。

（4）对化疗、放疗、内分泌治疗无效者，都可考虑应用微创治疗。

2. 微疗的禁忌证

（1）肿瘤广泛转移，同时全身情况很差，恶病质明显者。

（2）凝血功能障碍，有出血倾向者。

（3）心、肺、肝、肾功能较差，不能耐受微疗手术者。

（4）乳腺侵袭性导管癌伴有多发小癌灶者，不宜做微疗。

（5）退行发育性乳腺癌（Anplastik breast cancer）冷冻治疗后可加速发展，不适宜做冷冻消融治疗。

（三）乳腺癌微疗时的导向设备

由于乳腺位于胸部表浅的位置，所以在做乳腺肿瘤的微疗时，最常使用的影像导引设备是彩超，此外还可以利用CT和MRI进行导向。

（四）乳腺癌微疗术前准备和术后处理

乳腺癌术前准备：要检查血常规，肝、肾功能，凝血全套，肿瘤标志物，心电图，胸部CT（平扫+增强）。术前6小时禁食，术前半小时肌内注射止血针和止痛针。

乳腺癌术后处理：要严密观察2小时，及时对症处理即可。一般无明显并发症。除有暴露创面的病例外，一般不主张常规使用抗菌药物。

（五）各种乳腺癌微疗手段的特色

1. 乳腺肿瘤内放射性粒子^{125}I植入术

（1）原理：放射性粒子^{125}I近距离治疗肿瘤是指将微型放射源（以上海欣科医学公司生产的放射性^{125}I粒子为例，外形为圆柱形钛合金封装体，直径为0.8mm，长度为4.5mm，γ射线能量27-35kev，组织半价层是17mm，半衰期60.2d，放射性活度为0.3~0.9mCi）永久性地植入肿瘤内或受肿瘤浸润的组织中，包括其淋巴扩散的途径等组织内。其生物学机制主要为放射线直接使肿瘤细胞DNA的单链和双链断裂，细胞凋亡，肿瘤遭受毁灭性杀伤，其次是放射线对机体内水分子的电离，产生的自由基与生物大分子相互作用，引起组织细胞的损伤。它的放射生物学优势在于：肿瘤局部剂量高，周围组织剂量低；持续的照射可明显减少肿瘤的再增殖；近距离照射时乏氧细胞放射抵抗力低。另外，乳腺肿瘤内放射性粒子^{125}I植入术还具有不受大型放疗设备及场所控制，易于开展；靶器官定位准确、创伤小、术

中不出血或少出血、正常组织损伤少以及住院时间短等优点。

基于这些优势，放射性粒子^{125}I近距离治疗应用越来越普遍，已成为乳腺癌治疗中不可缺少的治疗方法。临床常见乳腺癌根治术后，在胸壁肿瘤床以及可能发生癌转移的路径中应用。

（2）临床应用：在用放射性粒子^{125}I治疗乳腺癌前，将肿瘤区薄层CT扫描图片传入放射性粒子植入治疗计划系统（treatment planning system，TPS），勾画肿瘤靶区及危及器官，给出处方剂量、进针路径及粒子活度，利用TPS自动计算或人工布源确定粒子数目及分布，然后计算放射剂量在体内组织间的空间分布。术后通过植入的粒子重建验证治疗计划，进行质量评估和剂量测定分析。

放射性粒子^{125}I治疗乳腺癌的方法有两种：

1）经皮穿刺植入法：在B超或CT导向下准确地将粒子针穿刺入病灶，再用粒子枪把粒子均匀地植入到病灶内，粒子放置的位置最好超过肿瘤边缘1厘米左右，可以起到预防局部病灶复发的作用。同时还要在前哨淋巴结和腋窝淋巴结处预植一些粒子，这样可以很好地预防肿瘤细胞沿淋巴途径转移。如果这些部位已有肿大转移的淋巴结，也应把放射性粒子植入进去同时治疗。在植入粒子时，应注意粒子距离皮肤最好在1厘米以上，以防止引起皮肤放射性损伤。放射性粒子^{125}I植入后2个月内病灶可完全消失，只剩下粒子，还可以维持8个月左右持续放射少量的γ射线，以防止肿瘤复发。

另外对有些晚期菜花状的病灶，在不适合手术时，可采取"釜底抽薪"的植入方法，即只在肿瘤基底部一周植入一圈粒子，肿瘤内部可不植入粒子，肿瘤也能很快坏死脱落。当创面健康时，可再植皮消灭创面。

2）手术中植入^{125}I粒子：在乳腺癌手术中，在乳腺和腋窝淋巴结病灶切除后，可将放射性粒子^{125}I撒布到原病灶处，并用附近的软组织覆盖固定后再缝皮。这对于乳腺癌术后预防局部复发，以及预防淋巴结转移有很好的应用前景。

对位于乳腺内侧象限的肿瘤，除在肿瘤床布源外，重点还放在患侧第2~5肋间隙处，以杀死可能转移到乳内淋巴结的癌细胞；而对乳房外侧限的肿瘤，处在肿瘤床、腋窝侧壁布源外，重点放在锁骨上下部位以杀死可能转移的肿瘤细胞。

乳腺癌患者进行放射性粒子治疗后，局部只有一个针眼，因此从对乳房美容的角度来说是最好的选择。本法一般没有任何不良反应，手术后应穿含

铅的防护背心预防放射性粒子的辐射影响。此外还应注意半年内避免与其他人紧密接触，一般相隔1米距离即可。

此外，用放射性粒子还可以分别治疗乳腺癌晚期发生的转移到肝脏、肺脏、骨骼甚至脑内的转移瘤病灶，既安全、疗效又确切，有很大的临床应用价值。

2. 氩氦冷冻消融术

（1）原理：氩氦冷冻消融术是籍氩气在针尖急速膨胀产生制冷作用，在15秒内将病变组织冷冻至-170℃左右，使肿瘤细胞内形成冰晶，导致其损伤和死亡，而再启动氦气迅速复温至零上20℃左右，从而施行快速热疗，又更进一步加重肿瘤细胞的崩解、凋亡。此外，氩氦冷冻消融术还具有免疫调节作用，其具体的机制为：①氩氦刀治疗后肿瘤负荷减少，参与正向免疫调节作用的Th1细胞因子IFN-γ分泌增多，而负向免疫调节作用的Th2细胞因子IL-6减少，机体抗肿瘤免疫功能得到增强；②残留或坏死的肿瘤组织能刺激机体产生抗肿瘤冷免疫抗体，特异性地提高机体细胞免疫功能，抑制肿瘤生长，杀灭残留癌细胞；③氩氦刀治疗可以增强树突状细胞抗原提呈作用，增强特异性T淋巴细胞的抗肿瘤作用。

氩氦冷冻消融术属纯物理治疗，无毒副作用，治疗过程微创，具有侵袭性小，不破坏乳房整体外观，治疗效果确切，无痛苦以及恢复快等特点。氩氦冷冻消融术最理想的治疗对象是小的孤立性侵润性乳腺癌，钼钯摄影显示肿瘤小于15mm，呈低密度、边缘清晰，超声上显示肿瘤后壁者，或用于不适宜或不能耐受手术或化疗的小乳腺癌。对Ⅲ期和Ⅳ期乳癌不能常规手术治疗者，或复发性乳腺癌伴多个或广泛性转移者，以及对放疗/化疗/内分泌治疗无反应者，可考虑予以氩氦冷冻消融术作为姑息治疗，增强综合治疗的效果，其目的包括制止溃烂瘤灶的出血，减少恶息的分泌物，减少瘤负荷，缓解剧烈的疼痛等，提高生活质量，延长生存时间。牛立志报道27例接受冷冻治疗的转移性乳腺癌患者中位生存期为43个月，相对TA方案化疗组患者的27个月有所延长。

（2）临床应用：氩氦冷冻消融术治疗时一般在B超、CT或磁共振引导下，局部麻醉后进行经皮穿刺，当氩氦针准确穿刺进入肿瘤体内后，首先打开氩气，在10秒内将病变组织冷冻至-140℃～-170℃。持续10～15分钟后，关闭氩气，再启动氦气急速加热，可使病变组织温度上升至零上20℃左右，从而施行快速热疗。持续3～5分钟之后，再重复一次以上治疗。此种双循环冷热逆转疗法，对病变组织的

摧毁尤为彻底。术中其降温及升温的速度、时间和温度，都由计算机精确设定和控制并通过机器上的屏幕明确显示。

整个冷冻过程中，冷冻区域的大小与形状，可持续应用超声监测探针位置和冰球大小。在超声上，冰球表现为不断增大的低回声圆形或椭圆形区，后方有浓密的声影。为监测靶组织内温度，可同时插入温差电偶针，在冷冻前将电偶针插至肿瘤中心和基底部以及邻近肿瘤的正常组织内，实时温度变化可同时显示在氩氦冷冻系统屏幕。

氩氦冷冻消融术治疗小病灶时，一般冷冻范围可超出病灶1.0厘米，这样可以避免肿瘤冷冻不完全并出现早期局部复发的情况。在治疗晚期大病灶时，可采用多针融合技术，即按术前设计好的方案，用几根针从不同角度穿刺肿瘤的不同部位，最后让每根针形成的冰球融合为一个大冰球，覆盖整个肿瘤，这样治疗效果更好（图9-69，图9-70、图9-71）。

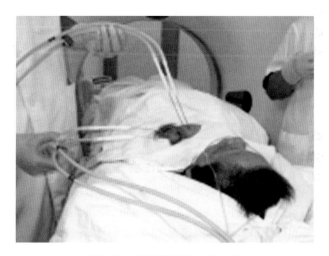

图9-69　乳腺肿瘤的多针冷冻

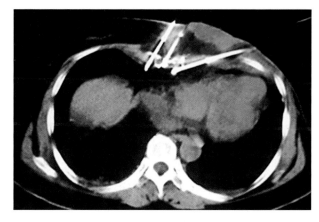

图9-70　氩氦刀冷冻消融术中CT平扫示冷冻探针插入肿瘤底部

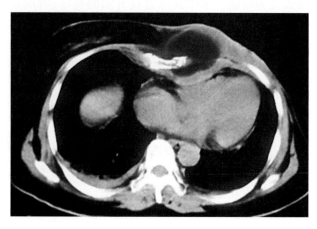

图 9-71 氩氦刀冷冻消融术后 CT 平扫示冰球覆盖乳腺肿瘤

当乳腺病灶距离皮肤较近时,为了避免冻伤皮肤,有两种实用的方法可以采用:首先可用消毒橡胶手套装上温水放在氩氦针附近的皮肤上保温;另外也可以在皮肤和病灶之间注射生理盐水,使两者的距离超过 0.5 厘米,即可避免冻伤皮肤。拔除冷冻探针后,压迫乳房 20 分钟左右,然后加上压力绷带,以减少皮下血肿形成的危险。

对晚期菜花状的乳腺癌,也可用氩氦冷冻消融术将肿瘤冷冻后用刀切除,此时肿瘤周围的血管都已萎缩,术中出血很少,再根据创面情况,择期植皮消灭创面。

3. 射频消融术

(1)原理:射频消融(RFA)治疗是利用射频电极头部发出的中高频射频波,激发组织细胞进行等离子震荡,离子互相撞击产生热量,使细胞内温度超过 60～100℃ 而达到破坏和杀灭肿瘤细胞的目的。同时可使肿瘤周围的血管组织凝固形成一个反应带,使之不能再向肿瘤供血,有利于防止肿瘤转移。

(2)临床应用:RFA 治疗乳腺癌的操作过程,一般在基础麻醉加局部麻醉下进行,必要时也可在全身麻醉下进行。RFA 术主要设备为射频消融发生器,在影像设备如 B 超、CT、MRI 的导向下,将射频针准确地穿刺到肿瘤中心,缓缓推开针芯,使伞状针刺入腺体,各个方向刺入深度均≥1cm。射频条件:输出最大功率 150W,射频目标温度 100℃(针尖平均温度),射频时间 15min。在射频针电极周围,肿瘤的超声图像首先表现为一个清晰边缘的低回声区,随之整体区域回声增加并且内部回声变不均匀,如同烟雾效果。

根据肿瘤不同大小,可采用不同系列的射频针,直径 3cm 以下的肿瘤可以选择第一代单极针或伞状多极针;直径 3～5cm 的肿瘤应选择二代锚状多极针;直径 5～7cm 以上的肿瘤应选择最新的第三代集束电极针,并使用特殊注射泵,使热传导更快、更均匀,治疗时间大幅缩短,治疗大肿瘤效果更确切,病人更轻松。

目前 RFA 治疗乳腺癌主要适用于肿瘤直径小于 2cm、在影像学上表现为境界清楚的局限乳腺癌和组织学上通过穿刺活检证实的乳腺癌患者,而且肿瘤距离皮肤和胸壁都应在 1cm 以上,对于多发肿瘤或伴有广泛导管内癌的患者属于禁忌。早在 2003 年,美国休斯敦 Anderson 癌症中心,纽约 Weil-Cornel 医学中心和加利福尼亚 John Wayne 癌症研究所应用 RFA 治疗长径≤2cm 的局限性乳腺癌,发现完全消融率达 93%。

根据文献报道,射频消融主要引起的并发症主要是皮肤烧伤、治疗区域的肿瘤细胞残留和潜在的针道播种,因此,成功进行 RFA 的关键是导向设备超声操作的准确性,尤其是使用伞状电极针的射频机进行治疗时,要注意每个射频针都要在肿瘤内,以防止皮肤引起烫伤等并发症。此外还可以在肿瘤表面放置冰袋降温来防止皮肤烫伤。RFA 结束退针时同时行针道消融。经过 FRA 治疗后凝固坏死的肿瘤往往形成一个硬块,一般需 6～12 个月才能消失。

在 FRA 术后即使用 MRI 检查或用针吸活检,确认病变部位没有癌细胞残留,但是也不认为可以检查出所有微小癌巢的残留,所以 RFA 治疗后局部放疗或是在病灶周围植入放射性粒子[125]I 预防复发进行综合性微疗都是不可缺少的。

4. 微波消融术

(1)原理:微波消融治疗的原理是利用微波天线将高频电磁场引入肿瘤中,在天线四周微波场作用下,瘤体内电介质的分子、离子随着高频电磁场的不断变化做往返运动,分子、离子间互相运动摩擦、碰撞而产生热能,使肿瘤中心的温度上升至 65～100℃,边缘部也可达 45～52℃,从而使肿瘤组织凝固、坏死。其次灭活的肿瘤组织可产生热休克蛋白,刺激机体的免疫系统,提高机体的免疫功能,起到限制肿瘤细胞扩散的作用。另外高能微波能量可导致 $p53$ 等基因改变,从而诱发肿瘤细胞凋亡。微波消融具有以下优点:可在较短时间内获得更高的瘤内温度,不炭化,损伤小,传导性好,单针消融范围大,止血功能强,受热沉效应的影响小,消融形态可控,消融时间短,如在相同功率下消融范围随时间的延长而扩大,因此,微波消融在乳腺癌的治疗中具有一定优势。

（2）临床应用:利用微波消融治疗乳腺癌适用于肿瘤直径<3cm、肿瘤边缘距离皮肤>1cm 者,可以达到安全有效灭活。微波治疗的方法是:基础麻醉加局部麻醉后,使用冷循环微波消融治疗仪,在影像设备导向下,用微波针经皮穿刺入肿瘤内,启动冷冻循环系统,导入特定的微波进行治疗(常用微波发射频率为 2450MHz,输出功率为 40W,固化治疗时间按肿块大小设定)。

微波消融的效果是确切的,可造成直径<3cm 的乳腺癌组织完全坏死。局部并发症轻微,有可能引起局部皮肤发红、水肿,这是由于微波天线尖端距离皮肤较近所致,应注意避免。若手术时在皮肤表面放置冰袋也能起到预防皮肤烫伤的作用。另外术前应用止痛剂是肿瘤热疗的常规做法。

微波消融过程中实时监测微波消融的范围是影响疗效的关键,由于 CT 的放射性辐射和对消融范围的滞后性,影响了其广泛应用。B 超也存在缺点,治疗过程中气化的“水泡”强回声影响了对实际消融范围的监控,治疗后组织的强回声区逐渐消失,造成对治疗效果判断困难。目前微波消融治疗仍存在定位、微波控制和监测不够精确的缺点,但是由于 B 超具有使用方便、灵活和价廉的优点,仍不失为很好的导向设备。

虽然现有临床报道表明微波消融在乳腺癌治疗方面具有良好前景,但需要广泛应用于临床还有待进一步研究。

5. 高强度聚焦超声消融术

（1）原理:高强度聚焦超声（HIFU）消融治疗是以超声波为治疗源,利用超声波具有的组织穿透性和可聚焦等物理特性,将体外低能量的超声波聚集在体内癌灶处,通过焦点区超声波产生的高能效应使靶区组织完全毁损,不伤害靶区外组织。这是在肿瘤温热疗法的基础上发展起来的新型超声加热技术,在肿瘤局部治疗中展现了重要的地位。

（2）临床应用:HIFU 消融治疗方法是:采用聚焦超声肿瘤治疗系统,在基础麻醉或全身麻醉下,病人俯卧在治疗床上,患侧乳房浸入低温脱气水中,行彩色多普勒超声定位,以确定治疗的范围、大小和层面;将肿块和周围 2cm 以内的正常组织划分为若干个层面,根据肿瘤距皮肤的深浅部位、大小选用不同的治疗参数,行点线扫描,逐层面治疗。治疗过程中采用实时超声监测,治疗区出现完整团块状或整体灰度明显变化,且彩色多普勒超声提示病灶内无明显血流信号停止治疗,病人均为一次性治疗。术后 3 ~ 7 天行肿块穿刺做病理学检查,结果为肿瘤细胞出现不同程度的变性坏死,细胞质破裂、核固缩。经 B 超、彩色多普勒检查,肿瘤内血流明显减少或消失,回声增强,肿瘤体积随时间延长而缩小。

HIFU 治疗的优点:HIFU 是无创性的治疗方法,是保持乳房美容最好的方法;HIFU 治疗升温快,温度高,超声换能器利用声波转热能可在短时间内使肿瘤治疗部位的温度达到 65 ~ 100℃,肿瘤细胞瞬间变性坏死;HIFU 治疗还与放化疗有相互增敏和协同作用。

在 HIFU 治疗时应注意水囊的水温应保持在 20 ~ 25℃,水温过高易损伤皮肤,水温过低病人易着凉。可能发生的副作用是:治疗时当体内组织温度升高,皮温也随之升高,有可能使治疗区皮肤发生潮红、水疱、灼伤等,应及时注意防治,如皮肤潮红时要及时采用冰袋冰敷治疗。另外 HIFU 治疗中如何提高超声波的生物学效应、减少 HIFU 的治疗时间,成为该治疗成功的关键之一。

6. 激光消融术

（1）原理:激光消融术主要是将激光辐射的能量转化为热能,使局部组织的温度升高,超过生理耐受值,使肿瘤炭化坏死,杀灭肿瘤细胞,以达到治疗目的。对于体积较小的乳腺癌,在超声导向下进行激光消融治疗,乳腺损伤小,治疗时间短,并发症少,恢复快,乳房美容效果更好,优势更明显。

（2）临床应用:在基础麻醉加局部麻醉后,患者俯卧于立体定位床上,在超声引导下,根据肿瘤的大小,将 1 ~ 3 根 21G 细穿刺针穿刺到乳腺肿瘤中,再将尖端可以发射激光的纤细光纤经过穿刺针放置到肿瘤内,在治疗时打开光源,并将光纤与之相连,发射激光能量,使肿瘤组织发生凝固性坏死,达到灭活肿瘤的目的。

激光治疗的成功依赖于激光探头的精确放置,靶组织的温度变化得到精确监控等多个方面。激光消融和射频消融都能有效控制组织内的能量蓄积,而前者的最大优势在于激光设备与 MRI 完全兼容,通过 MRI 可以准确实时的监控消融过程的温度变化,保证了该技术完全性和有效性。

激光消融术穿刺针较细,精度高,并且在消融目标外的损伤极少,同时可重复性强,即使以后局部有复发,还可再次治疗。具有能量集中、局部升温迅速、易控制消融范围、热场均匀、导入热能低等特点,在乳腺等浅表肿瘤中具有广阔前景。

在激光治疗时,要进行心电监护,还应注意治疗时间一般控制在 20 ~ 30 分钟,避免过度治疗;激光治疗唯一重要的并发症是皮肤和乳腺周围组织有局部烧伤,为了保护皮肤可用"长路"方法到达病变,在治疗期间给皮肤滴冷盐水,在治疗末期如果皮肤发红用冰块降温。

7. 化学消融术

(1) 原理:乳腺肿瘤的化学消融术是在影像设备引导和监控下,用穿刺针经皮穿刺肿瘤,将能破坏肿瘤细胞蛋白的化学药物直接注入肿瘤内,灭活癌细胞,消融癌组织,非手术"切除"肿瘤的治疗方法。

(2) 临床应用:根据术前 CT 在欲穿刺部位体表放置一金属标记物,设计进针路线避开打的血管、神经及重要脏器,测量进针距离及角度做标记。患者局麻仰卧位,在 B 超或 CT 导引下,先将直径0.8mm 的注射针穿刺到肿瘤的前端,将其作为套管针,插入直径 0.45mm 的微米注射针穿刺到肿瘤内。微米注射针可以弯曲,改变穿刺方向,对肿瘤进行多点注射化学消融药物。微米注射针穿刺损伤小,出针时药物反流少,可提高治疗效率,减少不良反应。

化学消融术使用的药物主要有无水酒精或抗癌药如 5-氟尿嘧啶、顺铂、环磷酰胺等,必要时可加入少量 2% 利多卡因以减轻疼痛,也可加少量造影剂碘海醇,就可以在 CT 导向时清楚地显示出药物分布的范围。若在注药前,将抗癌药加热到50~60℃后再注射,等于进行热化疗,其效果更好。化学消融时药物的用量依据肿瘤的大小而定。在实际操作时,必须注意的是注射结束后继续观察10min,使病灶内的药物充分扩散、压力降低后再拔出;在拔针前,应先推入 0.5ml 利多卡因后再拔针,这样可以避免药物反流产生的症状。为缓解消融剂反流引起疼痛,可在拔针前注射 0.5~1.0ml 医用生物蛋白胶。

乳腺癌的微疗可极大地提高乳腺肿瘤的局部控制率,改善生活质量,延长患者的生存期。虽然目前尚无一种微创方法可以达到完全杀灭肿瘤细胞,完全代替开放的手术治疗,实际应用还处于探索过程中,治疗范围的精确定位、治疗区边缘癌细胞残留、消融术后的脂肪坏死与癌肿难以区分等问题均有待于进一步研究。但是乳腺癌微疗方法,不需切开皮肤、乳腺组织损伤小、恢复快、治疗时间短、并发症少、能重复治疗以及微疗后机体抗癌免疫力明显增强等,在消灭乳腺肿瘤的同时尽可能减少创伤,保留乳房外形方面收到了良好的效果,值得进一步研究、完善和推广,是乳腺癌一种很有前景的治疗方法。

8. 电化学治疗(electrochemotherapy,ECT)

(1) 原理:ECT 是一种利用局部电脉冲和化学抗癌药物相结合治疗肿瘤的方法,在直流和脉冲电流下恶性肿瘤发生一系列电化学、电生理改变,造成肿瘤细胞内、外环境改变,导致肿瘤细胞变性死亡。正负电极产生的氧、氯、氢气使肿瘤区产生气肿空穴,并从正负极绝缘管逸出气泡和组织液,氯化血红蛋白可使肿瘤组织变黑,氯亦有杀灭癌细胞的作用。在瞬间高压下癌细胞膜形成暂时性可逆"微孔",从而增强膜通透性,诱导局部高浓度化学药物进入细胞内,增加细胞毒性,达到杀死肿瘤目的。

(2) 临床应用:治疗前肌注镇痛剂,根据肿瘤大小选择相应的电极针及所需电量。在局麻并尽量保护好皮肤的前提下,将塑料套管针插入肿瘤组织内,拔出针芯,迅速将电极针经套管插入肿瘤组织内,然后将阳、阴极针分别连接到电化学治疗仪通电治疗。

凡是有手术禁忌或乳腺癌术后癌肿复发者,可选择 ECT,晚期乳腺癌病人接受治疗后肿瘤组织坏死将不能进行手术的病人转化为二期手术,从而改变病人的生活质量。ECT 治疗晚期乳腺癌的方法简便,病人痛苦小,不出血,安全有效。其缺点是对较大的乳腺肿瘤组织疗效欠佳,本法技术操作要求准确,电极针一定要贯穿整个瘤体横径,使用中如果掌握不当可造成皮肤、血管、神经等周围组织损伤。此外对全身广泛转移或具有出血倾向及恶病质患者禁忌,对于早期乳腺癌治疗疗效评定还有待进一步临床观察。

9. 光动力治疗(photodynamic therapy,PDT)

(1) 原理:PDT 是一种治疗肿瘤的新型疗法。它是一种光激发化学疗法,实施时,将光敏剂注入患者体内,一段时间后,光敏剂会在肿瘤组织中形成相对较高的蓄积,与正常组织形成浓度差。这时给肿瘤组织照射特定波长的光,光敏剂吸收光子的能量后,产生一些氧化活性分子。氧化活性分子通过氧化作用来攻击肿瘤细胞,细胞便开始死亡,从而达到治疗目的。PDT 对恶性肿瘤的作用机制有:①直接调控肿瘤细胞凋亡;②通过泛素-蛋白酶体途径调控肿瘤细胞;③脉管损伤机制;④免疫应答机制。PDT的疗效主要取决于光敏剂的种类、药物浓度、光剂量和密度等因素。理想的光敏剂具有以下特点:①化学成分单一;②能被肿瘤细胞特异性摄取;③最佳激发光的波长>630nm。目前被国家批准用于肿瘤治疗的光敏剂有 3 种:卟吩姆钠、盐酸氨基乙酰丙酸、间-四羟基二氢卟吩。由于光敏剂选择性地在肿瘤组织聚积,治疗人员选择性地对肿瘤组织照光,双重选择性使得 PDT 能够选择性地对肿瘤组织进行破坏,对正常组织损害很小。

（2）临床应用：术前48~72h静脉滴入光敏剂，术中采用半导体激光治疗机，波长630nm，最大输出功率2W，照射时间15~20min。术后严格避光4~6周。

PDT与手术、化疗、放疗等常规治疗手段相比，其优势在于：它是一种微创治疗方法，对人体创伤小；毒副反应少，尤其是晚期肿瘤患者，体质一般较差，很难耐受手术、化疗、放疗等疗法，而光动力疗法对患者身体影响小，几乎没有毒性，患者能有很好的依从性；对肿瘤组织杀伤具有良好的选择性，可以选择性地杀伤肿瘤组织而对正常组织的损伤很小；适应证广泛，凡是激光可以照得到的身体部位，都可以进行光动力治疗；光动力疗法不存在耐药的问题，可重复使用；对晚期患者进行姑息治疗，可迅速缓解症状，提高生活质量；可以和其他疗法协同应用，提高疗效；可消灭隐性癌病灶；可保护容貌及重要器官功能。

当然，各种消融治疗尚不能使外科医生确信边缘无残留，其技术本身也无法肯定。况且，消融肿瘤转变成的脂肪坏死给治疗后复查带来极大不确定性。因为，脂肪坏死在临床物理检查、彩超、钼靶照片，甚至CT和MRI上不易与癌肿鉴别，无法早期诊断复发。因此，消融治疗技术亟待完善，目前还仅限于一些特定患者，如不能耐受手术或有特殊要求者。如同新辅助化疗，消融治疗在术前应用，可以使癌块大大缩小，肿瘤降级、降期。所以，消融治疗当前最实际、也最易被接受的用途还是配合保乳或较少创伤外科手术。

纵观100余年来乳腺外科的变革过程，手术方式的变化体现了对疾病本质认识的深入，体现了医学诊断技术进步和支撑这些技术的学科的发展，也体现了人文科学对医学的深刻影响以及社会公众对疾病治疗效果的新要求：不但要治愈疾病，而且要实现生理和心理的康复。乳腺癌临床治疗的目标是提高生存率，改善生活质量。从Halsted经典根治手术到扩大根治性手术的失败，再折返到保留胸肌的改良根治手术，以致后来的保留乳房手术和前哨淋巴结活检术，这一路的发展无不烙下了乳腺癌外科治疗向微创与功能方向进展的一步步惨痛的印记。在这样的背景下，乳腺外科呈现在规范化治疗的基础上追求个体化、微创化、精准化、保护功能、注重形体和心理康复的发展趋势，成为乳腺外科理想与现实的抉择。

（牛立志 王振豫 骆成玉）

第十三节 乳腺癌的预后

乳腺癌的预后相对较好，乳腺癌病人的5年总生存率约79%。血行播散是乳腺癌失败的主要原因。因此，乳腺癌即使是早期病人也应作为全身疾病来看待。乳腺癌的治疗包括手术治疗、化学治疗、放射治疗、免疫治疗及中医中药治疗等。法国巴黎IGR（I'Institut Gustave-Roussy）提示，对预后良好的病人应避免过度的治疗；对预后较差或有远处转移者应给予充分的治疗。因此在治疗前和治疗初期能够根据病人的具体情况，对病人的预后进行判断，对制定治疗方案是很有必要的。影响病人预后的因素很多，各预后因素之间的关系密切。乳腺癌病人的预后因素包括临床因素、病理因素、激素受体、胸腺嘧啶标记指数（TIL）、DNA倍数等。其中腋下淋巴结转移及其受累数目、雌、孕激素受体水平、c-erbB-2状况、Ki-67以及分期等因素是临床评估乳腺癌预后最重要的指标。

（一）临床因素

1. 年龄 一般认为，年轻患者肿瘤发展迅速，淋巴结转移率高、预后差；老年患者肿瘤生长缓慢，出现淋巴结转移较晚、预后较好。

2. 肥胖 2014年发表在 *Ann Oncol* 的一篇综述对82个已经发表的研究进行了一项荟萃分析，旨在探讨绝经前、后乳腺癌患者身体质量指数（BMI，在3个时间段测量）与总死亡率风险和特定原因死亡率风险之间的关联属性。纳入分析的82项研究包含20多万名女性。与体重正常的女性相比，肥胖女性总死亡率的相对风险如下：肥胖（BMI>30kg/m²）的女性1.41，超重（BMI 25~30kg/m²）的女性1.07，体重过轻（BMI<18.5kg/m²）的女性1.10。对于肥胖的女性来说，绝经前乳腺癌患者的相对危险度为1.75，绝经后乳腺癌患者的相对危险度为1.34。对于各测量点BMI的每一点增加，总死亡率和乳腺癌特异性死亡率的风险也会增加。结论是，不管什么时候得到的BMI数据，绝经前、后乳腺癌患者的肥胖均与较差的总生存和乳腺癌生存有关。

3. 妊娠及哺乳期 妊娠期或哺乳期乳腺癌的预后较差。

4. 肿瘤情况

（1）肿瘤大小：肿瘤的大小对预后有直接的影响。肿瘤体积越大，预后越差。相反，肿瘤体积越小,预后越好。在无腋下淋巴结转移时,肿瘤直径<2cm 的病人预后明显优于肿瘤直径>2cm 的病人(表9-35)。

表9-35 肿瘤大小对生存率影响

肿瘤大小(cm)	10 年生存率(%)
<1	80
3~4	55
5~7.5	45

(2) 肿瘤部位:肿瘤的部位不是预后的独立指标。一般认为腋下淋巴结阴性时位于乳腺外侧及中央区乳腺癌比位于内侧者预后好。如已出现腋下淋巴结转移,无论位于什么部位,均对预后无影响。

(3) 肿瘤与周围组织的关系:肿瘤侵及皮肤及深部组织者预后较差。

5. 区域淋巴结 乳腺癌的区域淋巴结情况是影响预后的重要因素之一。乳腺癌的淋巴结转移常累及腋下、内乳区、锁骨下、锁骨上等。其中腋下淋巴结和内乳淋巴结是首站淋巴结。无淋巴结转移的病人,10 年生存率可达 75%左右,而有淋巴结转移的病人仅为 30%左右。受累淋巴结的绝对数目及累及程度与患者的生存时间也有密切关系。多数认为术后至少应检查 15 个以上的淋巴结。Rosen 报道原发病灶<2cm、淋巴结阴性的病例,18 年时死亡率为 19%,1~3 个淋巴结阴性的为 28%,4 个或 4 个以上的为 51%。NSABP BO-4 研究也有类似的结果(表9-36)。

表9-36 NSABP BO-4 研究的腋下淋巴结状况与
10 年治疗失败率的关系

腋淋巴结状况	病例数	5 年治疗失败率(%)	10 年治疗失败率(%)
阴性	279	13	20
阳性 1~3 个	160	39	47
4 个以上	175	69	71
4~6 个	65		59
7~10 个	55		69
13 个以上	55		87

6. 乳腺癌诊断到开始治疗的时间间隔 2012 年 *Journal of Clinical Oncology* 发表了一项研究结果,该研究旨在确定活检确诊为乳腺癌到开始接受治疗(Dx2Tx)的时间间期对患者生存的影响。结果

显示,每 10 名确诊乳腺癌的女性中,即有 1 名患者等待≥60 天开始治疗。在分期晚的患者中,等待≥60 天开始治疗显著增加 66%的总死亡风险和 85%的乳腺癌特异性死亡风险。因此针对较晚期的乳腺癌患者,应提出相应的干预措施以提高接受乳腺癌治疗的及时性,临床医生也应该努力及时地判断分类,对病人进行分类,为较晚期的患者提供及时的治疗。

(二) 病理因素

乳腺癌的病理类型、分化程度是影响预后的重要因素。在组织学分型中,以导管内癌、黏液癌预后较佳,而广泛小叶及浸润癌预后较差,髓样癌及管状癌介于两者之间。分化好的肿瘤比分化差的肿瘤预后好,非浸润型肿瘤比浸润型肿瘤预后好。原位癌的 5 年生存率可达 100%。按照 Scarff-Bloom-Richardson(SBR)分级方法,将脉管形成、细胞核大小、形状及染色质不规则程度和染色质增多及核分裂象 3 个指标进行评分。3~5 分者为低度恶性(Ⅰ级),6~7 分者为中度恶性(Ⅱ级),8~9 分者为高度恶性(Ⅲ级)。Bloomd 等对 38 例乳腺癌分化程度进行分析,Ⅰ、Ⅱ、Ⅲ级乳腺癌腋淋巴结转移率分别为 41%、55%及 69%($P<0.05$),表明肿瘤的分化程度与其转移能力和生存率明显相关。

(三) 甾体激素受体

雌激素受体(ER)和孕激素受体(PR)的测定不仅可以作为激素治疗的参考,也可作为估计预后的一个指标,受体阳性的病人预后较阴性者好。病人的 ER 和 PR 的综合状况对乳腺癌预后的影响中,ER 和 PR 均为阳性的病人预后最好,而 ER 和 PR 均为阴性的病人预后最差,有一项受体阳性的病人介于两者之间。ER 阳性 PR 阴性病人的预后优于 ER 阴性 PR 阳性的病人。在激素受体对乳腺癌预后的影响中,对绝经前病人的判断价值优于绝经后病人,对中、晚期病人的判断价值大于早期病人。

(四) HER-2

原癌基因 *Her-2* 也称为 *C-erbB-2* 或 *Her-2/neu*,是人类表皮生长因子受体(EGFR)家族的第 2 个成员,该家族中的受体均位于细胞膜上,在许多组织中都能发现。c-erbB-2 在 EGFR 家族中发挥关键作用,它与其他表皮生长因子受体一起,通过复杂的信号网络调节细胞生长、分化。1987 年,Slamon 在一项 189 例乳腺癌患者的研究中,首次报告了原癌基因 c-erbB-2 的扩增,并指出因该基因多拷贝的性质而导致肿瘤易复发和临床预后较差。在 20%~

30% 乳腺癌中可检测到 c-erbB-2 基因扩增,其阳性表达较其他癌高 3~4 倍。进一步研究表明 c-erbB-2 在浸润性乳腺癌中有明显扩增和(或)过度表达,在发生腋淋巴结转移的病例中,与无病存活期缩短及复发有独立的关联关系。

(五) 肿瘤细胞的增殖状态和 DNA 倍体

肿瘤细胞的增殖状态是反映细胞有丝分裂的能力。肿瘤细胞的增殖快时细胞有丝分裂能力高,预后差,而肿瘤细胞增殖慢时,有丝分裂能力低,则预后就好。在了解肿瘤细胞增殖状态的指标中,胸腺嘧啶标记指数(TLI)和 Ki-67 抗原的检测应用较多。TLI 为较早应用于临床的细胞动力学指标,Meyer 等研究表明,TLI 低与高组的 4 年无瘤生存率分别为 85% 和 50%,且 TLI 影响复发不依赖肿瘤分期、腋淋巴结情况、雌激素受体及绝经情况等。Ki-67 抗原现已被证明是目前较好的细胞增殖标记,除了可以了解 S 期之外,还可对晚 G_1 期、G_2 期、M 期进行分析。因此,Ki-67 阳性部分,基本可囊括大部分处于增殖状态的细胞。Versonese 等用免疫组织化学方法检测了 129 例乳腺癌患者的 Ki-67 表达,结果发现,Ki-67 阳性低者 4 年总生存率和无瘤生存率均优于阳性高者(表 9-37)。

表 9-37　129 例乳腺癌 Ki-67 抗原与生存率关系

Ki-67	4 年无瘤生存率	4 年总生存率
阳性低组(<20%)	79.1%	95.6%
阳性高组(≥20%)	55.3%	71.0%
P 值	0.003	0.00005

在恶性肿瘤中 DNA 非整倍体高于 DNA 二倍体数。恶性肿瘤中 50%~60% 为非整倍体含量。非整倍体乳腺癌病人的 5 年生存率较二倍体者低。在非整倍体乳腺癌病人中,激素受体测定大都为阴性。

(六) 其他

随着分子生物学的发展,在肿瘤癌基因及其蛋白产物的研究中,发现一些肿瘤基因和某些受体对乳腺癌的预后有影响(表 9-38)。

表 9-38　乳腺癌病人的预后因素

预后因素	意　义
肿瘤大小	肿瘤大小与预后差有直接的关系
腋下淋巴结	最重要的预后变量。至少检查 15 个淋巴结才能正确评价预后。微小转移灶的确定也是一个预后因素
内乳淋巴结	内乳淋巴结侵犯是一个重要的预后因素。但是手术切除内乳淋巴结并不能改善预后
血管侵犯	血管侵犯的存在提示预后较差,特别是淋巴结阴性的病人
组织学分级	组织学分级是一个预后因素。核的分级大多数认为是最重要的组成。有丝分裂数可能是最好的预后标志
受体状态:	
雌、孕激素受体状态水平	雌激素受体的表达与辅助性和姑息性内分泌治疗的疗效增加有关。孕激素受体的表达也有相似的预后关系,特别在绝经前女性
细胞增殖指数:	
胸腺嘧啶脱氧核苷	高水平提示预后差
细胞周期检查(S 期)	高的 S 期细胞比例提示预后差
Ki-67	抗 Ki-67 抗体染色阳性百分比较高提示预后差
受体(生长因子或调节基因,包括肿瘤基因)	
上皮生长因子受体(C-erbB-1)	高的比例可能预示预后差
HER-2/neu(C-erbB-2)	过度表达提示预后差
HER-2 阳性	IGF-IR(胰岛素样生长激素受体)阳性提示预后更差
Somatostatin 受体	在肿瘤中存在提示预后较好

预后因素	意　义
肿瘤抑制基因	
p53	在乳腺癌病人血清中 P53 突变蛋白的存在与预后差有关,也与 CMF 联合化疗方案的抗拒性有关。在 DCIS 中 P53 变异似乎有预后的重要性
nm23	在肿瘤中 nm23 低的表达与高的潜在转移有关,因此提示预后差
其他	
热休克蛋白(HSP27)	在肿瘤细胞中含量高提示预后差
Ps2	预计内分泌治疗的疗效
肿瘤生长因子 α(TGFα)	在肿瘤组织中表达与预后差有关
组织蛋白酶 D	在肿瘤组织中含量高与预后差有关
纤维蛋白溶酶活化剂(uPA)和纤维蛋白	在组织中含量增高与预后差有明显关系,无论是淋巴结阴性和阳性
溶酶活化剂的抑制剂(PAI-1)	
血管生成素	血管生成素增高与预后差有关
cAMP 凝固蛋白	在肿瘤组织中含量高与预后差有关
Laminin 受体	在肿瘤细胞中含量高与预后差有关

（陈元　于世英　熊慧华）

第十四节　乳腺癌的预防

（一）一级预防

一级预防即病因预防,主要是针对病因和增强机体的抗病能力方面降低乳腺癌的发生。由于乳腺癌的病因复杂,发病机制尚未真正明确,因此,乳腺癌一级预防尚处在探索阶段。但是从与乳腺癌发生有关的流行病学因素中可以得到一些有益的帮助。

在生育因素中,乳腺癌的发生和初次足月产的年龄有关。20 岁以前有足月孕产者,其乳腺癌的发病率仅为第一胎足月生产在 30 岁以后的 1/3,危险性随着初产年龄的推迟而逐渐增高。初次生产后哺乳总时间与乳腺癌危险性呈负相关。

乳腺癌良性疾病在乳腺癌发生中的关系尚有争论。一般认为乳腺的良性疾病可增加乳腺癌的危险性。尤其是乳腺小叶上皮高度增生或不典型增生可能与乳腺癌的发病有关。Warren 等认为病理证实的乳腺小叶增生或纤维腺瘤患者发生乳腺癌的危险性为正常人群的 2 倍。

长期应用雌激素或避孕药与乳腺癌的关系尚不明了。但是在更年期长期服用雌激素可能增加乳腺癌的危险性。在卵巢未切除的女性,如应用雌激素的总量达 1500mg 以上,其发生乳腺癌的危险性是未

用者的 2.5 倍。

乳腺癌的发生与饮食习惯,尤其是脂肪饮食的摄入有明显关系。脂肪饮食可以改变内分泌的环境,加强或延长雌激素对乳腺上皮细胞的刺激及增加乳腺癌的危险性。

体重的增加与乳腺癌发病有一定关系。无论绝经前、绝经后,体重增加是发生乳腺癌的重要危险因素。

放射线也是乳腺癌的危险因素。经多项调查研究发现接受放射线较多的女性,其发生乳腺癌的危险明显增加,尤其是乳腺的发育期、月经期及妊娠期。

对导致乳腺癌发生的危险因素进行预防可能取得一定的效果,但因乳腺癌的发生可能并非单一因素所致,怎样才能预防乳腺癌的发生还需进一步探索。

（二）二级预防

二级预防是指对乳腺癌的良性病变即乳腺癌的临床前期和原位癌的防治,以及早期发现,早期诊断。乳腺癌的二级预防主要是在高危人群中进行普查和自我检查。

1980 年美国抗癌协会提出了乳腺癌的普查原则：①年龄大于 20 岁的女性，每月进行乳房自我检查一次；②年龄 20～40 岁的女性，每 3 年接受医生检查一次；③年龄大于 40 岁的女性，每年接受医生检查一次；④年龄 30～35 岁的女性，要进行一次乳腺拍片以作为今后检查对照的依据；⑤年龄小于 50 岁的女性，应根据个体情况，由医生决定是否需要进行乳腺拍片及乳腺拍片的频度；⑥年龄大于 60 岁的女性，每年乳腺拍片一次。

1. 乳房的自我检查　乳房的自我检查在乳腺癌的二级预防中起着重要的作用。乳房的自我检查应在月经结束后 7～8 天进行，在月经前期及月经期因乳房充血、肿胀，而可能影响乳房检查的准确性。乳房的自我检查前最好先由医生指导 1～2 次。

检查的内容主要有：①双侧乳房的形状是否对称，乳房的皮肤是否有异常变化。可以通过变换不同的体位和姿势来观察，如坐立时双手叉腰，双肩上举伸直；站立时上身下弯与下肢呈 90°，使乳房自然下垂。观察乳房皮肤变化时注意观察有无乳头内陷，皮肤回缩，橘皮样变化，局部隆起及水肿等。②检查双侧乳房有无肿块、硬结，腋下淋巴结有无肿大及有无乳头溢液等。在乳房自我检查时应区分乳房正常周期变化，每月检查的结果应与前一次检查作比较，如果发现任何异常情况应及时向医生咨询及请医生检查。

2. 乳房拍片检查　乳房拍片检查是早期发现乳腺癌的有效方法之一。以前认为由于 X 线对人体有害，行 X 线普查的女性，在若干年后有诱发乳腺癌的可能。但由于现代乳房投照机器的发展，每次检查所接受的剂量已降至 0.003Gy 以下，增加了乳房拍片的安全性。因此有作者认为对于乳腺癌的某些高危因素及乳房检查不清和有异常变化时应进行乳房拍片检查，包括：①乳腺触诊发现肿块及乳腺外形有改变者；②乳腺有无规律的隐痛者；③乳头有溢液或糜烂；④母亲亲属有乳腺癌病史者；⑤乳腺癌术后对侧乳腺或曾有乳房良性肿块切除者；⑥月经初潮小于 13 岁及绝经大于 50 岁者；⑦30 岁以上生育第一胎或未婚未育者；⑧乳腺肥大触诊不满意者；⑨从未哺乳或很少哺乳者；⑩腋下淋巴结或锁骨上淋巴结不明原因肿大者。乳房拍片也应避免在月经前及月经期进行。

3. 乳腺的其他检查　目前乳腺的检查方法比较多，除了以上乳房拍片检查以外，还有乳腺超声检查、乳腺红外热像图检查、乳腺热像图、近红外检查、放射性核素检查、乳腺 CT 检查及磁共振（MRI）检查。各种检查方法均可为乳腺癌的早期发现提供条件。在应用时应根据各个单位不同的条件、设备和水平来进行选择。

4. 细胞学检查　包括肿块穿刺细胞学检查和乳头溢液细胞学检查。由于其敏感性高，诊断迅速，可以定性诊断，在乳腺癌的早期诊断中具有重要意义。对于乳房肿块，通过其他检查难以定性时应进行穿刺细胞学检查。

2013 年 ASCO 发布了药物预防乳腺癌的更新指南，针对的人群是乳腺癌高风险的绝经前后女性。指南主要推荐意见如下：①他莫昔芬（20mg/d，口服 5 年）应该被认为是绝经前后女性降低浸润性、ER 阳性乳腺癌风险的选择。他莫昔芬靶向雌激素受体，目前是预防 ER 阳性乳腺癌的有效选择；②雷洛昔芬（30mg/d，口服 5 年）也应该被认为是降低浸润性、ER 阳性乳腺癌风险的选择，同样靶向雌激素受体，但是仅限于绝经后女性；③依西美坦（25mg/d，口服 5 年）应该被认为是绝经后女性减低浸润性、ER 阳性乳腺癌风险的另一种选择。依西美坦是一种芳香化酶抑制剂，是可降低绝经后女性雌激素量的一类药，在 ER 阳性乳腺癌术后使用降低乳腺癌复发风险。虽然依西美坦被批准用于治疗乳腺癌，但 FDA 还没有批准其预防乳腺癌的适应证。本次推荐是基于一项临床试验的结果，随访 3 年发现，相比于安慰剂，依西美坦可降低总体和 ER 阳性浸润性乳腺癌发病率 70%。

针对 35 岁以上、没有乳腺癌疾病史、发生浸润性乳腺癌风险高的女性，临床医师都应该讨论以上三种药物的使用可能，基于危险因素例如年龄、种族、药物史和生育史，进行选择。

（三）三级预防

乳腺癌的三级预防是指对乳腺癌患者，尤其是中晚期患者进行积极治疗，以达到延长患者的寿命和提高其生活质量，包括手术治疗、化学治疗、放射治疗、内分泌治疗、免疫治疗及中医中药治疗等。由于我国处于发展中国家及受传统因素影响，很多病人在诊断为乳腺癌时已为中、晚期，因此，如何提高疗效，做好乳腺癌三级预防具有重要意义。

（陈元　于世英　熊慧华）

第十五节　乳腺癌的筛查及随访

乳腺癌是女性常见恶性肿瘤之一,在欧美许多发达国家,常居女性恶性肿瘤的首位。在我国女性乳腺癌发病相对较低,但近几年发病率逐年增加,目前在大城市已占女性恶性肿瘤的第1位。近年来,随着宫颈癌发病率的下降,乳腺癌对女性健康的危害日益表现突出。因此,如何降低发病率,提高治愈率,延长患者生存期已成为肿瘤防治工作者的一个重要课题。通过长期临床资料分析,国内外学者一致认为要降低发病率,提高治愈率,必须要做到早发现、早诊断、早治疗。要做到"三早"其最重要的手段就是通过普查来发现患者。

近年来,世界各国根据美国健康保险计划(HIP)的普查结果,结合本国的具体情况大力开展普查工作。通过实践证明,乳腺癌的普查(二级预防)是降低乳腺癌死亡率的有效途径。世界卫生组织(WHO)也明确提出宫颈癌及乳腺癌是目前仅有的通过普查可以降低死亡率的肿瘤。

普查是通过某些特定的调查诊断手段,在特定的地区、时间和人群范围对无症状人群进行筛查,以求早期发现病变,进一步做其他检查,从而早期发现肿瘤,并获得早期治疗,提高治愈率和生存率。

通过普查能大量发现早期患者,做到早诊断、早治疗,从而达到提高生存率的目的。同时普查还能为病因研究提供线索,为制定一级预防措施提供依据。但乳腺癌的普查是一项复杂的综合性研究课题,需要做周密的计划,并有严格的随机分组对照,通过若干年的随访才能得出令人信服的结论。

一、组织与宣传

乳腺癌的普查是一项群众性工作,亦是一项专业性很强的工作,是一项集科学性、群众性和社会性于一体的巨大社会工程。普查前应有乳腺癌研究专门机构,制定系统的方案和计划,建立一支专业队伍,这个队伍应由专业人员和基层卫生工作者及工会女工部门的人员相结合,因地制宜,结合本地区情况拟定具体实施方案。普查的组织工作是搞好普查的基础。要建立统一的组织领导,设计好普查方案,考虑用何种经济而敏感的检诊手段,制定明确而统一的诊断和分级(分型)标准。做好普查前的试点工作,从而进一步修正普查计划,力求科学、实际。

普查方案主要包括:根据目的和任务,确定应查对象、单位、时间、检诊手段、项目及普查程序;要有防、管、治、科研等具体安排,拟定明确的统计调查,诊断和分级(分型)标准及检诊程序并培训普查人员;编写宣传提纲发动群众,并得到相应领导和群众团体的支持;最后通过普查作为建立防癌保健网的基线调查,做好防、管、治、科研四项合作的长期安排。

普查是一项群众性很强的工作,必须做好宣传工作。因为群众对癌症一般都存在恐惧心理,所以应积极开展防癌普查的宣传,向群众说明普查的意义、方法和步骤以及在检查中可能会出现哪些不适,使之消除恐惧心理,愉快主动地接受和配合检查。

普查宣传的形式和方法多种多样。对社会可以通过新闻媒体,出版防癌的科普读物,放映关于介绍肿瘤防治知识的科教电影、电视或利用广播电视举办防癌知识讲座等。在基层普查地区或单位可利用黑板报、宣传画、幻灯片、散发宣传小册子、广播等进行宣传。如果能有在普查中早期发现并已治愈的患者进行现身说法,则能收到更好的宣传效果。

宣传内容主要包括乳腺癌的病因和预防、诊断、治疗"三早"患者的预后。同时向女性介绍乳腺的解剖结构和乳腺的自我检查方法,使群众对乳腺癌有一个比较全面充分的了解,从而积极主动地配合普查工作。

二、普查与统计

(一)普查对象

普查对象一般来说包括两类,一类是自然人群的普查,通过特定的检查方法来筛检早期病例;另一类则是特定的高危因素人群的普查,通过特殊的检查方法来发现早期微小乳腺癌。过去的普查工作大多数是在无症状的自然人群中进行筛检。通过长期实践证明这种方法既耗费财力、物力又收效甚微,因此近些年来已经开始探索在高危人群中进行有选择性的普查。

美国健康保险计划(HIP)推荐进入普查的年龄为50岁以上的女性为重点。美国放射学会和癌症协会等13家学科组织建议进入普查的人群应包括:①年龄50~74岁每年或每2年摄X线片一次;②年龄50岁和大于50岁或小于50岁而具有高危因素的女性每年摄X线片一次;③40岁为摄片基线;

40~49岁每年或每2年摄片一次,50岁和大于50岁每年摄片一次。在我国乳腺癌的普查对象一般多在25岁以上的女性。在厂矿、企事业单位一般为在职的和退休的女性职工,不论年龄老少均应作为普查对象。在普查中对高危因素人群应作为重点。

通过大量的调查统计资料分析,30岁开始乳腺癌的发病数逐渐增高,64岁以后逐渐下降。因此,有人提出乳腺癌高危人群应提前至30岁为宜,40岁以上作为重点普查对象。

（二）询问病史

主要包括有无乳腺癌易感因素的存在。

1. 年龄 从年龄角度看50岁左右为乳腺癌发病的高危年龄。

2. 婚姻状况 包括结婚年龄,是否再婚及再婚次数和配偶健康状况。

3. 月经史 主要询问初潮年龄,平时月经情况及绝经年龄。

4. 孕产史 包括是否孕产及第一胎生育年龄和胎次分布。

5. 哺乳史 主要了解是否哺乳及哺乳时间的长短。

6. 乳房良性或恶性肿瘤病史 了解是否患过乳房良性肿瘤或乳腺以外的其他恶性肿瘤。

7. 家族史 主要询问家族中有无肿瘤病史,特别是直系亲属中母亲、姐妹等有无乳腺癌病史。

（三）检查乳腺

首先由普查医师做细致的体格检查,包括乳房的视诊、触诊及腋窝、锁骨上下淋巴结有无肿大。对乳房、腋下、锁骨上下发现肿块者,特别是对高危人群中伴有易感因素者应做进一步检查。

1. 乳腺血氧功能检测仪检查 乳腺癌的局部病灶血运丰富,组织代谢旺盛,因此耗氧较多。研究者希望利用这种差异测出血管的热图形、血管走向异常及局限区域氧消耗数值变化,以助于检出乳腺癌。可以作为大面积筛查的初筛。

2. 乳腺X线摄影 是诊断乳腺肿瘤最重要、最有效的方法,是目前能检出临床尚不能触及的微小癌瘤的手段之一,其中有的仍属于原位癌或直径小于5mm的微小浸润癌,特别是以钙化为主要特征的早期乳腺癌的检查。

3. 超声波检查 使用高频小部位探头做接触性灰阶B超扫描,能清楚地显示乳房各层软组织及其内肿块的形态、内部结构及相邻组织的改变。尤其在分辨囊性与实性肿块方面B超具有独特的优越性。同时可以显示乳腺肿块区血流图像,对诊断提

供重要参考。

4. 空心粗针活检 往往需要在钼靶或彩超定位下进行多方位多点采集组织送病检。

5. 细针穿刺细胞学检查 是目前能以最小损伤取得乳腺肿块细胞学证据的方法。当影像学或触摸发现肿块时则应做细针针吸细胞学检查,如为恶性则应尽快在1周内行手术切除,常规病理检查。

6. 乳头分泌液细胞学检查 此方法对导管内及其附近病变可在无创伤状态下获得细胞学依据。非哺乳期发现乳头溢液而未扪及肿块时,则应做涂片细胞学检查,以确定溢液性质。

7. 乳腺导管造影 主要用于有乳头溢液者,对乳腺导管内病变的诊断具有重要意义。此方法简单、安全、无副作用。

8. 病理切片 当发现肿块经上述方法仍不能确定性质时,则可行手术将肿块切除做病理学切片检查,可以最后确定肿块的良、恶性。必要时可在术中行冰冻快速切片,以便及时修订手术方案。

上述检查内容应根据普查对象的具体情况选用合适的方法,一般是几种方法联合使用。目前最经济、便捷实用的方法是数字化钼靶摄片和彩色高频乳腺B超联合检查,是发现早期乳腺癌的金标准。乳腺微创活检技术是影像发现乳腺异常诊断的金标准。对影像学发现的乳腺上结节,手诊触摸不到的肿块、囊肿、微小钙化等改变或异常变化的非典型病灶,目前可以通过空心针活检或安柯真空辅助旋切刀,取出足够的组织标本,通过病理学诊断确诊。

（四）记录

就是将受普查对象的一般情况及普查中所发现的问题真实地记录下来,并可制成图表,可以表现疾病的分布、构成比。通过图表分析往往可获得病因线索,疾病的流行病学特征等信息。一般情况就是被检者的基本资料,如性别、民族、职业、文化程度和身体健康状况、婚姻状况、月经、生育及哺乳史等。普查的情况包括乳腺的视诊、触诊,腋窝及锁骨上下淋巴结情况,如发现有肿块应记录肿块大小、质地、表面光滑与否,与周围组织有无粘连,肿块表面皮肤情况等。对不能触摸到的微小肿块,应记录每次影像学检查的情况以便作为动态观察,如有恶性之可能应动员被检者及早手术治疗。

记录中不可忽视被检者的单位和联系地址及方法,以便动态观察及随访。

（五）普查统计分析

通过普查登记表格的分析,可以看到地理气候、环境污染、生活习惯、饮食习惯、健康状况等影响疾

病增减的概貌,提出病因研究的线索,并提出防治措施。

通过普查统计分析可以看出乳腺癌的年龄构成比,明确高危人群,以便进一步监测或选择更敏感的检查方法。通过某些生理、生化指标,了解健康水平,制定出健康标准,研究和修订正常值,并可评价卫生保健措施及防治效果。

普查是一种乳腺疾病筛检和调查手段,是一项工作量巨大的群众性科学实践工程,也是一项群众性科普知识宣传教育运动,能普及科学卫生知识,提高女性的健康水平;也促进医学和其他相关科学的进展,广泛地与社会、自然科学联系起来,分析相关因素,判定预防保健的效果。因此,必须认真组织、仔细检查、如实登记、科学分析才能达到普查的预期效果。

三、普治与随访

大规模的普查应用的方法毕竟比较简单,检出的阳性结果和可疑阳性结果需通过进一步的检查才能确定诊断。对普查有阳性结果的应及时确诊。一时无法确诊的应跟踪随访,其目的是最终排除或确诊。确诊的病例则必须抓紧给予合理的治疗,若无确诊和治疗,普查即失去意义。

普查检出的肿瘤一旦确诊为乳腺癌,即应及时、合理、规范治疗。治疗方法包括手术、放疗和化疗等,应根据具体情况选择最佳的首次治疗,争取最好的预后。同时治疗还包括对癌前病变的治疗,如乳腺囊性病变及巨纤维腺瘤等。

在普查中查出的病例多属早期无症状者,一般对早期治疗的意义认识不足,难下决心接受治疗。医务人员从远期效果考虑应尽可能说服患者接受治疗,阻断肿瘤的自然进程。只有这样才能体现出普查的意义和效果。

国内外大量文献资料表明,乳腺癌越是早期发现,特别是乳腺小癌、微小癌,检出率越高,治愈机会越大,其预后越好。

在同一人群中定期反复普查可以提高乳腺癌的检出机会,特别是对无症状癌。因此对已经治疗的乳腺癌患者,对疑癌对象经进一步检查仍未确诊者,对疑癌对象已查明为良性病变者都应作为随访工作的重点。

随访工作一部分由医院专科门诊或普查组织登记复查随访;一部分由病者当地医院、诊所或由工矿、企业事业、单位保健站定期随访复查,必要时也

可组织到医院复查。

随访的内容包括普查或治疗后的一般身体状况,肿瘤本身变化情况,包括有无复发及远处转移和转移的实际情况;同时还应了解随访对象的生活质量,及时指导保健、康复治疗。

(丁小红　李洁　董守义)

附:琴弦式镂空腋窝淋巴结清扫术

琴弦式镂空腋窝淋巴结清扫术,为国内上海交通大学医学院附属新华医院韩宝三教授2009年首次提出的手术学理念,为精细手术操作,清晰解剖分离出腋窝神经、分支及血管,保护应有的神经功能,避免不必要并发症发生,提高患者康复时间和生活质量,实践证明方法新颖,且得到国内同道广泛认可和借鉴,现介绍如下。

镂空原来是一种雕刻技术,这种雕刻技术广泛应用于艺术品领域的雕刻。镂刻是创作的最关键阶段,要求作者施刀的功力、线与面的处理以及各种造型手段的变化,都必须切实服从主题内容的需要,使意、形、刀有机地融为一体。同时灵活运用冲、划、切、刮等刀法和浮雕、透雕等表现方式,以及具有丰富内涵的东方艺术语言,在造型的疏密虚实、方圆顿挫、粗细长短的交织、变奏中,表现精巧入微、玲珑剔透的艺术效果,使作品产生音乐般的韵律和感染力,成为盈盈珍品。镂空与琴弦有着一定的关联,主要是由于我们的手术解剖神经分支时需要尽可能地保留神经的功能性分支,最大限度地切除肿瘤,最大限度地保留器官的功能,这是我们秉承的乳腺外科手术学基本原则。

琴弦式镂空是一个手术学理念,源自乳腺功能性外科手术和膜的外科解剖学理解,在切除肿瘤的同时,又能保留重要组织结构的管道系统不被破坏,是我们外科医生和病人共同心愿。此法不仅局限于肋间臂神经的解剖,对腋窝血管同样有借鉴价值,如肋间神经所伴行的旁支血管;还可以作为乳腺癌保乳手术局部旁支筋膜组织的解剖,从而保留神经血管及其分支,减少术后畸形的发生风险,为术后功能的恢复奠定了基础,有利于病人的康复和提高生活质量,所以值得在腋窝淋巴结清除时学习和借鉴(图9-72～图9-76)。

琴弦式镂空的手术学理念不仅仅是对于肋间臂/肋间背神经和胸肌神经复杂的解剖学变异,还延伸到血管系统,如我们团队应用肋间血管穿支筋膜组织瓣技术用于乳腺癌保乳整复,见图9-76所示肋间神经伴随肋间血管穿支的筋膜组织瓣。

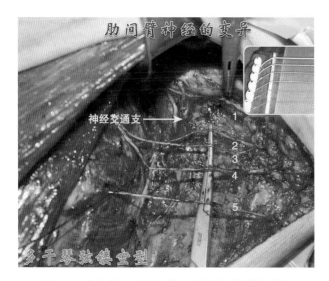

图9-72　来自第2肋间和第3肋间的肋间神经外侧皮支

其中第2肋间神经外侧皮支被称之为肋间臂神经；第3肋间神经外侧皮支分布于侧胸壁和背部，依据功能性命名，称之为肋间背神经。5个神经分支正好代表我们传统音乐的"宫、商、角、徵、羽"五音

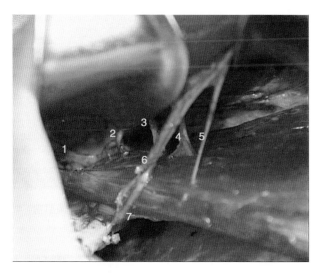

图9-73　所示胸肌神经变异，7个分支正好代表现代音乐的"哆来咪发唆拉西"

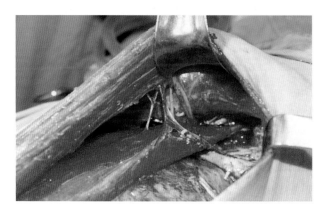

图9-74　胸肌神经的琴弦式镂空

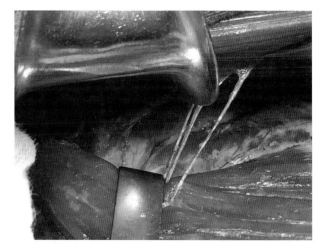

图9-75　清除胸肌间淋巴结后的胸肌间神经和锁骨下静脉

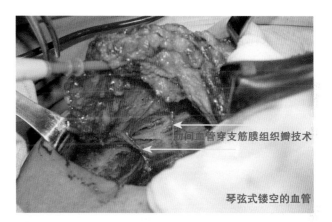

图9-76　琴弦式镂空理念用于肋间血管穿支筋膜组织瓣

一、肋间臂神经的显露方法

（一）经内侧起始部路径

尽管肋间臂神经的末端分支有很多变异，但是借用音乐的记述方法，多数乐曲都会有一个主旋律，因此，我们可以简单地把肋间臂神经的变异理解为万变不离其宗。肋间臂神经从第2或者第1、第3肋间穿出胸廓的位置是固定不变的。位于胸小肌外侧后方，常常有数个分支分布于腋窝皮肤和乳腺腺体内，如图9-77所示。肋间臂神经起始部多数伴有肋间血管穿支，保留肋间臂神经时需要单独解离伴行血管并结扎，如果手术操作过于粗略，电凝直接凝血时增加邻近神经直接或热传导损伤风险，部分病例可以出现持久的术后疼痛或不适，这或许是术后持续疼痛的主要原因。

从内侧路径多数不会损伤肋间臂神经，沿膜也就是神经鞘表面镂空解剖，其主要缺点是常常难以确定准确的外侧界限。

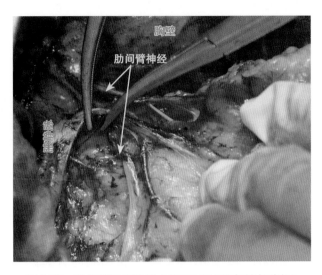

图 9-77　肋间臂神经的手术路径（经内侧起始部路径）

留肋间臂神经,如图 9-79 ~ 图 9-81 所示手术解剖时肋间臂神经末端分支。

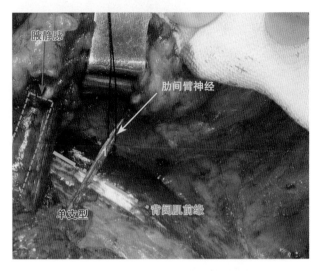

图 9-79　肋间臂神经的手术路径（经外侧背阔肌前缘路径,单支型）

（二）经上方腋静脉路径

手术切开腋筋膜悬韧带,向下解离,显露胸背血管和肩胛下血管后,可以看见或者可触及横行的琴弦样物,切开表面被覆脂肪组织,沿着神经背膜向两侧解剖至全程显露（图 9-78）。

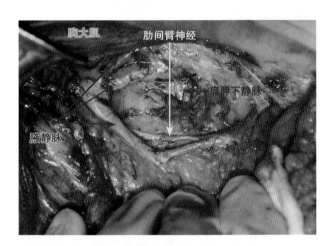

图 9-78　肋间臂神经的手术路径（经上方腋静脉路径）

（三）经外侧背阔肌前缘路径

肋间臂神经远端分支多数在背阔肌前缘处分为数支,可以在解离手术范围外侧边界时,沿背阔肌前缘自下而上至腋静脉显露,但是从此路径显露肋间臂神经时,对外科解剖学理解和手术轻柔操作技术要求较高,文献中超过 2/3 从此路径显露时损伤末端分支导致保留神经失败。我们的经验是:沿背阔肌前缘至腋静脉下方约 1 ~ 1.5cm 时,改为从表面垂直切开腋窝筋膜组织,显露腋静脉,然后与下方汇合,多数不会损伤分支,必要时可以解剖时结合触诊,但是细小的分支有时琴弦感并不明显;另外,解剖电刀的小功率和小步伐精细解剖也有助于成功保

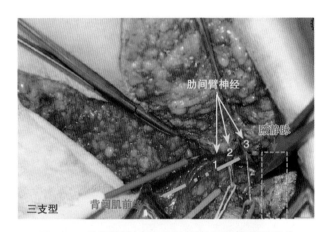

图 9-80　肋间臂神经的手术路径（经外侧背阔肌前缘路径,三支型）

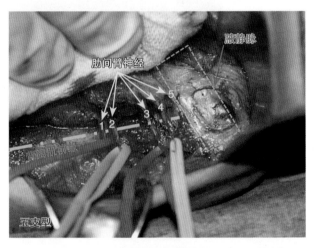

图 9-81　肋间臂神经的手术路径（经外侧背阔肌前缘路径,五支型）

（四）膜的解剖学路径（膜法）

这是我们团队采用的新的显露路径，如图9-82所示。我们理解所谓的外科手术，多数的解剖是在组织间隙游刃，重要的血管、神经和管道结构均在膜与膜之间行走。因此，完整解剖和显露喙胸锁筋膜，可见肋间臂神经全程隐藏于该筋膜之下，在胸大、小肌筋膜外侧融合部向背阔肌延伸中可以清晰显露。刀尖切开表面筋膜可以快速显露肋间臂神经全程，但是对于过于肥胖的病例，通常全程清晰地显露视野内的筋膜全层难度较大。

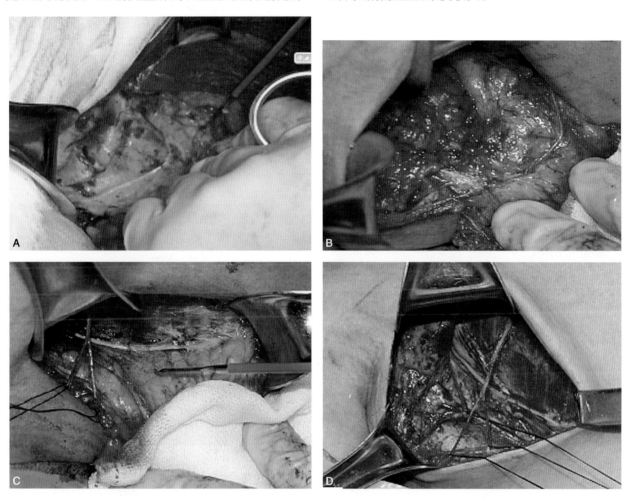

图9-82 膜的解剖学路径（膜法）

A. 切开腋血管鞘，右手向下牵引腋窝组织，可见连续的筋膜张于胸小肌外缘与背阔肌前缘，其下方可见肋间臂神经；B. 腋筋膜显露全程肋间臂神经；C. 血管牵引橡皮筋或粗丝线牵引肋间臂神经，内侧可见胸长神经（电刀头所指）；D. 显示肋间臂神经和胸长神经、胸背神经

（五）多路径联合法

外科手术实践中，我们更常用的方法是多路径联合法，通常我们会用内侧起始部路径显露肋间臂神经主干，从背阔肌前缘显露并用柔性橡皮带牵引保护肋间臂神经分支，再沿膜的表面，切开神经表面的筋膜脂肪，快速显露。

二、肋间背神经的显露方法

从组织胚胎学和解剖学理解，肋间臂神经本质上属于肋间神经外侧皮支，第3、第4、第5肋间神经外侧皮支可以称为"肋间背神经"，这个神经在既往的手术学文献中被忽视。实际上，保留第3、4和5肋间的肋间背神经，有助于术后肋间臂神经综合征的预防，并有助于侧胸壁感觉异常的恢复。如图9-83所示，2为肋间臂神经单干型，3、4分别来自第3肋间和第4肋间神经的外侧皮支。图9-84所示为肋间背神经的手术解剖过程。

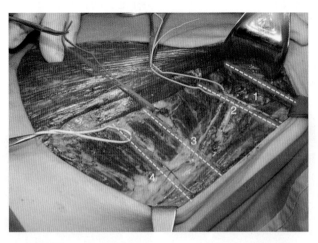

图 9-83　侧胸壁的琴弦式镂空（肋间壁神经与肋间背神经）

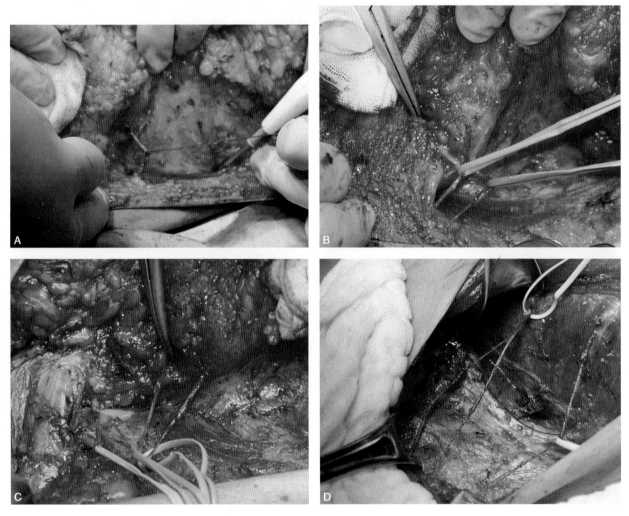

图 9-84　肋间背神经的手术解剖过程

A. 沿背阔肌前缘向头侧解离，仔细解剖可见肋间背神经横跨背阔肌前缘，粗丝线牵引带牵引；B. 血管牵引带可见两个血管牵引带，尾侧为肋间背神经，头侧为肋间臂神经分支；C. 背阔肌前缘显露的三根神经分支，其中黄色血管牵引带和中间血管牵引带为肋间臂神经分支；D. 腋窝淋巴结清除术后术野，头侧为肋间臂神经双支，尾侧为肋间背神经

（韩宝三　董守义）

参 考 文 献

[1] Bleyer A,Welch HG. Effect of three decades of screening mammography on breast-cancer incidence[J]. N Engl J Med,2012,367(21):1998-2005.

[2] Fan L,Strasser-Weippl K,Li JJ,et al. Breast cancer in China[J]. Lancet Oncol,2014,15(7):e279-e289.

[3] 黄哲宙,陈万青,吴春晓,等.北京、上海、林州和启东地区女性乳腺癌发病及死亡的时间趋势[J].肿瘤,2012, 32(8):605-608.

[4] National Cancer Center and Disease Prevention and Control Bureau,Ministry of Health. Chinese Cancer Registry Annual Report, 2012 [M]. Beijing:Military Medical Sciences Press,2012.

[5] Stewart B,Wild CP. World Cancer Report 2014[M]. IARC Nonserial Publication.

[6] Lee H,Li JY,Fan JH,et al. Risk factors for breast cancer among Chinese women a 10-year nationwide multicenter cross sectional study[J]. J Epidemiol,2014,24(1):67-76.

[7] Mavaddat N,Peock S,Frost D, et al. Cancer risks for BRCA1 and BRCA2 mutation carriers:results from prospective analysis of EMBRACE[J]. J Natl Cancer Inst,2013, 105:812-822.

[8] Domchek S,Bradbury A,Garber J,et al. Multiplex genetic testing for cancer susceptibility:out on the high wire without a net? [J] J Clin Oncol,2013,31:1267-1270.

[9] Zhang X,Tworoger S,Eliassen A,et al. Postmenopausal plasma sex hormone levels and breast cancer risk over 20 years of follow-up[J]. Breast Cancer Res Treat,2013,137 (3):883-892.

[10] Faupel-Badger JM,Sherman ME,Garcia-Closas M,et al. Prolactin serum levels and breast cancer:relationships with risk factors and tumour characteristics among pre-and postmenopausal women in a population-based case-controlstudy from Poland[J]. Br J Cancer,2010,103(7): 1097-1102.

[11] Dossus L,Boutron-Ruault M,Kaaks R,et al. Active and passive cigarette smoking andbreast cancer risk:Results from the EPIC cohort[J]. Int J Cancer,2014,134(8): 1871-1888.

[12] Engel P,Fagherazzi G,Mesrine S,et al. Joint effects of dietary vitamin D and sun exposuren breast cancer risk:results from the French E3N cohort[J]. Cancer Epidemiol Biomarkers Prev,2011,20(1):187-195.

[13] Xu YL,Sun Q,Shan GL,et al. A case-control study on risk factors of breast cancer in China[J]. Arch Med Sci, 2012,8:303-309.

[14] 阚秀,丁华野,沈丹华.乳腺肿瘤临床病理学[M].北京:北京大学医学出版社,2014.

[15] Lakhani SR,Ellis LO,Schnitt SJ. WHO Classification of Tumours of the Breast[M]. IARC Press,Lyon,2012.

[16] Galimberti V,Moti S,Mastropasqua MG. DCIS and LCIS are confusing and outdated terms. They should be abandoned in favor of ductal intraepithelial neoplasia (DIN) and lobular intraepithelial neoplasia (LIN)[J]. Breast, 2013,22(4):431-435.

[17] 雷秋模.实用乳腺病学[M].北京:人民军医出版社, 2012.

[18] Lakhani SR,Ellis LO,Schnitt SJ. WHO Classification of Tumours of the Breast[M]. IARC Press,Lyon,2012.

[19] 美国临床肿瘤学会和美国病理学家分会.乳腺癌雌激素、孕激素受体免疫组化检测指南[J].中华乳腺病杂志,2011,5(3):385.

[20] 中国抗癌协会乳腺癌专业委员会.中国抗癌协会乳腺癌诊治指南与规范.2015[S].

[21] Baker L,Quinlan PR,Patten N,et al. p53 mutation,deprivationand poor prognosis in primary breast cancer[J]. Br J Cancer,2010,102(4):719-726.

[22] Kim HS,Yom CK,Kim HJ,et al. Overexpression of p53 is cor-related with poor outcome in premenopausal women with breastcancer treated with tamoxifen after chemotherapy[J]. Breast CancerRes Treat,2010,121(3):777-788.

[23] Sutton LM,Han JS,Molberg KH,et al. Intratumoral expression level of epidermal growth factor receptor and cytokeratin 5/6 is significantly associated with nodal and distant metastases in patients with basal-Iike triple-l\egative breast carcinoma[J]. Am J Clin Pathol,2010,134 (5):782-787.

[24] Lebeau A,Turzynski A,Braun S,et al. Reliability of human epidermal growth factor receptor 2 immunohistochemistry in breast core needle biopsies[J]. J Clin Oncol, 2010,28(20):3264-3270.

[25] 张朝林,李宏,李金平. EGFR、Ki67、HER-2、E-cadherin 在乳腺癌组织中的表达及临床意义[J].宁夏医学杂志,2013,35(11):1046-1048.

[26] 巩福玉,王本忠.Ki67 在乳腺癌新辅助化疗中的疗效评价及预测价值[J].中华内分泌外科杂志,2014,8 (2):116-119.

[27] Jin W,Chen B,Li J,et al. TIEG1 inhibits breast cancer invasion and metastasis by inhibition of epidermal growth-factor receptor(EGFR)transcription and the EGFR signaling pathway[J]. Mol Cell Biol,2012,32(1):50-63.

[28] 张景华,王保信,汪萍,等.乳腺癌组织中 HSG 和 EGFR 的表达及其与临床病理特征的关系[J].实用癌症杂志,2013,28(1):24-26.

[29] 张朝林,李宏,李金平. EGFR、Ki67、HER-2、E-cadherin 在乳腺癌组织中的表达及临床意义[J].宁夏医学杂志,2013,35(11):1046-1048.

［30］ Yu M, Bardia A, Wittner BS, et al. Circulating breast tumor cells exhibit dynamic changes in epithelial and mesenchymal composition［J］. Science, 2013, 339（6119）: 580-584.

［31］ Coumans FA, Doggen CJ, Attard G, et al. All circulating EpCAM+CK+CD45-objects predict overall survival in castration-resistant prostate cancer［J］. Ann Oncol, 2010, 21（9）: 1851-1857.

［32］ Hayashi N, Nakamura S, Yagata H, et al. Chromosome 17 polysomy in circulating tumor cells in patients with metastatic breast cancer: a case series［J］. Int J Clin Oncol, 2011, 16（5）: 596-600.

［33］ Lianidou ES, Markou A. Circulating tumor cells in breast cancer: detection systems, molecular characterization, and future challenges［J］. Clin Chem, 2011, 57（9）: 1242-1255.

［34］ Takao M, Takeda K. Enumeration, characterization, and collection of intact circulating tumor cells by cross contamination-free flow cytometry［J］. Cytometry A, 2011, 79（2）: 107-117.

［35］ Gerges N, Rak J, Jabado N. New technologies for the detection of circulating tumour cells［J］. Br Med Bull, 2010, 94: 49-64.

［36］ Stott SL, Hsu CH, Tsukrov DI, et al. Isolation of circulating tumor cells using a microvortex-generating herringbone-chip［J］. Proc Natl Acad Sci U S A, 2010, 107（43）: 18392-71839.

［37］ Casavant BP, Mosher R, Warrick JW, et al. A negative selection methodology using a microfluidic platform for the isolation and enumeration of circulating tumor cells［J］. Methods, 2013, 64（2）: 137-143.

［38］ Liu TJ, Sun BC, Zhao XL, et al. CD133+ cells with cancer stem cell characteristics associates with vasculogenic mimicry in triple-negative breast cancer［J］. Oncogene, 2013, 32（5）: 544-553.

［39］ Parthasarathy V, Rathnam U. Nipple discharge: an early warning sign of breast cancer［J］. Int J Prev Med, 2012, 3（11）: 810-814.

［40］ 肖盟, 邢芳, 穆兰, 等. 乳管镜临床诊治新进展［J］. 中国肿瘤临床, 2014, 41（18）: 1199-1201.

［41］ Yang X, Li H, Gou J, et al. The role of breast ductoscopy in evaluation of nipple discharge: a chinese experience of 419 patients［J］. Breast J, 2014, 20（4）: 388-393.

［42］ Aoyama K, Kamio T, Ohchi T, et al. Sentinel lymph node biopsy for breast cancer patients using fluorescence navigation with indoc-yanine green［J］. World J Surg Oncol, 2011, 9: 157-165.

［43］ 曹迎明, 王殊, 郭嘉嘉. 吲哚菁绿联合亚甲蓝在乳腺癌前哨淋巴结活检术中的应用［J］. 中华普通外科杂志, 2014, 29（2）: 119-122.

［44］ Van Wely BJ, Teerenstra S, Schinagl DA, et al. Systematic review of the effect of external beam radiation therapy to the breast on axillary recurrence after negative sentinel lymph node biopsy［J］. Br J Surg, 2011, 98（3）: 326-333.

［45］ Rutgers EJ, Donker M, Straver ME, et al. Radiotherapy or surgery of the axilla after a positive sentinel node in breast cancer patients: Final analysis of the EORTC AMAROS trial（10981/22023）［J］. J Clin Oncol, 2013, 31: 1001-1003.

［46］ Giuuano AE, Hunt KK, Ballman KV, et al. Axillary dissection vs no axillary dissection in women witll invasive breast cancer and sentinel node metastasis: a randomized clinical trial［J］. JAMA, 2011, 305（6）: 569-575.

［47］ Boughey JC, Suman VJ, Mitiendorf EA, et al. Sentinel lymph node surgery after neoadjuvnt chemotherapy in patients with node-positive breast cancer: the ACOSOG Z1071（Auiame）clinical trial［J］. JAMA, 2013, 310（14）: 1455-1461.

［48］ 骆成玉. 微创时代的乳腺外科——理想与现实的抉择［J］. 中国微创外科杂志, 2014, 14（2）: 97-101.

［49］ 骆成玉. 微创功能治疗: 乳腺外科临床实践的必然选择（专家论坛）. 中华腔镜外科杂志: 电子版［J/CD］, 2011, 4（3）: 6-10.

［50］ 骆成玉. 乳腺癌乳腔镜腋窝淋巴结清扫手术十年经验（专题笔谈）［J］. 临床外科杂志, 2011, 19（7）: 441-443.

［51］ 骆成玉. 乳腺肿瘤微创功能治疗若干问题［J］. 中国微创外科杂志, 2011, 11（12）: 1057-1060.

［52］ Luo C, Guo W, Yang J, et al. Comparison of mastoscopic and conventional axillary lymph node dissection in breast cancer: long-term results from a randomized, multicenter trial［J］. Mayo Clin Proc, 2012, 87（12）: 1153-1161.

［53］ Lin J, Yu Y, Shigdar S, et al. Enhanced antitumor efficacy and reduced systemic toxicity of sulfatide-containing nano-liposomal doxorubicin in a xenograft model of colorectal cancer［J］. PLoS One, 2012, 7（11）: e49277.

［54］ Goldhirsch A, Wood WC, Coates AS, et al. Strategies for subtypes-dealing with the diversity of breast cancer: highlights of the St. Gallen International Expert Consensus on the Primary Therapy of Early Breast Cancer 2011［J］. Ann Oncol, 2011, 22（8）: 1736-1747.

［55］ 中国抗癌协会乳腺癌专业委员会. 中国抗癌协会乳腺癌诊治指南与规范（2013版）［J］. 中国癌症杂志, 2013, 23（8）: 637-693.

［56］ Gianni L, Eiermann W, Semiglazov V, et al. Neoadjuvant and adjuvant trastuzumab in patients with HER2-positive locally advanced breast cancer（NOAH）: follow-up of a randomised controlled superiority trial with a parallel

HER2-negative cohort[J]. Lancet Oncol,2014,15(6): 640-647.

[57] Harbeck N. American Society of Clinical Oncology high-lights 2013:Breast cancer and gynecological malignancies [J]. Future Oncology,2013,9(10):1433-1436.

[58] Untch M,Loibl S,Bischoff J,et al. Lapatinib versus trastu-zumab in combination with neoadjuvant anthracycline-tax-ane-based chemotherapy(GeparQuinto,GBG 44):a ran-domised phase 3 trial[J]. Lancet Oncol,2012,13(2): 135-144.

[59] Alba E,Albanell J,de la Haba J,et al. Trastuzumab or lapatinib with standard chemotherapy for HER2-positive breast cancer:results from the GEICAM/2006-14 trial [J]. Br J Cancer,2014,110(5):1139-1147.

[60] Gandhi L,Bahleda R,Tolaney SM,et al. Phase I study of neratinib in combination with temsirolimus in patients with human epidermal growth factor receptor 2-dependent and other solid tumors[J]. J Clin Oncol,2014,32(2):68-75.

[61] Jankowitz RC,Abraham J,Tan AR,et al. Safety and effica-cy of neratinib in combination with weekly paclitaxel and trastuzumab in women with metastatic HER2-positive breast cancer:an NSABP Foundation Research Program phase Ⅰ study[J]. Cancer Chemother Pharmacol,2013, 72(6):1205-1212.

[62] Robidoux A,Tang G,Rastogi P,et al. Lapatinib as a com-ponent of neoadjuvant therapy for HER2-positive operable breast cancer(NSABP protocol B-41):an open-label,ran-domised phase 3 trial[J]. Lancet Oncol,2013,14(12): 1183-1192.

[63] Baselga J,Bradbury I,Eidtmann H,et al. Lapatinib with trastuzumab for HER2-positive early breast cancer (NeoALTTO):a randomised, open-label, multicentre, phase 3 trial[J]. Lancet,2012,379(9816):633-640.

[64] Ollila DW,Berry DA,Cirrincione C,et al. Impact of neo-adjuvant chemotherapy plus HER2-targeting on breast conservation rates:Surgical results from CALGB 40601 (Alliance). [2014-01-15]. http://meetinglibrary. asco. org/content /110603-132.

[65] Gianni L,Pienkowski T,Im YH,et al. Efficacy and safety of neoadjuvant pertuzumab and trastuzumab in women with locally advanced, inflammatory, or early HER2-positive breast cancer (NeoSphere): a randomised multicentre, open-label,phase 2 trial[J]. Lancet Oncol,2012,13(1): 25-32.

[66] Sikov WM,Berry DA,Perou CM,et al. Impact of the addi-tion of carboplatin(Cb)and/or bevacizumab(B)to neoad-juvant weekly paclitaxel(P)followed by dose-dense AC on pathologic complete response(pCR)rates in triple-nega-tive breast cancer(TNBC):CALGB 40603(Alliance)

[J]. J Clin Oncol,2014 Aug 4. pii:JCO. 2014. 57. 0572. [Epub ahead of print].

[67] von Minckwitz G,Schneeweiss A,Loibl S,et al. Neoadju-vant carboplatin in patients with triple-negative and HER2-positive early breast cancer(GeparSixto;GBG 66): a randomised phase 2 trial[J]. Lancet Oncol,2014,15 (7):747-756.

[68] Yin Y,Zhang P,Xu BH,et al. Unfavorable pathological complete response rate of neoadjuvant chemotherapy epi-rubicin plus taxanes for locally advanced triple-negative breast cancer[J]. J Huazhong Univ Sci Technolog Med Sci,2013,33(2):262-265.

[69] Rugo HS,Olopade O,DeMichele A,et al. Veliparib/carbo-platin plus standard neoadjuvant therapy for high-risk breast cancer:First efficacy results from the I-SPY 2 TRI-AL. [2014-01-15]. http://www. abstracts2view. com/ sabcs13/view. php? nu=SABCS13L_1400&terms =.

[70] von Minckwitz G, untch M, Nnesch E, et al. Impact of treatment characteristics on response of different breast cancer phenotypes:pooled analysis of the German neo-ad-juvant chemotherapy trials[J]. Breast Cancer Res Treat, 2011,125:145-156.

[71] Cortazar P,Zhang L,Untch M,et al. Pathological complete response and long-term clinical benefit in breast cancer: the CTNeoBC pooled analysis [J]. Lancet, 2014, 384 (9938):164-172.

[72] Loibl S,Jackisch C,Gade S,et al. Neoadjuvant Chemo-therapy in the very young 35 years of age or younger[J]. Cancer Res,2012,72(Suppl24):s96.

[73] Mamounas EP,Cortazar P,Zhang L,et al. Locoregional re-currence(LRR)after neoadjuvant chemotherapy(NAC): Pooled-analysis results from the collaborative trials in neo-adjuvant breast cancer(CTNeoBC). Presented at:2014 Breast Cancer Symposium; September 4-6, 2014; San Francisco,CA. Abstract 61.

[74] Gagliato Dde M,Gonzalez-Angulo AM,Lei X,et al. Clini-cal impact of delaying initiation of adjuvant chemotherapy in patients with breast cancer[J]. J Clin Oncol,2014,32 (8):735-744.

[75] Early Breast Cancer Trialists' Collaborative Group (EBCTCG). Comparisons between different polychemo-therapy regimens for early breast cancer:meta-analyses of long-term outcome among 100 000 women in 123 random-ised trials[J]. Lancet,2012,379:432-444.

[76] Martín M, Ruiz A, Ruiz Borrego M, et al. Fluorouracil, doxorubicin, and cyclophosphamide(FAC)versus FAC fol-lowed by weekly paclitaxel as adjuvant therapy for high-risk,node-negative breast cancer:results from the GEI-CAM/2003-02 study[J]. J Clin Oncol, 2013, 31(20):

2593-2599.

[77] Joensuu H, Kellokumpu-Lehtinen PL, Huovinen R, et al. Adjuvant capecitabine, docetaxel, cyclophosphamide, and epirubicin for early breast cancer:final analysis of therandomized FinXX trial[J]. J Clin Oncol,2012,30(1):11-18.

[78] Xu Y, Diao L, Chen Y, et al. Promoter methylation of BRCA1 in triple-negative breast cancer predicts sensitivity to adjuvant chemotherapy[J]. Ann Oncol,2013,24(6): 1498-1505.

[79] Romond EH, Jeong JH, Rastogi P, et al. Seven-year follow-up assessment of cardiac function in NSABP B-31, a randomized trial comparing doxorubicin and cyclophosphamide followed by paclitaxel(ACP) with ACP plus trastuzumab as adjuvant therapy for patients with node-positive, human epidermal growth factor receptor 2-positive breast cancer[J]. J Clin Oncol,2012,30(31):3792-3799.

[80] Au HJ, Eiermann W, Robert NJ, et al. Health-related quality of life with adjuvant docetaxel-and trastuzumab-based regimens in patients with node-positive and high-risk node-negative, HER2-positive early breast cancer:results from the BCIRG 006 Study[J]. Oncologist,2013,18(7): 812-818.

[81] Zabaglo L, Stoss O, Rüschoff J, et al. HER2 staining intensity in HER2-positive disease:relationship with FISH amplification and clinical outcome in theHERA trial of adjuvant trastuzumab[J]. Ann Oncol,2013,24(11):2761-2766.

[82] Miles D, Baselga J, Amadori D, et al. Treatment of older patients with HER2-positive metastatic breast cancer with pertuzumab, trastuzumab, and docetaxel:subgroup analyses from a randomized, double-blind, placebo-controlled phase Ⅲ trial(CLEOPATRA)[J]. Breast Cancer Res Treat,2013,142(1):89-99.

[83] Boix-Perales H, Borregaard J, Jensen KB, et al. The European Medicines Agency Review of Pertuzumab for the treatment of adult patients with HER2-positive metastatic or locally recurrent unresectable breast cancer:summary of the scientific assessment of the committee for medicinal products for human use[J]. Oncologist,2014,19(7): 766-773.

[84] Chow LW, Xu B, Gupta S, et al. Combination neratinib (HKI-272) and paclitaxel therapy in patients with HER2-positive metastatic breast cancer[J]. Br J Cancer,2013, 108(10):1985-1993.

[85] Awada A, Dirix L, Manso Sanchez L, et al. Safety and efficacy of neratinib(HKI-272) plus vinorelbine in the treatment of patients with ErbB2-positive metastatic breast cancer pretreated with anti-HER2 therapy[J]. Ann On-

col,2013,24(1):109-116.

[86] Schneider BP, Li L, Shen F, et al. Genetic variant predicts bevacizumab-induced hypertension in ECOG-5103 and ECOG-2100[J]. Br J Cancer,2014,111(6):1241-1248.

[87] Baselga J, Campone M, Piccart M, et al. Everolimus in postmenopausal hormone-receptor-positive advanced breast cancer[J]. N Engl J Med,2012,366:520-529.

[88] Baselga J, Segalla JG, Roche H, et al. Sorafenib in combination with HER2-negative locally advanced or metastatic breast cancer[J]. J Clin Oncol,2012,30:1484-1491.

[89] Montero Aj, Escobar M, Lopes G, et al. Bevacizumab in the treatment of metastatic breast cancer:friend or foe? [J]. Curr Oncol Rep,2012,14:1-11.

[90] 夏建川. 肿瘤生物治疗基础与临床应用. 北京:科学出版社,2011.

[91] Pan K, Guan XX, Li YQ, et al. Clinical activity of adjuvant cytokine-induced cell immunotherapy in patients with post-mastectomy triple-negative breast cancer[J]. Clin Cancer Res,2014,20(11):3003-3011.

[92] Vanneman M, Dranoff G. Combining immunotherapy and targeted therapies in cancer treatment[J]. Nat Rev Cancer,2012,12(4):237-251.

[93] 郑加生,李宁,袁春旺. 影响引导肿瘤消融治疗学[M]. 北京:人民卫生出版社,2013.

[94] 胡晓坤,张福君. CT 介入治疗学[M]. 北京:人民卫生出版社,2012.

[95] American Cancer Society. Cancer Facts&Figures 2012 [M]. Atlanta American Cancer Society. 2012.

[96] Haviland JS, Owen JR, Dewar JA. START Trialists' Group, The UK Standardisation of Breast Radiotherapy (START) trials of radiotherapy hypofractionation for treatment of early breast cancer:10-year follow-up results of two randomised controlled trails[J]. Lancet Oncol,2013, 14(11):1086-1094.

[97] 2013 年卫计委原发性乳腺癌规范化诊疗指南[S].

[98] Hughes KS, Schnaper LA, Bellon JR, et al. Lumpectomy plus tamoxifen with or without irradiation in women age 70 years or older with early breast cancer:long-term follow-up of CALGB 9343[J]. J Clin Oncol,2013,31(19):2382-2387.

[99] McGale P, Taylor C, Correa C, et al. Effect of radiotherapy after mastectomy and axillary surgery on 10-year recurrence and 20-year breast cancer mortality:meta-analysis of individual patient data for 8135 women in 22 randomised trials[J]. Lancet,2014,383(9935):2127 -2135.

[100] Cortazar P, Zhang L, Untch M, et al. Pathological complete response and long-term clinical benefit in breast cancer:the CTNeoBC pooled analysis[J]. Lancet,2014, 384(9938):164-172.

[101] Kim HJ,Im SA,Keam B,et al. Clinical outcome of central nervous system metastases from breast cancer:differences in survival depending on systemic treatment[J]. J Neurooncol,2012,106(2):303-313.

[102] Sperduto PW,Kased N,Roberge D,et al. Effect of tumor subtype on survival and the graded prognostic assessment for patients with breast cancer and brain metastases[J].

Int J Radiat Oncol Biol Phys,2012,82(5):2111-2117.

[103] Ramakrishna N,Temin S,Chandarlapaty S,et al. Recommendations on disease management for patients with advanced human epidermal growth factor receptor 2--positive breast cancer and brain metastases:American Society of Clinical Oncology clinical practice guideline[J]. J Clin Oncol,2014,32(19):2100-2108.

第十章 乳腺癌中几个特殊的问题

第一节 早期乳腺癌

研究证实,乳腺癌从单个癌细胞分裂增殖、发展到临床能检出的直径约1cm的小肿块,约需30次倍增,生长时间至少3年。因此,临床上有足够的时间发现早期乳腺癌(early breast cancer,EBC)。由于90%以上早期乳腺癌可以获得长期生存,因此,在乳腺癌病因不清的情况下,乳腺癌的早期发现和早期治疗成为乳腺癌诊治的目标。

(一)早期乳腺癌的概念

1982年,李树玲教授指出,所谓早期乳腺癌应该具备以下条件:①病变处于病理组织学或临床早期阶段;②癌变局限于乳腺,无或甚少远处转移;③病变局部处理后,90%以上可以获得长期治愈。1985年,英国牛津大学临床试验研究中心组织的全球早期乳腺癌试验协作组(Early Breast Cancer Trialists Collaborative Group,EBCTCG)将检查时发现病变仅局限于乳腺或仅有区域淋巴结受累、可以进行手术切除者归为早期乳腺癌。这个概念是和晚期癌相比划分的结果。

根据大宗临床试验结果,目前认为,早期乳腺癌应包括两个概念,即病理早期癌和临床早期癌。病理早期癌包括导管内癌(intradutal carcinoma)、小叶原位癌(lobular carcinoma in situ)、无肿块的乳头Paget病和镜下仅有基底膜点状侵犯的早期浸润癌;而临床早期癌包括临床不能触及的肿瘤(non-palpable breast cancer,NPBC)或肿瘤最大直径小于2cm,且无淋巴结转移的小乳腺癌,即 $T_0 \sim T_1N_0M_0$ (2003年,UICC)。

然而,从理论上讲,以肿瘤直径大小来划分癌的早晚期是不确切的。因为越来越多的资料说明,乳腺癌并不遵循解剖学模式,即由局部病灶转移到区域淋巴结,以后再发生血行转移;而是在乳腺癌发生的同时已经有血行转移。因此,肿瘤直径小于2cm的癌灶不一定是早期癌。确切地说,只有原位癌才

是真正意义上的早期癌,而 $T_0 \sim T_1N_0M_0$ 期仅为乳腺癌的早期阶段。但是,目前也有许多学者认为,应该纵观临床早期癌的预后,无论肿块大小,其局部治疗后的长期无瘤生存率高于90%,亦可称谓早期乳腺癌。

(二)早期乳腺癌的病理表现

1. **导管内癌** 大体标本见肿瘤的大小不等、圆形或极不规则形、无包膜。切面见癌组织累及范围较广,呈散在的结节状、条索状、颗粒状,境界不清,肿瘤表面呈黄色。镜下特点是癌组织位于扩张的导管内,基底膜完整。根据导管癌组织结构不同,分实体型、粉刺型、乳头状型、筛状型及管状型。

2. **小叶原位癌** 大体标本见病灶孤立地分散于乳腺内,一般少有肿块形成,常与乳腺小叶增生或乳腺囊性变同时并存。镜下可见病变累及一个或数个小叶,小叶完整、增大、腺管变粗,聚集成簇;腺管失去双层结构和柱状上皮的特点,但无基底膜受损,肌上皮往往消失。其细胞可较正常细胞大,核大,核内染色质细致,核膜不规则,着色淡,核分裂象少见;或细胞核深染,异型性明显,核分裂象多见。

3. **良性肿瘤** 癌变在原发良性疾病的基础上,腺管、腺泡上皮呈复层,细胞形态明显异型性;核分裂常见,其细胞排列极性紊乱,形成灶性原位癌。

4. **乳头Paget病** 表皮内存在非典型细胞增殖,核大,细胞质丰富、透明或局部浓染。在病变中心及表皮的下部,细胞常呈小簇状排列,而在病变的周围及表皮上部多呈单个细胞散在分布。输乳管内可见高分化的导管原位癌和乳头Paget病融合在一起。

5. **小病灶乳腺癌** 大体标本多无明显的肿块或仅局部有较硬的组织,无包膜。切面结节单个直径小于2cm,在原位癌的基础上,癌细胞呈点状或局部突破基底膜或浸润到间质中去。

（三）早期乳腺癌的临床表现

早期乳腺癌的诊断需要个人的自查与临床多科室医师的紧密配合，严格地讲，真正意义上的早期乳腺癌诊断应该针对临床小乳腺癌（肿瘤直径≤1cm）和亚临床状态的乳腺癌患者而言。在临床查体中，一些体征有助于临床诊断，如：导管内癌的发病多在乳头下，在乳晕周围触及大小不等的组织增厚，部分病例无肿块；25%～40%表现为乳头溢液，尤其是血性溢液，其中40%以上做细胞学检查可找到癌细胞。乳管造影及钼靶 X 线摄影可协助发现和诊断。小叶原位癌在临床触不到肿块，仅仅为增厚的乳腺组织，经活检后方可确诊等。

然而正如其他系统肿瘤的诊断一样，其最终诊断或最具权威性的诊断要依赖于病理学的检查，其中乳头溢液的脱落细胞学检查、肿物的穿刺活检病理学检查和术中的快速冰冻切片等都为乳腺癌的早期发现和治疗方式的选择提供了可靠的依据。

随着分子生物学研究的不断进展，早期乳腺癌的病理诊断也从细胞水平进入到分子水平。分子生物学技术的应用以及多种癌基因在乳腺癌组织中的表达，不仅对乳腺癌的基础研究有重要价值，而且对早期乳腺癌的诊断有十分重要的意义。据国外文献报道，通过针吸活检穿刺进行乳腺癌可疑病变中微量 DNA 或 RNA 的提取，并从分子水平检测基因异常，可以早期发现乳腺癌。

（四）早期乳腺癌的检诊手段

早期乳腺癌因肿块小或不能触及乳腺肿块而使临床检查无阳性发现，因此延误诊断，从而失去早期治疗的机会。资料显示，乳腺钼靶筛查可以发现90%左右临床上扪不到肿块的导管原位癌，因此，美国癌症协会（American Cancer Society，ACS）在1997年修订的乳腺癌钼靶筛查、临床体检和自我检查三结合普查指南，仍然是早期发现乳腺癌的有效方法。而其他影像学如乳腺超声、MRI 等，以及纤维乳管内镜和影像学引导下的微创活检等检诊手段的展开，使乳腺癌的早期发现成为可能。

1. 影像学诊断　是目前应用最广泛，研究较深入的方法。

（1）乳腺 X 线摄影：乳腺钼靶摄片是迄今唯一有效的乳腺癌普查手段，它具有操作简便、诊断迅速、图像易于留档和复核等优点，是使用时间最长且较为成熟的方法。X 线下早期乳腺癌的两种直接征象是微小钙化和软组织块影。钙化是早期癌的常见征象，尤其见于无肿块的导管原位癌，其形态有线样分支状和颗粒点状，不规则分布或呈簇样分布。非

钙化的早期癌往往为带有毛刺的结构紊乱或软组织影。美国健康保险计划组织（HIP）普查所发现的乳腺癌中，约50%临床触不到肿块和70%的导管原位癌是因钼靶发现微小钙化而被检出的。但其缺点是对一些致密型乳房显影不满意，容易漏掉小的癌灶。

（2）超声诊断：随着彩色多普勒技术（color Doppler flow，CDF）的引入，以及三维立体成像技术的升级，超声诊断成为发现早期乳腺癌的重要手段之一，通常在体检和乳腺钼靶发现异常病灶的情况下结合使用。其优点是：对囊、实性肿瘤及致密型乳腺肿块的诊断分辨力强，诊断符合率高；并且可以通过 CDF 对病灶的血流描述对病灶的性质作出鉴别。但是超声对直径1cm 以下的肿块诊断特异性差，受操作者影响大，无法做到全乳腺显像。

（3）磁共振成像（MRI）：X 线钼靶摄影对一些致密型乳腺和深部病灶检查不满意，并且不能有效评估病灶的血供，而动态增强 MRI 在早期乳腺癌的诊断中显示了一定优势。动态增强数字减影技术能较好地去除脂肪高信号对图像评估的影响，能提供更清晰、直观的病灶形态学信息，配合 MIP 技术的应用，可显示病灶周边异常血管，描绘 SI-Time 曲线评估病灶的血流动力学特点。早期乳腺癌的动态增强 MRI 表现：①病灶形态多数表现为片状、团块状强化区域，边界不清，形态不规则；②MIP：多数病灶周边可见细小密集血管影；③SI-Time 曲线大部分为Ⅱ型和Ⅲ型，少数为Ⅰ型。

2. 纤维乳管内镜检查　20 世纪90 年代，日本学者 Okazaki 首先开发应用的纤维导管内镜（fiberoptic ductoscopy，FDS）对于以乳头血性溢液为首发症状的早期乳腺癌的诊断率大大提高。它可以通过一根内径小于1mm 的光导纤维组成的乳管内视系统插入至乳头远端5～6cm 的Ⅲ～Ⅴ级导管，发现放大的乳管内小癌灶，并结合盥洗液细胞学检查、乳管内刮取活检（rube curette cytology，TCC）等，用于早期乳腺癌的诊断。

3. 影像学引导下的微创活检组织学检查　既是乳腺癌确诊的金标准，亦是早期诊断的最后一步。而影像学引导下的定位活检技术（needle localized breast biopsy，NLBB）可以准确诊断乳腺癌的亚临床病灶。对于 T_0 期乳腺癌，一般需要在超声或 X 线三维立体定位引导下施行，故又称为 X 线立体定位空芯针活检术（stereotactic core needle biopsy，SCNB）。它采用的是11～14G 的较粗切割针，所取得组织可以做石蜡切片检查，得出准确的病理诊断。其假阴性率仅为1.5%～2%，明显优于盲目的细针穿刺细

胞学检查。

（五）治疗

乳腺癌的治疗已发生变革，其核心是把乳腺的早期仅在局部发展的观点转变为早期即远处扩散的全身性病变的观点，即癌细胞在早期可进入肿瘤本身的血管而发生全身播散。这一理论变革，使得早期乳腺癌的治疗发生巨大变化。自1954年Musta Kallio报道了首例对乳腺癌行肿瘤切除，术后行放射治疗的成功，使早期乳腺癌保乳手术逐步得到重视和应用。我国自20世纪80年代开始行保乳手术，早期乳腺癌保乳治疗的5年局部复发率为4.6%～

6.1%，5年生存率为80%～100%，美容效果满意和一般达到92%左右，疗效接近国际水平。

虽然乳腺癌手术方法不断简化，但是腋窝淋巴结清扫（axillary lymph node dissection，ALND）一直是乳腺癌手术判定腋窝淋巴结转移状况的必要步骤，然而ALND易导致患侧上肢疼痛、麻木、淋巴水肿和活动障碍等，尤其是腋窝淋巴结阴性的患者，ALND成为过度治疗。因此近十年乳腺癌前哨淋巴结活检术（sentinel lymph node biopsy，SLNB）已经迅速成为外科处理早期乳腺癌的重要手段。

（耿翠芝）

第二节　青年期及老年期乳腺癌

（一）概念

文献报道青年期及老年期乳腺癌的年龄范围不甚统一。过去青年期乳腺癌多指≤30岁的乳腺癌患者，而近年多数报道将≤35岁的病例归为青年期乳腺癌。一般老年期乳腺癌既往是指≥60岁的乳腺癌患者，现在由于人类平均寿命的增加，人类年龄分段也发生了变化，目前多数资料将年龄≥65岁或≥70岁的乳腺癌患者称为老年期乳腺癌。无论青年期还是老年期乳腺癌，治疗及预后与一般乳腺癌并无太大区别，但年龄并不是独立预后因素，且这两个年龄阶段的乳腺癌各有一些特点。在我国，由于这两个年龄段不是乳腺癌高发期，故易误诊误治。

（二）青年期乳腺癌

1. 流行病学与发病机制　乳腺癌的发病年龄呈年轻化趋势。欧美每年新诊断的乳腺癌患者中，青年乳腺癌患者约占3%～5%，而亚洲青年乳腺癌患者比例则明显高于西方。一般认为发生青年乳腺癌的危险因素有月经初潮早（<13岁）、绝经较晚（>55岁）、高龄初产、产次少、乳腺癌家族史、长期使用避孕药等。

2. 临床特点

（1）青年期乳腺癌临床症状不典型，无特征性，青年女性乳腺肿物良性居多，患者存在侥幸心理，不能及时就医，从而延误诊断和治疗。

（2）临床表现多种多样，无特征性典型表现，且青年女性乳房丰硕、腺体组织致密，处于生育高峰，较小肿块不易发觉。

（3）青年乳腺癌患者的卵巢功能旺盛，血液中内源性雌激素含量高，导致肿瘤恶性程度高；临床分期多为Ⅲ～Ⅳ期；淋巴结转移率高，数目多；浸润性癌的比例高，激素受体阳性率低，复发转移率高。

3. 治疗　青年乳腺癌一经确诊首选综合治疗，包括手术治疗，术前、术后化疗，术后放疗及内分泌治疗。

（1）手术治疗：宜采用乳房切除+腋窝淋巴结清扫。但青年患者对治疗的心理负担较重，所以在治疗方案选择上除考虑预后外，还应考虑患者今后的生活质量。近年来随着保乳手术的开展，其手术范围已明显缩小。尽管有专家将35岁以下患者列为保乳手术相对禁忌证，但往往这部分患者对保乳治疗的意愿最强烈，因此不应轻易放弃这部分患者的保乳治疗。NCCN乳腺癌临床实践指南关于保乳手术的绝对禁忌证是：病变广泛，无法通过单一手术切口的局部切除就达到切缘阴性或获得满意美容效果；阳性病理切缘；乳腺或胸壁曾行放疗；妊娠期间的放疗；乳腺钼靶显示弥漫的微小钙化灶。青年乳腺癌的保乳手术在条件许可的情况下完全可行，但必须强调：做范围足够的局部切除，并配合术前、术后的正规标准辅助治疗和严密的随访计划。

（2）术后放疗：在青年乳腺癌保乳治疗后必须追加，它对降低局部复发和远处转移有明显作用。一般切缘阴性的患者应在辅助化疗后2～4周开始放疗，没有辅助化疗的患者在术后8周内开始放疗。辅助内分泌治疗和靶向治疗可与放疗同时进行。NCCN指南对全乳切除后追加放疗的高复发风险因素包括：原发肿瘤最大直径大于5cm，或肿瘤侵犯皮肤、胸壁等；腋窝淋巴结转移大于3枚；淋巴结转移1～3枚的T_1/T_2，目前的资料也支持术后放疗。其中包含下列一项因素的患者可能复发风险更高，放疗更有意义：年龄≤40岁，腋窝淋巴结清扫数目<10枚时转移比例>20%，激素受体阴性，HER-2过表达。

（3）术后化疗:青年乳腺癌应普遍接受术后辅助化疗,可显著降低死亡率,提高生存率,给予有效辅助化疗总生存效果与一般乳腺癌相比并不差。化疗方案和剂量可参考一般乳腺癌化疗方案,提倡个体化,要求早期、足量、足疗程。

（4）内分泌治疗:对于激素受体阳性的青年乳腺癌患者,他莫昔芬(三苯氧胺)是辅助内分泌治疗的首选。对于他莫昔芬治疗失败的患者,可换用卵巢去势+芳香化酶抑制剂治疗。

（5）分子靶向治疗:青年乳腺癌 HER-2 阳性率高,还应采用分子靶向治疗,能降低局部复发和远处转移率。

（三）老年乳腺癌

1. 临床特点

（1）病期偏晚:老年乳腺癌在临床上 90% 以上表现为乳腺肿块,肿块早期无疼痛不适,老年患者缺乏定期普查、自我检查等措施,加之许多老年人对于乳腺癌的认识不足常常延误了诊断,因此,许多老年乳腺癌患者就诊时病期偏晚。

（2）病程进展缓慢:肿瘤细胞分化较好,脉管瘤栓少,c-erbB-2 表达率低,肿瘤发展相对较为缓慢,淋巴结转移出现得较晚,预后好。

（3）激素受体阳性表达水平高,内分泌治疗效果好。

2. 治疗

（1）手术治疗:仍是老年乳腺癌治疗最为重要的手段,老年乳腺癌患者常合并其他脏器病变,甚至其他脏器病变可以致命,故手术时应权衡利弊,综合考虑,乳腺癌改良根治术是最佳选择,手术死亡率接近 1% 。如果合并严重的心肺疾病或早期乳腺癌,局部切除+内分泌治疗则是最恰当的治疗措施。对年轻乳腺癌的保乳手术指征同样适用于老年乳腺癌。

（2）全身辅助治疗:包括术后辅助化疗、放疗和分子靶向治疗。老年乳腺癌具有肿瘤发展相对缓慢、病程较长和局部复发风险显著低于青年乳腺癌的生物学特征,而且老年乳腺癌患者身体状况相对较差且合并基础疾病,因此对老年人的全身辅助治疗应做个体化处理。

（3）内分泌治疗:内分泌治疗在非转移性老年乳腺癌辅助治疗中的作用不亚于化疗,甚至优于化疗。研究显示,芳香化酶抑制剂是老年乳腺癌雌激素受体阳性患者治疗的最佳选择。

（耿翠芝）

第三节　炎性乳腺癌

炎性乳腺癌(inflammatory breast cancer,IBC)是一种较罕见的进展迅速、高度恶性、预后极差的临床-病理综合征,患者以短期内出现乳腺皮肤炎性改变、累及乳腺皮肤的 1/3 以上为主要表现。该种类型乳腺癌具独立的临床及病理改变,组织学多见真皮淋巴管内瘤栓浸润,而肿瘤病理学类型无特殊性,各种组织学类型均可见于炎性乳腺癌。它也是局部晚期乳腺癌中预后恶劣的一类。

（一）炎性乳腺癌的概念

1814 年 *A System of Operation* 一书首先描述为:肿瘤区域皮肤呈紫红色并伴随有刺痛,非常近似急性炎症,因而又称为癌性乳腺炎(carcinoma mastitoides)、急性乳腺癌(acute mammary carcinoma)、炎样癌(inflamed cancer)等。历史上炎性乳腺癌的命名是基于临床表现的描述性界定的,现代概念认为乳腺皮肤红肿范围大于乳房面积 1/3 才称为炎性乳腺癌;而有学者提出既要有典型的临床表现,又可见乳房皮肤淋巴管癌栓时,才能诊断炎性乳腺癌。目前比较普遍认同的诊断标准是:临床上短期内(平均 2 个月)以乳腺皮肤炎症为首发表现,并常累及乳腺

皮肤的 1/3 以上,病理学伴有或不伴有真皮淋巴管瘤栓浸润证据。原发性炎性乳腺癌可有广义和狭义之分,广义的概念包括 3 种情况:①临床有炎性症状表现,组织病理学证实有真皮淋巴管浸润;②临床有炎性症状表现,而组织病理学检查无真皮淋巴管浸润证据;③临床无炎性症状表现,组织病理学证实有真皮淋巴管浸润。狭义的概念仅为第一种情况。

（二）临床流行病学特征

炎性乳腺癌较罕见,仅占所有乳腺癌的 1% ～ 2.5% ,占Ⅲ期乳腺癌患者的 15% 。美国流行病学资料表明,炎性乳腺癌占乳腺癌发病患者数的 5% 。炎性乳腺癌可发生于任何年龄,但半数以上为绝经后早期,20% 左右为妊娠哺乳期妇女,平均发病年龄为 55 岁。男性少见。尽管近年来乳腺癌的临床综合治疗手段和效果取得了显著的发展与提高,炎性乳腺癌的预后仍然较差,平均生存期低于 2 ～ 5 年。

（三）病理学特点

炎性乳腺癌是由癌侵犯脉管所致淋巴回流受阻,具有特异临床表现的一种特殊形式乳腺癌。其组织学类型可见于各种类型的乳腺癌,并无特殊性。

仅有皮肤淋巴管癌栓,但缺乏临床表现的病例不能被诊断为炎症性癌。

1. 肉眼所见 乳房迅速、弥漫肿大,质地坚硬,边界不清,无明显肿块。乳房表面呈紫红色,增厚、水肿,占 1/3 以上,局部温度增高,可呈"橘皮样"改变。红肿区域与正常皮肤无界限,有的肿瘤皮肤可出现卫星结节。多数为单侧乳房发病,双侧乳房炎性乳腺癌的发病率占 10% 左右。

2. 镜下所见 可为管内癌、硬癌或小型细胞癌,可为多中心型。癌细胞多、不形成小管或腺管样结构,细胞大小、形状不一,细胞质丰富而淡染。独具的病理特点是,扩张的表皮下、淋巴管中常见有癌细胞团的浸润,有时皮内的浅淋巴管和乳房内的淋巴管甚至血管中也可见癌栓;由于癌细胞侵犯淋巴管,可见淋巴回流受阻所引起的皮肤改变,如胶原纤维与网状层分离,受累淋巴管可见浆细胞浸润。

3. 激素受体状况 大多数炎性乳腺癌的雌激素受体(estrogen receptor,ER)和孕激素受体(proges-terone receptor,PR)均为阴性,约占 52% ~75%。与普通类型的乳腺癌相同,激素受体状况与预后有密切的关系。研究认为,ER 和 PR 均为阳性表达、组织学属高分化、分裂指数低的炎性乳腺癌预后较好。目前的研究还发现,炎性乳腺癌中表皮生长因子受体(epidermal growth factor receptor,EGFR)和人表皮生长因子受体-2(HER-2)高表达,激素受体状况及细胞增殖动力学指标与相关基因 EGFR 和 HER-2 的联合检测可作为评估炎性乳腺癌预后的有效指标。

(四)临床特点

1. 病程短,进展快,来势凶险,该病病程常为数周或数月。有报道最短约 4 周,最长 30 个月。病变范围广。

2. 临床均以乳房急性炎症就诊,该病表现为红肿热痛及局部压痛,皮肤红肿至少占乳房表面的 1/3。皮肤增厚,有时有疼痛、热感,皮肤亦有橘皮样变。乳腺肿瘤可很快累及整个乳房,短期内出现皮肤的卫星结节。乳房因皮肤水肿而增厚,肿块边界常触之不清,30% ~65% 的患者可触及明显肿块,部分病例仅呈皮肤典型的炎性改变。无畏寒、发热、白细胞升高等全身炎性反应。

3. 转移复发率高,据报道,非炎症样乳腺癌确诊时的转移率在 5% 左右,而炎症样乳腺癌确诊时的转移率高达 30% ~40%。几乎 100% 患者确诊时伴有腋淋巴结肿大,75% 的患者可触及锁骨上淋巴结肿大,但淋巴结周围的腋神经、血管受累时,可出现腋窝部疼痛和上肢水肿。约 1/3 患者确诊时伴有肺、骨等处的远位转移。

4. 抗炎治疗无效,患者实验室检查无阳性发现,白细胞多在正常范围,偶有升高。初诊时易误诊为乳腺炎或蜂窝组织炎而用抗生素治疗,但无效或效果不明显。

5. 预后差,炎症样乳腺癌患者平均生存期 4 ~9 个月。因病变发展迅速,转移广,对侧乳腺不久便受侵,因而患者常于 1 年内死亡。

(五)影像学表现

炎性乳腺癌术前诊断除了依赖临床表现外,乳腺钼靶摄影和彩色超声检查为较佳的辅助性检查。

1. 彩超显像 ①皮下淋巴管扩张:肿块周围皮肤增厚、皮下淋巴管扩张,皮下脂肪层回声改变,且由迂曲的细管状回声环绕而呈"卵石样"改变;②肿块大小:超声所探及的肿块大小较临床上触及的肿块小;③异常丰富的血流信号:表现为具有血流丰富及高速、高阻的特点,在肿瘤组织周围形成丰富的血管网,由于癌血管排列不规则、粗细不一的特点,所以出现了异常血流信号——火海征,这是炎性乳腺癌诊断的重要指标。

2. X 线特征 ①肿块型:明显均匀高密度,分叶或毛刺状肿块,边缘不清,周围纤维组织增生,形态不规则,有时伴有大量散在泥沙样钙化点,均有不同程度地向周围腺体浸润改变;②浸润型:腺体结构消失,患侧密度明显增高,结合触诊,无法显示肿块边缘;③其他:乳房皮肤明显增厚,皮下脂肪层广泛受累甚至消失,表现为索条影或细网状致密影,系癌性淋巴管炎所致,乳晕增厚、乳头凹陷、腋淋巴结肿大等。

(六)诊断和鉴别诊断

炎性乳腺癌的诊断主要依靠临床表现和病理检查,其特点包括:起病较急的中年妇女,乳房肿块并乳房局部的红肿热痛;无畏寒发烧、白细胞升高等全身炎症反应;皮肤呈红色或紫红色,片状水肿及橘皮样变,红肿范围大于乳房的 1/3,红肿区可扪及边界不清的肿块;同侧腋窝淋巴结肿大;细针穿刺细胞学检查或局部组织活检可明确诊断。

由于炎症样乳腺癌的特殊临床表现,常常与一些乳腺炎症相混淆而延误诊治,故此在临床诊治中一定注意和以下疾病鉴别:

1. 急性乳腺炎和乳腺脓肿 急性乳腺炎和乳腺脓肿多见于年轻、哺乳期的妇女,除局部炎症外,尚有全身发热、白细胞明显升高等反应;查体乳房皮肤有充血水肿,但橘皮样变不明显,绝无卫星结节;针吸穿刺可为脓液及坏死组织,细胞学检查为炎性细胞,应用抗生素治疗明显有效。

2. 乳腺白血病及恶性淋巴瘤性浸润　该病可有白血病及恶性淋巴瘤的全身表现及与实验室检查相符合;乳腺红肿、炎性表现仅限于肿瘤区域;活体组织检查可明确诊断。

3. 梅毒或结核侵犯乳腺引起的急性炎症改变　多有原发病史,目前已很少见。

(七) 治疗

炎性乳腺癌被诊断时约 1/3 患者皮肤的炎症改变已经累及整个乳房,30% ~65% 患者的乳房内可触及肿块,50% ~75% 患者的腋下可触及肿大的淋巴结,10% ~36% 的患者发现时已经有远处转移。炎性乳腺癌恶性程度高,易发生远处转移,单纯的外科治疗或放疗预后较差,平均生存期为 6 ~9 个月。由于单一的治疗手段难以控制肿瘤生长,所以目前的主要治疗方案为综合治疗,即术前新辅助化疗+手术+放疗+化疗+内分泌治疗。研究表明,炎性乳腺癌化疗和手术、放疗相结合的综合治疗明显提高临床疗效,延长生存期,5 年生存率达到 30% ~60%。新辅助化疗是当今肿瘤治疗的一项重要进展,可以缩小乳腺肿瘤体积,减少肿瘤负荷,清除体内微小转移灶,避免了术后化疗可能出现的多药耐药,改善患者的预后。

1. 综合治疗方案各具特色,但总的生存率不分伯仲。常用的方案有以下几种:

(1) 新辅助化疗-手术-放疗-辅助化疗(包括生物靶向治疗)-内分泌治疗:炎症样乳腺癌的新辅助化疗方案一般用表柔比星为主的联合化疗方案和紫杉醇联合表柔比星方案进行化疗,可以明显改善总生存率和无瘤生存率。新辅助化疗 2 ~4 个周期后,可以缩小肿瘤体积,皮肤红肿明显好转,封闭肿瘤血管,减少手术中肿瘤医源性播散。关于手术范围,炎性乳腺癌患者多有淋巴结转移,应尽量采用根治术,手术时应注意乳房皮肤的切除范围足够大,避免术后局部复发。术后放疗对于控制局部复发和淋巴引流区的转移,特别是内乳区淋巴结的转移有重要作用。虽然炎性乳腺癌患者的激素受体阳性率低,但是对于 ER 阳性患者应该序贯应用雌激素拮抗剂和芳香化酶抑制剂等内分泌治疗。如此综合治疗的结果显示,炎性乳腺癌的平均生存时间延长至 34 个月。

(2) 新辅助化疗-放疗-化疗-内分泌治疗:其化疗方案仍然是以蒽环类和紫杉类为主的联合化疗方案,如果 2 个周期后效果不佳或者耐药,可以选用卡培他滨或吉西他滨与紫杉类联合的方案,一般先化疗 4 个周期,追加目标病灶和淋巴引流区的照射。放疗结束后再追加化疗 4 个疗程。如此治疗,其平均生存期 25 ~56 个月,5 年生存率可达 30% ~75%。

2. 综合治疗中需说明的问题

(1) 手术时机的选择:炎症样乳腺癌的病变范围广,确诊后密集方案化疗 2 ~4 个疗程,如果肿瘤有明显减轻或缩小趋势,如红肿明显消退,皮肤橘皮样变程度改善,卫星结节减少,应考虑外科手术;如果用药后症状改善不明显,经过更换方案仍不能达到部分缓解,则不主张外科手术治疗。因为上述情况说明患者病期很晚且对化疗有抵抗,手术只能增加患者的身体和经济负担,并不能延长生存期。

也有学者认为,术前的半量放疗可以增加手术机会,但是以半量为妥,因为全量后再手术将明显影响患者的伤口愈合。有报道,术前放疗 40 ~45Gy,切口延迟愈合约 2 周,继而影响下一步的治疗,削减综合治疗的效果。

(2) 手术方式:炎症样乳腺癌手术应使皮肤切除范围足够大,常常需要常规切除乳房全部皮肤,以取自体对侧股部中厚皮片覆盖植皮。手术方式尽量选择清除较彻底的根治性手术。其远期效果优于姑息性手术。

(3) 内分泌治疗:炎症样乳腺癌激素治疗阳性率偏低。Paradeso 研究发现,炎症样乳腺癌 ER 和 PR 均阳性占 13% ~28%,ER 阴性、PR 阳性为 3% ~11%,ER 阳性、PR 阴性为 5% ~26%。有一半以上患者对内分泌治疗无明显反应。Veronesi 等报道 5 例炎症样乳腺癌应用他莫昔芬治疗无一例缓解,有报道,炎症样乳腺癌行卵巢切除术的客观缓解率为 33% ~67%。然而无论如何,内分泌治疗对机体毒性小,且尚有一定作用,因此有作者认为:绝经前妇女应行双侧卵巢切除术或者放射、药物去势,再用他莫昔芬或芳香化酶抑制剂治疗;绝经后患者直接用他莫昔芬和芳香化酶抑制剂治疗。

(4) 生物靶向治疗:对于 HER-2 阳性表达的炎性乳腺癌,可以采用赫赛汀(注射用曲妥珠单抗)治疗。这是第一个针对 HER-2 阳性乳腺癌患者进行的癌基因靶向治疗药物,有效率达 40% ~60%。其机制可能是激活患者的免疫系统,阻止 HER-2 的生理功能或作为细胞毒效应的治疗载体,有效抑制 HER-2 阳性肿瘤细胞的生长。

(耿翠芝)

第四节　妊娠或哺乳期乳腺癌

妊娠或哺乳期乳腺癌(pregnancy assisted breast cancer,PABC)是指在妊娠及产后1年时间内发生的乳腺癌。因其发生于妇女妊娠或哺乳的乳房肥大期,加之女性激素分泌旺盛,因而具有乳腺癌进展快、预后差、误诊率高等特点。之所以称为"特殊类型",不仅是因为对它的处理上牵扯到其他医学相关领域如产科和儿科,而且还涉及"生育和流产"这个被社会学和伦理学家广泛关注的话题。

(一) 发病率和病因学

妊娠或哺乳期乳腺癌的发病率较低,约占全部乳腺癌的0.2%~3.8%,其中半数诊断于哺乳期。其中国内资料报道为1%~8%,国外报道为1%~2%。国内外发病率之所以有所差别,与国外发达国家妇女妊娠次数少、哺乳期短有明显关系。在我国,城市职业妇女乳腺癌患者中就少见于妊娠或哺乳期乳腺癌。妊娠期乳腺癌多发生于25~40岁的女性,平均约33岁,因此,也属于青年期乳腺癌。

性激素是乳腺癌的危险因素之一,而妊娠期间雌激素、孕激素、胰岛素样生长因子明显增加,与乳腺癌的病因及进展有密切关系。目前认为妊娠哺乳与乳腺癌的发病无因果关系。作为一种推断和假设,Sunders 和 Baum 在1993年认为乳腺癌与妊娠的关系非常紧密,他们假设平均每位妇女有2次妊娠,在25~40岁的180个月中,有18个月处于危险期,即整个全程中有10%的时间是危险期。因此,妊娠与乳腺癌的联系一致性大于因果性,也就是说妊娠不是乳腺癌的发病原因。

(二) 病理特点

妇女妊娠或哺乳期,体内激素水平明显改变;妊娠期雌酮、雌二醇、雌三醇和肾上腺皮质激素明显升高,哺乳期催乳素及生长激素水平上升,血液中T细胞下降,免疫功能低下。因而导致肿瘤生长加速,肿瘤恶性程度增高,易于播散。加之在妊娠、哺乳期,乳腺组织生理性增大、充血,使肿瘤不易被发现,造成患者就诊时已有淋巴结转移。

(三) 临床特点

1. 发病年龄小　多为20~40岁,平均35岁。因为这一时期是女性的最佳育龄期,即女性的妊娠、哺乳期,故青年乳腺癌是该病的特点之一。

2. 病程长,就诊晚　患者往往在早孕期即发现乳房肿块或乳头溢血、溢液,但由于重视不够,且肿块和正常生理增生不易区别,往往认为是妊娠期的正常生理反应,直至半年或1年后方才就诊。

3. 乳腺肿块和乳头排液为首发症状　这一点与非妊娠、哺乳期乳腺癌无差别。如果发现一侧乳房的单一导管有血性溢液或浆液溢液,应引起高度重视,应行常规检查。而由于乳房肥大,往往在晚期才发现乳房肿块。

4. 腋淋巴结转移率高　在初诊时,就该病而言,有80%伴有腋淋巴结转移。

5. 妊娠或哺乳期乳腺癌预后较差　主要因为肿瘤发现晚,进展快(大多数女性会选择分娩后治疗,从而延误治疗)。研究发现,手术时腋淋巴结没有转移的病例,其预后和一般类型乳腺癌相似;而淋巴结有转移者,则预后明显差于一般乳腺癌。Peter在研究了187例妊娠或哺乳期乳腺癌,发现妊娠早、中、晚期治疗的5年生存率有明显差异,分别是77%、57%及14%。更多证据表明,妊娠本身并不影响预后,而因妊娠或哺乳延误诊断是妊娠哺乳期乳腺癌预后差的主要原因。因此,只要妊娠哺乳期乳腺癌患者接受规范、及时的治疗,预后与普通乳腺癌患者无明显差异。

(四) 诊断与鉴别诊断

1. 诊断　妊娠或哺乳期乳腺癌的乳腺肿块或单个乳管排液、排血,经短期(2周左右)治疗无效,甚至有生长趋势,应果断、反复行针吸细胞学检查以明确诊断。辅助检查对确诊该病有重要作用,但应注意各种辅助检查对胎儿和婴儿的影响。超声是一种简单、安全、敏感的检查手段,它比钼靶更敏感,是首选的检查方法。该检查可鉴别囊实性结节,无辐射,对胎儿的生长发育基本没有影响。尽管乳房钼靶片对非妊娠期乳腺癌的诊断非常有效,但是妊娠哺乳期的改变使乳腺钼靶检查的特异性和敏感性降低,加之X线摄片对胎儿的不良影响,故多不主张在孕期行X线检查。由于乳腺MRI检查需要做增强造影,而造影所使用的钆离子可以通过胎盘屏障导致胎儿畸形,另外胎儿暴露于强磁场时也存在理论上的危险性。因此建议妊娠前3个月避免做MRI,如确实需要,可选用更安全的造影剂钆喷酸葡甲胺盐。细针穿刺抽吸细胞学检查在乳腺癌的诊断中是一种常用的方法,但在妊娠哺乳期激素水平的改变使乳房增大,乳腺腺泡上皮的增生,常常导致假阳性结果,因此该方法不是首选的方法。空心针穿刺组织活检是较为合适的病理检查,敏感度可达90%,

但可引起乳腺导管瘘、出血和感染。活检前停止哺乳，预防应用抗生素，并注意止血。手术切除活检是妊娠哺乳期乳腺癌患者可行的诊断方法。目前尚无报道表明乳房肿物活检术对母亲和胎儿及婴儿的影响是危险的。

2. 鉴别诊断 妊娠或哺乳期乳腺癌往往易误诊为乳腺炎性包块、积乳囊肿及乳腺良性肿瘤，应注意鉴别。

（1）乳腺炎性包块：该病多发生于初产、哺乳的早期阶段，可伴有乳头皲裂或外伤。表现为全身不适及局部红肿热痛，抗感染治疗有效。针吸可见大量脓细胞及炎性细胞。

（2）积乳囊肿：多见于乳汁分泌不通畅者。乳腺表现为无痛性肿块，进展慢，肿瘤边界清、光滑、囊性感，不伴有腋淋巴结肿大。针吸可见大量乳汁，针吸后肿物消失。

（3）乳腺良性肿瘤：可在妊娠前及妊娠早期发现，妊娠期肿瘤生长迅速。肿瘤表面光滑，边界清楚，不伴有腋淋巴结肿大。针吸细胞学检查可明确诊断。

（五）治疗

妊娠或哺乳期乳腺癌的治疗比较棘手，医生除了从疾病本身出发外，还要考虑患者的意愿。目前没有证据证实妊娠期乳腺癌会对胎儿造成损害，因为肿瘤细胞不能通过胎盘。妊娠、哺乳期乳腺癌的治疗原则与非妊娠、哺乳期乳腺癌的治疗原则相同，均应采用综合治疗方案。但由于涉及胎儿的发育及分娩等相关事宜，在治疗中无形增加了很多的矛盾。妊娠、哺乳期乳腺癌的治疗目的在于保全胎儿、治疗孕妇及保护子宫和生育能力。

1. 手术

（1）手术对乳腺癌患者而言是第一治疗手段，改良根治术为首选术式。越来越多的研究发现在整个妊娠期间行全乳切除均很安全，不会对胎儿造成显著影响，也不会引起自发流产。但在妊娠期间血容量和心输出量增加，胃排空延迟和血浆胆碱酯酶的活性改变增加了手术风险。有报道历经手术的妊娠妇女更有可能产下低体质婴儿，新生儿死亡率也增加。

因保乳手术需要追加放疗，鉴于放疗对胎儿的影响，应在分娩、哺乳后进行，所以是非首选方法。但也不应放弃保乳手术，手术将于孕晚期或产后施行的患者，可选择保乳手术。如果患者要求行乳房整形术，可考虑行假体植入，而自体组织再造手术需要等到分娩后进行。

前哨淋巴结活检术在妊娠期间可安全进行，但应选择合适的示踪剂，由于蓝色燃料可能造成孕妇的过敏反应，因此应避免使用。

（2）从妊娠期来看，妊娠的早、中期，应尽量动员行流产或引产终止妊娠，然后加用放、化疗及手术治疗。妊娠末期（7个月以上）可待其分娩后手术治疗。

（3）哺乳期乳腺癌一经诊断即停止哺乳，可用中药回乳，亦可直接行根治性手术，术后辅助治疗同一般乳腺癌。

2. 放疗和化疗 目前认为放疗对发育中的胎儿是有害的，即使微量的射线亦将导致胎儿脑组织发育异常。从动物实验中发现，妊娠早期暴露的放射线强度超过5Gy将会导致胎儿畸形。因此，如果在此时期患者强烈要求保乳手术，则必须做流产手术后方可行放射治疗。妊娠后期发生的乳腺癌可以先分娩后追加放射治疗，但治疗时间不应迟于术后3个月。妊娠期乳腺癌的放疗指征与普通乳腺癌患者一样，参照指南给予放疗。

与放疗一样，化疗对胎儿同样存在发生潜在畸形的可能。抗肿瘤药物对胎儿、新生儿的潜在近期副作用包括自然流产、胎儿畸形和脏器的损害，远期副作用包括生长发育迟缓或性功能障碍。因药物在乳汁中可检测到，并且其对胎儿有剂量和时间依赖性，故化疗期间禁止哺乳。如整个化疗期间均有乳汁分泌，可在最后一周期化疗结束后4周开始哺乳。无特殊情况下，不主张在妊娠、哺乳期使用化疗。

3. 内分泌治疗 目前认为妊娠、哺乳期乳腺癌患者在妊娠期内分泌治疗是绝对禁止的。因为内分泌药物引起的激素改变将影响发育中的胎儿，而且药物的致畸性也不可忽视。哺乳期应视激素受体情况而定。对ER阳性的患者来说，内分泌治疗是有效的。然而妊娠、哺乳期乳腺癌患者与同龄的非孕期患者相比仍有较高比例的ER阴性率。而对于ER阳性的患者来说双侧卵巢切除术仍是主要治疗手段之一，疗效可达30%；且比放射去势更可靠和彻底，显效更快。

4. 分子靶向治疗 针对HER-2阳性的乳腺癌分子靶向治疗的疗效有目共睹，但是由于HER-2在胎儿肾上皮细胞中高表达，动物实验中发现赫赛汀（曲妥珠单抗）能穿透胎盘，故妊娠期使用赫赛汀可对胎儿造成严重的不良反应。所以妊娠期间不建议长期使用赫赛汀，但短期使用药物毒性较低。另有研究发现，停用赫赛汀后胎儿受损的肾功能可很快得到恢复。因此，能否对 HER-2 阳性的妊娠期乳腺癌患者进行分子靶向治疗还需进一步商榷，但目前的说明不建议使用。

（耿翠芝）

第五节　双侧乳腺癌

双侧乳腺癌（bilateral breast cancer，BBC）是乳腺癌的一种特殊表现类型，广义上包括双侧原发性乳腺癌（bilateral primary breast cancer，BPBC）及双侧转移性乳腺癌（bilateral metastatic breast cancer，BMBC）。一般所谓的双侧乳腺癌是指双侧原发性乳腺癌，它又分：同时性（synchronism）双侧癌，即两侧乳腺癌发现时间间隔在 6 个月以内；延迟性（retardance）双侧癌，即两侧乳腺癌发现时间间隔在 7～12 个月以内；异时性（heterochronism）双侧癌，即在第一侧乳腺癌治疗 1 年以后发生的对侧原发性乳腺癌。两个原发性癌患病的时间间隔的计算是从首发侧癌的治疗日期至第二原发癌的诊断日期。目前通常将延迟性癌归为异时性双侧癌。

（一）发病率

国内资料统计双侧乳腺癌的发病率为 2%～4%。在国外，通过乳腺摄影和对侧乳腺组织随机活检，发现在一侧患乳腺癌的患者就诊中，约有 3%～4% 的患者对侧均有隐匿性病变，因此双侧同时性乳腺癌占全部乳腺癌的 2%～11%。Healey 等曾报道一侧乳腺癌手术后，对侧乳房发生转移的机会每年增加 0.5%～1.0%；随访时间愈长，发生癌的机会愈多。Healey 等发现，患者一侧乳腺癌术后，5 年内对侧乳腺癌的发病率为 3%～3.3%，10 年内为 7.0%。故有学者提出，针对单侧乳腺癌术后对侧乳腺无症状的患者，采用选择性活组织检查和（或）影像学检查可显著提高双侧乳腺恶性肿瘤的检出率。Urban 报道同时性双侧癌的发生率为 12.5%，异时性双侧癌为 7% 左右。

（二）诊断标准

双侧乳腺均发生癌变，可能均是原发癌，亦有可能来自对侧，通过淋巴或血流的转移，这种转移方式是全身转移的一部分，此类患者在临床分期中属晚期远位转移，预后较差。而双侧原发性乳腺癌是两个独立的癌灶，行乳腺癌根治性手术后其预后将明显好于转移癌。然而，两者在病理类型相同时的鉴别诊断相当困难。因此，一些学者先后提出了双侧原发性乳腺癌的诊断标准。综合分析后，作者认为阚秀等补充的美国 Robbins 和 Berg 等提出的五条诊断标准适用于临床。简述如下：

1. 部位　原发癌多位于外上象限乳腺实质内，转移癌通过皮下淋巴途径或血液循环转移到对侧，常位于乳腺内侧象限或近胸正中线的脂肪组织内。

2. 组织类型　两侧乳腺癌组织类型完全不同，或核分化程度明显差异，可作为原发癌的诊断标准。如果两侧乳腺癌组织类型完全相同，同时伴有淋巴结转移阴性或后发病灶核分化程度比先发侧高，考虑为双原发癌。

3. 原位性病变　双侧病变中存在原位癌或者原位癌演变成浸润性癌状态。

4. 生长方式　原发癌多为单发、浸润性生长；转移癌多为多发，呈膨胀性生长。

5. 发病时间　首发侧乳腺癌术后 5 年以上，无局部复发或远处转移证据，归属于双侧原发性乳腺癌。

随着基因分子生物学的发展，双侧乳腺癌标本的基因分析可望成为鉴别双侧原发性或转移性乳腺癌有价值的手段。

（三）高危因素

经过大量研究发现，双侧乳腺癌患者存在不同程度的易发因素。对高危人群的认识可以提高该病的早期诊断率。

1. 对侧乳腺癌病史　目前乳腺癌的发病原因尚不清楚，但可以想象，一般情况下，双侧乳腺癌接受致癌因素的影响程度基本一致。因此，大多数学者认为，有乳腺癌病史者，对侧患乳腺癌的机会为正常人的 11 倍，属于乳腺癌高危人群，应定期复查。国外报道，甚至有进行对一侧乳腺相对应于首发乳腺癌的镜影活检，从中发现隐匿灶。

2. 乳腺癌家族史　家族中一级亲属患有乳腺癌，尤其是双侧性癌、绝经前发病。

3. 年轻乳腺癌患者　首发癌年龄小，一般小于 40 岁，体质健康，患早期乳腺癌（0～Ⅰ期）、非侵袭性癌或特殊类型乳腺癌患者。

4. 多中心型癌　首发癌为特殊病理类型，如小叶癌、单纯癌、黏液癌或混合型癌。

5. 基因改变　BRCA1、BRCA2 基因突变已经被证实与家族性乳腺癌有关，该基因突变者起病时年纪较轻，而且有更高的对侧乳腺癌发生率。研究发现，双侧乳腺癌的发病与 p53 没有关系或关系不大。目前尚没有发现直接针对 HER-2 基因的研究。

（四）临床特点

1. 发病年龄　双侧原发性乳腺癌较单侧乳腺癌发病年龄较轻，高峰年龄为 30～40 岁。

2. 发病部位　双侧乳腺癌与单侧乳腺癌发病部位相似，多见于外上象限，约占 66.7%。

3. 临床分期　首发癌的分期同单发癌，而对侧原发癌的检出率较早，多为Ⅰ、Ⅱ期。这主要缘于患者的警惕性提高和随诊制度的健全。

4. 腋淋巴结转移率　首发癌的腋淋巴结转移率为 57.2%，与单侧乳腺癌相同；而对侧乳腺癌的腋淋巴结转移率明显低于首发侧，为 31.3%。

5. 病理学类型　组织病理类型与单发者无明显差异，但双侧病理类型不同者常见，占 50%～70%。

（五）治疗

双侧原发性乳腺癌的处理原则与单侧乳腺癌相同，需行手术为主的综合治疗。然而，对于单侧癌的患者，因其为高危人群，有发生对侧癌的可能；因此，在处理上尚存在分歧。有人认为：乳腺是成对的副性腺器官，其组织解剖结构及受外界因素的影响是相同的；虽然一侧行手术治疗，但诱因不会随着单侧乳房的消失而消失，对侧仍可以发生肿瘤。因此，Leis 曾建议在行首发癌侧的手术时，对侧乳腺应行首发侧肿瘤部位的镜影部位乳腺组织活检。尤其是：①首发侧病灶小、病期早、肿瘤分化好，估计长期生存者；②首发侧癌为多中心性病灶；③有乳腺癌家族史；④对侧乳房摄片有可疑病变者。

处理双侧乳腺癌的关键在于切勿将对侧原发性乳腺癌当作转移癌而采取姑息治疗或延误治疗。

（六）预后

双侧乳腺癌在行手术治疗后，其 5 年生存率与单侧乳腺癌相近，约为 52.6%～80%，差异无显著意义。然而，大量研究证实，异时性癌较同时性癌预后好，异时性癌的间隔时间愈长，预后愈好；第二原发癌的早期诊断和早期治疗是提高生存率的关键。

（耿翠芝）

第六节　隐性乳腺癌

隐性乳腺癌（occult breast cancer，OBC）是一种比较少见的特殊类型的乳腺癌。目前临床概念不统一。总的来说，有两个概念：一是临床上无乳房的任何体征，而以腋窝淋巴结转移或其他远位（如锁骨上淋巴结）转移为首先临床表现，并被病理证实来源于乳腺组织的乳腺癌；二是在前者基础上扩大为除乳房肿块外，临床表现为乳头溢液、乳头皮肤炎、乳房皮肤水肿、湿疹及皮肤橘皮样变的乳腺癌。目前的定义为：以腋淋巴结转移为首发症状的乳腺癌称作隐性乳腺癌。

（一）发病情况

1907 年 Halsted 首次报道隐性乳腺癌，临床少见。其发病率占同期乳腺癌的 0.1%～1%。

（二）病理组织学特点

隐性乳腺癌的原发灶大小多在 1cm 以下，甚至仅能镜下所见。然而其转移灶却生长较快，并明显大于原发灶。这种原发肿瘤小而转移瘤大的现象被称为差异性生长。从理论上讲，原发瘤的抗原强者引起机体强有力的免疫反应，以控制原发灶的生长，但控制不住转移灶的生长；推测与肿瘤的抗原性在转移灶内发生改变有关，从而导致原发瘤诱发的免疫反应不能作用于转移灶。隐性乳腺癌在病理上以早期浸润性小叶癌和导管癌多见，这种在病理早期即发生转移的原因是因为癌细胞已穿透基底膜，Uallage 等用组织化学的方法证实了这一观察。

据文献报道，隐性乳腺癌的病理检出率为 50% 以上，甚至达 100%。为了减少乳腺微小原发灶病理漏诊，山东省肿瘤防治研究院提出：①术前乳腺 X 线片可疑区域细针 X 线定位及术后大体标本 X 线照相对照；②应用连续病理切片检查或全乳大片病理切片技术；③全乳大切片电镜检查。而天津市肿瘤医院乳腺癌病理研究室将抗人乳腺癌特异糖蛋白单克隆抗体 M4G3 用于疑为隐性乳腺癌的转移淋巴结病理组织学检测，90% 以上的隐性乳腺癌呈阳性反应，术后 40% 的大体标本中肉眼可见微小癌灶，83% 的大体标本未发现病灶者经过连续病理切片检测到癌组织。

（三）临床特点

1. 性别　隐性乳腺癌多发生于女性，偶见于男性。有作者推断与男性乳房不发育，即使微小病灶也不易隐匿有关。

2. 年龄　与一般乳腺癌高发年龄相当，为 45～55 岁。近年来发病年龄有提前趋势。

3. 首发症状　90% 以上患者发现同侧腋窝或同侧锁骨上肿大淋巴结而就诊。其转移灶的直径多在 3.0cm 左右，大者可达 5cm 以上。

4. 病程　自发现转移灶至检出乳腺原发灶，短者数天，长者可达 2 年以上。Fenerman 观察自腋窝淋巴结转移确诊至临床肿块出现为期约48个月,表明原发灶受机体免疫力的约束,生长较缓慢。因此提示我们应慎重处理不明原因的、无痛性腋窝或锁骨上淋巴结肿大,以免延误诊疗。

（四）特殊检查

在女性患者中,发生腋窝淋巴结转移的恶性病变多见于乳腺癌,尤其是病理诊断为腋窝淋巴结转移性腺癌而无明显原发灶征象的患者,应首先重点进行乳腺检查。

1. 乳腺 X 线钼靶片　乳腺钼靶 X 线摄影的目的在于可发现临床症状和体征均表现为阴性的乳腺癌。隐性乳腺癌的特征性 X 线表现为微小的毛刺样致密结节影及恶性钙化灶。一般认为,X 线钼靶片可以发现 3mm 直径的肿瘤,检出率在 50% 左右,是临床常用的检查手段。钙化为乳腺癌的特征之一,有时是隐性乳腺癌的唯一 X 线表现。隐匿性乳癌病灶的 X 线表现以含有钙化的肿块影为多见,其次是无钙化性肿块和单纯簇状钙化。其主要诊断依据为:乳腺组织内成簇分布的恶性钙化灶;乳腺组织局部结构紊乱。

2. 灶性导管扩张　是隐性乳腺癌超声检查的特征性表现。乳腺癌为富血供肿瘤,彩色多普勒超声检查肿瘤,表现为具有高速血流信号的低回声结节,同时可以对肿块施行准确定位穿刺检查,但对直径 1cm 以下的肿瘤诊断尚存在困难。超声检查不能发现微小钙化灶,可以发现灶状不对称性小灶致密影。

3. CT 与 MRI 检查　CT 检查有助于发现隐匿性病灶,MRI 强化扫描有较高的灵敏性,可作为隐性乳腺癌检测的辅助手段,是目前影像学检查最敏感的方法,尤其对乳房较大,且肿块较小的乳腺癌有独特的优势。

4. 分子影像和诊断技术　核素扫描和 PET/CT

等分子影像技术,基因芯片等分子诊断技术也有助于确定肿瘤的乳腺来源。PET 已经成功应用于钼靶片检查阴性的隐性乳腺癌检查,并成为有用的诊断工具。

5. ER 测定　ER 在乳腺癌的诊断和治疗中起很重要的作用。测定腋窝病灶的 ER 水平有助于隐性乳腺癌的诊断与治疗。ER 阳性提示乳腺癌腋窝淋巴结转移,阴性不能排除乳腺癌。

（五）治疗

病理已确诊的腋窝淋巴结或锁骨上,尤其是右锁骨上的淋巴结转移腺癌,在治疗上遵循三种治疗方式:

1. 在切除腋窝恶性肿瘤同时,无论乳房是否发现肿瘤,均行根治术或改良根治术。

2. Capeland 经过 42 例腋窝淋巴结转移癌的研究,发现在未发现乳腺原发灶的情况下行乳腺癌根治术并不能提高生存率和生存年限。因此,他提出:在大乳房和腋窝转移瘤大时,可行乳房单切+低位腋淋巴结清扫;对小的或萎缩的乳房或转移瘤小时,直接放疗,无须切除乳房。

3. Kemeny 通过对腋窝淋巴结转移癌的女性患者观察,提出无明显原发癌且乳腺钼靶片阴性的女性患者,仅行腋淋巴结清扫+乳房及区域淋巴引流区的放疗,其效果同乳房切除。作者认为,对腋窝淋巴结转移性腺癌而无原发癌征象者,应行全面检查,在排除乳腺外原发灶后,方可确诊为乳腺癌而行全方位的乳腺检查,如果发现原发灶,则行根治术;未发现原发灶,可保留乳房,仅行腋淋巴结清扫+乳房及相应区域淋巴结的放疗。

由于乳腺癌是一种全身性疾病,故对于隐性乳腺癌也应采取全身化疗或内分泌治疗。HER-2 阳性患者也可以采用分子靶向治疗。

（耿翠芝）

第七节　分泌型乳腺癌

乳腺分泌性癌（secretory carcinoma of breast, SCB）是一种少见的乳腺癌组织学类型,1966 年首次报道,均为青少年女性,故又称为幼年性乳腺癌（juvenile carcinoma）。随后报道陆续增多,发现 SCB 可发生于任何年龄,常见于年轻女性,男性也有个别报道。2003 年 WHO 乳腺肿瘤病理学及遗传学分类中将其列为一个独立的类型,归属于特殊类型的乳腺癌。

一般单发,多见于乳晕下,副乳腺也可发生。临

床上多表现为生长缓慢、可移动的无痛性肿块,超声图像常类似其他边界清楚的乳腺良性肿瘤。个别病例表现为胀痛或乳头血性溢液。肿瘤常呈结节状,大小不一,但多数较小。

需与 SCB 鉴别诊断的乳腺疾病有:①活动期乳腺、泌乳结节及分泌性腺瘤:均为高度增生的分泌的腺泡状结构,具有肌上皮细胞和完整的基底膜;②富于脂质癌（lipid-rich carcinoma）和妊娠期的各型乳腺癌:癌细胞异型性常比较明显,核分裂象较多见;

妊娠期各型乳腺癌因激素作用,间质可出现黏液变性,但依据各自形态结构特点,不难与之鉴别。

SCB 是一种临床惰性经过的乳腺肿瘤,性质为低恶性,在儿童和青少年中预后较好,通常采用单纯乳腺切除即可。在年长的患者中可有浸润行为,需辅以放疗和(或)化疗。淋巴结转移率较低,一般不超过15%,致死性病例较少。

(耿翠芝)

第八节　晚期乳腺癌

晚期乳腺癌临床治疗较为困难,局部晚期乳腺癌尚有治愈可能,应积极治疗。转移性乳腺癌的治愈率很低,甚至是不可治愈的,因此提高生存质量,延长生存期是转移性乳腺癌的最终治疗目的。对于此类患者优先考虑及首选的治疗则是低毒高效的治疗手段,对于一个无症状或有轻微症状的转移性乳腺癌患者来说,采用较低毒性的治疗方法来延长肿瘤控制时间(带瘤生存),比采用强烈的联合化疗争取最大的肿瘤缩小更能使患者获益。

一、晚期乳腺癌的概念

晚期乳腺癌包括局部晚期乳腺癌和复发转移性乳腺癌。保乳术后乳腺局部复发一般不包括在复发转移性乳腺癌的范畴。

局部晚期乳腺癌主要指临床Ⅲ期的肿瘤,包括肿瘤最大直径>5.0cm;肿瘤直接侵犯胸壁(包括肋骨、肋间肌、前锯肌)或皮肤(水肿、橘皮样变、溃破、卫星结节)以及炎性乳腺癌;还包括同侧转移性淋巴结相互融合,或与其他组织固定,内乳淋巴结转移,同侧锁骨下淋巴结转移以及同侧锁骨上淋巴结转移。

转移性乳腺癌主要指首诊临床Ⅳ期和术后局部复发、远位转移性乳腺癌。从临床治疗角度看,前者治疗手段相对丰富;后者治疗较为困难,预后亦差。针对晚期乳腺癌选择恰当的治疗,可使病变持续控制达数年之久。

二、晚期乳腺癌的诊断

局部晚期乳腺癌及复发性乳腺癌的诊断并不困难,根据其临床表现、查体,结合钼靶摄片及穿刺病理学一般可确定诊断。

转移性乳腺癌的诊断有时较为困难,需结合肿瘤标志物及影像学检查。

(一) 病史

当考虑患者有转移的可能性时,临床医师要特别注意一些新发症状,这些相关症状通常在转移部位出现。如:骨痛,特别是负重骨骼的疼痛、骨折;呼吸道症状,如咳嗽、呼吸困难;消化道症状,如上腹痛、食欲不振、早期厌油腻、腰围改变等;神经系统症状,如头痛、感觉或运动障碍、视力障碍等。有的患者自己发现颈部、腹部或皮下肿块。

(二) 查体

体格检查应包括所有有症状的区域或系统。区域淋巴结的检查包括腋窝区、锁骨下区、锁骨上区、颈部、腹股沟区,均应仔细触诊;乳房切除后的胸壁亦应仔细检查。腹部检查应特别注意肝脏,有无肿大和结节。骨转移时,患者可能有前胸或后胸痛、脊柱叩痛、骨盆压痛、骨折征象等。

(三) 辅助检查

1. 实验室检查　全血细胞计数。血钙测定。肝功能测定,特别是碱性磷酸酶、转氨酶、转肽酶测定等。血清癌胚抗原(CEA)、CA153 测定。

2. X 线检查　后前位和侧位胸片可以判断是否肺转移、胸腔积液;骨片可以了解有无骨转移及病理性骨折。

3. 骨扫描　可以作为骨转移的筛查,特异性稍差。

4. B 超检查。

5. CT 检查。

6. MRI 检查。

7. 粗针穿刺活检、针吸细胞学检查或脱落细胞学检查组织学诊断　是诊断复发和转移的重要依据,如果有可能,对复发或转移结节行病理学检查,或对胸水、腹水进行穿刺脱落细胞学检查,可以明确诊断。必要时可以在 B 超或 CT 引导下穿刺活检。

8. 切除或切取活检　对于复发或部分转移病灶可以切除活检,进行病理诊断。同时对 ER、PR、HER-2、Ki-67 等进行重新检测,依据分子分型指导下一步治疗。

对于晚期乳腺癌的诊断,还应特别注意有无肿瘤急症情况的存在,如高钙血症、脑神经系统转移引起的瘤卒中、病理性骨折及内脏急症(严重呼吸困难、肝转移瘤破裂等)。

三、局部晚期乳腺癌的治疗

局部晚期乳腺癌（locally advanced breast cancer，LABC）并不少见，美国 20 世纪 90 年代初统计约占 10%，我国约为 30%。局部晚期乳腺癌局部浸润较广而且多数患者体内已有微转移灶，这表明肿瘤多数已非外科手术所能治愈，对于这类患者应采取以术前化疗为先导的综合治疗。

（一）术前全身治疗

大宗资料的前瞻性随机对照研究表明，术前全身治疗特别是术前化疗具有以下优点：①缩小肿瘤，达到降期的目的，便于采取进一步根治性手术治疗；②根据可观测病灶对治疗方案的反应，可以获得更多的肿瘤生物学信息；③杀灭体内可能存在的微小转移灶，以便取得更好的近期治疗效果；④对于病理完全缓解的患者，可以提高其远期生存率。

在进行术前治疗前，应对原发肿瘤行空心针穿刺或麦默通活检，以获得肿瘤病理类型、组织学分级、ER、PR、HER-2、Ki67 等等免疫组化结果，依据不同的分子亚型，选择不同的治疗方案。激素敏感型可选择内分泌治疗，HER-2 阳性乳腺癌应联合应用靶向药物，三阴性乳腺癌则只能选择化疗。

1. 术前化疗　对于无主要脏器功能障碍、身体状况较好（Karnofsky 评分≥60 分）、HER-2 阳性型及三阴性局部晚期乳腺癌患者应进行行术前化疗。原则上，凡可用于术后辅助化疗的方案均可用作术前化疗，但密集方案可能会取得较好化疗效果。

常用含蒽环类或紫杉类的联合化疗方案。蒽环类药物包括阿霉素（ADM）、表柔比星（EPI）、吡柔比星（THP）、脂质体阿霉素；紫杉类药物包括紫杉醇（泰素，paclitaxel，P）和多西紫杉醇（多西他赛，泰索帝，docetaxel，D）。常用方案有 TA、TAC、TEC 等。HER-2 阳性者，应加用靶向药物（常用曲妥珠单抗或双靶向药物联合），由于曲妥珠单抗和蒽环类药物均具有心脏毒性，故两者联合应慎重，一般联合应用不超过 4 周期。

一般化疗 2～3 周期评价疗效，如出现部分缓解，可继续用完拟定周期。如果无效或进展，可更换化疗方案，或采取手术治疗。术后曲妥珠单抗用满 1 年。

2. 术前内分泌治疗　对于 ER、PR 阳性或年老体弱、脏器功能损害而不能耐受化疗者，可考虑采用术前内分泌治疗。

绝经前患者，应选择卵巢切除或卵巢功能抑制+

芳香化酶抑制剂。对于绝经后患者，可考虑应用第三代芳香化酶抑制剂来曲唑、阿那曲唑，也可应用芳香化酶灭活剂依西美坦。用药时长一般为 4～6 个月。

（二）局部晚期乳腺癌的介入治疗

乳腺的血液供应主要来自内乳动脉穿通支、腋动脉分出的外乳动脉和肋间动脉的穿通支。局部晚期乳腺癌因为肿瘤体积大、局部皮肤受累面积广或局部浸润固定等原因，常已无法行手术切除。术前选择性动脉插管进行介入治疗可使瘤体缩小，降低肿瘤分期，使肿瘤达到可施行根治术或姑息切除术的目的。

1. 局部晚期乳腺癌介入治疗的动脉选择

（1）经尺动脉插管介入化疗：患者平卧，患侧上肢外展 90°，局部麻醉下于前臂尺侧远端做 3cm 长的纵行切口，切开皮肤、皮下及深筋膜，分离出尺动脉 1～2cm，结扎其远端后近端粗针穿刺插入 2mm 的导丝，同时沿导丝送入 5F 的导管，利用血管造影机进行数字减影血管造影，将导管尖端送入锁骨下动脉与内乳动脉开口处的近端，注入造影剂显示内乳动脉已完全显影即确定导管尖端位置正确。固定导管后注入稀释的肝素液封管。于插管后第 2 天开始化疗，每次推注前患侧上臂用充气止血带，其压力应高于患者的收缩压，阻断患侧肱动脉血流，待化疗疗程结束后，拔除导管，局部加压包扎。

（2）经股动脉穿刺插管：平卧位行股动脉穿刺，将导管插至锁骨下动脉与内乳动脉开口处的近端，根据肿瘤的供血动脉，将导管头端尽量插入肿瘤供血动脉，造影观察位置合适后注入化疗药物，亦可进行栓塞治疗。治疗时应在患侧上臂用充气止血带。

（3）经腹壁上动脉穿刺插管：腹壁上动脉是内乳动脉的终末支。平卧位，纵行切开上腹壁，于腹直肌后方找到腹壁上动脉，插入化疗泵导管至内乳动脉近端，注入造影剂或亚甲蓝观察肿瘤血管显影状况，调整导管位置，将化疗泵埋入皮下备用。

2. 化疗药物选择　化疗药物常选用蒽环类、铂类、氟尿嘧啶和丝裂霉素。可以联合应用，单用化疗者 3～4 个周期，每 3～4 周为 1 个周期，并给予对症治疗。

甘长清等采用经尺动脉插管介入化疗治疗 27 例局部晚期乳腺癌，完全缓解（CR）2 例，占 7.41%；部分缓解（PR）22 例，占 81.48%；稳定（SD）3 例，占 11.11%；其有效率（CR+PR）为 88.89%，患者临床获益率（CR+PR+SD）100%。

四、复发转移性乳腺癌的治疗

复发转移性乳腺癌治疗的目的是改善生活质量、延长生命。此类患者应秉承"全程管理、维持治疗"的理念,做到"细水长流"。根据分子分型、既往治疗史、药物副作用及患者耐受性选择治疗方案,要考虑到一线治疗失败后的二、三线或多线治疗方案,治疗措施包括内分泌、化学药物、靶向药物、局部治疗等,主要是全身治疗即化学药物治疗、靶向和内分泌治疗。如有可能,应对复发、转移病灶重新取活检,以便获取免疫组化信息,进行分类治疗。

(一) 复发转移性乳腺癌的化疗

对于手术后无病生存时间<2 年的患者,广泛内脏转移、需要快速控制症状,激素受体检测阴性者,HER-2 阳性或对内分泌治疗无反应者应首选化疗。对于术后应用过辅助化疗的患者,复发转移后的化疗应遵循以下原则:辅助化疗中用过的或失败的药物原则上不再应用;个体化治疗原则。强调维持治疗理念。

1. 单药化疗　美国国立综合癌症网络(NCCN)治疗指南对复发转移性乳腺癌推荐的单药主要有蒽环类、紫杉类(紫杉醇、多西紫杉醇、白蛋白紫杉醇)、卡培他滨、长春瑞滨和吉西他滨。

对既往未经治疗的复发转移性乳腺癌患者,阿霉素单药有效率为 38% ~50%。紫杉醇单药一线治疗复发转移性乳腺癌的有效率为 32% ~60%,对既往蒽环类失败的复发转移性乳腺癌的有效率为 21% ~32%。多西紫杉醇与紫杉醇多无交叉耐药现象,对部分紫杉醇耐药的患者仍然有效,其治疗蒽环类失败的复发转移性乳腺癌的有效率为 34% ~58%。文献报道长春瑞滨治疗复发转移性乳腺癌的有效率为 30% ~78%。卡培他滨对阿霉素及紫杉醇治疗无效的复发转移性乳腺癌的有效率为 20% 左右。单药吉西他滨在复发转移性乳腺癌中也显示了有效、低毒的优势,治疗复发转移性乳腺癌的有效率为 25% ~46%。

2. 联合化疗　多数临床试验荟萃分析表明联合化疗的有效率高于单药治疗,用于一般状况好且需要快速控制症状者。在既往未用过蒽环类和紫杉类的复发转移乳腺癌的患者中,两者联合的 AT 方案(阿霉素、紫杉类)是目前较为有效的联合方案之一,一线治疗复发转移性乳腺癌的有效率可高达 94% ~98%。但由于目前蒽环类药物和紫杉类药物在乳腺癌的辅助治疗中被广泛应用,在一定程度上限制了其在复发转移性乳腺癌解救治疗中的应用。对于蒽环类治疗失败的复发转移性乳腺癌,多西紫杉醇联合卡培他滨(XT)、紫杉醇联合吉西他滨(GT)、长春瑞滨联合卡培他滨(NX)方案、吉西他滨联合铂类(GP)成为联合解救化疗的一线方案。卡培他滨选择性作用于高表达胸腺嘧啶磷酸化酶(TP)的肿瘤细胞,其抗肿瘤疗效与肿瘤组织内的 TP 酶活性高度相关,而多西紫杉醇可以上调 TP 酶的活性,与卡培他滨联合具有协同作用。

对联合化疗疗效达到 SD、PR、CR 的患者,选择方案中毒性低、服用方便的一个药物进行维持治疗,以便获得最大化的无进展生存。常用的维持治疗药物包括卡培他滨、脂质体阿霉素、吉西他滨、长春瑞滨等。

(二) 复发转移性乳腺癌的内分泌治疗

内分泌治疗是激素受体阳性乳腺癌全身治疗的重要手段,内分泌治疗在晚期转移性乳腺癌治疗中具有重要地位。研究发现,未经选择的转移性乳腺癌病例 20% ~30% 对内分泌治疗有效,ER 阳性者 50% ~60% 对内分泌治疗有效,ER 和 PR 均阳性者内分泌治疗有效率可达 75% 以上。而 ER、PR 均为阴性者,有效率仅约 10%。内分泌治疗较化疗毒副作用相对较小,内分泌治疗有效者其总生存与化疗相当,而副作用更小。对于晚期乳腺癌患者而言,不至于因治疗而降低其生活质量,对一种内分泌治疗药物耐药,再选择其他药物多仍然有效。

复发转移性乳腺癌的内分泌治疗应根据患者肿瘤组织的激素受体状况、年龄、月经状态及疾病进展是否缓慢进行选择。以下复发转移性乳腺癌患者可考虑首选内分泌治疗:①原发和(或)复发转移灶肿瘤组织 ER 阳性和(或)PR 阳性;②年龄>35 岁或绝经后妇女;③既往从内分泌治疗中获益。并且术后无病生存期 2 年以上;仅有软组织和骨转移,或无明显症状的内脏转移(如非弥散性的肺转移和肝转移),肿瘤负荷不大。

1. 绝经前复发转移性乳腺癌的内分泌治疗　多数绝经前复发转移性乳腺癌患者已经用过雌激素受体调节剂如他莫西芬等,故对此类患者应采用以下治疗:

(1) 卵巢功能抑制+芳香化酶抑制剂:通过应用黄体激素释放素类似物(LHRHa)达到药物性"卵巢切除",然后服用芳香化酶抑制剂或灭活剂。目前应用的黄体激素释放素类似物药物有戈舍瑞林(诺雷德、Zoladex、Goserrlin)、曲普瑞林、亮丙瑞林(Leuprorelin、抑那通),用药后患者停经,一般 2 周后体内促卵泡激素(FSH)和雌二醇均降低,口服阿那曲唑或来曲唑或依西美坦。

(2) 手术去势后服用芳香化酶抑制剂或灭活剂:应用黄体激素释放素类似物有时会去势不完全,且价格较昂贵。对于无生育要求者,采用手术切除卵巢后,使患者绝经,然后再应用芳香化酶抑制剂或灭活剂对复发转移性乳腺癌效果更确切。

2. 绝经后复发转移性乳腺癌的内分泌治疗
一般认为,绝经的判定需要符合下列条件之一:①年龄≥60岁;②年龄在45~60岁之间,自然停经1年以上;③双侧卵巢切除术后。以下情况需要动态检测激素水平,一般每月1次,连续检测3个月,根据血雌激素(E_2)、促卵泡激素的水平,判断患者是否达到了绝经后水平:①年龄在50~60岁之间,自然停经1年以上;②45~50岁,因化疗等其他原因停经2年以上;③45岁以上曾接受单纯子宫切除术而保留卵巢者。

对于绝经后复发转移性乳腺癌,既往辅助治疗时应用他莫昔芬,则一线内分泌治疗药物首选非甾体类第三代芳香化酶抑制剂,包括阿那曲唑、来曲唑和甾体类芳香化酶灭活剂依西美坦。

芳香化酶的主要作用是将雄激素前体转换成雌激素,因此芳香化酶抑制剂或灭活剂可以减少血循中和肿瘤内雌激素水平。由于甾体类与非甾体类药物的作用机制不同,不少学者认为,在一类药物治疗失败后可以交替使用另一类药物。

对于芳香化酶抑制剂治疗耐药(或失败)的患者,雌激素受体下调剂氟维司群或m-TOR抑制剂依维莫司+依西美坦是可选方案,后者虽然经美国FDA批准用于激素受体阳性芳香化酶抑制剂治疗失败的晚期乳腺癌患者,但我国尚未批准应用于晚期乳腺癌。

3. 其他内分泌治疗药物
(1) 孕激素:孕酮类药物的主要作用为拮抗雌激素,对抗雌激素对乳腺及子宫内膜的作用。它还抑制腺垂体分泌的催乳素,发挥抗乳腺癌的作用。另外,孕酮类药物可以促进蛋白质合成、改善食欲,适用于晚期特别是有恶病质的患者。孕酮对绝经后激素受体阳性者疗效较好,一般绝经年限越长,疗效越好,闭经10年以上者有效率达43%,而绝经5年以下者有效率仅为20%。他莫昔芬治疗失败者应用孕酮治疗有效率达26%,故孕酮常用作二线内分泌治疗药物。常用的药物有甲地孕酮(美可治、宜利治,MA)和甲黄体酮(曼普斯同、倍恩,MPA)。一般认为,甲地孕酮和甲黄体酮作为内分泌治疗可达到

与他莫昔芬同等疗效,但由于副作用较多,临床上主要作为复发、转移性乳腺癌的二线治疗用药。

(2) 雄激素:雄激素可抑制垂体的促生殖腺激素,从而抑制促滤泡激素及黄体生成素,进而使乳腺组织萎缩。雄激素对晚期乳腺癌有一定的疗效,对绝经后乳腺癌有效率达20%~31%,对受体阳性者有效率达46%,雄激素治疗不受年龄的限制,治疗骨转移效果较好,有效率达30%。雄激素治疗有效者平均生存期为18~20个月,而无效者为7~10个月。常用的雄激素制剂有丙酸睾酮,肌内注射,致出现男性化倾向。不良反应主要为男性化症状,如声音变粗、出现胡须等;其他尚有高血钙和水、钠潴留等,患者常因此而被迫停药,停药后上述副作用多可自行消失。

(三) 复发转移性乳腺癌的生物靶向治疗
肿瘤分子生物学的研究成果使肿瘤的治疗进入分子靶向治疗时代。分子靶向药物具有较好的分子选择性,能高效并选择性地杀伤肿瘤细胞,减少对正常组织的损伤,这正是传统化疗药物治疗难以实现的临床目标。分子靶向药物主要有针对表皮生长因子受体的单克隆抗体、小分子酪氨酸激酶抑制剂等。

1. 曲妥珠单抗(赫赛汀) 曲妥珠单抗是针对HER-2的单克隆抗体,与HER-2第2区结合,抑制HER-2与配体结合、抑制二聚体形成、并激活免疫反应杀伤肿瘤细胞;应用于HER-2过表达乳腺癌患者,所谓HER-2过表达是指蛋白水平过表达或基因扩增,即免疫组化方法检查HER-2为强阳性(+++)或原位杂交(ISH)法检查为阳性。曲妥珠单抗在HER-2阳性复发转移性乳腺癌的治疗中具有重要地位,能有效延长生存期和进展期,并能提高总生存率。与化疗联合应用可以提高治疗效果,对化疗无效的患者,曲妥珠单抗也能有部分的疗效。该药有心脏毒性,与具有心脏毒性的化疗药物(如蒽环类药物)联合应用时毒性增加,应严密监测左心室射血分数,尽可能避免与蒽环类药物联合。曲妥珠单抗联合紫杉类成为治疗HER-2过表达的复发转移性乳腺癌的有效方案之一。有研究表明紫杉醇能抑制HER-2信号传递通路中一关键部位,与曲妥珠单抗具有协同作用。此外,与卡培他滨、吉西他滨、长春瑞滨或铂类等联合也有较好效果。

Marty等报道M77001多中心随机临床试验结果,对于初治的HER-2过表达的复发转移性乳腺癌患者,随机分两组,92例接受多西紫杉醇和曲妥珠单抗;94例接受多西紫杉醇单药,疾病进展后换用曲妥珠单抗。研究结果表明联合组的有效率、疾病

讲展时间(TTP)及总生存期(OS)显著高于单药序贯组。联合组粒细胞减少性发热发生率略高,无严重毒性反应。

曲妥珠单抗用药时间应持续到疾病进展,或出现不可耐受毒副作用,或经济状况不允许。当出现曲妥珠单抗耐药后,可考虑保留曲妥珠单抗,换用其他化疗药物,或改用拉帕替尼以达到持续抑制HER-2的目的。

2. 拉帕替尼 拉帕替尼是小分子酪氨酸激酶抑制剂。通过抑制酪氨酸激酶磷酸化达到抑制HER-2通路的效果,常与卡培他滨或紫杉醇联用。

3. 其他靶向药物 美国FDA批准和TDM-1(曲妥珠单抗上偶联上细胞毒药物DM-1)用于复发转移性乳腺癌曲妥珠单抗耐药后的抗HER-2治疗,但我国尚未批准上市。

也可以选择曲妥珠单抗联合拉帕替尼或帕妥珠单抗进行双靶点抑制。

贝伐珠单抗为血管内皮生长因子(VEGF)的单克隆抗体,通过抑制肿瘤新生血管的形成,阻断营养供应,抑制肿瘤的生长。在欧洲已批准其与5-氟尿嘧啶/甲基四氢叶酸联合一线治疗转移性结直肠癌。贝伐珠单抗在复发转移性乳腺癌的治疗中,也显示了一定的疗效。E2100试验是一项比较贝伐珠单抗(10mg/kg,d1、d15,每4周1个周期)联合紫杉醇与紫杉醇单用一线治疗复发转移性乳腺癌的Ⅲ期临床试验,入组685例,结果显示联合组TTP较对照组明显延长(10.97个月 vs. 6.1个月,$P<0.001$),加用贝伐珠单抗可提高患者的无进展生存期(PFS),但不能提高总生存率。

(四)不同脏器转移性乳腺癌的治疗

乳腺癌是一种全身性疾病,早期即可发生血行转移。最常发生转移的器官依次为骨、肺、胸膜、肝、脑等,不同器官的转移仍以全身治疗为主。

1. 乳腺癌骨转移的治疗 骨是乳腺癌最常见的远处转移部位之一,晚期乳腺癌患者65%~75%发生骨转移,其中大约2/3的患者骨转移后将发生骨相关事件,所谓骨相关事件包括病理性骨折、神经压迫症状、高钙血症及需要手术或放疗的骨并发症。骨相关事件及骨转移导致的骨痛,严重影响患者的生活质量。

(1)骨转移的机制:乳腺癌是全身性疾病,早期乳腺癌细胞即可脱落并溶解细胞外基质侵入血液循环。骨基质细胞能够分泌特异性促进骨转移的细胞因子及细胞黏附分子SDF21(CXCL12),而乳腺癌细胞表面表达趋化因子受体CXCR4。Müller等研究

发现CXCR4在人类乳腺癌细胞中高表达,CXCR4的可溶性配体SDF21在骨髓间质细胞中含量丰富。SDF21促进人乳腺癌细胞系MDA2MB2231细胞伪足形成,介导乳腺癌细胞定向迁移和浸润。乳腺癌细胞表面还表达$\alpha v\beta_3$整合素,$\alpha v\beta_3$整合素在癌细胞识别、结合、黏附过程中起了重要的作用,它可与骨桥蛋白(OPN)、骨唾液蛋白(bone sialoprotein,BSP)等骨细胞外基质蛋白的RGD序列结合,使表达$\alpha v\beta_3$整合素的乳腺癌细胞容易黏附于骨基质,促进亲骨性转移的发生。此外,乳腺癌细胞还分泌一些促进破骨细胞活性的因子(如甲状旁腺激素相关蛋白、IL-8、IL-6、IL-11、M2CSF等),激活破骨细胞活性,引起溶骨性的骨吸收。

(2)乳腺癌骨转移的诊断:当乳腺癌患者术后复查过程中出现骨疼痛、活动障碍、病理性骨折、脊髓压迫、脊神经压迫或高钙血症表现时应疑为骨转移的表现。此类患者应行放射性核素骨显像(ECT),ECT检查只能作为初筛,不能确定诊断,进一步检查应行X线摄片或MRI或CT或PET-CT以明确诊断,必要时行骨活检。

(3)乳腺癌骨转移的治疗:乳腺癌骨转移的治疗应采取综合治疗措施,对单纯骨转移或合并软组织转移且ER、PR阳性者应首选内分泌治疗+双膦酸盐类治疗;合并广泛内脏转移或ER、PR阴性者应选择化疗+双膦酸盐类治疗;手术可以预防和治疗病理性骨折和脊髓、神经压迫,从而改善生活质量;放疗可以止痛。

1)双膦酸盐(diphosphonate):双膦酸盐可抑制破骨细胞介导的骨吸收。双膦酸盐是乳腺癌骨转移的标准治疗方法,尽管它有一定的镇痛效果,但主要的适应证是降低骨转移后的骨相关事件发生率,并延缓发生骨相关事件的时间。此外,双膦酸盐可以治疗由骨转移引起的高钙血症;对转移癌的发展也有一定抑制作用。

常用药物有不含氮类的一代双膦酸盐氯酸膦钠和含氮类的二代药物帕米膦酸二钠及三代药物唑来膦膦钠、伊班膦酸钠等。

口服制剂氯膦酸钠胶囊一般每日1600mg,分2次空腹服用,服用后1小时再进食。静脉用药量为300mg,加入生理盐水或5%葡萄糖500ml,静脉滴注时间≥2小时,连续治疗不超过7天,肾功能不全者减量。

帕米膦酸二钠的成人用量为30~90mg,加入生理盐水或5%葡萄糖250~500ml,静脉滴注时间≥1小时,每疗程最大总量为90mg。

唑来膦酸钠的成人用量为4mg,加入生理盐水或5%葡萄糖100ml,静脉滴注时间不少于15分钟。

伊班膦酸钠的成人用量为4~6mg,加入生理盐水或5%葡萄糖500ml,静脉滴注时间≥2小时。

双膦酸盐类常见副作用有滴注过快会造成低血钙、不同程度的胃肠道反应、发热和肾功能损害等。含氮类的双膦酸盐严重不良反应为下颌骨坏死,应引起重视。

静脉用双膦酸盐一般3~4周一次,用药时长一般为2年,2年后如病情稳定可酌情改为每3个月一次。用药期间应避免拔牙等操作,以免引起下颌骨坏死。

2)放射性核素治疗:^{153}钐-乙二胺四甲撑磷酸(^{153}Sm-EDTMP)是一种有机磷酸盐,具有很强的骨亲和力而不被骨髓细胞明显摄取,进入体内较多地聚集在骨转移灶,释放的β射线对病灶产生内照射作用,达到减轻疼痛、抑制病灶生长、杀伤癌细胞等姑息性治疗效果。副作用主要为骨髓抑制。其他的放射性核素包括^{89}Sr、^{32}P等。

核素治疗乳腺癌骨转移适用于以下患者:ECT骨显像、X线、CT、MRI或病理诊断骨转移患者,特别是多发骨转移以及骨痛者;白细胞计数高于$3.5×10^9$/L,血小板应高于$90×10^9$/L;肝肾功能正常;治疗前停用化疗或放疗至少2~4周。

3)乳腺癌骨转移的放射治疗:乳腺癌骨转移多为多发转移,而放射治疗属于局部治疗范畴,故放疗对骨转移癌的治疗作用不大,放疗的主要目的是止痛。对转移部位给予40~50Gy的放疗可以起到缓解疼痛的作用。

4)乳腺癌骨转移的手术治疗:乳腺癌骨转移的手术治疗亦属于局部治疗,目的是解除脊髓及神经压迫,固定病理性骨折,缓解疼痛,从而改善生活质量。手术治疗原则及适应证如下:预计患者生存期超过3个月;一般状况好,可以耐受手术创伤及麻醉;预计外科治疗后生活质量提高,可以下床活动;有助于进一步治疗和护理;预计原发肿瘤治疗后有较长的无瘤期;经全身治疗后,溶骨性病灶趋于局限、骨密度增高;孤立的骨转移病灶;病理性骨折风险高。

5)控制乳腺癌骨转移引起的骨痛:骨转移引起的骨痛严重影响患者生存质量,故应重视骨转移引发的疼痛。上述治疗手段对控制骨疼痛均有一定效果,此外,还可应用镇痛药物。镇痛治疗原则是尽量口服或无创途径给药;采取三阶梯治疗,轻度疼痛应用非甾体类抗炎止痛药,中度疼痛给予阿片类止痛药,重度疼痛用强阿片类止痛药;按时、按需的个体化给药。

2. 乳腺癌肺转移的治疗 乳腺癌肺转移是乳腺癌术后常见的转移模式。肺转移瘤一般为多发病灶,需要化疗、放疗(包括γ刀)、内分泌治疗、生物治疗等综合治疗。手术适应证包括患者一般情况良好、疾病发展相对缓慢,单一病灶或局限于一叶者,不能除外原发性肺癌者。一般先行化疗,病变稳定后,可考虑行姑息手术治疗。手术原则是尽可能保留正常肺组织,因为肺转移癌不可能单凭手术切除彻底。文献报道肺转移瘤术后5年存活率在21%~40%之间。肖方杰等报道采用胸腔镜切除乳腺癌肺转移灶5年存活率为42.5%,无手术死亡。

3. 乳腺癌胸膜转移的治疗 乳腺癌胸膜转移可以造成大量胸腔积液,严重影响患者呼吸功能。局部治疗包括胸腔穿刺抽取积液,或穿刺置管持续胸腔闭式引流,积液引流完后,胸腔内注入抗癌药物(如铂类、丝裂霉素等)、四环素、滑石粉,亦可注射免疫制剂(如甘露聚糖肽、胸腺肽等)。

4. 乳腺癌肝转移的治疗 肝脏是乳腺癌的主要转移脏器之一,乳腺癌发生肝转移后生存期明显缩短,3年存活率仅约30%,其中约1%的乳腺癌肝脏是其唯一的转移、扩散部位。对肝转移宜实行全身治疗为主的综合治疗,局部治疗手段包括手术切除和介入治疗等。

(1)姑息手术治疗:乳腺癌肝转移癌的手术切除率不高,局灶性肝转移可作为手术的选择对象。肝转移癌的手术治疗分为不规则肝叶切除术、肝动脉植入化疗泵和肝动脉结扎术。以前者应用较广,疗效也较好。Vlastos等报道,对31例乳腺癌肝转移患者(其中20例为肝内单个转移,11例系多个转移灶)进行了以手术为主的综合治疗,结果中位生存期为63个月,总体2年和5年生存率分别为86%和61%,2年和5年的无病生存率为39%和31%。

(2)肝动脉灌注化疗(hepatic arterial infusion, HAI):HAI具有局部药物浓度高、疗效好、毒副作用小等特点,应用日益广泛。据报道乳腺癌肝转移HAI的反应率是41.7%,1年生存率为46.8%,优于全身静脉化疗。

(3)射频消融治疗(radio frequency ablation, RFA):射频治疗的途径有3种,即超声引导下经皮射频消融、腹腔镜下射频消融及术中射频消融。标准的射频治疗技术可使局部组织温度超过100℃,使肿瘤组织及周围的肝实质发生凝固性坏死,同时肿瘤周围的血管组织凝固形成一个反应带,使之不能继续向肿瘤供血和防止肿瘤转移。该技术对手术无法切除的肝脏原发或转移瘤具有很好的疗效,术后并发症发生率低,尤其适用于直径小于3cm的肿瘤病灶,可一次毁损成功。

（4）其他局部治疗方法:包括超声聚焦刀、氩氦刀、在B超引导下经皮瘤体内无水乙醇注射及微波治疗等。

5. 乳腺癌脑转移的治疗　复发转移性乳腺癌约10%可发生脑转移,脑转移常同时有多数脏器的转移,仅有脑转移的病例不超过1%。脑转移所致的大多数症状不是由转移灶本身造成的,而是挤压造成周围脑组织水肿以及周围正常组织代谢异常引起。脑转移引发的头痛、视力模糊、复视、躯体感觉和运动障碍、意识改变等严重影响患者生存质量,50%~70%患者半年内死亡。乳腺癌脑转移的治疗目的是最大限度地保持患者的神经功能,改善生活质量。由于血脑屏障的存在,化疗对脑转移效果较差。

孤立的脑转移灶可采取手术治疗或γ刀治疗;全脑照射是多发脑转移的标准治疗手段,一般照射剂量不超过40Gy,可延缓或阻止神经损害的进程,恢复神经功能。据报道,局部控制率可达90%~100%。

五、晚期乳腺癌的治疗效果判定

（一）世界卫生组织标准

1979年,世界卫生组织确定了实体瘤疗效评价标准,并作为通用标准在全世界范围内应用。

1. 肿瘤病灶的分类

（1）可测量病灶:临床或影像学可测量双径的病灶,包括皮肤结节、浅表淋巴结、肺内病灶（X线胸片测量≥10mm×10mm或CT测量≥20mm×10mm）、肝内病灶（CT或B超测量≥20mm×10mm）。

（2）单径可测量病灶:仅可测一个径者。

（3）可评价、不可测量的病灶:微小病灶无法测量者,如肺内粟粒状或点片状病灶、溶骨性病灶。

（4）不可评价病灶:腔隙积液,放射治疗后无进展的病灶,皮肤或肺内的癌性淋巴管炎等。

2. 疗效评价方法

（1）可测量病灶

CR（完全缓解,complete remission）:所有病灶完全消失,至少维持4周。

PR（部分缓解,partial remission）:双径可测病灶的各病灶最大垂径乘积之和（取病灶最大径,以及与其相垂直的径线,两者长度相乘,得到最大垂径乘积,再将各病灶最大垂径乘积相加）缩小50%以上,至少维持4周;单径可测病灶,各病灶最大径之和较少50%以上,至少维持4周。

NC（无变化,no change）:双径可测病灶,各病灶最大垂径乘积之和缩小不足50%或增大未超过25%,至少维持4周;单径可测病灶,各病灶最大径之和缩小不足50%,或增大不超过25%,至少维持4周。至少经2周期（6周）治疗才能评价为NC。

PD（疾病进展,progressive disease）:一个或多个病灶增大超过25%,或出现新病灶。新出现胸、腹水,若细胞学找到癌细胞,应判定为PD。

（2）可评价,不可测量病灶

CR:所有病灶完全消失,至少维持4周。

PR:肿瘤大小估计缩小50%以上,至少维持4周。

NC:至少经2周期（6周）治疗后,病灶无明显变化,估计肿瘤缩小不足50%,或增大未超过25%。

PD:出现新病灶,或估计肿瘤增加超过25%。

（3）骨转移病灶

CR:溶骨性病灶消失,骨扫描恢复正常,至少维持4周。

PR:溶骨性病灶部分缩小、钙化或成骨性病灶密度减低,至少维持4周。

NC:病灶无明显变化,至少在治疗开始后8周以上方可评价为NC。

PD:出现新病灶,或原有骨病灶明显增大,但出现骨压缩、病理性骨折或骨质愈合不作为疗效评定的唯一依据。

（4）不可评价病灶

CR:所有病灶完全消失,至少维持4周。

NC:病灶无明显变化,估计肿瘤减少不及50%,或增大未超过25%,至少维持4周。

PD:出现新病灶,或估计肿瘤增加超过25%。而腔隙积液时,如不伴其他病灶进展,只是单纯积液增多,则不能评价为PD。

（二）RECIST 1.1标准

1. 肿瘤病灶的测量

（1）肿瘤病灶基线的定义:肿瘤病灶基线分为可测量病灶（至少有一个可测量病灶）和不可测量病灶。可测量病灶是指用常规技术测量病灶直径长度≥20mm或螺旋CT测量直径≥10mm的可以精确测量的病灶。不可测量病灶是指所有其他病变（包括小病灶即常规技术测量长径<20mm或螺旋CT测量<10mm）包括骨病灶、脑膜病变、腹水、胸水、心包积液、炎性乳腺癌、皮肤或肺的癌性淋巴管炎、影像学不能确诊和随诊的腹部肿块和囊

性病灶。

（2）测量方法：基线和随诊应用同样的技术和方法评估病灶。临床表浅病灶如可扪及的淋巴结或皮肤结节可作为可测量病灶，皮肤病灶应用有标尺大小的彩色照片。

胸部 X 线片：有清晰明确的病灶可作为可测量病灶，但最好用 CT 扫描。

CT 和 MRI：对于判断可测量的目标病灶评价疗效，CT 和 MRI 是目前最好的并可重复随诊的方法。对于胸、腹、盆腔，CT 和 MRI 用 10mm 或更薄的层面扫描，螺旋 CT 用 5mm 层面连续扫描，而头颈部及特殊部位要用特殊的方案。

超声检查：当研究的终点是客观肿瘤疗效时，超声波不能用于测量肿瘤病灶，仅可用于测量表浅可扪及的淋巴结、皮下结节和甲状腺结节，亦可用于确认临床查体后浅表病灶的完全消失。

内镜和腹腔镜：作为客观肿瘤疗效评价至今尚未广泛充分地应用，仅在有争议的病灶或有明确验证目的高水平的研究中心中应用。这种方法取得的活检标本可证实病理组织上的 CR。

肿瘤标志物：不能单独应用判断疗效。但治疗前肿瘤标志物高于正常水平，临床评价 CR 时，所有的标志物需恢复正常。疾病进展的要求是肿瘤标志物的增加必须伴有可见病灶进展。

细胞学和病理组织学：在少数病例，细胞学和病理组织学可用于鉴别 CR 和 PR，区分治疗后的良性病变或残存的恶性病变。治疗中出现的任何渗出，需细胞学区别肿瘤的缓解、稳定及进展。

2. 肿瘤缓解的评价

（1）肿瘤病灶基线的评价：要确立基线的全部肿瘤负荷，对此在其后的测量中进行比较，可测量的目标病灶至少有一个，如是有限的孤立的病灶需组织病理学证实。可测量的目标病灶：应代表所有累及的器官，每个脏器最多 5 个病灶，全部病灶总数最多 10 个作为目标病灶，并在基线时测量并记录。目标病灶应根据病灶长径大小和可准确重复测量性来选择。所有目标病灶的长度总和，作为有效缓解记录的参考基线。非目标病灶：所有其他病灶应作为

非目标病灶并在基线上记录，不需测量的病灶在随诊期间要注意其存在或消失。

（2）缓解的标准

1）目标病灶的评价

CR：所有目标病灶消失。

PR：基线病灶长径总和缩小≥30%。

PD：基线病灶长径总和增加≥20% 或出现新病灶。

SD：基线病灶长径总和有缩小但未达 PR 或有增加但未达 PD。

2）非目标病灶的评价

CR：所有非目标病灶消失和肿瘤标志物水平正常。

SD：一个或多个非目标病灶和（或）肿瘤标志物高于正常持续存在。

PD：出现一个或多个新病灶和（或）存在非目标病灶进展。

（三）晚期乳腺癌常用统计指标

1. 有效率（response rate，RR） 为 CR+PR。

2. 临床获益率（clinical benefit rate，CBR） 为 CR+PR+SD。

3. 中位生存时间（median survival time，MST）即当累积生存率为 0.5 时所对应的生存时间，表示有且只有 50% 的个体可以活过这个时间。

4. 总生存率（overall survival rate，OSR） 至某一年限时，存活者和总的研究对象的比值。

5. 总生存期（overall survival，OS） 是从治疗开始至患者死亡的时间。

6. 无进展生存期（progress free survival，PFS）是从治疗开始到疾病进展的时间。

7. 治疗失败时间（time to failure，TTF） 包括因不能耐受治疗或其他原因而退出治疗者。

8. 疾病进展时间（time to progress，TTP） 疾病开始进展的最小时间间隔。

9. 生活质量（quality of life，QOL） 又称为生存质量，包括个体生理、心理、社会功能三方面的状态评估。

（刘运江）

第九节　乳腺转移性肿瘤

乳腺的恶性肿瘤除原发乳腺癌外尚有其他脏器组织来源的乳腺转移性肿瘤，其发生率尽管极低，但因诊断困难，治疗也与原发乳腺癌大多截然不同，近年来逐渐受到乳腺科医生的关注。乳腺转移性肿瘤最常见类型为对侧乳腺癌来源的转移，其次为淋巴

造血系统的恶性肿瘤和实体瘤的转移。对侧乳腺癌来源的转移癌诊断治疗等与原发乳腺癌基本相同，淋巴造血系统恶性肿瘤如白血病、淋巴瘤为累及乳腺的局部表现。因此本节重点阐述这两类肿瘤之外的乳腺转移性肿瘤。

一、流行病学

乳腺转移性肿瘤即由乳腺外器官组织恶性肿瘤经淋巴道或血道乳腺转移性肿瘤,又可称继发性乳腺恶性肿瘤。乳腺转移性肿瘤占所有乳腺恶性肿瘤为0.2%~6%。女性发病多于男性,比例为4:1~9:1。患者发病年龄与原发恶性肿瘤相关,跨度较大,据报道病例最小年龄为11岁,最大为90岁。年轻及年老患者乳腺转移性肿瘤多见淋巴造血系统恶性肿瘤来源,软组织肉瘤也多见于年轻患者,而实体瘤仍以40~65岁多发。

二、临床表现

乳腺转移性肿瘤约1/3病例以乳腺肿块为首诊症状就诊,伴有或不伴有腋窝淋巴结肿大,原发肿瘤病史不明;2/3病例在诊断原发肿瘤时或随诊原发肿瘤病情中发现乳腺肿块,有明确原发肿瘤病史,除乳腺病灶外,多伴有原发肿瘤的症状和体征。乳腺转移性肿瘤乳腺内肿块多为快速生长的无痛性圆形或类圆形肿块,肿块大小不等,多为单发,部分呈多灶,单侧或双侧乳房同时受累;可在双侧乳腺各个象限,以外上象限最多见。乳腺肿块一般边界相对清楚,质地偏硬,位置较为表浅,根据侵犯层次,并不一定与皮肤粘连,极少伴有乳头溢液、乳头下陷和皮肤橘皮样变。乳腺转移性肿瘤除大多数患者以乳腺肿块就诊外,也有少数表现为累及乳房皮肤,表现为炎性乳腺癌症状。

乳腺转移性肿瘤约有2/3病例可查找明确的原发恶性肿瘤病灶,1/3病例转移来源病灶不能找到。原发恶性肿瘤明确的患者有相应的症状及体征;而转移来源病灶不明者,乳腺肿块或乳房局部表现即为唯一的症状和体征。原发恶性肿瘤转移至乳腺的时间间隔跨度较大,报道的最短转移间歇为1个月,也可能为同时发现,最长为15年,平均转移间隔1~5年。卵巢癌和皮肤的恶性黑色素瘤转移至乳腺间隔较长。

三、诊断

正确诊断乳腺的原发性或转移性的恶性肿瘤对于采取恰当的治疗是极其重要的。乳腺转移性肿瘤诊断主要依靠原发肿瘤病史、临床表现、影像学检查及病理检查。通常表现为快速增长的乳腺类圆形肿块,边界清楚、部位表浅、单发或多发、单侧或呈双侧对称,无原发乳腺癌的临床表现,以及影像学无典型乳腺癌的不规则边界、毛刺征、微小钙化、后方回声增强等即多可考虑为其他脏器组织恶性肿瘤乳腺转移。然而,有些病例即使通过临床表现、影像学及行细胞学或组织学检查仍不能确定为原发乳腺癌或转移灶来源,则采取免疫组化检测进行鉴别必不可少。

（一）影像学检查

1. 乳腺钼靶　乳腺转移性肿瘤乳腺钼靶影像最常见的特征为高密度,界限清楚或边界略显不规则的单发或多发的圆形或类圆形肿块,多位于单侧乳腺,部分为双侧;多无乳腺癌典型的毛刺征和微小钙化(图10-1)。也有部分病例乳腺钼靶为阴性征象。BI-RADS分类4类及5类最多,也常见2类和3类。

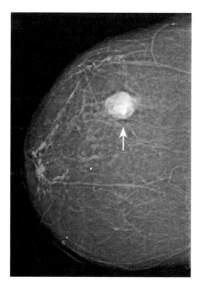
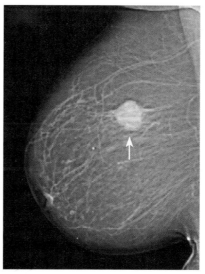

图10-1　67岁女性,小细胞肺癌患者的乳腺钼靶

2. 乳腺超声　乳腺转移性肿瘤超声表现大多数为乳房内单发或多发的低回声或回声不均匀肿块,形状呈椭圆形或圆形,形态不规则少见,边界大多清晰或分叶,部分不清,血流通常丰富,偶可见成角、毛刺和强回声晕,一般钙化少见,需结合既往病史与乳腺原发乳腺癌鉴别(图 10-2);超声对腋窝淋巴结肿大及淋巴结内情况判断是否癌转移也有良好价值。乳腺转移性肿瘤超声 BI-RADS 分类多数为 4 类和 5 类,也可见 2 类和 3 类。病变多为乳房内单发或多发的椭圆形或圆形低回声,有分叶状或清晰边界,后方回声增强(图 10-2A);彩色和能量多普勒超声显示发现的病灶血流信号丰富(图 10-2B)。

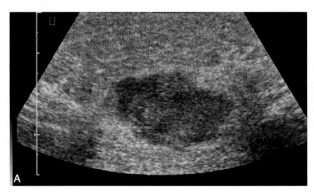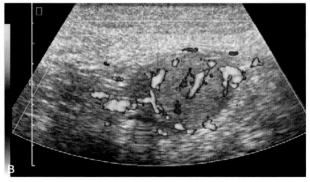

图 10-2　支气管癌乳腺转移病例乳腺超声

A. 横向超声提示不规则乳腺低回声结节,分叶状组织界限,后方回声轻度增强;B. 横向能量多普勒超声表现出乳腺肿块内血流极其丰富。组织学检查证实为支气管癌的乳腺转移

3. 胸部 CT　胸部 CT 不仅可提供乳腺肿块影像学信息,对腋窝淋巴结情况进行评估,还可对双肺及纵隔进行评估,可用于乳腺良恶性肿瘤的鉴别及确定乳腺恶性肿瘤分期。通过应用造影剂行增强 CT 可为乳腺良恶性肿瘤及肺与纵隔原发或转移灶的鉴别提供更有力的信息。原发乳腺癌常用胸部 CT 确定临床分期,而乳腺转移性肿瘤胸部 CT 报道病例较少。大多数病灶表现为圆形或椭圆形肿块,周围有清晰边界;增强扫描显示病灶明显增强。增强 CT 发现右侧乳房内一中等不均匀强化的圆形肿块(箭头所示),另外可见右肺肿块(图 10-3)。

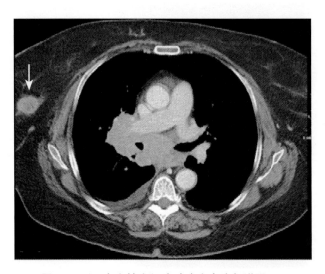

图 10-3　67 岁女性小细胞肺癌患者胸部增强 CT

4. 乳腺 MRI　乳腺 MRI 下乳腺转移性肿瘤甚至有些与乳腺纤维腺瘤影像学近似,因此运用动态增强提供病灶血流动力学情况可为其诊断提供更多信息。大多数乳腺转移性肿瘤 MRI 影像表现为边界清楚、明显或中等均匀强化的类圆形肿块;在 T_1 加权像,大多数乳腺转移癌显现为等信号,而静脉应用造影剂后显示均匀增强;MRI 扫描发现按照乳腺 X 摄影的 BI-RADS 分类(图 10-4)。

(二) 病理学诊断

乳腺转移性肿瘤多为单侧病灶,表现为快速生长的无痛性类圆形肿块,一般为单个,少数表现为多个。原发乳腺癌的特点为多能够找到导管原位癌或小叶原位癌的成分;乳腺转移性肿瘤组织学特点主要取决于原发肿瘤特征,但多数形态上有某些特点,包括癌细胞在导管或小叶周围浸润,缺乏导管原位癌及小叶原位癌成分,并常无结缔组织形成反应。乳腺转移性肿瘤通常有推挤性边缘,边界清楚,癌灶周围可出现多个卫星结节,可见淋巴管内癌栓。乳腺转移性肿瘤病理检查时,如在乳腺组织发现透明细胞癌提示可能为肾脏来源;瘤细胞内有黑色素颗粒及核内包涵体则提示恶性黑色素瘤可能。但仍需注意,约 1/3 肿瘤无特征性的组织学表现,例如来源于肺的大细胞癌很可能与乳腺低分化浸润性导管癌相似。

1. 细针吸取细胞学　细针吸取细胞学检查简单、安全、诊断符合率高,已成为乳房肿块术前常规的检查项目。尽管乳腺转移性肿瘤由于罕见,经细针吸取细胞学检查仍可明确该诊断。

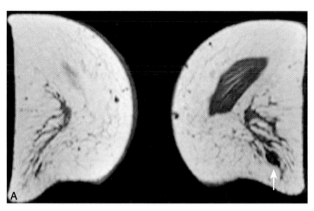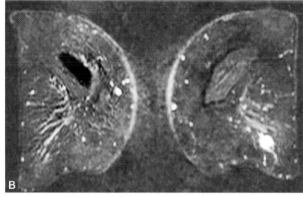

图 10-4 46 岁女性甲状腺髓样癌患者的乳腺 MRI 增强扫描

A. 在强化前 T_1 加权像,乳腺肿块表现为低信号至等信号影(箭头所示);B. 静脉注射造影剂后减影显示病灶呈显著均匀强化(箭头所示)

2. 空心针穿刺活检或安珂(EnCor)旋切活检术研究显示多数乳腺转移性肿瘤如细针吸取细胞学检查特点典型即能确定转移瘤诊断。然而,一些转移性肿瘤,如子宫内膜癌、前列腺癌及几种恶性黑色素瘤的细胞学特点与原发乳腺癌非常相似。因此,应用能获取肿瘤组织条的空心针穿刺或安珂旋切活检可提供足够病理检查的组织,不但可满足普通病理检查,还可进行免疫组化检测以鉴别乳腺转移性肿瘤来源。

3. 切除活检 乳腺转移性肿瘤如为单发肿块或全身条件允许局部肿块切除,可行乳腺肿块或其他部位转移灶切除活检确定病理诊断。

(三) 免疫表型与分子诊断

鉴别乳腺转移性肿瘤,首先需用免疫组化分子标记排除原发乳腺癌。乳腺转移性肿瘤因病灶来源不同,所需检测的分子标志物也不同,常需根据可疑病灶选择特异性和敏感性好的标志物检测。对乳腺转移性肿瘤诊断行免疫组化检测时需注意,免疫标记对本病有很好的鉴别价值,但尚无 100% 特异或敏感的标志物。如果已知乳腺外原发肿瘤病史或发现乳腺外原发癌,选择性检测相关免疫组化指标将易于确定乳腺转移性肿瘤来源。结合临床肿瘤病史和组织病理形态学,选择一组抗体检测,如 ER、PR、GCDFP-15、Mammaglobin、CK(CK7、CK18、CK19、CK20)等谨慎分析将有助于鉴别乳腺原发肿瘤和转移性肿瘤。

四、常见类型与鉴别诊断

(一) 转移性黑色素瘤

恶性黑色素瘤常可累及乳房皮肤及腺体组织,为乳腺转移性肿瘤中最常见的类型。转移至乳房的黑色素瘤最常见原发部位是皮肤,其次为眼球。乳房皮肤黑色素瘤临床表现与其他部位黑色素瘤相似;而由乳腺外黑色素瘤转移至乳腺则肿块多较大,可见有推挤性边缘,切面经常有出血区和褐色变;黑色素瘤为侵及乳腺内淋巴结及转移至腋窝淋巴结的常见类型;乳腺转移性黑色素瘤镜下病理特点为广泛的上皮样细胞或上皮样和梭形细胞混合,大的多边形细胞分散排列,胞质嗜伊红染色,卵圆形胞核可呈囊泡状,核仁浓染;间质可见纤维间隔大量炎症细胞浸润。由于恶性黑色素瘤的组织形态变异很大,在形态上与乳腺癌不易鉴别。而通过免疫组化检测 S-100、HMB-45、Melan-A、黑色素和 Vimentin 阳性,而上皮膜抗原(EMA)、CD45、desmin、ER、PR 及 HER-2 均阴性,可鉴别原发乳腺癌与恶性黑色素瘤转移。MITF 和酪氨酸激酶存在于 70% 的黑色素瘤中,CAM5.2、CD38 和 CD68 也可资鉴别。

(二) 转移性肺癌

乳腺转移性肿瘤中肺癌转移较为常见,占实体癌转移约 20% 左右。临床最常见类型是小细胞癌(包括燕麦细胞癌),预后也最差,需与原发乳腺小细胞癌鉴别。肺的小细胞癌(SCC)通常是由成片的细胞密集排列构成的,其细胞核深染,核仁不显著,胞质淡染,可有坏死,核分裂易见。非小细胞肺癌乳腺转移灶各有自身特点,多与原发癌组织病理类似。肺腺癌有腺泡状生长或出现黏液分泌细胞的特点。原发于乳腺的角化性鳞状细胞癌也极其罕见,如果在乳腺中出现有角化性鳞状细胞癌时,首先应当排除转移性的肺鳞癌。某些肺的大细胞癌和乳腺的低分化癌有时也很难从形态上区别。TTF-1 为肺腺癌的重要标记物之一,93% 的原发肺小细胞癌及 63% 原发肺腺癌表达 TTF-1,而肺鳞状细胞癌 TTF-1 表达率仅 11%;TTF-1 阳性通常即可诊断肺癌转移。

Napsin A 表达于正常肺泡Ⅱ型上皮和肺泡腔内巨噬细胞,特异性和敏感性均优于 TTF-1。二者联合应用,有助于判断乳腺原发性癌或者转移性肺腺癌。但某些低分化腺癌或大细胞癌可以失去 TTF-1 和 Napsin A 的表达,在组织形态上,这些肿瘤与低分化乳腺癌很难鉴别。乳腺基底细胞样癌可以伴有非角化性鳞状分化,其组织学典型地表现为Ⅲ级,基底蛋白 CK14 为阳性,但 ER、PR、HER-2 均阴性,TTF-1 表达也阴性。

(三) 转移性食管癌

食管癌常见转移脏器为肺、肝及骨骼,而食管癌乳腺转移极其罕见,据文献报道乳腺转移性食管癌病例不足 10 例。根据病例报告,确定乳腺转移性食管癌诊断需结合既往病史,通过组织病理学及免疫组化检查排除原发乳腺癌及其他脏器来源肿瘤。

(四) 转移性胃癌

胃癌常见转移脏器为肝、肺及骨骼,乳腺转移罕见,截至目前国内外文献报道病例不足 50 例。乳腺转移性胃癌可表现为乳房肿块和炎性乳腺癌表现,左侧明显多于右侧,且累及双侧乳房常见。转移至乳腺的胃癌最常见的组织学类型为印戒细胞癌,约 60% 以上,以绝经前年轻女性常见。且据病例报道胃印戒细胞癌乳腺转移多数可表现为乳房炎性症状,甚至这种乳房炎症性改变发生率超过原发乳腺癌 4 倍,约 1% ~5%。转移至乳腺的胃印戒细胞癌和原发乳腺癌在组织排列形态上比较容易区别。组织病理学可见胃癌印戒细胞在乳腺组织内呈散在或小梁状浸润,而原发乳腺癌通常有导管内癌成分,且可见导管上皮细胞胞质内黏液积聚。胃癌间质类型可能相似于浸润性导管癌,而弥漫型可能类似于浸润性小叶癌。转移至乳腺的胃癌通常 ErbB-2、ER、PR 及 GCDFP-15 阴性,而 CDX2、CEA、CK7 及 CK20 多阳性。诊断上结合胃癌病史、组织学发现及 CK20、CK7、CDX2、villin、GCDFP-15 免疫组化检测有助于鉴别胃癌乳腺转移和原发性乳腺癌。

(五) 转移性结直肠癌

如同其他胃肠道肿瘤,结直肠癌常见转移脏器依次为淋巴结、肝、肺及骨骼,乳腺转移极其罕见。乳腺转移性结直肠癌多表现为在原有肿瘤病史出现快速增长的乳房肿块,左侧乳腺转移常见,影像学检查多与乳腺良性肿瘤类似。组织病理学特点为良性乳腺终末导管腺叶单位周围散在或呈筛状的浸润性腺癌癌灶,有假复层特点,无导管内癌成分和淋巴血管浸润。结直肠腺癌免疫组化特点为 CK20、CDX2、CEA、CA19-9 阳性,而 CK7、ER、PR、ErbB-2 阴性,而

原发乳腺癌表型则 CK7 阳性和 CK20 阴性。对于结直肠腺癌往往需详细了解原发肿瘤病史,结合乳腺肿块及其他脏器转移征象,通过组织病理学及免疫组化与原发乳腺癌及其他来源恶性肿瘤鉴别。

(六) 转移性肾细胞癌

肾癌转移至乳腺少见,且多见于老年女性。临床表现为乳房内可活动肿块,伴或不伴有腋窝淋巴结肿大。乳腺钼靶片可见高密度、边界清楚的肿块,多为孤立病灶。超声提示均匀低回声实性肿块,后方回声增强,周围血流丰富。组织病理学特点为癌灶周边有正常乳腺实质形成的推挤性边缘,浸润在乳腺间质的癌细胞呈透明多面体,条索状或巢状排列,胞质泡沫或空泡状,并富脂质,核大,过碘酸-希夫染色(PAS)阳性,需与乳腺癌局部的透明细胞性改变鉴别,如有丰富的透明或颗粒性胞质的瘤细胞并伴有纤细的间质血管时,应当考虑肾细胞癌的转移。90% 的肾细胞癌中表达 CD10,乳腺癌中 CD10 表达率低于 5%;除 CD10 外,肾细胞癌高表达 Napsin A,vimentin 阳性,而乳腺癌标志物 ER、PR、p63、E-cadherin、GCDFP-15、CK7 则阴性。

(七) 转移性女性生殖系统肿瘤

乳腺转移性卵巢癌较为常见,为转移至乳腺的妇科肿瘤最常见类型。最小发病年龄达 14 岁,45 ~65 岁最多;可表现为乳腺肿块、腋窝淋巴结肿大以及乳房炎性改变;最常见的组织类型为浆液性癌,包括浆液性囊腺癌、乳头状浆液性囊腺癌,也有罕见的子宫内膜样癌、黏液腺癌、透明细胞癌、粒层细胞癌、绒毛膜癌及小细胞癌等。卵巢癌转移至乳腺或腋窝淋巴结最常见的病理类型是高级别浆液性癌,其也是最易与原发乳腺癌相互误诊的卵巢癌类型。卵巢高级别浆液性癌和原发乳腺癌均有相似的病理特征,包括癌细胞乳头状、腺状排列及常伴有坏死的实性结构和高级别细胞学,如果先前的卵巢癌病史不明确,两者极难鉴别。甚至即使有明确的卵巢癌病史,在形态上两者也不易鉴别。因此,免疫组化检测可能为两者的鉴别提供有用的信息。ER、PR 在乳腺和卵巢均表达,因此鉴别价值有限;而 PAX8 除黏液癌外,在大多数卵巢癌中表达,在乳腺癌几乎不表达;WT1 也可用于鉴别这两种肿瘤,卵巢癌中表达阳性率高达 80% 以上,而乳腺癌仅不足 5%,但例外的是乳腺黏液癌 WT1 可有 30% ~60% 的表达。此外,CA125、间皮素在卵巢癌阳性和 GCDFP-15 在乳腺癌阳性的差异表达,以及 EMA 在乳腺微乳头状癌乳头的中央腔隙周围表达,而卵巢浆液性乳头状癌在乳头外周表达也有助于鉴别两种肿瘤。

（八）转移性肉瘤

转移至乳腺的肉瘤来源较多，总发病率罕见，其中子宫平滑肌肉瘤最常见，其次为横纹肌肉瘤，其他如脂肪瘤、非子宫平滑肌肉瘤、尤文肉瘤、多形性恶性纤维组织细胞瘤、血管肉瘤、树突状细胞肉瘤、肌纤维肉瘤等罕见。横纹肌肉瘤为未成年人群中最容易发生乳腺转移的恶性肿瘤。通过结合其他部位肉瘤病史及病理免疫组化检测将易于鉴别转移性肉瘤。

（九）男性乳腺转移性肿瘤

男性乳腺转移性肿瘤较女性少见，男女比例约为1∶4～1∶9。迄今为止，文献中报告的男性乳腺转移性肿瘤有黑色素瘤、肺癌、肾细胞癌、胃癌、结直肠癌、Merkel细胞癌、前列腺癌、乳头状甲状腺癌。肺癌和前列腺癌是男性乳腺转移性肿瘤最常见类型。

男性乳腺转移性肿瘤中，转移性前列腺癌为男性特有的疾病，主要见于中老年。患者多有明确前列腺癌病史。前列腺癌乳腺转移临床表现和其他恶性肿瘤转移相似，报告尚未见有炎性乳腺癌样表现。组织病理学可见癌灶多由脂肪组织包裹，前列腺癌细胞不浸润乳腺实质，正常乳腺导管不受侵蚀。前列腺特异性抗原（PSA）和前列腺酸性磷酸酶（PAP）表达阳性。与前列腺癌乳腺转移鉴别时需注意一些唾液腺等来源肿瘤及15%的男性乳腺癌PSA也可表达阳性，但PAP阴性。此外，通过检测乳腺癌标志物ER、PR、ErbB-2、GCDFP-15、CK阳性等也可鉴别前列腺来源的转移癌。

（十）其他罕见乳腺转移性肿瘤

罕见的有神经内分泌肿瘤、甲状腺癌、肝细胞癌、输卵管癌、胸腺癌、非卵巢妇科癌肿、下颌腺癌、舌癌。临床需结合患者病史，乳房症状体征，以及病理和免疫组化检测进行鉴别诊断。

五、治疗和预后

乳腺转移性肿瘤因转移来源不同而治疗各异，多需根据原发肿瘤采用全身性化疗等综合治疗。如原发肿瘤已经手术切除，排除全身转移性病灶，乳腺局限肿块可手术切除；但通常乳腺转移性肿瘤仅是原发肿瘤全身转移的局部表现，则应以全身综合治疗为主，手术治疗可采用乳腺单纯肿块切除术、乳房单纯切除术或根据腋窝淋巴结情况前哨淋巴结活检或必要时清扫腋窝淋巴结，并在术后进行针对原发肿瘤的辅助化疗或放疗。

乳腺转移性肿瘤预后较差，多与原发肿瘤预后

一致。因此，乳腺转移性肿瘤一旦确诊，需根据全身转移情况针对原发肿瘤积极治疗以改善患者预后。

（刘江波　丁小红　董守义）

参 考 文 献

[1] 孙燕,石远凯.临床肿瘤内科手册[M].4版.北京:人民卫生出版社,2005.

[2] DeLair DF,Corben AD,Catalano JP,et al. Non-mammary metastases to the breast and axilla:a study of 85 cases[J]. Mod Pathol,2013,26:343-349.

[3] 周淑玲,于宝华,成宇帆,等.转移至乳腺的恶性肿瘤28例临床病理学观察[J].中华病理学杂志,2014,43:231-235.

[4] Surov A,Fiedler E,Holzhausen HJ,et al. Metastases to the breast from non-mammary malignancies:primary tumors, prevalence, clinical signs, and radiological features[J]. Acad Radiol,2011,18:565-574.

[5] 刘赫,姜玉新,孟华,等.转移性乳腺癌的超声表现[J].中国介入影像与治疗学,2014,5:283-285.

[6] 郑唯强,白辰光.转移至乳腺的恶性肿瘤[J].临床与实验病理学杂志,2009,1:1-4.

[7] Kharmoum S,Mohamed M,Benhammane H,et al. Conjonctival melanoma metastatic to the breast:a case report[J]. BMC Res Notes,2014,7:621.

[8] Venkatesulu BP,Mallick S,Singh A,et al. Non small cell carcinoma of lung with metachronous breast metastasis and cardiac tamponade:Unusual presentation of a common cancer[J]. J Egypt Natl Canc Inst,2015,27:165-169.

[9] Klingen TA,Klaasen H,Aas H,et al. Secondary breast cancer:a 5-year population-based study with review of the literature[J]. APMIS,2009,117:762-767.

[10] Wang L,Wang SL,Shen HH,et al. Breast metastasis from lung cancer:a report of two cases and literature review [J]. Cancer Biol Med,2014,11:208-215.

[11] Yoon MY,Song CS,Seo MH,et al. A case of metachronous metastasis to the breast from non-small cell lung carcinoma [J]. Cancer Res Treat,2010,42:172-175.

[12] 牟坤.张庆慧.乳腺组织内转移的肺低分化腺癌[J].临床与实验病理学杂志,2014,3:302-305.

[13] Jeong YJ,Bong JG,Oh HK,et al. Metachronous isolated breast metastasis from pulmonary adenocarcinoma with micropapillary component causing diagnostic challenges[J]. BMC Cancer,2014,14:736.

[14] Norooz MT,Montaser-Kouhsari L,Ahmadi H,et al. Breast mass as the initial presentation of esophageal carcinoma:a case report[J]. Cases J,2009,2:7049.

[15] He CL,Chen P,Xia BL,et al. Breast metastasis of gastric signet-ring cell carcinoma:a case report and literature review[J]. World J Surg Oncol,2015,13:120.

[16] Iesato A,Oba T,Ono M,et al. Breast metastases of gastric signet-ring cell carcinoma:a report of two cases and review of the literature[J]. Onco Targets Ther,2015,8:91-97.

[17] Selcukbiricik F,Tural D,Bay A,et al. A malignant mass in the breast is not always breast cancer[J]. Case Rep Oncol,2011,4:521-525.

[18] Cabibi D,Cipolla C,Valerio MR,et al. Metastatic seeding of colon adenocarcinoma manifesting as synchronous breast and chest wall localization:report of a case[J]. Surg Today,2011,41:242-246.

[19] Ahmad A,Baiden-Amissah K,Oyegade A,et al. Primary sigmoid adenocarcinoma metastasis to the breast in a 28-year-old female:a case study and a review of literature [J]. Korean J Pathol,2014,48:58-61.

[20] Vakili SM,Sharbatdaran M,Noorbaran A,et al. A case of colon cancer with breast metastasis and krukenberg tumor [J]. Int J Hematol Oncol Stem Cell Res,2014,8:46-50.

[21] Meerkotter D,De Sousa J,Wright J,et al. Unusual presentation of a renal cell carcinoma[J]. Eur J Radiol Extra, 2010,76:e27-e30.

[22] Falco G,Buggi F,Sanna PA,et al. Breast metastases from a Renal Cell Carcinoma. A case report and review of the literature[J]. Int J Surg Case Rep,2014,5:193-195.

[23] Chen TD,Lee LY. A case of renal cell carcinoma metastasizing to invasive ductal breast carcinoma[J]. J Formos Med Assoc,2014,113:133-136.

[24] Klein RL,Brown AR,Gomez-Castro CM,et al. Ovarian cancer metastatic to the breast presenting as inflammatory breast cancer:a case report and literature review[J]. J Cancer,2010,1:27-31.

[25] Richter-Ehrenstein C,Arndt J,Buckendahl AC,et al. Solid neuroendocrine carcinomas of the breast:metastases or primary tumors? [J] Breast Cancer Res Treat,2010,124: 413-417.

第十一章 几种少见的乳腺癌

第一节 乳腺 Paget 病

乳腺 Paget 病又称乳腺湿疹样癌（eczematoid carcinoma of breast，ECB），是合并乳头乳晕部病变的特殊类型乳腺癌，临床少见，早期易误诊为皮肤湿疹，一般预后良好。但合并其他类型乳腺癌时，预后与其他类型乳腺癌相同。1874 年 Paget 首先作了描述，因而命名为 Paget 病。

（一）组织发生

乳腺 Paget 病的发病机制和组织发生至今观点不一。1874 年 Paget 首先描述了 15 例乳头及乳晕某些慢性病与乳腺癌的关系，当时他认为癌瘤是皮肤病的后果。以后不少病理学家对该病有所研究，观点有异，争论的焦点在于 Paget 细胞的来源问题。多数学者认为 Paget 细胞来自腺上皮，而不是原发于皮肤。他们坚持：Paget 病是乳腺实质或乳腺导管中的嗜表皮的恶性细胞，沿乳导管浸润乳头形成，其乳头表皮 Paget 细胞可能来自乳腺管内癌细胞，这种观点得到大量的临床病理材料的支持和说明，为目前大多数学者所赞同；少数人认为 Paget 细胞是表皮内预先存在的良性透明细胞恶变形成，Morandi 等利用克隆分析技术研究 10 例乳腺 Paget 病，发现 2 例 Paget 细胞的遗传特性与深部病变不一致，说明嗜表皮学说不能解释所有的 Paget 细胞来源。亦有研究者根据镜下是否在乳头皮肤见到 Paget 细胞以及癌是否浸润（或累及）乳头，确定乳腺 Paget 病和乳腺癌侵及乳头两组患者，并比较了两组在临床表现、病理形态和预后的差异。结果发现，乳腺 Paget 病的临床表现以乳头糜烂、结痂为主；而乳腺癌浸润乳头以乳头凹陷、皮肤粘连为主，并且前者镜下可见 Paget 细胞，后者均无 Paget 细胞；两组的淋巴结转移率及生存率均有明显的差别。因此，并非乳头及乳晕区出现湿疹样改变均称 Pager 病，只有原发于乳头和（或）乳晕表皮而无深部肿瘤存在者为 Paget 病；预后很好。

（二）病理

1. 肉眼所见　乳头或乳晕糜烂，反复结痂，脱落至乳头变平或消失。

2. 镜下所见　显微镜下见乳头及乳晕表皮内有体积大的 Paget 细胞，细胞质丰富，核大而圆，核仁清楚，分裂象多，有时细胞质内可见色素颗粒。早期该细胞多位于基底层内，随着病变进展可达表层，偶有形成腺样结构者。宁连胜等通过对 89 例表现为乳头或乳晕湿疹样改变的乳腺癌患者的病理切片进行详细的检查、分析，将乳头湿疹样癌分成三型：①单纯型：仅有乳头糜烂结痂而无乳腺肿块；②隐性型：乳腺有肿块而无乳头皮肤改变，镜下可见 Paget 细胞；③混合型：典型的乳头皮肤改变合并乳腺肿块。

（三）临床表现

1. 发病情况　临床少见。国外报道本病的发病率占女性乳腺癌的 1% ~ 4.1%，平均为 2.5%。国内文献报道为 0.6% ~ 3%，平均为 1.8%。患者以女性为主，也有男性、副乳及双侧原发 Paget 病的报道，但较罕见。高发年龄为 40 ~ 60 岁，平均年龄 50 岁左右，40 岁以内很少发病。王德元、吴祥德等综合国内文献 300 余例，平均年龄为 56 岁。国外报道的平均发病年龄为 60.4 岁。

2. 症状和体征　本病以单侧乳房受累为主，主要表现为乳头、乳晕区的皮肤出现慢性的湿疹样改变，病变初起时，乳头瘙痒、烧灼感，以后表皮变潮红，但因症状不明显，常被忽略。病情再发展，则皮肤粗糙变厚，有脱屑、糜烂、渗出、破溃，反复结痂。除痂后，露出新鲜肉芽。病程缓慢，经久不愈。病损由乳头蔓延至乳晕或附近皮肤，重者可使乳头轮廓消失。乳腺内肿块多位于乳晕附近，往往在乳头病变的后期始被发现。因此，该病的诊断常因没有发现肿块而被延误。乳腺内触及肿块者约半数患者腋淋巴结肿大。

（四）诊断与鉴别诊断

1. 诊断　乳腺 Paget 病具有特殊的临床表现，根据典型的症状、体征及病理检查，诊断并无困难。而确诊应以组织学检查找到 Paget 细胞为依据。

在做细胞学检查时，需要揭开痂皮，清除分泌物，再做细胞印片，但阳性率低；切除病变区的全厚皮肤做病理检查阳性率较高。近期免疫组织化学技术的研究认为，CK7 可作为乳腺 Paget 病的组织学标志，敏感性 100%，但仍需鉴别一些皮肤疾病。

明确诊断乳腺 Paget 病还需要进行相关的影像学检查，以明确是否合并深部病变。如果钼靶片检查发现乳晕下的微小钙化、乳腺实质内肿块和结构扭曲等表现，有助于发现不能触及肿块的临床隐匿性乳腺癌。

2. 鉴别诊断　本病容易与乳房湿疹或接触性皮炎相混淆。乳房湿疹或接触性皮炎多见于年轻人，双侧发病，触之软，边缘不硬，极少有乳头轮廓消失，无乳腺肿块。对类固醇类的皮肤软膏敏感。

（五）治疗与预后

手术切除是本病的首选治疗。有学者认为根据组织发生的不同理论，患者的治疗原则不同。即嗜表皮理论认为需行全乳切除术，而局部恶变理论认为保乳手术是安全的。作者认为，手术切除范围的大小应以临床和影像学检查乳腺内是否合并肿块而定。病变局限在乳头，而乳腺内无肿块、腋淋巴结不大，可行全乳切除术。如果 Paget 病合并深部肿块，其治疗原则同一般浸润性乳腺癌，即行改良根治术。关于保乳手术，作者认为，乳腺 Paget 病经常会合并深部乳腺组织的浸润，而且在浸润的早期，临床查体和影像学检查都难以识别，因此，保乳手术无法保证其有效的切除范围。因此，许多学者认同作者的观点：保乳手术要谨慎。

本病的生存率较一般乳腺癌高，影响预后的主要因素为乳腺内是否有肿块及淋巴结有无转移。Nance 报道 53 例中乳腺内无肿块，5 年生存率为 94.1%；乳腺内有肿块者，5 年生存率为 40.6%。Kister 报道 159 例中 133 例做根治切除术，其中腋淋巴结无转移者，10 年生存率为 79%；淋巴结有转移者，10 年生存率仅 28%。总之，本病单纯乳头病变者预后好，乳腺内有肿块者预后差，淋巴结有转移者预后更差。

（耿翠芝）

第二节　乳腺黏液腺癌

乳腺黏液腺癌（mammary mucinous carcinoma，MMC）或称乳腺胶样癌（mammary gelationous carcinoma，MGC），是原发于乳腺的一种少见的特殊类型的浸润性乳腺癌，通常肿瘤生长缓慢，转移较少见，并且预后明显好于其他类型的乳腺浸润癌。

（一）发病情况及分型

乳腺黏液腺癌占所有乳腺癌发病率的 1.4% ~ 5.2%。发病年龄大，多为 50 岁以上女性；生长慢，转移迟，预后好。Ceschickter 和 Baltimore 在 1938 年首次将乳腺原发黏液腺癌分为单纯型和混合型，一般报道单纯型和混合型乳腺癌所占的比例为 1:1 和 5:2 之间。单纯型一般较混合型小，呈局限性生长。

（二）病理

1. 肉眼所见　肿瘤大小可为 1.5 ~ 2.0cm，多在 1.5 ~ 4.0cm；外形不规则，肿瘤边界较清楚，多呈膨胀性生长，无真正包膜。质地较软，切面呈灰黄色，湿润而发亮，半透明，呈浅灰色胶冻状。

2. 镜下所见　黏液腺癌病理表现为大量细胞外黏液中漂浮有实性团状、条索状、腺管状、筛状等结构癌组织灶。癌细胞大小相似，异型性明显，分裂象易见，混合型还有浸润性导管癌成分。黏液腺癌的生长方式分为局限型和弥漫型两种。局限型的特点为：瘤组织由纤维分隔成大小不等的"黏液湖"，瘤细胞排列成腺样结构漂浮于黏液湖内，细胞大小一致。弥漫型的特点为：黏液癌分泌的黏蛋白位于细胞内，核被挤于一侧，癌细胞呈"印戒"状，称为印戒细胞癌（signet ring cell carcinoma）。印戒细胞呈弥漫或不明显的巢状分布，弥漫浸润于纤维组织内。黏液是癌细胞变性崩解产物，为酸性或中性黏液。黏液湖被纤维组织分隔，肿瘤周边也有纤维组织间隔，这可能是阻止癌细胞扩散的一个因素。

3. 免疫组化　雌、孕激素受体实验由于乳腺黏液腺癌含有大量细胞外黏液，癌细胞数量少，故在生化检测雌激素受体（ER）时往往出现假阴性结果，用免疫组化检测可见细胞内有阳性颗粒。81.8% ~ 90.0% 的纯黏液腺癌 ER 表达阳性，而混合型黏液腺癌的 ER 阳性表达率为 25% 左右。单纯型黏液腺癌 ER 处于高表达状态，与其良好的预后密切相关。有学者对比了 c-erbB-2 在乳腺纯黏液腺癌和混合型癌中的表达,发现有 36.4% 的纯黏液腺癌和 75% 的混合型黏液腺癌表达阳性。

（三）临床特点

乳腺黏液腺癌有其明显的组织学和生物学行为特点,可以区别于其他类型乳腺癌。

1. 发病年龄　乳腺黏液腺癌患者发病年龄大,一般乳腺癌发病高峰年龄为 40～49 岁,而 Norris 等报道黏液腺癌为 50～59 岁,以高龄和闭经后患者高发。同时发现,闭经前纯黏液腺癌患者的 10 年生存率明显高于混合型。

2. 病史和病程　乳腺黏液腺癌病程长,肿瘤生长缓慢。文献报道自发现肿块至就诊时间最长为 7 年,大多数为半年至 1 年。因该病病程长,肿瘤多数边界清楚,易误诊为良性肿瘤,这也是患者延误治疗的原因之一。

3. 原发肿瘤大小　原发肿瘤较大,直径 2～20cm,呈推进式向周围生长,故较局限和边界分明,易误认为是良性肿瘤而忽视早期治疗。

4. 腋窝淋巴结转移　淋巴结转移率低是乳腺黏液腺癌的又一大临床特点;文献报道,其转移率为 1.5%～7.1%。而且转移发生晚,发生转移的患者肿瘤的最大直径为 3cm 以上。

5. 预后　乳腺黏液腺癌的预后良好。许多文献报道该病的死亡率、复发率均低于其他类型乳腺癌;Cheatle 认为,此种类型乳腺癌细胞的生物学行为具低度恶性。此外,多数研究者认为肿瘤组织中黏液的产生和量的多少在其预后中起到重要作用,指出黏液形成是癌细胞变性坏死的结果,因而恶性度下降。也有人在临床分析中发现黏液产生量与淋巴结转移之间又无明显关系,对此有待进一步的研究。

（四）诊断

乳腺黏液腺癌虽具发病年龄大、生长缓慢、转移发生迟等特点,但确切诊断尚待术前或术中冰冻结果及术后的石蜡病理。单靠临床表现不能确诊。

（五）治疗

单纯黏液腺癌的临床特点及预后与混合型黏液腺癌有显著差别,而后者的所有特点均接近于所混合的乳腺癌类型。因此,在临床上,有必要将单纯黏液腺癌作为一个单独类型,而混合型黏液腺癌则应划于所混合的组织类型中。如果术前检查无淋巴结肿大,而术中冰冻切片报道为单纯黏液腺癌,可行乳腺象限切除或乳房单纯切除术。如果冰冻切片报道有其他浸润癌合并存在,则仍应按乳腺癌的常规治疗原则处理。

（耿翠芝）

第三节　乳腺富脂质性癌

乳腺富脂质性癌(lipid-rich carcinoma of breast,LRCB),又称分泌脂质性癌,是一种罕见的特殊类型乳腺癌。由 Adoumrad 等于 1963 年首先发现并提出,1974 年 Rmaos 正式命名,以后仅见零散报道。

（一）发病情况

本病少见,约占乳腺癌的 1.0%～1.6%。好发生于中年女性,发病年龄 38～80 岁,以 50～60 岁多见。

（二）临床特点

主要临床表现为乳房肿块,病程短,从 2 周到 9 个月,平均 6 个月左右。两乳房均可受累,但左乳多于右乳,少数患者的两侧乳房可同时受累。肿瘤的部位以乳房外上方最多见,其次为乳房的中心部。肿瘤位于乳房的深部,多数无皮肤粘连和浸润。乳腺富脂质癌具较恶性的生物学行为,乳腺癌根治术时 40.2%～84.6% 有腋淋巴结转移,预后差;半数患者于 2 年内死亡。特别值得提出的是,Hood 等发现这一类型的乳腺癌独具易于累及眼睑的倾向。在罕见的眼睑转移癌中,乳腺癌占首位。Riley 复习 30 例眼睑转移癌,10 例来自乳腺。这也提示临床医师一经发现眼睑转移癌,应检查乳腺以明确诊断。

（三）病理特点

1. 肉眼所见　肿瘤边界不清,瘤体大小不一,直径约 1.2～9cm,质坚实,切面呈浅黄或白色,无包膜,无明显脐样凹陷,没有沙砾样内容。

2. 光学显微镜　光学显微镜所见肿瘤细胞排列成大小不等的细胞巢,分散在纤维间质中。瘤细胞体积大而透明,呈圆形或椭圆形,胞膜清晰,细胞质丰富透亮呈泡沫状或蜂窝状,少数细胞质内有较大的圆形空泡,甚至将细胞核推向细胞的一侧。胞核不规则,核染色质较多,有嗜酸性大核仁,可见核分裂象,脂肪染色,癌细胞胞质内充满大量脂质。

3. 电子显微镜所见(超微结构)　癌细胞质的电子致密度高,富含糖原颗粒、粗面内质网和发达的高尔基复合体。细胞质含有许多脂质空泡,特别是在高尔基复合体附近。在一些癌细胞里脂肪小体很大,其周围仅有一薄层细胞质围绕,并将核推向细胞一侧。线粒体大小正常,但含有黑色针样结晶体,其平均直径为 125~200nm。

4. 癌细胞脂质的来源及作用　乳腺上皮细胞有分泌脂质的功能。超微结构发现,肿瘤细胞质的脂质空泡非常接近发达的高尔基复合体,有明显的粗面内质网,却没有自噬泡。这说明乳腺脂质癌细胞质内的脂质是分泌的产物,而不是变性的结果。Fisher 认为细胞质中脂质的含量是区分乳腺癌细胞生物学行为重要而实用的指标,细胞质中脂质含量愈高,则核分化程度愈低,组织学恶性程度愈高,短期内治疗失败者愈多。

（四）诊断与鉴别诊断

1. 诊断　乳腺富脂质癌不具明显的有别于其他类型乳腺癌的临床特点,故诊断主要依靠病理。尤其在行冰冻切片的同时即做脂肪染色,可望得到明确诊断。另外,癌细胞的上皮膜抗原（EMA）、细胞角蛋白（keratin）和波形蛋白（vimentin）绝大多数呈阳性表达。

2. 鉴别诊断　乳腺富脂质癌在组织学上需与一些良性病变鉴别。由于正常乳腺上皮有合成蛋白质、糖类、脂类的功能,妊娠晚期和哺乳期乳腺上皮可含有脂质。乳腺纤维囊性病、乳腺导管扩张病时可出现含脂质的导管上皮细胞,导管衬里细胞可形成分层次空泡上皮细胞并含有大量脂质。另外,乳腺脂肪坏死和黄色瘤的患者可含有充满脂肪的巨噬细胞,特别在冰冻切片时应加以鉴别。所以应根据核变异、索性生长、缺乏巨噬细胞和其他炎性细胞等特点来确定分泌脂质性癌。

（五）治疗及预后

本病一经明确诊断,应尽早行乳腺癌根治术,术后配合放、化疗及内分泌治疗,可望提高生存率。乳腺富脂质癌转移快,预后差,几乎所有患者在手术时已经有广泛的转移。手术后易复发,此癌尚可沿血道转移至骨、肝、肺等处,总生存年限很短。

（耿翠芝）

第四节　乳腺原发性鳞状细胞癌

乳腺原发性鳞状细胞癌（primary squamous cell carcinoma of the breast,SCCB）非常罕见,约占全部乳腺癌的 0.1%~0.3%。

（一）组织发生

在乳腺良恶性肿瘤中,往往出现鳞状上皮化生,而在乳腺癌中,化生的鳞状上皮既可以是良性成分,又可以是恶性上皮成分。乳腺鳞状细胞癌的组织来源,目前看法不一。有人认为,乳腺导管上皮在雌激素的长期刺激下,可向鳞状细胞分化或发生鳞状化生。Hasietoh 等报道的乳腺鳞癌内含囊肿,其内衬上皮显示由导管上皮,经中重度结构不良性鳞状上皮,直至分化型鳞癌形象,表明鳞状细胞癌源自鳞状化生的乳腺导管上皮。Lafreniere 等则认为可能为乳腺皮肤外伤致使部分皮肤植入乳腺组织内而发病。

（二）病理特点

1. 肉眼所见　肿瘤一般较大,大部分直径大于 3cm,质地硬,切面呈灰白色,偶见多结节性,常有坏死和囊肿形成,可能是肿瘤生长较快造成的。

2. 镜下所见　癌巢由不规则多角形大细胞组成,呈不规则的实性团索,细胞间有间桥,近中心部瘤细胞趋向同心圆排列,并有角化,可形成角化珠。细胞质呈均质颗粒状,胞核奇异,可见核分裂象。分

化好的组织中可见细胞间角化珠、细胞间桥。分化差的呈梭形,弥漫分布,类似肉瘤。

（三）临床特点

1. 发病年龄　同其他类型乳腺癌,可见于所有年龄段,但以 50 岁以上老年妇女多见。

2. 病程　病程短,肿瘤进展快,病期多在 1 年以内。

3. 临床表现　以乳房肿块就诊多见,无疼痛。肿瘤多位于中央区及外上象限,质硬、表面不平、向外凸起,常常与皮肤发生粘连,甚至穿破皮肤引起皮肤溃疡。但和胸肌少有粘连。

4. 腋淋巴结转移　腋淋巴结转移率同其他类型乳腺癌。如果病理分化类型好,则转移晚;分化差,则转移早。

（四）诊断

乳腺原发性鳞状细胞癌的诊断主要依靠病理诊断。但应注意的是,在诊断乳腺鳞状细胞癌的同时,应考虑到其他部位的原发癌转移至乳腺的可能。为此,应仔细地检查口腔、肺、气管、食管、肾盂、膀胱、卵巢、子宫内膜及宫颈等器官,如若未发现其他来源,则可根据病理确诊。徐大生等认为乳腺的鳞状细胞癌来源于乳腺导管上皮,并因此提出了乳腺鳞状细胞癌的诊断标准:①肿瘤应全部为鳞癌的成分,

剔除乳腺癌伴鳞癌成分病例;②肿瘤必须位于乳腺组织本身,排除了来源于乳头、乳晕及乳腺皮肤的可能;③排除乳腺转移性鳞癌可能。

（五）治疗

乳腺鳞状细胞癌的治疗和其他类型的乳腺癌一样,以手术作为根治性治疗手段,辅以化疗和放疗。有报道认为,乳腺鳞状细胞癌恶性程度低,尽管肿瘤很大,但多数患者不伴有腋窝淋巴结转移。大多数学者认为术后追加放疗可以大大降低局部复发率和转移率。

（六）预后

乳腺单纯鳞状细胞癌预后好,5 年及 10 年生存率较高。据报道乳腺鳞癌的 5 年生存率为 75% ,与侵袭性非特殊类型乳腺癌相比无显著性差异,而 10 年生存率分别为 66.7% 和 39.5% ,鳞癌明显好于其他类型癌。但当癌细胞出现鳞状细胞化生时,发展较快,淋巴结转移也早,预后则差。

（耿翠芝）

第五节　乳腺腺样囊性癌

乳腺腺样囊性癌（adenoid cystic carcinoma of breast,ACCB）又名乳腺囊腺癌或圆柱瘤,是浸润性乳腺癌的特殊类型,临床极罕见。据美国 Connecticut 肿瘤登记处报道,50% 的乳腺腺样囊性癌被误诊。乳腺腺样囊性癌预后很好,不同于其他乳腺癌,因此将其单独列为一种类型。

（一）发病情况

本病约占乳腺癌的 1% 以下,男、女均可发病,但以女性多见。发病年龄为 40~90 岁。

（二）病理特点

1. 肉眼所见　肿瘤一般较大,大部分直径大于 3cm,质地硬,切面呈灰白色、褐色或粉红色,可见大小不等的囊腔,内含黏液。

2. 镜下所见　乳腺腺样囊性癌在形态上与唾液腺样囊性癌相似。镜下瘤组织细胞形态呈多种多样,主要包括 3 种类型:①基底样细胞,通常胞质较少,细胞核呈圆形和卵圆形,含有 1~2 个核仁;②内衬于真性腺腔的腺上皮细胞,常含有嗜酸性胞质,细胞核呈圆形,有时可见小核仁,核质较基地样细胞大;③位于基底样细胞周围,超微结构显示其为肌上皮细胞,细胞小而一致,卵圆形或短梭形,细胞质少,淡染,胞质呈嗜双色性或透亮,核大小一致,有时可见明显小核仁。Alcian 蓝染色阳性,PAS 染色阴性。癌细胞集成大小不等的圆形或卵圆形腔隙,即所谓圆柱形。

3. 超微结构　电子显微镜下所见囊腔,实际上是被瘤细胞围成的腔隙,在瘤细胞内和腔隙内均有与肌上皮原纤维相似的密集纤维,少数腔隙内还有微绒毛的真性导管样结构,代表瘤细胞向分泌中性黏多糖（PAS 阳性物质）的导管上皮方向分化;荧光技术显示,瘤细胞内有肌动蛋白、肌凝蛋白,证明腺样囊性癌起源于肌上皮,来源于导管细胞,很可能是来自乳腺大导管的肌上皮细胞。

4. 组织学构型和分级　主要有 3 种生长模式,即筛状、管状、小梁状和实体型。其中,筛状结构最具特征性且最常见,实体型腺样囊性癌少见。病理上根据实体型成分的比例将其分成三级:Ⅰ级,无实体型成分区域,全部由腺管状区域组成;Ⅱ级,实体型区域小于 30% ;Ⅲ级,实体型区域大于 30% 。Ⅱ、Ⅲ级较Ⅰ级更具有复发性。现在普遍认为,腺样囊性癌的分级对预后和治疗具有重大意义。

（三）临床特点

临床上患者常因乳房上有一疼痛或触痛的肿块就诊。从肿瘤发现至就诊时间为 3 个月至半年,肿块多靠近乳头或在乳晕区域,通常直径为 1~3cm,但无乳头排液,双侧受累罕见。肿块疼痛是该病的一大特点,从病理角度推断疼痛和触痛可能是瘤组织中的肌上皮细胞收缩的结果。由于疼痛使该病程相对缩短,肿块易于早期发现和迅速就诊治疗。

（四）诊断与治疗

1. 诊断　乳腺腺样囊性癌临床诊断困难,钼靶 X 线无特殊性表现,需靠病理组织学特点明确诊断。

2. 治疗　乳腺腺样囊性癌的预后很好,很少发生淋巴结和远位转移,治疗行单纯乳房切除术,无需行淋巴结清扫。国外报道,治疗后局部复发率很低,约占 6.1% ,其 5 年无瘤生存率为 100% ,10 年无瘤生存率可达 80% 以上。如果病变分期较晚,需要行根治性手术。乳腺腺样囊性癌的远位转移常常发生在肺,其次是肾脏。

（耿翠芝）

第六节　副　乳　癌

副乳癌(carcinoma of mamma accessoria,CMA)是指发生于副乳腺的癌肿,在腋区多见,少见部位为锁骨下区、腹部及外阴区。它是乳腺癌的一种特殊类型,临床极为少见,国内报道其占乳腺癌的0.1%~1.1%。

(一)组织发生

副乳也称多乳畸形,其发生原因是人类胚胎在第6周时沿躯干前壁自腋窝至腹股沟连线上6~8对乳房始基随胚胎的生长发育,除正常乳房外的其他乳房始基不退化所致。研究资料显示,副乳中乳头与腺体俱全者占19%,腺体型占78%,仅有乳头型占3%。据统计,29%的副乳具有泌乳功能。副乳腺癌发生的前提是副乳腺必须有乳腺腺体组织,单纯有乳头或乳晕,或两者均有而无腺体的副乳腺是不能发生副乳癌的;由于副乳腺有腺体的存在,在行经期、妊娠期及哺乳期等生理变化过程中,可出现相应区域与乳腺同步的胀痛,甚至随乳房泌乳而泌乳。因此,有腺体的副乳腺同正常部位的乳房一样有发生乳腺癌的可能。

(二)病理

副乳腺系乳腺始基消退不全发育而成,其病理结构与特点与正常乳腺无明显区别,因而其病理类型同乳腺癌。

(三)临床特点

1. 发生部位　副乳腺癌可发生于腋窝至腹股沟"乳线"上的任何部位,但以腋部最多见,几乎占90%以上。

2. 病程　自数月至数十年,为发生区的无痛性肿块;如果在月经与妊娠期,肿块有胀痛和明显肿大。

3. 侵犯部位　容易侵犯皮肤,形成皮肤溃疡;或与基底粘连固定,患侧上肢有放射性痛感。

(四)诊断

由于副乳腺的特殊位置,应该注意与同侧乳房腋尾区癌和淋巴结转移癌相鉴别。因此决定该病的诊断必须符合以下条件:

1. 可发生副乳腺部位出现体表肿块,而发现肿块前相应的部位有与正常乳腺相同的生理变化。判断不是正常乳房的延续,是一个孤立的结构。

2. 腋窝肿块组织学检查为癌时,必须在癌组织的周围见到腺小叶结构或管内癌图像方可排除腋窝转移癌。

3. 诊断腋前、锁骨下区副乳癌时,临床与病理必须查见与正常部位乳腺无关的副乳腺组织方可诊断副乳癌。

4. 正常部位乳腺无癌或伴发有组织学类型不同的癌。

(五)治疗

首选手术治疗。但因副乳腺癌所发生的部位不定,手术方式有所不同。发生于锁骨下区及腋部的副乳腺癌应采取包括切除正常相应侧乳腺的乳腺癌根治性手术;会阴区、腹壁发生的副乳腺癌可以保留同侧乳房,而仅仅行相应部位的扩大切除术和同侧腹股沟淋巴结清扫术。术后根据淋巴结转移情况和免疫组化检测结果有计划地辅以化疗、放疗和内分泌治疗。

(耿翠芝)

第七节　男性乳腺癌

男性乳腺癌(male breast cancer,MBC)是少见的恶性肿瘤,占男性全部癌肿的0.2%~1.5%,占年乳腺癌新发病例的1%左右,在过去的25年中,其发病率上升了26%。男性乳腺癌的发病率在不同地区差异很大,非洲较高,欧美次之,亚洲最低。由于其低发病率,男性乳腺癌的诊治经验远远少于女性乳腺癌,临床上对男性乳腺癌的诊治多借鉴于女性乳腺癌的治疗经验。

(一)病因

男性乳腺癌的病因尚不清楚。多数学者认为有遗传倾向,女性乳腺癌患者男性一级亲属中发病率偏高。

目前的研究显示,约19%的男性乳腺癌患者携带BRCA2基因突变,因此BRCA2基因突变是男性乳腺癌患者高危因素之一。另外,内分泌异常、男性乳房发育症、放射性损伤、局部创伤、Klinefelter综合征、肝病等可能与本病的发生有关。总之,任何原因引起体内雌激素水平增加,其患乳腺癌的危险性会增加。有文献报道,1%的男性乳房发育症可能变成乳腺癌,以前接受过胸壁放疗者,发生乳腺癌的危险性大。因此,对含有上述原因的男性应警惕男性乳腺癌的发生。

(二)病理

1. 肉眼所见　肿块部位较深,边界不清,体积偏小,平均直径为 3.1cm,胸大肌常受累。

2. 显微镜下所见 组织学类型基本与女性相同,以非特殊型浸润癌多见,约占 82% ~ 86.5%。浸润性癌可分为腺癌、硬癌、单纯癌、髓样癌、乳头状癌、黏液癌、大汗腺癌等。许多研究者认为,正常男性乳腺癌缺少小叶组织,因此不发生小叶癌,但近年文献中亦有过关于小叶癌的报道。

(三)临床特点

1. 发病年龄大 男性乳腺癌发病年龄较女性偏高,好发于 60 ~ 70 岁,较女性乳腺癌发病年龄推迟 10 岁左右;我国高发年龄为 55 ~ 65 岁,北美和西欧的高发年龄为 60 ~ 64 岁。

2. 就诊时间晚 由于男性乳腺生理解剖特点,加之多为无痛性乳块,故就诊时多偏晚。孙燕等报道 58 例,诊前病程为 31.2 个月,平均长于女性乳腺癌 1 年以上。

3. 乳腺肿块 为最常见的自发症状。患者就诊时的常见主诉为乳晕下无痛性肿块,易侵犯皮肤及乳头,并可出现溃疡。一般为单侧,左右发病均等,少有双侧,副乳亦可发生。最初在乳头及乳头下出现较小的及界限不清的无痛性肿块,约半数患者可出现皮肤发红、瘙痒、乳头回缩及乳头湿疹等现象。随着病变进展,肿物可以和皮肤粘连、固定,并出现"卫星"结节。

4. 区域淋巴结转移早 由于男性乳腺体积小和其中淋巴管较短的解剖学特点,约 54% ~ 80% 的患者较早期即出现淋巴结转移。尤其男性乳晕区距内乳区淋巴结较近,易累及内乳区淋巴结。此亦为男性乳腺癌预后要比女性乳腺癌差的原因之一。

5. 预后差 男性乳腺癌患者具有就诊晚、转移早及预后差的特点。在临床分期中,Ⅱ期的男性患者多为 T_1N_1,而女性多为 T_2N_0;因而,男性乳腺癌的预后较女性乳腺癌为差,但按分期比较,与女性相似。文献报道男性乳腺癌患者的 5 年生存率为 53% ~ 65%。

6. ER 阳性率高,HER-2 表达率较女性低 男性乳腺癌 ER 阳性率为 64% ~ 76%,并对内分泌治疗有良好反应。Rudlowski 等用免疫荧光原位杂交技术检测 99 例男性乳腺癌,其 HER-2 阳性表达率约占 15.1%。

(四)诊断与鉴别诊断

1. 诊断要点 老年男性,乳房出现无痛性肿块。查体肿块侵犯皮肤及乳头,并可出现溃疡。针吸细胞学检查找到重度增生、可疑癌细胞,乃至癌细胞。术前冰冻明确诊断。

2. 鉴别诊断 男性乳腺癌应与男性乳腺发育症鉴别。男性乳腺癌患者多为老年人、单侧肿块、肿物偏心性、质硬、无疼痛,早期侵犯胸肌筋膜及胸肌,此外如有乳头溢液或乳头有凹陷、溃疡等常提示癌;针吸细胞学检查找到癌细胞。而男性乳腺发育症多见于青春期和肝病患者,多为双侧盘状物,有触痛;组织细胞学检查为重要鉴别手段之一。

(五)治疗

1. 手术治疗

(1)对于未侵犯胸肌的患者应首选改良根治术。有报道认为,经典根治术损伤大,并发症多,且与改良根治术患者预后相同,不宜首选。由于男性乳腺组织少,肿块多位于中央区,故即使在早期男性乳腺癌中,亦不易采用保乳手术。

(2)对于侵犯胸肌的患者,手术方式以根治术或扩大根治术为主。因为位于乳晕区的肿瘤极易转移至内乳区及腋窝淋巴结,因此,如果不具备放疗设备及存在放疗禁忌证时,扩大根治术有较大指征。如果具备上述设备,可考虑行根治术,术后追加放疗,但慎选乳腺癌改良根治术,更不宜选用小于单纯乳房切除术的术式。

(3)晚期病例可行肿物切除加腋窝淋巴结清除术,并辅以放、化疗和内分泌治疗等综合治疗。

(4)对于Ⅰ、Ⅱ期病例,行单纯肿瘤切除加放疗与根治术加放疗相比,远期效果无明显差异,而前者并发症明显减少。

2. 放疗 男性乳腺癌因其乳房的特点及乳头、乳晕下有丰富的淋巴管网,其肿块较小时即可发生内乳区或腋下淋巴结转移,因此,术后有必要行内乳区、腋窝、锁骨上及胸壁放射治疗以减少复发。研究资料也显示,Ⅱb 期和Ⅲ期乳腺癌患者根治性手术后追加放射治疗可以明显降低局部的复发率。

3. 化疗 男性乳腺癌可以术前应用新辅助化疗,并根据淋巴结转移阳性及 ER 阴性者加用术后化疗的方案可望提高生存率。常用的化疗方案可参照女性乳腺癌。

4. 内分泌治疗

(1)药物治疗:Morgan 等 1978 年首先将他莫昔芬应用于晚期男性乳腺癌的治疗,取得了较好的效果。以后,陆续有报道指出:他莫昔芬无明显毒副作用,适用于任何年龄的患者。并且对晚期男性乳腺癌的有效率达 48%,对老年体弱、晚期不治的男性乳腺癌患者,应用他莫昔芬其缓解率可达 50% ~ 80%。因此,他莫昔芬为男性乳腺癌 ER 受体阳性的常规服用药物,并且是其内分泌治疗的首选药物。

氨鲁米特（AG）主要作用机制是抑制机体内产生的外周性激素，通过芳香化酶抑制剂来抑制雌激素转化的生物过程。Harris 等对男性晚期乳腺癌患者采用 AG 治疗获得良好疗效，同时发现，AG 与氢化可的松合用，会产生相加作用，所以提出将 AG+氢化可的松作为晚期男性乳腺癌患者的二线治疗药物。芳香化酶抑制剂理论上可用于男性乳腺癌，目前已有阿那曲唑治疗男性乳腺癌的报道。

（2）手术疗法：男性乳腺癌的内分泌依赖性较女性强，患者行睾丸切除术后的有效率和有效持续时间是女性患者行卵巢切除术后的 2 倍。如再次复发，行肾上腺或脑垂体切除亦有较高的缓解率。

1）双侧睾丸切除术：1942 年 Farrout 等首次报道晚期男性乳腺癌患者行双侧睾丸切除术取得显著疗效。之后，陆续有许多报道表明，双侧睾丸切除术的有效率达 50% ~ 60%。然而，Willian 等发现，ER 水平与睾丸切除术后症状缓解率之间似无明显关系，因此，ER 受体情况并不能作为睾丸切除术的指征。

2）双侧肾上腺切除术：1952 年 Hnggins 和 Bergenstal 等首次将肾上腺切除术应用于晚期男性乳腺癌的患者，取得显著疗效。以后，许多学者对此进行

相继报道，并且此法被推广应用，其疗效已公认。1984 年 Patel 行双侧肾上腺切除术+睾丸切除术，缓解率达 80%，缓解期为 4 ~ 30 个月。究其原理，认为双侧肾上腺切除术+睾丸切除术可消除肾上腺雄激素的产生，切断了体内雄激素和雌激素的主要外周来源。因此，肾上腺切除术可作为睾丸切除术后治疗失败的二线内分泌疗法。

3）垂体切除术：1955 年 Luft 首次将垂体切除术应用于晚期男性乳腺癌治疗取得一定疗效，但因手术难度大、副作用大，且因手术不能完全切除垂体或类垂体组织而常常导致治疗失败，因此，此手术绝少使用。

5. 靶向治疗　Arslan 等研究分析了 118 例非转移性男性乳腺癌患者的资料，HER-2 阳性与阴性者的无病生存率分别为 52 个月和 120 个月，总生存期分别为 85 个月和 144 个月，说明 HER-2 阳性在男性乳腺癌中同样提示预后不佳。目前还没有临床试验的依据证明抗 HER-2 治疗对男性乳腺癌有效，但对 HER-2 阳性的男性乳腺癌患者应当进行个体化风险和预后评估，可参照女性乳腺癌的适应证进行抗 HER-2 治疗。

（高　威）

第八节　家族性乳腺癌

随着遗传因素在乳腺癌发病中的作用被人们不断认识，家族性乳腺癌越来越受到关注。家族性乳腺癌在整个乳腺癌人群中占相当大的比例，且具有发病早、双侧发病和多中心病灶等特点，具有特殊性。本章对家族性乳腺癌的定义和遗传的关系、诊断、治疗和预防等做一介绍。

一、家族性乳腺癌的定义和流行病学研究

（一）家族性乳腺癌的定义

具有家族聚集性的乳腺癌称为家族性乳腺癌。1990 年，King 发现，有 20% ~ 25% 的乳腺癌患者至少有一个亲属患有乳腺癌，他将这部分乳腺癌定义为家族性乳腺癌。日本将家族性乳腺癌诊断标准定为：一个家族中除了先证者外，在一级亲属中有 3 例或更多的乳腺癌患者；或者一个家族中除了先证者外，在一级亲属中有 2 例或更多的乳腺癌患者，并且至少有 1 例满足下列条件之一：①发病时年龄小于 40 岁；②同时或先后出现的双侧乳腺癌；③同时或

先后出现的非乳腺恶性肿瘤。目前国内还没有对家族性乳腺癌做出明确规定。一般来说，一个家族中有两个具有血缘关系的成员患乳腺癌，就可作为家族性乳腺癌看待。也就是说，在一个家族中有两个具有血缘关系的成员患有乳腺癌，就可作为家族性乳腺癌。

家族性乳腺癌和遗传性乳腺癌并不是一对同义词。在家族性乳腺癌中有明确遗传因子的称为遗传性乳腺癌。这部分乳腺癌占整个乳腺癌人群的 5% ~ 10%。大部分遗传性乳腺癌具有家族聚集性，属于家族性乳腺癌；但是有一小部分遗传性乳腺癌在流行病学分布上表现为散发性而没有家族史。这可能是因为与乳腺癌相关的突变基因由男性家族成员携带，而无法形成乳腺癌表型。大部分的遗传性乳腺癌与 BRCA1 和 BRCA2 基因有关。与所有的遗传性乳腺癌一样，BRCA1 和 BRCA2 相关性乳腺癌大部分属于家族性乳腺癌，但仍有部分家族性乳腺癌并未发生这两个基因的突变，属于散发性乳腺癌。

（二）家族性乳腺癌的流行病学研究

关于家族性乳腺癌危险性影响的报道见于 20

世纪上叶,尽管许多研究方法不甚完整,但它们证明乳腺癌患者的母亲和姐妹患乳腺癌危险性比一般人要高 2~3 倍。第一个关于乳腺癌与家族史关系的大量人群研究在瑞典进行,包括 2660 名妇女。在该研究中,有家族史成员患乳腺癌危险性比无家族史者高 1.7 倍,加拿大和美国护士健康研究也发现同样的结果。最近,来自加拿大乳腺癌研究的大样本分析表明,20% 乳腺癌患者其一级亲属患乳腺癌。这些资料表明与以前研究比较,人群中乳腺癌发病率的增加、社会公众意识以及妇女用家族史的观点讨论乳腺癌发病率有助于发现更多的患病家族成员。Anderson 第一个提出乳腺癌不是单一的病种,乳腺癌的发生也不是由单一的遗传因素引起的,他指出大多数乳腺癌是由多因素引起的,可能掩盖了一小部分家族的患病危险性,该家族患病危险性是由单基因缺陷造成的。Anderson 收集的关于家族性乳腺癌的资料表明,家族性乳腺癌患病危险性的首要因素是绝经前状态。

直到 1980 年,也有大量证据支持遗传性因素在乳腺癌家族聚集性中的作用,研究重点也转移到对家族性乳腺癌遗传模式的研究。1984 年 Willian 和 Anderson 研究了 200 个丹麦家系,并提出了常染色体显性乳腺癌遗传易感基因,该基因的外显率为年龄相关性。这个发现被 Newman 等在 1988 年证实。现已了解遗传因素对大多数西方白种人妇女乳腺癌发病率的影响,对其他人群的了解则较少。一些研究对非洲、亚洲、阿拉伯和西班牙妇女的调查表明其结果与白种人的研究相似,遗传因素也在乳腺癌的发生中起了重要作用。我们国家尚无大宗的有关遗传因素与乳腺癌的流行病学报道。

二、遗传性乳腺癌综合征

家族性乳腺癌占所有乳腺癌的 20%~25%,其中遗传性乳腺癌为 5%~10%。遗传性乳腺癌的发生与明确的基因突变有关,其中最多见的为 BRCA1 和 BRCA2 相关性乳腺癌,还有 Li-Fraumeni 综合征等。

(一) BRCA1 和 BRCA2 相关性乳腺癌

1. BRCA1 和 BRCA2 基因突变的流行病学分布 癌细胞有两种导致恶性表型的遗传性损伤:①原癌基因激活在细胞中获得功能;②抑癌基因失活丧失功能。1971 年,Knudson 提出"二次打击"学说,提示癌症的发生来源于一个子细胞中二次基因的改变,肿瘤抑癌基因的两个拷贝都失活。在散发性癌症患

者,两个事件发生在同一个子细胞的可能性很低。但来自癌症家族的个体遗传了一个基因突变而处于失活状态的抑癌基因,因此使得有一次打击的比没有打击的更易患癌。现在已知的乳腺癌易感基因除了 BRCA1 和 BRCA2 之外,还有 p53、PTEN 等抑癌基因。利用基因突变直接检测法发现 BRCA1 的突变率在随机抽取的乳腺癌患者中为 2%~3%,但是在家族性乳腺癌中 BRCA1 突变的频率在 20%~30%。女性 BRCA1 的突变导致罹患乳腺癌的终身风险为 11%~12%。BRCA1 的突变具有明显的种族差异,欧裔人群中家族性乳腺癌占全部乳腺癌的 5%~10%,BRCA1 基因突变率可高达 45%,在乳腺癌与卵巢癌均高发的家族中 BRCA1 突变率可高达 90%。在欧裔健康人群中,BRCA1/BRCA2 基因突变率可以高达 30% 左右,是遗传性乳腺癌发病的极高危因素。例如在 Ashkenazi 的犹太人中 BRCA1 的突变频率可达 1/40~1/50。这也可部分解释 Ashkenazi 的犹太人女性的乳腺癌高危险性。

有研究表明,在乳腺癌和卵巢癌高危家族中,有 10%~20% 的成员具有 BRCA2 突变。在发病年龄<32 岁的乳腺癌患者中,仅有 2.7% 的患者具有 BRCA2 突变。不同于 BRCA1 突变,在遗传性乳腺癌家族中,14% 的男性乳腺癌患者有 BRCA2 的突变,其可使男性乳腺癌易感性增加。一项荟萃分析的结果表明,70 岁时 BRCA1 突变携带者患乳腺癌和卵巢癌风险分别是 65% 和 30%。相比较 BRCA2 突变携带者该风险分别为 45% 和 11%。国内现有家族性乳腺癌相关研究 BRCA1/BRCA2 基因突变率约为 10%,但样本量普遍偏小。张娟等对北方地区 409 例家族性乳腺癌患者进行的 BRCA1/BRCA2 基因突变检测,发现 BRCA1/BRCA2 突变率为 10.5%。国内现有的 BRCA1/BRCA2 基因突变的研究发现约 50% 的突变位点为中国人所特有,与白种人的突变位点不一致,且突变检出率普遍偏低。国内目前没有关于健康遗传性高危人群的 BRCA1/BRCA2 突变发病风险的研究,对其未来发病风险的情况也无法评估。

2. BRCA1 和 BRCA2 基因结构 BRCA1 基因定位于人类染色体 17q21,BRCA1 长约 100kb,含有 24 个外显子(其中 22 个具有编码功能),外显子 11 较大,编码 60% 的蛋白质,22 个外显子转录出 7.8kb 的 mRNA;编码一个含有 1863 个氨基酸残基、分子量为 220kDa、带有保守氨基末端环指结构域和羧基末端转录激活域(TAD)的核内磷酸化蛋白。BRCA1 基因以常染色体显性遗传方式遗传,并有很高的外

显率。1990 年 Hall 等发现与家族性乳腺癌相关，1994 年 Miki 等人用定位克隆技术成功克隆和分离。BRCA1 蛋白质 N 末端为锌指结构域，富含半胱氨酸和组氨酸，能与另一环指蛋白 BARD1（BRCA1-associated ring domain protein）作用，两者均具有泛素连接酶的作用，BARD1 异二聚体可使泛素链与其他蛋白特异的赖氨酸残基连接。导致靶蛋白降解，C 末端为一酸性结构域，为含有两个长约 95 个氨基酸残基的羧基端 BRCT（BRCA1 C-terminus）的串联重复序列，对细胞周期监控 DNA 损伤修复起重要作用。此结构为 BRCA1 共激活 P53 反应启动子所必需。两个 BRCT 交界处形成一个疏水沟，能够识别磷酸化的丝氨酸、苏氨酸和苯丙氨酸等，乳腺癌时这一区域常发生突变。

BRCA2 基因是 1994 年由 Wooster 等发现，并定位于 13q12-q13。BRCA2 编码序列长约 11.2kb，由 26 个外显子组成，编码蛋白含 3418 个氨基酸，BRCA2 大约是 BRCA1 的 2 倍，为单个最大的基因之一。由于 BRCA2 基因较大，临床和科研研究其基因突变困难较大。

与 BRCA1 相同，BRCA2 也是一种核蛋白，但对它的功能了解甚少。初步认为 BRCA2 具有氨基末端反式激活域，像 BRCA1 一样，能调节其他基因表达。BRCA2 唯一重要的功能性结构域是位于该蛋白中心位置的 8 个连接 BRC 重复序列。现在已明确该重复序列在介导 BRCA2 和 RAD51 的相互作用中起关键作用。

3. BRCA1 和 BRCA2 基因生物学功能 BRCA1 在维持细胞正常增殖、分化中发挥重要作用。目前的研究发现 BRCA1 基因的主要功能包括参与细胞周期调控、参与 DNA 损伤的修复、对细胞周期检测点的控制，参与蛋白质泛素化和染色质的重构。RAD51 蛋白是 DNA 损伤后同源重组修复机制中的关键成分。DNA 损伤后，BRCA1 和 RAD51 结合于损伤部位，这一过程中 BRCA1 发生磷酸化，BRCA1 和 RAD51 详细反应机制还不十分清楚。BRCA1 同时可以对其他基因的表达进行调控，通过 P53 依赖性途径调控转录。目前认为，BRCA1 直接与 P53 结合，后者是转录激活因子，是 DNA 损伤反应的主要成分。BRCA1 与 P53 的相互作用增加了 P53 对其反应启动子的转录活性，包括 p21、BAX、GADD5 等，p21 可导致细胞周期停滞、DNA 损伤修复；BAX 诱导凋亡；GADD5 是重要的介导 DNA 损伤凋亡反应因子。如果 BRCA1 缺失或突变，细胞周期无法调节或不能诱导凋亡，细胞则容易恶变。BRCA1 作为一

种辅助阻遏物调控对雌激素反应的转录。BRCA1 通过作用于细胞周期检查点（checkpoint）调控细胞周期。当 DNA 发生损伤时，BRCA1 能阻断细胞周期的进行，使细胞停留在特定检查点，或使细胞发生凋亡。另外，在 DNA 局部损伤修复过程中，BRCA1 通过传感损伤及启动分子信号级联而驱动修复过程。研究表明，DNA 损伤部位快速被磷酸化的组蛋白 H2-A-X 覆盖并扩散至整个损伤区域，局部重建染色体以利于修复大蛋白复合。BRCA1 与 MRE11-RAD50-NBS1 复合体相互作用，该复合体在 DNA 修复之前负责修饰 DNA 双链断裂末端。随后，BRCA1-MRE11-RAD50-NBS1 复合体形成更大的蛋白复合体——BRCA1 相关超级复合体，即 BRCA1 相关基因组-监视-复合体（BRCA1-associated genome surveillance complex，BASC）。除了 BRCA1，BASC 包含 BLM 的产物（放射敏感相关性基因突变，Bloom 综合征）、ATM（DNA 损伤修复缺陷综合征，毛细血管扩张症突变基因，患淋巴瘤高度危险性）、MSH2-MSH6 和 MLH1-PMS2 复合体（错配修复缺陷遗传性非息肉结肠癌综合征突变基因），以上基因产物为维持基因组稳定性、限制癌症易患性提供了保障。另外，BRCA1 和 SW1/SNF 复合体相互作用，在 DNA 损伤修复中也有一定作用。泛素化是把由蛋白酶降解的蛋白质加以标记的过程，BRCA1 和其反应蛋白 BRAD1 形成复合体，参与蛋白质的泛素化过程。染色体重构对 DNA 的复制和修复是必需的，多种机制参与染色体的重构，在染色质重构中和其他蛋白质发生反应，参与重构过程。

BRCA2 在维持基因组稳定方面较局限，主要是在一定的位点通过调节 RAD51 的活性而实现对基因组受损的修复，但这是双链断裂随机错误同源组合调节修复途径的必要组成部分，BRCA2 与 RAD51 和 BRCA1 结合是双链 DNA 断裂修复所必需的。截短 BRCA2 蛋白小鼠模型首次提供了 BRCA2 在 DNA 损伤修复的作用。缺失 BRCA2 的小鼠在胚胎早期就死亡，但保留大部分或全部 BRC 重复序列的小鼠仍能存活，尽管比野生型的重复序列少。这类小鼠常患疾病、生长迟缓，一些成年小鼠常患胸腺淋巴瘤。

4. BRCA1 和 BRCA2 突变的种类和种族差异 BRCA1 和 BRCA2 具有一些共同的特点：两者都具有很多种类的突变，且突变位点遍布整条基因，找不到固定的突变"热点"，这给基因的普查带来很大的困难；两者的突变都罕见于散发性乳腺癌，提示对散发性乳腺癌的形成作用不大。现已发现的 BRCA1 突

变超过 500 种,已有超过 250 种 *BRCA2* 基因突变被发现。所有的突变均为剪切突变,对其功能区了解甚少。与 *BRCA1* 不同,*BRCA2* 基因组区域的重复因子并不多,由 *BRCA2* 突变导致的基因缺失仅在两个家族中发现。BRCA2 在多数组织中呈低表达状态,仅在睾丸和胸腺中表达较高。

BRCA1 和 *BRCA2* 突变的种类有明显的种族差异性,不同的种族具有不同的"基础突变"。基因突变至少已经存在于 9 个独立亚种族人群中,包括冰岛、芬兰、匈牙利、俄罗斯、法国、荷兰和比利时、以色列、瑞典和丹麦、挪威。*BRCA1* 和 *BRCA2* 突变也因不同的种族而改变。例如 *BRCA1* 在俄罗斯人中最常见,为 79%,以色列人为 47%,意大利人 29%,只有冰岛人 *BRCA2* 的突变率比 *BRCA1* 高,该人群乳腺癌和卵巢癌患者几乎都发生了 *BRCA2* 的单基因突变。

在德系犹太人群中,由于原始突变的存在,促进了对 *BRCA1* 和 *BRCA2* 突变的研究。德系犹太人群 *BRCA1* 两个原始突变为 185delAG 和 5382insC。这两个突变之一或 *BRCA2* 的 6174delT 突变至少 2% 发生在德系犹太人后裔中。对 *BRCA1* 突变的几个协同研究显示,20% 的 40 岁以下的妇女存在 *BRCA1* 或 *BRCA2* 的原始突变。所以,德系犹太人后代个体的遗传检测应当首先检测上述 3 个基本突变。对于基因 *BRCA1* 或 *BRCA2* 突变高风险的特殊人群,应全序列检测。另外,在冰岛妇女中,8.5% 分布年龄<65 岁的乳腺癌患者都具有 *BRCA2* 基因 999del5 的突变。在非洲的美国后裔中,发现 18 个有害的 *BRCA2* 突变基因,其中 56% 尚未在白种人中报道,至少在两个非相关的家族中,9 个 *BRCA1* 和 *BRCA2* 突变,3 个经常发生的 *BRCA1* 突变是 943ins10、1832del5、5296de14。西班牙的研究报道 *BRCA1* 或 *BRCA2* 突变发生率与欧洲其他人群相似。越来越多的资料显示,亚洲地区 *BRCA1* 或 *BRCA2* 的突变与乳腺癌发病率有关,和白种人相似。居住在新加坡、中国香港和中国台湾地区的中国人中,*BRCA1* 基因突变的发生率与西方人群相近,但是在家族性乳腺癌中的发生率却低于西方人群。胡震等对 41 例中国家族性或早发性乳腺癌患者的 *BRCA1* 基因全部编码区序列进行了检测,发现 3 例疾病相关性突变,2 例为无义突变,1 例为移码突变,3 例突变都发生在不同的位置。在发病年龄<35 岁的乳腺癌患者中,突变的发生率为 9.1%(2/22),与西方国家的同类报道(10% 左右)相近。在具有家族史的乳腺癌患者中,突变的发生率仅为 5%,明显低于西方国家(20%~30%)。

宋传贵等应用 DHPLC 技术研究中国上海家族性乳腺癌 *BRCA1* 和 *BRCA2* 基因突变,在 *BRCA1* 基因中发现有 4 个突变位点,其中 2 个为新发现位点——拼接点突变(IVS17-1 G>T;IVS21+1 G>C);未在相关文献或 BIC 网站上查到,它们有可能是中国上海人群特有的突变位点,值得今后进一步的研究验证。另两个为已报道的致病突变位点——移码突变(1100delAT;5640delA)是首次在中国人群中发现的,各在 BIC 数据库中报道 2 次和 1 次。1100delAT 分别在 1 个非犹太族的白种人乳腺癌家庭和一个利比亚的犹太人家庭中报道过,5640delA 则只在一个美国乳腺癌家庭中发现过。*BRCA2* 基因的 1 个致病突变位点位于 11 号外显子上,为移码突变(5802delAATT)。5802delAATT 突变是第 1 次在我国上海人群中鉴定出来,Ikeda 等在日本人群中首次发现这个突变,并在 7 个家系重复发现,经过单倍体分析,认为是日本人的"基础突变"(founder mutation)。另外,共发现有 12 个全新的单核苷重复多态位点,都会引起氨基酸编码改变;其中,8 个在 *BRCA1* 基因上,4 个在 *BRCA2* 基因上。在家族性乳腺癌中,*BRCA1* 突变频率高于 *BRCA2* 基因。

5. *BRCA1* 和 *BRCA2* 相关乳腺癌的病理学特点 *BRCA1* 和 *BRCA2* 突变的乳腺癌组织病理学不同,也不同于散发性乳腺癌。*BRCA1* 突变的乳腺癌雌激素受体阴性率高达 90%,同时伴有高核组织学分级。雌激素受体阳性多发于 *BRCA2* 突变携带者。*BRCA1* 相关性乳腺癌中髓样癌的比例高于非 *BRCA1* 相关性乳腺癌,且常伴有边缘清晰和淋巴细胞浸润等特点。有人对早发性乳腺癌中 *BRCA1* 和 *BRCA2* 突变携带者的分子病理学特点进行了研究,发现 *BRCA1* 突变携带者主要表现为 P53 和 Ki67 表达水平增高,c-erbB-2、cyclin D1、ER 等的表达较低;*BRCA2* 携带者 cyclin D1 的表达水平也比无突变者低。众所周知 c-erbB-2 阳性乳腺癌现为组织分化差和雌激素受体阴性,这与 *BRCA1* 相关性乳腺癌所具备特点相吻合。但是研究者们发现 *BRCA1* 相关性乳腺癌中 c-erbB-2 阳性率低于非 *BRCA1* 相关性乳腺癌。这一发现提示,在 *BRCA1* 相关性乳腺癌中,c-erbB-2 是一个相对独立的预后指标。

目前对 *BRCA2* 相关性乳腺癌的病理学特点研究较少,还未发现 *BRCA2* 相关性乳腺癌特有病理学特点,各家研究未能得出统一的结论。在病理学类型的研究中,有人发现多形性小叶癌及导管小叶癌多见于 *BRCA2* 相关性乳腺癌,但其他研究则未发现这一现象。有人研究冰岛妇女具有同一突变位点

999del15 的乳腺癌病理类型,发现她们并不相同,提示这些患者的乳腺癌病理类型可能是由 *BRCA2* 以外的因素决定的。最后,与 *BRCA1* 不同的是这些研究没有发现 *BRCA2* 相关性乳腺癌中 P53 和 c-erbB-2 的阳性率与对照组存在不同。

(二)其他遗传性乳腺癌综合征

1. Li-Fraumeni 综合征(LFS) Li-Fraumeni 综合征最早报道在 1969 年,是一种罕见的常染色体显性遗传病,主要表现为家族聚集性恶性肿瘤,包括早发性乳腺癌、软组织肉瘤、骨肉瘤、脑膜白血病和肾上腺皮质恶性肿瘤等。该综合征中乳腺癌所占比例非常高。研究发现 *p53* 基因的突变与该综合征密切相关,50% ~ 70% 的 LFS 家族携带有 *p53* 基因的突变。近来,LFS 的几个家族发现 *CHEK2* 基因(1100delC)突变,然而,这些家族的肿瘤谱与 *p53* 突变者是否存在不同尚不明确。*CHEK2* 基因是细胞周期检查点激酶 2 基因,位于染色体 22q,编码检查点激酶 G2,其主要功能在于 DNA 损失后调节 G2/M 检查点,抑制受损细胞进入有丝分裂,保持基因组稳定性;同时激活推动 DNA 损失修复通路,在 DNA 损失后细胞反应调节中起重要调节作用。*CHEK2* 基因 c1100delC 作为低外显性的肿瘤抑制基因位点在乳腺癌,特别是 *BRCA1/BRCA2* 基因阴性的家族性乳腺癌的遗传易感性中起重要作用。宋传贵等研究发现 *CHEK2* 基因 c1100delC 可能是中国人群罕见的突变位点,1111C>T 可能与上海地区遗传倾向乳腺癌低度外显的易感性有关。

LFS 是一种高外显的遗传性肿瘤的症状,约 50% 的携带者在 30 岁发生肿瘤,90% 的携带者在 70 岁发生肿瘤。这些家族乳腺癌的发生特别值得关注,一项研究 200 位来自 24 个 LFS 家族的报道发现了 45 例乳腺癌,其中 73% 确诊时不到 45 岁。这些妇女中 25% 为多发性乳腺癌,25% 以上有其他原发肿瘤。这些肿瘤多发生于放射治疗野内。

2. 共济失调毛细血管扩张症 共济失调性毛细血管扩张症是一种常染色体隐性遗传病。患者表现为免疫缺陷、小脑退化、眼皮毛细血管扩张、白血病和淋巴瘤等的易患性。其易感基因是 *ATM*(ataxia telangiectasia mutated)。*ATM* 定位于人类染色体 11q,人群中的突变率为 1%。*ATM* 作为 *BRCA1* 双链 DNA 修复通路的上游基因发挥作用。*ATM* 基因克隆后不久,一项研究就表明,无法证实 *ATM* 携带者乳腺癌危险升高。但有研究显示,*ATM* 突变基因杂合体的携带者患乳腺癌的危险性是非携带者的 4 倍。ATM 在人乳腺癌发病及治疗上的意义还有待

进一步研究。

另外,有人认为 *ATM* 突变基因杂合体的携带者接受放射线照射后患乳腺癌的危险性增加,也有人认为未增加。因此,X 线乳房照射是否增加 *ATM* 杂合体乳腺癌患病危险性尚不清楚,估计作用不明显,而对检测早期乳腺癌意义重大。所以,目前认为不管是否 *ATM* 突变,都应当提倡 X 线乳房照射进行早期乳腺癌普查。

3. Cowden 综合征 Cowden 综合征是罕见的常染色体显性遗传病。临床表现包括多发性错构瘤样病变、早发性乳腺癌和甲状腺癌。错构瘤样病变常见于皮肤、口腔黏膜、乳腺和肠道。黏膜的错构瘤是特例,包括嘴唇和黏膜的乳头状瘤、指端皮肤角化症,称为毛膜瘤的粗糙的面部丘疹。Cowden 综合征的患者在绝经前患乳腺癌的概率为 25% ~ 50%,且往往没有乳腺癌家族史。75% 的 Cowden 综合征患者伴有乳腺良性疾病,包括导管增生、管内乳头状瘤、乳腺病、小叶萎缩、纤维腺瘤和囊性纤维样变。良恶性疾病的双侧发生率都升高。

Cowden 综合征另一普遍特征是甲状腺癌,发生率为 10%,常见为滤泡型癌。一半以上的 Cowden 综合征患者为甲状腺滤泡性腺癌或多结节甲状腺肿。近来,子宫内膜癌和肾癌加入 Cowden 综合征的肿瘤谱。由于该综合征表现形式复杂,常需要多个学科的医生(外科、妇科和皮肤科)共同完成对患者的诊治。*PTEN/MMAC1/TEP1* 基因是 Cowden 综合征的易感基因,它位于人类染色体 10q22-q23 上。

4. Peutz-Jeghers 综合征(PJS) PJS 患者部分可同时伴发乳腺癌。PJS 是一种常染色体显性遗传病,常见病包括胃肠道错构瘤样息肉和皮肤黏膜黑色素沉着。常见部位为口腔黏膜、唇、指和趾黑色素沉着。PJS 好发的胃肠道肿瘤为结肠癌(终身危险性为 40%)、胰腺癌(35%)、胃癌(30%)。肠外癌症以乳腺癌多见,终身危险性为 55%,与 *BRCA1* 和 *BRCA2* 携带者的发病危险性接近。患卵巢癌的危险性约 20%,多为非上皮的性索肿瘤。遗传性研究表明位于人类染色体 19p13 的 *STK11*(一种丝氨酸/苏氨酸激酶基因)与该病的发生密切相关。

5. Muir-Torre 综合征 Muir-Torre 综合征是遗传性非息肉病性大肠癌(HNPCC),也称作 Lynch 综合征Ⅱ型。Muir-Torre 综合征是一种常染色体显性遗传性疾病,表现为多发性皮脂腺和皮肤肿瘤,同时伴有小肠、大肠、喉、胃、子宫内膜、肾、膀胱、卵巢和乳腺的肿瘤,一些患者的肿瘤中 HNPCC 的 5 个基因中都检测到微卫星不稳定性(MSI),种系突变在错

配修复基因 *bMLH1* 和 *bMLH2* 中常见。尽管一些研究证实 HNPCC 患者的乳腺肿瘤存在 MSI，但此结果并未得到普遍证实。因此，尽管 HNPCC 患者的危险性可能没有上升，但 DNA 错配修补系统的缺陷可能影响肿瘤进展，并导致较早发病。女性患者绝经后乳腺癌的发病危险度增高。

三、家族性乳腺癌危险因素分析和评价

普查是乳腺癌早期诊断和治疗的基础。对于具有乳腺癌家族史的高危女性尤为重要。分析和评价乳腺癌的危险因素，确定高危人群的范围，有助于普查的顺利进行。

（一）危险评价模式

家族性乳腺癌危险因素的评估有几个模式，如家谱模式、基础突变和经验模式等。影响女性乳腺癌危险的众多因素中，家族史和年龄是最有意义的。20%~30% 患乳腺癌的女性至少有一个亲属患此病，5%~10% 有真正的乳腺癌遗传性素质。因此，有家族史的大多数女性并未患遗传性乳腺癌，但有该疾病的家族基础。遗传性乳腺癌的特点包括多个亲属患乳腺癌和（或）卵巢癌——早发性患者占主体；女性多于 1 个原发肿瘤，尤其是乳腺癌和卵巢癌；垂直传播——包括两代及两代以上的传播和提供男性亲属的传播（与常染色体显性遗传一致）。此外，罕见恶性肿瘤的发生或其他典型的特征可能暗示某一特有的基因突变，如早发性骨肉瘤和乳腺癌暗示 LFS，错构瘤暗示 Cowden 综合征。

要评价遗传性乳腺癌的危险，除了获得家族史外，必须阐明患者的种族背景，因为 *BRCA1* 和 *BRCA2* 特有突变的发生率在特定人群中升高，即存在"基础突变"。例如 Ashkenazi 犹太人血统的个体常见 *BRCA1* 突变 187delAG、5385insC 以及 *BRCA2* 突变 6174delT。

综合考虑，患者的家族史确实暗示遗传性乳腺癌时，癌症危险评价包括几个因素，如追溯家谱所得的家族潜在基因突变的可能性；孟德尔学说分析的个体携带基因的机会；估计基因外显率所得的癌症危险。当患者的家族史未高度暗示遗传性乳腺癌时，评价乳腺癌危险常用经验模式。

评价危险度的经验性模式有 Gail 模型，它以乳腺癌检测和证明计划（BCDDP）的资料为基础，使用如下危险因子信息估计乳腺癌的年龄特异危险度：初潮年龄、初产年龄、乳腺活检次数、活检提示不典型增生或小叶原位癌的病史及患乳腺癌的一

级亲属人数。它证实对经常普查的白种人女性来说是一个很好的预测危险因素的方法。Gail 模型存在着局限性，包含了非生物变量即乳腺活检次数，排除了大量的家族史信息，其中包括所有的父系亲属和确诊患癌的年龄。包含活检史可能错误地升高危险，省略家族史可能导致对危险的一定程度的低估。Claus 模型用来评价有乳腺癌家族史女性的危险度。数据来自一项大规模、多中心病例的对照研究——癌症和类固醇激素（CASH）研究。该模型同时考虑到了患乳腺癌亲属的血缘关系级别和年龄，能较正确地反映家族史女性的乳腺癌危险度。

比较同一女性分别用 Claus 模型和 Gail 模型评估发病危险，发现存在一些不一致，部分因为模式参数不同所致，因此还没有合适每一例患者的模式。

（二）*BRCA1* 和 *BRCA2* 突变携带者的恶性肿瘤发病危险度

BRCA1 和 *BRCA2* 基因突变与早期乳腺癌确切相关，同时也能增加其他癌症的发病危险度，而且两个基因携带者的患癌危险度也不相同。*BRCA1* 和 *BRCA2* 突变携带者在 80 岁时，患乳腺癌的危险度都为 80%~85%，但是 *BRCA1* 突变携带者的外显率开始上升的年龄要早于 *BRCA2*。*BRCA1* 和 *BRCA2* 基因突变都能增加患卵巢癌的危险度，且 *BRCA1* 携带者外显率上升年龄也早于 *BRCA2*。

如今，研究者们发现这两个基因也能增加前列腺癌的发病危险度，74 岁时的 *BRCA1*、*BRCA2* 携带者与一般人的前列腺癌危险度分别为 6%、6%~14% 和 2%。最新的研究显示，*BRCA1* 突变携带者患结肠癌的危险度显著增加，而 *BRCA2* 突变会增加胃癌、胰腺癌、男性乳腺癌、头颈部恶性肿瘤、眼部黑色素瘤、皮肤黑色素瘤和胆囊癌的危险度。但这些恶性肿瘤在一般人群的发病率非常低，所以 *BRCA2* 携带者的绝对危险度也很低。在不同的种族中，*BRCA1* 和 *BRCA2* 突变的外显率也不同。有研究显示，在 Ashkenazi 犹太妇女和冰岛妇女中，*BRCA1* 和 *BRCA2* 突变乳腺癌的终身外显率低于其他种族，前者为 50%~60%，后者为 37%。同时，Ashkenazi 犹太妇女中基因突变携带者卵巢癌的外显率也较低。

还有研究报道，不同位点的 *BRCA1* 和 *BRCA2* 突变有不同的乳腺癌或卵巢癌危险度。例如：5'末端的 *BRCA1* 突变和中间部分的 *BRCA2* 突变有较高的卵巢癌危险度，而这些突变的乳腺癌危险度相对较低（表11-1）。其原因尚不清楚。

表 11-1　*BRCA1* 和 *BRCA2* 突变携带者的患癌危险度

恶性肿瘤类型	*BRCA1* 突变携带者的 终身患癌危险度*	*BRCA2* 突变携带者的 终身患癌危险度	一般人群的 终身患癌危险度
乳腺癌	80%～85%	80%～85%	12.5%
双侧乳腺癌	≥65%	可能≥65%	每年 0.5%～1.0%
卵巢癌	60%	27%	1.4%
患乳腺癌后再患卵巢癌	30%～55%	显著提高	2%～3%
结肠癌	可能相对危险度为4	可能增加	约6%
前列腺癌	6%	6%～14%	2%
男性乳腺癌	有一些病例	约6%	极其罕见
胰腺癌	没有增加	有早发病例的报道	罕见

（三）评估携带 *BRCA1* 和 *BRCA2* 基因突变可能性的模型

　　BRCA1 和 *BRCA2* 是家族性乳腺癌易感基因,一般人群突变率很低。因为其检测费用较高,所以找到一个合适的评估携带 *BRCA1* 和 *BRCA2* 突变可能性的模型非常必要。

　　早期研究者们应用 Logistic 回归分析法对 *BRCA1* 基因突变的可能性进行了预测。北美洲和欧洲的20个医学中心的798名基因乳腺癌和(或)卵巢癌家族史的高危妇女参与调查,发现了102名妇女携带 *BRCA1* 基因突变。同时发现家族中先证者的发病年龄、肿瘤病史、Ashkenazi 犹太血统和家族史可以显著地影响携带 *BRCA1* 研究突变的可能性。家族中先证者每增加1岁,携带 *BRCA1* 突变的可能性就下降8%,如果被调查者有个人肿瘤史,Ashkenazi 犹太血统和家族史,则突变携带可能性增加。更新的研究增加了 *BRCA2* 基因。样本量最大的研究资料包括238名具有家族史的乳腺癌或卵巢癌患者。该研究的预测模型显示,家族中如果出现卵巢癌患者,携带 *BRCA1* 或 *BRCA2* 突变的可能性大大增加。例如:如果家族中有两个发病年龄小于50岁的乳腺癌患者,携带 *BRCA1* 或 *BRCA2* 突变的可能性为25%,但如果有一个小于50岁的乳腺癌患者和一个卵巢癌患者,此种可能性则增加到50%(表11-2)。

表 11-2　携带 *BRCA1* 和 *BRCA2* 突变的可能性(%)

家族史	携带 BRCA1 突变的可能性	携带 BRCA2 突变的可能性
无家族史的乳腺癌患者		
发病年龄<30 岁	12%	不清楚
发病年龄<40 岁	6%	不清楚
犹太妇女,发病年龄<40 岁	33%	不清楚
有两个或更多的乳腺癌患者和(或)二级亲属患乳腺癌 或卵巢癌		
两个或更多乳腺癌患者,发病年龄>50 岁	2%	不清楚
两个或更多乳腺癌患者,发病年龄 40～50 岁和<50 岁	10%	14.5%
一个为乳腺癌患者,发病年龄 40～50 岁之间,另一个为 卵巢癌患者	23%	12.5%
一个为双侧乳腺癌或卵巢癌患者,发病年龄 40～50 岁	42%	10%
另一个为乳腺癌患者,发病年龄<50 岁	65%	6%

　　根据美国临床肿瘤协会(ASCO)提出的方案,有乳腺癌家族史且至少有10%可能性携带乳腺癌易感基因的个体被列为乳腺癌的高度危险者,这部分人需要行基因检查;至少有一个一级亲属患乳腺癌但易感基因携带可能性<10%的个体,或者根据 Gail 模型,5年内患乳腺癌的危险性>1.66%的个体,被认为是中度危险者。重要的是,在基因检查之前,家族史仅仅是需要考虑的一个问题,其他还有基因检查的局限性及带来的社会影响等问题都要仔细考虑(图11-1)。

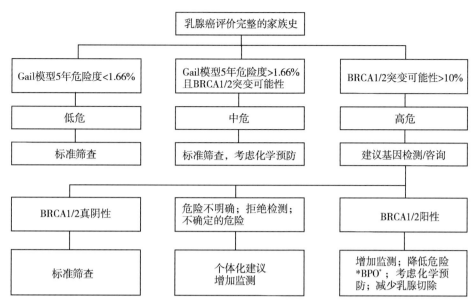

图 11-1　乳腺癌评价完整的家族

（四）*BRCA1* 和 *BRCA2* 基因突变的检测

BRCA1 和 *BRCA2* 基因突变的种类繁多，且突变位点都广泛分布在整条基因链上，无固定"热点"可循，这给检测工作带来了困难。大部分突变因形成"终止密码子"而使蛋白质的翻译中断，从而使突变基因的蛋白产物明显短于正常蛋白质，但仍有 34% 的 *BRCA1* 和 38% 的 *BRCA2* 基因突变不会中断蛋白质的翻译而仅仅改变肽链上的氨基酸。

测定 *BRCA1* 和 *BRCA2* 基因突变的方法有很多种，最全面也是最昂贵的方法是直接检测整条基因的所有外显子和内含子的 DNA 序列。该方法被认为具有最高的敏感性和特异性。但是，该方法无法检测到整条外显子的缺失和某些 RNA 上的错误，所以有 15% 的 *BRCA1* 和 *BRCA2* 突变被漏掉了。比较经济的方法有聚合酶链反应-单链构象多态性法（PCR-SSCP），该方法先通过 PCR 将整段基因分割为 100～200bp 的片段，扩增后用 SSCP 电泳来检测其中是否有突变。发现其有突变的片段再进一步进行测序以明确突变的位点。该方法费用低，检测全面，但缺点是工作量大、耗时长。其他方法还有变性梯度凝胶电泳法（DGGE）和结构敏感凝胶电泳法（CSGE）等，其原理都与 SSCP 相似。现在用于快速、大批量筛选 *BRCA1* 和 *BRCA2* 基因突变的方法有蛋白截断法（PTT），该方法先检测 *BRCA1* 或 *BRCA2* 基因的蛋白产物，如其分子量显著低于正常蛋白，则提示该基因存在突变。但是该方法无法检测出未中断蛋白质翻译的基因突变。用快速、高通量筛选 DNA 序列变异的技术——DHPLC 进行突变检测，为未来的临床基因检测提供了一个值得考虑的筛查模式。所有的方法都有缺点，会造成一定的误差，这在基因检测时应引起注意。

近年来，*BRCA1* 基因突变的检测因为有助于乳腺癌的早期诊断和早期预防而越来越受到重视。在一些西方国家，*BRCA1* 基因突变的检测已被用于乳腺癌的临床诊断和治疗。在中国，*BRCA1* 基因检测的昂贵费用和烦琐程序使其无法普及，为了便于检测工作，我们尚需明确几个重要问题：①*BRCA1* 基因突变在中国 BRCA 的流行情况如何？②是否在中国人群中存在 *BRCA1* 基因的高发位点？③*BRCA1* 基因携带者是否具有某些特殊的临床和病理特点？④是否可利用 *BRCA1* 突变携带者的特点来对其进行检测前的筛选。目前尚需对大样本、高选择性人群做进一步的研究。

四、家族性乳腺癌的普查

普查是乳腺癌早期诊断和治疗的基础，对于具有乳腺癌家族史的高危妇女尤为重要。常用的普查方法有乳房自我检查、临床检查和钼靶摄片、彩色多普勒检查等，其中最有效的方法是钼靶摄片，但开始进行钼靶摄片的年龄和检查间隔时间仍有争议。

一般认为，普通人群的钼靶摄片可以从 40 岁后开始，间隔时间为每年 1 次，因为随着年龄的增加，乳腺癌的发病危险度提高，而乳腺组织对放射线的致癌敏感度降低。有研究显示，40 岁以后每年 1 次钼靶检查能使乳腺癌的死亡率降低 18%，50 岁后则降低 33%。但是在乳腺癌家族中，特别是 *BRCA* 基因突变携带者，乳腺癌的发病年龄常常较早,所以,有人认为开始进行钼靶摄片检查的年龄应该提前,甚至可提前到 25～30 岁,且进行每年 2 次的钼靶摄片检查。对此也有不同看法,认为年轻女性的乳腺组织增生活跃,在钼靶片上表现为高密度,这给正确诊断带来困难。同时某些基因突变的携带者(如 *BRCA* 突变和 *ATM* 杂合体的携带者)的乳腺组织对放射线非常敏感,早期且频繁地进行钼靶检查反而会增加患乳腺癌的危险度。现在较

为统一的观点认为,携带有明显基因突变的女性于 25～30 岁时开始进行 1 年 1 次的钼靶检查的益处大于害处。因为乳腺 X 线检查在携带者乳腺癌发生中的作用缺乏相应的理论关注和长期资料,脱离临床试验的背景,若无特异性指征时,不赞成每年 1 次以上的乳腺 X 线检查(表 11-3)。此外,出现了有关高危女性额外的筛查工具乳腺磁共振成像(MRI)的作用的资料。

表 11-3　家族性乳腺癌的普查方法

普查方法	基因突变携带者	遗传性乳腺癌家族成员(基因突变状态不明)	其他家族性乳腺癌
钼靶检查	每年 1 次,25～30 岁开始检查	每年 1 次,比最小的患癌亲属早 10 年开始检查,但不早于 30 或晚于 40 岁	每年 1 次,40 岁开始检查
临床乳房检查	每 6 个月 1 次,早于 20 岁开始	每个月 1 次,20 岁开始	每年 1 次,20 岁开始
乳房自我检查	每个月 1 次,20 岁开始		每个月 1 次,20 岁开始

最近有一些回顾性和前瞻性研究调查遗传高危女性乳腺 X 线、MRI 以及全乳超声等筛查工具的作用。462 例无症状的 *BRCA1* 或 *BRCA2* 基因突变女性或乳腺癌、卵巢癌强家族史女性接受每年的临床乳腺检查、乳腺 X 线片、高频彩超和乳腺 MRI,检测到 51 例乳腺癌中 MRI 检测到 49 例(灵敏度为 95%,阳性预测值为 57%),乳腺 X 线片检测到 21 例(灵敏度为 43%,阳性预测值为 28%),超声检测到 24 例(灵敏度为 47%,阳性预测值为 18%)。尽管研究在高危女性筛查方法 MRI 的作用方面提供了令人振奋的初步证据,仍需要大型的、长期的、多机构的研究来明确这一影像技术的作用。MRI 好像不能替代乳腺 X 线片但可以作为补充,因为导管原位癌的常见指征钙化由乳腺 X 线片检测到的频率高于 MRI。

由于乳腺超声检查快捷、安全、灵便,成为最易为患者接受的乳腺检查方法之一,更由于其诊断准确率的提高,在部分国家乳腺超声成为继乳腺 X 线片之后又一乳腺癌筛查手段。乳腺 X 线片联合乳腺超声诊断乳腺癌的敏感性达 90%,特异性达 98%,目前乳腺超声是乳腺 X 线片的最佳补充诊断手段,是乳腺影像检查的黄金组合,尤其是乳腺致密型患者。MRI 主要适用于:①传统影像学检查阴性患者的原发灶寻找;②已用传统方法诊断的乳腺癌术前评估和分期,特别是确定病灶的多中心性和对侧乳腺病变。

乳腺癌的普查方法和具体实施措施目前国内还没有定论,具体情况见乳腺癌的普查与预防。

五、家族性乳腺癌的预防和治疗

多年以来,有关高危女性和癌症遗传易感个体筛查和预防的不同选择的资料越来越多。本节对这些干预的益处和局限性的认识进行总结。

(一)家族性乳腺癌的预防

1. *BRCA1* 或 *BRCA2* 基因突变携带者乳腺癌的预防

(1)化学预防:乳腺癌化学预防的研究对象是高危人群。家族性乳腺癌的健康亲属作为高危因素之一,同样受到关注。乳腺癌的常见化学预防方法有饮食成分的改变和内分泌药物的应用等。近些年,一些大型的临床试验已经开始,但结论尚不统一。

NSABP P-1 乳腺癌预防试验和国际乳腺癌干预研究(IBIS-1)的资料表明,基于家族史、年龄和某些高危状况(如小叶原位癌或不典型增生)的危险升高的健康女性,5 年的他莫昔芬治疗可降低乳腺癌的危险。然而,他莫昔芬降低突变携带者乳腺癌危险的信息有限。乳腺癌突变携带者的对照研究指出,他莫昔芬降低 *BRCA1* 和 *BRCA2* 携带者 50% 的对侧乳腺癌的发生率[95% CI:(0.28,0.89)],但是此研究中原发和对侧乳腺癌的激素受体状态不明确。较小的研究显示,不管雌激素受体状态如何,他莫昔芬可能是 *BRCA1* 携带者乳腺癌的有效治疗。为了进一步强调他莫昔芬作为降低危险的药物在未患遗传性乳腺癌妇女中的潜在作用,对 NSABP P-1

参与者中发生乳腺癌的 288 例进行遗传分析,只有 19 例发现携带致病突变。他莫昔芬降低 *BRCA2* 携带者乳腺癌风险[HR:0.32,95% CI:(0.06,1.56)],但不降低 *BRCA* 携带者的危险[HR:1.67,95% CI:(0.32,0.17)]。尽管这些结果生物学上可行,但本研究中突变者的数量太小,结果没有统计学意义。因此,本研究不能得出关于 *BRCA1* 或 *BRCA2* 携带者中他莫昔芬的作用的结论。Royal Marsden 医院试验选择 30~70 岁基因乳腺癌家族史的健康女性为研究对象,共有 2494 名妇女参与,持续 8 年,结果显示实验组与对照组的乳腺癌发病率无显著性差异。总之,当为突变携带者提供他莫昔芬作为降低危险药物的咨询服务时,临床医生必须告知患者没有足够的资料明确这种治疗的益处。

选择性雌激素受体调节剂(如他莫昔芬和雷诺昔芬)、芳香化酶抑制剂和其他药物的化学预防试验也在进行中,已知突变携带者的试验也在设计中。

(2)预防性乳房切除术:近年来的研究证明了预防性乳房切除术对具有乳腺癌家族史和乳腺癌遗传素质妇女的功效。在一个随访 14 年的回顾性研究中,639 例具有家族史的中高危妇女预防性皮下乳房切除术,214 例高危妇女以她们未治疗的姐妹作为对照,结果将高危妇女乳腺癌风险至少降低 90%,高危组的乳腺癌相关死亡率至少下降 81%。另一个前瞻性研究随访了鹿特丹家庭癌症诊所的 139 例 *BRCA1* 或 *BRCA2* 突变携带者发现,中位随访时间 3 年,63 位选择检测的妇女中 8 例发生乳腺癌,而选择接受预防性全乳切除术者无发病患者[P = 0.003,95% CI:(0,0.36)]。这些研究表明预防性乳房切除术明显降低家族性乳腺癌的危险度。因为乳头乳晕复合体发现相当数量的乳腺组织,皮下乳房切除不再被认为是手术选择。随着保留皮肤的乳房切除术和重建的新方法等改良外科技术的应用,多数外科医生建议预防性全乳切除术。

(3)预防性卵巢切除术:两个最近的研究表明 50 岁以前接受预防性卵巢切除术的健康 *BRCA1* 或 *BRCA2* 携带者患乳腺癌的危险明显降低,对 241 例 *BRCA1/BRCA2* 携带者中位随访 8.8 年,接受预防性卵巢切除术者 21% 发生乳腺癌,而未行手术者为 42%[HR:0.47,95% CI:(0.27~0.77)]。同样在一个 170 例 *BRCA1* 和 *BRCA2* 携带者的前瞻性研究中,3 例发生乳腺癌,而 72 例选择检测的妇女中 8 例发病(P=0.07)。因此,在<50 岁的 *BRCA1* 和 *BRCA2* 突变携带者中预防性卵巢切除术不仅降低卵巢癌的危险,而且降低乳腺癌的危险。

2. *BRCA1/BRCA2* 突变阴性家族性乳腺癌的预防　预防性乳房切除术可以降低乳腺癌的继发危险。一个 425 例家族史暗示中危的妇女进行研究,随访 14 年,发生 4 例乳腺癌,而 Gail 模型预测为 37 例,也就是说乳腺癌危险度降低 90%。虽然 50 岁前预防性乳房切除术和双侧卵巢切除术有效降低乳腺癌危险,但仅建议真正高危妇女,包括遗传性乳腺癌家庭中遗传检测结果不确定的存在乳腺癌遗传倾向的妇女。

无 *BRCA1* 或 *BRCA2* 突变的个体发生卵巢癌的危险度较低,因此不需要卵巢癌筛查和预防措施。对这些人应该个体化处理,仍然建议结果不明确家庭的卵巢癌成员考虑卵巢癌筛查或预防。

(二)家族性乳腺癌的治疗

1. 局部治疗　有研究表明突变携带者的 5 年内局部失败率不高于年龄匹配的对照组。然而,长期随访的研究揭示,突变携带者同侧乳腺癌危险高于年龄匹配的散发性乳腺癌对照组。考虑这些事件的晚期性质和突变携带者已知的对侧乳腺癌的高危险,晚期复发更可能代表新的原发癌,而不是放射治疗局部控制的失败。此外,突变携带者放射的安全性研究表明,与年龄匹配对照组的急慢性放疗并发症无明显差异。因此,保乳治疗是新诊断为乳腺癌的突变携带者局部治疗的可行的选择。但是,这些女性必须明白她们同侧和对侧乳腺癌的危险性升高。所以,一些新诊断为乳腺癌的突变携带者可能需考虑双侧乳房切除术以使新发肿瘤的危险降为最小。

2. 系统治疗　目前,有关 *BRCA1/BRCA2* 状态对乳腺癌预后影响的资料尚无定论,所以突变状态不能整合到制定系统治疗的过程中。

(郭美琴　姜军)

第九节　乳腺神经内分泌性肿瘤

乳腺神经内分泌癌(neuroendo crine breast cancer,NEBC)是一种罕见的乳腺肿瘤,因肿瘤细胞中含有亲银和(或)嗜银颗粒,因此也有人称之为亲银/嗜银细胞乳腺癌。此癌最早由 Cubilla 和 Woodruff 在 1977 年报道。2003 年世界卫生组织(WHO)乳腺及女性生殖器官肿瘤组织分类将其定义为一组形态学特征与发生在胃肠道或肺部的神经内分泌肿瘤相同的肿瘤,正式命名为乳腺神经内分泌癌。

（一）临床表现

原发性乳腺神经内分泌癌约占所有乳腺癌的2%～5%。常见于50～70岁女性,平均发病年龄68.5岁。有报道最年轻患者为36岁。发病年龄较晚,是其重要的临床特征。本病无特殊的临床表现。偶尔在体检时发现。临床上多表现为乳腺肿物,病史可持续数年或更长。部分患者可伴有乳头溢液或溢血。远处转移发生率相对较低。本病男性乳腺更为少见。临床上多缺乏类癌综合征的表现。

影像学表现为边界较清的肿物。类圆形肿物以及不规则的致密影是钼靶X线的主要特征。X线钙化少见或很少显示异常钙化是乳腺神经内分泌癌的一个特点。超声检查为低回声不均质肿物,边界清晰,后方回声无明显衰退。钼靶X线联合超声检查有助于提高病变的检出率和准确性。

（二）发病机制

神经内分泌癌发病机制尚不十分明确。而有关乳腺神经内分泌癌的起源,少数研究者在正常的乳腺导管腺上皮与肌上皮之间发现有嗜银或嗜铬素A（CgA）阳性细胞存在,认为乳腺神经内分泌癌是乳腺干细胞向神经内分泌细胞转化的结果或者是乳腺癌细胞异源产生神经内分泌激素所形成。亦有研究发现乳腺神经内分泌癌CK阳性表达,考虑可能是乳腺干细胞在致癌因素作用下发生突变,产生异常神经内分泌分化所致。

与乳腺不同的是在一些非神经内分泌器官,诸如消化道、生殖道及肺的正常组织、良恶性肿瘤中证实确有内分泌细胞存在,因此可以确定这些部位的神经内分泌肿瘤起源于正常组织内的嗜银细胞（APUD）。

（三）病理与分型

1. 肉眼所见　一般直径为1.5～5.0cm,大体形态表现为浸润性或膨胀性生长的肿物。切面呈实性,灰粉或灰白,质硬,大部分边界清晰,部分与周围组织分界欠清。有的伴有黏液生长的肿瘤质地呈胶样外观。

2. 镜下所见　依据其组织学特点可分为3型。

（1）实性神经内分泌癌（solid neuroendocrine carcinomas）:本型肿瘤表现为细胞丰富,呈实性巢状和梁状细胞梭形或浆样以及大而透明的细胞。由纤维的纤维血管间质分隔。有些肿瘤的癌巢挤满呈孤立状、界限清楚的分叶状肿瘤。肿瘤细胞很少形成类似癌的菊形团样的外周栅栏状结构。

（2）小细胞/燕麦细胞癌（small cell/oat cell carcinoma）:这种肿瘤的形态学和免疫组化表现与肺的小细胞癌相同。肿瘤的组成为致密拥挤的深染细胞,胞质稀少,呈浸润性结构,可见具有相同形态学特征的原位癌成分。少部分可见肿瘤坏死区域。可见人工挤压现象或核的水流样结构。但在穿刺活检标本中更明显,常常可见淋巴管瘤栓。

（3）大细胞神经内分泌癌（large cell neuroendocrine carcinoma）:这种肿瘤分化差。细胞大,拥挤呈簇状,胞质中等至丰富,核染色质呈空泡状和纤细的颗粒状,核分裂象多见。可见坏死灶。这种肿瘤的分化显示类似于肺的大细胞内分泌癌。

3. 免疫组化标记　乳腺神经内分泌肿瘤临床没有特异性,病理改变尽管有一定特点,但与其他类型的癌亦有较多相同之处。所以,突触素（Syn）和嗜铬素A（CgA）标记被认为是诊断神经内分泌癌的可靠指标。并且世界卫生组织乳腺肿瘤分类指出,必须50%以上的肿瘤细胞表达神经标记时才能直接诊断为神经内分泌癌。否则只能诊断为伴有神经内分泌化的腺癌。因此,乳腺神经内分泌癌的最终诊断,尚需病理学和免疫组化检查确诊。

研究显示乳腺神经内分泌癌的ER和PR的阳性率较高,分别为84.38%和68.75%,且ER与PR呈正相关,提示该肿瘤多为雌、孕激素受体依赖性乳腺癌。

（四）治疗与预后

1. 治疗　该病尚无统一治疗标准。其治疗按照乳腺癌的规范治疗模式,即手术、化疗和放疗治疗。手术切除仍是主要的治疗方法。手术方式的选择与一般乳腺癌的原则类似。本病的化疗目前无标准方案,有报道以VP-16、DDP、EPI为主。内分泌治疗是本病重要治疗手段之一。

目前推荐的小细胞亚型乳腺神经内分泌癌治疗可参考小细胞肺癌,其他亚型同浸润性导管癌,可采用化疗序贯内分泌治疗。

由于乳腺神经内分泌癌多为HER-2低表达,目前仍缺乏相关靶向治疗的依据。所以,有关乳腺神经内分泌癌的最佳治疗模式仍需要进一步的探索。

2. 预后　乳腺神经内分泌癌ER和PR阳性表达率较高,内分泌治疗和化疗的有效率较高,其预后较一般的乳腺癌为好（小细胞型乳腺神经内分泌癌的预后不如一般乳腺癌,但其恶性程度低于小细胞肺癌）。研究提示组织学分级是影响预后的最重要参数之一。此外,肿瘤的多向分化、分泌黏蛋白以及表达 ER 均提示预后较好。有研究提示即使是乳腺神经内分泌癌肺转移患者,在接受化疗和手术治疗后仍获得了较长的生存期。

　　小细胞癌作为一种未分化癌,有着特殊和典型的组织学和临床特征,进展快,预后极为不好。细胞分化较好、临床分期较早、组织学分级较低、无淋巴结转移者,预后可能较好。有黏液分化者预后好。

(丁小红　李洁　董守义)

参 考 文 献

[1] Wang F,Fang Q,Ge Z,et al. Common BRCA1 and BRCA2 mutations in breast cancer families:a meta-analysis from systematic review[J]. Mol Biol Rep,2012,39(3):2109-2118.

[2] Roy R,Chun J,Powell SN. BRCA1 and BRCA2:different roles in a common pathway of genome protection[J]. Nat Rev Cancer,2012,12(1):68-78.

[3] Konstantopoulou I,Tsitlaidou M,Fostira F,et al. High prevalence of BRCA1 founder mutations in Greek breast/ovarian families[J]. Clin Genet,2014,85(1):36-42.

[4] Zhang J,Pei R,Pang Z. Prevalence and characterization of BRCA1 and BRCA2 germline mutations in Chinese women with familial breast cancer[J]. Breast Cancer Res Treat,2012,132(2):421-428.

[5] Brohet RM,Velthuizen ME,Hogervorst FB,et al. Breast and ovarian cancer risks in a large series of clinically ascertained families with a high proportion of BRCA1 and BRCA2 Dutch founder mutations[J]. J Med Genet,2014,51(2):98-107.

[6] Cao W,Wang X,Li JC. Hereditary breast cancer in the Han Chinese population[J]. J Epidemiol,2013,23(2):75-84.

[7] 王水,刘钘.乳腺神经内分泌癌[J].中国实用外科杂志,2013,33(3):238-240.

[8] Wei B,Ding T,Xing Y,et al. Invasive neuroendocrine carcinoma of the breast:a distinctive subtype of aggressive mammary carcino[J]. Cancer,2010,116(19):550-552.

[9] 迟永兴,黄黎明,胡珊,等.乳腺神经内分泌癌8例分析[J].中国实用外科杂志,2014(3):268-269.

[10] 阚秀,丁华野,沈丹华.乳腺肿瘤临床病理学[M].北京大学医学出版社,2011:217-221.

[11] 张印春,齐立强,付丽,等.乳腺神经内分泌癌32例临床病理特征及预后分析[J].中国肿瘤临床,2012,39(1):19-21,31.

[12] 程玉书,周正荣,杨文涛,等.乳腺神经内分泌癌的影像学表现和临床病理特点[J].中华肿瘤杂志,2012,34(12):921-922.

[13] 刘邵玲,李吉昌,赵斌.超声检查在乳腺神经内分泌癌诊断及鉴别诊断中的价值[J].中华超声影像学杂志,2012,21(11):1007-1008.

[14] 茅枫,潘博,孙强,等.乳腺神经内分泌癌的临床诊断和治疗.10例报道集文献回顾[J].肿瘤,2013,33(2):171-176.

[15] 李乃刚,杨敏,祁连杰,等.乳腺神经内分泌癌的治疗进展[J].世界最新医学信息文献,2013,13(5):66-67.

[16] 谷勤勤,周蕾,龚晓明,等.乳腺神经内分泌癌3例临床病理分析及文献复习[J].蚌埠医院学报,2013,38(2):145-148.

[17] 陈珊宇,何振宇,管迅行.41例乳腺神经内分泌癌的诊治分析[J].中国肿瘤临床与康复,2014,21(5):603.

第十二章　乳腺肉瘤

发生于乳腺间叶组织的恶性肿瘤称为乳腺肉瘤。按其来源乳腺肉瘤基本上可分为纤维上皮性肉瘤和间叶组织性肉瘤，另外还有混合性恶性肿瘤（癌肉瘤）及淋巴系统来源的恶性肿瘤。尚有化生而来的乳腺骨肉瘤、软骨肉瘤、横纹肌肉瘤等。乳腺中发生的肉瘤，较乳腺癌少见，约占乳腺恶性肿瘤中的 0.12%～3%。本病组织类型复杂多样，极易与其他疾病混淆。再加之病例来源和标准不同，统计学方法的差异，使发病率的波动范围较大。

乳腺肉瘤的恶性程度大部分较高，并可发生早期血行转移，预后亦欠佳，虽在临床上不多见，但也应引起足够的重视。

第一节　乳腺叶状肿瘤

乳腺叶状肿瘤由乳腺纤维腺瘤组织中纤维组织恶变而来，是上皮成分和结缔组织混合的恶性肿瘤。病理学检查可见良性上皮组织和恶性肉瘤细胞混合存在。本病由 Muller 于 1938 年首次报道，并认为是良性的。以后有些学者根据细胞分化程度及临床表现发现本病并非完全良性，因而分为良、恶性两类，并出现同义名词数十种，使命名比较混乱，容易混淆。至 1982 年 WHO 依据组织学分类原则，将该肿瘤改名为"乳腺叶状肿瘤"，并分为良性、临界性病变和恶性三类。

本病不多见，它有时具有恶性肿瘤的特点，同时又具有良性肿瘤的特点。该瘤的成分与结构颇似管内型纤维腺瘤，常常在同一个肿瘤内，一部分是纤维腺瘤，另一部分是叶状肿瘤的结构。

本病的发生原因不明，可能和体内雌激素水平失调有关。而纽约纪念医院认为注意治疗纤维腺瘤可以减少叶状肿瘤的发生。在临床上绝大多数是良性的，即使因局部手术切除不当而复发，也极少发生转移。

（一）病理变化

肿瘤体积有很大差别，可以是直径 40～50cm 的巨块，也可以是小到直径 1cm 的结节，恶性瘤又较良性瘤体积略大。肿瘤边缘清楚，甚至常有包膜。肿瘤切面呈灰白色，可以杂有灰红、灰黄色的区域。约 1/3 的病例肿瘤有囊腔，囊内有清澈或血性液体。更常见的是多个息肉状肿物充塞了囊腔，造成肿瘤

切面的裂隙状态。肿瘤质软如肉，其中也有较硬的部分，有时可有骨和软骨化生。

瘤组织由上皮细胞和纤维组织两种成分构成，只是纤维组织成分增生更加活跃，构成肿瘤的主要成分。细胞排列密集，核肥大深染，似纤维肉瘤或低度恶性纤维肉瘤。在同一肿瘤中的不同切片上甚至同一切片的不同区域纤维细胞的密度和分化程度可以很不相同。少数病例间质成分中尚可发现分化程度不同的脂肪组织、黏液组织甚至软骨等。诊断本病除上述成分外，必须发现有上皮细胞的成分，否则和乳腺肉瘤难于区别。

（二）临床表现

本病可发生于任何年龄的女性，但以中年女性居多，平均年龄在 45 岁左右。最常见的主要临床表现为局部无痛性肿块，患者几乎都因为发现肿块而就医。也有少数患者有刺痛或轻度胀痛。在临床查体时一般可触及直径 1～30cm 肿块。据文献报道肿块最大者可达 40～50cm，质地可硬可软，多数为单侧发生，双侧者极少。病程 1 个月至 10 余年不等，最长可达 40 余年，平均 4.5 年。肿瘤生长一直是缓慢的，但大多数是一向缓慢而近期迅速增大，而肿瘤生长的快慢与良恶性关系不大。瘤体虽然可以很大但与周围组织及皮肤无粘连，个别病例可因瘤体巨大，局部皮肤变薄、发亮、充血，甚至因压迫而形成溃疡。乳头被推移，但很少发生回缩或溢液。少数患者可有腋窝淋巴结肿大，但也通常没有转移（图 12-1）。

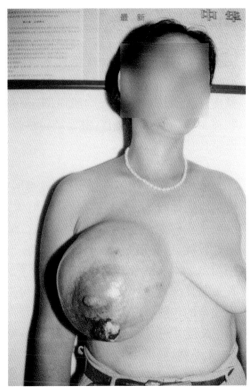

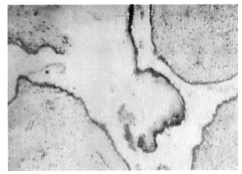

4×10 HE,可见裂隙和囊肿形成

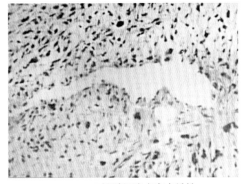

4×10 HE,间质细胞丰富有异性

图 12-1　右乳叶状肿瘤

患者,女性,38 岁,右乳肿块,21cm×21cm×15cm,破溃口 4cm×4.5cm,肿物突出表面 5cm,肿块呈囊性感,皮色淡红(因肿块巨大,无法做放射检查)。病理诊断:(右乳)叶状肿瘤,淋巴结转移 0/7

（三）诊断

在临床上凡遇到乳内巨大肿瘤者应首先考虑本病之可能。查体时可见瘤灶多很大,许多患者的瘤灶甚至占据全乳,肿块呈圆形或分叶状、表面不平、质地坚韧,有时可有弹性感或囊性感,界限清楚,活动性好,少数肿块有压痛,患侧腋淋巴结因增生反应可触及,但罕见转移。

1. X 线钼靶片　小的肿瘤可见边缘清楚的球形或椭圆形致密影,大的肿瘤外形呈波浪形或多囊形,与癌肿不同的地方是皮下脂肪层仍完整。

2. 超声波检查　可见球形实体或囊实性混合图像。

3. 液晶热图检查　瘤体区域皮温较高,和周围正常组织皮温可相差 3℃以上。

4. 血管造影　可行动脉和乳房皮下静脉造影,可见肿瘤有明显的血液供应和皮下静脉扩张。

根据上述临床表现和辅助检查一般诊断应无困难,但还应与巨纤维腺瘤和恶性乳腺叶状肿瘤鉴别。本瘤的良恶性鉴别主要依靠病理学检查,一般良性多见于青年女性,恶性多为中年以上女性。

（四）治疗

本病的治疗首选手术治疗为佳。放、化疗对恶性叶状肿瘤有一定效果但不甚理想,应慎重选择。在术中可行快速冰冻切片,根据结果来选择正确术式,往往手术后可彻底治愈。对良性肿瘤可行局部完整切除,对巨大肿瘤则宜行单纯乳房切除术。对恶性肿瘤应根据瘤体大小,与周围组织有无粘连及有无腋淋巴结转移等情况,来决定是否行单纯乳房切除或标准乳腺癌根治术。术后根据患者具体情况和临床分期给予放疗或化疗。对术后复发者可再行手术,酌情扩大手术范围,仍可获得较理想的疗效。

本瘤是轻微浸润性生长,虽然边界清楚,但如果手术切除不彻底则极易复发,因此手术时应适当扩大周围组织切除范围。恶性瘤术后极易复发,但很少发生转移,即使转移,大多数经血行转移到肺、脑、骨、肝等处,很少发生淋巴结转移,故有学者认为手术时不必进行淋巴结清扫。

（五）预后

本病一般预后尚佳。主要与病理类型、肿瘤生长速度及首次治疗方法等有关。良性肿瘤预后佳,但病理为良性而有转移者预后差。本瘤恶性者术后易复发,预后差。但恶性无转移者预后亦佳。有肺、脑、肝、骨转移者预后差。

第二节　乳腺纤维肉瘤

乳腺纤维肉瘤多来自皮下或筋膜中的纤维组织。本病占所有乳腺肿瘤总数的 0.12%~3%，在乳腺发生的间胚叶恶性肿瘤中纤维肉瘤占首位（92.6%）。本病的组织类型复杂多样。发源于纤维腺瘤的乳腺肉瘤，以往称为腺肉瘤或腺纤维肉瘤。但纤维腺瘤发生肉瘤变的因素尚未被认识。上海张氏等收集 3725 例乳腺纤维腺瘤中，伴间质肉瘤变者 8 例（占 0.21%）；山东冯氏收集 546 例乳腺恶性肿瘤中，纤维肉瘤 4 例（占 0.7%）。

（一）病理变化

纤维肉瘤被发觉时，通常已达一定的体积。肿瘤呈圆形或卵圆形结节状，与周围组织可有明显界限，有不完整的假包膜。质地多数硬韧，局部可出现柔软或囊性区。切面呈淡红或灰白色鱼肉状，可有坏死、出血、液化囊腔形成及黏液变性区，但无分叶状结构。

纤维肉瘤根据其细胞形态及核分裂多少，镜下可分为分化良好的纤维肉瘤和分化不良的纤维肉瘤两类。

1. 分化良好的纤维肉瘤　镜下见瘤细胞丰富，细胞形态类似成纤维细胞，呈梭形，形态整齐，均匀一致，异型性不明显，核分裂不很多见。细胞核呈长梭形，深染，分布均匀，细胞质不多，呈粉红色。瘤细胞与胶原纤维一起排列，呈编织状。此型纤维肉瘤有浸润性生长，局部切除后可复发，但无转移倾向。

2. 分化不良的纤维肉瘤　镜下见瘤细胞丰富。呈束状交错排列，有中等度到高等度异型性，细胞不规则，呈圆形或卵圆形、梭形等。核分裂象多见。细胞质丰富，核大而深染。瘤细胞分化差，不产生胶原纤维，是一种恶性的未分化纤维肉瘤，极易转移与复发。

（二）临床表现

乳腺纤维肉瘤多见于 25~40 岁女性。本病生长甚速，短时期内已巨大，多为单发。为无痛性肿块，偶可见多发。肿块呈圆形或椭圆形，结节状，位于乳腺中央或占据整个乳腺，边界清楚，推之可动，乳头多不内陷。少数肿块巨大者，乳腺皮肤往往甚薄，常有明显的静脉扩张，偶见与皮肤粘连，外观呈橘皮样。瘤块很快浸入胸肌而固定，并大多经血行转移至肺、肝、脑等器官，淋巴结转移较少，因而腋淋巴结往往不肿大。

（三）诊断

本瘤临床症状不明显，往往发现时体积已较大。可见因瘤体较大，表皮紧张发亮，但无乳头回缩，皮肤无橘皮样变，少见腋淋巴结转移。触诊可见肿块质地较硬，边界清楚，早期推之可动，当浸入胸肌后则固定。本病病程较长，最长者可达 30 年，但病程长短与良恶性不成比例。手术切除可见肿块表面有不完全的包膜，切面呈实性、浅红色鱼肉样。

X 线片可见肿块呈清楚的圆形或略有分叶的肿块，无毛刺，局部可有粗糙密度影像。免疫组化可见纤维肉瘤对 vimentin Ⅰ型胶原反应呈阳性反应。

本瘤还应与乳腺分叶状肿瘤、乳腺癌及脂肪肉瘤相鉴别，详见有关章节。

（四）治疗

本病首选手术治疗，早期施行根治切除术，手术前后行放疗预后尚佳。对手术时机和术式的选择一般根据患者具体情况决定。对早期未侵犯胸大肌筋膜者多主张做包括胸大肌筋膜在内的全乳腺切除。对已侵犯胸大肌筋膜者，则主张将胸大肌一并切除。对腋淋巴结不肿大者一般不主张根治术，有肿大者可考虑行根治术。

本病化疗效果不甚理想，可考虑单独或联合应用对间叶组织肿瘤有一定疗效的 CTX、ACD、5-FU、MTX、ADM、DTIC 等药物。

（五）预后

纤维肉瘤的恶性度不很高，可治愈。本瘤术后易复发，但复发与否和第一次手术时是否彻底切除有关。

纤维肉瘤分化良好者预后尚佳，分化不良并有浸润者则预后不佳。但对早发现、早手术、术前术后配合放化疗者，则预后较好。

第三节　乳腺癌肉瘤

乳腺癌肉瘤极为少见，由恶性间胚叶组织及恶性上皮组织组成，为一种混合性肿瘤。国外对本瘤虽有较多报道，但其中绝大多数并非真正的癌肉瘤，而是一些与癌肉瘤相似的其他肿瘤。

本瘤的发生可为乳腺癌的间质成分发生肉瘤变，或由乳腺纤维瘤上皮、分叶状肿瘤的上皮及管周结缔组织各自发生恶性变而来。亦有学者通过电镜观察后认为,可能起源于能多方向分化的干细胞向肉瘤和癌两方面分化的结果。

（一）病理变化

乳腺癌肉瘤瘤组织体积较大,质地硬,边界清楚,切面无明显特征性。

镜下可见一部分为肉瘤细胞,另一部分为癌细胞,两者无分界,相互混合。肉瘤成分多见纤维肉瘤成分,癌细胞常成团块或条索浸润于结缔组织间质中,有时可见纤维组织分隔。癌细胞不产生网状纤维,癌细胞灶巢常有基底膜包绕。肉瘤产生网状纤维,肉瘤周围无基底膜。

（二）临床表现

乳腺癌肉瘤好发于中年以上女性。表现为乳房内肿块,大小不等,直径在 2～16cm,质地硬,边界清,大多数可活动。也可有少数病例肿块与皮肤粘连,出现乳腺癌的特征,使临床医生易将其与乳腺癌混淆。本病病程可由数周至数十年不等。

（三）诊断

乳腺癌肉瘤的诊断在没有组织学依据前往往很困难,根据临床表现作出的诊断往往误诊为乳腺癌。因此最后确定诊断必须依靠组织学诊断。

还应注意乳腺癌肉瘤与乳腺癌和乳腺纤维肉瘤相鉴别。

（四）治疗

本病一旦确定诊断后应首选手术治疗,行乳腺癌根治术。术后进行综合治疗,根据患者基本情况,分别选择放疗、化疗及其他辅助治疗措施。

对晚期不能手术者,则酌情进行放、化疗或生物治疗。

（五）预后

乳腺癌肉瘤如能早期发现,早期治疗,预后尚佳。但决定预后的主要因素,是病期的早晚及首次治疗选择的恰当与否。

第四节　乳腺恶性纤维组织细胞瘤

恶性纤维组织细胞瘤比较少见,发生于乳腺者则极为罕见。国内外有关乳腺恶性纤维组织细胞瘤的报道目前还不多见。上海医科大学朱雄增等统计134 例恶性纤维组织细胞瘤,乳腺发生者 5 例,占3.7％。本瘤是一种来源于组织中的组织细胞或向成纤维细胞和组织细胞分化的原始间叶细胞,临床上常表现为无痛性逐渐大的肿块。组织学上主要由成纤维细胞、组织细胞和巨细胞组成。本瘤可发生于任何年龄,以中老年人为多。

（一）病理变化

本瘤肿物呈结节状,由单个或多个境界清楚而无包膜的结节组成（最大径 1.5～30cm）,质地中等。切面较均匀,呈灰白或灰红色,较大肿瘤内常有出血坏死和囊性变,有时呈灶性或大片半透明黏液样。

镜下见恶性纤维组织细胞瘤,主要由梭形成纤维细胞、圆形组织细胞和数量不等的畸形巨细胞组成。成纤维细胞常与胶原纤维混在一起做放射状排列,形成席纹状或漩涡状结构,这种特征对诊断很有意义。有时需多处取材切片才能见到,瘤细胞分布不均,偶见成片排列。其间散布有组织细胞,组织细胞核圆形或肾形,染色质细致,核仁明显。异型性的组织细胞核大而不规则,扭曲折叠,染色质浓集,核仁明显增大。巨细胞大小不等,核单个或多个,外形规则或扭曲,核仁明显,细胞质嗜伊红或泡沫状,偶见细胞质内有吞噬细胞和核碎片。此外还可见到巨核细胞、图顿巨细胞、朗汉斯巨细胞及异物巨细胞,并有程度不一的炎性细胞浸润。

（二）临床表现

恶性纤维组织细胞瘤一般都发生于年长者,绝大多数位于四肢及腹膜后,此外亦可见于躯干、乳房、阴囊等其他部位。肿瘤呈结节状,大多位于深部软组织内,局限于皮下者少见。肿瘤因发展较快,故病程短。最常见的症状为逐渐增大的无痛性肿块。

（三）诊断

恶性纤维组织细胞瘤的主要诊断依据为病理学,临床症状无特异性,最常见的为逐渐增大的肿块,大多无痛,约有 1/4 患者有轻度或中度间歇性或持续性疼痛。X 线通常仅显示软组织肿块影,偶见软组织肿块邻近的骨皮质破坏。

本瘤极易与一些多形性肿瘤混淆,应注意鉴别,如多形性脂肪肉瘤、多形性横纹肌肉瘤。同时还需与纤维肉瘤、平滑肌肉瘤、骨肉瘤等鉴别。

（四）治疗

恶性纤维组织细胞瘤的主要治疗措施是手术切除,应尽早做根治性手术,扩大切除是较有效的治疗方法,但术后易复发,有时可有血行及淋巴结转移。复发性肿瘤也不是手术禁忌证,应尽量争取再手术机会。

目前大多主张综合治疗,Eilber 等用动脉灌注他莫昔芬，中等剂量放疗后根治性大块切除，取得了较好的疗效。

本瘤对单纯放、化疗均不太敏感，疗效难以肯定。

（五）预后

从肿瘤的生物学特性来看，本病是一种致死性疾病，由于易复发，因此预后差。一般认为肿瘤越大，转移率越高，预后也越差，但两者关系并不密切。文献中一致认为肿瘤深度与预后关系密切，主要是因为深部肿瘤发现迟，肿瘤体积大，手术不易切净和易发生转移。

细胞分化程度高，异型性小的肿瘤手术切除预后良好。瘤细胞分化程度低，多形性明显，核分裂多见者，即使手术切除也往往生存率较低。

第五节　乳腺脂肪肉瘤

脂肪肉瘤是软组织中最常见的恶性肿瘤。一般发生于深部软组织血管周围的幼稚间叶细胞，呈瘤样增生，向脂肪细胞分化而形成恶性肿瘤。有人统计占所有软组织肉瘤中的1/5。常见部位是脂肪较多的部位，如大腿、臀部及腹膜后等处，亦可发生于乳腺、纵隔等处。此瘤病因不明，局部软组织外伤有可能成为诱因。发生在乳腺的脂肪肉瘤十分稀少。在为数不多的乳腺脂肪肉瘤文献报道中本瘤还不到乳腺癌的1‰，患者年龄在16～76岁，多见于31～60岁，平均45岁。

（一）病理变化

肉眼见脂肪肉瘤呈分叶状，多为单发。直径大小1～20cm，甚至侵犯整个乳腺，形成一个较大的肿块，边界清楚，质地柔软，有弹性。切面呈黄色或淡黄色，常有囊性变与出血坏死。肿瘤无完整包膜，常浸润邻近组织，在周围形成一些结节。

镜下见乳腺脂肪肉瘤与其他处的脂肪肉瘤相类似，各型脂肪细胞中都含有脂滴。但多数为分化良好型脂肪肉瘤，而多形性梭形细胞脂肪肉瘤则较少见。根据不同结构，将它分为不同类型，但有时在同一标本的不同部位也可出现不同类型。

1. 脂肪瘤样脂肪肉瘤　主要由成熟的脂肪细胞所组成，细胞体积比正常脂肪细胞波动范围大，可见少数畸形细胞核。其中可掺杂有星形细胞或梭形细胞及黏液样基质。此瘤为一种较良性的"境界瘤"，摘除后可复发。

2. 分化良好黏液样型脂肪肉瘤　此型主要由梭形和星形的黏液样细胞、致密的毛细血管以及大量富于酸性黏多糖的基质所组成，其细胞异型性不甚明显。

3. 分化不良黏液样型脂肪肉瘤　除可见胚胎性及成熟的脂肪细胞外，尚可见有大量未分化的细胞，奇异型巨大脂母细胞，含类脂的单核或多核的泡沫状细胞。

4. 多形性脂肪肉瘤　瘤细胞形态多种多样，有圆形、卵圆形、梭形等，细胞异型性显著，难以与其他未分化的恶性间叶瘤区别。鉴别要点在于肿瘤内可找到细胞质中含有脂质空泡的奇异型脂母细胞。

（二）临床表现

脂肪肉瘤多发于中老年女性，多数为单发，亦可多发。多位于乳房皮下，与皮肤不粘连，表皮可完全正常，瘤体大小不一。触之呈扁圆形或分叶状，边界清楚，可活动，无痛感。当肿瘤生长到一定程度时，可对周围组织产生挤压和浸润，此时可有轻压痛。如果生长迅速，局部皮肤可改变颜色并可有静脉曲张。因肿瘤压迫乳腺可发生泌乳困难或继发乳腺囊肿等并发症。

（三）诊断

本病诊断并无困难，早期无特殊临床症状，仅表现为质地较软、边缘清楚的无痛性肿块，极易误诊为脂肪瘤，最后确定诊断还需术后病理学结果。本病瘤细胞多种多样，各型瘤组织中可见多少不等的不同分化阶段的脂肪细胞，并有异型性。因此对分化良好的脂肪瘤样肉瘤应多做切片，努力寻找少数显著畸形的细胞核来与脂肪瘤鉴别，亦应注意与胚胎性横纹肌肉瘤及多形性横纹肌肉瘤相鉴别。

（四）治疗

本病局部切除术后复发率很高。虽然对放疗较敏感，但单独应用疗效仍不理想。因此，近来大部分作者主张行综合治疗，即手术加化疗、放疗，对复发瘤则主张再次手术。

综合治疗方案为乳腺根治性切除术，术后2周行"CYVADIC"方案，全身性化疗2周期，再加局部瘤床放疗，剂量为70～80Gy。

（五）预后

脂肪肉瘤在局部呈浸润性生长，因此时瘤体大、浸润范围大者手术不易切净,极易复发,并可经血行、淋巴管转移。

脂肪肉瘤的组织分型对预后影响明显。分化良好型及黏液型脂肪肉瘤预后较好。圆形细胞型及多形细胞型脂肪肉瘤恶性程度高、预后差。瘤组织周边或瘤内有多量的淋巴细胞、浆细胞浸润,则预后良好。

第六节　乳腺恶性淋巴瘤

恶性淋巴瘤主要原发于淋巴结,但 10% ~ 35% 的恶性淋巴瘤可原发于淋巴结外的组织器官。

乳腺恶性淋巴瘤十分罕见,常为全身淋巴肉瘤的一部分,原发于乳腺的淋巴瘤仅占乳腺恶性肿瘤的 0.04% ~ 0.53% ,占乳腺肉瘤的 10% ,可能与乳腺组织中淋巴组织较少有关(图 12-2)。

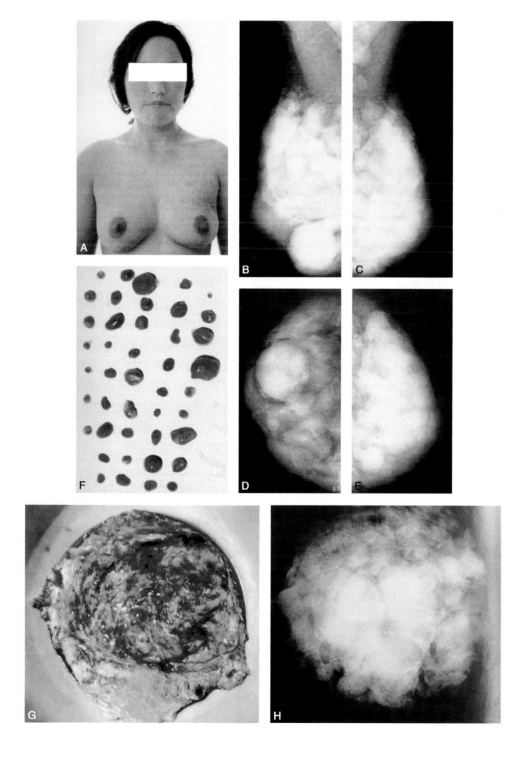

491

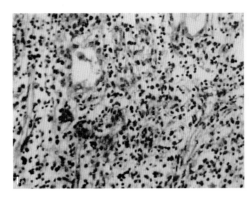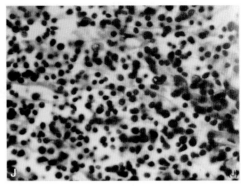

图 12-2　原发性双侧乳房非霍奇金淋巴瘤

患者,女性,29 岁,双侧乳腺可及多发性大小不等的圆形肿物,最大直径 3~4cm,最小直径 0.2~0.3cm,质硬,边界清楚,活动性差,无痛胀感。双侧腋下可扪及多个淋巴结。A. 双侧乳腺外观图:乳头及皮肤未见明显异常改变。B~E. 双侧乳腺 X 线侧位、轴位示:双乳多发性圆形肿块,呈镜面像分布。F. 右腋下清扫大小不等的淋巴结共 43 个。G. 右侧乳腺切除标本。H. 右侧乳腺标本 X 线照片示:葡萄状小球形病灶。I、J. 双侧乳腺非霍奇金淋巴瘤,弥漫型小细胞,可能来源于 B 细胞(为非免疫组化)淋巴结转移淋巴瘤(少见病例)

关于乳腺恶性淋巴瘤的来源,多数学者认为与乳腺导管周围和乳腺小叶内淋巴组织恶变呈瘤性增生有关。也有人认为来源于血管外皮幼稚未分化的间叶细胞。

(一) 病理变化

大体可见肿瘤多呈结节状、质地坚实、无包膜或有假包膜。切面高突,呈均匀灰白色或淡红色,实质性组织呈鱼肉状,可见有出血及杂有灰黄色坏死区。

乳腺恶性淋巴瘤绝大部分为非霍奇金恶性淋巴瘤。镜下见乳腺恶性淋巴瘤具有其他部位恶性淋巴瘤的共同点。乳腺恶性淋巴瘤的特点是瘤细胞弥漫分布,细胞成分单一,多为弥漫性大粒细胞型,弥漫性大无粒细胞型和弥漫性小粒细胞型,其他类型少见,无聚集成巢之倾向。可见丰富的新生薄壁血管,瘤细胞在小叶和导管间弥漫浸润,而导管不被破坏,腔内无瘤细胞及炎性渗出物。

(二) 临床表现

本病多见于年轻(<40 岁)女性。其临床特征与乳腺癌相似,表现为生长迅速的乳腺肿块,常伴有不同程度的发热。肿块多为单侧,少见双侧,多位于外上象限内。查体可见肿块呈结节状或分叶状、质地硬韧、早期边界清楚、可活动,与皮肤及胸壁无粘连,无乳头凹陷及溢液。肿块巨大时可占据整个乳房,表面皮肤菲薄,血管扩张,甚至破溃。

(三) 诊断

乳腺恶性淋巴瘤临床诊断较困难,一般都经病理切片才能明确诊断。因此,凡年轻女性出现生长较快的乳腺肿块,质实而富于弹性,尤其是肿块呈结节状,都应考虑恶性淋巴瘤之可能。

X 线表现有结节型及弥漫型;前者呈乳腺内边缘清楚的结节、无毛刺,后者乳腺普遍密度增高,皮肤增厚,整个乳腺受侵。皮下脂肪层因淋巴管扩张呈粗网状。无论结节型或弥漫型,X 线表现均无特异性,与乳腺炎或炎性乳腺癌相仿。

本病还应与髓样癌和乳腺假性淋巴瘤相鉴别,因两者临床表现与组织学所见均与恶性淋巴瘤相似,故应仔细观察病理切片加以区别。

(四) 治疗

有学者认为根治术加术后放疗是本病的最好治疗方法。但近来大多数作者认为对本病采取合理的综合治疗措施可以延长患者的生存期。综合治疗要全面细致地了解病情,充分考虑各种治疗方法的利弊,制定出一套包括手术、化疗、放疗及免疫治疗等方法在内的科学合理的治疗方案。

手术治疗在综合治疗中具有重要意义。因为手术虽不能彻底治愈,但却可去除肿瘤负荷,为其他治疗方法创造有利条件。术中应注意无瘤技术操作,并干净彻底地将肿瘤和乳腺所属淋巴结一并去除。

因本病主要播散途径是经血行和邻近淋巴结侵犯,因此,化疗的作用是不可忽视的。可采用标准的 CHOP 方案和 MOPP、COPP、CVPP 等方案进行化疗。

早期患者对放疗很敏感,甚至有人提出单独放疗可取得长期生存。但从大量文献报道看,手术加放疗对控制原发灶一般是成功的,对 Ⅱa 期患者给予放疗加化疗的综合治疗,治愈率可达 90% 以上。有人统计 1500 例 Ⅰ~Ⅱa 期患者的放疗加化疗的资料,5 年生存率可达 88%~98%。

(五) 预后

乳腺恶性淋巴瘤大多见血行及邻近淋巴结侵犯

两种形式播散。

本病预后较差,组织学类型是影响预后的主要因素。结节型比弥漫型预后好;分化好的小细胞型比分化差的大细胞型预后好;分化差的曲核细胞型预后更差,它好发于年轻患者,常伴纵隔肿块,易侵犯骨髓并转为白血病。

分期亦是影响预后的关键因素,分期越晚,预后则越差。

第七节　乳腺平滑肌肉瘤

软组织的平滑肌肉瘤并不多见,而发生于乳腺的平滑肌肉瘤则更少见。本病的组织来源可能是乳腺内的肌上皮细胞恶变而来。男女均可发病,发病年龄为19~67岁。

(一) 病理变化

肉眼见肿瘤为一球形结节,质韧无包膜。切面呈灰色或灰褐色鱼肉样,伴有出血和坏死。

镜下可见肿瘤主要为长梭形细胞构成,大小较一致,核稍大呈杆状,细胞质淡红,平行排列或交织成囊状,核分裂象不见,核分裂象的数量和恶性程度有关。有时见巨细胞、带状细胞和大小不一的卵圆形或多角形的细胞。

(二) 临床表现

平滑肌肉瘤疼痛较明显。肿瘤一般体积较大,位于皮下,表面光滑,边界清楚,质地柔韧坚实,常与乳晕部皮肤粘连。肿瘤可单发或多发并融合成块,恶性程度高者大多经血行转移至肺或肝、肾等处。少数转移至局部淋巴结。

(三) 诊断

肿瘤呈结节状。疼痛是其明显的症状。肿瘤质地柔韧或坚实,切面为灰色或灰褐色鱼肉样。

因本病在组织学上与平滑肌细胞有许多相似之处及共同特点,故诊断比较困难。因此,应结合临床表现,反复观察病理切片。仔细与平滑肌瘤加以区别。在组织学上难以区别良性和恶性时,肿瘤的大小和位置可作鉴别诊断的参考,位置较深、体积较大者多属恶性。

(四) 治疗

平滑肌肉瘤对放疗、化疗均不很敏感,因此其治疗应首选手术治疗,特别应强调早期诊断、早期治疗。其手术方法应以广泛乳腺切除术为主,术后再根据病期及患者的具体情况酌情给予放、化疗。

目前也有作者在手术切除的基础上进行免疫治疗,即进行异构性固化瘤苗(H-固化免疫因子)术后注射,已取得了可喜的结果。

(五) 预后

平滑肌肉瘤的恶性程度不高,其预后与病理学及分期密切相关。恶性程度高,分期晚,预后不佳;恶性程度不高,分期早者,预后佳。如果瘤体较大或有溃疡或术后复发者,大多数预后不佳。

第八节　乳腺横纹肌肉瘤

横纹肌肉瘤来源于横纹肌细胞或向横纹肌分化的间叶细胞,是软组织中较常见的恶性肿瘤,由低分化或分化的横纹肌细胞构成。其发生率仅次于脂肪肉瘤和纤维肉瘤。发生于乳腺的横纹肌肉瘤很少见,它是来自乳腺内软组织中幼稚间叶细胞向横纹肌分化而后形成的恶性肿瘤。

(一) 病理变化

肿瘤呈圆形或椭圆形、分叶状,边界不甚清楚,无包膜或有不完整的假包膜,向周围浸润生长,质地坚实,可有出血、坏死及黏液变性。切面呈灰白或灰红色鱼肉状。

镜下可见数种不同发育阶段的横纹肌肉瘤细胞,主要为多形态的未分化细胞,圆形肌母细胞,带状和球拍样肌母细胞,具有肌原纤维和横纹肌成熟型瘤细胞。它们按不同比例、不同排列方式构成以下3种类型。

1. 胚胎性横纹肌肉瘤　由大圆形细胞,含有胚胎发育早期的幼稚横纹肌细胞及原始间叶细胞和长梭形细胞构成,细胞质颗粒状或均质而红染。还可偶见带状细胞,奇异型巨细胞,蝌蚪状或锥体状细胞等。此外还有多少不等的小圆形细胞及星形细胞位于黏液样基质内。

2. 腺泡型横纹肌肉瘤　瘤细胞排列呈腺泡状,其间有结缔组织分隔,少数瘤细胞可游离于腺泡腔内。部分向腔内生长呈乳头状或围绕血管排列呈假菊形团。瘤细胞形状呈圆形或卵圆形,细胞质少,呈深红染。此外还可见到分化较好的横纹肌母细胞。

3. 多形性横纹肌肉瘤　瘤细胞多形性极为明显,以大、小分枝状梭形细胞为主,常混杂有大、小圆形或多角形细胞。也有长带状巨细胞,此外还可见到许多类型的巨细胞,常具有奇异状深染的核及空泡状细胞质。多数瘤细胞具有肌肉细胞的特点。可见到纵行肌原纤维,横纹则少见。

(二)临床表现

临床常表现为乳腺内有痛或无痛性肿块,生长快,病程较短,瘤体一般较大。横纹肌肉瘤术后极易复发,晚期经血行及淋巴转移。多数经血行转移至肺、骨,少数转移至肝、淋巴结及胸膜和其他脏器。

(三)诊断

横纹肌肉瘤好发于青年女性。根据其生长快,病程短,瘤体一般较大,呈圆形或椭圆形、分叶状,边界不清,质地坚实等特点诊断并不困难,但最后确定诊断还需依据病理学结果。

在诊断时,由于不易找到典型的横纹,因此应该注意和其他恶性间叶性肿瘤相鉴别,如纤维肉瘤、软组织腺泡状肉瘤、淋巴肉瘤等。

(四)治疗

本病由于恶性程度较高,采用任何一种单一的治疗手段其治疗效果均不满意。近年来,为提高临床治愈率,大多数学者从实践中体会到,采用综合治疗能收到较好效果。特别是对有转移复发的病例尤为重要。

手术治疗:单纯手术切除治疗对本病效果均不满意,术后极易复发,特别是胚胎性和腺泡型横纹肌肉瘤尤是如此。

放疗:各型横纹肌肉瘤对放疗反应敏感度不一。对术后及发现较晚不能手术切除者可考虑放疗。治疗剂量应严格掌握,Teffe 提出每 4.5～5 周可在患处照射 40～50Gy,但常有复发和严重的副作用。

化疗:化疗对本病疗效明显,但单药治疗效果很不理想。目前多采用联合化疗或综合治疗,使疗效大大提高。常用的标准方案为"CYVADIC"方案,即 CTX-ADM-VCR-DTIC。

综合治疗:综合治疗即应用手术加放疗和联合化疗的综合治疗方案,是目前最佳治疗方案。

一般术前可用 VCR,$2mg/m^2$,每周 1 次,静脉注射,第 1～12 周,ACD,15mg/kg,第 1 周每日 1 次,静脉注射,第 1～5 天连用,以后 12 周重复 1 次,共 48 周。

CTX,25mg/kg,每日 1 次,口服,连用 1～28 天,第 28 天手术,术后放疗 6 周(4～10 周)。

术后化疗:VCR、ACD 用法同前,CTX,2～5mg/(kg·d),口服,第 71 天起连用 2 年。

(五)预后

横纹肌肉瘤恶性程度较高,预后和病理类型关系密切。腺泡状、胚胎性预后不良,多形性预后尚佳。早发现、早治疗、无转移者可望预后转好。病期较晚者预后差,单纯手术或单纯放疗预后较差,综合治疗预后较好。

第九节　乳腺血管肉瘤

乳腺血管肉瘤很少见,是来源于乳腺小叶周围或小叶毛细血管内皮的恶性肿瘤,又称为乳腺血管内皮肉瘤。本病预后很差,早期即可发生血行广泛转移。本病多见于青年女性,以 20～30 岁为多。

(一)病理变化

肿块多位于乳腺深部,大小不一,平均直径 4.5cm。向周围浸润生长,包膜不完整或无包膜,边界不清。瘤组织切面富于血管,色红润,质地柔软,细腻呈鱼肉状,可见腔隙及局灶性出血坏死。

镜下可见瘤组织由互相连接的不典型的毛细血管构成。这些毛细血管是由肿大的圆形或椭圆形分化不良的内皮细胞构成,它突出到管腔内,部分或完全地充满了血管内腔。体积大、染色深,呈梭形、圆形、多角形,细胞质丰富,核呈圆形或梭形,大小不等,核分裂多见。瘤细胞变化很大,可由长梭形变到上皮样细胞形,有时可见多核巨细胞。瘤细胞排列呈片、巢状,并形成类似毛细血管的腔隙,腔隙中充满红细胞。

(二)临床表现

血管肉瘤瘤体较大,位置较深,呈浸润性生长,质地较软。可发生于乳腺的任何部位。常侵犯右侧乳腺,以外上象限多见。肿瘤无痛感、生长迅速,穿刺可抽出血液。瘤组织表浅者患处皮肤呈紫蓝色,易误诊为外伤或血肿。

(三)诊断

凡是青年女性,出现无痛性生长迅速的乳腺肿块,体积较大,质地柔软,穿刺可抽出血液者即应考虑到本病的可能。当见到大体标本无包膜,呈浸润性生长,切面红润柔软,呈鱼肉样外观,则应进一步进行组织学检查以确定诊断。

血管肉瘤最后确定诊断还要依据组织学结果,但还应与青春期乳腺肥大、乳腺小叶周围血管瘤等相鉴别。这些鉴别主要是在病理学方面。

（四）治疗

血管肉瘤是一种恶性程度很高的肿瘤,早期即可发生血行转移,极少经淋巴道转移。本病对放疗和化疗效果均不理想。主要治疗手段是早期发现行乳腺切除术,但术后仍常有复发。术后可酌情考虑予以化疗及免疫治疗的综合治疗方案,可在一定程度上提高疗效,延长生存期。

（五）预后

本病预后与肿瘤的分化程度,肿瘤大小,核分裂多少,病程长短有关。分化好的预后较好,分化差的预后极差。各种疗法效果均不理想,可早期经血行转移至骨和内脏。

第十节 乳腺软骨和骨肉瘤

发生在非骨组织的软骨和骨肉瘤过去称之为畸胎瘤样混合瘤或骨软纤维肉瘤。可发生在下肢软组织、膀胱、肾脏、腹膜后、肺、甲状腺及乳腺等处,而以乳腺为最多见。其来源有多种说法,但逐渐被公认的说法有如下 3 种:组织细胞迷离学说、异质性骨质学说、化生学说。乳腺软骨和骨肉瘤临床少见,约占乳腺肉瘤的 0.2% ,多发于 40 岁以上女性。

（一）病理变化

大体见肿瘤呈结节状或分叶状,包膜不明显。质地坚实,切面软骨肉瘤呈白色半透明状,含较多钙质、骨化灶及纤维组织;骨肉瘤切面呈灰红色或灰白色鱼肉状,两者中央均可见坏死区,有囊性变及出血灶。软骨肉瘤囊腔内可见米粒样碎骨块,骨肉瘤有砂砾样感觉。

镜下可见软骨肉瘤主要由恶性软骨细胞和软骨基质构成;骨肉瘤由成骨性结缔组织的肉瘤细胞、类骨组织、骨组织及软骨组成。瘤组织主要为具有异型明显的成骨细胞构成。形态多样,细胞质丰富、嗜酸,核不规则,染色深。瘤细胞中可见成骨倾向,即胶原纤维融合,骨样组织出现。

（二）临床表现

患者有多年乳房肿块史,而短期内肿块突然迅速生长。查体可见乳房皮肤颜色正常或稍红肿,肿瘤可大可小,数厘米至 30cm,可与皮肤粘连,质硬,边界清楚,无压痛,推之能动。X 线片可见乳内肿块内有钙化影像。

（三）诊断

本病多见于 40 岁以上中老年女性。常以乳内多年生长肿物突然迅速增大、无痛感而求治。查体乳腺皮肤、乳头正常无改变。肿块较大时可见皮肤紧张,甚至形成溃疡。触诊可见一边界清楚、质硬、推之可动的肿块。X 线片可见肿块组织密度很高,有钙化影,边界清楚。血清碱性磷酸酶高于正常值两倍以上时诊断骨肉瘤有意义。

本病诊断并不困难,主要是应同伴有骨或软骨化生的乳腺癌相鉴别。鉴别主要依靠 X 线和病理。

（四）治疗

本病恶性程度高,一经确诊。只要患者情况允许应立即手术。但对本病的治疗任何一种单一的方法均不能取得满意疗效。因此,现在大多数作者提倡综合治疗,即术前动脉灌注化疗,化疗后再做乳腺癌根治术,术后再配合化疗或放射治疗。其疗效比过去单一治疗效果有明显的提高。

化疗可考虑用 MTX-CF-ADM 进行联合化疗。

（五）预后

预后和病理类型密切相关,软骨肉瘤预后尚佳,而骨肉瘤预后则差。有转移者预后差,无转移者预后尚佳。

（丁小红 李洁 陈玉华）

参 考 文 献

[1] Lakhani SR, Ellis IO, Schnitt SJ, et al. WHO Classifcation of Tomors of the Breast. IARC:Lyon,2012.

[2] 王晓卿,张乐星,毕成峰,等.原发乳腺淋巴瘤的临床病理、免疫表型及预后分析.中华病理学杂志,2010,39(5):302-307.

[3] Tavassoli FA. Eusebi V. Tumors of the Mammary Gland. AFIP,Washington,2009:367.

[4] 阚秀,丁华野,沈丹华.乳腺肿瘤临床病理学.北京:北京大学医学出版社,2014.

[5] Toesca A, Spitaleri G, De Pas T, et al. Sarcoma of the breast: outcome and reconstructive optians. Clin Breast Cancer,2012,12(6):438-444.

[6] 邵志敏,沈镇宙,徐兵河.乳腺肿瘤学.上海:复旦大学出版社,2013.

第十三章　乳腺癌副癌综合征

副癌综合征的概念是 1956 年由 Guiehard 首次提出的,是指某些恶性肿瘤患者在尚未发现恶性肿瘤之前,或已明确诊断但未发生肿瘤转移的情况下,出现远隔器官功能障碍症状的一组疾病。因其并不是肿瘤直接侵袭、转移,也不是感染、缺血或代谢障碍等因素引起的病变,但其发生确与肿瘤相关,故称之为副癌综合征,又称副肿瘤综合征。

副癌综合征的发病机制尚不十分清楚,无法用单一疾病解释其发生的原因和临床表现,相关检查的结果往往与临床表现相左。许多研究结果显示患者正常的神经细胞表面存在某些肿瘤细胞抗原,血液和脑脊液中可查到一些特异性的肿瘤细胞抗体,因此目前认为本组疾病系恶性肿瘤患者机体异常免疫反应引起的远隔效应。

据不完全统计,约有 10% ~ 20% 的恶性肿瘤患者发生副癌综合征,但临床实际工作中仅有 2% 的患者得到明确的诊治,因不熟悉或忽视本病而误诊误治的患者可能达 17.2%。

几乎所有的恶性肿瘤均可伴发副癌综合征,临床上以中老年患者居多,常见于肺癌、妇科肿瘤、乳腺癌、淋巴瘤等。体征可出现在肿瘤发现之前、之后或与之同时发生,也可成为一部分肿瘤的首发症状,多数出现在因肿瘤疾病而就诊前 1 年左右,1 年或数年后才发现原发肿瘤。本病通常亚急性起病,数天或数周后症状达到高峰,而后持续,就诊时多有较严重的功能障碍,有时比原发肿瘤更具危险性,需要及时而特殊的治疗。在已经明确诊断的病例中随着对原发肿瘤的有效治疗,副癌综合征的症状可缓解或消失,如重复出现,则提示肿瘤复发。对临床出现副癌综合征的患者如果治疗结果不佳,合并恶病质或难以解释的症状和体征时,应首先考虑副癌综合征的可能,通过必要的临床检查,排除相关肿瘤性疾病。

不同的肿瘤,不同的受损部位,副癌综合征可表现为不同的临床症状和体征,约 80% 的患者神经系统损害症状表现明显,故本组疾病又有神经系统副肿瘤综合征之称,主要有以下几种类型。

一、小脑变性

临床表现主要为小脑综合征,患者出现步态及肢体共济失调,部分病例出现构音障碍,有时可有复视、眩晕、神经性听力丧失及眼球运动障碍,少数患者可出现感情及精神障碍,累及其他部位还会产生语言困难、痴呆、记忆力下降、椎体束征等。病情呈亚急性进展,进行性加重,数周或数月内可卧床不起。

小脑的病理改变主要是非炎症相关性浦肯野细胞减少。实验室检查血清及脑脊液中可查到特异性的抗-YO 抗体(抗浦肯野细胞抗体)或抗-Ri 抗体(抗神经原骨架蛋白抗体)。在无副癌综合征的乳腺癌患者血清与脑脊液中不出现此类抗体,无肿瘤存在的小脑变性的患者血清及脑脊液中也不存在这类抗体。

目前认为副癌综合征小脑变性的发病机制为在肿瘤抗原的作用下产生的抗-YO 抗体,在补体参与下与小脑皮质中的浦肯野细胞质内的小脑变性相关抗原(COR)发生免疫反应,导致小脑蚓部和小脑半球弥漫性损伤,从而出现小脑综合征的一系列表现。

目前尚无对本病的特效疗法,可试用血浆置换、维生素、皮质类固醇及免疫抑制剂等,部分患者在明确原发肿瘤并加以有效治疗后症状缓解、消失。故及早发现潜在肿瘤,早期治疗,可较好地提高患者的生活质量和生存期。

二、伴或不伴有共济失调的斜视性眼阵挛-肌阵挛(POM)

本病亦称为副肿瘤性斜视性眼阵挛,常见于代谢性、中毒性脑病或病毒性脑膜炎,伴隐匿的恶性肿瘤患者并不少见,约占20%。

肿瘤性斜视性眼阵挛-肌阵挛为亚急性起病,临床表现为与注视方向无关的双眼不自主、无节律、无固定方向,快速多变的高波幅异常运动,常与肌阵挛合并存在,当闭眼或睡眠时上述运动仍然存在,做眼球跟踪动作或固定眼球时,不自主运动反而加重。本病可以单一症状出现,也可作为特殊症状与其他体征如共济失调、构音障碍、步态不稳等一同出现。

本病主要受损部位为脑桥的中央网状结构,病理改变为小脑的浦肯野细胞弥漫性脱失,下橄榄核神经元脱失,小脑、脑干、软脑膜小血管周围炎细胞浸润,以单核细胞为主。血清和SEF中可查到特异的抗-Ri抗体,若该抗体阳性需系统检查潜在肿瘤。

皮质类固醇及促肾上腺皮质激素(ACTH)对本病治疗有效,推测是因皮质激素抑制了抗体介导的对中枢神经系统起破坏作用的自身免疫反应,或修正调节了某些神经的传递功能。原发肿瘤切除后症状可有不同程度缓解,但仍需维持激素治疗,有报道可自然缓解的病例,但十分罕见。

三、Stiff person 综合征

本病又称僵人综合征(SMS),是一种以身体中轴部分肌肉进行性、波动性僵硬伴阵发性痉挛为特征的中枢神经系统疾病,比较少见。有研究显示其血清或SEF中可查见抗谷氨酸脱羧酶(amphiphysin)抗体。僵人综合征患者常合并乳腺癌。

僵人综合征起病隐袭,多为慢性波动性,前驱症状表现为腹部、躯干部肌肉阵发性酸痛和紧束感,呈非特异性或一过性,继而波及颈肌、咀嚼肌、四肢,进展期肌肉持续性或波动性僵硬,关节固定,随意性活动受限,严重时呈僵人样姿势,突然刺激或情绪紧张引起肌肉阵挛、疼痛发作,被喻为"破伤风样"或"大力士样"发作。

肌肉僵硬可为全身弥漫性,也可局灶受累,骨盆带、肩胛带、棘突肌、腹肌受累多见,病情发作可持续数分钟至十数分钟,可自然缓解。直接诱因是吵闹声、震动、肢体自主或被动活动、情绪激动、恐惧、遇冷甚至说话、进食亦可诱发。发作时病人常伴恐惧、疼痛、大声嚎叫、大汗、气促、心动过速、瞳孔放大、血压升高、体温升高等。自主神经紊乱症状在睡眠时或用药后可减轻或消失。

病理学检查可见节段性脱髓鞘和轴索变性,肌肉活检可见神经末梢变性,偶有慢性炎细胞浸润,骨髓后根神经节细胞变性脱失,淋巴细胞和巨噬细胞浸润,偶见前索细胞、后索细胞变性,神经外膜血管周围炎细胞浸润。

肌电图检查有助于诊断,在静止期呈持续正常运动单位电位,发作时出现自发痉挛,肌电发放明显增强,注射地西泮或神经阻滞剂后明显减弱或停止。60%患者血清中可查到抗 amphiphysin 抗体。

诊断僵人综合征应注意与具有类似体征的破伤风、先天性肌强直、肌强直-侏儒症-弥漫性骨病、有机磷农药中毒、癔病、多发性肌炎、锥体外系疾病等相鉴别。

对本病应及时检查隐匿的原发肿瘤并进行必要治疗,治疗首选苯二氮䓬类药物,国外有报道应用免疫抑制剂,应注意预防呼吸道、泌尿道感染,避免声、光刺激和各种诱发因素,保持情绪稳定。如无并发症,多预后良好。

四、肿瘤相关性视网膜色素变性

视网膜色素变性是一组很少见的以光感受器细胞进行性变性为特征,具有高度遗传异质性、致盲性的眼底疾病。一般以常染色体隐性遗传为主。目前认为其发生是由某些遗传因素导致视网膜色素上皮细胞对视网膜细胞外节盘膜的吞噬消化功能减退,导致盘膜崩解物残留,形成障碍物,妨碍了营养物质从脉络膜到视网膜的转移,从而引起视细胞进行性营养不良,逐渐退变消失,导致视力下降甚至致盲。

近年来研究发现部分患者的体液免疫、细胞免疫均有异常,特别是部分肿瘤患者如乳腺癌的肿瘤抗原诱导机体产生抗视网膜抗体(抗 CAR 抗体),引起视网膜色素变性,称之为肿瘤相关性视网膜病变(CAR),是一种新的非眼部原发肿瘤压迫或转移或遗传因素引起的视网膜变性疾病。

本病的主要临床症状是夜盲及进行性视力下降,视野向心性缩小至管状视野。晚期晶状体混浊,出现后极性白内障。约1%~3%并发青光眼,50%病例伴有近视。因视网膜与内耳 Corti 器官均源于神经上皮,有相同的基因,约19.14%的患者伴发聋哑病。

眼底检查患者视盘色淡、蜡黄,视网膜血管细窄,眼底青灰色,污浊状,可见骨细胞样色素沉着。眼底血管荧光造影动脉充盈迟缓,黄斑束样水肿伴渗漏,血清学检查抗-CAR 抗体阳性。

本病目前尚无有效的治疗方法,近年来伴随分子生物学的发展,基因治疗取得了一定的效果。针对不同阶段、环节的抗凋亡和神经保护疗法被尝试,以干细胞为基础的移植疗法和各种类型视觉假体植入,为患者带来了新的希望。

(丁小红 许俊业)

参 考 文 献

[1] 朱光. 神经系统副肿瘤综合征 31 例临床分析[J]. 中国当代医学,2011,18(17):65-66.

[2] 宋亚彬. 副肿瘤综合征 61 例病例分析[J]. 中国应用医药,2010,26:123-124.

[3] 吉风,徐小林. 神经系统副肿瘤综合征研究进展[J]. 中华老年心血管疾病杂志,2013,15(6):667-669.

[4] 张书刚,林兴建,邱峰,等. 神经系统副肿瘤综合征 22 例临床分析[J]. 中国医药学报,2013,10(28):153-155.

[5] Blaes F,Tschemalsch M. Paraneoplastic neurological disorders[J]. Expert Rev Neurother, 2010, 10 (10):1559-1568.

[6] Graus F,Dalmau J. Paraneoplastic neurological syndromes [J]. Curr Opin Neurol,2012,25(6):795-801.

[7] Antoine JC,Camdessanche JP. Paraneoplastic disorders of the peripheral nervous system[J]. Presse Med,2013,42(6):235-244.

[8] Guzzard P,Maddison P. Which antibody and which cancer in which paraneoplastic cyndromes postgrad[J]. Pract Neurol,2010,10(5):260-270.

[9] Flanagan EP,Mckeon A,Lennon VA,et al. Paraneoplastic lsotated myelopathy:clinical course and neuroimaging clues [J]. Neuology,2011,76:2089-2095.

第十四章　乳腺癌的局部复发及治疗

一、定义

在外科手术切除范围内,包括局部及区域淋巴结,术后任何时间内出现癌称之为复发。常见原因多为切除范围不够广泛、"无瘤原则"欠规范、肿瘤种植及患者机体免疫力下降等。

至于手术切除范围之外的区域,如内乳淋巴结、锁骨上淋巴结术后出现癌转移者不宜称之为复发。此外,该切除的范围未进行切除者,如第Ⅲ水平及腋尖淋巴结出现转移者,应称为未治疗彻底。

二、局部复发危险的因素

（一）乳腺癌术后复发灶局部侵犯的范围和腋窝淋巴结状况

根治术后局部复发常常出现在胸壁的皮皱处或者切口的瘢痕处,散在性多个结节,复发因素包括乳房皮下癌组织残留,胸骨旁淋巴系统内存在的癌细胞逆行性进展,术中操作导致癌细胞种植等。有资料表明,根治手术后局部复发预示着全身转移的前奏。初次治疗后,局部复发出现越早,提示在短时间内可能出现全身性转移,如占位性乳腺癌术后易出现局部复发,且很快会出现全身性转移,如胸壁单个孤立复发灶,可以长期没有远处转移灶出现,提示这种复发是真正的局部复发。

（二）家族史

家族史中,基因易感染性被认为是保乳治疗的因素之一。研究发现,乳腺癌遗传易感性与 *BRCA1* 和 *BRCA2* 等基因的突变有关。有研究表明,有家族史患者保乳术后,癌前病变或亚临床病灶的癌细胞未被手术或放疗清除,复发风险相对较低;不同组织学类型肿瘤术后未放疗清除,风险明显提高。最近有报道显示,有家族史乳腺癌患者比无家族史患者有更低的局部复发率,更

高的对侧乳腺癌发生率。

（三）年龄

年龄是乳腺癌保乳治疗后局部复发的相关因素,年轻是其主要危险因素,年轻定义为年龄≤35 岁,欧美国家≤40 岁的患者多定义为年轻。年轻患者保乳术后局部复发率增高与其肿瘤生物学行为和病理组织学特征有关,如肿瘤较大,脉管浸润,广泛导管原位癌成分,高核分级,切缘阳性或再次切除。循证医学证据显示:年轻是乳腺癌行保乳治疗后局部复发的危险因素。真性复发是主要复发风险和复发方式,组织学类型或肿瘤部位不同于第一原发癌的新原发灶。其中,同侧乳房复发患者的 5 年无远处转移发生率或死亡风险显著增高,因此,美国 NCCN 2001 年版乳腺癌临床实践指南,将≤35 岁的浸润性乳腺癌仍列为保乳手术的相对禁忌证(2A 类共识)。临床上对≤35 岁的年轻乳腺癌患者行保乳术治疗应谨慎,对保乳手术复发风险较大的年轻患者,可行保留皮肤的乳房切除或保留乳头、乳晕复合体的乳房切除术,加Ⅰ期乳房成形重建,以保证疗效并提高生活质量。

（四）肿瘤本身因素

广泛的导管内癌成分(EIC)是保乳手术切除不明病例局部复发的重要因素,EIC 是指在浸润性导管中出现以下情况:

1. 肿瘤内出现大量导管内癌。

2. 在肿瘤邻近肉眼正常的组织中出现导管内癌。另外,导管内癌伴有灶性浸润也是一种 EIC 的表现,EIC 阳性与前述真正的复发或边缘遗漏相关。有分析在 EIC 阳性肿瘤中,局部广泛切除后同一象限乳腺内会有大量肿瘤残留,依靠中等剂量的放疗无法消灭残余灶,所以,EIC 阳性肿瘤,手术切除范围要广泛,配合放疗可望降低复发率。识别 EIC 主要依靠钼靶 X 线摄片,EIC 主要表现为微小钙化灶。

3. 手术切除,根据 JCRT 的经验,切缘接近 1mm

与切缘>1mm 病例接受相同剂量照射,复发率无差别,切缘接近的病例 10 年复发率高。

三、乳腺癌局部复发的诊断

对于体表的乳腺癌转移灶,根据病史、局部检查等容易确诊,对于体内的转移病灶的诊断除病史外,还需要依靠辅助检查。

1. 病理检查 肿瘤所在的部位、大小、硬度、活动度等有助于诊断。胸壁处、锁骨处多个结节及腋窝结节可行粗针穿刺、细针穿刺或切除病检,做冰冻病理检查,根据病理报告决定是否进一步扩大切除或采用其他方法。

2. 超声检查 操作方便,灵敏度高,可以判断肿瘤的大小、形态、有无包膜及肿瘤周围和(或)内部有无血液。超声显示恶性肿瘤形态不规则,边缘呈锯齿状,无包膜,内部回声不均匀等。

3. CT 有助于诊断是否有腋窝淋巴转移,乳腺癌的淋巴转移常可依据淋巴结边缘不整、毛刺以及周围脂肪密度增高等。

4. MRI 乳腺癌在 MRI 图像上与 CT 图像相比,图像类似,MRI 诊断乳腺癌的总体敏感性可达 86.3%,特异性为 99.5%,对胸壁和内乳区病变的特异性达 100%,有助于乳腺癌术后胸部复发的诊断。

四、乳腺癌局部复发的治疗

保乳治疗后对于局部有单发灶复发或可手术的局部复发病人,补救性切除乳房是最主要的治疗手段,如果首次未清扫腋窝,则行乳房切除、Ⅰ至Ⅱ水平的腋窝淋巴结清扫;若以往清扫过腋窝淋巴结,经查体及影像等乳腺的辅助检查,发现有淋巴结侵犯证据,则可行补清扫术。腋窝淋巴结的清扫,不仅可以提供病理情况指导术后治疗,还可以起到良好局部控制作用。有条件的医院也可考虑补救性切除加一期乳房重建。Fowble 报道,此类患者在施行乳房切除后,其 5 年生存率>84%。多数研究表明,切缘阳性增加复发危险。JCRT 报道切缘阳性患者 8 年的复发率达 18%,局部切缘阳性(指在手术标本表面≤3 个低倍视野出现原位癌或浸润癌,复发率 14%,而 3 个以上低倍视野切缘阳性的复发率 27%)。结果显示,局部切缘阳性适合接受保乳手术加放疗,配合全身辅助治疗,有可能进一步降低复发率。在保留乳房的外形时,还是建议扩大手术范围。

若局部复发范围广泛累及皮肤,紧张无弹性,同时存在区域淋巴结的复发,这种表现为皮肤复发癌症的病人,预后很差,与根治术后广泛局部复发的胸壁相似,行全身治疗后,方可考虑局部的处理,如手术或放疗等。乳房切除术后腋窝有转移,若以往未行照射,则行锁骨上下区放疗。

(一)胸壁复发的治疗

1. 对于乳腺癌根治术后胸壁复发病人,可切除者推荐胸壁结节切除术。对首次术后未行放疗的复发病例,可在胸壁切除术后加用放疗,单独放疗对于部分病例可起到病灶完全消失的效果。所以既往没有接受过放疗的病人,照射靶区需要覆盖全胸壁,需要对锁骨上下引流淋巴结区进行预防性照射。

2. 对于胸壁弥漫性结节复发的病人,则建议全身化疗后,根据化疗后效果,再考虑胸壁和区域淋巴结的放疗等综合治疗。

3. 对于孤立的腋窝淋巴结复发病人,手术为首选,若以往未行腋窝清扫,则需要补充清扫,如腋窝淋巴结清扫后复发患者,如可手术则可对复发灶补清扫。如既往未行放疗的病人补清扫腋窝淋巴结后,则对胸壁及锁骨上下淋巴结引流区进行预防性照射,对于腋窝淋巴结粘连严重、无法切除的患者,可考虑全身的治疗后,依据结果对症处理,考虑放疗、内分泌治疗等。

4. 对于锁骨上淋巴结复发病人,对单个的锁骨上淋巴结可切除,多个融合固定的不再考虑手术,全身化疗后根据疗效的结果,既往未放疗可给予锁骨上下淋巴引流区的放疗。如既往未放疗,淋巴结较少,活动度可,有条件的医院可考虑锁骨上淋巴结清扫术。

(二)局部复发全身治疗

出现局部复发的病人,将来全身发生转移性的危险往往较大。因此,对局部复发的病人不但要考虑局部治疗问题,而且要兼顾全身治疗。

一般来讲,其他部位没有发生复发转移,仅是乳房局部复发,较根治术后的胸壁复发预后好。二次切除乳房,以往清扫过Ⅲ水平的淋巴结,如相关检查无淋巴结,则不清扫腋窝;如清扫水平为低腋窝,则可不清扫Ⅰ、Ⅱ水平淋巴结;往往 50% 病人可获得长期无复发生存。但是有资料显示,保乳术后5% ~ 10%复发多表现为弥漫水肿、界不清,皮肤紧张有弹性,同时存在区域淋巴结的复发,这种表现为皮肤复发炎症的病人预后很差,与根治术的广泛和局部复发的胸壁相似。

可根据病人复发淋巴结转移情况,复发结节,免疫组化的结果及参照既往化疗、内分泌治疗、放疗、分子靶向化疗等，评估病人分子分型，孤立的局部复发病灶，再次病理结果可考虑解救化疗，改善无病生存及总生存。对既往内分泌治疗敏感的病人，以后出现继发耐药，可考虑更换内分泌药物，仍然可以有降低再次复发率的可能。弥漫性结节对化疗、内分泌治疗不敏感者，可依据 c-erbB-2 的指标，如为阳性可进行分子靶向治疗；如 c-erbB-2 为阴性，也可考虑贝伐珠单抗的应用。总而言之，结合病人的目前病理及既往化疗方案，灵活个体化进行规范评估化疗，难治性局部复发病人建议参加前瞻性临床研究。

（三）心理治疗

复发转移的病人将面临再次选择化疗方法，仍然会有恐惧、焦虑、忧郁与悲伤等情绪，影响生活质量，医生不仅要针对复发进行化疗，在治疗复发疾病的同时，也要重视病人的心理干预，鼓励病人保持良好的精神状态战胜疾病。近年来，我国很多医院乳腺科成立病友联谊会，病友们相互交流，互相鼓励，传递正能量。从整体医学角度出发，心理治疗在病人的治疗和康复过程中发挥着重要的作用。

（丁小红　宁连胜　董守义）

参 考 文 献

[1] 邵志敏,沈镇宙,徐兵河.现代乳腺肿瘤[M].上海:上海科学技术文献出版社,2013.
[2] 中国抗癌协会乳腺癌专业委员会.中国抗癌协会乳腺癌诊治指南与规范(2013 年版)[J].中国癌症杂志,2013,23(8):637-693.
[3] 姜军,现代乳腺外科学,北京:人民卫生出版社,2014.12
[4] 郑新宇主译,乳腺良性病变与疾病,辽宁:科学技术出版社,2013.5

第十五章　乳腺癌患者的全程管理

第一节　乳腺癌患者的心理疏导与康复

随着乳腺癌发病率的上升,乳腺癌患者日益增多。乳腺癌诊治手段的进步改变了患者的生存状态,而乳腺癌患者的生存状态逐渐成为了一个值得关注和重视的问题。由于乳腺癌的特殊性,患者不仅要承受来自癌症本身的打击,同时还将面对乳房缺失所致躯体形象受损带来的巨大心理冲击。资料显示,乳腺癌患者的心理障碍发生率远高于其他恶性肿瘤患者。对许多患者而言躯体疾病的治愈并未使她们真正达到身心和谐、完满的健康状态,乳腺癌患者的心理康复问题应该引起重视。

一、乳腺癌患者所面临的社会心理问题

由于乳腺癌的特殊性,乳腺癌患者面临着大量的社会心理问题如抑郁、愤怒、恐惧等情感问题;因疾病导致配偶、亲子关系的变化,以及可能出现与性生活和外形缺损有关的压抑、焦虑、创伤综合征等,这些在年轻患者身上表现得更为明显。此外治疗带来的沉重的经济负担也影响了其他生活,加重了患者心理障碍;而治疗的不良反应、担心复发转移也成为影响患者心理康复的重要因素。国外一项对早期乳腺癌患者的调查显示:45% 的乳腺癌患者有精神障碍,其中 42% 为抑郁或焦虑障碍。1/5 的患者存有两种以上的精神障碍,1/3 的患者感觉自身吸引力差,许多人丧失了性欲,化疗引起的脱发使他们感到极大的痛苦;国内资料显示,乳腺癌患者手术两年后仍有高达 45% 左右的焦虑及 60% 左右的抑郁存在。一项研究显示,乳腺癌患者在康复期仍存在着不同程度的对肿瘤复发转移的恐惧、乳房缺失引起的自尊心受损、自卑、受歧视感和自我价值降低等表现。癌症本身就是一种应激源,给患者带来沉重的心理压力,产生各种心理症状,而这些心理症状又影响患者的生活质量和身体康复,并有可能加速癌症的发展。对乳腺癌患者加强心理干预,可使其消除不良心理反应,树立战胜疾病的信心,变消极心态为积极心态,从而配合治疗。良好的心理支持对于乳腺癌患者的治疗及康复是必要的。

二、乳腺癌心理康复现状

欧美国家心理治疗水平较高,心理咨询和治疗得到普遍认可和接受,社会支持系统较为完善和成熟。欧美国家的乳腺癌患者心理康复有心理医师以及各种社会支持机构及团体参与。以美国为例,其拥有国家乳腺癌联盟主导的美国乳腺癌倡导系统,其作用旨在让乳腺癌患者共享疾病和治疗方面的专业知识,影响政府立法和法规的决定,提供家庭医学帮助和心理支持;还有各级地方性乳腺癌患者支持关爱机构在各个方面帮助患者,例如华盛顿大学西雅图癌症关爱联盟具备了较为完整的随访架构体系,为乳腺癌患者提供女性健康随访门诊,提供专业知识教育及心理支持;此外还拥有众多由民间发起的支持组织、志愿者团体、病友互助团体,大量的心理医师及社会工作者也介入这些团体的工作,对乳腺癌患者进行心理支持和干预。澳大利亚 Suzanne 提出了乳腺患者分层心理照护模式,根据乳腺癌患者心理困扰的不同程度将心理护理细分成普通关怀、支持性关怀、延续关怀、专科关怀、紧急关怀 5 个层次,每个层次均有其不同程度的心理干预内容,家庭成员、社工、社会康复机构、医护人员、精神科医师分别参与各层次的不同级别的心理支持及干预。

中国大陆心理咨询工作起步较晚,落后于发达国家,目前国内尚缺乏专业的肿瘤心理康复机构及从业人员。另一方面由于传统观念的影响,东方女

性多保守含蓄,大多数乳腺癌患者将罹患乳腺癌视为自己的隐私,不习惯于将此类情感向陌生人倾诉,对去看心理医师感觉有羞耻感。患者主动寻求专业心理支持的意识淡漠,医师护士、家庭成员成为了患者主要的心理支持提供者,这些心理支持的参与者由于工作繁重和对心理康复重要性的认识不足,以及心理学专业知识的匮乏等原因,为乳腺癌患者提供心理康复帮助的效果非常有限,使该项工作的开展处于一个较低水平的状态。

三、乳腺癌患者心理康复的影响与促进因素

影响乳腺癌患者心理康复的因素包括:心理干预、社会支持系统、患者教育、患者心理调适等方面。

(一)心理干预

心理干预(psychological intervention)是指在心理学理论指导下有计划、按步骤地对一定对象的心理活动、个性特征或心理问题施加影响,使之发生朝向预期目标变化的过程。心理干预可以明显降低各种心理障碍的发生率及反应程度。心理治疗在乳腺癌患者的心理康复中是非常需要的,将心理支持和干预作为整体医疗的一部分,与乳腺癌的综合治疗方法有机地整合在一起,不但可以辅助和增强治疗的效果,延长患者生存期的同时,有利于提高患者的生存质量,达到心理康复的目标。乳腺癌患者心理干预方法包括:有效应对策略的使用,良好的人际关系的处理,负性情绪的适当宣泄,情绪稳定的保持等方面的指导。心理治疗的形式可以分为个别心理治疗和团体心理治疗。常用的心理干预技术有认知疗法,包括教育、认知重建、言语重构、角色转换、向下比较等;行为治疗,包括松弛训练、系统脱敏、正强化、示范疗法等;支持治疗、理性情绪行为疗法等。

(二)社会支持系统

社会支持(social support)是指社会关系所提供情绪交流、相互关心、实际帮助和信息交流与行为,良好的社会支持能对乳腺癌患者身心有保护、缓冲作用,能减轻乳腺癌患者患病后的无助感,有利于患者保持乐观情绪,增强其战胜疾病的信心,从而减少焦虑、抑郁情绪的发生。

(三)患者教育

通过患者教育可以让患者掌握正确的治疗和康复知识,从而达到最大化的健康效益,还可帮助患者改变不合理的认知成分,调整错误歪曲的思维、想象

及信念,对于控制患者情绪、减轻治疗不良反应、增强疗效、改善预后和提高生活质量有明显的作用。同时患者教育应当包括对配偶的宣教。癌症患者及其照顾者有着广泛的信息需求,并与其心理状态相关。肿瘤学专业人士要以最佳的途径满足患者和照顾者的信息需求,以减少他们社会心理疾病的发生率,加强与照顾者的沟通和信息交流,使他们更多地了解相关信息,更积极地参与患者的身心康复。

(四)患者心理调适

个性特征可以影响个体对生活事件的感知、认知评价及应对方式。乳腺癌患者的个性特征可以影响其生活质量、情绪的调整、对疾病的应对方式以及疾病的进程。患者对疾病的悲观反应常常反映出个体对应激事件的适应能力较差,而那些既往有精神障碍者患乳腺癌后不仅会加重以前的精神症状,而且产生适应困难。同时患者个人经历影响其对乳腺癌的适应,如经历过家人患乳腺癌,或者目睹其他乳房切除病友形体的患者可能出现逃避、抑郁等更多的心理危机,不利于患者的心理康复。

四、探索有中国特色的乳腺癌干预模式

由于与西方国家的文化背景、意识形态、社会及医疗环境存在着巨大差异,欧美国家的康复模式目前在我国不易推广。近10年来,国内学者对乳腺癌患者存在心理问题的关注度明显提高,对开发有中国特色的乳腺癌干预模式进行有了有益的探索。

我国传统文化是以儒家文化为中心的东方文化。儒家文化强调伦理道德、社会责任、人际关系与群体意识。其中的群体意识,在人群中可以表现为喜欢扎堆,有从众心理。实施心理干预时,在一个人数较多的环境,不仅可以吸引大家的注意,而且在这样的组织中,参与者的交流会更充分和便利。

在我国患者对医院及医护人员充满了信任和情感依赖,而对民间组织普遍存在不信任及戒备心理,因而由医师领导的支持团体更容易获得患者的响应和参与,使团体心理干预更易起效。众多病友聚集在一起活动从而节省大量的时间和精力,大大提高了效率。团体活动提供了同种疾病的病友在一起交流处理问题的机会,容易产生共鸣。模范病友成为适应不良病友的学习榜样,而病友们通过相互交流、相互反馈、互相强化,发展出相互支持的感觉,从而帮助乳腺癌病友达到心理康复,起到了较好的心理康复效果。

(王丕琳)

503

第二节　乳腺癌围术期的个案管理

随着医疗诊治技术的发展,乳腺癌的治疗已经从单一的手术模式,发展到包括手术、放疗、化疗、内分泌以及靶向治疗在内的多学科综合治疗模式。乳腺癌个案管理,作为一种跨学科、专业化、综合型的高级医疗工作新模式已开始应用于临床,正逐步显现其创新的活力。乳腺癌围术期的个案管理实践表明,这种模式可以合理利用有限资源,降低医疗成本,提高医疗团队的工作效率和服务质量,充分满足患者的健康需求。

一、乳腺癌个案管理发展背景

个案管理有着悠久的历史,最初的理念萌生于19世纪末西方的保险领域,其目的是为了控制由灾难性事故或疾病引发的高额保险赔偿。20世纪初,个案管理作为应对美国社工界由于服务体系分散、人员流动、协调不当等原因所引发的相关问题的模式而逐渐兴起,并开始在一些社会服务领域,尤其是在智障照护和肢体残障照护等服务机构中被广泛应用。目前国外个案管理研究已涉及多个领域,如糖尿病、心力衰竭、乳腺癌、哮喘、体弱的老年患者、移居儿童牙科疾病、人类免疫缺陷病毒(HIV)及慢性阻塞性肺疾病(COPD)等。

20世纪70年代初,首个乳腺癌个案管理模式在英国逐步形成,此后,美国、澳洲等也相继在乳腺癌个案管理模式上快速发展并形成各自较为成熟的工作模式。2001年,中国台湾健保局颁布"乳腺癌论质计酬"计划,标志着中国台湾地区第一个癌症患者的个案管理模式的诞生。我国于1996年设置首个肿瘤个案治疗师,并按照肺癌、肝癌、乳腺癌等六大病种开始尝试推行个案管理模式。此后,乳腺癌个案管理在上海、广州、深圳等地的大型医院施行开来,并在全国成蓬勃发展之势。

二、个案管理的相关概念

(一) 个案管理概念

目前,有关个案管理的名词定义很多。美国护士资格认证中心(American Nurses Credentialing Center,ANCC)将个案管理定义为:"一种灵活的、系统的、合作性的方法,为特定的人群提供并协调其医疗护理的服务"。美国护士协会(American Nurses Association,ANA)将其定义为一个包括评估、计划、服务、协调与监控为一体的健康照护系统,以符合个案多重的照护需求。中国台湾学者对个案管理的定义为"临床医疗管理系统之一,是一种以病患为中心,包括多学科参与的照护方法,对于高花费及高变异性的病患提供整体性、持续性、协调的照护,包括标准化地应用资源,提供一个持续性的医疗照护计划,持续不断地监测,以达成事先预定的目标"。

我们认为:个案管理模式是以患者为中心,多学科合作参与的,旨在合理整合有限资源的、整体性的、持续性的医疗工作模式,具有以下4个特点。

1. 目的性　以病患为中心,最大限度满足患者需求。

2. 整体性　以个案管理师为纽带,整合医疗护理资源,打造精英团队,形成整体合力。

3. 系统性　个案管理是一个动态的过程,包括评估、计划、执行、协调、监督、评价和反馈等,是一个科学的系统。

4. 效能性　合理利用资源,节约成本,体现效能性。

(二) 个案管理师

个案管理师是整个管理过程的重要纽带,是个案管理系统中不可或缺的重要角色。个案管理师,作为个案管理的主导者,一般而言应由具有丰富经验和高学历的临床专家、医师、护理人员或其他医疗团队成员担任。他们需要具备评估个案、评价资源、熟悉伦理知识,与医疗团队成员及患者能够有效沟通、协调、分析及判断等多项技能。

鉴于个案管理者从事的工作复杂且具有挑战性,因而就临床知识和相关经验而言,注册护士仍然是最重要和有效的个案管理者,并且这种建立在经验、知识和技能基础上的能力,是能够普遍得到其他医疗团队成员及患者认同的。美国护理学会就建议个案管理者至少拥有1个注册护士的专业证书,且拥有5年以上的临床经验。在乳腺癌专科领域,个案管理主要是由乳腺专科护士(SBN)进行主导。

国内目前个案管理师的资格认定暂未建立。但临床经验告诉我们,作为乳腺癌个案管理师要适应岗位,需掌握乳腺外科学、乳腺内科学、整形医学、乳腺影像及病理诊断、专科护理、康复营养支持、沟通技巧、心理学、电子信息系统等多学科知识和相关技能。

三、乳腺癌围术期个案管理模式的临床应用

个案管理具有多种模式,由于工作时间和工作场所不同,各种模式中个案管理工作重点都呈现不同特点。到目前为止,还没有一种模式受到所有学科领域的认同,也没有一种模式在所有服务领域通用。尽管如此,不同模式在个案管理师角色定位、工作流程、工作内容上亦存在普遍共性。

乳腺癌围术期个案管理是指从患者入院(手术/穿刺),病理确诊为乳腺癌接受手术治疗开始,直至患者术后康复出院,这一特定时间内的监管。整个过程以个案管理师为主导和纽带,集医疗、护理、社会工作者、健康保险机构人员以及患者及其家属为一体,是一个充分交流合作的过程,是一个合理利用资源,为患者提供全程持续服务的过程。乳腺癌围术期个案管理具体流程和内容如下。

(一)乳腺癌围术期个案管理流程

具体管理流程包括 3 个阶段:收案、管案和结案。

1. 收案　当病患被确诊为乳腺癌后,个案管理师介入,评估并收集患者资料信息及家属需求,对其进行监管。

2. 管案　乳腺癌患者围术期治疗过程中,个案管理师扮演着实践者、教育者、顾问、协调者等重要角色,通过沟通、协调、资源的选择与利用,使患者在复杂的治疗过程中得到连续性及整体性照顾。

3. 结案　患者结束治疗、拒绝或中断治疗或死亡时,个案管理师整理资料归档。

(二)乳腺癌围术期个案管理内容

具体管理内容包括 5 个基本步骤:评估、计划、实施、评价和反馈。

1. 评估　患者病理确诊乳腺癌后,个案管理师收集与综合分析所有临床信息以及其他方面重要信息,如专科症状及体征、生理状况、心理状况、社会支持,以及对疾病与自我的认知,生活方式,宗教信仰,经济来源与健康保险等。

2. 计划　个案管理师将评估过程中所获得的信息结合患者实际预期进行分析整合,与医疗专家、患者及家属共同参与制订治疗照护计划。个案管理

师整合信息的过程应与临床医师进行核对,以保证信息的完整性与正确性。

3. 实施　该环节包括个案管理师及个案管理团队成员合理化运用资源,全程监管,促进并协调治疗计划的进行并及时追踪反馈给治疗团队的过程。个案管理师应在患者及家属确认治疗方案后制订详细的治疗流程,告知其术后康复计划及相关注意事项、后续治疗所需办理的手续、用药、流程、费用及不良反应等。

4. 评价　制定测量指标,监测病程向预定目标的完成情况,评价个案管理过程中各个组成部分的发展情况。个案管理师要对每例患者的健康计划进行评价,力图克服影响其结果的所有障碍。克服这些障碍需要个案管理师及个案管理团队成员对计划进行修订与再评价。

5. 反馈　及时反馈患者的现况,并与临床人员、患者家属、医疗费用支付方、社会保健机构等进行协调,以适应临床需要。评价及反馈过程需个案管理团队成员充分共享,以达到信息、意见一致。所以,实施、评价与反馈的过程可多次循环调整,调整的过程应充分告知患者及家属并取得配合。

四、展望

新的医疗体制下,优化服务流程、规范诊疗行为、降低医疗成本是医疗卫生改革的主要方向和内容。个案管理作为一种新型医疗管理模式之一,对医疗结局具有良好成效,是 21 世纪健康管理与服务的发展趋势。虽然不同国家对于乳腺癌个案管理的运行、管理等方面都有着不同的见解,但是乳腺癌个案管理对于患者、医疗团队、医院,甚至整个社会的重要性都是毋庸置疑的。在美国等西方国家,个案管理在医疗界已经具有举足轻重的地位和较为完善的服务体系。在我国,个案管理引入的时间较晚,个案管理的体系和模式尚处于摸索阶段,个案管理师的资格认证尚无正规的考核与审批标准。但临床实践已充分验证了个案管理体系的引入在医疗层面、全程照护及患者获益等方面有着不可估量的价值,值得在临床进一步普及和推广。

(宋淑芬　王先明)

第三节　乳腺癌高危个体的医学管理

乳腺癌的发病率在全球呈上升趋势,每年以　　　2% ~3% 的速度递增,在美国女性中乳腺癌的平均

发病风险为12.3%,大约每8个女性中就有1人患乳腺癌,中国虽是乳腺癌低发病率国家,但随着经济水平不断提高,生活方式和居住环境的改变,工作压力的加剧,雌激素类药物和保健品的滥用等诸多因素的影响,近年来我国的乳腺癌发病率上升迅速,新病例以每年3%~4%的速度递增。有数据显示,2000年至2005年,中国乳腺癌患者数增长38.5%,死亡人数增长37.1%。乳腺癌已经成为女性的头号杀手,严重威胁女性生命健康和形体美。因此明确乳腺癌的危险因素,建立乳腺癌高危个体的医学管理,进行有针对性地预防干预,将对乳腺癌的防治产生重大的意义。

一、如何定义为高危个体

目前对于乳腺癌的风险评估仍未有一致的定义。英国国家卫生与临床优化研究所(NICE)将高危乳腺癌个体定义为终身乳腺癌发病风险为30%或更高,而在北美采用磁共振成像技术评估,高危乳腺癌个体的终身发病风险为20%~25%。NICE指南中介绍了一套关于高风险女性的计算方法:如果2个家庭成员(一级或二级亲属)患乳腺癌且平均发病年龄小于50岁或3个家庭成员患乳腺癌且平均发病年龄小于60岁,则为高危个体。然而该判断标准并非适合所有人。

在NCCN指南中,将高危个体定义为符合1条或多条以下标准者:①家族中≥1个成员携带有已知的乳腺癌易感基因突变;②≥2个原发性乳腺癌成员;③≥2个同一源系的原发性乳腺癌成员(母系或父系);④≥1个同一源系的原发性卵巢癌成员(母系或父系);⑤一级或二级亲属中有≤45岁的乳腺癌患者;⑥≥1个同一源系的乳腺癌成员同时伴有≥1项以下的肿瘤(特别对于发病年龄早的成员):胰腺癌、侵略性前列腺癌(Gleason评分≥7)、肉瘤、肾上腺皮质癌、脑肿瘤、子宫内膜癌、白血病/淋巴瘤、甲状腺癌、皮肤表现(见Cowden syndrome)、巨头畸形、消化道错构瘤息肉、分化型胃癌;⑦家系来自风险增高的人群(例如任何年龄患乳腺癌或卵巢癌或胰腺癌的犹太裔女性人群);⑧家系中有男性乳腺癌病史;⑨家系中有卵巢/输卵管/原发性腹膜癌病史。

对于大多数患乳腺癌的女性,其发病原因仍是未知的。如果患者符合上述NICE或NCCN指南中的标准,则可认为是高危个体。每增加1个患乳腺癌的亲属,特别是确诊年龄较早,其发病风险也相应

增高。而这类家系中出现与乳腺癌发病相关的基因变异的概率也更高,大约5%的患者遗传到特定的基因突变,如BRCA1、BRCA2和TP53。此外,乳腺癌也与种族有关,有乳腺癌家族史的犹太裔女性的乳腺癌风险要高于非犹太裔女性,其原因可能是在犹太裔人群中BRCA1/2基因突变有着更高的流行性和基因外显性。在这一人群中携带BRCA1/2基因的比例甚至高达10%,也有着更早的发病年龄。更值得注意的是,在这一人群中找到3个特定的"基础"突变(2个在BRC1基因,1个在BRCA2基因),使得针对这几个特定基因的检测具有更高的敏感性和特异性。

膈上部的放疗史也是一个不可忽视的因素,曾接受过胸部放疗操作的年轻患者其20~40岁的乳腺癌发病率与携带BRCA1/2基因突变人群的发病率相当。

综上所述,导致乳腺癌的高危因素包括肿瘤家族史、特异基因突变携带家族史、来自高危人群、检测到的特定基因突变(如BRCA1/2)、年轻时胸部放疗史等,符合上述标准者均应考虑为乳腺癌高危个体,应接受系统、规范的早期干预。其中需要指出的是,对于欧美人种其乳腺癌的特定突变基因为BRCA1/2,而对于亚洲人种乃至中国人群,其特定突变基因仍未能确定,还需大样本、大规模的研究去探索。

二、如何评估风险

(一) 风险分层

进行风险评估时,应考虑风险分层管理,层次不同,其临床干预的策略也不一样。风险分层将高危个体分为极高危、高危、中危和低位。

其中,极高危为具有已知的BRCA1/2基因突变,或其他基因突变(PTEN、TP53、ATM、CHEK2、PALB2、其他)的个体;高危为有一级亲属(母亲、父亲、兄弟、姐妹或其子女)携带BRCA1/2基因突变并且还没接受基因检测,或经整合了父母双方家族史、个人良性乳腺病变史的风险评估为终身患乳腺癌风险>20%,或10~30岁之间有胸部放疗史的个体;中危为风险评估模型评估终身乳腺癌发病风险为15%~20%,或既往患乳腺肿瘤[导管原位癌(DCIS)、小叶原位癌(LCIS)、非典型导管增生(ADH)或非典型小叶增生(ALH)],或乳腺钼靶X线摄片检查为极致密乳腺或不均密度的个体;低危为风险评估工具评估终身患乳腺癌风险不高于

15%,或没有个人或强烈的家族乳腺癌病史,或钼靶X线摄片检查为脂肪型乳腺的个体。

(二)乳腺癌风险预测工具

目前已有多种乳腺癌风险预测模型和基因位点检测方法,用于乳腺癌风险的评估,主要包括 Gail 模型、Claus 模型、Tyrer-Cuzick 模型和 *BRCA1/2* 及相关基因检测。乳腺癌风险预测模型把与乳腺癌相关的各种因素进行整合分析,预测乳腺癌发病风险的高低,指导并帮助制订相关高危人群的个体化随访策略,对于筛查乳腺癌高危个体具有非常重要的作用。

Gail 模型主要从以下 6 项风险因素进行预测:①年龄;②初潮年龄;③生第一活胎年龄;④一级亲属(母亲、姐妹、女儿)中患乳腺癌人数;⑤发病前接受乳腺活检次数(阳性或阴性);⑥至少一次乳腺活检为非典型导管增生(ADH)。其预测准确性约为60%~63%,但 Gail 模型由于只纳入一级患病亲属、并未对一级亲属患病年龄进行校正,其预测风险会随着乳腺活检次数而显著上升,且不能用于有乳腺癌病史或者 DCIS、LCIS 或 *BRCA* 基因突变的患者,具有一定的局限性。

Claus 模型则注重家族史,主要考虑:①年龄;②一级或二级亲属乳腺癌发病年龄,而初潮年龄、活检次数、有无非典型导管增生及生第一活胎年龄并没有纳入模型中。Claus 模型的特点在于能预测一级或二级亲属有乳腺癌的女性累积发病概率,与 Gail 模型对比,Claus 模型预测的发病概率要稍低于 Gail 模型。

Tyrer-Cuzick 模型整合了乳腺癌家族史、激素状态和乳腺良性疾病史,由 3 部分组成:①个体风险因素:初潮年龄,生第一活胎年龄,绝经年龄,分娩状态,乳腺活检诊断为不典型增生、非典型导管增生、LCIS 的年龄,身高等;②家族史:一级和二级亲属患乳腺癌和卵巢癌的发病年龄,双侧乳腺癌,犹太后裔等;③基因突变可能性:*BRCA1/2*、未知的低外显性的常染色显性突变基因。

三、如何对高危个体进行管理

对于高危个体的管理手段,或者说对乳腺癌风险降低的干预手段,主要有乳腺筛查、生活方式干预、药物预防、手术预防这几方面。

(一)乳腺筛查

乳腺筛查是针对无乳腺癌症状的女性,期望能对乳腺癌高危个体早期进行诊断。筛查的内容主要包括患者个体信息如年龄、家族史、患者对其乳腺的

自觉性、体格检查、风险评估、钼靶X线摄片筛查等影像学手段,对部分患者还需行 MRI 筛查。

目前并没有证据支持需要对年轻人群进行乳腺筛查,但对于年轻的高危个体进行乳腺筛查是必要的。NCCN 指南认为,医师是否进行乳腺筛查需要对女性可能的获益、风险和局限进行综合考虑,全面的临床乳腺查体应包括对所有乳腺组织(包括淋巴结区域)进行视诊和触诊。此外,除了专注于乳腺癌的筛查,还需要充分考虑到个体是否存在严重的共存疾病,以及该疾病对生存、生活造成的影响,并决定是否需要进行临床干预。年龄是乳腺癌风险评估的一个重要内容,对于年轻个体,并没有充足证据支持过早的筛查,但目前也没有明确得出筛查的年龄上限。有学者认为动态显像或者导管灌洗也可作为筛查手段,但不建议作为常规手段使用。

有些学者认为对于致密乳腺的高危女性,超声检查可以作为钼靶X线摄影筛查的替代手段,而数字钼靶X线摄影检查可能更适用于年轻女性或致密型乳腺女性,美国部分地区已立法要求钼靶X线摄影检查结果必须报告患者乳腺密度类型,致密型乳腺会对钼靶X线摄影的敏感性造成影响,也常认为其与乳腺癌风险增高有关,但并没有充足的证据支持对这类人群应常规采用其他筛查手段,对于是否需要常规补充其他筛查手段,仍需进一步的研究。一些早期的研究显示,层析X线照相组合钼靶X线摄影检查对筛查有更好的效果,两项大型的研究显示结合数字钼靶X线摄影检查和层析X线照相能提高肿瘤的诊断性能并降低返检率,然而,这种联合检查的方法放射剂量是否过高以及是否值得推广仍待商榷。

美国放射学院(American College of Radiology,ACR)对于无症状的 40 岁以下的高危年轻女性的钼靶X线摄影筛查建议为:携带 *BRCA1/2* 基因突变的个体,在 25~30 岁之间开始每年钼靶X线摄影筛查,但不能早于 25 岁;未进行基因检测但一级亲属携带 *BRCA1/2* 突变的人群,在 25~30 岁之间开始每年钼靶X线摄影筛查,但不能早于 25 岁。乳腺癌风险模型评估终身患乳腺癌癌风险>20%的患者,在 25~30 岁之间开始每年钼靶X线摄影筛查,但不能早于 25 岁,或最年轻的一级亲属患癌的时间减去 10 年,以迟者为准;在 10~30 岁之间接受胸部斗篷野放射治疗的人群,在放射治疗结束 8 年后开始每年的钼靶X线摄影筛查,但是不能早于 25 岁。活组织检查证明的小叶新生物、非典型增生、导管原位癌、浸润性癌或者卵巢癌,从诊断之日起每年钼靶X线

摄影筛查,不计年龄。研究显示,钼靶 X 线摄影筛查帮助降低了乳腺癌的死亡率。

NCCN 指南推荐 MRI 筛查作为钼靶 X 线摄影筛查的补充手段:①有充足证据显示,对于携带 BRCA 突变基因、或一级亲属中有 BRCA 基因携带者但未检测、或乳腺癌风险评估模型评估终身患癌风险≥20%的,推荐每年 1 次 MRI 筛查;②专家共识认为,对于 10～30 岁间有胸部放疗史、或 Li-fraumeni 综合征患者及其一级亲属、或 Cowden 和 Bannayan-Riley-Ruvalcaba 综合征患者及其一级亲属,推荐每年 1 次 MRI 筛查;③对于终身患乳腺癌风险为 15% ～20%,或 LCIS,或不典型小叶增生(ALH),或非典型导管增生(ADH),或钼靶 X 线摄影为不均匀型或极致密型乳腺,或既往患乳腺癌(包括导管原位癌 DCIS)的个体,并没有充足证据支持或反对 MRI 筛查;④专家共识也指出,对于终身患乳腺癌风险小于 15% 的个体,不推荐 MRI 筛查。

(二) 生活方式预防

有研究指出,就算是来自高危乳腺癌家族的个体,后天的环境仍会对其患病与否产生重大的影响。生活方式的改善,包括对饮食、体重、酒精摄取的控制和加强锻炼等,都是可能降低乳腺癌患病风险的因素。虽然没有充足的证据证明饮食控制能显著降低乳腺癌患病风险,但研究表明,来源于食物和阳光中的维生素 D 在限制乳腺癌的发生、发展中起积极的作用。同时成年人中体重增加和肥胖已经证实为绝经后乳腺癌发病的危险因素。而酒精摄入则更明显,即使是中等量的酒精摄入习惯,也会增加患癌风险。因此,我们应强烈建议特别是高危个体保持良好的生活习惯,并遵循乳腺筛查计划,以降低风险。

(三) 药物预防

常用药物为他莫昔芬和雷洛昔芬,雷洛昔芬是第二代选择性雌激素受体调节剂。

由早期乳腺癌试验协作组(the early breast cancer trialists collaborative group)主持的一个荟萃分析发现,对患有 ER 阳性乳腺癌的患者,5 年他莫昔芬治疗降低了 31% 的乳腺癌年均死亡率,同时也将对侧乳腺癌的风险降低了将近 50%,这让许多学者开始相信,对尚未发病的乳腺癌高危个体来说,他莫昔芬可能是有效的化学预防药物。一些随机对照研究已经证实了上述的推断,并且 NICE 也进行了更新,推荐有强烈乳腺癌家族史但未确诊为乳腺癌的女性接受 5 年他莫昔芬或雷洛昔芬预防性治疗。

对于携带 BRCA1 基因突变的女性,终身患乳腺癌风险约为 70%,接受基因检测发现携带 BRCA1/2

突变基因的女性可以选择包括预防性手术[乳房切除和(或)卵巢切除、药物预防(如他莫昔芬)]以降低患病风险。

对于非典型增生,他莫昔芬是否也具有降低乳腺癌风险作用?非典型增生是异常细胞在乳腺组织的积累,导致了乳腺组织细胞增生,虽然这种变化定义为良性病变,但是有学者报道该病变将使患者患乳腺癌的风险增加 4～5 倍。NSABP P-1 研究结果报道,与安慰剂对比,对有非典型增生病史女性给予他莫昔芬预防治疗可降低 75% 的乳腺癌发病风险。

(四) 手术预防

1. 预防性双侧乳房切除术　NCCN 指南认为,对于预防性双侧乳房切除术,应谨慎选择手术指征,对高危患者建议使用(如携带 BRCA1/2、TP53、PTEN、CDH1 或 STK11 突变,或者对有 LCIS 病史的女性也可能适用)。尽管手术预防能大大降低高危女性患乳腺癌风险,但对于患 LCIS 的女性是否应接受手术预防,仍存在争议,指南也不推荐对患 LCIS 但无其他风险因素的女性进行预防性双侧乳房切除术。

那么,在实施预防性双侧乳房切除术之前,应对患者进行多学科的综合评估,细致的体格检查,和必要的影像学检查(如钼靶、MRI),以评估患者手术范围、有无隐匿癌的存在以及是否适合进行重建手术。对于接受手术预防的女性,其腋窝淋巴结清扫的作用有限,除非术后病理发现手术标本有癌变,不常规对腋窝淋巴结进行处理。而小部分患者术前影像学检查有异常并有乳腺癌家族史,有发生隐匿性癌的可能,如术前未行活检,也未行 MRI 检查,建议在预防性手术前给予前哨淋巴结活检。如术后病理确诊为隐匿性、浸润性癌,还需进一步行腋窝淋巴结清扫。

2. 双侧输卵管-卵巢切除术　携带 BRCA1/2 基因突变的女性患卵巢癌的风险也会增高,终身患卵巢癌风险在 BRCA1、BRCA2 基因携带者中分别约为 36%～46% 和 10%～27%。因此对于 BRCA1/2 基因突变的女性,预防性的双侧输卵管卵巢切除能降低卵巢癌的风险。一项关于对 BRCA1/2 基因突变携带者行双侧输卵管卵巢切除术的荟萃分析显示,预防性手术切除能降低 80% 的输卵管癌、卵巢癌发病风险。此外,输卵管卵巢切除术能降低体内雌激素水平,对预防乳腺癌也有一定的作用。Eisen 等发现,对年龄≤40 岁、携带 BRCA1 基因突变的女性行双侧输卵管卵巢切除术,能降低其乳腺癌的发病风险,但对年龄≥51 岁的女性,其风险降低不并明显。

NCCN 指南则建议对已知的或高度怀疑为 *BRCA1/2* 基因突变的女性可以考虑双侧输卵管卵巢切除术。值得注意的是,在术中应同时给予腹膜冲洗,术后病理检查应包括对卵巢和输卵管组织行精细切片。如果只接受输卵管卵巢切除术而未接受双侧乳腺切除术,还应按照 NCCN 指南中的随访策略进行跟踪监测。

四、如何处理医学管理过程中的并发症/不良反应

尽管他莫昔芬能明显降低高危乳腺癌个体的发病风险,但随用药带来的副作用也是我们需要考虑的因素。由于他莫昔芬对子宫内膜具有雌激素活性,长期服用可增加患子宫内膜癌的风险。有研究发现,使用他莫昔芬治疗可使乳腺癌患者子宫内膜癌风险上升 7.5 倍,使健康女性子宫内膜癌风险上升 1.4～5.0 倍。

他莫昔芬也会增加深静脉血栓、肺动脉栓塞和白内障的发病风险,而深静脉血栓和肺动脉栓塞都将明显影响个体的健康状况,并能导致心肌梗死、缺血性中风和死亡。而在 <50 岁的女性中,肺动脉栓塞风险的增加并不明显,但在年龄 >50 岁的女性中,因他莫昔芬导致的肺动脉栓塞风险明显增高($P=0.01$),预示着上述不良反应风险也与个体年龄相关。对于上述不良反应,主要的处理措施有更换替代药物如雷洛昔芬和依西美坦。

第二代药物如雷洛昔芬和依西美坦,可能成为他莫昔芬不耐受者的替代药物。雷洛昔芬与他莫昔芬的化学结构不同,但有相似的抗雌激素的作用,而且其对子宫内膜的刺激作用小于他莫昔芬。一项研究表明,4 年雷洛昔芬治疗可以降低 84% 的 ER 阳性乳腺癌发病风险,并且其雌激素激动作用要弱于他莫昔芬,副作用也更小。但 Vogel 等进行他莫昔芬与雷洛昔芬预防效果的对比研究发现,雷洛昔芬组风险降低的效果不如他莫昔芬(RR 1.24,95% CI 1.05～1.47),但其引起子宫内膜癌、血管栓塞疾病、良性子宫增生和白内障的风险要更低。因此,虽然雷洛昔芬引起的不良反应更小,但因其预防效果优劣仍存在争议,在选择用药时应根据个体差异进行综合考虑。

依西美坦是芳香化酶抑制剂,通过抑制芳香化酶来降低雌激素水平,也能降低高危健康女性的乳腺癌风险,近期的一项研究发现,依西美坦 3 年疗法能降低 65% 的浸润性乳腺癌发病风险,并不引起严重的不良反应,但与他莫昔芬相比,许多女性表示服用依西美坦后与停经相关的血管收缩和性行为相关的不良反应会更严重,这可能是由于依西美坦完全消耗了雌激素,导致停经相关的症状更为严重,并且因骨密度丢失导致的骨痛症状也更明显。其他的不良反应还包括高血压、高脂血症和心脏衰竭,因此不推荐常规使用。

乳腺癌高危个体的发病率高,目前主要从乳腺筛查、生活方式干预、药物预防、手术预防等这几方面来干预发病的风险。采取干预措施降低风险时应该密切监测其措施造成的不良反应,如服用他莫昔芬和雷洛昔芬药物的不良反应。选择预防性乳房切除手术或输卵管、卵巢切除术降低患病风险的女性,应该在术前进行多学科讨论,以便更好地了解手术带来的益处和危险性。总之,大量有说服力的研究结果、专家共识对乳腺癌的发病风险和降低风险措施进行了较客观的评估,乳腺癌高危个体的医学管理可以作为临床医疗的参考指南。

(王敏　肖瑜　王先明)

第四节　乳腺癌术后康复

乳腺癌术后康复是指针对乳腺癌手术患者进行的专业性的康复技术,以回归家庭、参与社会为主线,为患者提供功能、信息、心理、社会、认知、行为、环境等康复方法的支持,提高患者的生活质量。国内外研究表明,综合治疗的乳腺癌患者 5 年生存率可达 90%,术后关节活动障碍发生率 45%,3 年淋巴水肿发生率达 77% 以上,焦虑、抑郁发生率达 33.3%～97.5%。长期生存患者的在后期医疗服务、不良反应管理、功能障碍、心理情感支持以及回归家庭和社会角色的生活质量方面的康复需求日益凸显。

国内外许多研究表明,规律的全身运动可改善患者的体质,提高健康水平,对乳腺癌术后康复有积极影响,Thorsen 等研究发现,运动对乳腺癌患者的心肺功能和生活质量有一定的改善,应用医学康复评估、个案治疗及效果评价等来制定以循证为基础的联合治疗作为乳腺癌康复服务流程,形成适合我国乳腺癌患者,比较完善的全程式整体化康复护理模式。运用整体康复理念,通过连续性、多维度、个体化的管理,将上述问题做到前瞻预防及有效治疗,

具有良好的效果。

一、乳腺癌术后功能障碍

乳腺癌手术需要游离上至锁骨,下至肋缘,前至胸骨,后至背阔肌前缘的皮肤,切除整个乳房及乳房上的皮肤并清扫腋下淋巴结,游离后的残余皮肤被牵拉拼合固定于胸壁上,伤口外及整个胸壁被加压包扎,为防止肩关节外展而影响皮瓣的愈合,故将患肢用肩带固定制动,随伤口逐渐愈合形成的瘢痕将影响肩关节的活动。

术后被游离后的皮瓣逐渐形成瘢痕结构,粘连皮肤影响其伸展能力,使肩关节活动度出现不同程度的功能障碍。同时手术损伤或切除了运动相关的肌肉、神经、淋巴及血管,尤其是腋下部分淋巴结的清扫,不仅使患肢运动功能受限且影响患肢淋巴的回流,使患肢存在淋巴水肿的可能。

(一) 局部问题

1. 肩关节功能障碍

(1) 临床表现:肩关节的关节运动角度受限;部分慢性疼痛、粘连,典型疼痛位于肩关节前外侧,当关节前屈和上举时疼痛加剧。常见夜间疼痛较白天明显。体检可见肌力减退,冈上肌及肱二头肌肌腱炎(图15-1)。

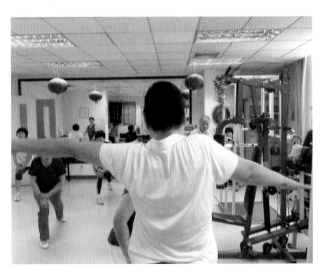

图15-1 肩关节运动受限

(2) 原因:肩关节制动、瘢痕挛缩及运动过度,造成肩袖水肿、肌肉萎缩、痉挛,炎症向纤维化的转化过程致粘连。

2. 患肢淋巴水肿

临床表现:水肿可发生在患侧上肢不同部位或患肢整体,包括肩部、背阔肌前缘;自感患肢肿胀、沉重;早期水肿后休息可部分消退,随后发展为不再消散而进行性加重,部分患者可发生患肢皮肤发红、粗糙干燥、指缝发生皲裂、水肿饱满且不属于指凹性水肿(图15-2)。

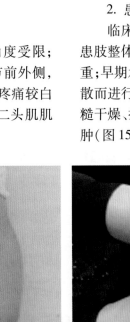

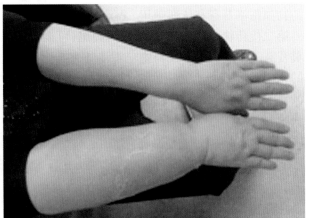

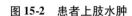

图15-2 患者上肢水肿

3. 神经的损伤

临床表现:乳腺癌手术需清扫腋下部分淋巴结而臂丛神经经斜角肌间隙穿出,行至锁骨下动脉后上方,经锁骨后方进入腋窝其主要分支包含肌皮神经、正中神经、尺神经、桡神经、腋神经、胸长神经、胸背神经。术中如有损伤可会有不同程度的功能障碍。

(1) 正中神经受损(图15-3):运动障碍,表现为前臂不能旋前,屈腕力减弱,拇指、食指及中指不能屈,拇指不能做对掌运动;感觉障碍,表现为皮支分布区感觉障碍,尤以拇指、食指、中指远节最明显;鱼际肌萎缩,手掌变平坦。

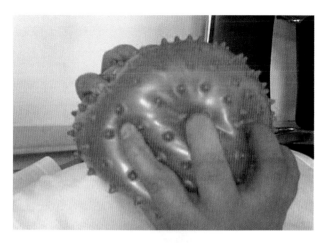

图 15-3 正中神经受损

（2）尺神经受损：主要表现为屈腕力弱，无名指和小指的远节不能屈；小鱼际肌萎缩变平坦，拇指不能内收；骨间肌萎缩，掌骨间出现深沟，各指不能相互靠拢；各掌指关节过伸，第4、5指的指间关节弯曲，形成"爪形手"。手掌、手背内侧缘感觉丧失（图15-4）。

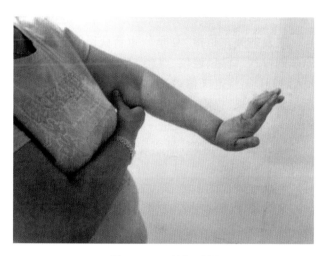

图 15-4 尺神经受损

正常　　　　　　　　萎缩

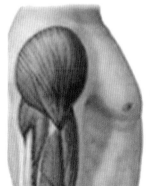
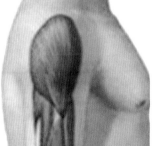

图 15-6 胸背神经损伤

（3）桡神经损伤：运动障碍主要表现为前臂伸肌瘫痪，不能伸腕、伸指，抬前臂时呈"垂腕征"；感觉障碍以第1、2掌骨间隙背面的"虎口区"皮肤最为明显。

（4）胸长神经损伤：患肢上举困难，不能做梳头动作（图15-5）。

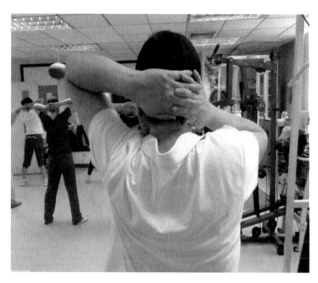

图 15-5 胸长神经损伤

（5）胸背神经损伤：不能做背手动作（图15-6）。

4. 肌肉萎缩　主要有两种：一种是因为不运动或很少运动，导致肌肉很少收缩则退化，使肌肉体积缩小；第二种为营养摄入不足或营养结构不平衡导致肌肉组织蛋白被分解，机体蛋白供应不足，引起萎缩。

5. 瘢痕硬化

（二）全身问题

1. 形态改变　临床表现为以下几个方面。

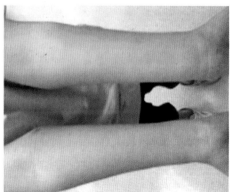

健肢正常

患肢肌肉萎缩

（1）患肢水肿及关节活动功能障碍，使患者外形改变。

（2）手术后担心伤口太大以及瘢痕的形成，使患者患侧感觉日益渐紧，故大都呈弯腰弓背的形态，使肩、颈、背部肌肉因不良姿势造成不同程度的僵硬和痉挛，亦影响患肢的功能，使患者形态改变（图15-7）。

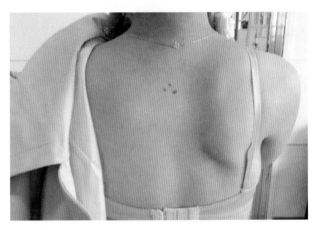

图 15-7　脊柱侧弯

（3）乳腺单侧或双侧手术后解剖的改变使肌肉受力失衡，脊柱侧弯胸或前屈角度变大致使胸廓畸形，背部患侧肩胛骨外角向外形成翼状肩胛骨，身体失衡（图15-8）。

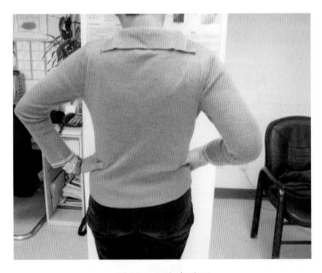

图 15-8　胸廓畸形

（4）患病后心理打击及化疗后脱发、发胖、皮肤颜色改变均使患者自惭形秽。

2. 心理障碍　临床表现为失眠、焦虑、恐惧、抑郁、情绪低落、失去生活的信心等（图15-9）。

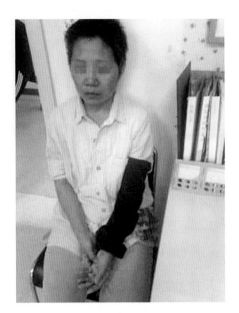

图 15-9　心理障碍

二、功能与障碍相互影响的因素

康复的原意是指"复原""重新获得能力""恢复原来的权利、资格、地位、尊严"等，WHO康复专家委员会1981年将定义修改为"采取一切措施，减轻残疾带来的后果，提高其才能和功能，以便重返社会"。20世纪90年代WHO又进一步明确为"康复是综合协调地应用各种措施，最大限度地恢复和发展病、伤、残者的身体、心理、社会、职业、娱乐、教育和周围环境相适应方面的潜能。"

乳腺癌手术使患者身体结构部分缺失、患侧上肢功能受损，术后一定时间内可发生不同程度的功能障碍，如果未能掌握有效的康复方法或盲目护理，会影响到生活和工作能力，最终进行性地导致活动受限乃至参与受限，使障碍加重造成残疾（图15-10）。

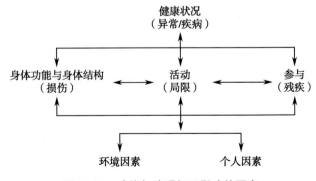

图 15-10　功能与障碍相互影响的因素

三、康复工作原则

（一）功能训练

前瞻性：功能训练应预防在先，早期进行并贯穿于护理的全过程。着眼于保存和恢复身体的运动、日常生活、职业和社会生活等方面的能力，采用多种方式进行功能训练。

（二）整体训练

综合性：教练结合，家属参与，身心并举，从生理、心理、职业和社会生活上进行全面、整体的康复。把康复对象不仅仅看做是有功能障碍的器官和肢体，而更重要的是一个整体。

（三）个体计划

主动性：患者在术前、术后都有不同的个体差异，康复训练应体现个体化方案，评估为先，因人而异，并促进患者发挥个体的主观能动性，提高训练效果。

（四）重返社会

实用性：人是生存于社会群体中的，乳腺癌术后不同程度的功能障碍、患肢水肿、心理问题可使患者暂时性离开了社会生活的主流。术后康复最重要的目标是使这些患者改善功能、达到生活自理、适应社会环境的目标，同时，又要对生活和工作环境做必要的改变，以适应当前的功能情况，从而使乳腺癌患者能作为社会上的一个有用的成员，重新参加社会生活，履行社会职责。

四、康复的目的

通过实施各种康复技术，使乳腺癌患者最终能够尽可能地提高和改善生活自理能力，及早的回归家庭，回归社会，提高生活质量，恢复健全人的权利和地位。

五、康复护理内容

（一）评估

治疗前后准确、简洁和直观的评估分值改变能够反应患者的功能改善，便于了解障碍的程度和原因，根据评估进行康复诊断，制订康复计划、措施及评价并做好记录，还能预测功能变化与康复时间的关系，用于管理和质量控制。评估应选择康复前、中、后3个阶段，各阶段至少3次。评估前说明检查目的、步骤、方法和感受，摆好体位，充分暴露被评定

的肢体，先检查健侧，再检查患侧，进行比较。应注意避免在运动后、疲劳及情绪激动时进行检查。

1. 肌力的评估（表15-1）

表 15-1　肌力的评估

级别	名称	标　准	相当正常肌力(%)
1	微	仅有轻微收缩，不能使相应关节活动	10
2	差	减重情况下可使相应关节全范围活动	25
3	尚好	抗重力，相应关节全范围活动，不抗阻力	50
4	良好	抗重力，抗部分阻力	75
5	优	抗重力，抗充分阻力	100

2. 关节活动度（ROM）的评估　使用量角器作为测量工具进行关节活动度（ROM）的评估（图15-11）。

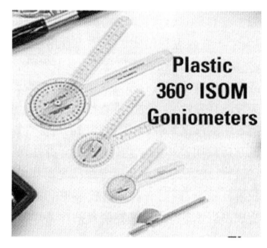

图 15-11　量角器

（1）方法

1）指关节各关节屈曲90°，大拇指的第二指骨为70°。

2）腕关节掌屈0°~90°，背伸70°。

3）尺桡侧偏移0°~25°、0°~55°。

4）前臂旋前旋后各90°。

5）肘关节在屈曲活动记录时以充分伸直为0°，屈曲角度135°~150°

6）肩关节屈，在伸直活动记录时以充分伸直为180°，肩关节伸，垂直地面手掌朝向内侧为0°。

7）肩内、外旋各90°。

8）肩后伸70°。

（2）注意事项：向患者解释测量目的与方法。

1）暴露被检查部位,确定测量体位。

2）固定近端,要求被检查者受累关节进行各种主动运动。

3）测量 AROM 时,治疗师应继续被动运动该关节,注意疼痛、运动模式与量、代偿运动、分析 AROM 受限的原因。

4）测量 PROM 时,先测量 AROM 后测量 PROM。

3. 患肢水肿的评估

（1）损伤性淋巴水肿:主要分手术后淋巴水肿和放疗后淋巴水肿。

1）手术后淋巴水肿:乳腺癌手术淋巴结清扫,淋巴结广泛清扫后远端淋巴受阻,淋巴液刺激组织纤维化,使肿胀不断加重。术后发生淋巴水肿的时间差异较大,一般术后肢体开始活动即有近端肢体轻度肿胀,但也可发生于术后数周甚至数月。

2）放疗后淋巴水肿:深度 X 线及镭锭疗法引起局部组织纤维化,淋巴管闭塞造成淋巴水肿。

（2）恶性肿瘤性淋巴水肿:腋下淋巴转移或癌栓,多发生于乳腺癌根治术后肢体出现淋巴水肿的患者,先皮肤出现红色或紫色斑点,呈多发性,以后融合成溃疡性肿块。有时原发灶小,不易发现,临床表现为慢性经发性、无痛性、进行性淋巴水肿。因此对原因不明的淋巴水肿,应警惕肿瘤的可能性,必要时淋巴结活检明确诊断。此外,许多全身性疾病如肺炎、流行性感冒、伤寒等也可导致反复发作的蜂窝织炎及淋巴管炎,同时有静脉血栓形成和淋巴管阻塞而造成淋巴水肿(此种水肿康复治疗需严格遵守医嘱)。

（3）测量:有相关研究人员认为臂围增长 2cm,手臂体积增长 200ml 及以上或者手臂体积有 5% 及以上的增长即可诊断为淋巴水肿。但是由于测量工具的不同,所以无法保证淋巴水肿的诊断具有很好的一致性。事实上,乳腺癌术后淋巴水肿也会发生在肩膀、乳房和喉部区域,但是由于没有相应的测量工具,所以并没有关于乳腺癌术后喉部、肩部、乳房水肿发生率的相关流行病学数据。因此,目前臂围测量以及手臂的体积测量是临床上主要的测量方式,测量工具为皮尺(图 15-12 ~ 图 15-15)。

（4）评价标准:测量各周径≥3cm 以内为轻度,测量各周径 3 ~ 5cm 为中度(不包括 3cm 及 5cm),测量各周径≥5cm 为重度。

4. 握力测量(图 15-16)

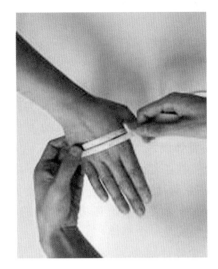

图 15-12 虎口

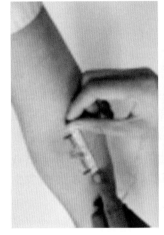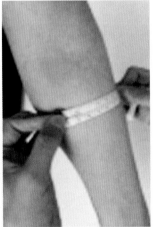

图 15-13 肘横纹下 5cm

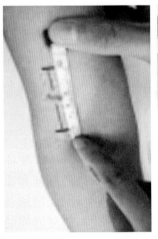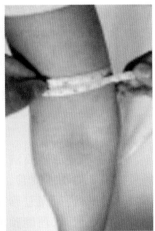

图 15-14 肘横纹上 5cm

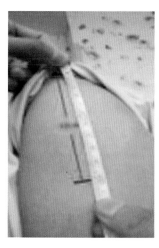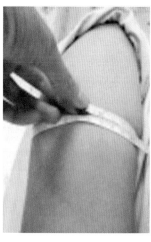

图 15-15　肩下 10cm

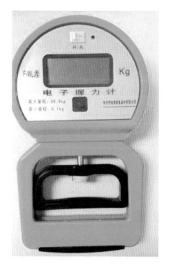

图 15-16　握力测量器

体质指标握力体重指数

M =（握力/体重）×100

握力和体重的单位均是 kg，合格标准 M≥35。69 以上为满分。

5. 日常生活活动能力评估

（1）功能独立性评定（FIM）的评分标准如下。

1）无需帮助：7 分，完全独立：①不需要考虑安全问题，②在合理的时间内完成，③不需修改、使用辅助用具；6 分，有条件的独立：①需考虑安全保证问题，②需要比正常长的时间，③需用辅助用具。

2）需他人帮助：依赖；有条件的依赖：患者付出≥50% 的努力。5 分：监护或准备：①需要帮助者，但不必给予身体接触的帮助，②需要帮助者做准备工作，③需要帮助者的督促提示。4 分：最小量接触性辅助：①所需要的帮助不属于轻触，②自己付出的努力≥75%。3 分：中量辅助：①所需要的辅助>轻触，②自己付出 50%～75% 的努力。

3）完全依赖：患者付出的努力<50%，需要最大量和完全的辅助，或者活动不能进行。2 分：最大量辅助，或者付出的努力<50%，但至少有 25%。1 分：完全辅助或者付出的努力<25%，或活动根本不能进行。

（2）分级：126 分：完全独立；108～125 分：基本上独立；90～107 分：极轻度依赖或有条件的独立，72～89分：轻度依赖；54～71 分：中度依赖；36～53 分：重度依赖；19～35 分：极重度依赖；18 分：完全依赖。

6. 心肺功能评估（图 15-17）

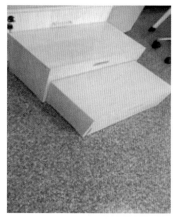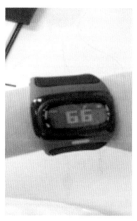

图 15-17　心肺功能评估

评定指数 =［踏台上下运动的持续时间（秒）×100］/［2×（3 次测定脉搏的和）］

台阶试验 60 以上为优秀，49～59 为良好，42～48 为及格，41 以下为不及格。注意事项：心血管疾病患者不得进行此项测试。

7. 肺活量体重指数 = 肺活量（ml）/体重（kg）（图 15-18）。

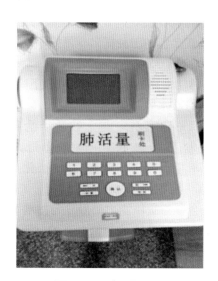

图 15-18　肺活量测定

肺活量体重指数的评价标准:

优秀:74～70ml/kg;

良好:63～57ml/kg;

及格:53～44ml/kg;

不及格:43ml/kg 以下。

8. 心理测量量表 抑郁自评量表(SDS),焦虑自测量表,症状自评量表 SCL90。

9. 形体评估 胸廓变形、脊柱侧弯的判断使用悬垂测量法(图 15-19)。

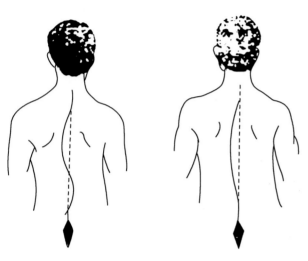

图 15-19 悬垂测量法

(1)冠状轴:身体躯干有旋转,身体左右侧不在一个冠状面上,身体左侧或右侧向前旋转。双侧肩膀向前。圆肩、胸廓变形。

(2)水平轴:两侧肩膀不一样高,说明脊柱左右侧弯。

(3)矢状轴:头部向前伸,肩线呈倾斜状,说明脊柱前弯。

10. 职业评估 根据患者的职业兴趣、专长、能力和心身功能状况,对其职业潜在能力做出可能性分析,对适宜参加的工种提出意见或建议。

(二)诊断

1. 肢体功能障碍 与疼痛、肌力下降和关节活动度受限、患肢水肿有关。

2. 自我形象紊乱 与上肢活动受限、患肢水肿、化疗脱发、发胖、皮肤颜色改变、患侧缺如有关。

3. ADL 能力减退 与耐力降低、化疗、放疗后疲乏、肢体功能障碍有关。

4. 社会参与交往能力受限 与疼痛、患肢功能障碍、化疗不良反应及术后缺如有关。

5. 心理问题 与突然罹患癌症、术后各功能紊乱有关。

6. 康复知识缺乏 与乳腺癌疾病、治疗知识及

功能训练方法缺乏有关。

(三)计划

1. 为患者的康复提供一个良好的治疗环境,减轻患者的精神负担和心理压力,最大程度地调动患者的主观能动性,保证康复护理计划的顺利完成。

2. 指导患者及早的进行日常生活能力训练,帮助患者选择适合的义乳,缓解心理压力,调整平衡能力。

3. 使患者尽早达到生活自理,重返家庭、社会。

(四)措施

第一阶段:手术开始至拔除引流 48 小时(康复初期)。

良肢位摆放:手术后置术侧肩于功能位约束,并在肘近肩部垫一软枕,使其高于肩部,可以减轻肿胀。

1. 训练

1)术后 1～3 天徒手操治疗:训练时,撤去软枕,平卧,松开肩部约束。握拳、转腕、屈肘各训练 30 次/组,每日 2～3 组。

2)评估引流液后第 3～6 天:引流液 10～20ml 时,肩部小角度旋转训练 30 次/组,每日 2～4 组。

3)术后 7～10 天拔除引流管:行肩部中度旋转训练 30 次/组,每日 3～5 组。

4)拔除引流管 1 周,术后 10～15 天:肩部全角度旋转训练及摸耳、爬墙训练 30 次/组,每日 3～5 组。

2. 助力主动运动 指、腕、肘器械训练,在器械外力的辅助下,患者依靠主动力量进行运动。实质上是从被动运动向主动运动过渡的一个中间阶段。

3. 作业治疗

功能性作业疗法:为改善和预防肢体的功能障碍而进行的治疗活动。根据患者的兴趣爱好及当时功能状况,设计和选择作业活动,包括关节活动的训练、精细动作的训练等,这是提高康复效果的关键(图 15-20)。

针对第一阶段的乳腺癌患者,设计简单的日常活动,练习患肢抓、捏、握功能,感觉重塑训练,改善手的协调性,增强肌力,同时使患者恢复自信,分散压力。

4. 物理治疗 评估水肿程度后并详细记录与观察。评估时还应注意,如果发现治疗区域皮肤溃疡或有伤口者应用无菌敷料进行包扎、保护,如果局部发生感染、患肢存在血栓、瘤栓或具有出血倾向、体弱及心脏病的患者应禁用压力水肿治疗,避免加重感染、出血,出现栓子脱落以及不适现象。

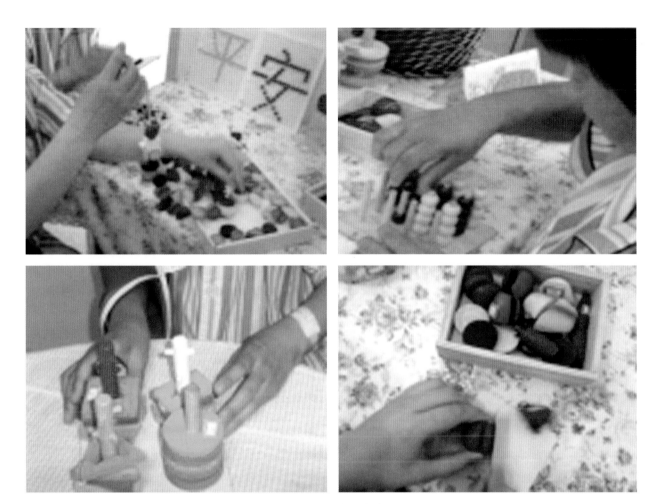

图 15-20　作业疗法

治疗步骤:所有病例均使用韩国生产 Daesung Mk-400 型淋巴水肿治疗仪(Intermittent Pneumatic Compression Therapy System,IPC Therapy System)治疗,根据水肿的程度设计压力从 10～130mmHg 逐渐加强,每次治疗 20 分钟,每日治疗 1～2 次。

仪器使用方法:暴露患肢及肩部,患肢与心脏呈水平位,以 4 到 6 节气囊的套袖,包裹整个患肢至肩部,自患肢远端开始以适当压力向近端循环充气加压,治疗时患肢应用清洁专用敷料包裹,并做到每日清洗、消毒、避免交叉感染,在治疗中密切观察患肢皮肤的颜色变化、询问患者的感觉,如有不适应暂停治疗(图 15-21)。

5. 形体康复

(1)义乳的佩戴:乳腺癌手术创面大,缺失一侧或双侧乳房严重损伤了女性的自信心,产生自卑和自闭感,不喜欢与人交往,影响心理的健康,严重影响生活质量。佩戴一款适合自己的义乳,可以完善缺失,重现完美形体,瞬间提高自信,恢复女性美丽风采。义乳与义肢一样,都是术后必备的专业康复用具,佩戴义乳是乳腺癌手术后维持身体姿态、保护脏器功能及建立自信心的重要环节。

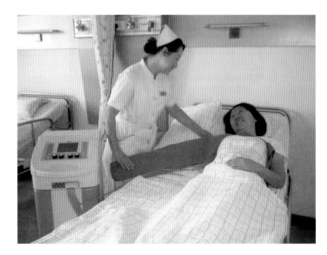

图 15-21　物理治疗

1)可以纠正因手术切除丢失的组织重量:使身体保持平衡,避免发生行走或跑动时偏向一侧的现象,严防跌倒。

2)维持正确地身体形态:如不能及时佩戴义乳,解剖的改变使患者形成不良姿势发生,如肩不等高、翼状肩胛骨、脊柱侧弯等骨骼的畸形,肌肉失衡也会造成颈、肩、背部疼痛。

3）避免外部冲击，起到一定的保护作用：乳腺癌手术后，胸壁变得薄弱、易受伤，佩戴专业的义乳，能在患者受到撞击时充分发挥保护作用，优秀的弹性在缓冲外力的保护下，较大程度地避免患者的胸腔被撞伤或者发生骨折。

4）保护内脏：患侧乳房切除，内脏的热量失去保护，容易因受凉导致血管收缩，影响心肺的功能。佩戴义乳可使患侧保温，起到保护内脏的作用。

（2）塑形站姿训练：面对镜子矫正站姿，指导患者将患侧肩向健侧肩对齐放平，双肩胛骨向后、向下并挺胸，双腿夹紧，脚尖并齐，收腹站立；或活动中仍保持以上肩部训练姿势（图15-22）。

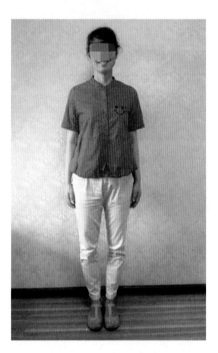

图15-22 塑形站姿训练

6. 注意事项 出现下列情况，需适当延迟活动肩关节，并减少活动组数。

（1）有腋下积液或引流液大于60ml/24h者。

（2）腋下皮瓣愈合差，明显营养不良者。

（3）皮瓣大面积坏死及伤口植皮者。

第二阶段：拔除引流1周，伤口评估，皮瓣愈合良好（康复中期）。

良肢位摆放：撤掉肩部功能位及约束，去除软枕，健侧卧位1周后改为自由卧位，并避免手臂上扬姿势防止影响腋下皮瓣愈合及导致肩部水肿。

1. 训练 基础康复操、八段锦有氧运动：可润滑各关节，增强血管弹性、肌肉力量和关节活动度，对内脏起到按摩作用，调节脾胃，防止患者肌肉萎缩，预防患肢水肿，尽量维持（围术期）并恢复（围治

疗期及以后）患肢肩、肘、腕关节的活动度及运动力量，改善心肺功能及心理情绪。起始时间为术后拔除引流管2周以上，并且针对伤口愈合情况较好的患者进行个体评估，分别制定针对性的治疗性运动处方。

根据阶段评估为适宜的患者加入音乐康复操的训练。音乐康复操是一种运动疗法，长期坚持锻炼，可改善体质，增强肌力，防止肌肉萎缩，巩固疗效，随着音乐的节拍进行患肢全方位、多角度康复运动，根据关节运动的生物力学原理，采用关节面的滑动、滚动、旋转等方式，加大肌力、关节的活动范围，加速血液循环，促进关节液的活动，提高新陈代谢，增强关节区域营养，松解组织粘连以及软化广泛的手术瘢痕形成的挛缩硬化，改善肩关节各方向的主动和被动活动受限。

2. 助力主动运动 应用康复器械，评估后可渐进分不同时间阶段递增腕关节、肘关节、肩关节、前臂、上臂肌群、三角肌、背阔肌及胸大小肌的训练运动频率。

3. 作业治疗 日常活动能力的训练：日常生活活动是人在社会活动中必不可少的，手术后许多患者包括家属由于伤口及心理原因，减弱或减少了一定的活动，患者的大部分日常生活活动需要别人帮助。因此，在第二阶段的作业治疗要对患者生活能力进行全方面的评价，确定患者不能完成哪些动作，需要多少帮助，个体化设计梳洗、更衣、进食、如厕、家务劳动等项目。

4. 物理治疗（同第一阶段）。

5. 形体治疗 形体操训练：由于乳腺癌术后患侧的一侧或双侧缺如，从解剖及心理方面，使患者肩部向前塌陷，身体形态萎靡，形体康复是患者全面康复的过程中的重要环节之一。形体操训练是一项比较优美、高雅的健身项目，主要通过舒展优美的舞蹈进行基础训练，结合古典舞、身韵、民族民间舞蹈进行综合训练，可塑造优美的体态，培养高雅的气质，纠正患者不正确的姿态（图15-23）。

注意事项：

（1）患侧手臂避免抽血、输液、测血压。

（2）训练时注意左右对称训练，保证双上肢功能接近。

（3）定时评估训练情况，随时修改运动处方，保证个体化训练效果。

第三阶段：康复效果稳定（后期康复）。

良肢位摆放：自由舒适体位均可。

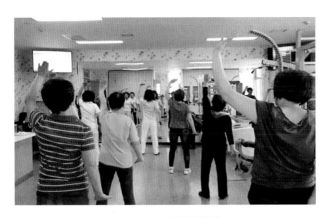

图 15-23　形体操训练

1. 训练　心肺功能及肢体速度能力训练：进行有氧运动训练。有氧运动是指人体在氧气充分供应的情况下进行的体育锻炼。即在运动过程中，人体吸入的氧气与需求相等，达到生理上的平衡状态。简单来说，有氧运动是指任何富韵律性的运动，其运动时间较长（约 15 分钟或以上），运动强度在中等或中上的程度（最大心率为 75% 至 85% ）。

有氧运动的目的在于增强心肺耐力。在运动时，由于肌肉收缩而需要大量养分和氧气，心脏的收缩次数便增加，而且每次压送出的血液量也较平常为多，同时，氧气的需求量亦增加，呼吸次数比正常为多，肺部的收张程度也较大。所以当运动持续，肌肉长时间收缩，心肺就必须努力地供应氧气分给肌肉，以及运走肌肉中的废物。而这持续性的需求，可提高心肺的耐力。当心肺耐力增加了，身体就可从事更长时间或更高强度的运动，而且较不易疲劳。

（1）靶心率：靶心率＝（220−年龄−安静心率）×（45% ~ 60% ）＋安静心率，运动强度合适于心肺功能评估良好以上的患者，评估及格的患者在此靶心率数值的基础上再乘以 60% ，不及格者不适进行有氧训练，严格注意心肺功能的评估结果。

（2）运动量及运动强度

1）年轻、体质好的患者，宜采用强度较大，持续时间较短的方案。

2）中老年人及体弱的患者，则宜选用强度较小，持续时间较长的方案。

3）每次有氧运动时间不应少于 20 分钟，每周运动治疗不应少于 3 ~ 4 次。

4）循序渐进、随时调整，注意测量及观察运动后休息。

2. 作业治疗　当患者结束医学功能性康复训练后，应掌握适合身体条件的工作技能。在此阶段，应对患者躯体功能、精神状态、障碍程度、日常生活能力的水平、学习能力以及可能从事的专业进行全面的评价和训练。

3. 物理治疗（同第一阶段）。

4. 形体训练　可以进行模特步伐训练。以优美的自然体型为基础，在音乐伴奏下，做出各种有节奏的艺术造型动作，从而发展身体的柔韧性，形成正确的、健康的身体形态，同时增强人体动作的协调性（图 15-24）。

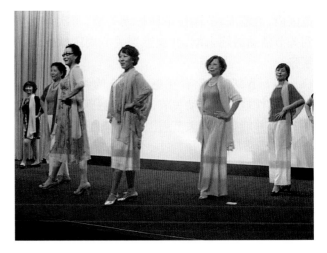

图 15-24　形体训练

5. 心理康复

（1）个体及团体心理咨询

1）心理活动技能：情绪、情感、个性、价值观、人生观等。

2）社会活动技能：交际和活动能力、心理承受力、自我表现力等。

（2）心理性作业疗法：患者在出现身体功能障碍时，往往伴随着继发的心理障碍，可以根据患者心理异常的不同阶段，设计相应的作业活动帮助患者摆脱心理痛苦的状态，向心理适应期过渡。

6. 注意事项

（1）此阶段患者以恢复功能基本为主，容易忽略患肢问题，为防止过力受伤，随时提醒患者合理使用患肢并加强对患肢的保护意识。

（2）在四季的交换中注意患肢的保暖及防晒。

（3）当结束训练时嘱患者每年复诊 1 次，并做好随访。

（五）康复治疗师手法治疗

关节松动技术：可满足必须短时间内快速恢复关节活动度，以保障正常放疗的患者。

1. 手法治疗　关节松动技术是治疗者在关节活动可动范围内完成的一种针对性很强的手法操作技术，属被动运动范畴，其操作速度比推拿速度慢，在应用时常选择关节的生理运动和附属运动作为治疗手段,可加速治疗关节功能障碍。

2. 手法分级标准

(1) Ⅰ级:治疗者在患者关节活动的起始端,小范围、节律性地来回松动关节。

(2) Ⅱ级:治疗者在患者关节活动允许的活动范围内,大范围、节律性来回松动关节,但不接触关节活动起始和终末端。

(3) Ⅲ级:治疗者在患者关节活动允许的活动范围内,大范围、节律性来回松动关节,每次均接触到关节活动的终末端,并能感到关节周围软组织的紧张。

(4) Ⅳ级:治疗者在患者关节的终末端,小范围、节律性地来回松动关节,每次接触到关节活动的终末端,并能感觉到关节周围软组织的紧张。

3. 手法应用选择 Ⅰ、Ⅱ级—疼痛,Ⅲ级—疼痛+关节僵硬,Ⅳ级—粘连、挛缩,手法分级可用于关节的附属运动和生理运动。附属运动:Ⅰ～Ⅳ均可用。生理运动:ROM>正常60%才可应用,多用Ⅲ～Ⅳ级,极少用Ⅰ级。

4. 作用

(1) 促进关节液流动,增加关节软骨和软骨盘无血管的营养,缓解疼痛,防止关节退变。抑制脊髓和脑干致痛相应的释放,提高痛阈。

(2) 保持组织的伸展性,特别是Ⅲ、Ⅳ级直接牵拉了关节周围的软组织,可保持或增加伸展性,改善ROM。

(六) 评价

1. 阶段评估,患者的关节活动度、淋巴水肿是否逐渐恢复,有无水肿程度加重、关节出现疼痛等现象。

2. 患者的ADL能力是否被逐渐提高,能从事即完成日常生活中的大部分内容,并未被诱发加重淋巴水肿的程度。

3. 患者及家属是否熟悉和应用相关知识进行自我康复护理。

4. 患者各评估结果接近或达到优秀和正常标注。

5. 患者根据医学评估和自我评估,均达到回归家庭和社会的标准。

六、康复效果

1. 培养乳腺癌患者的自护能力 乳腺癌手术后,为使皮瓣安全愈合,医师将患肢使用约束带并予以功能位固定,同时患者和家属均普遍主观认为手术后身体虚弱需要照顾,许多生活内容被"替代",使患肢功能逐渐减低。康复护理则侧重于"自我护理""协同护理",即在病情的允许的条件下,通过耐心的引导、鼓励、帮助和训练患者,充分发挥其潜能,使其从部分逐步到全部的照顾自己,同时鼓励家属参与,以适应患者新的生活,为患者重返社会创造条件。

2. 康复功能训练贯穿护理的全过程 保存和恢复机体功能是整体康复的中心,早期的康复功能训练,可以预防功能障碍和残疾的发生。

3. 注意事项

(1) 避免患肢受伤。

(2) 避免进行爆发力动作或运动。

(3) 注意保暖,做好防护,严禁太阳下暴晒。

(4) 治疗前后准确、简洁和直观的评估分值改变能够反映患者的功能改善,并能预测功能变化与康复时间的关系,用于管理和质量控制。

4. 协作是取得良好效果的关键 康复护理人员应充分地与康复治疗小组及医师、护理人员合作,保持常规联系,严格执行康复治疗、护理计划,共同实施对乳腺癌患者的康复指导,对患者进行临床护理和预防保健护理,更重要的是注重患者的整体康复,使广大的乳腺癌患者早日回归社会。

(唐磊 丁小红 董守义)

第五节 乳腺癌患者的院外管理及随访

一、概述

随访亦称随诊,是对住院患者医疗后的继续观察。是为了了解患者经医疗处理后的健康恢复情况、远期疗效及新技术临床应用效果。术后随访有利于早期发现复发转移、提供整体照护、完善后续治疗及检测、控制和管理并发症以及改善生活质量。

二、随访的目的

随访的目的:①通过术后随访,及时解决患者在康复中遇到的各种问题,并反馈给医师;②及时发现肿瘤的转移及复发,及时诊治;③监测患者后续如内分泌治疗、疗效评价及不良反应的处理;④搜集临床资料,总结临床经验,指导患者康复,提高患者生活质量。

三、随访的内容

随访内容一般包括患者一般状况分析,如术后局部感觉;手术满意度;实验室检查;CA-153、CA-199、CEA;影像学检查:超声、胸部 X 线片、骨扫描等。必要时进行 CT 及磁共振等检查。以及更详细地随访及资料登记,如年龄、婚姻状况、文化水平、家庭人均月收入、手术时间、手术方式、辅助治疗、患肢功能、义乳佩戴、家务及工作情况等。

(一) 对侧乳腺状况检查

研究表明,对侧乳腺乳腺癌 5、10、15 及 20 年发生率分别为 3.0%、6.1%、9.1% 和 12.0%。具有 *BRCA-1* 和 *BRCA-2* 变异的患者对侧乳腺癌的 10 年发生率为 29%。小叶癌患者对侧乳腺癌发生率要高于导管型癌。接受术后辅助内分泌治疗或化疗的患者对侧乳腺癌发生率较低。对侧乳腺癌的危险因素包括乳腺癌家族史、遗传性乳腺癌、初始诊断年龄小(<45 岁)、接受过辐射、原位小叶癌、侵袭性小叶癌和多中心癌等。

(二) 局部复发的检查

早期发现局部复发乳腺癌患者应该密切关注复发相关的体征与症状,并及时告知医务人员。局部复发相关的体征与症状包括:①保乳治疗后同侧乳腺肿块;②乳腺全切除术后胸壁肿块;③保乳治疗后乳头溢液;④患侧乳房或胸壁的皮疹。

(三) 远处转移的监测

基于预后因素如肿瘤大小、淋巴结情况、组织分级、激素受体状况、HER-2 状况和患者年龄,可以预测早期乳腺癌远处转移的风险。远处转移的位置在某种程度上是根据肿瘤类型而变化的。如小叶癌倾向于浆膜面,HER-2 阳性肿瘤倾向于内脏和中枢神经系统。ER 阴性肿瘤在诊断后 5 年复发的可能性最大,而 ER 阳性肿瘤在诊断后 10~15 年有持续稳定的复发风险。

乳腺癌患者应该密切关注远处转移相关的体征与症状,并及时告知医务人员。远处转移相关的主要体征与症状包括:①骨转移,局限性、渐进性骨痛或触痛;②肺转移,胸膜炎性胸痛、咳嗽、呼吸困难;③肝转移,右上腹不适、饱胀感或疼痛、体重下降、厌食;④中枢神经系统转移,持续性头痛、精神状态改变、新发癫痫、局灶性运动感觉丧失、膀胱或大肠运动功能失调。

(四) 辅助治疗并发症的评价和管理

1. 局部治疗的并发症 乳腺癌患者在手术和放疗之后可能面临长期的不良反应。局部治疗最常见的并发症是由于腋窝手术和(或)放疗带来的对腋窝神经和淋巴管的影响。患者表现为患侧上肢麻木、乏力、疼痛活动受限或肿胀。保乳术在放疗后最常见的长期不良反应是胸痛。部分患者放疗后患侧颈部及咽部不适感明显。但随着技术的不断完善,长期并发症的发生率不断降低。

2. 全身治疗的长期并发症 包括疲乏、停经相关的卵巢功能衰竭、神经病变、认知障碍、体重增加、抑郁和性功能障碍。后期并发症包括化疗后所致的白血病、卵巢功能早衰导致的骨质疏松以及蒽环类化疗导致的心功能障碍。对早期乳腺癌的术后辅助内分泌治疗需要持续 5~10 年甚至时间更长,其导致的不良反应包括潮热、更年期症状、性功能障碍、肌肉关节疼痛等。服用他莫昔芬后,发生血栓、泌尿系统肿瘤和脑血管事件的可能性增加;服用芳香化酶抑制剂的患者骨质疏松和骨折的风险也增高。美国临床肿瘤协会(ASCO)建议临床医师更多关注乳腺癌治疗后的骨健康,对于>65 岁、60~64 岁有骨质疏松风险的、使用芳香化酶抑制剂后停经的、化疗导致早期停经的乳腺癌患者,都应该积极地接受骨密度监测。

3. 心理干预治疗 乳腺癌患者从诊断到接受综合治疗是一个漫长的过程,大多承受着巨大的心理压力,首先是"生存危机",告诉患者癌症不是"不治之症",乳腺癌是目前为止可以治愈的肿瘤之一,正视眼前现实,树立战胜疾病的信心,从恐惧、焦虑、悲伤、抑郁的恐癌阴影中走出来,更不能自卑,融于社会,不要把自己牢固在闭塞的空间,和健康专家、家庭成员、朋友交谈,参加一些力所能及的工作,家务劳动和社交活动,注意劳逸结合,定期复查,不要间断。年轻的患者可以妊娠、哺乳及过正常的性生活。良好的心理干预治疗可使者获得高质量的性生活。

(五) 辅助治疗的依从状况

依从性是慢性疾病长期治疗成败的重要决定因素之一。乳腺癌辅助治疗给患者带来的不良反应可能会降低患者的生活质量,从而降低患者的治疗依从性。同时,患者由于治疗疲乏、缺乏动力和满足现况等原因,治疗依从性往往会随着时间的推移而下降。Partridge 随访了接受内分泌药物治疗的 2378 例早期乳腺癌患者,通过医疗保险数据库的资料,发现在 4 年随访时间中,在第 4 年仅有 50% 的患者依从服药。Hershman 在美国加州对 8769 例接受内分泌治疗的女性乳腺癌患者平均 4.4 年的随访研究显示,31% 的患者自行停药;在坚持接受内分泌治疗的患者中,28% 的患者未良好地依从服药。Sedjo 对 MarketScan 数据库中 13 593 例纳入医疗保险接受芳香化酶抑制剂治疗的女性乳腺癌患者 1 年的队列研究表明,23% 的患者未依从服药。

在乳腺癌患者的随访工作中,辅助治疗的依从性是一个需要重点关注的问题。近年来,内分泌药物的不断更新,服药时间延长、分子靶向药物的使用等,乳腺癌患者的服药依从性也受到越来越多学者的关注,提高乳腺癌患者的服药依从性在临床实践中具有重要的意义。

四、随访范围

依据各医院条件,一般包括:本院行乳腺癌根治术的患者;确诊乳腺癌未手术者,但正规放化疗或口服内分泌药物治疗者。

五、随访的时间和期限

乳腺癌术者术后 3 个月 1 次,6 个月 1 次,后每年 1 次。

六、随访方式

1. 门诊随访　是最直接、最常用的随访方法,医患面对面交流,所得信息全面,更利于了解病情及治疗。患者定期来院复查,详细登记。根据病情,及时治疗及对症处理。

2. 电话随访　对于来院不便,边远地区不便来院者,病史较长及长期用药病情比较平稳者。

3. 发信随访　已少用。现多用于大量普查及部分特殊患者复查、随访等。

4. 其他方式　现代的微信、互联网等各种高科技通讯方式,通过熟识患者的医务人员等了解情况。

七、影响乳腺癌术后患者随访期生活质量的相关因素

1. 年龄　研究发现,患者年龄与情感功能、未来展望相关,原因可能是因为低年龄患者一般文化程度更高,对于疾病的相关知识更为了解,害怕疾病复发、转移,从而会影响其情感功能及未来展望。住院乳腺癌患者年龄越大,自尊受影响越大,但精神紧张与情绪改善较大。年龄对乳腺癌术后患者的情感状况影响较大,低年龄组的患者生活质量差。

2. 婚姻状况　研究发现,原配婚姻的乳腺癌患者术后总的生活质量以及社会/家庭状况均高于其他婚姻状况(离婚、未婚、再婚、丧偶)者。配偶的存在对于患者的生活质量有正面影响。

3. 手术方式　接受保留乳房手术的患者其躯体功能、情感功能、总体生活质量状况、躯体形象、未来展望均好于接受改良根治术的患者。这可能是因为保留乳房手术损伤较小,并且能保持女性胸部外形的完整,患者能更好地适应家庭和社会生活,从而改善其生活质量。尤其是在躯体形象方面。

4. 患肢功能恢复　患肢功能恢复的患者其躯体功能、社会功能、整体生活质量均较好,主要是因为患肢功能的恢复能够使患者更好地进行以往的工作和日常活动,促进其生活质量的提高。

5. 家务及工作　有报道分析发现,家务能够改善患者的角色功能、躯体功能、情感功能及未来展望,而工作能够改善患者的角色功能、躯体功能、认知功能、整体生活质量以及未来展望。这主要因为恢复工作能够增加患者的经济收入,并且使其与社会能更多地接触,从而改善其生活质量。发现家庭收入对患者的生活质量有影响。工作和家务的恢复也能够增强患者的自信心,患者感到自己又是一个有用的人了,对于今后的生活和康复也增强了信心。乳腺癌患者在治疗结束后,由于工作和家务的恢复,使其活动量的增加而提高了其生活质量。有研究发现,体力活动与其生活质量呈正相关。

目前,手术治疗仍是乳腺癌患者主要的治疗方式之一。随着新辅助化疗等综合治疗的开展,Ⅰ～Ⅲ期乳腺癌患者术后 5 年生存率可达到 80% 以上。研究表明,约 10% 的患者因各种原因导致死亡,其中术后随访工作不到位及不规范是主要原因之一。49% 的癌症生存者认为在术后生存期间的需要未被满足。强调术后随访是乳腺癌生存者、医务人员、患者家庭成员,甚至医疗相关政策指南制定者的一个过渡,在这个过渡期间,需要强调疾病的长期监控和照护,管理肿瘤辅助治疗的疗效及不良反应,帮助患者返回患病前的生活方式。

因此,明确乳腺癌患者生存期有哪些需求,如何长期监测术后乳腺癌患者的疾病进展,在乳腺癌患者术后为其提供哪些随访服务,由谁来承担乳腺癌患者的术后随访任务,以及探索适合我国医疗背景

的基于医院/社区的随访模式等均是乳腺癌患者术后随访工作中值得思考的问题。

（丁小红　李洁　董守义）

参 考 文 献

[1] Liu JE, Wang HY, Wang ML, et al. Posttraumatic growth and psychological distress in Chinese early-stage breast cancer survivors: a longitudinal study[J]. Psycho-Oncology, 2014, 23(4): 437-443.

[2] 王丕琳, 薛翠翠, 朱强, 等. 乳腺癌主要照顾者生活满意度调查及相关因素分析[J]. 中国康复理论与实践, 2014(2): 118-120.

[3] 王丕琳, 王林, 朱强, 等. 乳腺癌患者团体心理康复活动的设计与实施[J]. 中国护理管理, 2015, 15(1): 5-7.

[4] 苏娅丽, 王丕琳, 陈静. 康复期乳腺癌患者生存质量与社会支持的相关性研究[J]. 护理实践与研究, 2012, 9(8): 7-9.

[5] Lee JA, Lee SH, Park JH, et al. Analysis of the factors related to the needs of patients with cancer[J]. J Prey Med Public Health, 2010, 43(3): 222-234.

[6] Arts EE, Landewe-Cleuren SA, Schaper NC, et al. The cost—effectiveness of substituting physicians with diabetes nurse specialists: a randomized controlled trial with 2-year follow—up[J]. J Adv Nurs, 2012, 68(6): 1224-1234.

[7] 邢唯杰, 胡雁. 个案管理模式及其在乳腺癌护理领域的应用现状[J]. 护理研究, 2012, 26(4): 961-963.

[8] 童亚慧, 乔建歌, 杨青敏. 个案管理模式的国内外研究现状[J]. 护理学杂志, 2014, 29(13): 95-97.

[9] 薛美琴, 张玲娟. 个案管理模式在我国的应用及思考[J]. 中华护理杂志, 2014, 49(3): 367-370.

[10] 刘佳琳, 裴艳, 吴蓓雯. 乳腺癌个案管理模式研究现状[J]. 护理研究, 2013, 27(5): 1417-1419.

[11] Armstrong, Anne C, Evans, et al. Management of women at high risk of breast cancer[J]. BMJ, 2014, 348(7956): 28-32.

[12] Swerdlow AJ, Cooke R, Bates A, et al. Breast cancer risk after supradiaphragmatic radiotherapy for Hodgkin's lymphoma in England and Wales: a national cohort study[J]. J Clin Oncol, 2012, 30: 2745-2752.

[13] Phillips KA, Milne R, Rookus M, et al. Tamoxifen and risk of contralateral breast cancer for BRCA1 and BRCA2 mutation carriers[J]. J Clin Oncol. 2013, 31(25): 3091-3099.

[14] Whiffen A, El-Tamer M, Taback B, et al. Predictors of breast cancer development in women with atypical ductal hyperplasia and atypical lobular hyperplasia[J]. Ann Surg Oncol, 2011, 18(2): 463-467.

[15] Iqbal J, Ginsburg OM, Wijeratne TD, et al. Endometrial cancer and venous thromboembolism in women under age 50 who take tamoxifen for prevention of breast cancer: a systematic review[J]. Cancer Treat Rev, 2012, 38(4): 318-328.

[16] Visvanathan K, Hurley P, Bantug E, et al. Use of pharmacologic interventions for breast cancer risk reduction: American Society of Clinical Oncology clinical practice guideline[J]. J Clin Oncol, 2013, 31(23): 2942-2962.

[17] 王千心, 孙田杰. 乳腺癌病人症状群的研究进展[J]. 护理研究, 2014, 28(2C): 644-646.

[18] 仲艳. 青年乳腺癌患者回归社会影响因素的质性研究[J]. 护士进修杂志, 2013, 28(12): 1128-1130.

[19] 钱国安, 王维利, 陈艳, 等. 肿瘤化疗患者焦虑[J]. 抑郁的非药物干预研究进展[J]. 中华护理杂志, 2012, 47(3): 280-282.

[20] 林纯敏, 蔡舒, 张丽娟, 等. 综合性康复护理对乳腺癌术后病人生命质量的影响[J]. 全科护理, 2014, 12(3): 269-271.

[21] 孟丽君, 李义庭, 徐青, 等. 65例绝经前乳腺癌患者情绪状况及生活质量调查[J]. 中国康复理论与实践, 2013, 19(8): 785-787.

[22] Hoffman CJ, Ersser SJ, Hopkinson JB, et al. Effectiveness of mindfulness-based stress reduction in mood, breast and endocrine related quality of life, and well-being in stage 0 to Ⅲ breast Cancer: a randomized, controlled trial[J]. J Clin Oncol, 2012, 12: 1335-1342.

[23] 徐青, 远丽, 李青, 等. 乳腺癌康复治疗现状与进展[J]. 中国康复理论与实践, 2014, 20(2): 101-104.

[24] 胡晶敏, 娄园, 王海燕, 等. 有氧组合运动方案对乳腺癌根治术后不同阶段患者康复状况的影响[J]. 中国实用护理杂志, 2013, 29(6): 1-4.

[25] Kashani F, Basaee S, Bahrami M, et al. The effects of relaxation on reducing depression, anxiety and stress in women who underwent mastectomy for breast cancer[J]. Iran J Nurs Midwifery Res, 2012, 17(1): 30-33.

[26] Brem S, Kumar NB. Management of treatment-related symptoms in patients with breast cancer[J]. Clin J Oncol Nurs, 2011, 15(1): 63-71.

[27] Yoo MS, Lee H, Yoon JA. Effects of a cognitive-behavioral nursing intervention on anxiety and depression in women with breast cancer undergoing radiotherapy[J]. Iran J Nurs Midwifery Res, 2012, 17(1): 30-33.

[28] 唐梅, 吴彩霞, 陈秋菊, 等. 焦虑和抑郁情绪对化疗前后乳腺癌患者细胞免疫功能的影响[J]. 重庆医学, 2014, 43(2): 161-164.

[29] 白建团, 吴巧玲, 林琼, 等. 合理情绪疗法对乳腺癌患者焦虑及应对方式的影响[J]. 全科护理, 2014, 12(3): 267-269.

[30] 苏娅丽, 王丕琳, 陈静, 等. 团体心理干预对乳腺癌康复期患者心理康复的影响[J]. 中国康复理论与实践,

2012,18(3):276-279.

[31] 江子芳.用"聚焦解决模式"干预乳腺癌患者的希望[D].浙江:浙江省肿瘤医院,2013.

[32] 曹雪英,邓暑芳,何丽煌.病友互助模式对乳腺癌患者的心理健康及治疗不良反应的影响[J].护理学杂志,2013,28(14):23-25.

[33] 魏艳艳,张银凤,张彩林.分段心理干预对乳腺癌患者手术效果的影响[J].当代护士,2013,(5):135-137.

[34] 李益平,张颖.康复护理[M].北京:人民卫生出版社,2013.

[35] 邵志敏,沈镇宙,徐兵河.乳腺肿瘤学[M].上海:复旦大学出版社,2013:838-842.

第十六章　乳腺癌患者术后性生活及生育功能

乳腺癌是育龄女性最常见的恶性肿瘤,近年来乳腺癌发病率不断上升,年轻乳腺癌患者的数量也相应增加。2014年美国新增235 030名浸润性乳腺癌患者,超过11 000名患者的年龄在40岁以下。在发达国家大约有10%的40岁以下患者被诊断为乳腺癌,而发展中国家有近25%。我国女性乳腺癌年龄组发病率绝经前峰值明显高于绝经后,发病最高峰在45~54岁,年龄小于45岁的乳腺癌患者占所有病例的30.25%。

随着乳腺癌诊断技术及多种治疗方法的迅速发展,乳腺癌管理手段的不断进步,乳腺癌的生存率不断提高,诊断后的乳腺癌5年生存率在50%以上,越来越多的患者可获得长期无病生存。这使临床医生和患者逐渐从单纯关注患者生存率转向关注存活乳腺癌患者的生活质量。性生活质量是生活质量的重要组成部分,对诊断乳腺癌时仍然未绝经的患者而言尤为重要。绝经前女性仍然在工作与家庭生活中充当重要角色,重视并改善该年龄段乳腺癌患者的性生活质量,对改善患者及其配偶的生活质量具有重要意义。由于越来越多的女性生育年龄推迟,在我国晚婚晚育的比例逐步提高,年轻乳腺癌患者中相当一部分在确诊乳腺癌时尚未生育,或者在治疗后仍有生育的需求,因此医生经常面临乳腺癌患者的妊娠和哺乳问题。

第一节　乳腺癌患者的性生活问题

由于性生活涉及个人隐私,同时受不同生活方式、传统观念的影响,乳腺癌患者性生活方面存在的问题相关研究在国内尚未得到很好的开展,而国外相关研究取得了一定的进展。由于性生活质量是人类生活质量的重要组成部分,因此,重视并研究乳腺癌患者性生活问题,加强针对性指导与康复具有重要意义。

一、乳腺癌患者性功能障碍的主要原因

有关乳腺癌患者尤其是绝经前患者治疗后性生活质量下降原因很多,也很复杂。国外研究认为与乳腺癌系列治疗,包括化疗、内分泌治疗等导致的突然发生的绝经期症状有关,治疗后心理与生理变化、手术导致身体外形、乳房外观与感觉和功能的改变、心理障碍、配偶性态度等也有直接关系。主要原因有以下几个方面。

(一)配偶态度改变

乳腺癌患者在确诊后与配偶的关系将发生重大变化,25%的患者与配偶关系疏远,35%认为配偶出现感情疏远,12%分居。导致患者性功能障碍的社会心理因素包括对性伴侣的性兴趣改变、难以维持先前的性角色及感觉同伴侣存在情感障碍问题。但乳腺癌术后患者与伴侣的关系如何可能比化疗、形体外观改变对患者性满意度、性功能及性欲减退的影响更大。

(二)手术方式

外科手术和化疗对乳腺癌患者的性功能有负面影响,存在性功能障碍的乳腺癌患者中,12%发生于手术后。而不同手术方式对患者性功能的影响不仅与术后疼痛等相关生理性并发症及焦虑、抑郁等心理障碍有关,也与乳房缺失、乳头或乳房区感觉障碍、手术后创伤应急障碍等有关。保乳与一期乳房重建术后的乳腺癌患者较乳房切除术后患者发生性功能障碍的概率低。

近期也有许多有关乳腺癌手术对女性性功能影响的研究。有些人发现接受保乳手术的乳腺癌女性比接受乳房切除的女性在性生活上的问题要少,且乳房切除术后的患者将无法放松并享受性生活,且很难达到性高潮,术后性生活的频率也随之减少。

也有研究者认为乳腺癌手术方式的选择与性功能改变无关。

总体来说,乳腺癌诊断后的第 1 年里,相对保乳术或乳房重建的患者来说,乳房切除术的患者体型改变对性生活的影响最大,这些患者厌恶自己不穿衣服时的模样,不愿意照镜子,觉得尴尬、丑陋或者难为情,保乳手术的患者也比乳房切除术后的患者在穿着、体型、裸体这些问题上显得更为淡然,对待性生活的态度与性生活质量也明显好于其他患者。

(三) 化疗

几乎所有的乳腺癌治疗方法对女性均有潜在有害的影响,接受化疗的患者性功能障碍的风险更高,化疗可导致卵巢功能早衰或卵巢储备功能下降。乳腺癌化疗引起闭经的发病率为 53% ~89% ,与患者的年龄和化疗方案有关。40 岁以后的患者更有可能在接受化疗后引起绝经或进入更年期,且出现闭经的时间更短。

研究显示,环磷酰胺对卵巢的功能损害最大,应用 48 小时后卵泡数量减少 90% ,12 ~ 16 周后卵巢功能将减退到 10 年以后的状态,蒽环类及紫杉醇类药物对卵巢功能亦有较强的损害。

药物诱导闭经的定义是接受辅助化疗期间或之后出现的至少持续 3 个月的闭经;或化疗期间出现闭经而再无月经来潮者。乳腺癌患者在接受化疗后闭经的发生率为 26% ~89% ,而部分患者将发生永久性闭经。部分患者也因此出现面部潮红等更年期综合征的表现。此外,应用抗抑郁药 SSRIs 和 Venlafaxine 以及接受化疗出现的胃肠道反应、异味感等也将影响患者的性功能。部分乳腺癌患者在化疗后还可能发生化疗后脑病(chemobain 或 chemofog) ,患者的记忆及语言功能受到损害。

那些接受了化疗的乳腺癌女性在治疗后会比那些未化疗的患者有更大的风险出现性功能障碍。化疗与性唤起、阴道润滑、性高潮、性交痛这些问题最密切相关,这些问题在治疗后不久尤为常见。放疗似乎并不像化疗一样与性欲的降低密切相关。化学诱导绝经对性生活的影响与以下因素有关:性欲的降低、性交痛、阴道干涩、性兴奋减退、性快感严重甚至完全缺失、性高潮频率或强度的减低。性功能丧失、过早绝经以及阴道干涩相关症状结合在一起往往特别严重,而对年轻女性来说,由于考虑到会否丧失生育能力,这样的组合症状更可能是毁灭性的打击。

(四) 内分泌治疗

激素受体阳性的乳腺癌患者常需要接受内分泌治疗,治疗时间目前推荐为 5 ~ 10 年。应用非甾体类芳香化酶抑制剂治疗的患者更容易出现性交困难。对于应用他莫昔芬治疗与性功能之间的联系似乎存在争议,有研究认为接受他莫昔芬治疗的患者更容易出现性欲降低;Ganz 等发现使用他莫昔芬治疗的乳腺癌患者的性功能与未用他莫昔芬的女性之间没有差异;莫蒂默等发现有些使用他莫昔芬治疗乳腺癌的女性出现性交痛、潮热等不适、阴道狭窄以及性交过程中的其他消极感受。美国妇产科医师临床实践指南"乳腺癌患者的妇产科问题与处理 2012年版"中对内分泌治疗过程中出现的问题进行了详细论述,并提供了解决策略。

(五) 心理因素

乳腺癌患者确诊后常出现心理症状,主要表现为抑郁、焦虑及认知障碍、自卑、适应障碍等,调查发现33%的患者在诊断乳腺癌后出现焦虑、抑郁情绪,1 年后此情绪降为 15% ,而复发后上升为 45% 。

心理因素对性生活的影响十分复杂,虽然有些女性积极看待乳腺癌对她们性生活的影响,然而,大多数证据表明,由于乳腺癌患者产生了一系列严重的负面心理改变影响了性生活质量,包括对生育能力丧失的恐慌、对自己的体型不满、觉得自己缺乏性吸引力、没有女人味,同时对自己性方面的变化感到抑郁和焦虑。患者不得不适应乳腺切除造成的外观改变,化疗后脱发、停经、不能哺乳,以及提前到了的"衰老感",患者对体重增减关注密切,对伴侣的不理解感到焦虑与不安,这些变化都会使患者的负面情绪加重,尽管有人认为这些变化多发生于那些原本就有焦虑、抑郁,或者有性功能障碍的患者身上,但这些由性生活障碍引起的潜在的心理影响对大多数乳腺癌患者来说仍是一个严重问题。有性生活障碍的乳腺癌患者同时也关注导致性生活功能变化的原因、持续时间以及对性伴侣的影响,更加关注如何应对这些变化。

尽管乳腺癌带来的身心痛苦和治疗会随着时间的延长而减轻,但情感上的伤痛一直存在。患者会对失去乳房感到悲痛,或是觉得自己的一部分生命已经逝去。那些经历乳房切除术、仅剩一个乳房的患者常被认为仅仅是"半个女人",对她们来说,乳房作为一种女性自我意识的象征就显得尤为重要。研究还表明,在乳腺癌患者性功能障碍的影响因素中,最重要的是自己的性吸引力降低,乳腺癌治疗后体型不佳者的性满意率更低。

最近,德国莱比锡大学社会心理肿瘤学系的 Anja Mehnert 博士,对德国 30 所医院、癌症护理机构和康复中心 2141 名 18～75 岁癌症患者进行面对面访谈,20.6% 为乳腺癌,14.9% 为前列腺癌,13.7% 为结肠/直肠癌。发现心理困扰影响着 1/3 的癌症患者,并且这种精神疾病的患病率要高于普通人群。包括:焦虑、抑郁和适应障碍。精神疾病的患病率高达 31.8%,最常见的是焦虑障碍(11.5%)和适应障碍(11.1%)。大约 6% 的患者同时患有 2 种精神疾病,1.5% 的患者患有高达 3 种或更多。大约有 29% 的癌症患者至少被诊断患有 1 种精神疾病。患病率最高的是乳腺癌(42%),那些可治疗、预后较好的癌症患者(如乳腺癌)却比难治性癌症患者(如胃癌和前列腺癌)产生的精神问题要多。可能包含很多因素:年龄、性别、治疗应激源等。Anja Mehnert 博士将肿瘤心理障碍称为肿瘤患者的"死神舞伴",可见心理因素对癌症患者的生活质量及预后有着十分重要的影响。

(六) 其他因素

患者没有意识到性功能障碍或羞于启齿;患者年龄(>45 岁);受教育的程度;性格因素;传统观念;担心肿瘤复发转移;接受放疗后局部皮肤改变;肿瘤分期等。

二、乳腺癌患者性功能障碍的临床表现

西方女性乳腺癌诊治后常见的性功能障碍包括性交痛、疲劳、阴道干涩、性兴趣或性欲降低、性兴奋减退、以往敏感的乳房变得麻木、难以达到性高潮,以及性快感缺乏。对非西方文化女性的研究也得到了与西方女性类似的结果。在伊朗、土耳其、中国的乳腺癌女性中,也曾报道有性欲降低、难达性高潮、阴道干涩、性交痛、性行为次数减少、性关系的破裂、对伴侣失去兴趣、无法获得性满足等情况。

意大利一项调查发现,乳腺癌患者中 64% 的缺乏性快感,48% 性快感降低,38% 性交困难,44% 性冷淡,42% 存在阴道湿润困难。而只有 30% 的乳腺癌夫妇,向健康医师请教乳腺癌术后的性问题。

中国康复研究中心北京博爱医院使用 CSFQ-14 (changes in sexual functioning questionnaire)量表进行了调查研究,发现绝经前乳腺癌患者治疗后在性欲望、性唤起、性高潮方面均明显不如患病前,主要表现为:无性欲望或很少有(每月少于 1 次);不能激起性唤起,或超过一半以上时候不能激起性唤起;不能或很少达到性高潮。阴道干燥与性交痛也是常见影响性生活质量的原因。

三、乳腺癌患者两性关系及性生活康复与重建

乳腺癌患者性功能障碍往往由多种因素引起,不仅影响患者的生活质量,也严重影响患者配偶及家庭的生活质量,因此,重视并加强两性关系的改善及性生活康复、重建与指导十分重要。

乳腺癌女性性健康的影响因素中,最重要的是她们与伴侣的性关系质量,性关系质量对女性的性满意度、性功能、性欲的维持更加重要,我们的研究发现有 31.6% 的患者认为丈夫性态度的改变是影响性生活质量的原因之一。研究显示,如果女性在患乳腺癌之前对性生活不满意或无性生活,在此基础上重新开始性生活,可能更容易处理与性伴侣的关系。目前的研究主要集中于关注乳腺癌患者对个体性行为的影响,而从人际关系和社会的角度进行的调查与研究则明显缺乏,这些社会与人际关系包括:乳腺癌患者与她的性伴侣如何看待性生活? 患癌症后性生活是否为一种禁忌?"性"的话题是否可以公开谈论等?

乳腺癌治疗后性关系的重建是一项非常重要而艰巨的任务,目前仍缺乏相关研究来提供可靠的康复策略,以减轻乳腺癌患者和她的性伴侣由于性生活质量下降对生活质量的影响。事实上,乳腺癌患者性伴侣的性生活质量同样出现下降,性生活满意度低下,生活质量也受到严重影响,因此,有必要同时对患者的性伴侣进行性康复知识普及与教育,这样不仅可以提高乳腺癌患者的性生活质量,也可以改善患者配偶的生活质量,配偶生活质量的改善,对建立和谐的家庭与康复氛围有积极作用,对患者的康复可以发挥正反馈效应。从乳腺癌全程管理的角度出发,在诊断与治疗的全过程中,融入康复理念,关注患者及其配偶的心理状况,应该从诊疗之初就进行有效介入。个体化沟通与治疗,治疗前后的性功能状况评估及对育龄期乳腺癌患者生育能力与需求的评估,对患者的心理康复与性康复至关重要。治疗前给患者详细、全面介绍不同手术方式与治疗存在的利弊,给患者及其家属选择的权利。保乳手术、前哨淋巴结活检基础上保留腋窝和乳腺癌根治术后一期重建等可能有利于保持患者良好的身体外形,对改善患者性功能有利。

许多乳腺癌女性对相关的信息需求很大,比如怎么用润滑剂去解决阴道干燥的问题? 如何用振动棒、假阴茎或其他性生活的产品来提升性生活质量?

哪里可以购买这些产品？专业健康服务人员在有关乳腺癌患者性康复方面可发挥重要的作用，他们会针对促进性生活的产品提供专业的建议，对如何调整并促进性生活的乐趣给予具体的回答，同时也会给患者的性伴侣一些信息，让他们帮助患者来适应这些变化。然而，最近的研究表明，只有30%的乳腺癌患者及其性伴侣与健康服务专业人员探讨性康复问题，说明乳腺癌患者在性康复咨询方面往往会被忽略。

心理干预与心理治疗是目前认为有肯定效果的方法。国外一些学者提出多重模式治疗，其包括咨询、行为认知疗法以及针对特殊问题的干预，目的旨在减少沮丧和认知行为的改变，如深呼吸、药物和放松技术以及渐进式肌肉放松。研究还发现接受认知行为能明显缓解治疗患者的焦虑情绪。

药物治疗：主要是针对乳腺癌治疗后出现阴道干燥的阴道局部用药，但无明确有效药物。有学者认为乳腺癌患者阴道局部应用低剂量的 17-β 雌二醇片剂（10mg）或阴道置入雌二醇环是有效的，因担心增加肿瘤的复发、转移可能遭到了包括肿瘤学家

及妇产科医生在内的强烈反对，目前人们正进行其他非激素药物的研究，如 ospemifene 等。

近年来，国内学者对乳腺癌患者存在心理问题的关注度有了明显提高，不少单位组织不同形式，丰富多彩的患者之间、医患之间的互动与健康教育，在乳腺癌患者的团体心理康复方面积累了许多经验，也获得了很好的效果，但这种团体康复中由于部分患者疾病进展与不良转归对大量长期无病生存患者的不良影响被忽视，应该引起高度重视。

目前我国有关乳腺癌患者性功能障碍的研究较少，治疗方面也主要是通过心理干预进行护理疏导。尚无乳腺癌术后性功能障碍的系统回顾及大样本研究分析。2013 年 9 月在"第八届北京国际康复论坛第一届乳腺癌康复分论坛"上，中国康复研究中心北京博爱医院徐青教授就乳腺癌患者的性康复问题进行了阐述，提出"一个乳房，一个病人；一个病人，一个家庭"的康复理念，呼吁广大乳腺外科与肿瘤科医生从治疗开始就重视乳腺癌患者的性康复。

（吕春阳　武彪　徐青）

第二节　乳腺癌患者卵巢储备功能评价与生育

一、卵巢储备功能评估方法及乳腺癌患者卵巢储备功能评价的意义

正常女性生殖系统的受孕能力称为生育潜能。卵巢储备功能，又称卵巢储备（ovarian reserve, OR），是指卵巢产生卵子数量和质量的潜能，间接反映卵巢的功能。卵巢储备功能降低是指卵巢中的存留卵子量下降到阈值以致影响了生育潜能，导致生育力低下。

卵巢储备功能减退受多种因素影响，如年龄、卵巢手术、盆腔放疗、化疗、吸烟、盆腔感染、卵巢动脉血供下降、基因及免疫系统异常等。目前在临床上应用的评估卵巢储备的主要指标主要包括：患者年龄、基础促卵泡激素水平（FSH）、FSH/LH（黄体生成素）、基础抑制素 B（INHB）、基础抗苗勒管激素（AMH）、基础雌二醇（E2）、FSH 卵巢储备试验（EFORT）、氯米芬激发试验（CCCT）、促性腺激素释放激素激动剂（GnRH-α）激发试验（GAST）、基础窦卵泡数、卵巢体积和卵巢间质动脉血流等。

近年来，许多研究致力于评价正常排卵女性的卵巢储备功能，以期找到预测其生育能力的途径，迄

今为止，尚无公认的最佳的卵巢储备功能检测方法，没有任何一项单项评估指标能准确判断卵巢储备功能，多项指标联合应用评估卵巢储备功能效果更好。目前，特异性、敏感性最佳的卵巢储备功能评价单一检测方法是氯米芬激发试验，它是唯一一种既可用于普通不孕人群又可用于需 ART 的不孕人群的方法。基础 FSH、E2 水平预测效果明显优于年龄，但它在不同月经周期中的多变性和敏感性较差，限制了它的应用。GAST 对卵巢储备功能的评估为定量评估，而其余评价卵巢储备功能的方法均是定性的，目前限于在辅助生殖技术中应用。

由于越来越多的女性推迟生育至 30 岁以后，同欧美国家相比，我国的乳腺癌发病年轻化趋势没有明显改变，如何在治疗开始之前即让患者了解相关的生育问题并给予患者适当的指导及帮助是我们将要面临的重要挑战。对年轻乳腺癌患者而言，辅助治疗，尤其是含烷化剂的化疗，可能导致患者月经减少、闭经及不育，这些患者将面临更为严重的治疗后卵巢功能减退及生育问题，而许多患者在治疗开始之前未被告知治疗对其生育能力的影响，这种影响有可能持续至诊断后的 10 年。尤其是有生育需求的乳腺癌患者，在治疗初期就应考虑到治疗对患者

卵巢储备功能及生育能力的影响,因此,如何评价治疗后患者的卵巢及生育功能非常重要。

二、乳腺癌患者卵巢储备功能评估及影响因素

对于乳腺癌患者而言,卵巢储备能力的评估不仅仅对其治疗后生育康复有指导意义,对了解患者治疗后卵巢功能及内分泌状况,指导内分泌治疗及性康复同样具有指导作用,但需要注意评估方法本身是否对乳腺癌患者的治疗与预后产生不利影响。对于乳腺癌治疗后准备妊娠的女性,卵巢储备功能评估显得更加重要。

部分用于正常人群的卵巢储备功能评估方法是否可以用于乳腺癌患者,有关研究很不充分。对于生殖系统功能正常的乳腺癌患者,在接受规范的乳腺癌治疗时其卵巢及生育功能的影响及评价因素包括以下几个方面。

(一) 年龄

年龄是评价化疗后女性卵巢功能独立且强烈的预测因素,乳腺癌患者的年龄对卵巢功能的维持至关重要。正常女性随年龄增加其卵巢功能与生育能力呈下降趋势。当考虑到生育保护时,最重要的自然因素是诊断时患者的年龄及预计需要进行的辅助治疗时间。患者每化疗 1 个周期,其生育功能将减少 1.5 年。这种损害对年龄大于 40 岁的患者更加明显。

乳腺癌患者的异质性较高,不同分子分型的患者,需要接受的治疗不同。绝经前激素受体阳性乳腺癌患者,通常需要 5 年的他莫昔芬治疗,他莫昔芬对卵巢功能有刺激作用,延迟 5 年可能降低卵巢储备功能。

(二) 治疗方案

化疗药物对卵巢功能的影响是影响乳腺癌患者生育的主要原因。烷化剂-环磷酰胺对卵巢有较大的毒副作用,被公认为是会引起卵巢功能损害的,因为它可以损伤各级卵泡,而紫杉类相对较小。接受化疗患者的卵巢功能损伤在 10% ~81%,尤其是给予 40 岁以上患者应用烷化剂,如环磷酰胺。最近的研究发现环磷酰胺通过激发 PI3K 途径来使卵泡进行发育并最终减少卵泡储备。年龄和环磷酰胺也是发生闭经最重要的危险因素。

调查发现,被诊为 I 期乳腺癌的患者在接受 6 周期 CMF 或 4 周期 AC 方案化疗后其闭经率可达 33%。而在化疗之后,40 岁以上患者发生永久闭经

率为90%,45 岁以上者为95%。紫杉醇被认为对生育无明显影响。

曲妥珠单抗、放疗(包括内照射)对卵巢功能的损害证据不足,目前公认的是在接受化疗后继续内分泌治疗将导致患者卵巢功能的进一步损伤,但单独内分泌治疗对卵巢功能的影响仍有争议。

(三) 卵泡数量及质量

卵泡数量,尤其是始基卵泡数量被认为是评价卵巢功能的标志。通过超声观察卵泡数量和大小,是对患者始基卵泡数量进行检查较为简便的方法,但与卵子的质量无相关性。因为当患者卵泡数量为零的时候说明患者将进入绝经状态。

(四) 月经改变

大多数绝经前患者在完成化疗 1 年内卵巢功能恢复,表现为月经的恢复,但月经不规则很常见,这些患者仍然有过早绝经的风险。早期闭经一般被认为是化疗及内分泌治疗所致不孕的代名词。化疗诱导的闭经与药物种类、剂量、疗程、患者年龄有关,据报道化疗诱导的闭经发生率为 10% ~100% 。

尽管部分乳腺癌患者经治疗后有自发性的月经恢复,但仍可能因为存活卵泡的质量不好而不能受孕。此外,因潮热、盗汗、睡眠紊乱、性生活困难等问题也将导致患者难以进行正常生活,使患者的受孕率明显下降。

(五) 激素水平的变化

1. 促卵泡激素 (follicle-stimulation hormone, FSH) 和抑制素(inhibit)　FSH 是由垂体分泌的可刺激精子生成和卵子发育的一种激素,其水平越高患者闭经的可能性就越大。抑制素是 β 转化生长因子超家族的成员,由卵巢颗粒细胞分泌,具有内分泌、旁分泌和自分泌的作用。FSH 水平和抑制素 A、抑制素 B 水平常被用于评价和预测治疗诱导的卵巢功能损伤情况。然而,这些激素将随月经周期变化有所波动,所以这大大降低了它们的预测效果。通常,化疗后高 FSH 和低抑制素水平是可逆的,且随着时间的推移可能恢复至化疗前的水平。

2. 抗苗勒激素 (Anti-Mllerian hormone, AMH) AMH 是一种二聚糖蛋白,其属于 β 转化生长因子 (TGF-β)家族。因最早是在男性胎儿苗勒管退化时被发现而得名。在女性认为其是由卵巢分泌的,因为女性在双侧卵巢切除术后的 3 ~5 天将无法检测出 AMH。AMH 是由窦前卵泡及小的窦状卵泡分泌的,其主要作用是抑制始基卵泡进行分化。目前在辅助生殖系统中公认的是血清 AMH<0.7μg/L 患者的生育能力很差。但是这一结论尚不能应用于化疗

后患者。

研究发现,乳腺癌患者在接受化疗后 AMH 的水平明显降低。此外,部分研究发现化疗前 AMH 水平高的患者在化疗后更容易生育,其不受年龄、化疗方案及疗程等影响。而且 Dillon 等发现,化疗前 AMH>2μg/ml 的患者其化疗后 AMH

的水平较高。但目前相关研究的样本量均较少,尚无统一意见。

此外,雌激素、睾酮等也被用作评价乳腺癌患者卵巢储备功能的指标,但因为其目前尚无统一标准且影响因素较多而预测的准确性较差。

(远丽 于飞 徐青)

第三节 乳腺癌患者的妊娠与哺乳

乳腺癌患者术后妊娠是一个十分复杂的问题,因为乳腺癌患者接受治疗后常出现卵巢功能损害,而激素受体阳性的患者更是如此。疾病和预后、配偶及家庭成员态度可能会对乳腺癌患者决定是否妊娠产生影响。对于绝经前乳腺癌患者,治疗前与其讨论生育问题应作为常规。一般认为,乳腺癌术后妊娠不会增加乳腺癌的复发风险。主要是安全问题,妊娠后的激素环境是否会导致肿瘤的再生长和刺激已经存在的微小转移癌灶生长。2010 年对妊娠与乳腺癌患者的 meta 分析和来源于乳腺癌患者监测、流行病学和最终结果数据库的综合分析显示:乳腺癌患者随后的妊娠并不增加乳腺癌复发和死亡的风险。医师在治疗前应该充分了解患者意愿,选择对患者卵巢功能影响小的化疗与内分泌治疗药物,有条件可以在治疗前建议患者采取生育保留与保护策略。

确,一个可能的解释就是所谓的"健康母亲效应"。此研究将乳腺癌诊断后妊娠的患者与诊断后没有妊娠但确定没有复发的患者进行了比较,发现两组之间的生存率没有明显差异。另一个假设基于基因表达:经产女性与初产妇相比乳腺组织的雌激素受体 α 表达明显减少,孕激素受体和更高的雌激素受体 beta 表达,这种现象对乳腺癌复发风险起到积极作用。其余的解释有:①胎儿的抗原也出现在肿瘤的表面,妊娠起到了一种类似"疫苗"的作用,或者妊娠能够激活母体免疫系统识别和杀灭潜在肿瘤细胞的能力;②高水平的雌激素,反而能够使 ER、PR 阳性的肿瘤细胞发生凋亡;③分娩之后哺乳是继续保持较低雌激素水平的方法,这类患者的预后甚至更好;④妊娠的过程能够抑制干细胞的活跃程度,促进其向正常分化,在一定程度上抑制致癌因素对有可能恶变的乳腺干细胞的不良刺激。

一、妊娠对乳腺癌患者的影响

乳腺癌患者对妊娠存在一些担心和焦虑,这些焦虑和担心导致她们拒绝妊娠。最常见的焦虑是担心妊娠会增加乳腺癌转移与复发。几十年来,阻止乳腺癌患者妊娠的主要原因是人们担心高雌激素水平会刺激对激素敏感的隐匿的乳腺癌细胞。最近的一项荟萃分析包括 1244 人次妊娠,无妊娠者 18 145 例,结果表明:妊娠对乳腺癌有潜在的保护作用,在乳腺癌诊断后经历妊娠的患者,其死亡风险降低 41%。丹麦的 Kroman 等在 375 名乳腺癌患者中分析了 465 次妊娠现象,乳腺癌患者的足月妊娠与死亡风险的降低有密切的关系。流产和人工流产对生存没有负面影响。Córdoba 等在 2011 年研究中对 36 岁以下的年轻乳腺癌患者做了 6 年的随访,115 名患者中有 18 人报告怀孕,其中 8 人自愿流产,5 年生存率在妊娠组和非妊娠组分别为 100% 和 80%,无病生存率分别为 94% 和 64%。

妊娠可能对乳腺癌有保护作用的原因并未明

二、乳腺癌患者妊娠的最佳时间

一般认为,妊娠时机的选择应避开乳腺癌复发的高峰期。临床 I 期患者妊娠最早应在治疗完成 2 年后,而 III 期患者可在治疗结束 5 年后妊娠,IV 期患者由于病情严重、预后差,最好避免妊娠。完成乳腺癌化疗后,常规建议至少等待 3 ~ 6 个月后妊娠,这样可以避免化疗遗留的毒副作用。对激素敏感患者不建议中断内分泌治疗,并且建议从诊断疾病到试图妊娠至少需要等待 2 年。等待 2 年妊娠有很多理由:复发率在头 2 年较高;内分泌治疗对身体至少有 2 ~ 3 年的影响;流行病学证据表明大部分人群在分娩后乳腺癌风险有短期的增加。然而在 1 个亚组分析中,187 名患者在治疗后 6 ~ 24 个月内妊娠,35 名患者在 2 年后妊娠,早期妊娠没有影响总的结果。另外,没有证据表明治疗间歇期试图妊娠是有害的。最近的数据认为 BRCA1 和 BRCA2 基因携带者妊娠也是可以的:乳腺癌患者经过综合的遗传咨询和充足的心理支持后,我们应该鼓励乳腺癌患者妊娠。

530

目前妇产科医生推荐绝经前乳腺癌患者在试图妊娠前至少等待 2~3 年,因为 2~3 年的时间可帮助区分预后更好的患者。Clark 等分析了 400 例乳腺癌患者,这些患者随后的妊娠没有影响临床结果,治疗后 2 年妊娠更好。由于年轻乳腺癌患者预后较差,所以妇产科医生推荐 30 岁以下的患者至少等待 3 年。一些学者建议 Ⅲ 期乳腺癌患者的妊娠在治疗后至少推迟 5 年,Ⅳ 期乳腺癌患者和复发患者不建议妊娠。最近的研究报道乳腺癌患者确诊后 2~5 年妊娠可降低死亡风险。因此,乳腺癌患者等待 2 年后妊娠可提高总生存率,等待 6 个月妊娠对乳腺癌患者的积极作用没有实际意义。

三、乳腺癌患者化疗、内分泌治疗、放疗及靶向治疗对胎儿的潜在影响

乳腺癌患者在妊娠时必须考虑化疗、靶向治疗及内分泌治疗对妊娠的潜在性致畸作用。从生理学角度讲,只有小部分原始卵泡排卵,独立的原始卵泡成熟为包含一个成熟卵子的囊状卵泡需要持续 6 个月。基于这样的观察,乳腺癌患者妊娠至少应该推迟到肿瘤治疗结束后 6 个月。Dodds 等研究发现:先天畸形孩子的父母与无先天畸形孩子的父母相比较,癌症患者的后代出现先天畸形的风险并没有正常人群的高,这种现象不依赖于癌症治疗的类型。Mulvihill 等研究了 58 名化疗后妊娠的乳腺癌患者,这些患者从化疗结束到开始妊娠的平均时间间隔是 27 个月,化疗结束后第 1 年妊娠出现死产、低体重儿和早产的概率增加,可能与化疗对卵巢的损害引起激素的供应不足并且对妊娠的进程起到消极作用有关,在化疗后妊娠的患者中没有观察到胎儿先天性畸形的增加。

内分泌治疗对妊娠的影响,动物学研究数据表明:雌性动物在妊娠期间服用他莫昔芬可能增加雌性后代罹患乳腺癌的敏感性,他莫昔芬对雌性动物围产期有有害影响,如流产发生率增加、妊娠时间缩短和活胎数量的减少,然而,这些数据均来自动物研究,这些结论不可能直接推测到人类妊娠。Isaacs 等报道了一例转移性乳腺癌患者妊娠的案例,虽然这位女性接受了内分泌治疗,但是分娩了一个正常的婴儿。因此,乳腺癌患者在妊娠期间接受内分泌治疗看上去很复杂,但是未必对胎儿有害或引起产科并发症。另外,他莫昔芬和芳香化酶抑制剂在生殖医学方面可以用来诱导排卵和卵泡增生。

对于侵犯胸大肌筋膜、腋窝淋巴结转移或保乳术患者需进行术后放疗,目前放疗主要局限于胸部照射,但少量射线可通过肌肉及血液到达盆腔。50Gy 的胸部照射量中可有 2.1~7.6cGy 的量到达盆腔,不足以引起卵巢功能衰竭,因此,放疗对于生育是安全的,但放疗可能对胎儿健康不利,放疗期间应避免妊娠。

至于靶向治疗,临床前研究表明曲妥珠单抗能透过猴子胎盘。到目前为止,曲妥珠单抗影响妊娠结局的可用数据是有限的。

四、对未来有生育要求的乳腺癌患者的处理

研究发现,小于 40 岁的乳腺癌患者在诊疗后生育率不足 10%。究其原因主要包括:①乳腺癌后妊娠对生存影响的不确定性;②辅助化疗对患者卵巢功能、对胎儿发育等的影响;③辅助内分泌治疗对卵巢功能的影响等;④对患者此方面的要求重视不够,缺乏已婚育龄女性乳腺癌术后保留生育能力规范化指南。

使用促性腺激素释放激素激动剂(GnRH)引起的卵巢抑制,有时作为绝经前乳腺癌治疗的一部分,建议作为一种保留生育能力的方法,但机制不清楚。GnRH 可以使卵巢处于初潮前的状况,即卵巢没有分泌滤泡。对于化疗期间卵巢功能的保护,促性腺激素释放激素类似物协同治疗的研究结果不一致,2011 年的系统性回顾分析和 6 个随机对照试验的 meta 分析发现:绝经前患者化疗联合使用促性腺激素释放激素治疗,虽然月经的自发恢复和排卵的概率增加,但妊娠率并没有提高。

大多数乳腺癌患者生育项目的关注点在胚胎的冷冻保存方法上。如果患者有男性伴侣或者可以接受使用捐献者的精子,可以使用体外受精(IVF)胚胎冷冻保存以保留生育能力,但促排卵产生高水平的雌激素是否对乳腺癌细胞增殖有负面作用仍不明确。在无生育能力的人群中,没有证据表明诱导排卵和体外受精会增加乳腺癌的风险。但传统的促排卵药物对乳腺癌患者是禁忌的,因此,乳腺癌患者应该预先在自然、未受刺激的情况下完成体外授精,这样体外受精的成功受孕率与非癌症患者接近,保留生育难度增大。

他莫昔芬单独或与促卵泡激素联合应用已经成功应用于乳腺癌患者体外受精的促排卵治疗,由于芳香化酶抑制剂降低卵巢雌二醇激素水平,降低负反馈调节,增加垂体促性腺激素的释放,允许其作为

生育药物,并且已经成功地应用于健康不孕症患者的诱导排卵,但芳香化酶抑制剂不能用于绝经前乳腺癌患者的治疗。一项前瞻性研究显示:芳香化酶抑制剂-来曲唑与促性腺激素联合使用以刺激被抑制的卵巢排卵,随访两年未发现乳腺癌复发率高于对照组的现象。低温贮藏卵巢组织和卵母细胞是保存生育能力的另外两个方式,虽然发展很迅速,但作为乳腺癌治疗的一种辅助生育方法仍处于研究阶段,其安全性和有效性仍需进一步研究和长期随访。

五、哺乳与乳腺癌的相关性

哺乳降低乳腺癌发生率的观点长期存在着争议。关于这个观点要追溯到 80 多年前,在当时存在这样一种假设:哺乳是乳腺癌发生的一种保护因素。有学者认为哺乳降低乳腺癌发生率的这种假设在哺乳时间最长的人群中表现得更加明显。然而在 1970 年,在一项庞大的国际病例对照研究基础上,MacMahon 报道哺乳对于乳腺癌风险可能不是一个独立影响因素。基于这样的报道,随后的流行病学研究忽视了哺乳与乳腺癌的相关性。2000 年,科学界对哺乳和乳腺癌相关性的态度发生了改变。大量的流行病学调查再一次认为哺乳可能降低乳腺癌发生率,特别是哺乳时间的延长。Lipworth 等报道哺乳的女性与没有哺乳的女性相比,前者的乳腺癌发生率较低,另外乳腺癌发生率与泌乳持续时间之间有逆向相关性。2002 年,这个协作组对激素相关因素和哺乳作出结论:分析评估了哺乳对健康女性发生乳腺癌的影响作用,分析了来自 30 多个国家的 47 个病例对照研究和队列研究,发现哺乳 1 年可以降低发生乳腺癌相对危险度达 4.3%,这些作者推测如果哺乳习惯类似于发展中国家,西方国家乳腺癌的发生率可能减半。在 BRCA1 基因突变的女性中,这种保护作用可能更强。在 2004 年,Janstorm 等在一项回顾性的病例对照研究中报道:681 名 BRCA1 和 280 名 BRCA2 基因突变女性哺乳与乳腺癌的关系。尽管 BRCA1 基因突变携带者的哺乳持续时间比无携带者短,但是哺乳 1 年以上的 BRCA1 基因突变女性与从来没有哺乳的女性相比,前者可降低 45% 乳腺癌的发生风险。然而,BRCA2 基因突变携带者没有这种保护作用。

六、哺乳降低乳腺癌发生的生物学机制

哺乳对乳腺癌发生的保护作用机制仍不清楚,

目前有以下几种观点。

1. 致癌物的排泄 致癌物可通过哺乳从乳腺导管组织中排泄出去。研究表明在两年以上哺乳史的女性中可发现其潜在致癌物水平较低。然而,这些致癌物的排泄可能影响哺乳期的婴儿,但是流行病学研究尚未报道两者的关系。

2. 无排卵周期 哺乳期间,哺乳会干扰下丘脑-垂体-性腺轴,引起雌激素水平的降低和闭经。

3. 催乳素 一些研究指出,催乳素可抑制血管再生、肿瘤浸润和上皮细胞转化和增殖;此后的研究发现,手术后长期高水平的催乳素不会刺激上皮细胞生长,反而会促进凋亡。因此,催乳素对降低乳腺癌发生可能起积极作用。

4. 乳腺组织的分化 动物学研究表明,在妊娠和哺乳期间,乳腺组织的终末分化能避免乳腺导管细胞向癌细胞转化。

七、影响乳腺癌患者哺乳行为的相关因素

虽然流行病学证据表明哺乳是乳腺癌发生的保护因素,但是缺乏罹患乳腺癌后哺乳的流行病学数据。尽管没有证据可以说明乳腺癌后哺乳对乳腺癌预后是有害还是有益,但可以确定的是,哺乳对新生儿和母亲是有利的,哺乳对母亲和新生儿有相互促进作用,哺乳为乳腺癌患者提供一个母性环境,这样有助于乳腺癌患者的心理康复。母乳喂养的新生儿与使用奶制品喂养的新生儿相比罹患新生儿感染性疾病,自身免疫性疾病和儿童肥胖症的风险都低。母乳喂养的新生儿的神经心理发育相对更好。乳汁包含许多生物活性物质,这些物质可促进新生儿防御系统的发育和胃肠道的成熟。

乳腺癌患者行乳腺手术后存在泌乳能力,虽然一些手术和治疗能降低泌乳的机会,但是乳腺癌治疗后哺乳是可能的,很多研究已经报道乳腺癌手术和治疗后哺乳的能力没有改变,早就有乳腺癌患者成功使用手术和放疗后的乳房进行哺乳的报道。大多数患者用对侧乳腺进行哺乳,如何在单侧泌乳和乳汁供给不足的情况下管理哺乳是一个问题。由于越来越多的乳腺癌患者行保乳手术和术后放疗,所以手术和放疗对乳腺的长期影响显得越来越重要。Higgins 和 Haffty 研究报道:在 10 例患者中 4 例患者治疗过的乳房能够泌乳;Tralins 报道 34% 的患者有放疗过的乳房中分泌乳汁,但是有的患者接受哺乳,有的患者拒绝哺乳。乳腺癌手术对哺乳的影响取决

于干预的类型和手术技巧。保乳手术后手术切口邻近乳头和乳晕，肿瘤的部位和放疗的类型及剂量均是放疗后是否能够成功泌乳的影响因素。一侧乳房切除术或者行保乳手术后的这侧乳房没有乳汁产生，患者只能基本上或彻底依赖一个乳房哺乳，身体和心理方面对哺乳有着消极的作用，可能导致哺乳困难，包括乳汁供给不足，生理痛和生理衰竭，许多患者在哺乳过程中会出现中断哺乳的现象。中断哺乳的原因包括乳头疼痛、乳汁供给不足和婴儿营养所面临的困难。面对乳汁供给不足的困难，乳腺癌患者往往需要使用吸奶器每隔几个小时将分泌的乳汁抽吸出来供给婴儿，或者增补婴儿配方奶粉。

鉴于哺乳的益处已经明确，卫生和社会组织鼓励哺乳。但我们应该了解乳腺癌患者哺乳面临的种种困难，同时也要了解支持乳腺癌患者哺乳的有益因素。以前的研究致力于乳腺癌患者手术或综合治疗后乳腺泌乳的生理功能，但是没有探索乳腺癌患者是否决定哺乳的影响因素。乳腺癌患者经过治疗后的生理和心理因素可能影响哺乳决定和哺乳的能力。患者本身，文化，社会和环境因素影响着女性哺乳行为和哺乳时间的长短。Hatem 等研究者在他们的研究中搜集了欧洲肿瘤学会从 1988 至 2006 年 40 岁以下诊断为浸润性乳腺癌患者的数据，这些患者接受不同的治疗：如保乳手术和放疗，系统性化疗，内分泌治疗等，哺乳期间由于受到不同因素的影响，哺乳的持续时间有所不同。影响因素包括乳腺炎、泌乳咨询、乳汁供给等，最主要的原因可能是哺乳对母亲安全的不确定性。乳腺癌患者想哺乳，但是存在着焦虑和担心，特别是担心在哺乳过程中乳腺癌的复发。影响哺乳的其他因素包括社会的期望，哺乳的便利性，哺乳的动机和婴儿的获益。如果乳腺癌患者不选择哺乳或不能哺乳，社会期望可能使她们感到矛盾。

乳腺癌患者在哺乳时应该得到包括妇产科医师、内科医生、泌乳咨询顾问、家庭中的女性成员、朋友、配偶以及乳腺癌患者群体的鼓励与支持。告知患者哺乳的可行性，单侧乳房泌乳可以满足新生儿营养需求。泌乳咨询顾问应该为她们提供哺乳的实施、技巧及相关信息，乳汁的营养对婴儿的健康至关重要，哺乳的动机本身可以促进泌乳，乳腺癌患者会从哺乳中收益。

（李青 于飞 徐青）

参 考 文 献

[1] Clellan Mc, Misiewicz H. Fertility issues of breast cancer survivors[J]. J Adv Pract Oncol,2012,3(5):289-298.

[2] 郑莹,吴春晓,张敏璐.乳腺癌在中国的流行状况和疾病特征[J].中国癌症杂志,2013,23(8):561-569.

[3] Kedde H. Sexual dysfunction in young women with breast cancer[J]. Supportcare cancer,2013,21(1):271-280.

[4] Gilbert E,Ussher JM,Perz J. Sexuality after breast cancer:a review[J]. Maturitas,2010,66(4):397-407.

[5] Krychman M,Millheiser LS. Sexual health issues in women with cancer[J]. J Sex Med,2013,10(1):5-15.

[6] Nasiri A,Taleghani F,Irajpour A. Men's sexual issues after breast cancer in their wives:a qualitative study[J]. Cancer Nurs,2012,35(3):236-244.

[7] 徐青,远丽,李青,等.乳腺癌康复治疗现状与进展[J].中国康复理论与实践,2014,20(2):101-104.

[8] Mehnert A,Brähler E,Faller H,et al. Four-week prevalence of mental disorders in patients with cancer across major tumor entities[J]. J clin Oncol,2014,32(31):3540-3546.

[9] 远丽,何志贤,岳军忠,等.绝经前乳腺癌患者治疗后性生活质量调查分析[J].中国康复理论与实践,2014,20(2):109-112.

[10] Munster PN. Fertility preservation and breast cancer:A complex problem[J]. Oncology,2013,27(6):533-539.

[11] Peigné M,Decanter C. Serum AMH level as a marker of acute and long-term effects of chemotherapy on the ovarian follicular content:a systematic review[J]. Reprod Biol Endocrinol,2014,12(26):2-10.

[12] Kalich-Philosoph L,Roness H,Carmely A,et al. Cyclophosphamide triggers follicle activation and "burnout"; AS101 prevents follicle loss and preserves fertility[J]. Sci Transl Med,2013,185(5):162-185.

[13] Dillon KE,Sammel MD,Prewitt M,et al. Pretreatment antimüllerian hormone levels determine rate of post therapy ovarian reserve recovery:acute changes in ovarian reserve during and after chemotherapy[J]. Fertil Steril,2013,99(2):477-483.

[14] Córdoba O,Bellet M,Vidal X,et al. Pregnancy after treatment of breast cancer in young women does not adversely affect the prognosis[J]. Breast,2012,21(3):272-275.

[15] 白熠洲,王建东.年轻乳腺癌患者治疗后妊娠对远期生存影响的研究进展[J].解放军医学院学报,2013,34(8):814-817.

[16] Committee on Practice Bulletins-Gynecology. ACOG Practice Bulletin No. 126:Management of gynecologic issues in women with breast cancer[J]. Obstet Gynecol,2012,119(3):666-682.

[17] Bedaiwy MA,Abou-Setta AM,Desai N,et al. Gonadotropin-releasing hormone analog cotreatment for preservation of ovarian function during gonadotoxic chemotherapy:a systematic review and meta-analysis[J]. Fertil Steril,

2011,95(3):906-914.

[18] Goetz O, Burgy C, Langer C, et al. Breastfeeding after breast cancer: survey to hospital health professionals in Alsace[J]. Gynecol Obstet Fertil,2014,42(4):234-239.

[19] Awatef M, Olfa G, Imed H, et al. Breastfeeding reduces breast cancer risk: a case-control study in Tunisia[J]. Cancer Causes Control,2010,21(3):393-397.

[20] 徐青,李青,远丽,等.乳腺癌患者的妇科问题与康复治疗策略[J].国际外科学杂志,2014,41(3):163-168.

第十七章　晚期乳腺癌疼痛的治疗

乳腺癌是我国女性最常见的恶性肿瘤。同其他癌症一样,70%以上的晚期乳腺癌患者均伴有不同程度的疼痛。疼痛往往会给患者带来生理和心理的障碍。因此,疼痛的治疗对于晚期乳腺癌患者尤为重要。癌性疼痛治疗首先应当明确疼痛的具体原因,评估疼痛的性质和程度,推行世界卫生组织倡导的"三级阶梯"治疗方案,采取规范化的综合治疗。

癌性疼痛治疗是改善患者生存质量不可缺少的重要部分。癌症患者的疼痛对其生存质量有明显的影响(表 17-1),应当充分认识其重要性和危害性。有效的镇痛不仅可以减少患者的痛苦,还可坚定患者的生活信心,保持患者的人格,使其参与社会活动和娱乐活动,有利于其配合治疗,明显地提高其生活质量。因此,疼痛治疗不仅适应于晚期癌症患者,而且也适于病情稳定、预期生存期较长的癌症患者。

癌性疼痛治疗应当从明确癌症诊断后就开始,制定预防疼痛和康复的方案,而不是等待出现疼痛后再进行治疗。此外,疼痛治疗应是终生治疗。

表 17-1　癌性疼痛对患者生存质量的影响

影响方面	具体表现
生理方面	各种生理功能减退 力量和耐力降低 恶心、食欲缺乏 睡眠差
心理方面	消遣和娱乐受限 焦虑、恐惧加重 抑郁、个性压抑 精神衰退、涣散 过度考虑身体的疼痛 失去控制
社会方面	社会活动减少 情感降低、性功能下降 外貌改变 增加护理人员的负担
精神方面	痛苦加重 思想怪异 精神失常

第一节　疼痛的病因与诊断

一、疼痛的病因

（一）癌症本身引起的疼痛

1. 骨转移,是乳腺癌患者疼痛的最常见原因。
2. 侵及压迫神经、血管、硬脊膜。
3. 内脏转移。

（二）治疗癌症方法所致的疼痛

1. 手术引起的疼痛。
2. 与其他治疗有关的疼痛(化疗药物的副作用,放疗引起的神经损伤)。

（三）与癌症无关的疼痛

患者本身患有其他以疼痛为主要症状的疾病,如带状疱疹神经痛、腰椎间盘突出等。

乳腺癌患者的疼痛大多系癌症本身所致,其中骨转移发生率为 65% ～75%,乳腺癌发生骨转移者位于各种癌症的第二位,仅次于肺癌骨转移。

乳腺癌手术切除率较高,引起疼痛多系手术后肿瘤复发、肿瘤局部浸润、肿瘤转移所致;其次系手术、放疗、化疗及其他治疗方法所致的疼痛;还有一些疼痛系原有的骨关节疾病、神经系统疾病、精神性疾病所致。在治疗癌性疼痛之前,一定要明确诊断,针对病因进行治疗,才能取得较好的治疗效果。

二、疼痛的诊断

正确的诊断应当从病史、查体和实验室检查 3 方面综合分析判断。应详细询问有关疼痛的发生、发展经过、疼痛的部位、性质、程度以及影响疼痛加重和减轻的因素等;有针对性地进行查体和必要的临床检查。骨转移的诊断主要依据放射线确诊,很少依靠活检。同位素骨扫描(ECT)和磁共振(MRI)是发现骨转移的敏感方法,常可在X线平片诊断前发现异常。

疼痛包括感觉和感受两个方面,应考虑患者的心理状态、社会因素及环境因素。因此,在癌性疼痛诊断时应当相信患者的主诉,积极寻找病因。

第二节 疼痛的评估

疼痛的评估是就患者的疼痛强度、性质、范围及其变化进行测量。正确评估疼痛是治疗疼痛的先决条件,没有统一的标准,就无法区别疼痛的程度,也无法判断治疗效果,更无法对各种治疗方法进行对比。与其他普通感觉不同,痛觉是机体受到各种伤害性刺激后产生的主观感受,因此,不易进行客观的定量评估。疼痛不仅与生理和病理变化有关,还受情绪和心理等因素影响。对疼痛进行评估的同时,还应注意到心理学的评估。

临床疼痛评估的目的应当包括3个方面:①诊断,准确评估疼痛有利于正确诊断和选择适当的治疗方法;②监测治疗过程中疼痛的波动;③评价治疗效果,筛选治疗方法。疼痛常用的评估方法主要包括以下几个方面。

(一) 视觉模拟评分

视觉模拟评分法(visual analogue scale, VAS)用于疼痛的评估,在中国临床使用较为广泛,基本的方法是使用一条长约10cm的游动标尺,一面标有10个刻度,两端分别为0分端和10分端,0分表示无痛,10分代表难以忍受的最剧烈的疼痛。使用时有刻度的一面背向患者,让患者在标尺上标出最能代表自己疼痛程度的相应位置,医师根据患者标出的位置为其评出分数(图17-1)。

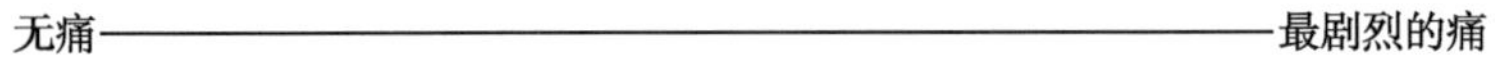

无痛————————————————最剧烈的痛

图17-1 视觉模拟评分表(VAS)

(二) 数字评价量表

数字评价量表(numerical rating scale, NRS)是用0~10这11个数字表示疼痛程度。0表示无痛,10表示剧痛。患者可根据个人疼痛感受选择一个数字表示疼痛程度(图17-2)。

(三) 语言评价量表

语言评价量表(verbal rating scale, VRS)是通过患者用口述描述疼痛程度进行评分。VRS将疼痛用"无痛""轻微痛""中度痛""重度痛""无痛"和"极重度痛"词汇来表达。该方法有4级评分、5级评分、6级评分、12级评分和15级评分等。其中以4级评分和5级评分较为实用(图17-3)。

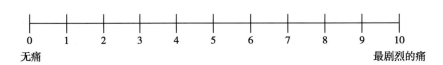

图17-2 数字疼痛评价量表

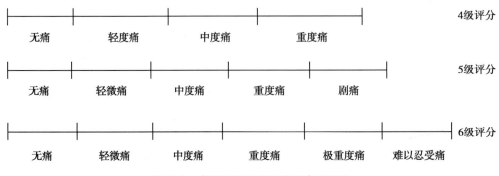

图17-3 疼痛强度语言评价量表(VRS)

（四）简明 McGill 疼痛问卷

简明 McGill 疼痛问卷（short-form of MPQ,sSF-

MPQ）是 1985 年 Melzack 提出的内容简洁、费时较少的一种评估工具（图 17-4）。

疼痛描述词	无痛	轻微痛	中度痛	重度痛
跳痛	0	1	2	3
反射痛	0	1	2	3
刺痛	0	1	2	3
锐痛	0	1	2	3
夹痛	0	1	2	3
咬痛	0	1	2	3
烧灼痛	0	1	2	3
创伤痛	0	1	2	3
剧烈痛	0	1	2	3
触痛	0	1	2	3
割裂痛	0	1	2	3
疲劳	0	1	2	3
不适感	0	1	2	3
恐惧感	0	1	2	3
折磨感	0	1	2	3

VAS 　无痛 |—————————————| 最剧烈的痛

PPI 　0　无痛
　　　1　微痛（轻度痛）
　　　2　疼痛不适（中度痛）
　　　3　痛苦（重度痛）
　　　4　可怕（极重度痛）
　　　5　极度痛（难以忍受痛）

图 17-4　SF-MacGill 疼痛问卷

疼痛评估时应相信患者的主诉:患者说有疼痛，就认为有疼痛存在;患者说疼痛有多严重,就认为有多严重。医护人员切不要凭自己的经验或感觉去判断患者是否有疼痛以及疼痛的程度,因为疼痛本身就有很大的主观性。

第三节　治　疗　方　法

一、病因治疗

早期乳腺癌患者通常不伴有疼痛的症状,疼痛的出现往往提示疾病的进展。直接有效的针对病因的治疗,应是疼痛患者的首选治疗方法。

（一）手术及化疗

成功的手术治疗和有效的化疗对于原发肿瘤具有重要意义,对于其所致的疼痛也有根治或明显缓解作用。乳腺癌患者的疼痛原因主要有骨转移,胸壁浸润,肿瘤破溃及上肢肿胀;化疗对于肿瘤破溃、胸壁浸润具有较好的镇痛效果,对于骨转移也有一定的治疗效果,对上肢肿胀效果较差。化疗对于锁骨上淋巴结肿大压迫臂丛,引起上肢肿胀的效果较差。

（二）放射治疗

放射治疗是乳腺癌骨转移疼痛,以及原发癌局部侵犯所致的疼痛治疗的有效方法之一。椎体、股骨等部位的骨转移发生病理性骨折的危险性约为 30%。病理性骨折严重影响了患者的生活治疗和生存期。放射治疗可有效地减轻疼痛以及降低病理性骨折的危险。

放射治疗控制癌性疼痛的效果除与照射剂量有关外,还与肿瘤的放射敏感性有关。乳腺癌及其骨转移对放射治疗中度敏感,因此,可部分缓解疼痛。放射治疗方法包括体外照射与放射性核素治疗两类。相对而言,体外照射多用于有症状的骨转移灶以及负重部位骨转移的预防性放疗。由于放射性核素治疗骨髓抑制发生率较高,而且恢复较为缓慢,因此仅考虑应用于全身广泛性骨转移患者。

（三）双磷酸盐治疗

双磷酸盐类药物具有选择性抑制破骨细胞活性,抑制骨溶解吸收的作用。长期应用双磷酸盐类药物不产生细胞毒性的不良反应,可明显缓解骨转移患者因骨溶解吸收所致的疼痛及降低骨破坏,降低与减轻乳腺癌骨转移的骨骼相关事件的发生率和发生的严重程度,提高患者的生活质量。中国关于双磷酸盐治疗乳腺癌骨转移的专家共识中明确指出:双磷酸盐可以预防和治疗骨相关转移。美国临床肿瘤学会(ASCO)专家委员会建议对开始使用双磷酸盐的患者,应该持续用药直到患者的一般情况显著改善。

二、镇痛治疗

当患者疾病不能有效控制,同时又伴有疼痛,需采用一些简便有效的镇痛方式,以改善患者的症状,提高患者生活质量。

(一) 药物治疗

药物治疗是癌性疼痛治疗的基础,也是镇痛治疗的首选。合理规范化的应用镇痛药物,可以使80%以上的疼痛患者的症状得到有效的控制。WHO"三级阶梯"治疗是药物治疗的指南。

世界卫生组织(WHO)在1986年提出了癌性疼痛的"三级阶梯"治疗方案,其核心内容为根据药物的作用特点、作用性质,将镇痛药物分为3个等级,依据患者的疼痛程度和性质选用不同阶梯的止痛药物和辅助药物(图17-5)。

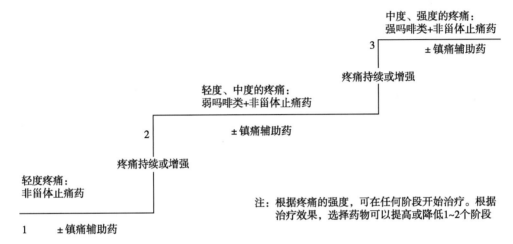

图 17-5　癌症疼痛的"三级阶梯"治疗方案

1. 轻度疼痛(VAS 或 NRS 评分小于 3 分)　给予非阿片类(非甾类抗炎药)"第一阶梯"镇痛药物,以非甾体抗炎药(NSAIDs)和对乙酰氨基酚为主。非甾体抗炎药和对乙酰氨基酚对炎性痛、骨痛和内脏痛有效,长期应用应注意其心血管、肾功能和消化道的副作用。

2. 中度疼痛(VAS 或 NRS 评分为 4～7 分)中度疼痛给予弱阿片类"第二阶梯"加非甾类抗炎药和辅助镇痛药。常用药物有盐酸曲马多、可待因等。由于弱阿片类药物存在天花板效应,目前"第二阶梯"药物有明显的弱化趋势。

3. 重度疼痛(VAS 或 NRS 评分大于 7 分)应用"第三阶梯"强阿片类药物加非阿片类药物和辅助镇痛药物。常用药物有吗啡、芬太尼、羟考酮等。长期用药最好选用控缓释剂型,以维持稳定的血药浓度,减少血药浓度的波动和毒副作用。由于强阿片类药物无天花板效应,因此可根据疼痛的具体情况调整强阿片类药物的剂量,以满足镇痛的需求。

强阿片类药物与非甾体抗炎药联合使用是常用的方法,适于乳腺癌骨转移患者以及内脏痛和伴有病理性神经痛患者。

乳腺癌患者的疼痛治疗应遵守"三级阶梯"原则,选择合适的药物,口服(无创)给药、按时给药、按阶梯给药、个体化用药以及细化用药。疼痛治疗开始时,并不急于立即达到最大的镇痛效果,应当分步治疗,逐步达到最佳治疗效果。开始时可先消除夜间的疼痛,恢复患者的睡眠;进一步消除患者安静时的疼痛;再进一步消除患者活动时的疼痛。治疗前应当向患者解释清楚并取得患者的合作。

除上述药物外,镇痛辅助药物包括安定类,抗惊厥类、抗焦虑、抗抑郁类,类固醇激素类,以及预防镇痛药物副作用的止吐、缓泻药物见表17-2。辅助药物可以明显提高镇痛药物的镇痛效果,减少副作用。

表 17-2 治疗癌性疼痛的常用辅助药物

药物	成人每日剂量范围	给药途径	疼痛类型
抗惊厥药物			
卡马西平	200～1600mg	口服	神经源性疼痛
苯妥英钠	100～500mg	口服	神经源性疼痛
抗抑郁药物			
阿米替林	25～150mg	口服	神经源性疼痛
多塞平片	25～150mg	口服	神经源性疼痛
丙米嗪	20～100mg	口服	神经源性疼痛
曲唑酮	75～225mg	口服	神经源性疼痛
局部麻醉药物/抗心律失常药物			
利多卡因	5mg/kg	静脉、皮下注射	神经源性疼痛
盐酸美西律片	450～600mg	口服	神经源性疼痛
妥卡尼	20mg/kg	口服	神经源性疼痛
皮质类固醇			
地塞米松	15～90mg	口服、静脉注射	脑转移、脊髓压迫引起的疼痛
泼尼松	40～100mg	口服	脑转移、脊髓压迫引起的疼痛
抗精神病药物			
左美丙嗪	40～80mg	肌内注射	镇痛、镇静、止吐
抗组胺药物			
羟嗪	300～450mg	肌内注射	辅助镇痛、缓解焦虑、睡眠、恶心
精神兴奋药			
右苯丙胺	5～10mg	口服	提高阿片类药物镇痛、减轻其镇静等副作用
哌甲酯	10～15mg	口服	提高阿片类药物镇痛、减轻其镇静等副作用
其他药物			
盐酸氯胺酮	25～50mg	肌内、静脉注射	神经源性疼痛
降钙素			

抗惊厥药物对于散在痛及刺痛常有效,阿米替林对感觉异常性疼痛,例如浅表部位的灼痛;类固醇类药物常用于神经受压、脊髓受压及颅内高压引起的疼痛。

在应用阿片类药物的同时,还应关注和积极预防阿片类药物的副作用。

1. 吗啡类的耐药性与生理依赖性 长期应用吗啡类药物会出现对该药物的耐药性和生理依赖性。这种耐药性和依赖性与精神依赖性(成瘾)完全不同。任何药物长期应用都会产生耐药性和依赖性,阿片类药物也是如此。阿片类药物的耐药性系指为维持镇痛效果,需要不断增加用药剂量。对于大多数患者来说,耐药性首先表现为应用一定剂量的药物时,镇痛

时间缩短。用药量增大多与疼痛加剧相一致,病情稳定的患者通常不需要明显增加剂量。

每位癌症患者的疼痛在治疗过程中需要调整用药量。基本原则是从小剂量开始,逐渐增加剂量,直至疼痛缓解。因此对于剧烈疼痛的患者阿片类药物的用量可能很大,当然患者的个体之间也有明显的差异。从这个意义上说阿片类药物没有最大剂量的限制,当然需要时可以更换药物品种,改变给药途径。

依赖性是指突然停药或同时应用纳洛酮时才出现,典型的症状有焦虑、易怒、寒颤、关节痛、流泪、鼻溢、出汗、恶心、呕吐、腹部痉挛及腹泻。

正确应用吗啡类药物,癌性疼痛患者很少出现

成瘾,即滥用药物。一般来说,癌性疼痛患者应用阿片类药物,药物的主要作用表现为镇痛;而非疼痛患者应用阿片类药物,则药物的主要作用可能是精神作用,这是癌性疼痛患者应用阿片类药物不出现成瘾的原因之一。

精神性依赖或成瘾主要表现有失去控制,强行索取药物,不顾忌药物的毒副作用、非医疗目的的滥用;造成医疗、社会的损害。

2. 吗啡的副作用及其预防措施:吗啡的副作用及其发生率见表 17-3。

表 17-3　吗啡的副作用及其发生率

副作用	便秘	镇静	眩晕	嗜睡	恶心	呕吐	出汗	焦虑	欣快	呼吸抑制
发生率	100%	30%	30%	30%	30%	30%	15%	15%	15%	1%

吗啡的主要副作用为便秘,其次为恶心、呕吐,镇静,眩晕;其中除便秘外,其他副作用随着时间的推移,大多数患者可以耐受或减弱、消失,便秘需要治疗。呼吸抑制的发生率很低,不是主要的副作用。应用吗啡期间副作用的发生时间与预防措施见表 17-4。

表 17-4　吗啡副作用的发生时间与预防措施

症状	发生时间	药物	治疗方法	辅助方法
便秘	反复给药后	缓泻药	番泻叶苷 2～15 片/日	灌肠、栓剂、饮食调节
恶心、呕吐	开始给药	止吐药	甲氧氯普胺 10～20mg,3 次/日 氯丙嗪 10～20mg,3 次/日 氟哌利多 0.75～1.5mg,2 次/日	呕吐时注射给药
嗜睡、眩晕、不安	给药初期	继续用药但不加量	大多数患者在用药数日后,可耐受或症状减轻、消失	症状明显可减量,必要时可给予哌甲酯 10～20mg,早晚各 1 次
尿潴留	给药初期、反复给药后	胆碱能药物	氨基甲酰甲基胆碱 10～20mg,3 次/日	导尿
出汗	给药初期	调整环境温度	可的松	
瘙痒	给药初期	抗组胺药		

疼痛治疗的最终目的是使患者疼痛消失,保持无痛的状态,生活质量接近日常生活。应用药物治疗时,应注意以下事项。

1）尽可能应用简单的给药途径,经口给药是最简单和有效的途径,其次为经直肠给药或皮肤贴剂,最后才选择注射给药途径。

2）应用任何镇痛药物都应当从小剂量开始,密切观察镇痛效果和可能的副作用,根据患者具体情况逐渐增加药物剂量,达到镇痛效果,副作用最小。

3）按时、按量给药,使患者处于无痛状态,在止痛效果消失前 1 小时,给予下一次的止痛药物,维持无痛的状态。一般制剂需要 4 小时给药 1 次,缓释剂可 12 小时 1 次。

4）急性疼痛或活动性疼痛,可临时增加给药。

5）有些药物镇痛效果不佳时,应当及时更换其他药物或应用强效药物。

6）配合应用镇痛辅助药物,如抗抑郁药物,镇静药物。

7）是否应用吗啡类药物,主要依据患者疼痛的程度,而不考虑患者的生命期的长短。

8）应用镇痛药物开始,应当制定预防副作用的策略。

9）应用药物镇痛期间,密切观察和评价镇痛效果,及时防治副作用。

（二）疼痛的神经阻滞疗法

神经阻滞疗法也是治疗癌性疼痛的有效方法,并具有独特的优点。此疗法具有对患者的意识无损害,对全身干扰小,可即刻显效,不会引起食欲缺乏、便秘,并可反复进行等特点。

神经阻滞疗法是用一个细的穿刺针,通过皮肤直接将药液注射到神经节、神经干或其附近,以阻滞神经的传导,达到镇痛的目的。注入的药液包括局部麻醉药物和神经破坏药物,此种方法也称化学性神经阻滞。广义的神经阻滞还包括物理方法的神经阻滞,即射频电凝、冷冻等方法。实际上,神经阻滞疗法是介于药物治疗与手术治疗之间的一种治疗方法。

1. 神经阻滞疗法的特点与适应证　神经阻滞疗法具有药物疗法和手术疗法所没有的特点和优点。

(1) 不仅用于癌性疼痛的治疗,还可以用于疼痛的诊断:利用神经阻滞的方法可以诊断癌性疼痛的部位及受累的神经;并能区别疼痛的程度,选择治疗方案以及判断预后等。

(2) 没有意识障碍:与药物疗法不同,神经阻滞疗法没有意识障碍;不仅可以消除疼痛,还可以使患者重返社会。

(3) 对患者的侵袭小:应用细的穿刺针,经皮穿刺,对患者的侵袭很小。只要患者能保持神经阻滞所需要的体位,即或是晚期患者也能实施。

(4) 可选择不同的阻滞方法:例如,对于乳腺癌疼痛的患者,可选择硬膜外阻滞、神经根阻滞、星状神经节阻滞、胸交感神经节阻滞及射频电凝阻滞等。

(5) 可即可显效:神经阻滞后即刻出现镇痛效果。因此,神经阻滞方法的选择,阻滞技术的优劣直接影响治疗的效果。

(6) 不引起食欲缺乏和便秘,还可使这些症状缓解,药物疗法往往出现食欲缺乏,便秘等副作用。神经阻滞疗法不仅不会引起这些症状,还可以使这些症状缓解。

(7) 可使患者恢复社会活动:随着癌症治疗方法的改进,许多癌症患者可以带癌从事社会活动。神经阻滞疗法可以缓解疼痛,不影响患者的其他功能,为其重返社会提供了有利的条件。

2. 神经阻滞疗法的局限性与禁忌证　神经阻滞疗法应当征得患者及其家属的理解和同意。对于神经阻滞疗法本身的副作用也应向其交代清楚。有出血倾向者应为禁忌。此外,患者的全身状况不适于神经阻滞疗法,患者不能保持神经阻滞所需要的体位时也不适于此种疗法。

应用神经阻滞疗法的同时还应当配合药物等其他疗法,因为癌性疼痛患者不仅仅是疼痛问题,这些患者还有心理压力、精神负担及失望等,需要配合药物进行综合治疗。

不适于或不能进行神经阻滞的癌性疼痛患者主要包括:疼痛范围广泛,全身状况不良,椎体转移,疼痛范围不明确,多发性转移及疼痛程度轻等。

常用的神经阻滞方法有以下几种:

(1) 局部阻滞:针对受累的神经应用局部麻醉药物或神经破坏药物进行阻滞,阻断疼痛的传导,以达到镇痛。常用局部麻醉药物为 1.0% ~ 1.5% 的利多卡因,0.25% ~ 0.50% 的盐酸布比卡因,50% ~ 99% 的乙醇,8% ~ 15% 的酚甘油。

(2) 神经干阻滞:同样针对受累的神经干进行局部麻醉药物或神经破坏药物阻滞,使该神经干支配的区域疼痛消失。阻滞用药同上。

(3) 硬膜外阻滞:根据疼痛的部位,选择相应的椎间隙行硬膜外穿刺,应用局部麻醉药物或神经破坏药物阻滞脊神经,使该神经支配的区域疼痛消失。也可注入吗啡等阿片类药物镇痛。注药方法包括间断给药,持续给药和患者自控给药。可使用微量注射泵或患者自控镇痛泵。

(4) 星状神经节阻滞:多采用气管旁方法阻滞星状神经节。常用药物为 1.0% ~ 1.5% 的利多卡因,0.25% ~ 0.50% 的盐酸布比卡因。

(5) 破坏性神经阻滞:破坏性神经阻滞系指应用乙醇、苯酚、亚甲蓝等神经破坏药阻滞相应的神经,达到长期的镇痛目的。应用神经破坏药物,应当慎重选择患者,严格控制阻滞范围;充分认识其副作用;并且事先要向患者及其家属交代清楚。

进行神经破坏性阻滞前,应该先进行局部麻醉药物阻滞,以便观察镇痛效果和可能发生的副作用。神经干阻滞一般用量不超过 2ml;硬膜外阻滞一次不超过 5ml。

(三) 疼痛的介入治疗

1. 骨水泥填充术　骨水泥是一种磷酸钙。磷酸钙骨水泥(CPC)又叫自固化磷酸钙。主要由磷酸钙粉末和液相(蒸馏水、溶液、血液)组成。当两者混合成浆体后,在短时间内及一定的生理环境(37℃,湿度100%)下发生水化凝固,最终的产物是骨骼的主要成分——羟基磷灰石。骨水泥填充术对于骨转移引起的疼痛、功能障碍、病理性骨折有显著的疗效。骨水泥填充治疗时,产生的高温对肿瘤细胞及痛觉神经末梢细胞起到一种永久性的消融作用;与此同时注入的骨水泥能提高骨质的生物力学性能,提高骨强度,减轻对神经末梢的刺激。骨水泥阻断了局部组织肿瘤细胞及痛觉末梢的血供。因此,骨水泥填充术对骨转移具有良好的止痛效果。

2. 鞘内埋入式药物输注系统　该系统是一种先进的、有效的镇痛治疗方式,给疼痛患者提供新的给药途径,能够缓解难以控制的癌性疼痛及顽固性疼痛,同时可最大限度地减少副作用。研究表明:鞘内给予 1mg 吗啡的镇痛效果等于口服 300mg 吗啡的剂量,同时嗜睡、恶心、呕吐和便秘等副作用也明显降低。

(四) 其他疗法

1. 心理疗法　如松弛,分散注意力,改变对疼痛的观念;催眠,安慰等。

2. 中医、中药　针灸、推拿,气功锻炼等可根据患者的具体情况应用。

(五) 与癌症无关的疼痛治疗

1. 治疗操作引起的疼痛　癌症患者在诊断、治疗及支持疗法中会经历各种检查和操作,包括腰穿、骨髓抽吸、组织活检等。

对无痛性检查和操作如 CT、磁共振、超声波,由于恐惧和环境不适应,可诱发疼痛和痛苦,可给予安定、镇静药物,使患者保持安静,配合操作。

疼痛性操作,应当给予适当的镇痛药物包括阿片类药物,局部麻醉药物等,一般要保持患者清醒,以便配合操作。

2. 与癌症无管的合并性疼痛　需要针对病因进行诊断和治疗,如风湿、类风湿以及椎间盘突出症

的治疗;各种关节炎的治疗。

(宛春甫　史学莲)

参 考 文 献

[1] Mercadante S. Cancer pain. Curr Opin Support Palliat Care, 2013,7(2):139-143.

[2] Guerreiro Godoy Mde F, Pereira de Godoy LM, Barufi S, et al. Pain in breast cancer treatment: aggravating factors and coping mechanisms. Int J Breast Cancer, 2014, 2014: 832164.

[3] Wiffen PJ, Wee B, Moore RA. Oral morphine for cancer pain. Cochrane Database Syst Rev, 2013,7:CD003868.

[4] Ivanova JI, Birnbaum HG, Yushkina Y, et al. The prevalence and economic impact of prescription opioid-related side effects among patients with chronic noncancer pain. J Opioid Manag, 2013, 9(4):239-254.

[5] Radbruch L, Trottenberg P, Elsner F, et al. Systematic review of the role of alternative application routes for opioid treatment for moderate to severe cancer pain: an EPCRC opioid guidelines project. Palliat Med, 2011, 25(5):578-596.

第十八章　乳房缺失的重建

第一节　乳腺癌术后乳房再造

乳腺癌是实体肿瘤中疗效较佳的肿瘤之一。乳腺癌的内、外科治疗,经过近百年的临床实践与研究,其治疗方案统一、明确并达成世界性的共识,疗效十分肯定,许多患者能够长期生存。

然而,各种乳腺癌切除术还是使患者失去了乳房,造成了明显的胸廓畸形和两侧胸部的不对称,从而产生一系列生理、心理及形体方面的不良影响,其影响程度并不亚于肿瘤本身。乳房的完整是女性美重要的组成部分,越来越多的患者已不满足于单纯的肿瘤治疗,还要考虑治疗结果的美观。那些乳腺肿瘤已经临床治愈的患者为不能像正常人一样生活而感到非常痛苦,她们渴望从乳腺癌切除术造成的身心创伤中恢复过来,提高生活质量,恢复形体美。

通过乳房再造可使患者以健康的形态和心理回归社会,恢复正常的工作和社会生活,达到真正治愈乳腺癌的目的。因此,乳房再造应被视为乳腺癌治疗过程中的重要组成部分和治愈的标准之一。多项研究表明乳腺癌术后实施乳房再造不会对肿瘤演变过程产生不良影响,乳房再造患者的局部肿瘤复发率或生存率均与对照组无明显差异,并且不妨碍肿瘤复发的早期发现。同时大量的心理研究结果提示,乳房再造对患者心理恢复确实有正面影响,患者在情绪稳定、社会功能、精神健康状况等方面都有明显改善。

正因为患者对乳腺癌治疗后的美容要求越来越高,乳腺癌的手术治疗已经进入了保乳阶段。很多医生认为,有了保乳手术就不需要乳房再造了。其实情况并非如此,目前保乳手术在中国并不普及,主要因为东方女性乳房体积偏小,很多患者行乳腺部分切除后,剩余的腺体不足以形成漂亮的乳房。所以,当前国内更多的患者需要进行乳房再造,那些丧失保乳机会或预计保乳术后形态不佳的患者都可以通过乳房再造手术重塑乳房外形。与保乳手术相比,进行乳腺癌术后即刻乳房再造的患者只需进行一次手术,而且术后不需放疗,在住院时间及总体治疗花费方面具有明显优势。可见,保乳手术与即刻乳房再造并不冲突,而是相互补充,最终为所有进行乳腺癌手术的患者提供保留乳房形态的机会。

在欧美发达国家开展乳腺癌术后乳房再造已很普及,并有几十年的历史,每年完成的手术量数以万计。在我国,每年完成的乳房再造手术例数很少,而实际上乳腺癌术后需要行乳房再造的病例数量相当巨大。乳腺癌术后乳房再造在我国开展不普遍的主要原因不是技术方面的,而是观念方面的,包括医生和患者对乳房再造的错误认识。在今后相当长的一段时期内,开展乳腺癌术后乳房再造的相关研究工作,研究符合我国女性乳房特点和适合国情的乳房再造手术技术,应是我国乳腺癌治疗方面的重要内容。

乳房再造工作需要整形外科医师与普通外科医师及肿瘤学专业人员加强交流与合作。肿瘤外科医师应尽量采用破坏性较小的术式,为乳房再造创造条件,让患者获得切身的利益。相信在不久的将来,通过我们的努力,将使乳腺癌术后乳房再造工作在我国普及开来,并与国际水平接轨,使乳腺癌患者重塑理想的形象、重建生活的信心。

一、乳房再造术式的历史与变迁

1971 年,Snyderman 首先报道将乳房假体植入乳腺癌患者胸部皮下进行乳房再造。这种方法虽然有很多优点:如操作简单,不增加新的手术瘢痕,再造乳房的皮肤覆盖即为胸部皮肤,没有供区等。但其缺点也很明显,如覆盖假体的皮肤过薄,容易出现假体外露、包膜挛缩;胸壁瘢痕导致的皮肤质量较差,不能形成乳房自然的下垂形态;不能纠正腋窝及锁骨下的凹陷畸形等。为克服以上缺点，很多学者探索应用局部皮瓣覆盖假体，并认识到将假体置于胸大肌下可以降低包膜挛缩的发生率。1982 年 Radovan 首先提出应用扩张器先期扩张胸部皮肤后，再置入永久假体，较之普通的皮肤扩张，乳房再造时延长了注水间隔及注水完成后扩张器留置的时间。该方法仍是目前常用的乳房再造方法之一。

自体组织乳房再造的优点是避免了使用假体，乳房质地柔软，形态自然。1977 年，Schneider 和 Muhlbauer 几乎同时提出应用背阔肌肌皮瓣进行乳房再造，并于 1978 年被 Bostwic、Vascones 等推广应用。1979 年 Robbins 首先应用腹直肌肌皮瓣进行乳房再造。1982 年 Hartrampf 最先报道下腹部横行腹直肌肌皮瓣(transverse rectus abdominis myocutaneous flap，TRAM)进行乳房再造，很快 TRAM 成为乳房再造的首选方法。1983 年 Scheflan 和 Dinner 详细研究了TRAM 的血供分布，将其分为 4 区，为 TRAM 乳房再造提供了理论依据。1983 年 Vasconez 等报道应用对侧腹直肌为蒂再造乳房以获得更大的灵活性。1991 年 Hartrampf 指出，单蒂 TRAM 的安全血供范围约占皮瓣的 60%，建议使用双蒂 TRAM 皮瓣增加TRAM 的血供。Holmstrom 1979 年首先报道了游离腹直肌肌皮瓣乳房再造术，认为以腹壁下动脉供血的 TRAM 更符合生理状态，受区血管可选用肩胛下动静脉或胸廓内血管。1999 年 Carson 及其他学者比较了带蒂和游离 TRAM 乳房再造，认为两种方法的并发症基本相同，而带蒂移植手术时间短，经济负担轻，不要求显微外科技术，较游离移植操作方便，TRAM 带蒂移植重新受到重视。为减少腹壁疝的发生，Allen 与 Treece1994 年首先报道应用的 DIEP 乳房再造，是游离 TRAM 的改良与完善，它既保留了TRAM 血运丰富，组织量大的特点，同时又不损伤腹直肌肌鞘，使腹壁疝、腹壁膨出的并发症明显减少。下腹壁浅动脉皮瓣(superficial inferior epigastric artery flap，SIEA)乳房再造是一项十分吸引人的技术，适用于体形肥胖的妇女。因手术不涉及腹直肌前鞘，杜绝了腹壁疝与下腹膨出的发生(约 0.7% ~ 5.0% 的 DIEP 乳房再造患者出现原因不明的下腹膨出)。在再造乳房的同时，真正实现了腹壁整形。自从 1991 年 Toth 与 Lappert 首先报道应用保留皮肤的乳腺切除术(skin sparing mastectomy，SSM)进行即刻乳房再造(immediate breast reconstruction，IBR)至今，该方法因其明显提高了再造乳房的美学效果，给患者带来了巨大利益而获得迅速发展。

1976 年 Fujino 应用臀大肌肌皮瓣进行乳房再造，外形良好。还有学者应用股前外侧皮瓣、横行股薄肌肌皮瓣等技术进行乳房再造。与乳腺癌手术相比，乳房再造作为一个新兴技术，正日新月异地发展与完善。

二、乳房再造的基本内容

对乳腺癌患者施行乳房再造应该从肿瘤治疗的安全性和整形美容两方面考虑，应遵循以下两条原则：第一是安全，乳房再造所采用的技术不会干扰乳腺癌的治疗，不影响治疗的效果与预后，不会引起肿瘤复发，不影响肿瘤复发的即时检出与再治疗。第二是美观，重建的乳房应达到理想的美容及功能效果，能改善乳腺癌患者术后的躯体形象，防止或减轻心理创伤，提高患者的生活质量。这两条已经成了乳房再造治疗的标准。当肿瘤治疗原则与美学原则相矛盾时，应首先遵循肿瘤治疗原则。

从美学观点出发，在进行乳房再造前首先要评估双侧乳房，精确测量双乳的各个美学指标，如体积、位置、乳房高度、乳房的基底横径、乳房下皱襞距乳头的距离、乳头乳晕复合体的直径及距乳房内外上下缘的距离等。再根据患者自身的情况，如年龄、身高、体重、对侧乳房的基本形态、全身脂肪分布以及是否有生育要求等选择最适合患者的手术方式。根据对侧乳房的测量结果设计假体的体积、放置的位置、保留脂肪层的厚度等，或自体组织皮瓣的大小、横纵径的长度、皮瓣的厚度、放置的位置等，进而实施手术。影响美观的因素还应包括患者的身高、胸廓宽度、厚度、皮肤、肌肉紧张状况等。此外，还应重视患者的职业、性格等。

重建后的乳房主要从乳房下皱褶、下垂度及乳房前突度进行评价。乳房下皱襞是决定女性乳房形态最重要的结构，是乳房美观与否的关键标志。Nanigian 等的研究证实乳房下皱襞始终位于胸大肌下缘以下，也就是说，如果将乳房下皱襞进行完全剥离，将会破坏胸大肌起点下段的结构，导致胸大肌松解，胸大肌对乳房下部的支持作用消失，容易造成重建乳房下移。对于二期乳房再造的患者，新的乳房下皱襞位置应比健侧高 2 ~ 3cm；当重建下皱襞的位置不易确定时，则宁高勿低，因为调整时，降低乳房下皱襞较提升操作更为简单、直接。下垂度可以用乳房在锁骨中线矢状面上的投影来衡量。当乳头的投影点与乳房下皱襞的投影点平行时为Ⅰ度下垂；当乳头的投影低于乳房下皱襞的投影点但高于乳房最低点的投影点时为Ⅱ度下垂；当乳头位于乳房最低点时为Ⅲ度下垂。维持下垂度的关键在于固定乳房下皱襞。乳房前突度是横向测量指标。其为患者站立时乳房基底部到乳头的距离,为乳房在横截面上的投影。另外,乳房重建还必须具有与健侧乳房相称的尾叶部。如果没有相称的尾叶部使突起的乳房与平坦的胸壁之间平缓过度,重建乳房的曲线将显得十分突兀,即使丰满也不能显示出优美的外形。

乳房再造时,除了关注乳房本身的形态,还需要注意乳房的颜色、缝合的方式及乳头乳晕的重建等。袁超等采用无创性皮肤颜色测量技术发现,不同部位皮肤的颜色不同,且与日光曝露量及皮肤类型密切相关,乳房表面的皮肤较腹部和背部皮肤白。为了尽量减少皮肤颜色差异,医师应该根据患者自身情况选择色差较小的皮瓣。同时崔浣莲等研究证实皮肤颜色与年龄存在明显的相关性,随着年龄的增长,日光照射较多的部位,皮肤颜色会逐渐加深,而日光照射较少部位的皮肤颜色无变化。故而转移至胸部的皮瓣由于日光照射减少,随着时间的延长,其颜色可能会逐渐与周围皮肤接近,而与原转移区产生色差,使皮瓣看起来更为逼真。对于再造乳房的缝合,采用抗菌可吸收缝线在皮内进行连续缝合,能减少瘢痕形成。对于乳头乳晕的重建,吴同岭等提出的对偶双M形皮瓣法,在再造乳头的基底真皮内行荷包缝合,既有效控制皮瓣的弹性回缩力,又保持了重建乳头的圆柱体外形。

(乔群 冯锐 李文涛 董守义)

三、乳腺癌术后乳房再造的时机

乳腺癌术后乳房再造术,按照手术的时机可分为:即刻乳房再造术、延迟乳房再造术。

(一)即刻乳房再造术

在乳腺癌手术的同时行乳房再造,称为即刻乳房再造。即刻乳房再造除了在术后就能达到两侧乳房形式上的对称,还可迅速重建乳房应有的生理和心理的感觉及其优美的外形。即刻乳房再造是治疗乳腺癌的重要环节,包括了形体缺陷治疗、心理治疗及社会医学治疗的内容。曾有学者认为,为了提高患者对再造乳房的满意率,主张让患者经历缺失乳房的痛苦后进行延迟乳房再造,其实这是十分不人道的。目前在美国的一些医疗中心,即刻乳房再造的比率达到了80%以上。

即刻乳房再造需要多学科的配合:①普查及初诊医生提高意识,及早发现;②病理医生准确、快速的诊断;③普通外科或肿瘤外科医生采用恰当的术式切除乳腺癌,保留必要的组织,为乳房再造创造良好条件;④整形外科医生选择组织量丰富、血运好的肌皮瓣或皮瓣,修复组织缺损,塑造完美的乳房形态;⑤心理医生及护理工作者的术后辅导。研究证明:即刻乳房再造不会对肿瘤的演变过程发生影响,即刻乳房再造患者的5年存活率同未行乳房再造者相似,亦不影响乳腺癌根治术后的放疗及化疗,不影响肿瘤复发的检出率。这些是即刻乳房再造能广泛开展的原因。

近十几年来,即刻乳房再造已为欧美乳腺癌术后妇女及外科医师所接受,在亚洲的一些国家也开始流行,并且已有多种治疗方法;目前,我国即刻乳房再造正迅速发展,在较大的乳腺病治疗中心,即刻乳房再造的比例远远高于延迟再造。随着社会经济的发展和医生、患者意识的提高,预计在不远的将来,即刻乳房再造将成为乳腺癌患者的标准治疗之一。

即刻乳房再造适应证的选择:以往从安全考虑认为即刻乳房再造最好选择临床分期早的(Ⅰ、Ⅱ期乳腺癌)的患者。近期大量研究表明即刻乳房再造可以安全地应用于进展期乳腺癌,其局部复发与远处转移率同延迟再造及未行乳房再造的患者无明显差异。国外的有些治疗中心已将保留皮肤的乳腺切除术联合即刻乳房再造应用于Ⅲa、Ⅲb的乳腺癌患者,即除远处转移(Ⅳ期)外的所有乳腺癌患者。

1. 即刻乳房再造术优点 ①减轻了患者乳房缺失造成的心理上的痛苦,减少了心理障碍的发生率;②减少了手术次数,缩短了治疗时间,降低了治疗费用;③乳房切除后遗留的组织没有受到瘢痕的影响,质地柔软,再造乳房形态好于二期再造的乳房;④没有受过放射影响的背阔肌肌皮瓣及腹直肌肌皮瓣血供有保证;⑤保留皮肤的再造乳房,其表面皮肤的色泽、质地、感觉好;⑥保留了乳房下皱襞结构,使再造乳房更加自然、逼真。

2. 即刻乳房再造术缺点 ①尽管即刻再造的乳房外形好于延迟再造,但因患者没有经历过乳房缺失后的种种痛苦,容易产生对再造乳房的不满;②由于再造乳房有一定体积,对于胸壁的肿瘤复发可能不易及时发现,要求进行复查的乳腺肿瘤医生具有一定的经验;③患者因为刚接受到罹患癌症的恐慌,对再造及其相应并发症的说明不能充分理解,所以需要详细的解释及心理辅导。

(二)延迟乳房再造术

对于因种种原因丧失了即刻乳房再造机会的患者可以选择延迟乳房再造术,该术式在乳腺癌根治术后半年以后施行。这时患者已经过了系统的放、化疗等辅助治疗后,全身情况恢复较好。该术式也适用于其他原因造成的乳房缺损者。对于并无乳房再造要求,但因乳腺癌术后放疗等治疗,造成胸壁溃疡或长期创面遗留的患者,也适合进行延迟乳房再造,多选用双蒂 TRAM 方法,覆盖创面的同时,再造乳房。

一般来讲,延迟乳房再造更复杂,而其美容效果不如即刻乳房再造的效果好。胸部皮肤和软组织因瘢痕的影响失去弹性,缺损的组织量大,因而需要采用组织量丰富的肌皮瓣或肌皮瓣联合假体再造乳房,也可行扩张器植入,注水后更换永久假体进行乳房再造。

四、乳房再造方法

乳房再造的方法很多,主要包括假体植入、自体组织移植以及假体联合自体组织移植三大类。自体组织乳房再造技术提供了一个自然的、持久的、美学效果良好的乳房,避免了单纯假体/扩张器植入乳房再造的局限性及假体包膜挛缩等并发症。自体组织乳房再造最常应用的皮瓣是下腹部皮瓣(TRAM、DIEP、SIEA 等)和背阔肌肌皮瓣(单纯背阔肌肌皮瓣、背阔肌肌皮瓣+假体等),较少应用的皮瓣包括臀大肌肌皮瓣、侧胸皮瓣、股前外侧皮瓣、横行股薄肌肌皮瓣等。以下将常用的自体组织乳房再造技术分别作以简单阐述。

(一) 下腹部皮瓣乳房再造

1. TRAM 乳房再造 TRAM(transverse rectus abdominis myocutaneous flap)乳房再造是目前西方国家最常用的自体组织乳房再造方法。Robbins 首先报道了应用腹直肌肌皮瓣再造乳房的方法,以含有腹壁上动脉的腹直肌为蒂,利用腹直肌及其表面皮肤进行乳房再造。此方法携带的组织量大,不需要应用假体。TRAM 是 Hartrampf 等首先提出的,以同侧腹壁上动脉为血管蒂,腹直肌携带脐水平以下的横行腹部岛状皮瓣,经皮下隧道转移至胸前再造乳房。Vasconez 等报道应用对侧腹直肌为蒂再造乳房以获得更大的灵活性。

(1) TRAM 手术的适应证:①无生育要求的女性;②腹壁有足够组织量的中等肥胖女性;③胸部皮肤缺损较多(通常较健侧缺少 8cm 以上),行乳腺癌根治术或行改良根治术后胸大肌萎缩明显的患者;④不愿意接受乳房假体植入的患者;⑤放射治疗导致胸壁皮肤萎缩薄弱或有经久不愈的溃疡者,适合双蒂 TRAM 乳房再造手术;胸廓内动脉或腹壁上动脉损伤者适合应用以腹壁下动脉为蒂的游离 TRAM 或 DIEP 手术。

(2) TRAM 乳房再造手术禁忌证:①未生育过或有生育要求的患者;②消瘦、没有足够腹壁组织的患者;③以前腹部做过手术、胸廓内动脉或腹壁上动脉进入 TRAM 皮瓣的血供受阻断者;④肋缘下和旁正中切口是带蒂 TRAM 瓣转移的禁忌证;⑤以前的阑尾切除术切口、下腹横行切口或腹股沟部的手术为游离的 TRAM 瓣禁忌证;⑥腹壁脂肪抽吸术后;⑦系统疾病,包括严重的心血管疾病、慢性肺疾病(包括哮喘)、无法控制的高血压、病理性肥胖、胰岛素依赖性糖尿病、吸烟、自身免疫性疾病,将有可能增加手术并发症。

腹直肌起自第 5~7 肋软骨和剑突前面,下端止于耻骨联合及耻骨嵴。腹直肌被腹直肌鞘包裹,一般每侧有 3 个腱划,腱划处肌肉与前鞘紧密黏着,左右两鞘间为腹白线。前鞘完整,与腹内、外斜肌腱膜延续,后鞘与腹内斜肌腱膜及腹横筋膜延续,弓状线下缺如。腹直肌肌皮瓣的血液供应主要来自胸廓内动脉移行的腹壁上动脉和腹壁下动脉及伴行的静脉供血。两个血管系统在脐周有交通,所以位于脐下的皮瓣直接由腹壁下动脉系统供血。皮瓣的皮肤和皮下脂肪组织由深动脉系统的穿支和腹壁浅血管系统沟通形成的血管网提供血供。

单蒂 TRAM 皮瓣根据血供的优劣分为 4 区,肌蒂表面为 I 区,血供最好;II 区位于肌蒂对侧腹直肌表面;III 区位于腹直肌蒂的外侧;II、III 区血供较 I 区差,IV 区位于蒂部对侧腹直肌外侧,血运最差,在皮瓣体积足够时,再造乳房常去掉 IV 区的皮肤(图18-1)。

TRAM 乳房再造的优势是组织量大,再造乳房

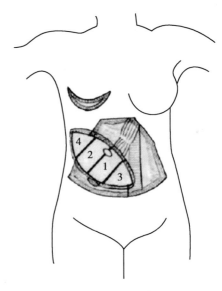

图 18-1 TRAM 的分区

丰满,并有一定的下垂度,手术的同时又进行了腹壁整形,对同为乳腺癌多发年龄的中年,体形较为肥胖的妇女来说,可为一举两得(图18-2,图18-3)。该项术式的缺点是:手术创伤较大,对腋窝畸形的修复不甚理想。术后可能出现皮瓣部分坏死,腹壁疝等比较严重的并发症。此外,患者腹部脂肪的多少在很大程度上决定着TRAM再造的乳房体积,不能过分修剪;而再造乳房会随着时间而逐渐下垂,这增加了术者对再造乳房外形预判的难度,即刻再造的乳头、乳晕,也会因此变得不对称。

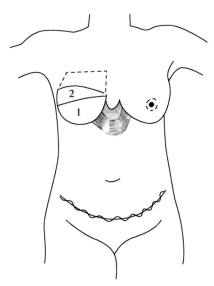

图18-2　TRAM乳房再造术后

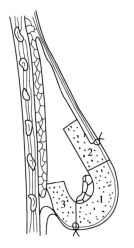

图18-3　形成乳房后皮瓣各区域的位置

2. 双蒂TRAM乳房再造　乔群等提出的劈开的双蒂TRAM乳房再造技术除了适用于双乳腺癌乳房再造的患者,更多的情况下适用于乳腺癌根治术后胸壁及腋窝明显畸形,或合并放疗后形成胸壁难治性溃疡,或伴上肢淋巴水肿的患者;尤其适用于下腹正中瘢痕的患者,这类患者被视为单蒂TRAM的

禁忌证(图18-4)。虽然这些患者对乳房外形的要求远远低于其他组别的患者,但是二次手术创面修复失败对她们来说却是致命的。该项技术的特点是:①皮瓣应用面积增大,设计中无Ⅱ、Ⅳ区,加之通常采用皮瓣延迟术,使皮瓣血运有了保证,最大程度减少了发生皮瓣坏死的可能性;②劈开的双蒂TRAM,使塑形灵活性极大增加,在修补创面的同时可修复腋窝凹陷畸形,改善上肢淋巴水肿;③以往认为下腹壁具有纵向手术切口瘢痕的患者不适于进行TRAM皮瓣的转移,但双蒂TRAM很好地解决了这个问题,将禁忌证转变为适应证;④术中应用prolene网片进行腹壁加强是保证术后杜绝发生腹壁疝的关键。

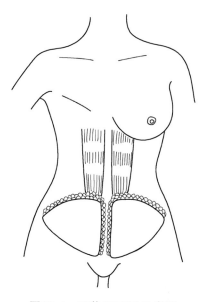

图18-4　双蒂TRAM示意图

3. 游离TRAM乳房再造　腹直肌上部由腹壁上动脉供血,皮瓣所在的中下部主要由腹壁下动脉供血,两血管间有吻合支存在(图18-5)。游离TRAM是以腹壁下动静脉为蒂,最适合曾行上腹部手术,切断了腹壁上血管的患者。Holmstrom首先报道了游离腹直肌肌皮瓣乳房再造术,受区血管可选用肩胛下动静脉或胸廓内血管。该皮瓣的血供更符合生理状态,与带蒂移植的TRAM相比脂肪变性与皮瓣坏死的发生概率更小。

4. DIEP乳房再造　腹壁下血管穿支皮瓣(deep inferior epigastric perforator flap,DIEP)乳房再造是由Allen与Treece于1994年首先报道应用的。DIEP是游离TRAM的改良与完善,保留了腹直肌前鞘及大部分腹直肌,被誉为自体组织乳房再造取得的一个重大进步。DIEP再造乳房的优势是拥有充足的组织量,最大可取42cm×20cm;腹壁皮肤的色泽、质

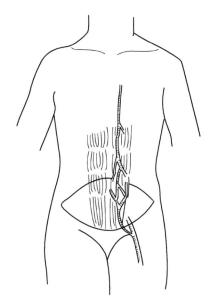

图 18-5　下腹皮瓣血供示意图

地与受区十分相似,再造的乳房外观、颜色与手感均较满意;形成的皮瓣血管蒂较长,有利于皮瓣塑形,且腹壁下动脉的口径与胸廓内动脉及胸背动脉的口径相当,利于血管吻合。DIEP 乳房再造的最大优势体现在供区的并发症发生率下降,该技术保留了腹直肌前鞘,减少了术后腹壁疼痛、薄弱、腹壁膨出和腹壁疝的发生率,最大限度地保护了供区,获得功能的恢复和外形的美观效果,此外手术恢复时间亦缩短。但 DIEP 乳房再造仍然存在并发症,Kroll 等认为,享有 DIEP 优势的代价不仅增加了手术的复杂性,因为减少腹直肌肌皮穿支的数量是 DIEP 乳房再造手术不能避免的,从而减少了皮瓣的血运,理论上增加了皮瓣部分坏死和脂肪液化的概率。此外,该术式要求扎实的显微外科技术,皮瓣塑形不如TRAM 灵活。下腹部脂肪较少的患者不适合进行该手术,是体形肥胖或超重患者的首选术式。

5. SIEA 皮瓣乳房再造　下腹壁浅动脉皮瓣(superficial inferior epigastric artery flap, SIEA)乳房再造是一项十分吸引人的技术。适用于体形肥胖的妇女。因手术不涉及腹直肌前鞘,杜绝了腹壁疝与下腹膨出的发生(约 0.7% ~ 5.0% 的 DIEP 乳房再造患者出现原因不明的下腹膨出)。在再造乳房的同时,真正实现了腹壁整形。患者术后无腹壁软弱与不适,住院时间及术后恢复时间明显缩短。该术式的缺点是 SIEA 皮瓣血管蒂较短,管径小,吻合术后血管危象发生率高于 DIEP,并且有大约 35% 的患者 SIEA 缺如或不可用,要求术前通过超声多普勒进行精确的评估。

（二）背阔肌肌皮瓣乳房再造

背阔肌起于下 6 个胸椎的棘突和腰背筋膜的后

层,并通过腰背筋膜而附着于腰椎棘突、骶中嵴、髂嵴后部及下 4 对肋骨,呈扁平的三角形斜向外上走行止于肱骨上端的小结节嵴。背阔肌由胸背动、静脉提供营养,另有肋间后血管穿支参与营养(图 18-6)。

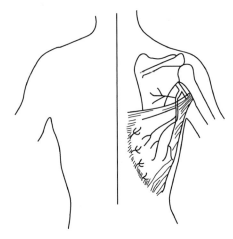

图 18-6　背阔肌肌皮瓣血运示意图

背阔肌肌皮瓣乳房再造的优点是皮瓣设计灵活,可以修复锁骨下凹陷与腋前皱襞畸形(图 18-7)。尤其配合假体乳房再造时,能够精确地恢复乳房体积与外形。此外,供区瘢痕不明显,因协同肌的作用,背阔肌移转术后不会产生明显的功能障碍也是该术式的优点(图 18-8)。

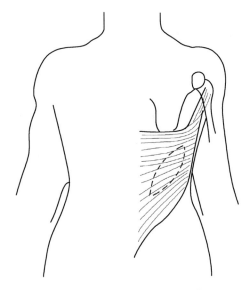

图 18-7　背阔肌肌皮瓣设计示意图

（1）适应证:①适应几乎所有即刻乳房再造的患者,尤其适合因各种原因(如体形瘦削)不能应用TRAM 行乳房再造的患者;②健患侧皮肤缺损在8cm 以内的延迟再造患者;③保乳手术需要部分乳房再造的患者。

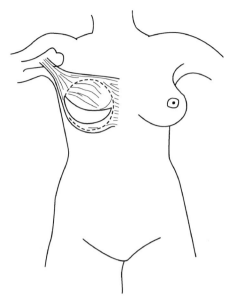

图18-8　背阔肌肌皮瓣转移后

（2）禁忌证：①经检查行乳腺癌根治术时胸背血管已损伤者；②曾行膝关节融合术或因创伤、脊髓灰质炎造成下肢力量减弱的患者，如果再切取背阔肌可能造成半侧骨盆抬高而影响其步态；③背阔肌在轮椅的运动上起协同作用，它的丧失将对截瘫患者的轮椅活动带来不便，在这些患者应该考虑选用其他组织瓣代替；④曾有开胸手术造成胸后部外侧瘢痕可能预示肌肉血供受到损害者。

背阔肌肌皮瓣体积较小是影响其独立作为自体组织乳房再造的主要原因。所以乳房再造时多以背阔肌肌皮瓣转移后联合应用假体植入。可以说背阔肌肌皮瓣联合假体乳房再造适应于所有进行乳房再造的患者。但有相当数量的学者认为假体的植入可能影响放疗的进行。Peter等研究表明，虽然放疗增加了术后假体包膜挛缩的发生率，但是80%的放疗组患者对再造的乳房形态表示满意，与非放疗组88%的满意率无统计学差异。目前，大多数学者的共识是：在即刻乳房再造中，患者术后进行放疗的可能性很大时，尽量避免选择背阔肌肌皮瓣联合假体乳房再造术式。

患者背阔肌肌皮瓣乳房再造手术需要术中变换体位，这在一定程度上延长了手术时间，也对术区消毒提出了更高的要求。冯锐等提出应用带状背阔肌转移联合保留乳头、乳晕的乳腺皮下切除术即刻乳房再造，避免了乳腺癌根治术后变换体位，大大缩短了即刻乳房再造的手术时间。

背阔肌肌皮瓣转移乳房再造术后主要的并发症是背部术区血清肿，经过抽吸后多很快痊愈。

（三）其他自体组织乳房再造

臀大肌肌皮瓣乳房再造有两种方式，分别以臀上或臀下血管为蒂形成上、下部臀大肌肌皮瓣，游离移植。该皮瓣组织量大，形态类似乳房，很容易塑形，外形漂亮，不需假体植入。有些学者将该术式改进为臀上动脉穿支皮瓣（superior gluteal artery perforator flap，SGAP）乳房再造，保留了臀大肌。但亚洲学者很少采用这种术式，因为存在体形上的差异，该术式更适用于臀部丰满上翘的欧美女性。

股前外侧皮瓣、横行股薄肌肌皮瓣等其他技术乳房再造偶见于个别学术组的报道中，这与术者的喜好有关，但都需要有熟练的显微外科技术支持。另有报道侧胸皮瓣可作为下腹皮瓣再造乳房出现部分坏死的保驾皮瓣。

（四）扩张器/假体植入乳房再造

在乳房再造发展的过程中，很多研究者认为，自体组织再造在美学效果上优于假体再造。然而也有学者研究发现，两者并无区别，如Brendan等的调查显示，TRAM与扩张器/假体乳房再造相比，并没有表现出明显的优势。对于一些患者来说，自体组织再造乳房的失败将带来严重的后果，一些人在接受乳腺癌根治术之后又行TRAM乳房再造时感觉自己像被"撕碎"一样。

应用扩张器/假体乳房再造的优势是：患者恢复快，手术创伤小；适用于那些不适合应用自体组织乳房再造，或不愿意经受自体皮瓣移植的痛苦，或不愿在身体其他部位遗留瘢痕的患者。尤其重要的是，该方法为以上提到的患者提供了进行即刻乳房再造的唯一机会。此外，通过扩张，使松弛的皮肤与相对紧张的胸肌之间更加匹配，还能获得与健侧对称的乳房下皱襞。

为了避免假体直接暴露于皮下，很多术者试图将扩张器埋置于胸大肌与前锯肌下，但前锯肌不是一块完整的肌肉，分离时很容易出血及破碎，又因其在乳房下极水平与胸大肌外侧缘距离较远，很难缝合成假体植入的囊腔，即使勉强缝合，经过扩张后多已断裂。Gamboa等应用脱细胞真皮补片克服胸大肌下单独放置假体的不足，减少了假体直接暴露于皮下发生包膜挛缩的概率。

植入扩张器时注意，选择扩张器的大小应根据拟再造乳房和扩张器的直径来定，而不应简单地根据扩张器的容积来选择。最好选用等于或大于乳房基底直径的扩张器。术中可立即注水扩张，使扩张器底部变平，但不能使皮瓣和切口有任何张力。术后1~2周开始注水扩张，直至超过扩张器容量的

10%~30%。整个扩张过程约需4~6个月。第二次手术进行永久性假体置换时,尽量去除扩张器周围的包膜,并且需要重建乳房下皱襞。

(五) 乳腺癌保乳术后腹腔镜下大网膜乳腺肿瘤整形术

利用大网膜进行乳腺重建整形属于组织替代技术,20世纪后半叶已有报道,随着腹腔镜技术的开拓发展,使得大网膜瓣获取有望成为微创性手术,在腹腔镜下获取大网膜用于重建皮下腺体切除后的乳房,术后并发症少,腹部供区隐匿,重建的乳房外观自然,质地柔软,可以满足大多数东方女性保乳术后乳房缺损的体积需求。国内从2010年开始开展,至今已有30余例经验,患者对总体整形的满意度为89.3%。

五、即刻乳房再造的具体应用

从肿瘤医师的角度,针对某种乳腺癌根治术式,如何选择即刻乳房再造的方式呢?

(一) 乳腺癌改良根治术

可以采用多种方法进行即刻乳房再造。体形瘦削、未育、喜好运动、不愿在腹部遗留瘢痕的患者可首选用背阔肌联合假体IBR;乳房皮肤切除较多、已经婚育、体形偏胖、下腹有足够组织量的患者,可选用TRAM或DIEP自体组织乳房再造;皮肤缺损较多又不适合应用腹部皮瓣再造的患者,可选用扩张器/假体植入或联合背阔肌IBR。

(二) 保留乳头、乳晕的乳腺切除术

Petit和Palmieri研究认为,适应证选择得当的保留乳头、乳晕复合体的乳腺切除手术安全、有效,并不存在肿瘤安全性问题。应用该方法切除肿瘤的患者可以选择TRAM或DIEP进行IBR;单独的假体植入和背阔肌联合假体植入IBR非常适合应用于保留乳头、乳晕的乳腺切除术。单独应用假体时,假体放置于胸大肌后,联合背阔肌植入假体时,假体放置于胸大肌浅面。

(三) 保留皮肤的乳腺切除术

Toth与Lappert首先报道应用保留皮肤的乳腺切除术进行即刻乳房再造。该技术早期选择的患者均为肿瘤分期早,肿块多位于乳房中央的患者。近期研究表明SSM与IBR可以安全地应用于进展期乳腺癌,其局部复发与远处转移率同延迟再造及未行乳房再造的患者无明显差异。国外的很多治疗中心已将该技术应用于Ⅲa、Ⅲb的乳腺癌患者,即除远处转移(Ⅳ期)外的所有乳腺癌患者。SSM病例只通过环乳晕切口切除了腺体和乳头、乳晕复合体,乳房没有附加切口,保留了乳房下皱襞结构,再造乳房瘢痕少,形态自然。乳头、乳晕再造既可一期进行,也可延迟进行,而不担心其位置发生改变。SSM术后可选择TRAM、DIEP进行自体乳房再造;也可选择背阔肌肌皮瓣联合假体进行IBR,只需在背部取一圆形皮肤重建乳晕,皮瓣设计十分灵活。

(四) 保乳手术与部分乳房再造

自Veronesi 20年前进行象限切除+放疗治疗乳腺癌获得了良好的外形效果后,保乳手术因其显著的美容效果迅速发展起来,当今西方约有70%的患者采取该种术式。保乳手术适用于乳房较大,肿瘤较小且单发,位于非中心区域的患者。但保乳手术在我国并未得到大范围推广。最重要的原因是东方女性乳房体积较小,保乳治疗后虽然保留了一定的腺体,却不足以形成漂亮的乳房;此外,肿瘤位于中心区或下象限的患者不宜进行保乳手术,遇到这种情况,尽管肿瘤很小或者单发,却需要进行改良根治术。

针对保乳手术预计会造成乳房明显畸形的情况,可以采用背阔肌肌瓣充填保乳手术切除的腺体部分,如有明显皮肤缺损,可携带皮岛修复皮肤缺损。位于乳腺中心区的肿瘤,因切除后无法直接缝合而不能采用保乳手术,乔群等设计携带圆形岛状皮肤的背阔肌肌皮瓣修复乳晕并填补中央区腺体进行部分再造,这种方法扩大了保乳手术的适应证。实践证明,背阔肌筋膜瓣软、薄、面积大、转移灵活,可折叠或卷曲成各种形状,且兼备一定的体积,在保乳手术即刻部分乳房再造中具有其他任何再造技术不可比拟的优势。

六、乳房再造术后并发症及其处理

(一) 皮瓣坏死或部分坏死

主要原因是皮瓣切取范围过大,超出血供范围,造成皮瓣边缘坏死;此外,血管扭曲,或手术操作时损伤血管也可造成皮瓣血运障碍。当转移后的皮瓣或肌皮瓣动脉供血不足时,皮瓣皮肤呈苍白色,静脉回流迟缓时,皮肤发绀呈青紫色,静脉回流障碍较动脉供血不足多见,于术后第1天即可发生,逐渐加重并扩展范围,但5~6天后多可逐渐稳定,范围不再扩大。肤色呈紫红色的部分可能恢复正常,表皮在10~14天后干燥脱痂,黑色部分最终形成干性坏死,坏死部分逐渐脱落形成创面。

为了防止出现皮瓣坏死,应于术前严格掌握肌皮瓣设计要求;手术中坚持无创原则,避免损伤供区血管;肌皮瓣转移时要防止血管蒂扭曲及过度牵拉;术后要有可靠的固定,敷料包扎确实,引流充分。早期发现皮瓣远端青紫应检查包扎敷料,观察蒂部有无扭转,可拆除部分缝线减张以利静脉回流,必要时进行手术探查。

（二）血肿

发生皮瓣下积血或血肿的原因多是术中止血不彻底及术后引流不通畅。临床表现为:术后 4～5 天皮瓣肤色呈浅黄色,这是含铁血红素被皮肤吸收所致,如血肿较大,再造乳房部位可触摸到包块,同时伴有局部胀痛、低热等症状。

预防血肿出现的主要措施是术中彻底止血,并于肌皮瓣形成腔隙的最低处放置引流管并保持其通畅。如果已经发生血肿应尽早拆除缝线,清除血肿,重新放置引流。

（三）腹壁疝

腹壁疝一旦出现很难保守治疗,所以预防十分重要。TRAM 切取并转移到胸部后,应将腹直肌前鞘拉拢缝合并加固腹壁,也可常规应用补片行无张力腹壁修补。术后应用腹带厚纱布棉垫加压包扎下腹部,采取屈膝、屈髋半卧位 10 天,并保持大便通畅,防止便秘使腹压增大。

（四）双侧乳房不对称

再造乳房与健侧乳房一般不会完全对称,再行调整应以再造侧乳房为主,部分患者对侧乳房偏小

或下垂可行健侧乳房假体充填或乳房上提固定术。

七、乳头、乳晕再造

乳头、乳晕的再造是乳房再造的一部分。有些患者因再造的乳房在穿衣时达到了恢复形体美观的效果,就不再要求进行乳头再造了。但大部分乳房再造患者都要求行乳头、乳晕再造。实际上,不论再造乳房形态多么好,如果没有乳头、乳晕,就像画好的龙没有眼睛一样。乳头、乳晕再造最重要的是要与健侧对称,在位置、颜色、质地等方面尽量达到全方位对称。有意思的是,经过仔细测量确定的位置上绝对的对称点往往不是肉眼观察再造乳头的最佳位置。除了保留皮肤的乳腺癌根治联合即刻乳房再造术式外,乳头、乳晕再造一般在乳房体再造完成 6 个月后进行,即待乳房体型态完全定形后进行。

（一）乳头再造术

1. 对侧乳头游离移植乳头再造　健侧乳头在 11mm 左右,可从顶端横断截取 5mm 厚的乳头组织游离移植至患侧。如果健侧乳头高 6mm 左右,可从乳头正中垂直切取 1/2 乳头组织游离移植至患侧。

2. 耳垂、阴唇等组织游离移植乳头再造　应用较少。

3. 局部皮瓣乳头再造　最常应用的乳头再造方法,术式繁多,可根据患者健侧乳头情况及术者喜好及熟练程度选择术式(图 18-9,图 18-10)。

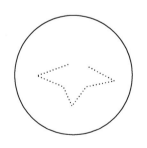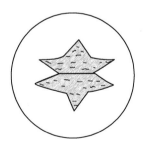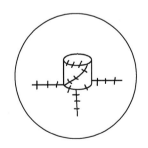

图 18-9　枫叶瓣乳头再造

（二）乳晕再造术

1. 文身法乳晕再造术　操作简单,可先行纹刺乳晕一段时间后再行乳头再造。

2. 健侧部分乳晕游离移植乳晕再造　健侧乳晕直径较大时可应用健侧部分乳晕游离移植再造乳晕。供区直接拉拢缝合。

3. 植皮法乳晕再造术　多结合皮瓣法乳头再造同时进行。

八、乳房再造中值得注意的几个问题

（一）患者在术式选择中的作用

患者本人的意愿及要求在很大程度上影响着乳房再造术式的选择,这是该项手术的一大特点,也是与其他外科手术相比的最大区别。这就要求医生在手术前与患者进行充分的沟通并达成一致。

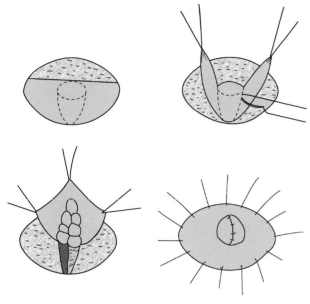

图 18-10 局部皮瓣联合植皮乳头、乳晕再造

(二) 再造乳房的二期修复

乳房再造技术的提高使得很多患者对再造乳房的预期值明显增高。尤其在我国,绝大部分患者甚至部分医生都希望一次手术就能再造出完美的乳房,这是不现实的。术前应使患者明白二次手术是必要且正常的,这是获得完美乳房所必需的步骤。国外一些治疗中心统计显示67%延迟再造和22%即刻再造的妇女要求行对侧乳房整形;联合假体植

入乳房再造的患者中41%的患者要求对侧隆乳。二期整形的方法包括皮肤和脂肪的切除,同侧或对侧的假体植入隆乳,或对侧乳房缩小术,乳房悬吊术等。此外,一些研究表明,再造乳房的二次整形较比对侧乳房整形更容易获得对称的效果。

(三) 自体组织再造与假体再造的发展趋势

在乳房再造发展的过程中,很多研究者认为,自体组织再造在美学效果上优于假体再造。然而也有学者研究发现,两者并无区别。1992 年,美国食品和药品管理局(FDA)限制临床使用硅凝胶假体进行隆乳,但仍允许使用硅凝胶假体进行乳房再造。2005 年 FDA 解除了个别品牌假体在隆乳术中的限制,而硅凝胶假体的整体解禁应该只是时间的问题。这说明经过长时间的研究,各方对硅凝胶假体的安全性已经达成了共识。这个事件不仅对隆乳,也对乳房再造产生了深远的影响。现行的自体组织乳房再造技术在根本上还是"拆东墙、补西墙",距离最终通过组织工程生长出一个自体乳房的目标还有一段距离。在这期间,随着新型假体的不断研制,以及实行放疗和乳房部分放疗技术的进展,应用假体,特别是自体组织结合假体乳房再造技术,因其显著的美学效果,还有很大的发展空间。

(乔群 冯锐 宋向阳 董守义)

第二节 皮肤软组织扩张器和硅胶囊假体在乳房再造中的应用

应用硅橡胶制品皮肤软组织扩张器(skin tissue expander)经手术方法埋植于皮下或肌肉下层,定期注入液体,加以扩张,使其表面皮肤或肌肉逐渐伸张,形成一定的腔隙以适应植入硅胶囊乳房假体,形成再造乳房。这种对于保留胸大肌的乳腺癌术后患者进行乳房再造的手术是近年来国内外乳房美容整形外科技术的一项新进展。

1976 年 Radorm 首次报道了可控扩张器的应用与研制,20 世纪 80 年代国内已经相继研制成功并广泛应用于临床,已获得可喜效果。

(一) 适应证

1. 乳腺癌术后 3 年无复发迹象者。

2. 虽行乳腺癌根治术,胸壁组织保留较完整者。

3. 乳房良性肿瘤切除后的乳房缺失。

4. 虽保留有胸大肌组织但胸部皮肤瘢痕严重,需要皮肤修复后再考虑乳房再造。

5. 先天性小乳症,胸壁皮肤紧张者。

6. 本人要求再造乳房愿望强烈,家人同意者。

(二) 皮肤软组织扩张器的基本构造与规格

目前国内应用的皮肤软组织扩张器多为可控扩张器(controlled tissue expander),通过注入生理盐水进行扩张,由 3 部分组成(图 18-11):扩张囊为主体部分。目前国产扩张囊容量自 40 ~ 250ml 规格不等,其形状有圆形、椭圆形、矩形、心形等数种,用于乳房再造扩张胸壁组织的主要为圆形扩张囊。导管由硅胶管制成,连接注射壶与扩张囊。注射壶呈盘状,底部为不锈钢板,直径 1.5 ~ 2.0cm,可防止穿刺针穿透。内含瓣膜,为单向阀门装置,注入扩张液体后可自行封闭,防止液体外溢。

(三) 乳房再造术应用皮肤软组织扩张器手术方法

目前在国外,乳房再造是应用皮肤软组织扩张器最多的手术。Radoran 将扩张囊植于皮下;Argenta 改将扩张囊植于胸大肌和前锯肌下,其优点是安全可靠,外形美观,纤维囊硬化发生率低。

1. 设计再造乳房范围 患者取立位或端坐位,

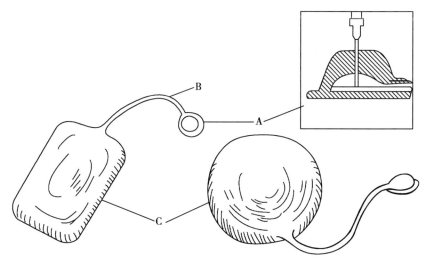

图 18-11 皮肤软组织扩张器的构造
A. 注射壶;B. 导管;C. 扩张囊

按健侧乳房标记出再造乳房范围,即将要植入的扩张囊位置区。一般应以乳头为中心,画半径 6~8cm 的圆为剥离区域。通常再造乳房的下皱襞应略低于健侧 1~2cm。在单纯乳房切除或乳腺切除的病例,可采用原切口入路;在乳腺癌根治术者,可根据情况选择瘢痕线切口或采用皮瓣转移时的边缘入路。

2. 埋植皮肤软组织扩张器 切开皮肤后在皮下组织层按设计范围分离腔隙,如需埋植在胸大肌下则需分离胸大肌下腔隙,其范围应略大于扩张器的基底面直径。扩张器的容量可根据患者的健侧乳房大小及身高、胸廓的宽度,酌情选用容积为 150~250ml 的规格。植入前进行透气试验,将扩张器的囊置于生理盐水中轻轻挤压,如有气泡出现则说明漏气,不能应用,需更换新的扩张器。

在距置入扩张囊 4~5cm 的外侧腋下部分离小的腔隙置入注射壶时,距离不能过近,以免因穿刺而损坏囊壁导致注射后囊内液体外溢。注射壶连接导管处可缝合一针固定,然后注入 15~30ml 生理盐水,再分层缝合切口。

3. 定期扩张注射 在切口拆线 2~3 周后,愈合稳定后期开始定期注射生理盐水。具体方法为:用手指触及注射壶并固定之,局部消毒后,用 4 号短细针头穿刺,经皮肤刺入注射壶,针尖至壶底时可注入生理盐水。一般每 1~2 周注射一次,每次注入量应为扩张囊容量的 20%,注射后以表面皮肤稍呈苍白时为度,避免压力过大而影响血运。经 24~48 小时后扩张器表面皮肤即可变软,能触及扩张器,皮肤色泽红润证明血液循环正常。平均需扩张时间为 4~8 周。由于扩张器在数周后完成扩张胸部组织之后需取出,另植入硅胶囊乳房假体,以防止胸部皮

肤收缩。注入的生理盐水容量应大于将要植入的硅胶囊乳房假体 50~150ml,达到要求后再维持 2~4 周,这样可为将来植入乳房假体留有足够的腔隙,并可防止因囊壁挛缩造成乳房硬化。国产 150ml 容量规格的圆形扩张器可注入 500ml 液体而不破裂,经测定其压力为 12kPa,最大可达 13.6~14.41kPa。所以在注射时可不必考虑扩张囊破裂问题。

4. 置换永久性硅胶囊乳房假体 经 2~3 个月的扩张注射后,再造乳房部组织被充分扩张,已初步具有乳房的半环形外观。如属单纯性小乳房或腺体缺失,或局部皮肤软,在乳腺癌术后保留完好者可即时取出扩张器并植入永久性硅胶囊乳房假体。但如胸部瘢痕严重时,需在达到扩张需求的注射量之后,再维持 3~6 个月,以期胸部瘢痕组织充分松弛,否则易出现纤维囊挛缩。

以往有人用皮肤软组织扩张器代替硅胶囊乳房假体行丰乳术,其结果并不乐观。ArgentaLc 1984 年在一组 60 例经胸大肌下行扩张术后乳房再造的病例中,有 3 例在一年半内瘪缩。笔者 1987 年在一组 8 例采用国产扩张器行隆乳术的病例观察中,7 例已在 2 年内瘪缩,其原因多为扩张囊与导管接口处裂开,造成囊内盐水渗漏,并已更换硅胶囊乳房假体,经 3 年以上观察尚无不良反应。因此,作者对皮肤软组织扩张器代用永久性硅胶囊乳房假体的方法持否定态度,但可作为一种临时性措施在临床应用。

更换乳房假体时应充分冲洗胸大肌下腔隙,植入时将假体基底面紧贴胸壁组织,逐层严密缝合,一般不放置引流。如乳头乳晕缺失时,可在术后 2 周行乳头、乳晕再造术。

(方彰林 于素香 董守义)

第三节 装载体在乳房缺失时的应用

乳罩从20世纪30年代在欧洲问世,到20世纪60~70年代传入中国,已深深地被众多女性所接受。

乳罩的主要作用是保护乳房。合理地使用乳罩能缓冲外力的冲击,减少乳房本身震颤,当乳房某一点受力后,能向四方分散,使各部分受力趋于平衡;对丰满的乳房可防止松弛下垂,乳罩支托作用更为明显。在哺乳期,乳罩能保护乳头,减少病菌的侵入,预防乳腺炎的发生。在乳房疾病或哺乳期后,乳罩还可帮助乳房恢复到自然、美观的形态。此外,乳罩在现代社会已大大超越了起保护乳房作用的功效,在性美学和服饰美学方面更充分地发挥它的作用。

从年龄上讲,最好在17岁左右开始戴乳罩,此时少女乳房发育基本定型,但如少女在该年龄之前,乳房已充分隆起,丰满而挺拔,也应考虑佩戴乳罩。一般认为,坐位时测量,由乳房隆起的上缘,经过乳头到胸壁皮肤反折线处的下缘,超过16cm即可佩戴乳罩,但应结合个人的身高、胸廓大小及体重等因素灵活掌握。

从服饰美学上讲,乳罩为女子胸部的风韵增添了很多风采,尤其对大部分不能行乳房美容手术的女性来说是最简便而经济的妙手回春之法。

随着人们对物质文化生活的需求,乳罩从材料、质地、外观样式、舒适度、加工工艺等多方面也在日新月异地发展。由于女性胸部形态不尽相同,一定要根据自身特点和乳罩的性能及尺寸进行选择。

按乳罩的制作原料可分为府绸布、树脂衬、单尼龙及海绵乳罩。府绸布乳罩一般为简单型,比较薄,没有挺度、外观欠美,但吸湿散热性好,价格比较便宜;一些垫有树脂衬的乳罩则弥补了府绸布乳罩外观上的缺点;对胸部修饰作用最好的要算单尼龙和海绵乳罩,它们的共同特点是结实耐用而富于弹性,有些乳罩带子还可调整,乳罩中装有衬垫材料,具有立体效果,穿着典雅而富于魅力,唯一的缺点是吸湿散热性稍差,但只要勤换勤洗,就不会由于汗渍积聚影响皮肤的代谢功能而感觉不适。但要注意的是,一些人对化纤原料做的乳罩会产生过敏反应,如皮肤红斑、湿疹、瘙痒,一旦出现即不可再使用。近年来报道,由于大量的化纤材料乳罩出现,妇女使用后化学纤维会进入乳头导管,导致出现产后无乳分泌的症状。因此医学专家认为,女性以穿用纯天然织布内衣为宜。此外还有纱网型乳罩,由于其结构呈网状,则解决了透气性差的问题。乳罩的式样很多,有无带式、前扣式、后钩式、旁开式、露背式、前开背心式,此外还有胸腰腹三件合一的紧身衣和胸腰相连的衬裙式。这要根据自己的年龄和习惯选用。还有一种专为胸部有缺陷的妇女设计的海绵假乳房,无疑是一种纯美学的装饰。

乳罩的类型分为:无弹性乳罩为2cm一档,选择时一定要量好尺寸,力求合体;弹性乳罩为5cm一档,适应性较强,可以选择比胸围稍小些的。选购前要先测好自己的底胸围(乳房下的紧身胸围)和顶胸围(乳房最突出部分的紧身胸围),两者之差称胸围差。底胸围是乳罩的基本尺码,胸围差是选择型号的依据。胸围差6.0~8.5cm为AA型,8.5~11.0cm为A型,11.0~13.5cm为B型,13.5~16.0cm为C型,16.0~18.5cm为D型。对于一些低档的乳罩,只考虑底胸围的尺寸即可。选用的乳罩型号不宜过小、过紧,否则会压迫乳头,使乳头凹陷,给以后哺乳带来困难;乳罩背带要选用宽一些的,尤其是运动或劳动时更应注意,否则容易嵌伤皮肤;要尽可能在乳罩上装一松紧带和调节纽扣,不运动时稍微放松一点。晚上睡觉时要把胸罩取下来,以便于呼吸。有的女性乳房太大,为了使乳房看起来小些,可把乳房下缘压得紧一些,但这种做法易造成局部皮肤发红或淤血并影响正常呼吸。因此应适可而止,不能完全为了美观而影响健康。如两侧乳房不一致,可在稍小的一侧的乳房上做一纱布垫后再戴胸罩。

北京黄寺美容外科医院将医用硅橡胶制成不同规格大小的充气胶囊与乳罩融为一体,成为一种外衬服装逼真、弹性良好的充气式乳罩,为广大有缺陷的妇女开拓了一种美容制品。充气乳罩适用于乳房发育不良、乳房平坦、哺乳后乳腺萎缩、两侧乳房大小明显不一致以及乳房肿瘤行乳房切除术后的患者。充气的规格分为60、80、100、120、140、160ml,两侧乳房大小不一时,可根据其体积大小相应调整充气规格。乳罩设有70、75、80、85cm 4种胸围尺码,可随意选购。使用时注意勿用尖锐物体刺破胶囊,尤其在缝补调整乳罩时缝针勿刺破胶囊;在清洗乳罩时可把充气胶囊取出。

有时根据特殊情况也可专门定做,选择时要依据个人喜好、身高、胸廓大小、体重等进行。

(方彰林 于素香 董守义)

第四节　Poland 综合征

Poland 综合征是一种少见的非遗传性先天性畸形，又称为"胸大肌缺损并指综合征（pectoralis deficiency syndactyly syndrome）""手及同侧胸廓综合征（hand and ipsilateral thorax syndrome）""肢体/躯干壁缺陷（limb/body-wall defect）""单侧胸廓凹陷（lateral thoracic fissure）"、"肢-胸-肾区缺陷（acropectoral-renal field defect）"等。1841 年该病由伦敦 Guy's 医院的医学生 Ploand 在做尸体解剖时首先发现，1967 年 Baudinne 及其同事首次提出"Poland syndrome"这一名词，并应用至今。Poland 综合征最典型特点表现为单侧胸大肌缺损合并同侧短、并指等复合畸形，在女性则可能同时表现为乳房、乳头乳晕发育小或缺如等畸形（图 18-12、图 18-13）。

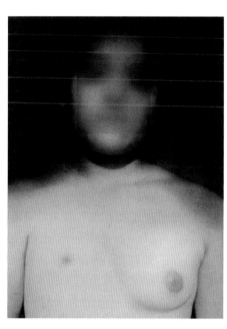

图 18-12　Poland 综合征
患者，女，17 岁，右胸壁畸形及乳房缺失

Poland 综合征少见但非罕见，国外文献报道其发生率为 1:100 000～1:7000，目前国内仅有个案或系列文献报道。该病更常发生于男性，男女之比为 3:1～2:1。多数发生于右侧，左右侧发病率之比为 1:3.3～1:1.5，但也有双侧发病的，偶见于文献报道。

文献报道普遍称本征男性多见，可能指的是同时具有胸部及手部畸形的非常典型的病例。但临床实际工作中，女性患者明显多于男性，究其原因当为从美学角度来说，女性患者的胸部畸形更为明显，从社会角度来说，女性胸部外观对于女性美的构成至

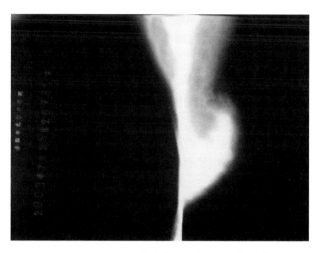

图 18-13　Poland 综合征，乳腺 MLO 位照片

关重要，此两者导致女性患者求诊增多。

（一）病因

该病绝大多数病例为散发性，因此目前认为该病为非遗传性疾病。家族性发病者偶见于文献报道，迄今不超过 20 例。1978 年 Bouvet 提出了锁骨下动脉及其分支发育不全学说，迄今仍是最为接受的病因假说，认为上肢胚芽发育期内，近端锁骨下动脉或其某一分支的发育缺陷，导致其支配区域内的相应组织器官的序列性发育缺陷，病变动脉的部位以及血流速度减慢的程度决定临床表现的涉及范围和严重程度，因此 Poland 综合征又称为 Poland 序列征。但是，典型 Poland 综合征患者并未合并任何动脉畸形，因此有学者对该学说提出质疑。Hans-Joachim 对此进行了补充，认为无血管畸形的病例在发育敏感时期，锁骨下动脉恰好发生了暂时性的阻塞，因此导致疾病发生。

（二）临床表现

Poland 综合征的临床表现涉及范围较广，病变程度差异很大，主要累及胸廓、胸壁（乳房）、上肢，同时可能合并多种并发疾病。

胸部病变最轻者可能仅为胸大肌的胸肋部缺损，严重的病例可累及整块胸大肌、胸小肌、前锯肌、肋间肌，以及背阔肌、腹外斜肌，胸锁乳突肌、冈上下肌、三角肌、肋骨、肋软骨、肩胛骨，导致漏斗胸或鸡胸、脊柱侧弯、高肩胛、肺疝出、胸部反常呼吸。只有胸大肌胸肋部缺如时，胸部畸形可能不明显。胸肌全部缺如时，患侧胸部外观扁平，腋前皱襞缺如，上肢内旋活动时更明显，有时从前方可看到腋后皱襞，胸大肌残余物可形成腋前蹼状挛缩，限制上臂外展

运动。因肋骨和肋软骨的发育不全,可导致单侧骨性胸廓凹陷,患侧皮下脂肪及腋毛可能发育不良,男性患者胸部可能无毛发生长。因协同肌群存在,一般不会影响患侧胸、肩、上肢的活动,患者求诊的主要目的是解决外观畸形。

乳房的病变程度亦差异较大,可从轻度的发育不全到完全缺如,单侧乳房发育不良最常见,出现于超过1/3的女性患者中。乳头乳晕复合体的发育程度一般与乳腺组织一致,可能表现为发育不全,低色素,位置偏高,甚至完全缺如。发育不良的乳腺组织可能发生各种良、恶性的病理改变,患者同样需要进行定期防癌检查。

常见的肢体畸形有并指、短指、缺指,2~4指中节指骨缺损,手指深浅屈腱融合,腕骨融合,尺桡骨融合等,下肢畸形较为少见。

(三) 诊断与鉴别诊断

根据其特征性的临床表现,可以做出 Poland 综合征的临床诊断。但是鉴于 Poland 综合征的病变多部位、多系统,术前应完善检查,应用 X 线、CT(CTA)、MRI(MRA)以及血管造影等手段,检查是否合并其他部位,甚至内脏的畸形,以免出现诊断上的失误,造成严重后果。超声、CT、MR 可以精确测量评估软组织、骨骼异常。CT 的三维重建可以评价胸壁畸形,特别是肋骨缺失或胸骨旋转畸形情况。MRI 的冠状位扫描可以评价背阔肌畸形的程度,并可发现心血管系统和泌尿系的合并畸形,MRA 可以显示主动脉以上动脉情况,而超声可以评价浅表动脉,如指动脉情况,而随着超声技术的发展,孕期即可发现有无合并 Poland 综合征。

(四) 治疗

由于患者畸形的多样性,Poland 综合征的治疗一直是整形外科医生的挑战之一。据统计,存在幼儿期乳房发育不良患者平均需接受2.45次手术,其中以烧伤和 Poland 综合征次数最多,可达7次。Foucras 根据畸形情况将病变分为3度,病情越重,患者满意度越低,术后较满意、一般和不满意患者各占1/3。临床表现的多样性解释了治疗方法多样性的原因,这些治疗可被分为两大类:上肢畸形的矫正和胸部畸形的矫正。年龄和性别是决定 Poland 综合征最佳治疗方式的重要因素。

1. 手部畸形的治疗 着重于功能的改善,主要矫正并指畸形以改善手功能及外形,对短指、缺指、肢体短小一般不予处理。对于同时有胸部及手部畸形的儿童,宜先行手部畸形的矫正,待成年后再行胸肌缺如的修复以及乳房的整形与再造。多指并指者

宜分期手术,时间间隔至少6个月,治疗应在学龄前逐步完成。术前应摄 X 线片及超声检查,以判别骨骼和血供情况。

2. 胸部畸形的治疗 需待患者发育成熟后再实施,女性患者一般主张在青春期后健侧胸壁及乳房发育完全后再行手术,这样一次手术可以重建胸壁和乳房的对称;男性患者可在青春期或稍前时间进行手术治疗,以尽早消除患者由于胸壁畸形引起的心理负担。当骨性胸廓畸形严重影响外观或减弱呼吸功能时,可考虑手术治疗,以改善呼吸功能,并可支撑乳房再造时的组织瓣和植入体,可应用自体肋软骨或人工合成网片矫正。腋蹼的矫正应切除胸大肌残留纤维带,以局部皮瓣法修复。

女性患者如畸形较轻,皮肤及皮下组织较厚,可仅行乳房假体植入术,以改善胸部的不对称,需注意假体体积不宜过大,以免假体轮廓外露,同时假体直接植入皮下,术后包膜挛缩发生率高。如有条件,亦可使用个性化胸壁植入体,紧贴胸壁骨骼放置于胸大肌下,以填充仅用乳房植入体不能修复的骨性缺损。对绝大部分患者而言,病变区域同时存在肌肉、腺体组织以及皮下组织的发育不良或缺失,必须使用肌瓣或肌皮瓣来覆盖假体。

背阔肌肌瓣面积较大,形状扁平,可完全覆盖植入物,并再塑腋前皱襞,是最佳的胸大肌替代物,缺点在于手术损伤较大,继发性肌肉萎缩常导致远期外形矫正不满意;同时可提供的组织量有限,一般需植入乳房假体或同时充填乳房和锁骨下凹陷的复合型植入体。尽管可以一期手术完成乳房再造,但是大多数作者推荐扩张器法,因为扩张再造的乳房容易对称,形态自然,避免了乳房附加瘢痕以及质地颜色不同的皮肤,可以获得更好的美学效果,扩张同时可以减少由于包膜挛缩使乳房变硬现象的发生;同时在上胸部皮下植入扩张器,可将位置偏高的乳房头乳晕降低,肌皮瓣转移时将月牙形皮岛移植在乳房下皱襞区,可再造对称的乳房下皱襞。应注意对填入处的妥善处理和重建腋前皱襞,否则此处会过于丰满而使前胸壁的凹陷更为突出。

当腹部组织量充足时,可使用 TRAM、DIEP 或腹壁上动脉穿支皮瓣(SEAP),但是该病就诊患者多为年轻女性,腹部组织量不足,且有生育要求,不适合应用下腹部皮瓣再造乳房。可以应用臀上动脉穿支皮瓣(SGAP)进行乳房再造,该方法安全可靠,供区损伤小,术后长期效果较好,术前必须进行 B 超或其他检查,明确胸廓内动脉有无畸形。

为获得最佳对称性,通常需要同时行对侧乳房

手术,可选用的手术方法包括乳房缩小整形术,单纯下垂矫正术,以及隆乳术等。

乳头、乳晕复合体畸形的矫正是重建序列治疗中难度最大的步骤,应等待再造乳房组织水肿消退、术后下垂完成,形态位置基本固定后,再确定两侧乳房乳头、乳晕的面积和位置的差异,可应用对侧乳头、乳晕复合体游离移植、阴唇皮肤游离移植以及纹刺技术等再造乳头、乳晕。

（乔群 董守义 方彰林）

参 考 文 献

[1] Greenberg CC,Lipsitz SR,Hughes ME,et al. Institutional variation in the surgical treatment of breast cancer:a study of the NCCN. Ann Surg,2011,254(2):339-345.

[2] Zarebczan Dull B,Neuman HB. Management of the axilla. Surg Clin North Am,2013,93:429-444.

[3] Anninga B,Ahmed M,Van Hemelrijck M,et al. Magnetic sentinel lymph node biopsy and localization properties of a magnetic tracer in an in vivo porcine model. Breast Cancer ResTreat,2013,141:33-42.

[4] Piper M,Peled AW,Sbitany H. Oncoplastic breast surgery:current strategies. Gland Surgery,2015,4(2):154-163.

[5] Gabriel A,Maxwell GP . The evolution of breast implants. Clin Plast Surg,2015,42(4):399-404.

[6] Schwitzer JA,Miller HC,Pusic AL,et al. TRAM and free abdominal flaps. Plast Reconstr Surg Glob Open,2015,3(8):e482.

[7] Børsen-Koch M,Gunnarsson GL,Udesen A,et al. Direct delayed breast reconstruction with TAP flap,implant and acellular dermal matrix(TAPIA). J Plast Reconstr Aesthet Surg,2015,68(6):815-821.

[8] Buccheri EM,Zoccali G,Costantini M,et al. Breast reconstruction and inframammary fold reconstruction:A versatile new technique. J Plast Reconstr Aesthet Surg,2015,68(5):742-743.

第十九章　乳房畸形的矫治

第一节　乳房缩小整形术

乳房缩小整形术是在20世纪逐步完善和不断改进而发展起来的。最初阶段是以缩小乳房体积为主要目的。随着解剖学研究的不断深入，巨乳缩小的安全性和术后效果也逐渐引起人们的重视，至20世纪80年代，乳房缩小整形术逐渐成熟，在保证乳头、乳晕复合体成活的同时，不断追求更高的美容效果及功能的保护。1901—1930年，临床医师进行了各种式的尝试，其中一些是基于乳房的解剖学知识，而有些则完全没有考虑乳房的血供。对于小或中等大的乳房可以安全地进行相当程度的乳头、乳晕转移，但处理较大乳房时则经常遇到困难。

20世纪初期30年，行乳房缩小整形术的患者数量大大增加了。文献中经常有大量该类病例的报道。该阶段虽然没有创新性手术方法出现，但整形外科医生在仔细评价各种手术方法成功经验和失败教训的基础上，对乳头、乳晕的血供特点有了更深入的了解，根据乳房肥大程度将其定义为程度各异的乳房畸形，并采用不同的手术方法予以治疗，因此出现了各种乳房肥大分类方法。对乳房血供知识的了解也为外科手术提供了理论基础。对于小或中等大的乳房乳头可应用乳晕周围去表皮法一期转移，对于大乳房通常采用乳头、乳晕游离移植。

该时期研究的贡献：一是将与乳腺剥离的皮肤做部分切除，减少了皮肤坏死的危险；二是在乳晕或乳房下皱襞处应用带蒂的真皮脂肪瓣，这在现代乳房缩小整形术中仍被应用。另外一项大的改进为下部真皮脂肪蒂技术，包括 Ribeiro 技术、Robbins 技术、Georgiade 技术等。1975年 Andrews 在 Arie 技术的基础上提出了针对中等大小的乳房单纯下极乳腺组织切除术的乳晕周围切口技术。该项技术进一步促使整形外科医生寻找更好的方法以达到最小的瘢痕的效果，同时又能达到最好的美容效果和保证手术安全，这也是现代整形外科所追求的目标。

20世纪60~80年代，出现了一些截然不同的概念，并对以前的手术技术进一步加以改良。为了保证手术安全，需要做到：①内、外侧蒂保证乳头、乳晕复合体的血供和神经支配；②不进行皮肤和腺体间的剥离；③乳晕周围皮肤去表皮；④采用 Lexer-Kraske 和 Schwarzmann 技术行大范围的皮肤腺体切除术。

Strombeck 和 Pitanguy 提出了两种类似的技术，即水平双蒂技术。虽然具体操作有所不同，但均大大提高了手术的安全性，术后切口为倒 T 形。Tamerin 在 Lexer Kraske 技术的基础上提出了乳腺后方乳腺组织切除术。Skoog 在 Schwartzman 技术的基础上提出了内侧真皮脂肪蒂或水平双蒂技术。Mckissock 变水平双蒂为垂直双蒂，都大大提高了手术的安全性。Hollander 描述的外侧切除法也被一些作者重新利用并予以改良，如 Mouly 技术和 Regnault 技术等。

一、乳房肥大的病理

正常乳房由腺体、脂肪及纤维结缔组织组成。腺体由导管、小叶和腺泡组成，脂肪及纤维结缔组织为其提供支撑并保持乳房一定的形状。但生理性乳房肥大和病理性乳房肥大的组织病理学有所不同。

（一）病理性乳房肥大

从组织病理学上看，病理性乳房肥大包括内分泌异常所致的病理性乳房肥大、少女性乳房肥大和妊娠时乳房肥大。

内分泌异常引起病理性乳房肥大者多伴有性早熟的其他症状和体征。其治疗除手术缩小增大的乳房体积外，应针对引起内分泌异常的病因进行治疗，如垂体、肾上腺、卵巢肿瘤的切除等。

少女性乳房肥大，通常表现为一侧或两侧乳房快速生长至巨大的体积,可在青春发育期的任何年龄发生,有时在乳房刚刚发育时即可发生。初期往往有 6 个月的快速生长期,其后持续缓慢生长。如果不予以治疗,可持续至育龄期。严重肥大者可表现为乳头、乳晕膨大,表浅静脉明显扩张,皮肤变薄或因张力过大而致皮肤溃烂或坏死、乳房硬化或呈弥漫结节灶,但不伴有腋窝淋巴结肿大和泌乳。实验室检查血中雌激素、孕激素和促性腺激素多在正常范围。雌激素受体的量并不升高,尿 17-羟、尿 17-酮也无紊乱。个别患者除伴有轻度的甲状腺功能亢进外,很少伴有其他内分泌异常症状。但 Kyan 和 Pernoll 曾报道 1 例 3 年内共进行 4 次手术的患者,双侧乳房切除总量达 8240g,第一次手术时,乳腺组织内有较高的雌激素受体。组织学显示其乳腺内有不同程度的基质和导管增生,通常伴有导管扩张。基质的典型变化为胶原性纤维化,也可出现细胞黏液样增生,导管周围及细胞间质出现特征性水肿,导管上皮明显增生,有时伴有囊状变性。Page 和 Anderson 认为少女性乳房肥大其乳腺小叶数较正常乳腺为少,而上皮呈增生性改变,从细胞层到透明层都有过量的纤维组织排列。

妊娠时乳房肥大是妊娠时发生的一种特发性乳房肥大,并不一定发生于第一次妊娠,但如果初次妊娠时发生,则以后每次妊娠时均可发生。其组织学特征与少女性乳房肥大有类似之处,表现为纤维囊性改变或纤维腺瘤。

(二) 生理性乳房肥大

生理性乳房肥大主要发生于乳腺生长发育的两个时期——青春期和哺乳后。

青春期乳房肥大多因乳房对激素的反应异常所致,表现为青春发育期开始,乳腺即出现快速增长,青春期结束时已增大至超过正常体积。Haagensen 认为正常青春发育期的乳房肥大最为常见,但显微镜下观察发现:上皮成分不太明显,过度生长的组织为纤维结缔组织和脂肪。从显微镜下很难区分各成分的相对比例和组织特征。

哺乳后乳房肥大多为雌激素性肥胖的伴发症状,可发生于各年龄段,多伴有肥胖,但肥胖并不总是伴有巨乳。此型乳房肥大也可不伴有身体肥胖,但乳腺以脂肪组织增多为主并伴有明显的下垂,其原因不甚清楚,临床表现为乳房体积增大伴有皮下和腺体间大量的脂肪沉积。Spira 对 100 例乳房缩小术后的组织标本进行病理分析,试图寻找组织病理、年龄与乳房肥大程度之间的关系,但没有发现有明显统计学意义的结果。100 例中 63 例为正常乳腺组织(15 ~ 76 岁),13 例为正常乳腺组织伴纤维化(16 ~ 39 岁),15 例诊断为纤维囊性乳腺病(17 ~ 30 岁),3 例为纤维腺病(均大于 35 岁),1 例为良性导管增生(52 岁),3 例单纯肥大,1 例脂肪性增生,1 例灶性顶泌化生(55 岁)。另一份对乳房缩小组织标本上皮、间质和脂肪成分的定量分析中用同年龄段正常大小乳房标本做比较,也没有发现两者间存在明显差异。因此得出结论:无乳房疾病的患者,肥大乳房组织病理学特征与年龄、体重有关,而与乳房大小无关。

Thorek 回顾了一些著名病理学家关于肥大乳房组织标本的显微镜下所见,描述为:乳腺的基本成分是成熟的结缔组织,不伴有弹力纤维,在其内部为一些呈管状结构的腺体成分,其管状结构的末端为盲端,或呈单一管状、分叉状,其内充满上皮细胞。尽管上述研究没有发现乳房肥大组织标本的腺体组织有何特殊改变,但 Bostwick 在其《乳房美容再造外科》一书中注意到了这样一个事实:"乳房内含有不同含量的脂肪,这些脂肪与乳房大小和形状密切相关"。Prechlel 在低倍镜下对 117 例尸体乳房标本进行了组织学检查,分析组织中各成分的比例后发现:从青春期到 40 岁,其乳腺实质含量不断增加,最高可达总量的 32%,其后逐渐下降至仅占 10% 左右,60 岁以后更少。30 ~ 40 岁之间脂肪占总量的 1/4 ~ 1/3。但该研究的测定方法存在较大的不精确性,也没有对个体间的差异作出评价。Strombeck 研究了 1032 例乳房缩小患者的病例资料后得出结论:"因肥胖造成的整个乳房重量的增加,平均为 2g/kg。肥胖患者有 6% 出现巨乳,巨乳症的 2/3 表现为脂肪性巨乳,其中 45% 的患者体重超重达 10kg 以上,67% 达 5kg 以上,乳房肥大的程度也与并发症的发生密切相关。术后肥胖患者脂肪坏死的发生率为 25%,而单纯大乳房者为 21%。Lejour 的一份资料也显示,伤口延迟愈合者比例平均为 4%,而在大乳房者为 10%,非常大的乳房者为 23%,较丰满患者为 17%,肥胖患者为 24%,肥胖且乳房非常大时其比例可高达 56%。因此,虽然肥大乳房的病理学没有特殊性,但为了减少并发症的发生,术前正确评价乳房内脂肪所占的比例非常重要。为了解乳腺组织内脂肪含量与年龄、体重以及乳房大小的关系,Lejour 用微波加热法对 33 例肥大乳房内的脂肪含量进行了测量后发现:乳腺组织内脂肪占全部切除组织总量的 2% ~ 78%,平均 48%;水分占 5% ~ 80%,平均 31%;其他占 4% ~ 61%,平均 21%,并得出结论:随年龄增长,脂肪含量增多,而腺体和结缔组织含量相应减少;体重指数对乳腺组织内脂肪含量影响较年龄更大。因此,现在单纯脂肪抽吸或作为辅助手段行乳房缩小整形术已成为一种较普遍的手术,手术并发症的发生率大大降低。但乳房肥大患者乳房内出现过量脂肪沉积的原因还不清楚。

二、乳房肥大的分类

何为乳房肥大,目前还没有完全统一的认识。早在100多年前,就有人曾描述:"真正要说乳房发育到什么程度属正常、什么时候为病态是一件很困难的事情。因此,当一名妇女在身体其他部位均已停止生长发育、未曾妊娠、乳房也未经吸吮的情况下,但乳房体积仍在无意间明显持续增大,身体其他部位无病态表现,我们可以说其为乳房肥大。"但他并没有具体乳房体积的描述。为了测得"正常乳房"的体积,许多学者应用不同方法对乳房体积进行了测量。但因女性乳房形态、体积、宽度、高度、突出度、组织致密度、组织成分及位置、人与人之间以及每一个个体生命的不同时期都在不停地发生变化,因此很难找出一种精确而可重复性的客观测量方法。Penn应用体积置换法于1955年对20例从美学角度被认为是完美的乳房进行了测量,但他并没有指出选择完美乳房的标准。通过测量分析虽然得出了较为理想的乳房各标志点的相对正常值,但并没有提出乳房肥大的参考值,也没有对乳房的正常体积予以描述。由于乳房的体积决定乳房的大小,因此测量乳房的实际容积远较测量各标志点与身体的比例关系更合乎逻辑。但由于乳房是一顺应性很强的器官,而且其实际范围远较肉眼所观察到的范围大,因此许多人在乳房体积的测量方法上进行了改进。Grossman和Roandner应用一个可塑性锥形装置进行乳房体积测量,然后通过测量充满同样大小的锥形体内砂粒的体积获得所测乳房的体积。但如果乳房太大或太硬,则不能充满锥形体的顶端,另外乳房外侧部分不能充入锥形体内,因此测量结果的准确性受到质疑。Palin应用此法和乳房容积模具法两种方法测量15名妇女的乳房体积,其总量为170~610cm³,但没有提供平均值,而且所测量的15名妇女均为准备进行乳房手术的患者,难以作为正常乳房的体积的标准。另外样本量较小也是其不足之处。Smith应用乳房容积模模具技术对18~31岁的55名妇女进行乳房体积和体表结构的测量学研究,所得乳房平均容积右侧为(275.46±172.00)ml,左侧为(291.69±168.00)ml(两者间没有显著性差异)。虽然他所选择的对象并不限于从美学上属"完美的乳房",但通过数字分析可以看出,至少有1/3为明显的肥大、下垂或两者兼有之,最大达893.9ml。Westreich认为,要想得到正常乳房的平均体积,不应将这些肥大或者下垂的乳房包括在内,否则难以确定何为正常,何为乳房肥大。Smith选择了50例从美学角度被认为是完美的17~38岁的妇女的乳房进行测量,并将下垂乳房排除在外,结果发现:单一乳房平均体积为(283±67)ml。这与乔群(325.36±12.66)ml、Lalardrve与Jougland的结果275cm³基本一致。但Longhry等认为所有上述这些测量方法均缺乏精确性、可重复性以及操作繁杂等。他采用生物体积测量法先后两次对846名妇女的乳房体积进行测量,其结果为405.1ml。虽然该方法的优点是准确、无损伤、可重复并且操作简单快速,但遗憾的是,被测对象年龄段为20~89岁,包括了各种不同大小、不同形态的乳房,乳房体积最小为21.5ml,最大达1932.1ml,因此测量数据不能代表正常乳房的体积。而大家比较公认的正常乳房体积为250~350ml。

Elsdhy根据乳房体积将乳房分为4种类型:①正常体积为250~350ml;②低于200ml为小乳房;③600~800ml为中度肥大;④大于1500ml为重度肥大。也有人认为350~500ml为轻度;500~750ml为中度;750~1000ml为重度;大于1000ml为巨乳。

但因种族、地域、文化以及生活习惯的不同,人们对正常乳房形态和大小的标准也难有统一认识。上述两种分类方法不能反映术中应切除的乳腺组织量,也不能预测术后的效果。因此Regnault根据术中切除乳腺组织量将乳房肥大分为:小于200g为轻度;200~500g为中度;500~1500g为重度;大于1500g为巨乳症。而国内学者对此看法则有不同。王玮认为切除乳腺组织量超过500g即应属重度乳房肥大。Lalardrie和Jougland认为:当乳房体积超过"正常"或"理想"的乳房体积的50%时,就被认为有一定程度的乳房肥大,他们按乳房体积将其分为5类:①250~300cm³为正常乳房;②400~600cm³为中度肥大;③600~800cm³为明显肥大;④800~1000cm³为重度肥大;⑤大于1500cm³为巨乳症。

三、乳房缩小整形术的适应证和禁忌证

(一)适应证

乳房肥大患者要求行乳房缩小整形术的原因包括生理和心理两个方面。重而下垂的乳房可引起生

理上的不适,通常的主诉包括颈肩痛和由于乳罩带对肩部皮肤的压迫而出现沟痕,乳房本身可有慢性疼痛,乳房下皮肤易于糜烂和浸渍。心理学方面以青少年或年长者较为明显,单侧肥大造成的双侧不对称造成的心理方面的影响更为明显。

乳房缩小整形术最好是在发育完成后进行,但也有例外,例如对于青少年特发性乳房肥大,手术早期切除仍是目前唯一的治疗方法,在其生长发育未成熟前即可施行手术,手术后其正常的心理发育所带来的益处远远超过手术本身对其造成的心理上的创伤。对于60~70岁的老人,手术也可从根本上解决其终身的遗憾,这对他们已经脱钙的骨骼系统也有益处。最近几年,有关乳房缩小整形术为患者带来的益处的文章屡见不鲜,包括患者的满意度以及躯体症状的改善,如颈、肩、背疼痛程度的缓解。对于肥胖患者,虽然减肥可使乳房体积有相应程度的减少,但难以达到较为理想的程度,乳房缩小仍能使其获得益处。尽管乳房缩小整形手术本身还不够完善,但手术带来的身体上的协调足以弥补所造成的瘢痕、感觉减退、生理功能减退等不良问题。

因此,从十几岁的青少年到甚至70岁的老年妇女,只要身体状况良好,一侧或双侧乳房肥大、过重并有乳房明显下垂的患者,有行乳房缩小的正确动机,没有下述明显的手术禁忌证均可行乳房缩小整形术。

（二）禁忌证

1. 身体主要脏器如心、肝、肾和全身系统性病变未能控制。

2. 有凝血功能障碍。

3. 手术动机不纯或有精神症状。

4. 乳房有不能确定性质的肿块。

5. 妊娠或哺乳期的妇女不主张手术。

6. 乳房疼痛、硬结、周期性疼痛、乳腺癌家族史不是手术禁忌证。

四、术式简介

（一）垂直切口乳房缩小整形术

垂直切口乳房缩小整形术由于将最小的瘢痕和满意的乳房形状完美地结合在一起而越来越流行。Lejour对该技术予以改良,其中包括以下几点:①在大乳房,应用较宽的蒂携带乳头、乳晕以保证乳头、乳晕的血供和神经支配;②缩小乳晕周围环的长度,不进行周围皮肤的剥离以提高术后乳晕周围瘢痕愈合的质量;③将下部腺体做强有力的固定以保持持

久的形状,减少垂直瘢痕的张力;④不依靠皮肤塑形;⑤于乳房下部行较宽范围的皮肤剥离以使垂直切口两侧皮肤较易对合并缩短垂直瘢痕的长度;⑥可以通过乳房脂肪抽吸进一步缩小乳房的体积。

1. 术前设计　站立位画线,并根据患者的体形和个人愿望调整和确定各径线的长度。标出胸骨中线、乳房下皱襞和乳房中轴线,乳房中轴线距胸骨中线的距离通常为10~12cm,主要作为确定皮肤切除区外侧垂直线时的参考。将乳房分别推向外侧和内侧,标出皮肤切除区的内、外侧垂直线。做上述标志时,应将乳房向上推以保证术后乳房呈锥形而非扁平状。向下于乳房下皱襞上方与乳房中轴线相交。常规确定新乳头的位置,在其周围标出乳晕周围环。该环的长度在单纯乳房悬吊时为14cm,在乳房缩小时为16cm。为避免乳晕周围张力过大,此环的长度不应超过16cm。其上缘在乳房中轴线新乳头上方2cm,两侧与垂直线的上端相连,垂直线的长度通常为7~8cm。乳晕周围环的形状可因乳房大小不同而有所不同,在大乳房中通常呈横行。这样,腺体切除切口关闭后,该环围绕乳晕仍呈圆形。必要时术中可予以调整。该环范围以内为去表皮区。大乳房该区相对较大,但与传统的Wise模型相比,上蒂相对较宽,因此安全性也更高。

上述标记完成后也就确定了乳房上部去表皮的范围和下部皮肤乳腺切除的范围,但腺体切除的量和部位并不与标志线完全相当。

2. 手术步骤

（1）麻醉:患者麻醉后取卧位,于乳房下部注射0.5%含1/10万肾上腺素的利多卡因20ml(在非常大的乳房可为40ml)。这可大大减少手术出血量,患者无需输血。

（2）去表皮:标记范围内去表皮,下方约在乳晕下方2~3cm。

（3）切除腺体:切开垂直切口的外侧缘,沿乳腺组织表面向内、外、下3个方向解剖,保留上方乳晕组织周围不剥离,向下达乳房下皱襞。保留皮下0.5cm厚的脂肪。这样将使切口的闭合更为容易。如果剥离平面太深,皮肤将不易对合,术后可能会继发乳房下极凸出。

自乳房下皱襞开始,将乳房下部自胸壁上掀起,向上达乳房上缘,于乳腺中央后方形成一条6~8cm宽的隧道。为了保留来自两侧的血供,腺体的剥离不要太宽。在单纯乳房悬吊患者,不剥离下极,将乳晕连同下方的蒂一起上提。下垂较重者,也不必切开腺体。大多数情况下,两个垂直切口均需切开以

有利于乳腺的中心部分向上移位。这样,乳房的下半部就被分为 3 个部分,位于中心 1 个,两侧各 1 个,外侧部分将成为新乳房的下极,切开时应斜向外侧,以保留较多的乳腺组织于中心部。在中等肥大的乳房,腺体的切除仅限于乳晕下方腺体的中心部分;在大乳房,切除范围可于乳晕后方向上延伸,乳晕蒂的厚度可达 2~3cm。在巨乳症,乳头可上提达 10~12cm,但需将蒂部折叠,自深面将折叠部分固定在胸大肌上,通常是在第 3 肋间水平。这样,乳腺将被上提到一个相当高的水平,使乳房的上极较为丰满,这将减轻乳房下半部皮肤切口愈合后的张力。

然后缝合乳晕。

此时,将完全与胸大肌相连部分与皮肤相连的两侧腺体向中间拉拢缝合。首先从乳晕开始,缝合较浅,随向下缝合逐渐加深。缝合过程中使乳房塑形并逐渐缩小乳房的基底,但不应将腺体固定于胸壁上,以便术后腺体可自由下降。

乳房塑形后,分两层缝合皮肤。皮下用可吸收缝线,真皮层用 4-0 号尼龙线缝合。这样,可使垂直切口的长度缩短至 6~7cm。有时切口下端看上去好像超过乳房下极,但随着时间延长,乳腺下降,最终不会超过乳房下皱襞(图 19-1)。

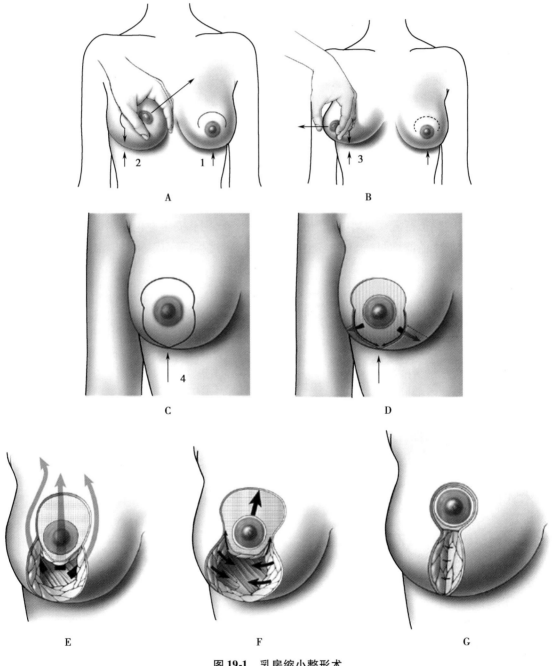

图 19-1 乳房缩小整形术
A、B. 腺体切除量的预估;C. 切口设计;D. 真皮帽的制作;E、F、G. 腺体的切除及缝合

（二）双环形切口乳房缩小整形技术

从瘢痕的大小看,单纯乳晕周围切口应是最理想的手术方法,许多人曾采用该切口行乳房缩小及乳房悬吊术,但其适应证有一定局限性。1990年Benelli的"Round block"技术拓宽了该项技术的应用,将其用于各种类型的乳房下垂和乳房肥大、筒状乳房畸形、男性乳房发育以及乳房病理性损害的切除,取得了较好的效果,但因未行腺体塑形,缓解乳晕周围切口张力仍依靠荷包缝合技术,术后仍可继发乳晕周围瘢痕变宽,因此未能被广泛接受。Felicio的乳晕周围切口技术虽然病例中一侧乳房最多可以切除1000g的乳腺组织,但其仍认为该项技术有其明显的局限性,许多患者往往1年后需再次修整才能达到理想的效果。继发下垂也不可避免。

Davidson也认为该项技术对乳房的塑形不好,切口闭合后其皮肤的内在张力仍使乳房呈扁平状,由于腺体的重力作用乳晕周围瘢痕通常增宽、增生而变得不规则。乔群等的单纯乳晕周围环形切口技术也存在上述缺点。因此Daridsion认为该技术不

适合于明显乳房肥大及下垂患者,其乳头上提高度不应超过5cm,而且由于腺体切除在乳腺四周,仅保留部分中心腺体营养乳头、乳晕,使乳头、乳晕的血管神经支配受到威胁。

1. 术前设计　首先于乳房表面确定4点,依次携带乳头、乳晕至新的位置。点A为新乳晕的上缘,位于乳房下皱襞在乳房前面的投影点上方2cm,但应依个体胸廓的形状而定,约距胸骨切迹16~20cm,如果两侧不对称,应予以调整以使两侧对称。点D为新乳晕的下缘,通常距乳房下皱襞约7cm,应以胸廓形状和乳房大小而定。如果乳房下方皮肤不足7cm,则可将乳房下皱襞下移获取较多的皮肤。点C为新乳晕的内缘,距胸骨中线至少9cm,以保证乳头位于稍外侧的正常位置。在非常大的乳房,此距离可达10.5cm。点B为新乳晕的外侧缘,距乳房外侧缘至少12~13cm。

因重力作用,站立位时,此环可能呈泪滴形,而平卧位时,可能呈圆形。连接上述4点后,应检验一下皮肤切除后周围皮肤的张力,如张力太大,应予以调整,以保证手术的安全性和最后的效果(图19-2)。

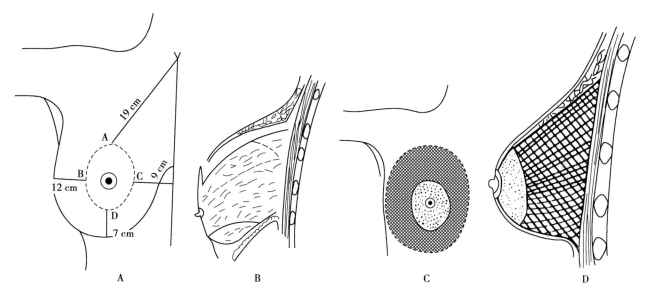

图19-2　双环法乳房缩小术与内置式乳罩技术的应用
A. 双环切口的设计;B. 手术分离范围;C、D. 内置乳罩的固定范围

2. 手术步骤　先确定新乳晕的直径,一般为5cm,应比手术结束时荷包缝合的直径大0.5cm,这样手术后新乳晕将会有轻微的凸出。如果两者的距离相等,术后早期乳晕周围将会有轻微的张力,乳头、乳晕会变扁平。

首先去除标记范围内的表皮。上部皮瓣的解剖呈斜形使皮下脂肪的厚度逐渐增厚,这会使术后乳房的上极比较饱满。首先剥离约4~5cm,保留约0.5cm厚的皮下脂肪以保护真皮下血管网而有利于

皮瓣的成活。再自此增加皮瓣的厚度直至剥离至胸肌筋膜,再继续向上解剖大约4cm达理想的高度,也就是新乳房的上极。

内侧皮瓣的解剖应均匀一致,内侧缘应保留1.5cm以保护供应皮瓣和内侧腺体的穿支血管。下方皮瓣的剥离也较薄直至乳房下皱襞。一般情况下,不应超过乳房下皱襞,除非下极皮肤不足(如桶状乳房)时应向下剥离以增加下极皮肤的量。

外侧皮瓣剥离至乳腺外侧缘后向上延伸暴露胸

肌外侧缘并与上极的剥离相连续。剥离真皮瓣使之与腺体分离,注意保留脂肪组织附着于真皮,于乳晕外 1.0~1.5cm 停止剥离以保护进入皮瓣的血供。

腺体的切除大部分位于乳房上半部,塑形后乳房呈轻微的三角形,内、外侧轻微凸出,术后自然恢复,乳房会轻微凸出且没有出现过度的圆形。

通过 U 形切除乳房上部中心楔形组织以缩短乳房上半部的大小,但也可切除乳房下极的乳腺组织,但不应达乳房基底,要保留下极来的血管穿支。手法固定后预测下极乳腺组织切除的量。

于乳腺上部,缝合两侧腺体瓣并向上悬吊至胸前筋膜。于乳腺下极,或切除过度的乳腺组织,或将其折叠于乳头、乳晕后方以增加乳房的前突。将整个乳腺缝合至胸肌筋膜。缝合时,应轻微将腺体瓣向内侧旋转以缩小乳房的基底。

将环形真皮瓣缝合到锥形乳房的顶部并固定于乳腺结缔组织韧带上以提供内部皮肤衬里,保持轻度的张力将有助于乳头、乳晕的凸出。

3. 内置式乳罩的应用 聚丙烯单丝网片已应用于外科学的多个专业领域,其组织相容性好,无明显排斥反应,质地柔软,有良好的坚韧度和机械张力。乔群等将其应用于乳房缩小整形技术中,称为内置式乳罩技术,具有以下特点:内置式乳罩技术和真皮帽技术一样,采用双环形乳房缩小整形术的基本原则进行手术,是双环形乳房缩小整形术的丰富和发展。聚丙烯单丝网片具有诱导成纤维细胞生长的作用,促进其长入网的孔隙,形成"钢筋水泥"结构,增强局部组织的应力;通过较小的乳晕周围切口植入内置式乳罩并完成对乳腺组织的塑形与固定,荷包缝合后,乳腺组织对皮肤的作用力减少,因而手术后切口瘢痕增生的可能性大大降低(见图 19-2)。

4. 皮肤的缝合 乳晕周围瘢痕的质量与缝合的张力有关,因此外层皮肤不应太紧以避免乳晕变大、乳房扁平和乳房突出度不足。随着乳房的重新分布和肿胀的消退,乳房会有逐渐减退的倾向,因此手术时应使乳房过度凸出以保证足够和自然的凸出。

切口分两层缝合,外层皮肤用 2-0 Mersilene 荷包缝合,应保证缝线位于真皮内,收紧后为 4~5cm 使乳头、乳晕呈轻度凸出。最后,间断缝合皮下,要求外缘皮下和乳头、乳晕真皮层缝合的比例为 4:1,以将乳晕周围的皱褶减少至最小程度。

无菌敷料包扎 15~20 天,使之呈三角形以支持乳房,三角形的尖位于乳房的上极以在乳房下皱襞区给乳房提供支持。术后早期给乳房提供支撑将有助于保持将来乳房的形状和使皮瓣紧贴于下方的组织,促进愈合。引流至少保留 5 天,24 小时引流量少于 20ml 时即可拔除。

（三）倒"T"形切口乳房缩小整形术

倒"T"形切口乳房缩小技术包括垂直双蒂、水平双蒂及各种单蒂技术,下面以临床十分常用的下蒂乳房缩小技术为例简要介绍。

下蒂乳房缩小技术适用于各种程度的乳房肥大,其优点是:切除腺体组织灵活;成形后即刻乳房外形满意;术后乳头感觉良好。缺点是手术切口较多,术后瘢痕明显。

1. 术前设计

确定新乳头、乳晕位置,方法同前。用 Wise 缩乳模型设计画线:模型两臂长约 6cm 左右,展开角度以两臂拉拢缝合无张力为度。以锁骨中点至乳头连线的延长线与原乳房下皱襞的交点为中点,设计蒂宽 8~10cm 的皮瓣,向上延长至乳晕上缘(图 19-3)。

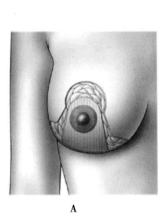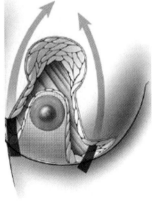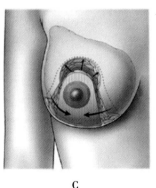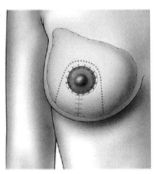

图 19-3 下蒂乳房缩小整形术
A. 下蒂的切口设计及真皮帽范围;B. 切除腺体范围;C、D. 腺体的重塑及切口缝合

2. 手术步骤

（1）去除下部蒂表面的表皮，保留直径约 4cm 的乳头、乳晕区。

（2）解剖下蒂，沿画线切开皮肤及腺体，形成下蒂，注意不宜过多切除蒂部的腺体组织，以保证乳头、乳晕血供。

（3）从上、内、外方向切除多余的乳房组织，上方部分不宜切除过多，以免形成局部凹陷或乳头内陷。

（4）上提下蒂，适当固定，缝合固定乳头、乳晕。拉拢缝合内外侧切口，逐层缝合重建乳房下皱襞，放置引流。

（四）乳腺反向双"V"切除法缩乳术

此法由北京黄寺美容外科医院方彰林、丁芷林于 1985 年首创。该院采用乳腺反向双"V"切除法行巨大乳房及严重乳房下垂缩乳术 646 例，取得了良好的手术效果。此法改变了原缩乳术的某些传统观念，从众多的临床手术病例观察发现：巨乳或严重乳房下垂者，平仰卧位时，乳头仍多保持在第四肋间或第五肋水平；乳头、乳晕的血供和神经支配主要来自其底方的乳腺导管系统及乳腺组织。有鉴于此，采用了新的乳房设计图样；在做缩乳术时，将乳房皮肤瓣做适度分离，切除乳腺组织是以乳晕为中心，在乳腺上部和下部分别作"V"和"八"切除；留下的乳腺组织仍和导管相通，并悬吊固定于第 2 或第 3 肋骨水平的胸壁上；手术过程中，乳头始终处于勃起状态。646 例手术中，无一侧乳头、乳晕坏死。术后感觉良好，乳房造型好，手术操作比较简单。

1. 术前设计

（1）按图 19-4 式样，用软的薄塑料片或 X 线胶片制成缩乳设计图样。

（2）设计时患者站立或端坐。确定乳头新位置中心点，其方法先标出胸骨上切迹点，其次是乳头点。新乳头位置应该在锁骨中点至乳头连线的18～23cm 处，两乳头中心点间一般相距 20～21cm 左右。另一简单确定乳头新位置中心点的方法是两上臂中点连线法，即乳头新位置中心点在上臂中点连线上各距前正中线 10cm 处。乳头新位置中心点可参照上述两种方法确定（图 19-5）。

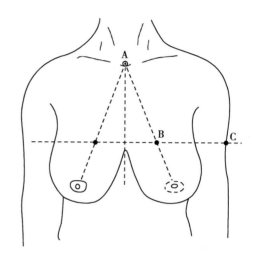

图 19-5　确定乳头新位置中心点
A. 胸骨上切迹点；B. 乳头新位置中心点；C. 上臂中点

（3）按设计图样画出皮肤切口线：将乳房缩小设计图样之圆心点对准乳头新位置中心点，摆放好位置后由助手轻轻固定在乳房皮肤上，用画笔按设计图样画出切口线。乳房下缘切口线由设计者用左手将整个乳房向上托起，然后按乳房下皱襞自然画出即可（图 19-6）。

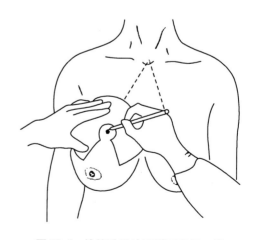

图 19-6　按缩乳设计图样画出切口线

（4）以原乳头为中心画出应保留的乳头、乳晕部分。应保留乳晕的直径为 4cm 左右。最后再用甲紫液画好所有切口线并用 2% 碘酊固定。

2. 手术操作　缩乳术通常是在高位硬膜外麻

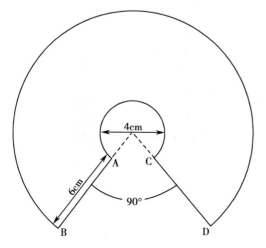

图 19-4　韦氏模板的制作方法

565

醉下进行,也可采用全身麻醉。由于手术创面大,需补充液体,必要时需输血200~400ml。

(1) 助手将受术者的术侧乳房固定,尽量让乳头、乳晕皮肤绷紧,按设计切口线切开皮肤至真皮层,保留真皮下血管网。然后沿切口外缘做1周潜行分离,分离至切口外1~2cm即可,保留乳晕外这一部分的真皮及真皮下血管网。

(2) 按设计好的切口线切开皮肤至皮下脂肪层。一般先分离乳头新位置区的皮下组织,沿乳腺组织上缘分离至胸大肌筋膜。在做这步处理时,往往会遇到1~2支较大的血管,应仔细结扎止血。对于需保留的皮瓣一般在皮下脂肪层中作部分钝性分离,以利于切除部分乳腺组织后的乳房造型。乳腺和胸大肌筋膜之间不要做过多的分离。然后以乳晕为中心做V形切除乳房上缘部分乳腺组织,切除乳腺组织的多少应根据原乳房的大小而定,乳房过大者应多切除些。

(3) 将乳头、乳晕连同其下面的乳腺组织向上推,用4号或7号丝线将乳腺组织从V形切除缘深面固定2~3针于第2或第3肋骨水平的胸壁上。注意固定一定要牢靠。另外,要让乳头、乳晕及其下面的乳腺导管组织有充分的游离度。

(4) 去除应切除的皮肤及皮下脂肪组织,注意止血。

(5) 缝合A、C两点,形成新的乳头、乳晕环,用Allis钳将乳头、乳晕及其乳腺组织向上牵拉入环内,并固定几针。

(6) 一般还需要将乳腺下缘的部分乳腺组织做"八"切除。这种切除,一是切除下部多余的乳腺组织;二是消除乳头、乳晕放入新位置时下部乳腺组织的牵拉。切除乳腺组织量一般较上缘切除量少。具体切除多少应依据乳房皮瓣套盖合适、造型好为度。切除后,可将切除后两侧乳腺组织拉拢缝合1~2针。至此,乳腺组织上、下缘做了"V"和"八"字形部分切除,留下的乳腺组织及皮瓣保留以第4肋为中心的内外侧水平双蒂,双蒂的基部宽大。手术过程中乳头始终处于勃起状态。

(7) 真皮内缝合B、D、E 3点,这样,缩小后的乳房轮廓基本形成,必要时还可以做适当修整。

(8) 用3~0号线间断缝合乳晕皮肤,用0号线间断缝合乳晕下和乳房下创缘皮肤。

(9) 留置引流条。术后用胸带包扎,应用抗生素预防感染。

手术操作步骤见图19-7。

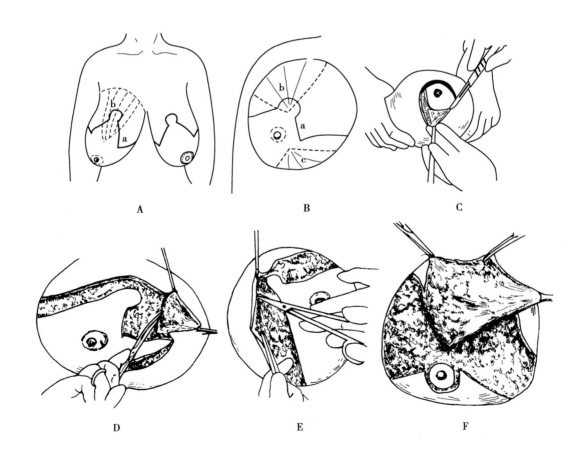

A   B   C

D   E   F

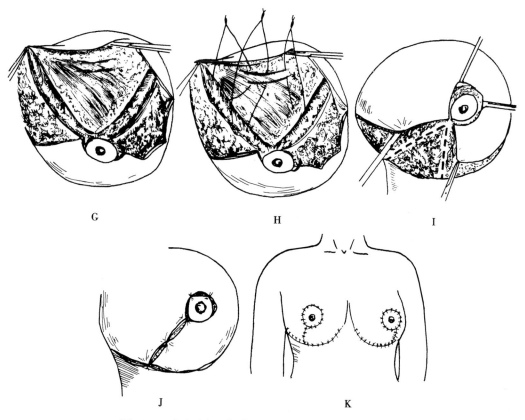

图 19-7　乳腺反向双"V"形切除法乳房缩小手术示意图

A. 端坐位术前设计,图中 a 为设计切线,b 虚线部分为乳房上部"V"形乳腺切除示意;B. 平卧位时设计线示意,图中 b、c 为双"V"形乳腺切除示意,a 为内侧皮瓣;C. 切开乳晕至真皮层,并在此层向外围分离 1cm 左右,注意保留其下方真皮下血管网的完整;D. 沿皮下脂肪层下分离内侧皮瓣;E. 沿皮下脂肪层下分离外侧皮瓣;F. 向上后方分离乳腺组织达乳腺上缘,深达胸肌筋膜,以乳头为顶点行"V"形乳腺组织切除;G. "V"形切除乳腺组织后可见胸肌筋膜和胸大肌,同时可触及第 2 及第 3 肋骨;H. 用粗丝线将乳腺组织悬吊缝合固定于第 2 肋骨水平处的胸壁上,共 2~3 针,悬吊时应特别注意使乳头乳晕部分的乳腺组织有充分的游离度,以便于塑形;I. 将乳头拉向新乳头位置后,再将内外侧皮瓣相向推进,并缝合 1 针固定,以形成新乳晕环,然后行乳房下部乳腺组织的"∧"切除术;J. 缝合乳晕环;K. 缝合术毕

3. 讨论

(1) 对缩乳术,学者们已经总结出了多种手术方法及改良术式,有其各自的优点。从众多的病例中观察到,巨乳或严重乳房下垂患者,水平仰卧位时,乳头大多仍保持在正常的第 4 肋间或第 5 肋水平位。这对缩乳术时,在保持这种正常解剖状态下来确定内外双侧水平蒂应保留的乳房组织量有一定意义。

(2) 从众多的临床手术病例结果观察,笔者认为乳头、乳晕的血供和神经支配主要来自乳头、乳晕后方紧密相连的导管系统和乳腺组织。这样,除了保留的乳头、乳晕以外,只需在乳晕切口外作较小范围的潜行分离并保留其真皮下血管网即可。保留的乳房皮肤瓣与乳腺组织做适度分离。这种基部较宽的乳腺和部分皮肤的水平双蒂恰含有胸廓内动脉的第 4 肋间,乃至第 3 肋间、第 5 肋间进入乳房的穿支,以及第 4 肋间神经乃至第 3 肋间、第 5 肋间神经

的神经纤维支配,这就保证了乳头、乳晕的血供及神经支配。

(3) 乳腺组织的切除是以乳头、乳晕为中心,在乳腺上缘及下缘做"V"和"八"切除,留下的乳腺组织仍和导管相连,术后保持了乳腺导管的通畅,仍可正常哺乳。这种切除是乳房处在正常位(即水平仰卧位)时做的切除,乳房内外侧水平蒂基部较宽,保证了肋间神经及胸廓内和胸廓外动脉支配乳房的主要分支仍留在保留的乳腺组织内。

(4) 不需进行广泛的真皮下潜行分离,节省时间,避免皮肤坏死。

(5) 由于这种水平双蒂的乳腺蒂和皮肤蒂并不完全一致,且不与带真皮下血管网的真皮乳腺组织相连,留下的乳腺组织易于移动,手术造型好(图 19-8,图 19-9)。

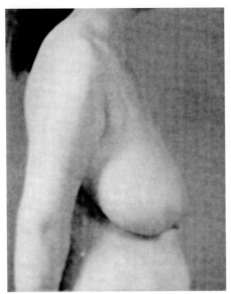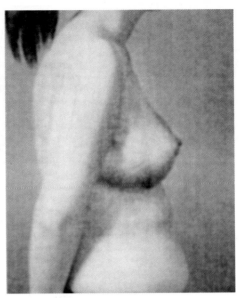

图 19-8　乳腺反向双"V"乳腺切除法缩乳术病例一

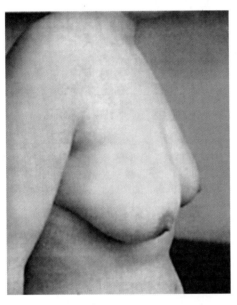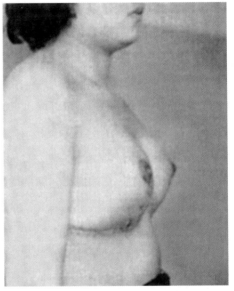

图 19-9　乳腺反向双"V"法乳腺切除法缩乳术病例二

五、乳房缩小整形术后的并发症和处理

（一）术后早期并发症和处理

1. 切口愈合不良　在倒"T"形切口手术中，如果缝线拆除太早（术后 14 天以前），其倒"T"形切口的交界处较易发生切口裂开。因此缝线不宜拆除过早，必要时拆除缝线后可应用减张胶布和创口胶保持创口接合了。

如手术中，创口缝合太紧，患者有时可能会有切口突然崩开的感觉。如切口已分开应立即缝合，否则可能会产生明显瘢痕。

2. Monder 病　Monder 病是一种良性、自限性胸前静脉的表浅血栓性静脉炎，可于术后 3 ~ 7 周发生。一般表现为可以看到和触及皮下索条状物，位于乳房下区，当患者双上肢上举使皮肤紧张时表现更为明显。有时伴有压痛。随时间延长，静脉内血栓胶原化后症状即消失，不需进行任何治疗。但有时因疼痛或美容问题而需去除栓塞的静脉。

3. 全身性并发症乳房缩小整形术与其他外科手术一样，术后可能会出现一些内科和外科问题，如肺不张和肺炎、尿路感染、心肌梗死或缺血、深静脉炎和肺梗死等。这要求整形外科医生应具有多学科的基本知识和扎实的临床基本技能，才能做到早期预防和及时治疗。

（二）晚期并发症及其预防

1. 严重的切口瘢痕　虽然切口瘢痕不可避免，但有些患者瘢痕较为严重，影响生活质量。乳房缩小整形术后瘢痕较易增生的部位大多位于乳房下皱襞的两端和乳晕周围。年轻人，如出现乳晕部分坏死，乳晕周围瘢痕将更为明显，且易于出现增生、变厚。

在倒"T"形切口的中间交界处有时切口愈合不良而出现二期愈合，但通常不会出现增生，也易于被乳房所遮盖。

出现增生性瘢痕可行曲安西龙（去炎松）药物注射治疗。伴有痒、痛的增生性瘢痕是注射曲安西龙的最好适应证，通常能得到很好的缓解。瘢痕再修整不适用于没有感染而一期愈合的年轻患者。

2. 乳房形态不佳或不对称　评价乳房的形态需要等待足够的时间，通常为 18 个月甚至更长。如需手术修整，通常需去除部分组织。可在局部麻醉下通过吸脂术解决，也可行手术切除。一般情况下，如果属形态问题，大多均可通过吸脂手术处理。

3. 脂肪坏死　如果所保留的乳腺组织有部分超出蒂部血管所供应的范围，则这部分就有可能发生液化坏死，也可发生于过度剥离而不平整的皮下脂肪，如不处理可形成无菌脓肿甚至形成硬块。如果蒂部出现坏死液化多伴有切口愈合不良，多需清创以缩短患者恢复时间，待二期再行乳房不规则的修整。

4. 乳头、乳晕坏死和切口不愈合　判断乳头、乳晕完全坏死多在术后 10 天。此时保守治疗，有时病情已难以得到改善，需清创处理。如果同时伴有蒂部坏死往往需几个月方可恢复。过早清创有时难以保证正常组织不被破坏，所以大多依靠自行坏死脱落，坏死组织脱落干净后可先行创面拉拢缝合或待肉芽组织生长填满创腔后行创面植皮。

5. 乳头内陷　乳房缩小手术本身就可能造成乳头内陷，如果患者术前就存在乳头内陷，术后更不可避免。能通过手术本身纠正原已存在的乳头内陷的手术方法还没有报道。可以应用其他技术纠正乳头内陷。

6. 乳头、乳晕突出　乳房缩小术后乳头、乳晕过大而突出，如果术中出现，修整应特别注意，否则可能影响乳头、乳晕的血运。术后 6~8 个月，如一侧较另一侧乳晕小，可通过增加其周围锁孔的直径而改善；如一侧较另一侧大，可去除一侧过多的乳晕，如同时伴有乳头突出，可用不可吸收尼龙线于乳头、乳晕深面向深部组织牵拉缝合以纠正较为严重的乳头突出。

7. 乳头、乳晕位置太高　乳头位置太高是最具挑战性也是最难处理的一种并发症。可于乳房下皱襞上缘切除一弧形皮肤腺体组织，将皮肤向下牵拉、腺体上推而纠正之。如位置太高、又不想在乳房上部留下瘢痕，可于乳晕上方埋置一肾形扩张器行皮肤扩张，二期取出扩张器时，可于乳晕下方去除一弧形皮肤，降低乳晕位置，上部创面用扩张的皮肤覆盖。

8. 乳头、乳晕位置过低　乳头、乳晕位置较低往往对患者影响不大，但有时也是令人不满意的一个因素。如不严重，可于乳晕上方做一半月形皮肤切除，足以解决问题。如需提高太多，可做 Z 成形术。单侧手术时，一定注意 Z 形臂的长度和角度，以与对侧对称。

9. 不能哺乳　初期多为乳头本身的因素，如乳头内陷，乳房缩小术后不能哺乳大多是单纯真皮瓣作蒂的手术。因此如果患者有术后哺乳的要求，应尽量选用腺体蒂或真皮腺体蒂手术以保证剩余腺体乳腺管与乳头的连续性。另外产后鼓励母亲哺乳婴儿，增强哺乳信心亦至关重要。

10. 溢乳　已有人报道乳房缩小术后出现溢乳的情况，分析其原因包括 5 个方面。

（1）泌乳素增加：泌乳素属紧张激素，术后分泌增加。

（2）激素类药物：如果患者在服用某些激素类药物，中断后反跳现象可引起孕激素减少，泌乳释放因子增加。

（3）吸吮反射：吸吮反射可引起泌乳素增加，乳房缩小手术以蒂携带乳头、乳晕，可能有类似作用。

（4）精神压力：手术给患者造成的精神压力可造成血中激素水平升高，激活泌乳素受体。

（5）泌乳素受体过度敏感：目前没有确凿的实验数据证明泌乳素受体过度敏感引起乳房缩小术后溢乳。治疗可选用溴隐亭、泌乳素抑制剂等药物，以减少泌乳的产生。

11. 肥大复发　乳房肥大的复发并不常见，但在青少年乳房肥大病例则经常发生。这是一种特发性乳房肥大。可施行激素治疗，例如，孕激素有助于抑制其生长，但有可能对患者的将来造成不良影响。皮下乳房切除加假体植入可能对这种持续快速生长的乳房是唯一有效的治疗方法。如患者不同意全部切除，术前应向其或其父母说明复发的可能性非常大。

12. 囊肿　这一并发症应该可以避免,但在临床上并不少见。如果手术采用真皮蒂,去表皮时应非常仔细,必要时应用放大镜检查以保证表皮已完全去除。虽然许多剩余的表皮可以自行消失,但有些可能会形成令人烦恼的囊肿而反复感染。必要时需行囊肿摘除术,但有复发的可能。也可行局部全层切除,不需皮瓣转移或皮肤移植而直接关闭切口。

(乔群　冯锐　方彰林　董守义)

第二节　小乳畸形和隆乳术

在临床工作中,小乳畸形的患者比较多见,这既有种族关系的原因,也有后天因素:包括饮食习惯、体育锻炼不足、内分泌失衡等。由于乳房小,致使胸部扁平,失去女性所特有的形体曲线美。产生平胸和小乳畸形的主要原因有:①乳房先天性双侧或单侧发育不良;②哺乳后乳房萎缩;③乳腺肿瘤行保留乳头、乳晕皮下乳腺切除术后;④体重急剧减轻,体形骤然消瘦;⑤乳腺癌术后。据北京黄寺美容外科医院14年统计1360例隆乳术患者中,由于小乳畸形要求隆乳者1306例,占隆乳术患者总数的96%。我国自20世纪80年代以来,随着人民生活水平、文化素质、社会文明的不断提高,要求隆乳术的人数与日俱增,年龄为18~60岁。她们希望通过隆乳术,增加乳房内容物,扩大乳房体积,改变乳房外形与曲线,以达到恢复女性胸部曲线美之目的。目前隆乳方式方法颇多,包括硅胶囊假体植入、自体真皮脂肪瓣充填/植入、自体脂肪注入以及亲水性聚丙烯酰胺凝胶注射隆乳等。本节将重点介绍以硅胶囊假体为主的隆乳术。硅胶囊假体自20世纪60年代初开始应用,临床应用时间长、病例数量大,基础及临床研究多,优缺点已经展现充分,其并发症也有多种方法可防治。

一、隆乳材料与隆乳术发展史

隆乳术是随着隆乳材料的不断更新而发展的。历史上曾经使用过的隆乳材料有注射用的液体材料、固定形状的乳房假体以及自身组织3种。

1. 液体材料注射　最早将石蜡用于人体的医生是Ger Sung。1899年Ger Sung在做了大量动物实验后,首次将石蜡用于一位因结核而行双侧睾丸切除术的青年。后来有人用于注入乳房。

许多年后,文献中开始出现了石蜡注入乳腺后的并发症的描述。1912年,Hollander报道了一位于1904年接受石蜡注射的患者,几年后局部出现了难看的硬结和瘘管,必须采用外科手段治疗。文献中提到的并发症有:因栓塞引起的局部黑蒙、炎症反应、坏死、石蜡扩散形成的石蜡瘤以及迟发的肉芽肿反应等。1922年,Schmorl全面描述了此肉芽肿显微镜下的病理改变,其中在一位患者的石蜡瘤内发现了硬癌样改变。

石蜡注射的可怕历史,提醒外科医生们应慎重地应用此方法。20世纪50年代,一些医生曾积极应用液体硅胶注射来达到乳房隆起的目的。远期的效果证明,将液体硅胶注入乳房不仅不能达到预期的效果,而且,石蜡注入后的并发症同样发生在液体硅胶注射后的患者身上,甚至出现乳腺结节、乳房皮肤慢性水肿、溃烂、肉芽肿性肝炎、栓塞、死亡等并发症。由于乳腺内注入异物及多发结节的发生,使乳房检查变得困难,还有可能掩盖乳房肿物的早期征象。但是,没有证据证明液体硅胶注射与恶性肿瘤的发生有关。现在,此种液体材料注射方法已被禁用。

近年来,乌克兰英捷尔法勒公司生产的可注射亲水性聚丙烯酰胺凝胶已作为一种软组织充填剂应用于临床,据报道注射隆乳方法简单,效果好,不产生明显包膜,不会挛缩,但临床应用时间较短,还缺乏远期效果评价,需进一步研究和临床观察。

2. 乳房假体植入

(1) 乳房假体类型:1949年Grindlay和Glagett首次将凝胶海绵植入狗的体内进行实验。此后,1951年Waugh、1952年Moore和Brown重复了上述实验。他们的研究证明:凝胶海绵是相对无反应性、无毒性、产生最小炎症反应的物质,但长期植入后,凝胶海绵的形状会发生变化。

1951年Pangan首先将凝胶海绵用于隆乳,聚氨基甲酸酯(polyether)泡沫是最广泛地被用于隆乳的材料。这是一种固体,由二氰酸盐与树脂在水和催化剂的作用下生成,二氧化碳的释放又使固态的聚合体变为泡沫状。在应用前,首先将其塑形,然后浸入消毒液中24小时,最后将其植入乳房内。此种假体植入后,周围的纤维组织侵入假体,使假体变硬并收缩。为了预防这个问题,Edwards主张用一层聚四氟乙烯将凝胶海绵包裹。这样就能有效地防止周围的纤维长入,防止术后假体的变形和收缩。由于此种方法并发症的发生率仍然很高,所以20世纪50

年代时,隆乳术并不兴旺。直到1963年,Cronin和Gerow报道了硅胶假体后,才使得隆乳术得到迅速的推广并普及。

1965年Blocksma和Braley提出,理想的软组织植入体应具有以下性质:①不受软组织干扰;②无化学活性;③不产生炎症反应或异物反应;④无致癌性;⑤无变态反应或过敏反应;⑥能形成理想的形状;⑦能被消毒。

实践证明,硅胶基本上符合上述要求。现在,最普遍应用的植入体是用硅凝胶充填的硅胶假体,它有许多不同的类型。

1)Simaplast假体:由一个可充填的硅胶袋组成。通过一个很小的切口将PVP、右旋糖酐或生理盐水充入其中,达到理想的体积。这种假体被许多外科医生应用,偶见假体缩小。1969年,Tabari介绍了应用此种假体的经验。

2)Ashley假体(Cronin假体的一种):在硅胶囊内充入二甲基凝胶而成。其特点是假体内部被隔膜分隔成3个部分。这样的假体植入人体内后,其体积分布均匀,一旦破裂,其体积改变或液体外漏也只是其内容物的1/3。

3)Gronin假体:有不同的规格,以适应患者的需要。

4)1969年,Jenny介绍了一种与Simaplast假体相似的球形假体,其特点是硅胶囊壁上有一个活瓣。经乳晕内小的半圆形切口将其植入后,经此活瓣注入盐水,使其膨胀到理想大小。短期随访证明此种假体能产生柔软的形态自然的乳房,而且瘢痕几乎完全隐蔽在色素沉着的乳晕区。对于此种假体仍然需要明确的问题是,假体破裂或萎陷的发生率以及硅胶囊是否会成为一种透析膜。

5)Akiyama假体:一种硅胶袋,植入体内后再充填入二甲基凝胶。

(2)乳房假体植入术后并发症:迄今为止,以生产形态更好、更自然的假体为目的的研究工作一直在进行着。然而,十全十美的假体是不存在的。Williams和Crossman在1972年和1973年分别回顾了硅胶假体的全部问题,Kees、Guy和Coburn在1973年总结了可膨胀假体的情况。他们的结论是:硅胶假体的选择应因人而异,主要取决于患者的身体状况和手术目的。内充以凝胶的假体最好用在乳房皮下切除后二期植入;可膨胀的假体适用于矫正乳房不对称和需要较小体积的隆乳术。可膨胀假体虽然能较其他类型的假体给被手术的乳房提供正确的体积,但这种优点常常被2%的萎缩率所抵消。

应用硅胶假体的并发症主要取决于假体的理化性质。早期应用的凝胶海绵假体有较高的感染、收缩、硬化的发生率,而目前应用的硅胶假体几乎不会引起感染。

1)囊性收缩:目前,美容整形外科医生正面临着硅胶囊周围的纤维包囊的收缩问题。1972年Freeman描述了囊性收缩的病理改变。目前采取的预防措施有:减少敷料、应用硬的定形乳罩、使用预防性抗生素、使用肾上腺皮质激素类药液滴注等。但是,囊性收缩仍是目前假体植入后最严重的并发症。

硅胶假体植入的手术方法十分简单,有许多切口可供选择,如乳房下皱襞切口、乳晕周围切口、乳晕切口以及腋窝切口等。假体植入的部位已由早期的乳腺下改为胸大肌下,以期解决囊性收缩的问题。

硅胶假体植入后产生囊性收缩时,传统的方法是施行包膜囊切开术。1976年Baker等报道了封闭的囊切开术,即用手掌从外面加压于变硬的乳房上,使变硬的囊破裂。此方法需要间隔一定时间反复施行,以防止再次收缩。

2)术后积液:很少见的并发症,在某种程度上,术后积液虽然几乎见于各种类型的假体植入,但是这些积液经常很快自动消失。长期积液则需要应用阿司匹林或抗生素。

3)假体变位:所有类型的假体植入的缺点之一是发生一侧或两侧的假体变位。避免发生的办法是选择合适的或稍小一点的假体,以及分离出合适的容纳假体的腔隙。

4)乳房疼痛:硅胶假体植入后,一侧或两侧乳房疼痛非常少见,且原因不明。可能是感觉神经分支受压,必要时需要更换假体。

3. 自体组织移植

(1)局部真皮脂肪瓣的移植:第一位应用局部真皮脂肪瓣隆乳的医生是Czemy。1933年,他为一名患者切除了乳腺纤维腺瘤后,用邻近的脂肪组织代替切除了的乳腺组织,取得了满意的效果。此后,在大约半个世纪的时间里,没有见到应用此种方法的报道。

1950年,Malinac应用此法再造了外形满意的乳房。Marino(1952)、Longacre(1953)、O'Conor(1964)等又进一步应用并发展了这一技术。

应用局部真皮脂肪瓣隆乳,对于那些由于良性或恶变前的肿瘤而行乳房皮下切除的患者有特殊的意义。通常,乳房皮下切除后有许多皮肤存在,可在邻近设计去表皮的真皮瓣来隆乳,其优点是:此种真皮脂肪瓣体积吸收少,真皮的弹性与正常乳腺组织质地相似。但因组织量有限,常常不能满足需要。

1953年,Longacre提出了应用局部真皮脂肪瓣的适应证为慢性囊性乳腺炎、乳房痛、少女性乳房肥大。1959年,Longacre又总结了他10年中应用局部真皮脂肪瓣隆乳的经验,在他随访的患者中,局部转移的真皮脂肪瓣没有吸收和萎缩的现象。

现在,局部真皮脂肪瓣的应用已发展到各种类型的带蒂的肌皮瓣。有关这方面的内容参见"乳房再造"一节。

(2)游离真皮脂肪瓣的移植:1945年Berson首先报道了应用游离真皮脂肪瓣移植或真皮脂肪筋膜游离移植隆乳的方法。此后,Barnes(1950)、Watson(1959)都作了类似的报道。他们认为,应用游离真皮脂肪瓣移植隆乳,其术后乳房质地较假体植入更接近正常。但是,随访结果表明:游离真皮脂肪瓣移植有较多的并发症。1958年Conway和Smith报道,此种手术有50%的并发症,主要有脂肪液化、坏死造成移植物的部分或全部吸收,以致有持久的引流液等。另外,在患者的受区还会留下难看的瘢痕。1970年,Watson报道,经过10~15年,游离移植的真皮脂肪瓣逐渐纤维化、硬化,很少有不需要取出的,鉴于上述这些缺点,大多数整形外科医生已经放弃了这种方法而赞成应用操作简便、创伤小的硅胶假体植入法。随着显微外科技术的发展,有整形外科医生试图应用吻合血管的真皮脂肪瓣的游离移植来隆乳。由于手术技术复杂,且创伤较大,目前仍难以被患者和医生所接受。

(3)自体脂肪注入移植:20世纪80年代随着脂肪抽吸术的兴起,自体脂肪注入隆乳又成为热点,从理论上讲,这种自家脂肪隆乳方法应该说是理想的,但由于注入的脂肪细胞容易坏死、液化,引起注入部位的炎症反应,由于被注射脂肪有较高的吸收率,往往需要几次注射。

二、硅胶囊乳房假体

硅胶囊乳房假体用于临床隆乳术始于1963年。由Cronin和Gerow两位美容整形外科专家最先报道。他们所采用的硅胶囊乳房假体,外面为一完整的硅橡胶囊,囊内充入液态的硅凝胶,构成完整的囊状体。

经过几十年的发展,乳房假体的外形与构成不断有了新的改进,但是其囊膜式的原理仍然沿用。国外报道有多腔(室)型、双层囊膜型等。这些种类虽有新的变化,可是其制作工艺复杂,加工难度亦较大,从其保护囊内凝胶不外溢或即便破裂也只有部分外溢的角度来看起到积极作用,但实际应用中并非十分理想。因为采用多腔设计,当一个软性的囊体出现切迹和皱褶,会使局部的应力集中或加大,这样反而会造成外囊的牵拉性受损,并不能达到设计上的要求。

此外,手感也不如单囊式的好。双囊腔式假体从理论上讲应该是比较合理的,可乳房假体为一种软性体内用品,内外两层囊膜之间存在离合摩擦问题。据报道,设计者对内外囊采用不同的充填物,内囊充入有机硅凝胶,胶封后整体放入外囊内,然后在外囊内充入生理盐水,起保护作用。细分析这种设计并非合理,因为医用硅橡胶具有弱的半透膜的性质,生理盐水及其他溶液可经膜外渗,然后被组织吸收,这样使外囊的液体会越来越少。作者对同一型号,囊壁厚度都是0.3mm的同一批硅胶囊乳房假体分别充注生理盐水、蒸馏水、高张盐水、10%葡萄糖液、低分子右旋糖酐、高分子右旋糖酐液及液态有机硅凝胶,将它们置于同一空气环境中,每天进行观察,并用天平测其重量。其结果是:充注液态有机硅凝胶的乳房假体重量无变化,而充注其他溶液的乳房假体,室温放置消耗或者耗损率在每天0.5%左右。双囊腔乳房假体试验结果也和单囊腔相同。我们设计的双囊腔乳房假体,其内囊为140ml,外囊为200ml,内外囊之间充注生理盐水60ml,囊壁厚度都是0.3mm,置上述同一环境观察测重,60天时,外囊生理盐水已减少一大半,并可见到盐结晶,外囊腔由于大量气体潴留比原体积膨大;100天时,外囊腔生理盐水完全消失,仅残留盐(氯化钠)结晶,而充注硅凝胶的内囊无变化。

在体内试用结果大体相似,几位接受用皮肤扩张器及充注式乳房假体术中充注生理盐水作隆乳手术的患者,多数在半年至1年内隆乳的效果消失,然后不得不重新置换充入硅凝胶体的乳房假体补救。还有人对单囊式硅胶囊乳房假体外膜表面涂以特殊的涂层,以防止硅凝胶中小分子物的外渗,据说有较好的效果。但是涂层材料的稳定性、抗老化程度、生物相容性等还有许多问题有待进一步研究。

(一)硅胶囊乳房假体的质量要求

1. 所用材料符合医用要求。

2. 全部操作须在超净工作台内进行。

3. 外观无色透明。

4. 密度为$1.1 \sim 1.4 g/cm^3$,手感柔软性好。

5. 黏度应控制在$4 \sim 8 Pa \cdot s$(即$4000 \sim 8000$厘

泊)。

6. 有较好的伸展度。

7. 具有一定的抗冲击能力。

8. 外膜厚度应控制在 0.3～0.5mm。

9. 成品棉纸渗漏静置检验无渗漏。

10. 热稳性实验反复常规高压消毒无变化。

11. 挥发成分应小于 1%。

（二）硅胶囊乳房假体的型号

硅胶囊乳房假体的型号有 15 种,根据受术者需要,选择合适的型号行隆乳术,是非常重要的。对某些特殊需要者,还可特地制作。硅胶囊乳房假体可做成圆盘状、锥体状、泪滴状等,不同型号的硅胶囊乳房假体,其底面直径和高度不同。

（三）消毒方法

用前将包装取掉(若是采用辐照消毒后的用品可直接在隆乳术中使用),对未进行消毒灭菌处理的乳房假体,可用中性肥皂液刷洗干净或用 75% 酒精轻轻搓洗 2 遍后,用注射用生理盐水或蒸馏水反复冲洗干净,放入带孔的不锈钢或搪瓷容器内(最好每个容器内只放 1 只),容器外用:布单包好,进行常规高压消毒,1.05kg/cm²(0.103MPa),121℃,20 分钟。温度不宜超过 130℃。通过上述消毒处理的硅胶囊乳房假体便可供隆乳术使用。

（四）注意事项

1. 选择的假体要与受术者的乳房大小相适应,过大或过小其手术效果均不理想。

2. 不可用环氧乙烷气消毒,禁用消毒液浸泡消毒。

3. 植入前的硅胶乳房假体(特别是消毒后)尽量避免与带有纤维的织物接触。

4. 植入时要再次认真检查,确定无异常、无渗漏可植入。

5. 假体外膜一经损坏,不可再用(手术中要仔细操作),最好有备用品。

三、隆乳术的适应证与禁忌证

（一）隆乳术适应证

1. 原发性乳腺发育不良,小乳畸形。

2. 体重骤减而体形消瘦。

3. 妊娠后(或绝育术后)的自发性乳房萎缩。

4. 青春发育期前乳腺组织病变(如感染)或因外伤受损导致的乳房发育不良或不发育。

5. 保留乳头、乳晕的单纯乳腺切除术后。

以上 5 点原因引起的小乳症均为隆乳术的适应

证。此外,尚有以下 3 点:①乳房并不过小,但希望自己的乳房增大一些的要求强烈,且其胸部曲线轮廓具备增大的条件;②乳房虽不过小,但因种种原因所致的两侧太小不对称;③乳房虽不过小,但有轻度下垂,本人除有矫正下垂的要求外,还有增大乳房体积的愿望。

（二）隆乳术的禁忌证

1. 乳房组织有炎症时不得实施手术,须待炎症完全控制以后才可施行。

2. 机体其他部位有明显感染病灶者不宜做隆乳术,须将感染灶控制 1 个月后方可进行。

3. 要求隆乳术者心理准备不足,不宜手术。

4. 乳腺癌术后有复发或转移倾向者忌作。如术后 3 年以上病情稳定的可以考虑。

5. 有瘢痕体质者要慎重。

6. 自身条件不具备,却又坚持要求过分大的隆乳效果者,要慎做或不做。

7. 患有精神分裂症或有精神异常者不做。

四、隆乳术的麻醉选择

隆乳术的麻醉可选取全身麻醉、高位硬膜外麻醉、局部浸润麻醉及肋间神经阻滞麻醉。全身麻醉采用较少,如受术者术前精神高度紧张可考虑采用,但需加强术后护理,防止麻醉后期发生意外。

高位硬膜外麻醉较常采用。一般取 4～5 胸椎或 5～6 胸椎。需要指出,其麻醉有局限性。因胸 4～6 脊神经分布于胸前乳部皮肤、腺体组织、筋膜组织等,而胸大肌、胸小肌则分别由前外侧胸神经(由 5、6、7 颈神经外侧束组成)和前内侧胸神经(由 7、8 颈神经、胸 1 神经组成)支配。故在乳腺下埋植乳房假体时,仅用高位硬膜外麻醉即可;若将乳房假体埋植于胸大肌下间隙则需辅以局部浸润麻醉。应于胸大肌下间隙和其起点处,即前肋表面作适量局部浸润麻醉,使手术镇痛充分。

局部浸润麻醉也较多采用。如将乳房假体埋植于乳腺组织下,则局部麻醉药物可注射入乳腺与胸大肌表面筋膜之间,切口则分层麻醉。若将乳房假体埋植入胸大肌下,则切口分层麻醉后,另于胸大肌下间隙及沿 3～7 前肋表面注射局部麻醉药物,镇痛即可充分。一般局部麻醉药量为 0.5%～1.0% 普鲁卡因或 0.5% 利多卡因,每侧 30～50ml。

也可采用肋间神经阻滞麻醉。肋间神经沿肋骨下缘的肋间神经沟前行,于腋中线处分出前皮支和外侧皮支。前皮支穿出内肋间肌、前肋间膜,分布于胸前区;外侧皮支则于腋中线处穿出深筋膜,分布于外侧胸壁、乳房的皮肤和筋膜。选 3~5 肋间神经,于腋中线之后,各注射 2% 普鲁卡因或利多卡因 2ml,即可行乳腺下埋植隆乳术。若将乳房假体埋植于胸大肌下间隙,还须辅以少量局部麻醉药于胸大肌下间隙及前肋表面作局部浸润麻醉,方可使镇痛效果增强。

做肋间神经传导阻滞麻醉时,操作要仔细,以防止刺破胸膜、损伤肺叶,引起血气胸等。

五、术前准备

与其他的美容外科手术一样,隆乳术有别于其他普通外科手术,其选择性更高,意向性问题为其所特有。术前的一般准备同其他外科手术是一致的,但术前受术者的精神准备和医患双方观点的统一协调是至关重要的。即使美容外科医师的技术再高超,但因受术者精神准备不充分,或手术结果未能满足受术者术前的愿望和要求,结果受术者感到不满意甚至沮丧,那么,这种手术也不能算是成功的。

(一) 术前一般准备

采集病史,应注意了解受术者全身各系统的情况,有否妨碍手术的疾病存在,尤其要注意乳腺疾病的过去史,青春期乳房的发育和妊娠、哺乳对乳房的影响,有否乳腺癌的家族史,是否有过敏体质,有无乳房、胸部皮肤病等。

体格检查也应全面,防止疏漏。除系统检查外,重点要注意乳房、胸部皮肤状况,是否有炎症、皮炎、外伤和瘢痕等。乳腺是否有包块,腋窝淋巴结有无肿大,有无副乳等。如有异常,应查清楚,不可贸然施术。

辅助检查中应常规检查血、尿、大便、胸部 X 线检查、心电图、肝功能等。如有异常,应待正常后再施手术。术前 1 天受术者应剃除腋毛及手术区皮肤汗毛,以肥皂洗澡,必要时连洗 3 天。如果腋窝或乳部皮肤有炎症,应待炎症被控制后择期手术。如受术者精神紧张,可于术前 1 日晚服镇静剂。术前 1 日应将硅胶囊乳房假体刷洗干净,高压灭菌消毒后备用。为防止术中操作不慎或准备过程中不慎损伤硅胶囊乳房假体以及术中发现硅胶囊乳房假体大小不合适,与术前估计不符,应准备足够数量的假体备用。

此外,术前除填写好病历外,还应给受术者照相,包括正位、左右侧位和左右斜位 5 张照片。当然,术后应照同样 5 张照片作对比,同时还需照一张侧位 X 线片。

(二) 术者对手术效果的估计

美容外科医师于术前应与受术者充分交谈,掌握受术者的心理状态,准确把握受术者对隆乳术的具体要求。乳房的大小和形态标准并不像一般物体可以有精确的尺度,无论受术者或美容外科医师都不可能把标准定得那么死,尤其是受术者对隆乳的要求只能说出一些意向性意见。例如:"要大得明显一些""中等大小就可以了"或是"稍大一点"。有的受术者甚至以画刊中某个女郎的胸部为标准。美容外科医师必须根据患者的愿望,结合其具体条件,如身高、胖瘦、胸廓形状、身体比例等,尽可能准确地估计每侧乳房需要隆起的体积,即植入多少毫升的硅胶囊乳房假体。一般来说,对身材较高或者胸廓宽大些以及体形偏胖的患者,其植入的假体应大些。相反,则假体应小些。如要更准确地选择乳房假体的大小,可按本节中所述乳房测量方法对乳房进行测量,以此为基础选择假体。最简单的办法是让受术者戴上乳罩,内装乳房假体,具体观察,反复比试,找出最佳形态时的乳房假体(当然要注意两侧大小应对称)。也可用塑料袋盛上清水作这一试验。

另外,在乳房造型问题上,必须注意受术者原有乳房的形态,特别是对乳房下垂的受术者,在隆乳的同时要做相应的处理加以矫正,否则将影响隆乳术的效果。

(三) 受术者的精神准备

准备行缩乳术的女性就医目的比较明确,她们除了为减轻巨乳所造成的肉体痛苦外(如因乳房过重,乳罩带勒致肩背酸痛、乳房下皱襞皮肤因汗渍而发生湿疹甚至溃烂等),还需要美化身段、方便选择服饰,除去精神上和心理上的负担。然而,要求隆乳术的女性没有因乳房小而发生的肉体痛苦,固然是为了改善胸部曲线轮廓,但一部分人体形原本就很漂亮,故应详加了解她们要求隆乳术的其他目的。隆乳术虽能使体形更美,但却并不一定能解决她们的其他社会性问题,例如改善她们与丈夫或恋人间的关系等。这点必须让受术者明了,否则术后她们会感到失望,甚至术后反而增加她们的负担。了解受术者的社会关系问题也是必要的。有的受术者要求手术的目的明确,愿望也强烈,但其恋人、丈夫或父母兄妹,或周围要好的朋友、同事们却表示反感,结果手术虽然很成功,本人也很满意,但因生活环境中的气氛不愉快,产生精神压力,术后所获得的美的享受和满足将受到影响。对于这种情况应让她们了解清楚,要求手术的决定不要草率,要等待条件成熟。

隆乳术后有可能出现种种并发症,以纤维囊挛缩、乳房变硬最为突出。医师应把这些问题向受术者讲清楚,同时也要指出,某些问题是可以再次解决的,使她们术前有充分的思想准备。

此外,因受术者的基础条件所限,隆乳术的效果有可能达不到她们术前的想象,因切口选择不同,术后切口瘢痕显露的部位也不同。对此,医师应向她们阐明各种切口的利弊。所有这些问题都要取得她们的理解,并能与美容外科医师积极合作。

(四)医患双方的统一协调

由于人们的家庭出身、生活环境、社会地位、受教育程度等的不同,人们的审美观便不尽相同。医患双方亦是如此,对隆乳效果看法可能不尽一致。作为医师,必须负责任,尽量使双方观点统一协调。

一般来说,医者不应把自己的审美观强加于患者身上,只要不超出客观条件的允许范围应尽量满足患者对隆乳效果的要求。在现代年轻女性中,要求施行隆乳术的不少人对欧洲女郎的乳房很欣赏,即要求乳房曲线轮廓明显而强烈。但她们往往忽视过大乳房假体的危害性。医者要阐明自己的美学观点,向她们提出合理的建议,取得她们的理解与信任,如果患者坚持要求做过大的乳房,那么,医者要负责任地拒绝施术。

六、隆乳手术切口及假体植入间隙的选择

(一)切口选择

隆乳术中常用的切口有腋窝切口、腋窝前皱襞切口、乳晕边缘切口、乳房下皱襞切口等数种(图19-10)。

1. 腋窝切口 该切口位于腋窝顶部,平行于腋窝皮肤皱褶,长3.5~4.0cm。设计腋窝切口时应使患者双臂稍外展,备皮后顺着腋窝皮肤皱褶。画线并设计出剥离至胸大肌外缘下的区域。

腋窝切口有以下4个特点:

(1)在所有切口中,腋窝切口最为隐蔽,且因切口与皮肤皱褶一致,术后瘢痕不明显。

(2)自腋窝切口经过皮下进入胸大肌下间隙的距离较长,尤其剥离至设计范围线下缘的胸大肌附着处,一般人手指不能达到,因而常需采用长柄隆乳术剥离器,如无此器械,也可采用甲状腺拉钩的手柄端,不锈钢制压肠板或26F金属尿道探子代替。也有人设计了专用L形隆乳术剥离器。

(3)腋窝内有腋血管神经鞘,其内有重要的血

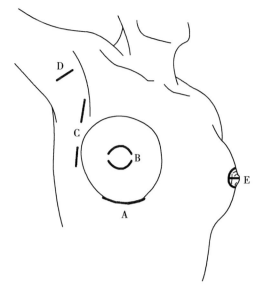

图19-10 隆乳术的切口选择
A. 乳房下皱襞切口;B. 乳晕边缘切口;C. 腋前皱襞切口;D. 腋窝切口;E. 经乳头、乳晕切口

管神经进入上臂与侧胸壁、肩胛部,因此术中只可切开皮肤与皮下浅层组织,切勿切开腋窝的脂肪垫,以免伤及上述血管神经,宜以手指在皮下向内下方游离进入胸大肌后间隙。

(4)由于胸大肌后间隙上方疏松而内下方和外下方附着处紧密,加之从切口到该处距离较长,因而常造成剥离的肌下腔隙在这两处不足,从而导致植入的乳房假体向上方移位,形成的乳房外观欠美观,缺乏临床经验的医师易造成该结果。

2. 腋窝前皱襞切口 位于腋窝前皱襞,在胸大肌的外侧缘稍靠后,与腋前线平行,切口长3.0~4.5cm。为目前应用较广泛的隆乳术切口。腋窝前皱襞缝切口有4个特点。

(1)切口位置较为隐蔽,距胸大肌外侧缘很近,通常切开皮肤、皮下组织后即可显露出胸大肌外侧缘,对乳房整体皮肤无损伤。

(2)剥离径路较腋窝切口短,剥离时一般手指即可,操作容易且手指感觉真实可靠。

(3)腋窝前皱襞切口的不足之处有2点:①该切口方向与皮肤纹理垂直,故术后瘢痕较为明显,且在穿游泳衣或戴乳罩后仍不能被掩盖,举臂运动时更明显,限制了一些有特殊需要的女性的应用(如演员、运动员等);②与腋窝切口一样,植入的乳房假体于术后容易向上方移位或因向内下方、外下方剥离不够,使新形成的乳房位置趋向偏上。

(4)腋窝前皱襞切口位置不能过于偏下。因乳头、乳晕感觉主要来自第4肋间神经,该神经自腋中线处穿出深筋膜进入乳腺。因此,在深筋膜上切

口位置不可过低,以免损伤乳头感觉。同时还应注意保护胸壁外侧动脉和神经。

3. 乳晕边缘切口　在乳晕的下方或上方沿乳晕边缘作弧长 3~4mm 的切口,通常选择下半部乳晕边缘 3~9 点处切开,上半部则是 9~3 点处。如果乳晕偏小,切口长度不足,可加做皮肤横行切口或在皮肤侧切除一半月形皮肤以扩大切口。

乳晕切口有以下 4 个特点:

(1) 乳晕切口愈合后,因乳晕皮肤颜色呈深褐色,且有结节状乳晕皮脂腺掩饰,故而瘢痕不明显,符合美学要求。

(2) 乳晕切口较小,剥离在直视下操作,不需任何特殊器械。对轻度乳腺萎缩并伴下垂者可通过乳晕上切口同时加以矫正。

(3) 乳晕切口方向各层不同。皮肤皮下组织沿乳晕边缘切开。乳腺组织则需以乳头为中心呈放射状切开,或将乳腺组织下缘分出,将乳腺推向上方。胸大肌表面筋膜和胸大肌则应顺肌纤维走向切开分离,可最大限度减少组织损伤。

(4) 乳晕切口的缺点:①如按 Rees 法横行切开乳腺组织,易损伤输乳管,引起阻塞及感染,并有可能造成以后的乳腺病变;②可能影响乳头的感觉与勃起;③植入 180ml 以上的密封囊式乳房假体较为困难;④切口层次多而错位,相互间的组织有一定的剥离面,近期易硬化成组织内瘢痕。

4. 乳房下皱襞切口　该切口位于乳房下皱襞,即乳房下缘与胸壁返折处或靠下 1~2cm 处。切口中心点通常选在乳头向下垂直线偏外侧处,切口长约 2~4cm。

笔者近几年将切口缩短至 2.0~2.5cm。对植入硅胶囊乳房假体妨碍不大,不失为一种较为理想的隆乳术切口。乳房下皱襞经切口有以下 4 个特点。

(1) 切口相对隐蔽,穿三点式泳装及戴乳罩时可完全遮盖切口。加之切口可缩短至 2.0~2.5cm,并与皮肤纹理接近一致,远期观察切口瘢痕不明显。

(2) 切口下部已无乳腺组织,仅为其延续筋膜,再下至胸大肌处肌肉组织已较薄,显露组织层次及手术操作较前述切口方便实用。该切口距内下界、外下界最难剥离的区域很近,因此利于操作,易避免剥离范围不够的缺点。该切口植入乳房假体甚为方便,且不易移位。此切口也适用于乳腺下埋植乳房假体。

(3) 乳房下皱襞切口操作时不需特殊器械,不损伤乳腺组织,尤适用于未婚女性。

(4) 无损伤重要神经血管之虑。

(二) 隆乳植入间隙的选择(图 19-11,图 19-12)

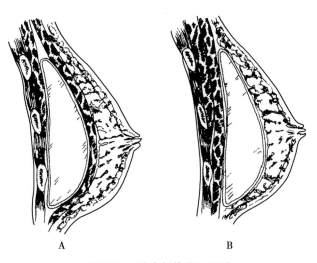

图 19-11　乳房假体植入间隙
A. 放在胸大肌和胸小肌之间;B. 放在乳房腺体的下面

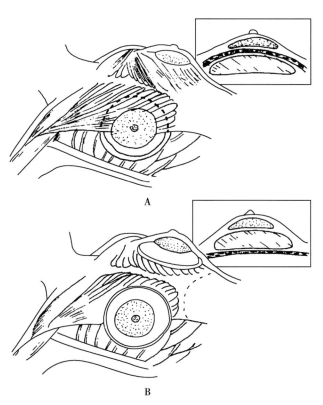

图 19-12　乳房假体分别植于胸大肌后间隙(A)和乳腺组织后间隙(B)

1. 乳腺后间隙　乳房假体植入胸大肌浅层乳腺组织下,手术简单,损伤小,隆乳位置、外观形态,手触摸感均很自然。

2. 胸大肌下层　此间隙植入硅胶囊假体可减少假体破损和纤维囊性挛缩的机会。间隙分离准确,出血少,易分离。但分离到近胸骨体缘 1.0cm 时注意避免损伤胸廓内动脉肋间穿支,否则易出血。

目前,绝大部分乳房假体都是植入这一层。

七、手术操作

(一) 硅胶囊乳房假体埋植于胸大肌下间隙

1. 切口、剥离 按预定切口线切开皮肤、皮下组织达深筋膜,纵行切开深筋膜稍加游离,显露出胸大肌并在其深面向内下方以手指进行钝性剥离。在切开深筋膜时,应避免损伤该处下行的小动脉和神经。从腋窝切口至内下界和外下界的距离较远,一般人的手指达不到,有时需用长柄乳房剥离器剥离。

需要指出,胸小肌的起点附着于第3、4、5前肋,要准确无误地在胸大肌与胸小肌之间的间隙剥离有时很困难,操作中常常难免将胸小肌的部分起点从肋骨表面上掀开,但这不影响隆乳的效果。

此外,内下界为胸大肌和腹直肌的附着点,外下界为胸大肌、前锯肌附着点及交汇筋膜。这两处结构致密、坚韧,剥离时阻力很大。剥离范围不充分常发生在这两处。如果钝性剥离有困难,可考虑采用锐性剥离。但必须注意,乳房内动脉的前穿支自胸骨外侧约1cm处穿出,进入肋间隙,穿过胸大肌,进

入皮下组织,向外与皮肤表面平行走行。这些穿支中,以第2、3肋间隙中的前穿支最大,血管直径约0.5~1.2mm,平均为0.7mm。故应避免在该处采用锐性剥离。一旦切断穿支,因切口小且距离远,无法在直视下监视并止血,此点应切记。剥离应该充分,形成与植入假体相适应的囊腔,检查无异常后将热生理盐水纱布填塞以达压迫止血的目的。再切开对侧皮肤皮下组织,依次分离囊腔。同样用热生理盐水纱布填塞。然后取首次填塞的纱布,助手用深部拉钩,连同胸大肌外缘,皮下组织和皮肤向上提拉,准备放入假体。

2. 植入假体 将乳房假体经切口送入剥离的腔隙需要一定的技巧。一般以双手示指前送,一指推送毕,固定不放松,另指再推送,如此交替进行,利用硅凝胶的流动性和硅胶囊的弹性,逐步送入。乳房假体送入一半稍多时,便可很容易地迅速推送入腔隙(图19-13)。将乳房假体推送入腔隙后,应检查其底盘工艺封口是否朝下,如果偏向他处,应调整至正确位置。然后在乳房上以手轻轻拍击或抚揉,使乳房假体在腔隙内充分伸展。用同样方法植入另一侧假体。

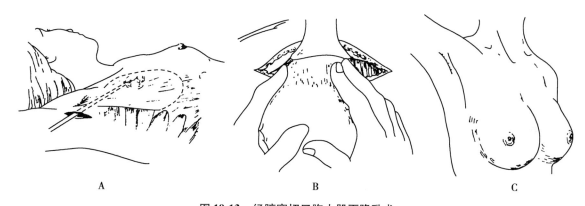

图19-13 经腋窝切口胸大肌下隆乳术
A. 从腋窝切口分离胸大肌间隙;B. 硅胶假体置入胸大肌深层;C. 缝合后

上述操作完成后,应仔细观察双侧乳房的位置、大小和形态。发现有异,可在不取出乳房假体的情况下再次剥离调整,直至满意为止。在操作中,应避免使用锐器,以防损伤乳房假体。

3. 缝合 用0号线间断缝合深筋膜皮下层,3号线间断缝合皮肤。缝合时要小心细致,严防针尖刺破硅胶囊。胸大肌后间隙剥离时一般出血少,极少有活动性出血,故在清除余血后,不必放置引流。

4. 术后包扎 术毕,可在乳房周围和腋下放置大量松软敷料,以固定乳房假体,压迫止血。最后以胸带适当加压包扎,但不宜过紧,否则造成受术者呼吸困难;也不宜过松,否则乳房假体固定不牢,创部

压迫止血效果不好(图19-14)。

5. 术后护理 2~3天后更换敷料可改用稍紧些的乳罩固定腋窝切口,隆乳术常见假体沿胸大肌下间隙向上移位,因此,更换敷料时必须检查假体位置是否正常。如有上移,可向下推至正确位置,重新用敷料加压固定。如移动度较大,可在乳房上部辅戴环形弹力绷带,以防止乳房假体上移(图19-15)。同时嘱受术者减少双上肢活动。

(二) 经乳晕缘切口隆乳术

切口线可设计在乳上缘或下缘,沿乳晕和皮肤交界处做3~4cm长的半圆形切口,切开皮肤、皮下组织,在皮下与乳腺包膜上稍做分离,以乳头为中心

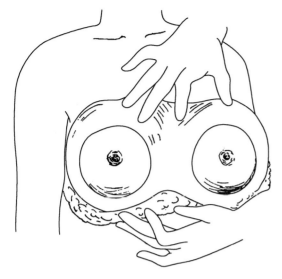

图 19-14　隆乳术后固定包扎

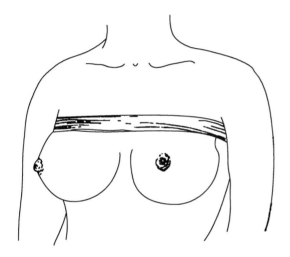

图 19-15　在乳房上部辅戴环形弹力绷带,以防止乳房假体上移

点放射状切开乳腺包膜和乳腺组织。用两把鼠齿钳,上下夹持乳腺组织以便向深外切割,直达胸肌筋膜。另一种方法是不切开乳腺,选用乳晕下缘切口切开皮肤,皮下组织后在皮下与乳腺包膜之间,尽量向乳房下皱襞处分离后,将乳腺体向上推移,再于胸大肌分离囊腔范围。

应注意的是:在乳腺下面与胸肌筋膜间按预定范围线剥离,所有条索羁绊均应清除。尽量在直视下止血。一般出血不多,可用生理盐水纱布吸去,必要时填塞温湿生理盐水纱布压迫片刻止血。

如埋植充注式乳房假体,则用注射器经小壶注入生理盐水或备用的其他液体,使空囊膨胀至适当体积,大体上为术前估计量,然后用手轻轻拍击抚揉乳房,使囊壁充分伸展。受术者呈仰卧位和坐位,以观察其乳房位置、大小、形态是否合适。如不合适可再行分离调整,或改变体积,至满意为止。将充注器

(小壶)另置他处,如乳房外侧部的皮下,以备将来利用。具体方法是以大弯或中弯血管钳潜行游离出一隧道至预定部位皮下,将充注口放至适当位置,使口对准皮下。逐层缝合切口。

如用囊状乳房假体,可用拉钩将乳腺组织尽量上提,乳房假体则坠入式植入,手法同前述。

如欲将乳房假体埋植于胸大肌下间隙,则可用拉钩将乳腺组织上下充分牵拉开,从外上至内下方向切开胸大肌筋膜。用中弯血管钳或长弯剪顺肌纤维方向钝性分离,达胸小肌筋膜,然后剥离腔隙,埋植乳房假体。逐层缝合切口(图 19-16)。

此法的优点在于乳晕周围切口瘢痕由于乳晕肤色较暗,且有结节状的乳晕皮脂腺伪装,故不明显。另外,坠入式埋植乳房假体的方法较侧入式容易。但采用切开乳腺方法时有较多缺点:①切开输乳管容易导致切口感染;②有可能损害乳头的感觉;③手术出血较多;④未婚女青年显然不宜采用此法。

(三)经乳房下皱襞切口隆乳术

切开皮肤、皮下脂肪组织,深达胸大肌表面筋膜,止血。

如欲将乳房假体埋植于乳腺下面,则应用长弯剪沿胸大肌表面筋膜向上剥离至乳腺下缘。剪开乳腺下缘与胸大肌表面筋膜之间的联结纤维,使乳腺下缘游离,并经游离开的乳腺下缘在乳腺与胸大肌表面筋膜之间用手指或长剪向四周潜行分离至预定剥离范围线。埋植乳房假体后,分层缝合切口。应注意乳腺组织下缘应与胸大肌表面筋膜相缝合,以增强日后所形成的纤维囊下部的承受力。否则,乳房假体将因重力作用而下坠,经游离的乳腺组织下缘突出于皮下。结果除影响乳房外形美外,还可因乳房假体下坠而产生对软组织的长期慢性切割作用,导致乳房假体位置下移,甚至外露。国外曾有报道,乳房假体下移至右上腹部。

如欲将乳房假体埋植于胸大肌下间隙,则用鼠齿钳将游离开的乳腺组织下缘夹持上提,在乳腺组织与胸大肌表面筋膜之间向上游离少许,以拉钩拉开切口上缘的皮肤和乳腺组织,在第 5 前肋表面投影线处顺胸大肌纤维走向切开胸大肌表面筋膜,再以中弯血管钳或长弯剪分离胸大肌纤维,达胸小肌筋膜。以手指或长弯剪向四周潜行游离,达预定范围线。以拉钩将胸大肌连同乳腺组织和皮肤切口拉开并尽量上提。按前述方法止血。埋植乳房假体后逐层缝合切口。应注意游离的乳腺组织下缘仍应与对应部位的胸大肌表面筋膜缝合,这样除能增强下部的承受力外,还可防止乳腺组织下垂(图 19-17)。

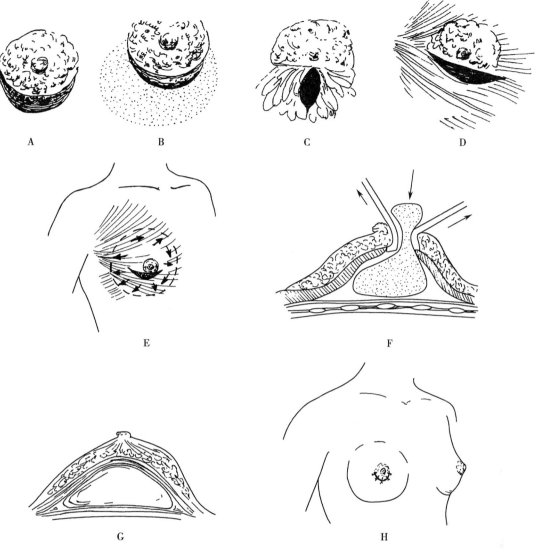

图 19-16　经乳晕切口埋植法隆乳术

A. 按切口设计切开皮肤,皮下组织达乳腺包膜;B. 用小剪在乳腺包膜表面向下潜行剥离约 3.0cm;
C. 顺乳腺小叶方向纵行切开乳腺,达胸大肌表面筋膜;D. 顺胸大肌纤维走向切开胸大肌表面筋膜,并
用止血钳钝性分离胸大肌达胸小肌筋膜;E. 在胸大肌下间隙按设计范围线以手指钝性分离出乳房假体
受床腔隙;F. 用两把小拉钩将切口尽量上提,将乳房假体以垂直下坠方式送入腔隙;G、H 逐层缝合切口

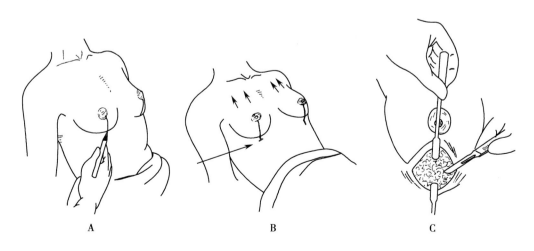

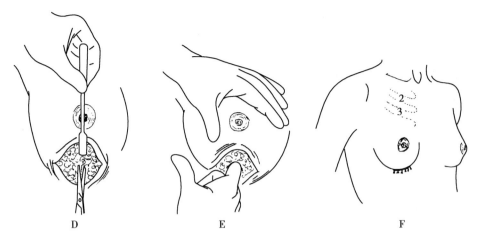

图 19-17 乳房下皱襞切口隆乳手术示意图

A、B. 在乳房下皱襞下 1~2cm 正中线稍偏外侧做长 3~4cm 之切口；C、D. 切开皮肤，皮下组织，深达肌筋膜并剪开；E、F. 用食指在胸大肌下分离，分离范围上至第 2 肋，下至第 6 肋，内侧至胸骨旁线，外侧至腋前线，剥离的腔隙应有足够大小且没有纤维索条的羁绊阻挡，然后放入假体，分层缝合切口

（四）特殊情况隆乳术

1. **不等大乳房的隆乳术** 在要求隆乳的女性中，有不少人双侧乳房不等大。引起双侧乳房不等大的原因有以下几种：①双侧发育不均衡；②在青春发育期之前，一侧乳房部位有外伤或感染，损伤了乳腺组织致使乳房停止发育；③一侧乳房有良性肿瘤或囊肿；④因某种原因做了一侧保留乳头、乳晕的皮下单纯乳房切除术。

以上原因引起的双侧乳房不等大，均为隆乳术的适应证。不等大的乳房的隆乳术手术操作同前述。为使双侧不等大的乳房在隆乳术后体积尽量相等，外形尽量相似，必须在手术中注意以下几点。

（1）准确测量双侧乳房的体积（即毫升数）及其间的差额：选择好双侧乳房不同型号的乳房假体。简单的办法是：分别将双侧乳房置于盛满水的容器内，水浸至乳房基底部（基部可事先标记好）溢出水的毫升数即为乳房体积，差额即可算出。以较大一侧乳房为准，根据前述乳房假体大小的选择方法确定型号（即毫升数），较小侧乳房的乳房假体的大小则为对侧型号加上差额。需要指出，两侧乳房大小差异较大时，不宜选择断面相似的乳房假体（即同是高断面或同是低断面的乳房假体），因为相同体积的假体，低断面的直径较高断面的直径大。如果将相似断面不同型号的假体埋植后，外观上，乳房的基底部难于做到一致。一般来说，乳房较大一侧宜选低断面的乳房假体，乳房较小一侧宜选高断面乳房假体。

（2）手术操作顺序：宜先做乳房较大的一侧，因为该侧术后的乳房形态取决于乳房假体和原乳房

两个基本因素，而较小侧术后的乳房形态，基本上决定于乳房假体。所以，较大侧隆乳术完成后，较小侧隆乳的剥离范围及乳房假体型号式样的选择，就能更趋准确。

（3）剥离范围：较大乳房侧隆乳术后，新乳房的基底部因原有乳房的占位而加大，故较小乳房侧的剥离范围宜稍大于对侧，可使两侧乳房的轮廓更易接近。

（4）外形轮廓：较大乳房侧隆乳术后，因原有乳房的存在而使植入的乳房假体的覆盖层较厚，故外形轮廓较为浑圆自然；较小或扁平乳房则在植入乳房假体后，因覆盖层薄而外形轮廓不如对侧自然。这是目前手术不易解决的问题，必须向受术者讲清楚，以取得她们的理解与合作，从而减少术后的忧虑与不满。

2. **轻度乳房下垂的隆乳术** 不少妇女在哺育后，乳腺组织萎缩，皮肤松弛，出现不同程度的乳房萎缩下垂。她们常常为此感到忧虑，并希望通过手术恢复胸部原来的曲线美。这里只介绍轻度乳房下垂通过隆乳术及辅助处理的矫正方法。

（1）单纯隆乳：①根据测量的原乳房体积选好一定型号的乳房假体，考虑到皮肤松弛，乳房假体的体积可较一般隆乳术时稍大。当然也要考虑受术者的意见和要求。②切口可根据具体情况加以选择。③术中乳房假体埋植位置不能偏高（即剥离范围不能偏高），否则下垂的乳腺组织被推向上方不充分，其结果是术后乳房基底部较好，但原乳房却可能偏低，外形不美。一般术前难以准确估定最佳位置，需要术者有丰富的经验。可靠的办法是在手术中调

整,剥离范围线按常规画出,剥离后将乳房假体植入腔隙,平卧时无法观察判断乳房顶部位置是否偏下,故必须将受术者扶起成坐位观察。如发现乳房顶部位置偏下,则应在平卧后继续向下剥离,作适当剥离后再观察,至满意为止。④术毕包扎时,乳房上部宜有一定压力固定,以防止乳房假体上移。

（2）隆乳加乳晕上缘去除部分皮肤:这类乳房单纯埋植乳房假体,矫正不了乳房下垂,且会出现隆乳部位和乳腺、乳头部位外形分离的十分独特的畸形。对这类乳房,笔者采用一种辅助处理的方法,简单而有效。①选上部乳晕周围切口。乳房下垂稍轻一些的可切除一月牙形多余皮肤,乳房下垂稍重一些的可适当增加皮肤切除量。②切开皮肤皮下组织达乳腺包膜,在皮下与乳腺包膜之间用长剪向上潜行剥离,达乳腺组织上缘。剥离范围为以乳头为中心,成夹角约60°的扇面。③在乳腺组织上缘继续向上剥离,达第2肋骨,显露出胸大肌表面筋膜。④剪

开乳腺组织上缘与胸大肌表面筋膜之间的纤维连接,并在胸大肌筋膜表面,向下将乳腺游离至适当范围。⑤根据术前测定出的乳腺需要上提的距离,在乳腺组织的内上和外上部距乳腺上缘适当距离用7号丝线作贯穿缝合,穿透胸大肌,带上第2肋骨之骨膜及其表面筋膜,暂不收紧结扎。这两条线作为隆乳术后上吊下垂乳腺用。如果乳腺组织较厚而切口不够宽大,操作不方便,可以乳头为中心,呈放射状纵行切开乳腺上缘组织,以便于操作。⑥在乳头稍上处,顺胸大肌纤维走向切开胸大肌表面筋膜长约3～4cm,用中弯血管钳或长剪按肌纤维走向钝性分开胸大肌达胸小肌筋膜,再用手指或长剪在胸大肌下间隙钝性游离至预定范围线,充分止血。⑦埋植乳房假体后,缝合胸大肌及表面筋膜。将预先缝好的乳腺组织悬吊线上提收紧结扎固定乳腺体。如乳腺已被切开应予缝合,再逐层缝合切口（图19-18）。

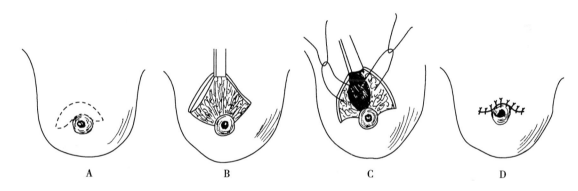

图 19-18　乳房下垂程度稍重的隆乳术
A. 切口设计,适当切除一块皮肤;B. 游离乳腺上缘并将乳腺组织从胸大肌筋膜上游离适当范围;C. 将乳腺上部纵行切开并在适当部位缝合于第2肋骨膜及胸肌上;D. 逐层缝合切口

（3）单纯皮下乳腺切除术后隆乳术:单纯皮下乳腺切除术后,如欲做隆乳术,可即时施行,也可半年至一年后进行。这类患者的患侧胸部除留有切口瘢痕外,皮肤的厚度及皮肤量足够,胸肌完整,故覆盖层较厚,隆乳效果尚好。如果即时隆乳,可经原切口进行;如果择期手术,原切口瘢痕较大,可在切除瘢痕后隆乳。硅胶囊乳房假体显然不宜埋植于皮下,应埋植于胸大肌后间隙,手术操作同前述。图19-19为双侧单纯皮下乳腺切除术后隆乳的照片。

（4）乳腺癌根治术后隆乳术:乳腺癌手术是一种破坏性手术,作为治疗手段,目的是解除癌症对生命的威胁。乳腺癌术后,无论单侧或双侧手术,均使女性胸部的曲线美消失。成功的手术在经过1个时期之后,癌症对生命威胁的心理压力逐渐减轻乃至消失,不少患者希望重新恢复胸部原有的曲线美,让

生活更加充实。这是国内美容整形外科医师所碰到的越来越多的问题之一。作为胸部曲线美的重建手段,有乳房再造术与植入法隆乳术。前者已在第十八章中叙述,本节介绍乳腺癌术后隆乳术。其适应证:①乳腺癌术后3年无复发迹象者(虽行乳腺癌根治术,但胸壁组织保留较完整者尤其是保留了胸肌)。②患者体质状况良好。手术麻醉同前述。切口宜选在原手术切口愈合处,应在尽量隐蔽的一侧,如下端或外侧。如果原切口瘢痕大,可同时切除瘢痕,进入胸大肌下间隙,手术操作同前述。行单侧或双侧隆乳术,应视健侧乳房大小及患者要求而定。硅胶囊乳房假体的选择同前述。有的患者不愿做隆乳术,可考虑选择佩戴外戴式人工乳房假体。

隆乳术后的护理直接关系到隆乳后乳房的美学效果,也将影响受术者术后的情绪和心理平衡,因此

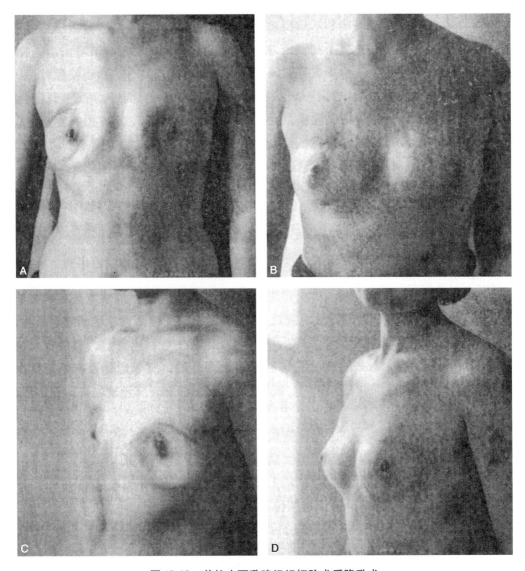

图 19-19　单纯皮下乳腺组织切除术后隆乳术
A、C. 术前、双侧乳房因肿瘤行皮下乳房切除术被切除；B、D. 双侧经原手术切口在胸大肌下置入
180ml 硅凝胶囊乳房假体后

需要引起美容整形外科医师的足够重视。除应密切观察受术者的体温、脉搏、呼吸、血压等生命体征外，还应根据受术者术后的一些特殊情况给予适当护理。

1）术后包扎：隆乳术后切口一般长度 2.5~5.0cm，缝合后的伤口用无菌软纱布覆盖，并以胶布固定于皮肤上。环绕乳房四周用消毒干棉花、棉纱或泡沫海绵充垫，并稍加固定。

以棉纱布扎制的胸带、弹性胸带或弹性胸围作加压包扎固定，可起到支持固定乳房，便于乳房塑形，减轻疼痛和术后出血及其并发症的作用。加压要适当，压力过小，对于乳房的固定、塑形和止血不利；压力过大，受术者将感到呼吸困难。对采用硅胶囊乳房假体进行隆乳术者，一般不放置引流。术后48 小时拆除包扎，切口更换敷料 1 次，此时要注意

观察双侧乳房的位置、大小和形态。最常出现的情况是乳房假体向上外方向移动，如遇这种情况应根据上部胸围选取合适周径带尼龙搭扣的较宽（4~5cm）松紧带，在乳房假体上方环绕胸部压迫 7~10天。较少出现的情况是剥离过于靠下而使一侧乳房下缘位置偏低，如遇这种情况，可用上述松紧带，环绕下胸部压迫 5~7 天。这时乳房假体周围组织已初步愈合，其位置一般不会再变动。拆除包扎后，应穿着合适的弹性乳罩。

2）体位：受术者于术后早期应取半卧位，限制胸部及上肢活动。如头颈部位置过低受术者可出现胸闷、气憋等症状。限制活动还可防止乳房假体受床腔内出血及埋植的乳房假体移位。

3）预防感染：硅胶囊乳房假体虽然组织相容性好，排异性小，但毕竟是一种异物，故隆乳术后应常

规肌内注射或静脉点滴抗生素,以青霉素、先锋霉素、甲硝唑等最为常用,一般用药 5 ~ 7 天。部分受术者术后 2 ~ 3 天可能出现中等程度发热,属吸收反应,一般不超过 38℃ ,应予对症处理。但如 4 ~ 5 天后出现高热,应考虑是否有感染情况,需及时检查伤口及乳房皮肤有无红肿、波动感。一旦发生感染,应开放创口,取出假体并充分引流。

4）拆线:一般术后 7 ~ 10 天拆除缝线。

5）术后护理:乳房假体埋植于胸大肌后间隙者,术后 3 天可离床活动,术后 2 周内,两臂应避免作上举、持重或其他剧烈运动,即限制胸大肌的强力收缩活动,以避免乳房假体在其包囊长牢固之前被压迫移位。3 周后可恢复正常活动。

术后需常规进行乳房按摩。按摩的目的是防止纤维挛缩,促进血液循环与创部愈合,一般可在术后 3 日开始进行。个别对疼痛敏感的受术者可稍推迟。应嘱咐受术者要坚持按摩半年。其方法是以手掌贴乳房,对乳房进行环绕挤压及上下挤压抚揉并穿插一些轻度抓捏。

6）其他术后换敷料时,如发现创口红肿或有少量渗出物,皮下剥离区发硬时(由乳晕周围切口经乳腺组织下缘或上缘进路时)可应用 TDP(特定电磁波)物理治疗 3 ~ 7 天,常有较好效果。

皮下剥离区发硬或乳房形态未达到受术者想象的结果时(常与受术者胸部基本条件有关,如原乳房大小、胸壁组织厚薄、胸廓形态等因素),应向受术者解释清楚,使其情绪稳定,心理平衡。

八、硅胶囊类乳房假体隆乳术并发症及其处理

硅橡胶囊乳房假体自 1963 年 CrOnin 应用于临床以来,经过了 30 多年的临床观察和不断改进,总的来说,若无手术上的错误和术后护理的不当,其并发症不多见,是一种比较安全、操作不复杂、效果令人满意的为女性所乐于接受的手术。可能出现的并发症和不满意效果有以下几点。

(一)包膜挛缩、乳房变硬

硅橡胶虽然与人体组织之间相容性好、无毒性,但对于人体来说,毕竟是一种异物,因此仍会引起组织反应,在假体周组织形成一层纤维组织包膜。如果这种纤维包膜发生挛缩,就会使硅胶囊乳房假体紧缩在一个变小的囊腔内,使乳房变硬,外形走样。

临床表现为乳房基底部收缩、变小、前突呈锥形或蘑菇状。收缩多从外上侧开始,呈卷帘样往下扩展。从生理上讲,这原本是一个正常的愈合过程,不

是并发症,但从实际上来说,它直接影响隆乳术的效果。对于变硬的乳房,受术者肯定是不会满意的。

1. 分级标准 早在 1975 年 J Baken 就提出了隆乳术后乳房硬度的分级标准,具体如下。

(1)Ⅰ型:植入乳房假体后质感柔软,手不能触及,完全自然近似正常组织。

(2)Ⅱ型:稍稍能触及植入的乳房假体,但看不出来,受术者无任何不适。

(3)Ⅲ型:植入之乳房假体呈中等硬度,或许可看出形态改变,受术者有感觉。

(4)Ⅳ型:乳房高度硬化,视诊时可看出乳房假体的形状,受术者感觉有疼痛,压之不适。

笔者认为上述评价标准至今仍有临床意义,可作为评价隆乳术的效果和诊断纤维囊挛缩症的标准,以便指导临床治疗。实际上Ⅱ、Ⅲ型在临床上较难区别。笔者认为Ⅰ、Ⅱ型可视为成功病例,Ⅲ型可视为稍欠满意。

纤维挛缩率各家报道不一,国外报道高达 20% ~ 40% ,而且大多在术后 1 年内发生。对挛缩纤维囊壁进行生化检测,其胶原含量大大超过未挛缩的纤维囊,光镜检查可见较厚胶原纤维位于囊内层。因此多数学者认为纤维囊挛缩类似瘢痕组织收缩或认为是肌肉成纤维细胞的作用。

2. 纤维囊挛缩的原因 国内报道纤维囊挛缩率在 4% ~ 10% ,大大低于国外报道,这种差别可能与种族有关,纤维囊挛缩的原因至今不能确定,可能与下列因素有关:血肿或感染;乳房假体清洗不干净,表面吸附有空气中的尘埃或棉纱;纸上脱落的纤维素微粒及滑石粉等;手术操作粗暴,组织损伤重;剥离腔隙不够大,或虽够大但尚有条索羁绊,致使埋植乳房假体的空间过小,张力过大;硅凝胶从硅胶囊壁渗出刺激纤维囊;受术者体质对异物有较强的反应等。此外,还有学者认为纤维囊挛缩与乳房假体受刺激(如胸大肌运动,低度毒性的病毒和细菌的无临床表现的感染,迟发性乳房假体周围小血管破裂等)有关。

3. 纤维囊挛缩的预防方法 手术操作应轻柔细致,以减少损伤;剥离腔隙应够大,以减少张力;术中止血应彻底,防止血肿形成,一旦发生应及时清除;植入乳房假体前,腔隙内可放置激素类药物,以抑制结缔组织生长;术后常规抗感染治疗 1 周,如发生感染应及时将硅囊取出,待炎症控制 3 个月后再次植入;术后 6 个月内坚持乳房按摩,每日 2 次,每次 20 分钟,目的是使容纳乳房假体的纤维包膜囊加大。此外,选择高质量的乳房假体,术前认真清洗,

术中避免与棉纱等物接触等,对预防纤维囊挛缩的发生也有一定作用。

4. 纤维囊挛缩的处理方法　纤维囊挛缩一旦形成,非手术疗法很难奏效,应于麻醉下将囊壁切开,取出乳房假体,将韧厚的囊壁作橘子瓣样切开松解,或作橘子瓣样条状切除松解,甚至可将基底部1周的包膜完全切除,重新扩大腔隙。如系受术者对异物有较强的反应性,则不宜再植入乳房假体。

(二) 位置异常、形态不美

1. 位置异常　比较多见的是乳房体部在外上方,乳头不在隆乳后的乳房中心,而是偏向乳房的下缘,显得非常不协调,以及两侧位置不对称。

造成以上情况的原因是乳房假体向外上方移动。目前,我国绝大多数隆乳术是将乳房假体放置在胸大肌深面。剥离受床腔隙时,内下方为胸大肌与腹直肌的起点,比较坚韧,外下方的韧带也相当厚实坚韧。这两处剥离较困难,尤其是经腋窝,较高的腋前皱襞切口手术操作时更明显,如被忽视,则下缘范围不够大而外上方过宽,加之胸大肌的收缩作用,便逐渐将乳房假体挤向外上方。

预防方法是:①术前画线要对称;②经腋窝或较高位腋前皱襞切口的手术操作,应特别注意下缘的剥离要充分,埋植乳房假体后要反复观察乳房位置,下缘是否剥离充分,直至满意为止,上缘则应少作剥离;③如无特殊剥离器械或代用器械时,宜选取乳房乳晕周围切口、乳房下皱襞切口,或低位腋前皱襞切口,以方便剥离;④术后固定包扎时,应特别注意在乳房假体上外方放置足够的棉垫或弹性海绵与纱布敷料;⑤打开胸带后,如发现乳房假体上移,应适当向下推挤复位。考虑到上臂的活动、胸大肌收缩,应立即在乳房假体上方胸部用带尼龙搭扣的较宽松紧带环绕固定7~10天;⑥限制上肢剧烈活动2周。

一旦已经发生位置异常,组织愈合过程已经完成,则需要再次手术,取出乳房假体,重新剥离。也可不取出乳房假体进行剥离,但应仔细操作,防止损坏乳房假体。

2. 形态不美　乳房假体的位置异常,无疑将影响形态美,此外还有下列因素:乳房假体的大小,直接关系到乳房形态。假体过小则嫌胸部欠丰满,过大则让人感到臃肿。美容外科医师应尽量体会并满足受术者对乳房大小的要求。据笔者临床观察。年轻女性一般要求尽量大些,而中年以后的女性则一般要求稍偏小。如果未能满足她们的要求,尽管医师或其他人认为美了,她们自己认为不美,感到不满意,那么,这种手术不能视为完善。然而有些受术者要求乳房过大,但本身条件却不允许,则需要详加解释,权衡利弊,取得她们的理解与合作,避免她们术后产生心理障碍。

隆乳后,乳房基底偏小,将显得挺拔、陡峭。这种形状为部分女性欢迎,但不少人并不乐意。产生这种形状的原因是假体受床范围偏小,乳房假体相对偏大,结果乳房假体向四周伸展受限,只好团褶向高度发展。预防的办法是剥离范围适当大些,使高度下降,整体显得圆润。相反,如果乳房基底偏大,高度不够,则外形欠丰满。遇此情况,可更换稍大的乳房假体或高断面乳房假体。

有时隆乳术后会出现乳房外下部凹陷或内下部凹陷,也有时内、外下部同时凹陷,致使乳房上宽下窄,形状偏长。其原因是内外下部剥离不够所致。故剥离时必须充分,确实可靠。必要时可用锐性方法剥离,以保证乳房基底为圆形。

有时,两侧乳房分别向外侧张开,两乳头距离过宽,不符合美学要求。其原因是胸大肌在胸骨边缘附着紧密,分离不易;或术者担心损伤胸廓内动脉穿支以及麻醉不充分,受术者疼痛,使术者对内侧剥离不够。预防办法是,镇痛要充分,胸骨旁及内外侧部的分离可反复多次进行,力度要够,集中于一点,由点及面,方能剥离充分。

(三) 血肿

发生率约1%。如果术后受术者主诉乳房区剧痛、胀感,应拆开胸带检查。如发现乳房未呈柔软状态,而肿胀、张力大,应考虑有血肿存在。一般来说,在胸大肌下间隙剥离时出血较少,因间隙内无重大血管,胸壁上的血管穿支也小。

1. 原因　①剥离中离开了胸大肌下间隙;②损伤胸大肌内较粗血管;③损伤了胸小肌内血管;④剥离内侧时使用了锐器;⑤动作粗暴,损伤了肋间动脉穿支;⑥术中虽见有出血,但因切口小,暴露不好,未能彻底止血。

2. 预防办法　①剥离层次要掌握准确,尽量不要偏离;②剥离时尽量不使用锐器。尤其是剥离内侧时忌用锐器;③剥离时动作不能过猛,既要用力,又要动作轻巧,循序渐进。

3. 处理的方法　在无菌操作下,取出乳房假体,清除血凝块,充分止血后再将乳房假体放入。必要时置引流管加压包扎或负压吸引。

(四) 感觉异常

隆乳后有时出现乳晕部皮肤感觉过敏,减退乃至消失,乳头下垂,勃起差或不能勃起。这种现象虽然只是偶尔发生的,但因乳头、乳晕皮肤感觉对女性来说是很重要的,故一旦发生,应认为比较严重。

1. 原因　出现上述现象的原因是损伤了分布在乳头、乳晕的神经。一般在经腋前皱襞切口径路和经乳晕周围切口切开乳腺径路手术时容易发生。乳头、乳晕的感觉神经来源于第4肋间神经,它在胸大肌外侧缘穿出深筋膜,向内及前方穿出到达乳头。

腋前皱襞切口如高度不适当,正对第4肋间隙,在切开胸大肌缘的筋膜时,可能因不慎而切割过深,损伤神经,或靠神经过近,剥离牵拉时将其损伤;或缝合该部时,使神经受到牵拉、压迫。在乳晕周围切口径路手术时,如果切口外侧超过乳头水平线,而乳腺组织的切开也如此的话,就有可能损伤神经的末段。纵行切开损伤机会则很少。但因牵拉、缝合等也可使神经末段受到损伤。多数情况,乳头、乳晕感觉的减退是暂时的,以后会逐渐恢复。

2. 预防办法　必须熟悉神经的解剖走向与分布。腋前皱襞切口,尤其是胸大肌外缘筋膜切开部位要严格掌握,应在第4肋间隙上或在其下,以避免损伤神经。在该部位附近剥离时动作要轻柔,切忌粗暴。经乳晕周围切口,要注意外侧的1/6~1/5不宜切开,乳腺组织应尽量避免横行切开,即使纵行切开也应力求准确。另外,乳腺组织切开时,向乳头方向的切口端不宜离乳头过近,否则损伤神经的可能性会增大。

(五) 假体外露

假体外露比较少见。

1. 原因　①没有分层严密缝合,缝合层次过少,使局部对假体的覆盖层变薄,纤维包膜薄弱,假体对薄弱部位长期慢性切割终致外露;②切口感染、裂开,使假体外露。

2. 预防办法　为避免这种情况的发生,术中缝合应严格分层并使之牢固,严格消毒及无菌操作,术后使用抗生素预防感染。

(六) 硅胶囊假体破裂

硅胶囊假体一旦破裂,其内的硅凝胶(或称硅油)便会溢出至纤维囊内,使硅胶囊变小,乳房外观塌陷。如果发生在术后早期,则周围组织尚未愈合,硅凝胶可循疏松的组织间隙,向他处渗漏。由于硅凝胶对组织有一定的刺激性,故将出现组织反应。如在皮下,可表现为红、肿,在深部则有胀而不适的感觉。但纤维囊形成、牢固后,假体再破裂时则无明显不适。

1. 原因　引起硅胶囊假体破裂的原因有以下几点:①术前对乳房假体的质量检查不仔细,遗漏了可能破裂与渗漏之处;乳房假体薄壳封口的聚酯片不甚牢固及有些暗伤而未被发现。②术中不小心使乳房假体接触了锐器,造成暗伤。③术中缝合时不小心,缝针刺破了乳房假体,或钳子类夹持过乳房假体造成暗伤。④有薄弱点或暗伤的乳房假体,因受术者的剧烈运动或乳房部位受到过反复挤压使薄弱点或暗伤逐渐加重乃至破裂。⑤乳房假体团褶处因反复运动而破裂。

2. 预防办法　①术前、术中对乳房假体的质量检查必须仔细,注意乳房假体薄壳封口处聚酯片的黏着处是否均匀,有无裂痕及渗漏。仔细观察囊壁厚薄是否均匀。可从不同方向挤压乳房假体,使囊内硅胶冲击囊壁的每一处。如发现有薄弱点则应弃用;②假体在术前清洗、消毒及术中使用时切忌与锐器(如手术器械、刀、剪、缝合针、有齿镊、鼠齿钳等)接触,以防不慎损伤或致暗伤;③术中埋植乳房假体时,尤其在切口小的情况下,虽然用挤压、推进的手法,但应用巧劲,动作轻柔,切忌暴力,抢速度;④缝合切口时,应将最内层组织牵引上提,以钝器挡开乳房假体后,直视下准确缝合(与缝合腹膜,避免损伤肠管相似);⑤剥离腔隙范围应够大,并不得有条索羁绊,以使乳房假体充分伸展不团褶。

3. 处理办法　一旦发生硅胶渗漏,应在无菌操作下取出假体,清除硅胶。硅胶吸附力很强,故需用大刮匙对囊内壁反复搔刮,同时用湿纱布反复擦拭,并用生理盐水反复冲洗,尽量清除干净。据目前多例观察,尚未发现残留硅胶对组织有毒害作用及其他副作用,但远期结果尚待进一步考证。清洗干净后,可立即重新植入新的乳房假体,或闭合创口、引流,愈合3~6个月后重行手术。

(七) 感染

近年来,随着隆乳手术病例的增多,已发生数例术后感染病例。如果受术者有乳房区疼痛,甚至跳痛,皮肤发红、肿胀,切口发红甚至有渗液,体温升高达38℃以上,实验室检查白细胞总数和分类增高,则表明有感染存在。

1. 原因　①乳房假体消毒不严,吸附尘埃纤维微粒过多;②手术器具及手术室空气消毒不彻底;③手术操作无菌观念不强;④血肿、皮肤坏死、切口裂开等;⑤乳房邻近组织有炎症却未能控制。

2. 预防　①严格掌握手术适应证,乳房邻近组织若有炎症应于手术前进行处理;②乳房假体一定要清洗干净,避免与纱布等接触,必须高压灭菌消毒。不可使用消毒液浸泡消毒;③手术器械定期高压消毒,手术室定期用甲醛溶液或乳酸熏蒸消毒,每日紫外线消毒;④严格术中无菌操作;⑤术中尽量减少创伤,止血要彻底;⑥术后常规使用抗生素5~7天。如果严格遵循上述各项措施,感染率可大大下降。

3. 处理 一旦发生感染,特别是波及受床腔隙时,应尽早手术取出乳房假体,彻底清洗干净,并放置低位引流,术后给予大量抗生素。再次埋植假体应在感染控制3~6个月后进行。作者曾对2例受床腔隙感染病例进行处理。在取出乳房假体、彻底清洗后,更换新的乳房假体,术后低位对口引流,同时静脉点滴大量抗生素,获得了成功,术后10天痊愈出院。作者认为这种处理要有严格适应证,即感染仅局限于受床腔隙内,不再扩散,也不严重,受术者健康状况较佳。

(八) 切口瘢痕

据临床观察,容易出现切口瘢痕的部位依序是:腋前皱襞偏下切口,腋前皱襞偏上切口,乳房下皱襞切口,乳晕周围及腋窝切口。

1. 原因 ①瘢痕体质;②缝合技术不良;③剥离范围偏小或乳房假体偏大所引起的较大张力;④皮肤、皮下组织损伤大,尤其在切口小的情况下,为推送乳房假体而用拉钩强力牵拉切口致使挫伤;⑤切口感染。

2. 预防及处理 ①详细询问病史,了解受术者有无瘢痕体质,如有瘢痕体质,应向其说明并选择最隐蔽的切口;②注意乳房假体的选择和剥离范围的掌握,尽量不使切口张力过大;③尽量减少切口组织创伤,在送入乳房假体时,如有困难,不必追求过小的切口,应适当延长切口以免强力牵拉受损;④缝合切口时应分层缝合皮下组织和皮肤,准确对位缝合,也可采用皮内缝合;腋前皱襞切口因隆乳后,胸前皮肤向前扩展,常致切口皮肤错位,此时应严格对位缝合;⑤如遇切口红肿甚至有少量渗液时,可考虑采用TIP理疗3~5天,常可收到好的效果。

九、自体组织隆乳术

(一) 真皮-脂肪瓣游离移植法

真皮-脂肪瓣游离移植法:真皮脂肪瓣(还可包括筋膜组织)游离移植法用以充填乳房,增大体积,在隆乳术的早期应用较多。真皮富含血管网,易与受区建立血运而成活。

术前一般准备同其他隆乳术。选取真皮脂肪较厚的部位作供区,如腹部、臀部,一般多选择两侧臀部。先用甲紫溶液在臀皱襞处顺皱襞方向画出需要的月牙形切取范围大小,一般长度可为臀下皱襞的内侧至外侧,宽度可达6~8cm,用碘酊固定。对臀

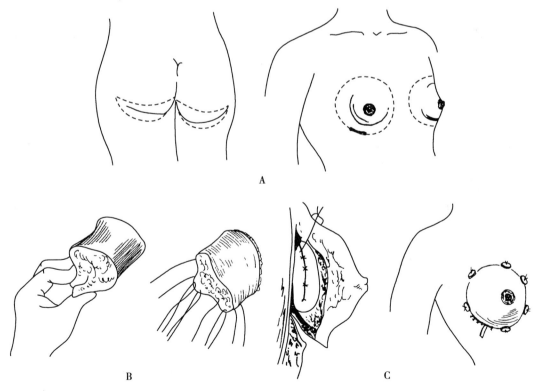

图 19-20 真皮-脂肪瓣游离移植隆乳术
A. 供区切取范围与乳房受床腔隙剥离范围线和切口位置;B. 真皮-脂肪瓣脂肪面对折并缝合数针,1 号丝线等距离缝合 6 针待用;C. 真皮-脂肪瓣植入乳房深面,6 针线穿出皮肤缝合固定

部脂肪堆积较多的受术者,可切取更多一些。在隆乳部位皮肤标出埋植真皮-脂肪组织的剥离范围线。削去表皮后,按预定范围线切取真皮与皮下脂肪,深度达臀肌筋膜,并结扎止血。然后分层缝合切口。在相当于乳房下皱襞处作弧形切口,长4~5cm,沿胸大肌表面筋膜剥离,范围以能容纳所切取的真皮-脂肪组织为准,即术前经估计而标记出的剥离范围线。充分止血。将切取好的真皮-脂肪组织修整,去除连接薄弱的脂肪团块,并加以折叠缝合数针,使真皮面朝外。在其周围以1号线等距离缝合6针,不打结。将真皮-脂肪组织埋植入上述剥离好的腔隙内,用缝针将6条线的两端分别在腔隙边缘穿出皮肤待用。收紧缝线,于线间置碘仿纱卷或橡皮管,打结使移植组织固定(图19-20)。

因此,在设计时应考虑到:脂肪组织坏死可发生液化,溃破皮肤可形成经久不愈的窦道,也可出现纤维化和钙化现象。近年来,有人采用显微外科吻合血管的游离真皮-脂肪瓣隆乳,使隆乳效果更好。

(二)带蒂真皮脂肪瓣移植法

利用乳房下皱襞下的脂肪筋膜组织充填乳房。此种术式是成形蒂在上的乳房下皱襞下的脂肪筋膜瓣。将瓣向上翻转到乳房后间隙以达到隆乳的效果。此种术式的效果取决于乳房下皱襞下部的脂肪筋膜量(图19-21)。

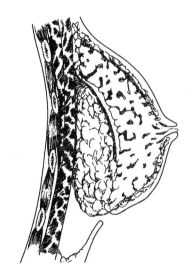

图 19-21　带蒂真皮脂肪瓣隆乳术

（ 方彰林　于素香　董守义）

(三)游离自体脂肪移植在乳房重建与修复中的应用

自体脂肪移植在乳房的重建和修复中的各个方面进行应用。目前比较公认应用在:①乳癌根治术局部组织大量切除(或改良乳癌根治术后)乳房缺

如、不对称的治疗,无论行化学疗法与否;②乳腺重建假体植入后增加软组织成分;③乳癌整形术后填充物的容积不满意的矫形;④自体乳房重塑后扩大乳房体积及矫形;⑤附带脂肪移植的全乳房重建;⑥瘢痕矫形;⑦保乳术后的乳房形态调整。

虽然现在得到了多方面的应用,但是自体脂肪颗粒移植注射的发展经历了一个漫长的历史,1895年德国外科医生 Czerny 及 Bircoll 使用腰部脂肪瘤实施了第1例隆乳术,2007年 Coleman 等发表了1篇标志性论述,提供了一系列图片描述了17例行自体脂肪移植隆乳、乳房重塑病例及随访情况。自此,自体脂肪移植的成功应用得到了认可。

1. 游离自体脂肪移植的优点和缺点　自体脂肪移植的优点显而易见,首先是成本低廉、容易获取。其次是相容性好,不会发生排异反应。又不致对人体造成严重的伤害,也不遗留明显瘢痕;再者是移植手术具有可逆性,若效果不佳可以多次注入,脂肪细胞一旦成活就可以永久存在移植部位。同时部分受术者又能重塑体型,效果一举两得。

当然缺点也是比较明显的:最显著的缺点是移植后的脂肪吸收,乳房体积会有明显的缩小。影响充填效果,而且需要多次手术。据目前学者们研究的结果,一般认为移植的脂肪细胞存活率在50%左右。所以自体脂肪移植的关键就是移植脂肪细胞的存活率,所有能提高移植脂肪细胞存活率的操作和方法都可以引入手术中,而有损于脂肪细胞存活的操作一定要避免。

2. 肿瘤学安全性　肿瘤学安全性是脂肪移植最需要优先关注的问题。实验研究表明脂肪细胞能刺激乳腺癌细胞生长。脂肪细胞因子能通过内分泌、旁分泌、自分泌途径刺激乳腺癌细胞生长。理论上脂肪细胞因子能通过肿瘤基质相互作用刺激肿瘤床内休眠期癌细胞以致肿瘤复发。来自 Petit 等的多中心研究(米兰-巴黎-里昂)显示脂肪移植是安全的。其中513例患者接受了646例脂肪移植手术,其中乳腺癌术后行脂肪移植的平均间隔时间为39.7个月,术后平均随访时间为19.2个月。结果显示并发症较少,总的肿瘤复发率为5.6%(每年3.6%),总的局部不良事件发生2.4%。Petit 等报道了1篇回顾性配对队列研究,研究选取321例连续收治患者,患者均行乳癌手术,并随后接受脂肪移植手术行乳房重塑。患者乳癌手术后平均随访56个月,脂肪移植术后平均随访26个月。结果显示与642例对照患者相比乳腺癌的局部复发率并无明显差异。研究还表明导管细胞癌的局部不良事件发生率较高。2010 年 Rietjens 等报道了一系列乳癌术后行脂肪移植的病例,随访发现 158 例患者术后并发症较低(3.6%),脂肪移植后乳腺照片发现异常变化较少(5.9%)。Seth 等对 1998 至 2008 年间收治的 886 例乳腺癌患者(共 1202 侧乳腺)进行回顾性比较研究,结果表明接受脂肪移植手术组(90 侧)与未接受脂肪移植组(1112 侧)在人口学特点、手术特征、肿瘤分期、放射治疗上并无明显差异。99 次脂肪移植手术在第一次手术后平均 3 个月后实施,仅 1 例出现并发症(脂肪坏疽)。由此作者认为脂肪移植与未行脂肪移植组比较局部肿瘤复发率,患者远期生存率无明显差异。美国整形外科医师协会于 2009 年组建了一个工作组(ASPS 脂肪移植工作小组)以 283 例乳腺癌术后脂肪移植手术来评估其适应证、安全性以及手术效果,但是由于缺乏标准化的技术规范和随机对照试验,结果仍不明确。尽管乳腺癌术后接受脂肪移植看上去是安全有效的,但仍需要长期随访和大型多中心研究进行证实。

3. 游离自体脂肪移植效果　尽管许多学者报道在全乳房重建中多次重复应用游离自体脂肪移植术,但大多数仅在修复小的缺损及不对称时使用该技术。大量研究肯定了游离自体脂肪移植的效果,尤其是 2009 年 ASPS 脂肪移植研究小组对 283 例患者随访 1 个月到 10 年的研究。据患者或/和外科医师小组的随访报告显示大部分患者对移植效果满意。36 例患者(12.7%)出现并发症或不良后遗症,其中 3 例(1.1%)感染,14 例(4.9%)硬化,16 例(5.7%)脂肪坏疽,3 例(1.1%)非特异性体表结节。Kaeolinska 大学附属医院制定了一份对乳房切除和乳腺重塑或保乳乳癌根治术后行脂肪移植患者的问卷调查。主要针对乳房的连续性、大小、皮肤感觉、移植质量、乳房的不规则进行调查。44 例的结果显示,脂肪移植后乳房外形和大小都得到改观,仅有 1 例出现脂肪坏疽。而 Beck 等 2011 年对 10 例保乳乳癌根治术患者前瞻性研究表明,80% 患者对脂肪移植的效果不满意,认为需再次移植,另 20% 患者对第一次移植效果感到满意。Weiler-Mithoff 等在圣安东尼奥会议上报道了前瞻性多中心临床试验 RESTORE-2,2012 年 Pérez-Cano 等报道了 RESTORE-2 的最终结果。该试验纳入 71 例乳腺肿瘤保乳术后患者接受脂肪干细胞辅助自体脂肪移植进行乳房局部组织缺陷的修复;67 例完成 12 个月随访,50 例患者对自身改善后的外形感到满意,MRI 评价示 54 例患者胸部畸形得到了明显改善,有 10 例显示局部囊肿形成,但无肿瘤复发患者。Asano 等报道了 26 例乳腺肿瘤患者保乳术后行脂肪干细胞辅助自体脂肪注射修复乳房的结果。1 次注射 180～250ml 血管基质成分(SVF)-脂肪混合物后,13 例患者疗效较好,10 例外形有改善,3 例疗效不佳,可能需反复多次注射才能达到较好效果。

游离自体脂肪移植的效果取决于医疗中心的治疗方案,并且脂肪移植后脂肪大约会被吸收 30%,可能与移植物时间、移植物总量、血管形成、放射治疗甚至是个人主客观因素有关。目前我国在乳腺癌术后重建方面陆续应用游离自体脂肪移植术,但是大样本量的数据仍没有被发表。绝大多数用于美容隆乳的相关数据显示,游离自体脂肪移植效果还是得到肯定的。

4. 脂肪注入的注意事项　关于脂肪成活的机制:一般认为经抽吸的脂肪是一团彼此分离的脂肪细胞,有相当一部分保持完整,当这些细胞被注入体内,能在血运建立以前通过周围的组织液和血浆的渗透作用来保持活力,犹如培养细胞漂浮于培养基内,因此移植后脂肪细胞成活是可能的。脂肪细胞的注射方式至关重要,注射的脂肪细胞和受体区域的组织要有足够的接触面积。因此不要将大量的脂肪细胞集中注射在某一部位,大量的脂肪团中央部位必然在血运建立以前发生缺血、坏死、液化。采用多层次、多隧道、立体、分散的注射方法才能最大限度地增加移植脂肪与受区组织的接触面积,在保证脂肪碎片充分吸收的前提下促进完整脂肪的成活。这是避免脂肪移植出现液化和钙化的重要的关键因素。对于小胸或平胸的受术者,在少量多次的移植策略下,也能产生较佳进步性的脂肪存活效果。有学者认为:移植到肌肉内的脂肪比皮下隧道内注射的脂肪有更高的存活率,而注射于皮下组织的脂肪存活率要高于乳腺后间隙。

5. 乳腺癌放射治疗后脂肪移植术　目前仅有少量关于乳腺癌术后接受自体组织移植的报道。Salgarello 等回顾性研究 16 例乳癌放射治疗后行脂肪移植并随后进行假体手术的患者,Sarfati 等报道 28 例,结果均显示脂肪移植成功率高且无并发症或肿瘤复发出现。Pannettiere 等研究 60 例乳腺切除术后在进行假体手术之前,其中 20 例行脂肪移植术,另外 40 例没有行脂肪移植术。结果表明乳腺癌放射治疗后使用脂肪移植术可获得更佳效果,且技术可靠。乳腺癌放射治疗后使用脂肪移植的效果,及单独使用脂肪移植行结构重塑的可能性需进一步研究。Rigott 报道了单中心前瞻性临床试验 VENUS 的结果,该试验评价了脂肪干细胞辅助自体脂肪移植治疗乳腺癌患者放射治疗后严重软组织损伤的治疗效果。研究纳入 20 例乳腺癌术后放射治疗导致放射性骨坏死、溃疡、软组织坏死等并发症的患者(LENT-SOMA 评分 3~4 级),行 1~6 次脂肪干细胞辅助自体脂肪注射治疗(1 例患者进行了 6 次注射治疗),经过 30 个月中位时间的随访,除 1 例假体植入术后患者取出假体外,余患者均有疾病好转或症状缓解(LENT-SOMA 评分 0~1 级)。

6. 并发症　并发症可分为受体部位并发症及供体部位并发症。受体部位并发症主要有:①脂肪坏疽,脂肪囊肿形成,脂肪硬化,当大量脂肪被注入到单个区域或者注射到血管形成不佳区域,可导致"移植物摄取"不佳,脂肪坏疽后可扪及肿块,肿块与局部肿瘤复发难以鉴别诊断时,需影像学检查或细针穿刺活检(发生率 3%~15%),脂肪钙化可通过乳腺 X 线片发现;②感染;③畸形矫正不足或矫正过度;④破坏深部结构,如乳房植入物、气胸;⑤注入血管形成脂肪栓塞;⑥脂肪吸收是其最主要缺点,研究发现移植 1 年后 20%~90% 的脂肪移植物会被吸收。多数患者表现为术后早期受区水肿,1~2 周内缓解;部分患者有小囊肿或硬结形成。目前文献报道的最严重并发症是 1 例患者双侧乳房自体脂肪移植隆乳术后发生败血症,在行脓肿切开引流、移除移植物,并使用抗生素后好转。大量个案报道提示,自体脂肪注射后会对乳腺影像学检查产生干扰。因脂肪坏死形成的钙化类似乳腺癌的钙化,可能造成误诊,也可能掩盖或延迟对乳腺癌的诊断。目前这仍是关注点之一,但也有学者不支持这一观点,认为在乳腺钼靶 X 线片上脂肪移植术后所形成的微钙化与乳腺癌的微钙化容易区分,不会延误病情。

供体部位并发症相对较少发生,这与脂肪提取技术相关。可能发生的并发症有局部组织淤青、水肿、血肿形成、感觉障碍,供体部位疼痛、感染、瘢痕过度增生,外形不规则,深部组织损伤如穿刺套管引起的肌肉腹膜穿透伤。

对于术后并发症,应当早期发现、早期处理。诊断性穿刺技术和乳房 X 线检查是有效的检查手段。术后乳房硬结,诊断性穿刺可以定性。对于少量脂肪液化后纤维包裹所形成的小结节,穿刺吸出液化脂肪后结节可自行消退。对于穿刺无法定性者,可以行病变切除术,一般根据病变位置采用乳晕切口或乳房下皱襞切口。对于自体脂肪注射后感染病例则必须遵循外科治疗乳腺炎的原则,早期行切开引流,以避免感染扩散引起病灶扩大甚至引起败血症危及生命。

7. 结论　自体脂肪移植是乳房修复重建的一个新选择,但与其他新技术一样,还有许多问题亟待解决。移植的脂肪或脂肪干细胞能否促进乳腺肿瘤生成,是否加速临床未发现的肿瘤生长,能否促使保乳术后肿瘤复发,均尚无定论。脂肪干细胞和脂肪细胞应用于人体的安全性问题,特别是对影像学的干扰和对肿瘤生长、复发的影响需要得到更多关注以及更多实验研究。目前已有包括 GRATSEC 在内的多个多中心前瞻性随机对照临床试验正在进行,这些试验结果有可能对这些问题作出解答。脂肪移植作为畸形矫正的手术,效果可靠,肿瘤安全性高。但目前尚需更多的研究对其肿瘤安全性进行长时间随访调查。组织工程学和干细胞实验及基础研究可扩展脂肪移植在未来的推广应用。

(蒋宏传)

第三节　乳头、乳晕整形美容术

乳房不仅要有形态、大小适宜的乳房体,还必须有相称的乳头和乳晕。乳头是婴儿吸吮乳汁的部位,对母亲来说是神圣的。而且只有乳头、乳晕的大小、形态、位置正常的乳房才是完美的乳房。因此在乳房的整形美容手术中,对于乳头、乳晕缺损的再造,乳头畸形的矫正都是不可缺少的。

一、乳头内陷矫正术

女性乳房的乳头如不凸出于乳晕平面,甚或凹入陷没于皮面之下,致局部呈火山口状时,称为乳头内陷。乳头内陷的程度有所差别,轻者仅表现为乳头退缩,重者表现为乳头凹入甚至翻转。乳头内陷是一种较常见的畸形,双侧常见,先天性或有遗传性;单侧乳头内陷较少见,通常是继发性的。乳头内陷妨碍哺乳,且局部难于清洗,易积存污垢并继发感染,引起慢性炎症,局部经常有渗出物。因此及时有效的矫正是必要的。

（一）分类
按照病因分类,乳头内陷可分为原发性和继发性两种。原发性乳头内陷系乳头和乳晕平滑肌、纤维组织或是乳腺导管发育异常,肌纤维束及短缩的乳腺导管向内牵拉乳头;发育不全的导管周围组织,不能形成对乳头的有效支撑。由于上述两种原因造

成先天性乳头内陷。另外,乳腺癌、炎症、外伤瘢痕及巨乳的乳房下垂,也可引起继发性的乳头内陷。

1999年,韩国两位医生 Han 和 Hong 依据内陷的轻重程度将乳头内陷分为三度：Ⅰ度或轻度,表现为内陷乳头较易拉出,无回缩,病理表现为无或少量纤维挛缩；Ⅱ度或中度,表现为内陷乳头可以拉出,但有回缩倾向,病理表现为中度的纤维挛缩；Ⅲ度或重度,表现为内陷乳头很难拉出,病理表现为纤维挛缩明显,乳腺导管短缩,软组织不足。他们强调：将乳头内陷分类,以便术前评估乳头内陷的程度,有利于指导术式的选择。

（二）处理原则

原发性乳头内陷可先试行保守治疗,如用吸奶器对乳头进行负压吸引,用手法牵引等,也可手术治疗。继发性乳头内陷系乳头因受乳腺内病理组织的牵拉所致,最常见的原因为乳腺癌,也可能因炎症、外伤或乳房手术后瘢痕的牵拉造成,或发生于下垂的巨大乳房。继发性乳头内陷的治疗应针对病因进行,无固定的手术方法。

根据内陷程度选择术式,Ⅰ度内陷多采用牵引或乳头基底环扎的方法；Ⅱ度内陷一般采用松解挛缩但不破坏乳腺导管的手术方法；对于Ⅲ度内陷或经上述手术方法矫正术后复发的病例需通过手术彻底切断、松解挛缩组织,必要时转移局部组织瓣填于空虚的乳头基底。

（三）乳头内陷术式介绍

1. 支架法　此法为乔群首先报道。手术方法为采用 20ml 注射器自制外固定支架,将乳头复位后,采用直径 0.6mm 医用钢丝经注射器针头引导呈"十字"交叉穿过乳头基底部,将钢丝固定在外固定支架上,调整钢丝紧张度使乳头凸出良好（图 19-22）。术后注意观察乳头血运,每 2 个月紧固钢丝 1 次。在 4~8 个月后乳头自然凸出,无明显回缩力量时拆除钢丝及外固定支架。支架法乳头内陷矫正术的原理是通过持续牵引来延长短缩的乳管,并刺激乳头下纤维结缔组织增生,提供有效支撑,从而使乳头内陷逐步矫正。该手术因无需切口,且不用离断乳管,理论上可以保留患者的哺乳功能。另有研究证实,该术后患者的哺乳功能与乳头不内陷者无显著差异。

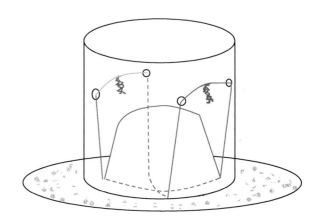

图 19-22　支架法乳头内陷矫正术示意图

2. 乳晕皮肤菱形切除乳头内陷矫正术　在乳头四周的乳晕内切除几块呈放射状分布的菱形皮肤和皮下组织,在尽量不损伤乳腺导管的前提下,在乳头下方分离松解,切断过紧的平滑肌纤维和纤维结缔组织,充分解除导致内陷的牵拉力,然后环绕乳头根部做皮下荷包口状缝合,形成乳头（图 19-23）。

3. 乳头内陷新月形矫正法　传统的乳头内陷矫正法往往缺乏组织的支撑而导致复发。尤其是严重的乳头内陷患者更易复发。上海第九人民医院王

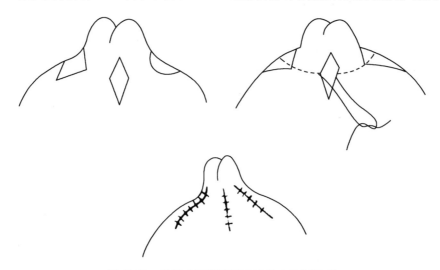

图 19-23　乳晕皮肤菱形切除乳头内陷矫正术

玮教授发明的乳头内陷新月形矫正法,由于设计一个乳腺瓣充填在内陷的下方,而其他步骤又与传统方法相同,故保证了良好的效果。

在乳晕内下象限设计新月形乳晕皮瓣(0.6~1.0)cm×(1.0~2.0)cm,其大小根据乳头内陷程度及乳头大小而定。切开乳头下边缘,分离及切断乳腺管间的纤维束,纠正乳头凹陷,如还不足以使乳头复位,则切断部分乳腺管,或大部乳腺管。在乳头内下方设计乳腺组织旋转瓣(0.6~1.0)cm×(1.0~1.5)cm,将其充分地充填于复位的乳头下方空隙。在乳头颈作一荷包口缝合以固定旋转的乳腺组织瓣、保证其充填乳头下的空隙内。将新月形乳晕瓣缝合于乳头下缘的切口内,制成乳头颈的一部分(图19-24)。

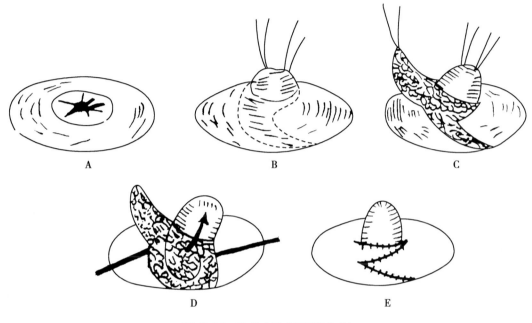

图 19-24 乳头内陷新月形矫正法

此法由于只在乳晕内下象限设计皮瓣和皮下组织瓣,可以充分松解乳头下方的纤维挛缩组织及短缩的乳腺导管,不致造成血运障碍,使效果稳定可靠,适用于重度患者。不足之处是难免造成乳头乳晕不完全对称。

4. 剖开法 用缝线或小拉钩牵引乳头,使乳头外翻,通过乳晕和乳头垂直于皮肤做一横形切口,牵拉乳头,在直视下切断造成乳头内陷的纤维束,这些纤维束主要是肌束,也可能是发育不全的乳腺导管。当这些纤维全部切断后,乳头即失去了回缩的张力,可以保持在外翻的位置。分层缝合切口,第 1 层缝在腺体组织表面,使乳头基部充实;第 2 层靠近乳头基底把两半的肌纤维牵拉在一起,使乳头保持外翻;第 3 层合拢两半乳头,最后间断缝合切口、这种方法在直视下解除乳头内陷的牵引力,手术盲目性小,比较彻底(图 19-25)。

5. 乳晕三角形真皮瓣法 此法为邢新首先报道,该手术把重点放在填补乳头下方空虚,对乳头提供有效支撑上。手术方法为在乳晕上设计两对应的等腰三角瓣,去除三角瓣的表皮,然后将三角瓣两腰

的皮肤全层切开至皮下组织浅层,并行皮下剥离,形成蒂在乳头基底的乳晕真皮瓣。在乳头中央缝牵引线拉起内陷的乳头,用眼科剪经真皮瓣蒂部下方分离松解乳头下短缩的纤维结缔组织和乳腺导管(对不要求保留哺乳功能者,为保证松解彻底,可将乳腺导管切断),直至与对侧切口贯通,形成乳头下隧道。然后将两侧乳晕真皮瓣向乳头向内翻转 270°,填充于乳头下方,以增加乳头体积和支撑力,最后以 V-Y 方式缝合乳晕切口(图 19-26)。

(四)术后护理

1. 乳头包扎不宜过紧,用 8 层带中心孔的敷料,但乳头基部需要压紧,以防乳头回缩。

2. 术后需密切观察乳头血运,如发现局部皮肤发白或青紫时,应及时处理。

3. 对于安放矫正器的患者术后护理尤为重要,注意经常清洗,清除矫正器与皮肤之间的皮屑,在矫正器基底放两层敷料垫以避免将皮肤磨破。

(五)术后并发症及处理

1. 乳晕变小 切除或利用乳晕皮肤推进,使乳头凸出的手术方法,均可造成乳晕变小。因此对于

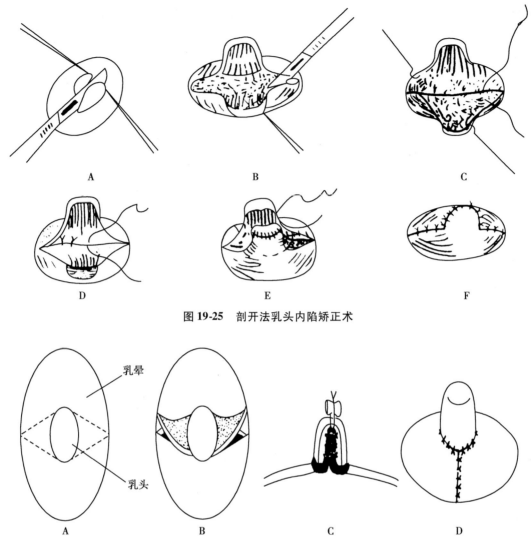

图 19-25 剖开法乳头内陷矫正术

图 19-26 乳晕三角形真皮瓣法乳头内陷矫正术示意图

乳晕本来就较小的患者,不宜选择此类方法,如要以此类方法治疗,术前必须向患者交代清楚,以免术后发生纠纷。

2. 乳头内陷复发　对内陷程度估计不足,选择方法不当,手术时未将乳头下挛缩组织分离彻底或切断,仍有纤维带向下牵扯,或者荷包口状缝合的线松脱或断裂,荷包收缩线未起作用,导致乳头再次收缩内陷,这样只能再次手术。

3. 乳头坏死　各种方式的乳头内陷矫正手术都要对乳头进行牵拉,并在基部进行松解,而且为防止乳头内陷的复发,在其基部都要采取紧缩的措施。如对乳头松解游离太多,可能会造成乳头缺血坏死。如基部紧缩过度,再加上术后局部的肿胀,会使乳头血运回流受阻,同样会导致乳头坏死。故术中操作要注意游离与紧缩应恰当,不可过分。术后乳头包扎不宜过紧,要注意观察血运,必要时松解乳头基部的荷包口状缝合线,或拆除切口缝线。

4. 感染　乳头凹陷处难于清洗,为细菌繁殖提供了条件,而且许多病例在术前就存在局部的慢性炎症。术前必须对局部进行充分的冲洗和消毒;有炎症存在时,要待炎症控制后才能进行手术。术后应用抗生素。

5. 乳头表面皮肤糜烂　因内陷的乳头凹窝内常有渗出物的积聚,致局部皮肤糜烂。乳头内陷矫正术后,乳头顶端的皮肤糜烂往往需经较长时间的换药治疗方可恢复。

二、乳头缩小整形术

女性乳头的正常值:直径 6 ~ 8mm,高 7 ~ 9mm,大于此值即为乳头过大。治疗方法只能是通过手术缩短乳头周径和长短。常用手术方法有以下 3 种:

1. 武藤靖雄法　先在乳头基部进行圆周状皮肤切除,对于乳头周径肥大者则楔形切除一块乳头组织并缝合(图 19-27)。

2. 半乳头切除法　把乳头从中央弧形切开,切

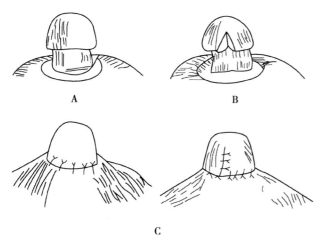

图 19-27　武藤靖雄法乳头缩小整形

除其中半侧的乳头组织,将另半未切除的乳头放平进行缝合(图 19-28)。

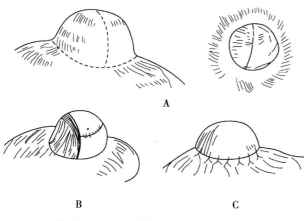

图 19-28　半乳头切除法乳头缩小整形

3. 帽状切除法　楔形切除乳头顶端,楔形底边可宽些,切除后可将两剩余乳头断面对合缝合,使乳

头的形态在大小和高度上都有所减小,简便易行,效果可靠(图 19-29)。

不论采取上述何种手术方法,如切除乳头组织过多、缝合张力过大,均有可能发生乳头坏死,另外手术可能破坏乳腺导管,对哺乳有影响。

三、乳晕缩小整形术

1. 适应证
(1) 腺体性乳晕过大要求缩小者。
(2) 乳房肥大或哺乳后乳晕增大要求缩小者。
2. 手术方法
(1) 皮肤切除法
1) 以乳头中点为圆心,设计直径 4cm 的乳晕环,内环于乳晕边缘与皮肤交界处稍内侧画出皮肤切除区的外环。
2) 去除两环之间的皮肤。于外环皮肤行真皮内荷包缝合,收紧荷包使其与新乳晕大小相同,分皮肤、皮下两层缝合皮肤。
3) 如乳晕增大明显,可于外环正常皮肤上去除多个小三角形皮肤,以免外环皱褶过大,但大多数情况下,这些皱褶于 3~6 个月后会自行消退或减轻而变得不明显。
(2) 真皮悬吊法
1) 设计方法同皮肤切除法。
2) 去除两环之间的表皮。
3) 真皮内侧缘切开,于皮下向乳头方向剥离,其宽度与真皮环的宽度相当,将真皮内侧缘固定于分离的乳晕深面的乳腺包膜上,切口分皮下和皮肤两层缝合。

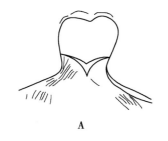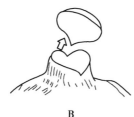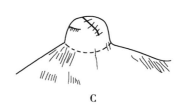

图 19-29　帽状切除法乳头缩小整形

(乔群　冯锐　张彦武　董守义)

第四节　乳头过大或下垂

(一) 概述

乳头过大是一个小的但又是特别引人注目的畸形,常使患者产生心理压力。行乳头的美容整形手术多为男性,因为男性的乳头有更多的机会暴露在

大庭广众之下,男性乳头过大或过长乃至下垂称为男性的女性化乳头症,与男性乳房发育症不一定同时发生,可为双侧或单侧,原因不明,可能与激素异常有关。女性乳头过大或下垂也有要求进行手术治疗者。某些女性的乳头下垂,是由于乳房过小或乳腺萎缩所致,通过隆乳术使乳房充实后乳头可随之挺立。

（二）手术适应证

男性的女性化乳头症;乳头下垂;女性双侧乳头不对称;女性乳头过大,患者要求手术愿望强烈。

（三）手术方法

1. Sperli 法　将乳头划分为 6 个区,对其中间隔的 3 个区行楔形切除,对乳头下半部分进行圆周状的切除,以使乳头缩小、缩短。如乳头周径不大,

只是过长乃至下垂的话,只进行其下半部分的圆周状切除即可（图 19-30）。

2. 武藤靖雄法　于乳头基部进行圆周状的切除;如乳头仍显肥大,则楔形切除一块乳头组织并缝合（图 19-31）。

3. 半侧乳头切除法　把乳头从中央纵行切开,一分为二,这个切口与跨过基底一半的第三个切口相交,切除乳头的一半。把被保留的另一半皱褶进行缝合（图 19-32）。

（四）手术并发症

如切除乳头组织过多,缝合张力过大,可能发生乳头坏死,乳头过大及下垂的美容整形手术都要破坏一部分乳腺导管,对于日后需要哺乳的女性,最好不要施行。

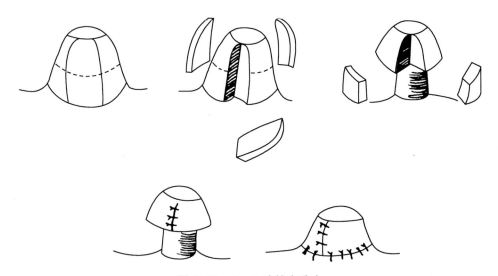

图 19-30　Sperli 法缩小乳头

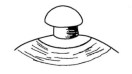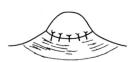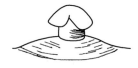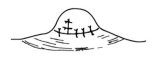

图 19-31　武藤靖雄法缩小乳头

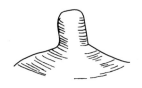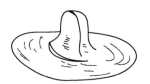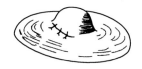

图 19-32　半侧乳头切除法缩小乳头

第五节　乳晕过大或过小

正常的乳晕直径为 3～5cm,小于此范围为乳晕过小,反之为乳晕过大。

扩大乳晕可用文身法,使局部皮肤颜色加深如同乳晕的颜色。也可用组织移植法,取阴唇或骶尾部肤色较深的皮肤,以植皮的方式来扩大乳晕。

乳晕过大在女性多见于妊娠及哺乳后,且多伴有乳房过大或下垂,男性则多见于男性乳房发育症。可在进行乳房缩小术及男性乳房发育症手术治疗的同时将乳晕缩小。

如果乳晕过大而乳房不大或无下垂时,可做单纯乳晕皮肤部分切除术以缩小乳晕。手术方法是:以乳头为中心,以适当半径画一圆圈(一般为 1.5～2.5cm),将此范围外的环形乳晕皮肤切除,应保留真皮层及皮下血管网,以防乳头、乳晕供血不足。外围皮肤在横径方向的内外各切除一块三角形皮肤以缩小半径,使其与新乳晕的半径一致。最后,外围皮下稍加游离后对位缝合(图 19-33)。

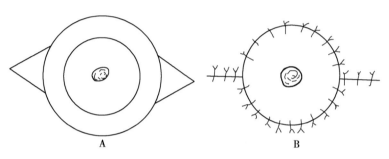

图 19-33　乳晕过大的矫正术
A. 切口设计;B. 缝合后乳晕变小

乳晕扩大或缩小的手术,单纯出于美容的目的,应严格控制。女性的乳晕在妊娠后会着色并增大,故对少女一般不需做乳晕的扩大术。确实必要时,可用文饰方法稍加扩大。

第六节　单侧乳房发育不良及乳房不对称

乳房发育和发展经历胚胎期、幼儿期、青春期、月经期、妊娠期、哺乳期以及绝经期后的老年期等不同的过程。在这些过程中,各期乳房都有不同表现,但都是受机体内分泌的影响。

在乳房发育各个阶段中任何原因抑制乳房发育的任一阶段,则产生乳房发育不良,有时是单侧乳房发育不良,也有时是双侧发育不良,也有一侧发育不良、对侧发育过剩等情况,其原因目前尚不十分明确。

(一)类型及治疗原则

1. 双侧乳房发育不良但又不对称,需双侧不等的乳房增大。

2. 单侧乳房发育不良,需单侧乳房增大术。

3. 一侧肥大,另一侧发育不良:肥大侧缩小,小乳侧增大。

4. 单侧乳房肥大,单侧乳房缩小。

5. 不对称性的乳房肥大,双侧乳房不等量地缩小。

6. 躯干异常,胸壁或脊柱突畸形扭曲胸廓的结构,形成了乳房不对称,此时只需将较低的乳房升高与较高的乳房相平衡。

(二)医患关系

患者一侧乳房发育不良,而对侧乳房又下垂,则引起了明显的乳房不对称,因此就产生了"乳房不对称"的概念。美容整形医师手术宗旨必须与患者要求和目的是一致的。尤其是男性整形美容医师给女性作乳房手术时,要求男性医师应尽力地体谅和理解任何女性的爱美心理和眼光,来对待每个女性患者的乳房美容手术,因为她们都希望通过一次手术,使自己的乳房挺拔而且对称,这是主要目的和要求。她们经常观察自己的乳房,不但从自身上,而且从镜子中观察更多些。当有的妇女观看和触摸自己的乳房时,对乳房的感觉是否良好,是关系到她们作为完美女人自信感的重要问题。这点对不了解女性心理的男性医师尤其要注意。同时,作为一个乳房美学外科医师,应不断充实自己,学习有关医学美学和心理学方面的知识,使自己的医术不断达到更高的境界。

（方彰林　董守义　于素香）

参 考 文 献

[1] Hamza A,Lohsiriwat V,Rietjens M. 脂肪移植在乳腺癌术后的应用[J]. 中国普通外科杂志,2013,22（5）:542-546.

[2] Lohsiriwat V,Curigliano G,Rietjens M,et al. Autologous fat transplantation in patients with breast cancer:"silencing" or"fueling" cancer recurrence? [J]. Breast,2011,20（4）:351-357.

[3] Petit JY,Lohsiriwat V,Clough KB,et al. The oncologic outcome and immediate surgical complications of lipofilling in breast cancer patients:a multicenter study—Milan-Paris-Lyon experience of 646 lipofilling procedures[J]. Plast Reconstr Surg,2011,128（2）:341-346.

[4] Petit JY,Botteri E,Lohsiriwat V,et al. Locoregional recurrence risk after lipofilling in breast cancer patients[J]. Ann Oncol,2012,23（3）:582-588.

[5] Rietjens M,De Lorenzi F,Rossetto F,et al. Safety of fat grafting in secondary breast reconstruction after cancer[J]. J Plast Reconstr Aesthet Surg,2011,64（4）:477-483.

[6] Seth AK,Hirsch EM,Kim JY,et al. Long-term outcomes following fat grafting in prosthetic breast reconstruction:a comparative analysis[J]. Plast Reconstr Surg,2012,130（5）:984-990.

[7] Gutowski KA,ASPS Fat Graft Task Force. Current applications and safety of autologous fat grafts:a report of the ASPS fat grafttask force[J]. Plast Reconstr Surg,2009,124（1）:272-280.

[8] Illouz YG,Sterodimas A. Autologous fat transplantation to the breast:a personal technique with 25 years of experience[J]. Aesthetic Plast Surg,2009,33（5）:706-715.

[9] Schultz I,Lindegren A,Wickman M. Improved shape and consistency after lipofilling of the breast:patients' evaluation of the outcome[J]. J Plast Surg Hand Surg,2012,46（2）:85-90.

[10] Beck M,Ammar O,Bodin F,et al. Evaluation of breast lipofilling after sequelae of conservative treatment of cancer[J]. Eur J Plast Surg,2012,35:221-228.

[11] Weiler-Mitho E,Cano PR,Calabrese C,et al. Cell-enhanced reconstruction after breast conservation therapy:a proven technique. CancerRes,2009,69（24）:748-748.

[12] Pérez-Cano R,Vranckx JJ,Lasso JM,et al. Prospective trial of adipose derived regenerative cell（ADRC）-enriched fat grafting for partial mastectomy defects:the RESTORE-2 trial[J]. Eur J Surg Oncol,2012,38（5）:382-389.

[13] Asano Y,Yoshimura K. Cell-assisted lipotransfer for breast reconstruction after breast conserving therapy[J]. Eur J Caner（Suppl）,2010,8（6）:3.

[14] Salgarello M,Visconti G,Barone-Adesi L. Fat grafting and breast reconstruction with implant:another option for irradiated breast cancer patients[J]. Plast Reconstr Surg,2012,129（2）:317-329.

[15] Sarfati I,Ihrai T,Kaufman G,et al. Adipose-tissue grafting to the post-mastectomy irradiated chest wall:preparing the ground for implant reconstruction[J]. J Plast Reconstr Aesthet Surg 2011,64（9）:1161-1166.

[16] Panettiere P,Marchetti L,Accorsi D. The serial free fat transfer in irradiated prosthetic breast reconstructions[J]. Aesthetic Plast Surg,2009,33（5）:695-700.

[17] 田春祥,吕青. 脂肪来源干细胞辅助自体脂肪移植在乳房修复重建中的研究进展[J]. 中国修复重建外科杂志,2013,10,27（10）:1252-1255.

[18] 陈保国,乔群,赵茹. 改良应用矫正器微创治疗乳头内陷[J]. 中国美容医学,2009,18（10）:1400-1402.

[19] 张彦武,严文君,李庆辉,等. 支架法乳头内陷矫正术后哺乳功能分析[J]. 重庆医学,2016,45（1）:95-96.

52检